Geburtshilfe – Geburtsmedizin

Springer-Verlag Berlin Heidelberg GmbH

H.G. Hillemanns (Hrsg.)

Geburtshilfe – Geburtsmedizin

Eine umfassende Bilanz zukunftsweisender Entwicklungen am Ende des 20. Jahrhunderts

Mit 241 Abbildungen

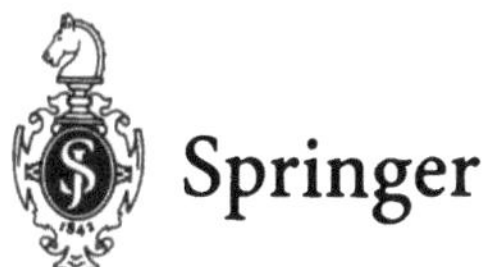

Springer

Professor Dr. H.G. Hillemanns
Klinikum der Albrecht-Ludwigs-Universität
Universitäts-Frauenklinik
Hugstetter Str. 55
79106 Freiburg

Die Deutsche Bibliothek - CIP-Einheitsaufnahme
Geburtshilfe - Geburtsmedizin: eine umfassende Bilanz zukunftsweisender Entwicklungen am Ende des 20. Jahrhunderts; mit Tabellen/H.G. Hillemanns. - Berlin; Heidelberg; New York; London; Paris; Tokyo; Hong Kong; Barcelona; Budapest; Springer, 1994.
ISBN 978-3-642-48049-2 ISBN 978-3-642-48048-5 (eBook)
DOI 10.1007/ 978-3-642-48048-5
NE: Hillemanns, Hans-Gunter [Hrsg.]

Softcover reprint of the hardcover 1st edition 1995

Satz: Macmillan India Ltd., Bangalore-25

SPIN: 10133928 21/3130/SPS - 5 4 3 2 1 0 - Gedruckt auf säurefreiem Papier

Vorwort

Sternstunde -
dem die Einbringung der Ernte seines Lebens gegeben

Gewidmet
der Universitäts-Frauenklinik Freiburg
im 45. Jahr meiner Tätigkeit

Dieser Band dokumentiert die Bilanz des säkularen Erfolges der deutschen, der europäischen Geburtshilfe - neben den erreichten Fortschritten aber auch die neue Grenzsituation im Überleben des Feten, in der heute so konfliktgeladenen ärztlichen Verantwortung. Über den Stand der Geburtsmedizin in der Welt wird beispielhaft berichtet. Deutschland steht heute an der Spitze der geburtshilflichen Versorgung der Welt. 1950 lag die perinatale Sterblichkeit in der Bundesrepublik Deutschland noch bei 5%. Von da ab sank sie ständig weiter auf 3,4% im Jahre 1960, auf 2,3% im Jahre 1970, 1980 auf 1,3%, 1990 auf 0,6%; 1991 und 1992 lag sie jeweils bei 0,58% (alte Bundesländer: 0,57% bzw. 0,58%) und 1993 nur noch bei 0,54% (inbegriffen die neuen Bundesländer mit 0,59%). Damit hält die BRD die absolute Spitzenposition-nahe dem von der WHO theoretisch für möglich erachteten Ziel von nur 0,5% perinataler Mortalität.

Die *Freiburger geburtshilflichen Kongresse* dienten der aktuellen Standortbestimmung der Geburtshilfe und hatten das Ziel, die umwälzenden Entwicklungen, die neuen perinatalmedizinischen Möglichkeiten und die sehr zeitgebundenen Trends der Geburtshilfe kritisch darzustellen. So stand in den frühen 70er Jahren - neben Grundfragen der Organisation der Geburtshilfe - die *Frühgeburt, das* ungelöste Problem der perinatalen Mortalität, mit uteriner Hyperkinetik, mit Dyskoordination und fetaler Hypoxie im Vordergrund. Die damals möglich gewordene pharmakologische Wehenhemmung, die Tokolyse, erschien als das fundamentale therapeutische Grundprinzip, doch zeigten sich schnell die Grenzen unseres Eingreifens in die biologischen Abläufe [1].

Der vollkommene *Übergang von der Hausgeburtshilfe zur Klinikentbindung* führte zur eindrucksvollen Reduzierung der perinatalen Mortalität und Morbidität - aber nur dann, wenn die Geburt nicht mehr den Zufälligkeiten des Beginns und des Ablaufs überlassen blieb. Diese Zufälligkeit durch induzierten Geburtsbeginn überzuführen in einen Geburtsablauf unter vorgeplanter Kontrolle von Mutter und Kind, vom Anfang bis zum Ende, unter der Sicherheit aller heute geforderten organisatorischen, ärztlichen, medizinischen und wissenschaftlichen Möglichkeiten, war Ende der 70er Jahre das Ziel der jetzt möglichen prophylaktischen Geburtseinleitung, einer generellen Terminierung mit aktiver Geburtsinduktion, im Sinne einer „*programmierten Geburt*", zur weiteren Reduzierung der perinatalen Mortalität und Morbidität von Mutter und Kind [2].

Im Laufe der 80er Jahre wurden in der Bundesrepublik Deutschland die Grundstrukturen der *Schwangerenvorsorge* (Mutterpaß), der Rangordnung der Entbindungsorte und deren apparativer Ausstattung, die Intensivüberwachung der Schwangeren und der Geburt abgeklärt, ebenso die Notwendigkeiten der integrierten neonatalen Versorgung. Geburtshilfe wurde ein Dokument medizinischer Leistungsfähigkeit eines Landes. Intensive Einblicke in die *Geburtshilfe der verschiedenen Länder Europas* zeigten aber eine völlig differente Geburtsheilkunde und Organisation.

Die noch vor kurzem für unerreichbar erachteten Erfolge technisch und organisatorisch nahezu vollkommener Geburtsmedizin erlaubten jetzt die Einführung sehr unterschiedlicher, von der *aufgeklärten und entscheidungsbewußten Mutter von heute mitzubestimmenden Geburtsarten:* die unterstützte, die eingeleitete und programmierte, die technisch überwachte Geburt, die Peridural-Anästhesie-Geburt, ebenso die im weitesten Sinne prophylaktische Schnittentbindung. Die Selbstfindung der Frau und Mutter, die psychohygienischen Forderungen kamen jetzt zum Ausdruck in der Bedeutung der geburtserleichternden Verfahren, ebenso in der Wahl des Entbindungsortes, neuer Entbindungsverfahren, der Rolle des Vaters bei der Schwangerschaft und bei der Geburt [3].

Ende der 80er Jahre waren in entwickelten Ländern mit vergleichbarem sozialem Status die großen historischen Risiken der Geburt weitgehend beherrschbar geworden. Schwangerschaft und Geburt bedeuten aber immer noch ein hohes individuelles Risiko, vor allem unter den geänderten Ansprüchen und ethischen Vorstellungen einer pluralistischen Gesellschaft. Die Bewältigung dieses Risikos erforderte die Ausrichtung der geburtsmedizinischen Bemühungen auf ein verändertes Spektrum perinataler Pathologie, welches die Mortalität und Morbidität von *Mutter und Kind* bestimmt. Eine Reduzierung dieses *Restrisikos* erfordert in gleicher Weise organisatorische Maßnahmen zur Prävention, zur Früherkennung und zur Selektion von Gefahrenzuständen, wie den Einsatz hochspezialisierter Diagnose- und Therapieverfahren in zentralen Versorgungseinheiten. Im Zentrum steht nun die prospektive Erfassung der Risikofälle. Die Geburtshilfe wird geprägt durch eine strenge *Risikoselektion* und eine *aktive Geburtsleitung im Risikofall*, durch eine sensibel gehandhabte prophylaktisch-präventive Strategie. Die Grundfrage ist, ob die Methoden der apparativen und biochemischen Überwachung die *Erfassung der „totalen fetalen Aktivität“* erlauben und damit die Sicherheit des Zuwartens bis zum Auftreten von Gefahrenzuständen oder ob eine prophylaktisch aktive, eine präventive Geburtshilfe im Risikofall nicht das Sichere ist [4].

Die „Bilanz des Erreichten und zukunftsweisende Entwicklungen in der Geburtshilfe“ war das Thema der Freiburger geburtshilflichen Tagung Oktober 1991, erste, dann davon abgelöste und wesentlich erweiterte Basis des hier vorliegenden Bandes zur Bilanz der Geburtshilfe und Geburtsmedizin im ausklingenden 20. Jahrhundert. Es wird gezeigt, daß die Geburt so sicher werden konnte wie nie zuvor seit Menschengedenken – auch von unserer Geburtshelfergeneration, die das leistete, in dieser Dimension noch vor wenigen Jahren nicht für möglich erachtet. Dies ist zuerst und vor allem der *Organisation der Geburtshilfe*, der Schwangerenvorsorge, der Dokumentation und der Qualitätskontrolle zu verdanken, über deren Entwicklung, Stand und Zukunftsaspekte hier ausführlich berichtet wird.

Eindrücklich wird die weltweit noch hohe Gefährdung der Mutter dargestellt, das *Residualrisiko mütterlicher Mortalität* auch bei uns, bei Versagen der Vorsorgemedizin, bei Unterlassen prophylaktischen Handelns in rechtzeitiger Übergabe der Verantwortung an die Klinik mit ihrer breiten Ausstattung und permanenten Bereitschaft des großen, heute notwendigen Teams bei akuten Notfällen.

Wie weit die von der WHO gesetzte Grenze perinataler kindlicher Mortalität von 0,5% noch unterschritten werden kann, hängt, wie wir hier sehen, von Fortschritten im Bereich der perinatalmedizinischen Diagnostik und Überwachung ab. So kann vor allem durch eine Verbesserung der *Fehlbildungsdiagnostik* in immer früherem Gestationsalter die bisher als unvermeidbar eingestufte Sterblichkeit reduziert werden. Die historische Entwicklung der Pränataldiagnostik, der hochentwickelte Stand genetischer, sonoembryologischer und invasiver Verfahren – das neue Problemfeld „der Fet als Patient" – sind zentrales Thema, abgerundet durch Gedanken zur Ethik heute und in Zukunft. Ermöglicht doch die Entwicklung der Humangenetik und Pränataldiagnostik eine differenzierte Ausschlußdiagnostik und damit das Überleben des Feten, aber auch die Selektion und den gezielten Fetozid.

Neben den Fehlbildungen stellen die *sehr kleinen Frühgeborenen* und die schweren fetalen Hypotrophien in den Grenzsituationen gesunden Überlebens das Hauptrisikokollektiv dar, auf der Basis gestörter Plazentafunktion und Morphologie, zunehmend deutlicher aber auch die *infektiöse Ätiologie*. So wird im Sinne einer zweiten „Nach-Semmelweis-Periode" der geburtshilflichen, differenzierten Infektiologie und Immunologie bis hin zur Organisation modernster Klinikhygiene breiter Raum gewidmet.

Das zentrale Thema der *Mehrlinge*, das Risiko des zweiten Zwillings, das fetofetale Transfusionssyndrom, die Bedeutung der Nabelschnurkomplikationen, ebenso die Vermeidbarkeit von Frühgeburtenmorbidität und -mortalität werden aus pathogenetischer und diagnostisch-therapeutischer, auch aus forensischer Sicht ausführlich dargestellt.

War die Organisation Grundlage des säkularen Erfolges der Geburtshilfe, so ist heute die *hochtechnisierte Perinatalmedizin in Überwachung der gefährdeten Schwangerschaft* die Voraussetzung der Erkennung und der Reduzierung, ja der Eliminierung des immer noch hohen aktuellen Restrisikos. Hier haben die biophysikalischen, die neuesten technisch-apparativen Überwachungsmethoden ihren dominierenden Stellenwert für das Management der gefährdeten Schwangerschaft in bezug auf Mutter und auf Kind.

Die hohe Verantwortung des Frauenarztes bei der Betreuung der Schwangeren wird deutlich dargestellt auch in der Prävention und im diagnostisch-therapeutischen Management beim Zusammentreffen von *Krebs und Schwangerschaft*.

In der ersten Hälfte dieses Jahrhunderts konzentrierte sich die *operative Geburtshilfe* auf die komplikationsreichen vaginal-operativen Entbindungsverfahren, die Extraktionen, die Wendungen, die Zangenentbindungen, deren aktueller Stellenwert hier diskutiert wird. Der *Kaiserschnitt* stand wegen der hohen mütterlichen Gefährdung ganz im Hintergrund. Heute stehen die prophylaktisch-operativen Eingriffe, so bei drohender Frühgeburt, im Vordergrund, vor allem aber die Schnittentbindung. Schwerpunkte der Darstellung sind die Indikationen, Techniken und Komplikationen (Sectioletalität) des Kaiserschnittes. Das klassische Problem „Myom und Schwangerschaft", ebenso das kritische Gebiet der *Anästhesie* in der Schwangerschaft wird ausführlich abgehandelt. Der Kaiserschnitt in seiner weltweit hohen prophylaktischen Frequenz hat die Geburtshilfe grundlegend geändert und – wie in einem faszinierenden Beitrag gezeigt wird – die Menschwerdung zutiefst beeinflußt.

Die historische und aktuelle Aufgabe, die *Ausbildung und die Berufsordnung der Hebamme* sowie das gesamte Hebammenwesen im nationalen wie internationalen Vergleich sind ein zentrales Anliegen, in Dokumentation auch der aktuellen Daten über die Hebammenschulen, die zukünftigen Entwicklungen im Rahmen der EU – bei wesentlicher Änderung des Berufsbildes der Hebamme heute.

Ungeachtet der dargestellten gewaltigen Erfolge der Geburtshilfe treten die ganz neuen Gefahren eines bedrohlichen *forensischen Risikos* in den Vordergrund, im Sinne eines, wie man sagen muß, zunehmenden Mißbrauchs unseres Rechtssystems. Notwendige Entscheidungen in kurativer Medizin können vom helfenden Arzt oft nicht mehr verantwortet werden, der Geburtshelferauftrag wird zu risikoreich, die Folgekosten im Gesundheitswesen, im Versicherungssystem drohen katastrophale Ausmaße anzunehmen. In eindrucksvollen Beiträgen wird dieses ärztlich-juristische Problem aus nationaler und internationaler Sicht vor Augen geführt. In diesem Zusammenhang erfährt auch die *neonatologisch-perinatologische Organisation* mit der Neuorganisation von Perinatalzentren ihre Darstellung.

Weiter werden die neue *Weiterbildungsordnung*, effektiv erst nach der Jahrhundertwende, und die überaus problematische *Strukturierung* und Substrukturierung der Frauenkliniken in Europa und der Welt kritisch dargestellt.

Abschließende Beiträge beleuchten die deutsche, die europäische, die *Geburtshilfe weltweit* in ihrer aktuellen Situation und zukünftigen Entwicklung, zeigen die so heterogenen Gesundheitsstrukturen und Zukunftsaspekte der Weltbevölkerung auf, beleuchten auch den aktuellen Stand der Geburtshilfe in der Dritten Welt am Beispiel Mittelamerikas und einer Inselgruppe im Pazifik.

Dankbar und stolz ist unsere Geburtshelfergeneration über das für die uns anvertraute Mutter, das uns anvertraute Kind Erreichte. Wir sehen klar die neuen Risiken an der Grenze der Lebensfähigkeit des Kindes, erkennen die hohe Verantwortung der Entscheidung im Handeln, sehen die großen ethischen Probleme und erleben und gestalten in vollem Bewußtsein und in hoher Verantwortung den Wandel der Geburtshilfe im ausklingenden 20. Jahrhundert. Die großen zahlenmäßig zu belegenden Erfolge dürften der kommenden Generation nicht in diesem Maße beschieden sein, die Schritte werden kleiner, die Aufgaben zunehmend differenzierter, die Verantwortung aber wird noch wesentlich größer werden.

Mein größter Dank gilt den überaus kompetenten Mitautoren. Herzlichen Dank dem Springer-Verlag und seinen Mitarbeitern für die hervorragende Ausstattung dieses Buches, hier vor allem Frau Gisela Zech-Willenbacher – besonders aber

Herrn Professor Dr. Dietrich Götze, dessen Weitblick diese Bilanz der Geburtshilfe am Ende des 20. Jahrhunderts, am Ende des zweiten Jahrtausends ermöglichte.

Das Buch richtet sich an alle, die in Praxis, Klinik, Organisation, Forschung und Wissenschaft, in Forensik, historischer Analyse und Dokumentation zur Geburtshilfe, zur Geburtsmedizin im weitesten Sinne eine Beziehung haben.

Freiburg, März 1995 Hans Günter Hillemanns

Literatur

1. Hillemanns HG, Trolp R (1978) Kardiale Probleme bei der Tokolyse. Enke, Stuttgart
2. Hillemanns HG, Steiner H (1978) Die programmierte Geburt. Thieme, Stuttgart
3. Hillemanns HG, Steiner H, Richter D (1982) Die humane, familienorientierte und sichere Geburt. Ein Einblick in die gegenwärtige Geburtshilfe der Bundesrepublik, Frankreichs, Hollands, Österreichs, Schwedens und der Schweiz. Thieme, Stuttgart
4. Hillemanns HG, Schillinger H (1989) Das Restrisiko gegenwärtiger Geburtshilfe. Springer, Berlin Heidelberg New York Tokyo

Inhaltsverzeichnis

Mitarbeiterverzeichnis

Aisslinger, A., Dipl.-Physiker, Tumorzentrum Universitäts-Klinikum, Hugstetter Str. 55, 79106 Freiburg

Almagro, J., Prof. M.D., Dpt. of. Obst./Gynecol. and Neonatology, Hospital Santa Christina, 28009 Madrid, Spanien

Almendral, A.C., Prof. Dr.med., Universitäts-Frauenklinik, Schanzenstr. 46, Kantonspital, 4031 Basel, Schweiz

Amtmann, J., Dipl.-Ing., Geschäftsbereich Geburtsüberwachung, Hewlett/Packard GmbH, 71034 Böblingen

Bahrdt, M., Dr.med., Frauenklinik und Hebammenschule des Luisenhospitals, 52064 Aachen

Bailao, L., M.D., Dpt. of Obst./Gynecol., Facultad de Medicina, 46010 Valencia, Spanien

Bastert, G., Prof. Dr.med., Universitäts-Frauenklinik, Voßstr. 9, 69115 Heidelberg

Bauer, M., Prof. Dr.med., Gynäkologische Radiologie, Universitäts-Frauenklinik, Hugstetter Str. 55, 79106 Freiburg

Beller, F.K., Prof. Dr.med., 852 Cypress Court, Iowa City, IA 52245, USA

Berg, D., Prof. Dr.med., Geb.-Gynäkologische Abteilung, Städtisches Marien-Krankenhaus, Mariahilfbergweg 7, 92224 Amberg

Berle, P., Prof. Dr.med., Frauenklinik und Hebammenlehranstalt, Ludwig-Erhard-Str. 100, 65199 Wiesbaden

Bitzer, J., Priv.-Doz. Dr.med., Universitäts-Frauenklinik, Kantonspital, Schanzenstr. 46, 4031 Basel, Schweiz

Bohm, N., Prof. Dr.med., Pathologisches Institut der Universität, Albertstr. 109, 79104 Freiburg

Bois, A. du, Dr.med., Universitäts-Frauenklinik, Hugstetter Str. 55, 79106 Freiburg

Bonilla-Musoles, F., Prof. Dr.med. , Dpt. of Obst./Gynecol., Facultad de Medicina, 46010 Valencia, Spanien

Breckwoldt, M., Prof. Dr.med., Universitäts-Frauenklinik, Hugstetter Str. 55, 79106 Freiburg

Brockerhoff, P., Prof. Dr.med., Universitäts-Frauenklinik, Langenbeckstr. 1, 55131 Mainz

Calle, C. de la, M.D., Dpt. of Obst./Gynecol. and Neonatology, Hospital Santa Christina, 28009 Madrid, Spanien

Clad, A., Dr.med., Universitäts-Frauenklinik, Hugstetter Str. 55, 79106 Freiburg

Daschner, F., Prof. Dr.med., Klinikhygiene der Universität, Hugstetter Str. 55, 79106 Freiburg

Deslex, N., Dr.med., Universitäts-Frauenklinik, Kantonsspital, Schanzenstr. 46, 4031 Basel, Schweiz

Dietz, G., Dr.med., Hospital Carlos Marx., GTZ-Servicestelle: Apartado Portal 3637, Managua, Nicaragua

Enders, G., Prof. Dr.med., Medizinisch-diagnostisches Labor, Lenzhalde 85, 70192 Stuttgart

Ertan, A.K., Dr.med., Universitäts-Frauenklinik Homburg, 66421 Homburg

Felgenhauer, K.H., Dr.med. (Universitäts-Frauenklinik Freiburg), Grenzhofgasse 1, 89073 Ulm

Geijn, H.P. van, M.D. Prof., Free University Hospital, Dept. of. Obst./Gynecol., De Boelelaan 1117, 1081 HV Amsterdam, Holland

Gerner, K., Dr.med., Universitäts-Frauenklinik, Hugstetter Str. 55, 79106 Freiburg

Giffei, J.M., Dr.med., Perinatalzentrum, St. Vincenz-Krankenhaus, Rottstr. 11, 45711 Datteln

Goecke, C., Prof. Dr.med., Frauenklinik-Hebammenlehranstalt, Luisenhospital, Boxgraben 99, 52064 Aachen

Göppinger, A., Priv.-Doz. Dr.med., Universitäts-Frauenklinik, Hugstetter Str. 55, 79106 Freiburg

Graf, H., Dr.med., Klinikum Suhl, Albert-Schweitzer-Str., 98527 Suhl

Gregorio, G. de, Priv.-Doz. Dr.med., Universitäts-Frauenklinik, Hugstetter Str. 55, 79106 Freiburg

Grischke, E.-M., Dr.med., Universitäts-Frauenklinik, Voßstr. 9, 69115 Heidelberg

Gross, W., Dr.med., Universitäts-Frauenklinik, Bachstr. 18, 07743 Jena

Hartmann, M., Dr.med., Anästhesiologische Klinik, Hugstetter Str. 55, 79106 Freiburg

Heilmann, L., Prof. Dr.med., Geb.-Gynäkologische Abteilung, Stadtkrankenhaus, August-Bebel-Str. 59, 65428 Rüsselsheim

Heinzl, S., Prof. Dr.med., Geburtsh./Gynäk. Klinik, Kantonsspital Bruderholz, 4101 Bruderholz/Basel, Schweiz

Hendrik, H.J., Dr.med., Universitäts-Frauenklinik, Voßstr. 9, 69115 Heidelberg

Hepp, H., Prof. Dr.med., Frauenklinik im Klinikum Großhadern der Ludwig-Maximilians-Universität, Marchioninistr. 15, 81377 München

Hilgarth, M., Prof. Dr.med., Universitäts-Frauenklinik, Hugstetter Str. 55, 79106 Freiburg

Hillemanns, H.G., Prof. Dr.med., Universitäts-Frauenklinik, Hugstetter Str. 55, 79106 Freiburg

Hirsch, H.A., Prof. Dr.med., Universitäts-Frauenklinik, Schleichstr. 4, 72076 Tübingen

Hochuli, E., Prof. Dr.med., Klinik und Poliklinik für Gynäkologie, Universitätsspital, Frauenklinikstr. 10, 8091 Zürich, Schweiz

Holzgreve, W., Prof. Dr.med., Zentrum Frauenheilkunde, Westf. Wilhelms-Universität Münster, Albert-Schweitzer-Str. 33, 48149 Münster

Ikenberg, H., Dr.med., Universitäts-Frauenklinik, Hugstetter Str. 55, 79106 Freiburg

Jung, E., Dr.med., Klinikum der Landeshauptstadt Wiesbaden, Erhard-Str. 100, 65199 Wiesbaden

Kaufmann, M., Prof. Dr.med., Universitäts-Frauenklinik, Voßstr. 9, 69115 Heidelberg

Kemkes-Matthes, B., Priv.-Doz. Dr.med., Zentrum für Innere Medizin, Justus-Liebig-Universität, Klinikstr. 28, 35392 Giessen

Kleine, W., Prof. Dr.med., Universitäts-Frauenklinik, Hugstetter Str. 55, 79106 Freiburg

Klosa, W., Dr.med., Universitäts-Frauenklinik, Hugstetter Str. 55, 79106 Freiburg

Knitza, R., Priv.Doz. Dr.med., Frauenklinik im Klinikum Großhadern der Ludwig-Maximilians-Universität, Marchioninistr. 15, 81377 München

Knorr, K., Prof. Dr.med., Universitäts-Frauenklinik, Steinhövelstr. 16, 89075 Ulm

Kommoss, F., Dr.med., Universitäts-Frauenklinik, Hugstetter Str. 55, 79106 Freiburg

Krebs, D., Prof. Dr.med., Universitäts-Frauenklinik, Siegmund-Freud-Str. 25, 53127 Bonn 1

Krone, H.A., Prof. Dr.med., Klinikum - Frauenklinik, Bugerstr. 80, 96049 Bamberg

Kruger , N., Hospital Carlos Marx, GTZ-Servicestelle: Apartado Postal 3637, Managua, Nicaragua

Kubista, E., Prof. Dr.med., I. Universitäts-Frauenklinik, Spitalgasse 23, 1090 Wien, Österreich

KUNZ, S., Prof. Dr.med., Kreiskrankenhaus, 72764 Reutlingen

LANGNICKEL, D., Prof. Dr.med., Frauenklinik, Zentralkrankenhaus, St.-Jürgen-Str., 28203 Bremen

LATTERMANN, U., Dr.med., Universitäts-Frauenklinik, Hugstetter Str. 55, 79106 Freiburg

LEODOLTER, S., Prof. Dr.med., Gynäkologisch-Geburtshilfliche Abteilung, Krankenhaus der Stadt Wien-Lainz, Wolkersbergen Str. 1, 1130 Wien, Österreich

LEUCHT, D., Dr.med., Universitäts-Frauenklinik, Voßstr. 9, 69115 Heidelberg

LEUCHT, W., Dr.med., Universitäts-Frauenklinik, Voßstr. 9, 69115 Heidelberg

LORBEER, H., Med.Technische Assistentin, Universitäts-Frauenklinik, Hugstetter Str. 55, 79106 Freiburg

LUDWIG, A.-C., Klinikhygiene der Universität, Hugstetter Str. 55, 79106 Freiburg

LUDWIG, H., Prof. Dr.med., Universitäts-Frauenklinik, Kantonsspital, Wartenbergstr. 9, 4052 Basel, Schweiz

MADJAR, H., Priv.-Doz. Dr.med., Universitäts-Frauenklinik, Hugstetter Str. 55, 79106 Freiburg

MAINZ, S., Dr.med., Frauenklinik im Klinikum Großhadern der Ludwig-Maximilians-Universität, Marchioninistr. 15, 81377 München

MALTER, E. Dr.med., Berufsverband der Frauenärzte e.V., Pettenkofer Str. 35, 80336 München

MARTIN, K., Geburtsh.-gynäkologische Klinik des Allgemeinen Krankenhauses Barnbek, Rübenkamp 148, 22307 Hamburg

MEERPOHL, H.G., Prof. Dr.med. (Universitäts-Frauenklinik Freiburg), St.-Vincentius-Krankenhaus, 76137 Karlsruhe

MENDEZ-BAUER, C., Prof. Dr.med., Dpt. of Obst./Gynecol. and Neonatology, Hospital Santa Christina, 28009 Madrid, Spanien

MOLLER, U., Dr.med., Klinik der Frauenheilkunde und Geburtshilfe der Friedrich Schiller-Universität, Bachstr. 18, 07743 Jena

NIELAND, M., Frauenklinik-Hebammenlehranstalt, Luisenhospital, Boxgraben 99, 52064 Aachen

NÖLDGE, G., Priv.-Doz. Dr.med., Anästhesiologische Klinik, Hugstetter Str. 55, 79106 Freiburg

PELLICER, A., M.D., Dept. of Obst./Gynecol., Facultad de Medicina, 46010 Valencia, Spanien

PETERSEIM, H., Prof. Dr.med., Frauenklinik des Caritaskrankenhauses, 97980 Bad Mergentheim

PEUKERT, R., Dr.med., Universitäts-Kinderklinik, Mathildenstr. 1, 79106 Freiburg

POORTHUIS, S., Dr.med., Zentrum für Frauenheilkunde der Justus-Liebig-Universität, Klinikstr. 28, 35392 Giessen

POPP, L.W., Prof. Dr.med., Universitäts-Frauenklinik, Michelisstr. 16, 24105 Kiel

PROMPELER, H.J., Dr.med., Universitäts-Frauenklinik, Hugstetter Str. 55, 79106 Freiburg

QUAAS, L., Prof. Dr.med. (Universitäts-Frauenklinik Freiburg), Ev. Diakoniekrankenhaus, 79110 Freiburg

QUECK, M., Dr.med., Frauenklinik und Hebammenlehranstalt, Ludwig-Erhard-Str. 100, 65199 Wiesbaden

RAGA, F., M.D., Dpt. of Obst./Gynecol., Facultad de Medicina, 46010 Valencia, Spanien

RALL, G., Dr.med., Frauenklinik im Klinikum Großhadern der Ludwig-Maximilians-Universität, Marchioninistr. 15, 81377 München

RASENACK, R., Dr.med., Universitäts-Frauenklinik, Hugstetter Str. 55, 79106 Freiburg

REINBOLD, W.-D., Prof. Dr.med., Abt. Radiologische Diagnostik und Nuklearmedizin, Friedrichstr. 17, 32427 Minden

RETZKE, U., Prof. Dr.med., Frauenklinik. Klinikum Suhl, Albert-Schweitzer-Str., 98527 Suhl

RIO, A. DEL, M.D., Dpt. of Obst./Gynecol. and Neonatology, Hospital Santa Christina, 28009 Madrid, Spanien

RITTER, K., Dr., Sozialministerium Baden-Württemberg, Postfach 1034, Stuttgart

RUNGE, M., Priv.-Doz. Dr.med., Universitäts-Frauenklinik, Hugstetter Str. 55, 79106 Freiburg

SALING, E., Prof. Dr.med., Institut für Perinatale Medizin der Freien Universität Berlin, Mariendorfer Weg 28, 12051 Berlin

SCHILLINGER, H., Prof. Dr.med., Städtisches Krankenhaus, Frauenklinik, Virchowstr. 10, 78224 Singen

SCHLAEDER, G., Prof. Dr.med., Hospices Civils de Strasbourg, Hospital de Haute-Pierre, Ave Moliére, 67098 Strasbourg, Frankreich

SCHMIDT, M., Dr.med., Frauenklinik, Klinikum Suhl, Albert-Schweitzer-Str., 98527 Suhl

SCHMIDT, R., Dr.med., Frauenklinik, Klinikum Suhl, Albert-Schweitzer-Str., 98527 Suhl

SCHMIDT, S., Prof. Dr.med., Universitäts-Frauenklinik, Venusberg, 53115 Bonn

SCHMIDT, W., Prof. Dr.med., Universitäts-Frauenklinik Homburg, 66424 Homburg

Schneider, H., Prof. Dr.med., Universitäts-Frauenklinik, Schanzeneckstr. 1, 3012 Bern, Schweiz

Schneider, J., Prof. Dr.med., Frauenklinik der Medizinischen Hochschule, Podbielskistr. 380, 30659 Hannover

Schneider, M., Prof. Dr.med., Dept. Anästhesie. Kantonsspital, Universitäts-Frauenklinik, 4056 Basel, Schweiz

Schöndorf, N.K., Priv.-Doz. Dr.med., St. Elisabeth-Klinik, Kapuziner Str. 4, 66740 Saarlouis

Schuldt-Meier, L., Dr.med., Geburtsh.-gynäkologische Klinik des Allgemeinen Krankenhauses Barnbek, Rübenkamp 148, 22307 Hamburg

Seewald, H.-J., Prof. Dr.med. habil., Klinik der Frauenheilkunde und Geburtshilfe der Friedrich-Schiller-Universität, Bachstr. 18, 07743 Jena

Semm, K., Prof. Dr.med., Universitäts-Frauenklinik, Michaelisstr. 16, 24105 Kiel

Siebers, J.W., Prof. Dr.med., Geb.-Gynäkologische Abteilung, St. Josefs-Krankenhaus, 77654 Offenburg

Simon, C., M.D., Dpt. of Obst./Gynecol., Facultad de Medicina, 46010 Valencia, Spanien

Stech, D., Prof. Dr.med., Klinik der Frauenheilkunde und Geburtshilfe der Friedrich-Schiller-Universität, Bachstr. 18, 07743 Jena

Steiner, H., Prof. Dr.med., Geb.-Gynäkologische Abteilung, Kreiskrankenhaus, 79713 Bad Säckingen

Steldinger, R., Priv.Doz. Dr.med., I. Universitäts-Frauenklinik, Maistr. 11, 80337 München

Stoll, W., Prof. Dr.med., Kantonspital Frauenklinik, Postfach, Aarau, Schweiz

Ulsenheimer, K., Prof.Dr., Maximilianplatz 12/IV, 80333 München

Vach, W., Dipl. Mathematiker, Institut für Biometrie und Medizinische Statistik, Universität Freiburg, Stefan-Meier-Str. 26, 79104 Freiburg

Warkentin, B., Dr.med., Kreiskrankenhaus, 79539 Lörrach

Weinschenk, S., Dr. med, Diakonie-Krankenhaus, Diakonissenstr. 28, 76199 Karlsruhe

Weiss, W., Dr.med., Frauenklinik und Hebammenlehranstalt, Ludwig-Erhard-Str. 100, 65199 Wiesbaden

Welsch, H., Prof. Dr.med., Frauenklinik im Klinikum Großhadern der Ludwig-Maximilians-Universität, Marchioninistr. 15, 81377 München

Westin, B., Prof. Dr.med., Solna-Kyrk-Väg 23, 17164 Solna, Schweden

WILHELM, CH., Priv.Doz., Dr.med., Universitäts-Frauenklinik, Hugstetter Str. 55, 79106 Freiburg

ZAMARRIEGO CRESPO, J., Prof.Dr.med., Dept. of Obstet./Gynecol. and Neonatology, Hospital Santa Christina, 28009 Madrid, Spanien

ZAHRADNIK, H.P., Prof. Dr.med., Universitäts-Frauenklinik, Hugstetter Str. 55, 79106 Freiburg

1 Die gefährdete Mutter

1.1 Die prägravide Beratung

D. Berg

Beratungsbedarf

Die Beratung einer Patientin oder eines Ehepaares *vor* einer Schwangerschaft ist ein seltenes Ereignis. Im allgemeinen wird eine Schwangerschaft aus einer positiven, heiter-sorglosen Einstellung heraus begonnen, was nicht nur normal, sondern auch erfreulich ist. Und auf den ersten Blick scheint es, als sei eine prägravide Beratung eine selten indizierte Ausnahme. Indikationen werden häufig nur gesehen, wenn ernste Erkrankungen der Mutter oder Mißbildungen in der Familie dies ratsam erscheinen lassen.

In der Regel werden Probleme erst nach dem Eintritt der Schwangerschaft diskutiert. Dann steht die ärztliche Beratung in der Frühschwangerschaft und ggf. die Untersuchung fetalen Gewebes allerdings unter Druck, bedingt durch die Kürze der zur Verfügung stehenden Zeit und durch die Sorge der jungen Schwangeren um ihr Kind.

Da eine große Zahl derartiger Schwierigkeiten jedoch schon vor der Schwangerschaft zu bereinigen ist, wäre eine rechtzeitige Beratung und Untersuchung der Patientin ohne Zeitdruck und vor der Schwangerschaft zweckdienlicher.

Die Diskrepanz zwischen tatsächlich stattfindenden prägraviden Beratungen und dem wahren Beratungsbedarf ist wahrscheinlich groß, diesen zu ermitteln jedoch schwierig. Die Tabellen 1.1 und 1.2 stellen einen Versuch dar aufzuzeigen, in welchen Fällen einer Patientin mit Kinderwunsch eine Risikoberatung vor der Schwangerschaft zu empfehlen ist. Mehrfachnennungen sind häufig, so daß die Prozentangaben nicht einfach zur Ermittlung des Beratungsbedarfs addiert werden dürfen. Aber es ist evident, wie häufig Situationen bei Frauen im gebärfähigen Alter beobachtet werden können, die den Arzt auf die Notwendigkeit einer Beratung der Patientin hinweisen. Ich schätze den Beratungsbedarf auf etwa 15–20% der Frauen mit (späterem) Kinderwunsch – eine erstaunlich große Zahl, die überwiegend auf der Häufigkeit von Frauen über 35 Jahre beruht (etwa 10%).

In vielen Fällen wird die Beratung vor der geplanten Schwangerschaft vom Hausarzt oder Frauenarzt an den Genetiker abgegeben werden müssen, bei einem Alter der Patientin über 35 Jahre, bei einer belasteten Familien- oder Eigenanamnese (Fehlbildungen, gehäufte Aborte und intrauterine Fruchttode), bei Verwandtenehen etc. Bei unüberwindbarer Angst des Elternpaares vor einem mißgebildeten

Tabelle 1.1. Indikationen zur prägraviden Beratung: Anamnese

Anamnese	[%]
Familienanamnese:	2,5
Diabetes, Hypertonie, neurologische, psychische Erkrankungen etc.	
Eigenanamnese:	
Frühere schwere Erkrankung	2,6
derzeitige behandlungsbedürftige Erkr.	0,6
Dauermedikation	0,4
Blutungs-/Thromboseneigung	1,1
Dauermedikation	0,4
Rh-Inkompatibilität	0,4
Hypertonie	2,0
Diabetes	0,3
Skelettanomalien	0,5
Häufigkeitsangaben nach BPE 1987	

Tabelle 1.2. Indikationen zur prägraviden Beratung: geburtshilfliche Situation

Situation	[%]
Anamnese:	
Z.n. > 2 Aborten/Abbrüchen	3,8
totes/geschädigtes Kind	2
Vielgebärende	1,1
Lebensbedingungen:	
Alter < 18 J.	0,8
Alter 35–39 J.	7,8
Alter > 39 Jahre	1,4
psych./soz.Belastung	~3
Lebensgewohnheiten:	
Adipositas	3,7
Abusus (Alkohol, Drogen)	3,2
Rauchen > 10 Zig./Tag	3,5
Häufigkeitsangaben nach BPE 1987	
Genetik:	
Erbleiden in der Familie	
Verwandtenehe (?)	
2 oder mehr Fehl- oder Totgeburten	
Höheres Lebensalter	
Exposition: Strahlen, Teratogene, Mutagene	

Kind ist als Ansprechpartner auch der Psychologe zu erwähnen. Dem primär behandelnden Arzt fällt jedoch die verantwortungsvolle Aufgabe der Weichenstellung zu. Zur Unterstützung dient Tabelle 1.3, die als Checkliste zur Erfassung evtl. familiär bedingter Fehlbildungen der Patientin in die Hand gegeben werden kann.

Tabelle 1.3. Checkliste zur Erfassung spezieller Belastungen aus der Familienanamnese

Fehlbildungen des Kopfes, des Gesichts, des Mundes, der Augen und Ohren Fehlbildungen des Herzens und der großen Gefäße	Chron. Nierenleiden, -zysten Allergien, Asthma Lähmungen, Muskelschwäche
Störungen des Haarwuchses und der Pigmentierung	Krampfanfälle, Geisteskrankheiten Minderbegabung, Schwachsinn
Genitalfehlbildungen, Störungen der Differenzierung	Körperliche Retardierung Laufen, Sprechen, Sauberkeit
Schwerhörigkeit, Blindheit	Lesen und Schreiben

Spezielle Fragestellungen

Vermutete Umweltbelastung, Medikamente, Mutagene und Teratogene

Viele Fragen nach der Gefahr für eine geplante Schwangerschaft stammen heute – in einer Zeit der künstlich erzeugten Ängste – aus der häuslichen und der Arbeitsumgebung der Patientin. Eine Auflistung aller schädlichen Noxen, die eine berufstätige Frau ebenso treffen können wie eine Hausfrau, entspräche einem Horrorkatalog, den ich hier bewußt nicht anführen möchte. Für die Beratung sind folgende Hinweise wichtig:

1. Eine Unzahl von Substanzen kann in überhöhter Dosierung schädlich sein. Das gilt nicht nur für echte Schadstoffe, sondern auch für die meisten Medikamente und auch viele Genußmittel (Kaffee, Nikotin, Süßigkeiten etc.). Im Alltag und bei normalem Umgang mit diesen Substanzen besteht jedoch keine auch nur annäherungsweise quantifizierbare Gefahr.

2. Fehlbildungen entstehen zudem vorwiegend multifaktoriell. Kaum jemals kann eine einzelne Noxe angeschuldigt werden, einen Fetalschaden verursacht zu haben. Im Einzelfall dürfte es daher schwierig und problematisch sein, ein Medikament, ein sog. Umweltgift (was auch immer das sein mag) oder eine andere definierte Substanz einer bestimmten Schädigung kausal zuzuordnen.

Die Deutsche Forschungsgemeinschaft gibt jährlich „Maximale Arbeitsplatzkonzentrationen und Biologische Arbeitsstofftoleranzwerte" (MAK- und BAT-Werte) bekannt (DFG 1988, [17]). Nach der dort gegebenen Definition ist der „MAK-Wert die höchstzulässige Konzentration eines Arbeitsstoffes als Gas, Dampf oder Schwebstoff in der Luft am Arbeitsplatz, die nach dem gegenwärtigen Stand der Kenntnis ... im allgemeinen die Gesundheit der Beschäftigten nicht beeinträchtigt ...".

Allerdings ist die vorbehaltlose Übernahme von MAK- and BAT-Werten auf den Zustand der Schwangerschaft nicht möglich, weil ihre Einhaltung den sicheren Schutz des ungeborenen Kindes vor fruchtschädigenden Wirkungen von Arbeitsstoffen nicht in jedem Fall gewährleistet. Aber aus den vorliegenden tierexperimentellen Prüfungen ist ein Risiko der Fruchtschädigung für den Menschen weder sicher zu begründen noch zu quantifizieren. So wird es für eine Vielzahl von Arbeitsstoffen vorerst nicht möglich sein, eine Aussage zum Risiko der Fruchtschädigung zu machen.

Tabelle 1.4. Indikationen zur prägraviden Beratung: Umwelt/Arbeitsplatz

MAK-/BAT-Werte		Strahlen
Gruppe A:	Quecksilber	elektromagnetische
Gruppe B:	Blei, Biphenyle, 2-Ethoxy-Verbindgg., 2-Methoxy-Verbindgg., Kohlendisulfid, -monoxid	- Kurzwellen - Mikrowellen - UV-Licht - Gammastrahlen
Gruppe C:	Chlorkohlenwasserstoffe, Dichlorverbindgg.	Partikel - Alpha-
Gruppe D:	Methanol, Methylacetat, Toluol, Xylol	- Beta-

Auszugsweise werden Stoffe, die in der Liste der DFG als möglicherweise fruchtschädigend diskutiert werden, wiedergegeben (Tabelle 1.4). Insgesamt ist festzuhalten, daß

- von nur wenigen Stoffen eine tatsächliche Gefährdung der Frucht nachgewiesen ist,
- diese Maximalwerte im Alltag des Haushalts, des Arbeitsplatzes und der sonstigen Umwelt nur extrem selten erreicht werden,
- die größte und gefährlichste Umweltverschmutzung auf psychischem Gebiet liegt, induziert durch das Geschäft mit der Angst, das einige gesellschaftliche Gruppen und einige Massenmedien betreiben.

Häufig geäußerte Ängste betreffen „Strahlungen", wie sie vor allem im Haushalt auftreten. Eine Übersicht über die möglichen Gefährdungen versucht Tabelle 1.4.

Nichtionisierende elektromagentische Wellen – Kurzwellen, Mikrowellen

Sie erzeugen Wärme in Geweben. Spezifische Organschäden durch Hyperthermie sind bekannt. Andererseits erzeugen die in Medizin und Haushalt verwandten Diathermie-, Kurz- und Mikrowellengeräte Strahlen von so geringer Gewebepenetration, daß der Fetus nicht erreicht wird. In aller Regel sind daher Schäden durch die Anwendung elektromagnetischer Wellen nicht zu befürchten [56].

UV-Licht

UV-Licht mit einer Wellenlänge unter 300 nm wird von Geweben leicht resorbiert und kann mutagen wirken. Andererseits ist die Gewebepenetration so minimal, daß fetale Schäden nicht zu befürchten sind [56].

Ionisierende Strahlen

Sie sind generell mutagen, teratogen und karzinogen. Das Risiko ist vor allem abhängig

- von der Art des Strahlers,
- von der Art der Applikation,
- von der applizierten Dosis,
- von Strahlencharakteristika,
- vom Alter des Embryo/Fetus.

Eine exakte Abschätzung eines in Frage stehenden Strahlenschadens ist nur in Kenntnis dieser Variablen möglich [41]. In aller Regel ist mit einer statistisch meßbaren Vermehrung embryonaler oder fetaler Schädigungen erst oberhalb einer applizierten Dosis von 10 rd zu rechnen. Die Verdopplungsrate von Punktmutationen wird erst bei 200 rd erreicht. Es ist allerdings zu beachten, daß es einen echten Schwellenwert nicht gibt. Darüber hinaus ist zu bedenken, daß Mißbildungen häufig multifaktoriell bedingt sind und die Strahlenbelastung nur eine zusätzliche, auslösende Noxe zu sein braucht.

Ultraschallwellen

Sie können durch direkte (Bildung freier Radikale) und indirekte (Hyperthermie, Kavitation) Einflüsse Schäden in biologischen Geweben hervorrufen. Andererseits sind Schädigungen durch handelsübliche diagnostische Geräte, die im Bereich zwischen 900 kHz und 6 MHz arbeiten, nicht zu erwarten. Die medizinische Ultraschalldiagnostik gilt als sicher.

Serologische Infektionsdiagnostik vor der Schwangerschaft

Bei einer Reihe von Infektionskrankheiten besteht in der Schwangerschaft die Gefahr einer vertikalen Transmission und damit die einer Fetalerkrankung. Es ist logisch und naheliegend, dieses Risiko vorher überprüfen zu müssen (Tabelle 1.5).

Die größte Gefährdung der Frucht geht von einer *Rötelnerkrankung* aus.

Die prägravide Untersuchung auf Röteln-Antikörper wird als Kassenleistung anerkannt. Bei ausreichend hohem HAH-Titer ($>1:16$) bzw. dem Nachweis spezifischer Rötelnantikörper (z.B. enzymimmunologische Tests) ist Immunität anzunehmen. Bei negativem Titer muß die Patientin geimpft werden. Eine Schwangerschaft sollte für die folgenden 3 Monate durch ausreichend sichere Kontrazeption vermieden werden. Im Falle einer unerwartet früh eingetretenen Schwangerschaft ist nach allen bisherigen Erfahrungen jedoch nicht mit einer Rötelnembryopathie zu rechnen, eine Abruptio daher nicht indiziert. Der Impferfolg sollte etwa 6–8 Wochen nach der Impfung kontrolliert werden. Notwendige Wiederholungsimpfungen sind nicht selten. Gelegentlich bleibt der Impferfolg ganz aus.

Tabelle 1.5. Indikationen zur prägraviden Beratung: Infektionen und Uterusfehlbildungen

Infektionen	Uterusfehlbildungen
Röteln	Häufigkeit 1-2,5% der Frauen mit Sterilität in 20-50%
HIV	
Toxoplasmose	Komplikationen: - Aborte 24-69% - Frühgeburten 16%
Zytomegalie	- BEL 15-50% - Querlagen 6% - perinatale Mortalität 13% - Sectiorate 18-64%

Frauen mit *HIV-Infektion* ist wegen der hohen Übertragunsgefahr auf den Feten generell von einer Schwangerschaft abzuraten. Aus diesem Grunde ist es ratsam, Frauen aus dem gefährdeten Personenkreis (insbesondere Drogenabhängige, Prostituierte, Angehörige von bekannt HIV-infizierten Männern) vor der Schwangerschaft auf eine HIV-Infektion zu testen.

Im Falle der *Toxoplasmose* ist nur die primäre akute Infektion in der Schwangerschaft mit einer Gefahr für den Feten verbunden. Die Häufigkeit der mütterlichen Erstinfektion liegt bei 1%, die der nachfolgenden fetalen Infektion bei 30-50%. Bleibende Fetalerkrankungen sind selten (0,5-1%). Da aber die eine akute Infektion anzeigenden IgM-Antikörper lange persistieren können, entstehen gelegentlich in der Schwangerschaft ernste Probleme für die Schwangere und die behandelnden Ärzte in Form aufwendiger serologischer Folgeuntersuchungen, der evtl. notwendigen Langzeitantibiose und der psychischen Belastung der Patientin. Durch eine einmalige Titerbestimmung (SFT) mit positivem Ergebnis (Durchseuchungsgrad deutscher Frauen 60-80%!) ist das Problem gelöst und sind weitere Kontrollen nicht mehr erforderlich. Bei negativem Titer muß die Patientin, da es eine aktive Schutzimpfung nicht gibt, auf andere prophylaktische Maßnahmen aufmerksam gemacht werden: Verzicht auf den Genuß von rohem Fleisch, Vermeidung des Umgangs mit Katzen. Katzenbesitzerinnen sind jedoch im allgemeinen längst seropositiv.

Auch bei der *Zytomegalieinfektion* ist nur die akute primäre Infektion für den Feten evtl. gefährlich. Bei einer reaktivierten CMV-Infektion liegt dagegen das fetale Risiko weit unter 1%. Die Titerbestimmung vor der Schwangerschaft ist daher sinnvoll, besonders wenn man berücksichtigt, daß die CMV-Infektion die häufigste pränatale Erkrankung ist.

Schwangerschaft bei Uterusmißbildungen und -erkrankungen

Uterine Fehlbildungen (Tabelle 1.5) finden sich in 1-2,5% der Bevölkerung. Die Folge sind Sterilitäten in 20-50% der Betroffenen [47]. Bei einer eingetretenen

Schwangerschaft ist in hohem Maße mit Komplikationen zu rechnen: Aborte in 24–69% [25, 30, 37], Frühgeburten in 16%, Beckenendlagen in 15–50%, Querlagen in 6%, perinatale Mortalität 13% und Sectiorate 18–64% [6, 30, 47]. Das Ausmaß der Fehlbildung (Uterus duplex, bicornis, septatus etc.) steht offenbar in keiner gesicherten Beziehung zur Fertilität und zum Schwangerschaftsausgang [47].

Nach operativer Korrektur der Uterusfehlbildung mittels Strassmann-Operation bzw. Modifikationen (Jones u. Jones, Bret-Palmer etc.) wurden jedoch 85–93% ausgetragene Schwangerschaften und nur 12–22% Aborte beobachtet [24, 34, 59]. Zur Wahl des Operationsverfahrens muß auf die operativen Lehrbücher sowie die Literatur verwiesen werden [1, 2, 13, 24, 34, 35, 46]. Allerdings sind auch ausgetragene Schwangerschaften ohne vorherige operative Korrektur der Fehlbildung beschrieben worden [62].

Im allgemeinen ist die Uterusfehlbildung vor einer Schwangerschaft nicht bekannt, eine Operationsindikation ergibt sich somit meistens erst nach einem oder mehreren unglücklichen Schwangerschaftsausgängen, bzw. nach unerwarteten Komplikationen sub und post partum [8] sowie nach einer entsprechenden sonographischen und radiologischen Diagnostik.

Nach einer ausgedehnten Metroplastik sollte eine eingetretene Schwangerschaft durch Sectio beendet werden.

Andere Genitalfehlbildungen, wie z.B. Atresien und Aplasien, verhindern verständlicherweise eine Schwangerschaft überhaupt. Allerdings ist eine Schwangerschaft nach Vereinigung der Müller-Gänge und Rekonstruktion des fehlenden Uterus und der Vagina beschrieben worden [57]. Die nicht seltenen Hymenalstenosen und Vaginalsepten können als – geringfügiges – Geburtshindernis gewertet werden.

Frauen mit *Myomen* sind in etwa 25% der Fälle steril. Ursache ist sicherlich zunächst das meist höhere Lebensalter, zum anderen aber auch Nidationsschwierigkeiten in Anbetracht der Kavumdeformierung. Auch eine koinzidente Tubenendometriose wird diskutiert [40]. Die Rate an Fehl- und Frühgeburten ist mit 30% stark erhöht [18].

Größere Myomknoten können vor einer Schwangerschaft exstirpiert werden, kleinere wird man belassen. Man kann sie bedarfsweise und bei gegebener strenger Indikation (Schmerzen durch Nekrose, Erweichung oder Stieldrehung, Kapselruptur) auch in der Schwangerschaft unter Erhaltung der Frucht entfernen.

Das Myom kann in Folge der Kavumdeformation zu Lageanomalien führen oder als Geburtshindernis wirken und so zur Sectio Anlaß geben. Auch andere Komplikationen sind häufiger (Plazentalösungsstörungen und -retentionen, Atonien).

Schwangerschaft nach habituellen Aborten

Während die Wahrscheinlichkeit, nach einer einzigen Fehlgeburt Schwangerschaften mit normaler Tragzeit auszutragen, noch 70–80% beträgt [21, 45, 52], sinkt sie bei habituellen Aborten deutlich ab und beträgt nach 3 aufeinanderfolgenden

Aborten nur noch 40–50% (Gerhard). Die Ursachen des habituellen Aborts sind vielfältig [22, 26, 27]:

- Corpus-luteum-Insuffizienz (9–35%),
- Uterusanomalien und Myome (7–27%),
- Chromosomenaberrationen (6–8%, bzw. in 15% der Paare),
- Stoffwechselkrankheiten, z.B. Diabetes, Schilddrüsenerkrankungen [64] (5%),
- genitale Infektionen (Mykoplasmen, Chlamydien, Herpes) sowie
- generalisierte Infektionen (Toxoplasmose, Röteln, Masern etc.),
- immunologische Faktoren,
- pathologische Spermiogramme,
- psychologische Faktoren.

In einer neueren Übersicht [27] wird die Bedeutung infektiöser und Stoffwechselbedingter Ursachen deutlich gegenüber immunologischen zurückgestuft. In der Diskussion über die immunologische Genese des habituellen Abortes wird diskutiert [4, 32, 42, 61], daß eine weitreichende HLA-Kompatibilität zwischen den Partnern eine Maskierung der fetalen Antigene durch die mütterlichen Antikörper verhindere und dadurch der Trophoblast abgestoßen werde. Durch eine Transfusion von väterlichen Leukozyten kann die hohe HLA-Kompatibilität des Paares verringert und die Schwangere in die Lage versetzt werden, HLA-Antikörper zu bilden, die diese Abstoßungsreaktion unterdrückt. Erste erfolgreiche Versuche scheinen diese These zu stützen, aber unsere Kenntnis der theoretischen Grundlagen ist noch sehr lückenhaft [54]. Die weitere Entwicklung bleibt abzuwarten, aber bei begründetem Verdacht auf eine immunologische Ursache des habituellen Aborts sollte doch der Kontakt zu einem kompetenten Immunologischen Institut gesucht werden.

Die Beratung und Behandlung wird diese Ursachen berücksichtigen. Besonders wichtig erscheint der Hinweis auf die psychologischen Faktoren. In einer kleinen, aber randomisierten Studie [22] wurde die Häufigkeit des Abortrezidivs durch die Psychotherapie auf 16% gesenkt (vs. 74% in der nichttherapierten Gruppe).

Schwangerschaft nach Organtransplantationen

Durch die rasch fortschreitende Entwicklung auf dem Gebiet der Organtransplantationen wird auch die Frage nach zukünftigen Schwangerschaften häufiger gestellt werden. Ob einer Patientin, die ein vital wichtiges Organ erhalten hat, zu einer Schwangerschaft geraten werden kann, hängt vom Einzelfall ebenso ab wie vom Temperament des behandelnden Arztes und der Risikofreudigkeit der Patientin.

In der Literatur werden zahlreiche Fälle von Schwangerschaft nach Nierentransplantation beschrieben. Auch während einer Schwangerschaft sind offenbar Nierentransplantationen möglich – mit gutem Resultat für Mutter und Kind [12]. O'Donnell et al. berichten über 38 Schwangerschaften bei 21 Patientinnen. 22 Schwangerschaften endeten mit Lebendgeburten (darunter 2 Zwillingspaaren), 9 mit Spontanaborten, 6 durch therapeutische Abruptio, eine mit einer Totgeburt.

7 Neugeborene starben neonatal (darunter beide Zwillingspaare) auf Grund ihrer Unreife, eines an einer Fehlbildung. 5 Frauen erlitten eine Verschlechterung ihrer Nierenfunktion und bei 2 von ihnen mußte das Transplantat entfernt werden. Die Ergebnisse waren günstiger bei geringerer Medikation von Warfarin und Immunsuppressiva und verbesserten sich, so die Autoren, in den letzten Jahren deutlich. Eine Schwangerschaft könne nur empfohlen werden bei stabiler Nierenfunktion, optimaler Kooperation der Patientin und niedrigem Bedarf an Immunsuppressiva. Warfarin sollte vermieden werden. Neuere Arbeiten berichten dagegen von guter Verträglichkeit der Immunsuppression durch Cyclosporin A [11, 16, 25]. Häufige Komplikationen sind Frühgeburtlichkeit, fetale Wachstumsretardierung, Hypertension der Mutter, Sectio, Nephrostomie, rezidivierende Abstoßungsreaktionen, Nierenversagen [28].

Der Vollständigkeit halber seien Schwangerschaften nach der Transplantation anderer Organe zitiert: Leber, Herz [33, 36, 43].

Schwangerschaft nach Karzinomen

Die Notwendigkeit, junge Frauen mit einem Karzinom hinsichtlich der Möglichkeit weiterer Schwangerschaften beraten zu müssen, ist nicht selten. Im allgemeinen handelt es sich um Mammakarzinome, gelegentlich auch um Ovarialkarzinome, selten um andere. Mignot et al. [38] berichten in einer Fallkontrollstudie über 68 Frauen nach Behandlung eines *Brustkrebses,* von denen 27 (therapeutisch) abortierten und 41 austrugen. Die 10-Jahres-Überlebensraten der Frauen mit ausgetragener Schwangerschaft sowie mit Abruptio waren identisch mit derjenigen einer gesunden Kontrollgruppe. Auch das Intervall zwischen Karzinombehandlung und Schwangerschaft war ohne Bedeutung für die Heilungsquote. Ausschlaggebend war allein die spezifische Prognose der Karzinomerkrankung. Diese Ergebnisse wurden bestätigt [48].

Miyazaki et al. [39] verglichen die Heilungschancen von 106 Frauen mit einseitigem Ovarialkarzinom, deren gesundes Ovar belassen wurde, mit einer Kontrollgruppe gleicher Karzinomausbreitung, die radikal operiert wurde. Die mittlere Überlebenszeit war im Untersuchungskollektiv gering, aber nicht signifikant kürzer. 16 Frauen erlebten 27 Schwangerschaften. Interrumpiert wurde nur während der Chemotherapie, 18 gesunde Kinder wurden ausgetragen. Diese Resultate wurden von Bakri u. Given [3] sowie von Buchholz et al. [10] bestätigt. Letztere wiesen jedoch darauf hin, daß bei 6 ihrer 13 konservierend operierten Fälle später eine Relaparotomie wegen Rezidivverdachts erforderlich wurde. In 2 Fällen wurde ein Rezidiv bestätigt.

Für andere Karzinome liegen Einzelbeobachtungen vor, die für gezielte Fragen mit Literaturangabe aufgelistet sind. Die Ergebnisse sind vorwiegend ermutigend, generelle Empfehlungen sind hier natürlich nicht möglich.

Tumor	Literatur
Chorionkarzinom	29, 50, 55, 58, 60,
Prolactinom	23, 49, 51, 53,
Zervixkarzinom	9
Malignes Melanom	7
M. Hodgkin	31
Aplastische Anämie	14
Hyperparathyroidismus	15

Konsequenzen aus der prägraviden Beratung

Wie aus Tabelle 1.1 hervorgeht, steht die überwiegende Mehrzahl der dort aufgeführten Merkmale einer Schwangerschaft nicht zwingend entgegen. Es werden lediglich besondere ärztliche und evtl. auch soziale Betreuungsmaßnahmen erforderlich. Bei rechtzeitiger Erfassung und Behandlung dieser Risikofaktoren wird in der Regel eine Schwangerschaft befürwortet werden können, evtl. unter Hinweis auf besondere Untersuchungs- und Behandlungsnotwendigkeiten. Aus der Tabelle geht jedoch auch hervor, daß neben dem Arzt oft Staat und Gesellschaft aufgerufen sind, die zukünftige Schwangere zu schützen und zu betreuen.

Ergibt sich beim Beratungsgespräch vor der geplanten Schwangerschaft die Notwendigkeit zu klären, ob im speziellen Fall wegen einer unvermeidbaren oder bisher üblichen Exposition (Arbeitsplatz, Medikamente, Genußmittel- und anderer Abusus etc.) eine Gefährdung der Frucht zu befürchten ist, obliegt dem beratenden Arzt die Aufgabe, in Kenntnis der betreffenden Substanz oder Strahlung und durch Hinzuziehung eines Spezialisten das Ausmaß der Gefährdung abzuklären. Gesprächspartner sind in erster Linie Toxikologen (Universitätsinstitute), Giftberatungsstellen der Universitätskliniken, aber auch Arbeitsmediziner (Betriebsärzte, Gesundheitsämter, Gewerbeaufsichtsämter), Pharmakologen, Radiologen, Physiker und Genetiker.

Im Falle vorbestehender ernster innerer und gynäkologischer Erkrankungen wird man individuell vorgehen müssen, um die Patientin mit Kinderwunsch ausreichend voruntersuchen und beraten zu können.

Zusammenfassung und Ausblick

Der Bedarf an einer Beratung vor einer geplanten Schwangerschaft ist mit schätzungsweise 15–20% tatsächlich größer, als es zunächst den Anschein hat und als unsere Patientinnen ihn anmelden. Offenbar besteht hier eine beträchtliche Informationslücke. Viele der erst in einer Schwangerschaft „plötzlich" auftretenden Probleme könnten vorher erkannt und oft eliminiert werden. Aufgerufen sind dazu neben den Ärzten in erster Linie die Patientinnen selbst, aber im weiteren Umfeld auch die Repräsentanten der Öffentlichkeit und des Staates.

Die ärztlichen Ansprechpartner für die noch nicht schwangere Patientin sind primär der Hausarzt und der Frauenarzt. Hier ist ebenfalls noch Aufklärungsarbeit zu leisten, um zur prägraviden Beratung zu motivieren. In vielen Fällen werden Haus- und Frauenärzte diese vorsorgliche Betreuung selbst abdecken können, in anderen Fällen die Patientin zum Arzt für Genetik bzw. zu einem Spezialisten eines anderen oder des eigenen Fachgebietes überweisen müssen. Hier ist eine gute Kooperation zwischen primär behandelndem Arzt, Genetiker und evtl. dem weiterhin zugezogenen Spezialisten eine unabdingbare Voraussetzung für eine optimale Beratung der Patientin vor einer geplanten Schwangerschaft.

Eine ausführlichere Darstellung der „Prägraviden Beratung" ist kürzlich von der Stiftung für das behinderte Kind herausgegeben worden [5a].

Literatur

1. Ansbacher R (1983) Uterine anomalies and future pregnancies. Clin Perinatal 10: 295
2. Audebert AJ, Cittadini E, Cognat M (1983) Habitual abortion and uterine malformations. Acta Eur Fertil 14: 273
3. Bakri YN, Given FT (1984) Normal pregnancy and delivery following conservative surgery and chemotherapy for ovarian endodermal sinus tumor. Gynecol Oncol 19: 222
4. Beer AE, Quebbeman JF, Ayers JWT, Hainis RF (1981) Major histocompatibility complex antigens, maternal and paternal immune responses and chronic habitual abortions in humans. Am J Obstet Gynecol 141: 987
5. Berg D (1988) Schwangerschaftsberatung und Perinatologie, 3. Aufl. Thieme, Stuttgart

5a. Berg D (1990) Risikofaktoren vor einer Schwangerschaft. In: Weitzel H (Hrsg) Praxis der Vorsorge. Umwelt und Medizin Verlagsgesellschaft, Frankfurt/M

6. Blum M (1984) Complications obstétricales dues à des malformations de l'uterus. Obstetric complications due to malformations of the uterus. Rev Franc Gynecol Obstet 79: 461
7. Bork K, Braeuninger W, Czarnetzki BM, Addicks B, Paul E, Glitsch M, Noack C (1985) Schwangerschaft nach malignem Melanom. Verlaufsbeobachtung bei 23 Patientinnen. Dtsch Med Wochenschr 110: 1323
8. Brandt M, Behling H, Peterseim H (1982) Schwangerschafts-, Geburts- und Wochenbettverlauf bei Frauen mit Genitalmissbildungen, Zbl Gynäkol 104: 1440
9. Browde S, Friedman M, Nissenbaum M (1986) Pregnancy after radiation therapy for carcinoma of the cervix. Eur J Gynaecol Oncol 7: 63
10. Buchholz K, Richter P, Lotze W (1985) Zur Problematik der alleinigen konservativen Operation bei malignen Ovarialtumoren des Stadium Ia (T(Ia)Nsub Msub). Gynäkol 107: 179
11. Burrows DA, O'Neil TJ, Sorrells TL (1988) Successful twin pregnancy after renal transplant maintained on cyclosporine A immunosuppression. Obstet Gynecol 72: 459
12. Cabero L, Sola R, Ballarin JA, Esteban-Altirriba J (1988) Renal transplantation during pregnancy- a case report. J Perinat Med 16: 149
13. Campo RL, Schlosser HW (1988) Kongenitale und erworbene Organveränderungen des Uterus und habituelle Aborte. Gynäkologe 21: 237
14. Card RT, Holmes IH, Sugarmann RG, Storb R, Thomas ED (1980) Successful pregnancy after high dose chemotherapy and marrow transplantation for treatment of aplastic anemia. Exp Hematol 8: 57
15. Delmonico FL, Neer RM, Cosimi AB, Barnes AB, Russell PS (1976) Hyperparathyroidism during pregnancy. Am J Surg 131: 328
16. Derfler K, Schaller A, Herold C, Balcke P, Nowotny C, Walter R, Kopsa H, Endler M, Stockenhuber F, Kletter K (1988) Successful outcome of a complicated pregnancy in a renal transplant recipient taking cyclosporine A. Clin Nephrol 29: 96

17. Deutsche Forschungsgemeinschaft (1988) Senatskommission zur Prüfung gesundheitsschädlicher Arbeitsstoffe. Maximale Arbeitsplatzkonzentrationen und Biologische Arbeitsstofftoleranzwerte. VCH, Weinheim
18. Etterich M (1955) Myom und Schwangerschaft. Gynaecologia 139: 303
19. Ferguson-Smith MA, Yates JRW (1984) Maternal age specific rates for chromosome aberrations and factors influencing them: Report of a collaborative European study on 52 965 amniocenteses. Perinatal Diagn 4: 5
20. Fitzsimmons J, Wapner RJ, Jackson LG (1984) Repeated pregnancy loss. Obstet Gynecol Survey 39: 192
21. Floyd WS (1961) Cervical dilatation in the mid-trimester of pregnancy. Obstet Gynecol 18: 380
22. Gerhard I, Wendt A, Holst T, Runnebaum B (1981) Zur Diagnostik und Therapie des habituellen Aborts in der Praxis des Frauenarztes. Geburtshilfe Frauenheilkd 41: 797
23. Goodman LA, Chang RJ (1984) Pregnancy after bromocriptine-induced reduction of an extrasellar prolactin-secreting pituitary macroadenoma. Obstet Gynecol 64: 2S
24. Grischke E, Kaufmann M, Dreikorn K, Linderkamp O, Kubli F (1986) Erfolgreiche Schwangerschaft bei Nierentransplantation und Cyclosporin A. Geburtshilfe Frauenheilkd 46: 176
25. Granjon A, Beau AM (1960) Malformations utérines et fonction de reproduction. Presse Therm Clim 97: 129
26. Harger JH, Archer DF, Marchese SG (1983) Etiology of recurrent pregnancy losses and outcome of subsequent pregnancies. Obstet Gynecol 62: 574
27. Heine O, Mueller-Eckhardt G, Neppert J (1989) Diagnostik bei Patientinnen mit habituellen Aborten. Geburtshilfe Frauenheilkd 2: 141
28. Hopsa H, Schmidt P, Mayr WR, Zazgornik J, Kotzaurek R, Pils P, Golob E, Friedrich F, Piza F, Wagner O, Kux M (1976) Abstossung des Nierentransplantats nach Schwangerschaft und Geburt. Schweiz Med Wochenschr 106: 58
29. Hsieh FJ, Chen TC, Cheng YT, Huang SC, Hsieh CY, Ouyang PC (1985) The outcome of pregnancy after chemotherapy for gestational trophoblastic disease. Biol Res Pregnancy Perinatol 6: 177
30. Käser O, Pallaske HJ (1967) Normale Geburt. In: Käser O, Friedberg V, Ober KG, Thomsen K, Zander J (Hrsg) Gynäkologie und Geburtshilfe Bd. II, Thieme, Stuttgart
31. Kofler E, Philipp K (1977) Schwangerschaft nach Konisation wegen atypischer Epithelprozesse der Cervix uteri. Geburtshilfe Frauenheilkd 37: 942
32. Komlos L, Canur R, Joshua H, Halbrecht J (1977) Common HLA antigens in couples with repeated abortions. Clin Immunol Immunopathol 7: 330
33. Kossoy LR, Herbert CM, Wentz AC (1988) Management of heart transplant recipients: Guidelines for the obstetrician-gynecologist. Am J Obstet Gynecol 159: 490
34. Kusuda M (1982) Infertility and metroplasty. Acta Obstet Gynecol Scand 61: 407
35. Lecoutour X, Bourgeot P, Segard C et al. (1986) L'avenir obstetrical des uterus malformes. Etude de 155 Grossesses Rev Franc Gynecol Obstet 81: 357
36. Loewenstein BR, Vain NW, Perrone SV, Wright DR, Boullon FJ, Favaloro G (1988) Successful pregnancy and vaginal delivery after heart transplantation. Am J Obstet Gynecol 158: 589
37. Louros N, Kaskarelis D (1957) Sur le rapports des malformations utérines avec la stérilité et l'avortement. Gynéc Prat 8: 299
38. Mignot L, Morvan F, Berdah J, Querleu D, Laurent JC, Verhaeghe M, Fontaine F, Marin JL, Gorins A, Marty M (1986) Grossesses après cancer du sein traité. Résultats d'une étude cast-témoins. Presse Med 15: 1961
39. Miyazaki T, Tomoda Y, Ohta M, Kano T, Mizuno K, Sakakibara K (1988) Preservation of ovarian function and reproductive ability in patients with malignant ovarian tumors. Gynecologic Oncology 30: 329
40. Möbius W (1961) Klinik der Myome. Münch Med Wochenschr 103: 73
41. Mossman KL, Hill LT (1982) Radiation risk in pregnancy. Obstet Gynecol 60: 237
42. Neumeyer H, Kuhn W, Götze O, Hinney B (1985) Zur Prävention habitueller Aborte durch Buffycoat-Transfusionen. Z Geburtshilfe Perinat 189: 197
43. Newton ER, Turksoy N, Kaplan M, Reinhold R (1988) Pregnancy and liver transplantation. Obstet Gynecol 71: 499

44. O'Donell D, Sevitz H, Seggie JL, Meyers AM, Botha JR, Myburgh JA (1985) Pregnancy after renal transplantation. Aust NZJ Med 15: 320
45. Parikh MN, Mehta AC (1961) Internal cervical os during the second half of pregnancy. J Obstet Gynaec Br Cwlth 68: 818
46. Patton PE, Novy MJ (1988) Reproductive potential of the anomalous uterus. Sem Reprod Endocrinol 6: 217
47. Pusch H, Winter R, Kessler H, Lahousen M (1986) Schwangerschaftsanamnese und Geburten bei Frauen mit Fehlbildungen des inneren Genitale. Geburtshilfe Frauenheilkd 46: 725
48. Querleu D, Laurent JC, Verhaeghe M (1986) Grossesses après cancer du sein opéré. J Gynecol Obstet Biol Reprod 15: 633
49. Richards AM, Bullock MR, Teasdale GM, Thomson JA, Khan MI (1986) Fertility and pregnancy after operation for a prolactinoma. Br J Obstet Gynaecol 93: 495
50. Rustin GJ, Booth M, Dent J, Salt S, Rustin F, Bagshawe KD (1984) Pregnancy after cytotoxic chemotherapy for gestational trophoblastic tumours. Br Med J (Clin Res) 288: 103
51. Samaan NA, Schultz PN, Leavens TA, Leavens TA, Leavens ME, Lee YY (1986) Pregnancy after treatment in patients with prolactinoma: operation versus bromocriptine. Am J Obstet Gynecol 155: 1300
52. Schaffner F, Schanzer S (1966) Cervical dilatation in the early trimester. Obstet Gynecol 27: 130
53. Scherrer H, Turpin G, Darbois Y, Metzger J, de Gennes JL (1986) Grossesse et hyperprolactinémie. Revision des modalités thérapeutiques à propos d'une série de 35 patientes. Ann Med Interne (Paris) 137: 621
54. Scott JR, Rote NS, Branch DW (1987) Immunologic aspects of recurrent abortion and fetal death. Obstet Gynecol 70: 645
55. Sevitz H (1988) Term pregnancy after three trophoblastic disease events. Gynecol Oncol 29: 255
56. Simpson JL, Golbus MS, Martin AO, Sarto GE (1982) Genetics in obstetrics and gynecology. Grune & Stratton, New York
57. Singh J, Devi YL (1983) Pregnancy following surgical correction of nonfused mullerian bulbs and absent vagina. Obstet Gynecol 61: 267
58. Sivanesaratnam V, Sen DK (1988) Normal pregnancy after successful treatment of choriocarcinoma with cerebral metastases. A case report. J Reprod Med 33: 402
59. Spirtos NJ, Evans TN, Magyar DM, Moghissi KS (1987) The reproductive performance of women before and after metroplasty. Int J Fertil 32: 46
60. Tacchi D, Loose HW (1988) Successful pregnancy after selective embolization of a post-molar vascular malformation. Case report. Br J Obstet Gynaecol 95: 814
61. Taylor C, Faulk PW (1982) Prevention of recurrent abortion with leukocyte transfusions. Lancet II: 68
62. Wahren J, Harms E (1987) Schwangerschaft und Geburt bei Uterus duplex. Z Geburtshilfe Perinatol 191: 166
63. Wendt GG (1984) Praxis der Vorsorge. Medizin Verlagsgesellschaft, Marburg
64. Winikoff D, Malinek M (1975) The predictive value of thyroid profiles in habitual abortions. Br J Obstet Gynaecol 82: 760
65. Wulf K-H (1993) Effizienz und Inanspruchnahme der Schwangerenvorsorge. Perinatalmedizin, 73–77

1.2 Schwangerschaft und Geburt bei schwerer mütterlicher Erkrankung am Beispiel der Mukoviszidose

W. Stoll

Die verbesserte Prognose für Kinder mit angeborenen Stoffwechselerkrankungen führte in den vergangenen Jahren zu einem erheblichen Wandel ihrer Altersstruktur. Eine zunehmende Zahl betroffener Kinder erreicht heute die Adoleszenz und das Erwachsenenalter, so daß Fragen zur Berufswahl, Partnerschaft und zum Wunsch nach eigenen Kindern eine wachsende Bedeutung erlangen.

1935 beschrieben in Zürich der Pädiater Guido Fanconi und der Pathologe Erwin Uehlinger die angeborene familiäre Pankreasfibromatose mit Bronchiektasen und trennten sie scharf von der Zöliakie ab. Später erkannte man, daß die Krankheit alle schleimbildenden Drüsen befällt, der Name Mukoviszidose wurde geprägt (Abb. 1.1). Heute spricht man allgemein von Zystischer Fibrose.

Die Krankheit steht nach wie vor an erster Stelle der chronischen Kinderkrankheiten mit letalem Ausgang. Verbesserte diagnostische Methoden, die zu einer früheren Erfassung insbesondere der milden Formen führen, und effektivere therapeutische Maßnahmen lassen immer mehr Frauen ins gebärfähige Alter kommen.

1982 haben wir über den ersten in der Schweiz bekannten Fall einer ausgetragenen Schwangerschaft bei einer an Mukoviszidose leidenden Frau berichtet [1]. Die erste Fallbeschreibung in der Weltliteratur erfolgte 1960 durch Siegel u. Siegel in den USA [3]. Eine Umfrage bei 53 deutschen Ambulanzen für Patienten mit Zystischer Fibrose (CF-Ambulanzen) ergab, daß sich im Zeitraum 1980–1990 bei 19 Frauen mit Zystischer Fibrose Schwangerschaften eingestellt hatten [2].

Unsere Patientin (B.K.) ist das 6. Kind eines Paares, das bisher 5 Kinder an der gleichen Krankheit im Alter von 4 Monaten bis 8 Jahren verlor (Abb. 1.2). Beide Eltern sind heterozygote Träger. Kurz nach der Geburt wurde bei unserer Patientin mit dem Handplattentest eine gastrointestinale Zystische Fibrose diagnostiziert. Mit 4 Jahren trat erstmals eine pulmonale Manifestation auf.

Im Alter von 19 1/2 Jahren stellte sich eine Schwangerschaft ein. Mit 31 Schwangerschaftswochen mußte die Patientin, nachdem zuvor schon Bronchitisattacken aufgetreten waren, wegen doppelseitiger Pneumonie und massiver Laryngitis hospitalisiert werden. Die Sauerstoffspannung im Blut war mit 54,2 mmHg erniedrigt. Bei der Lungenfunktionsprüfung resultierten ein stark erhöhtes Residualvolumen (dies im Gegensatz zur gesunden Schwangeren), ein erniedrigtes Sekundenvolumen, eine verminderte Vitalkapazität und ein stark erhöhter Quotient Residualvolumen/totale Lungenkapazität. Die Sputumbakteriologie ergab Haemophilus influenzae und Staphylococcus aureus.

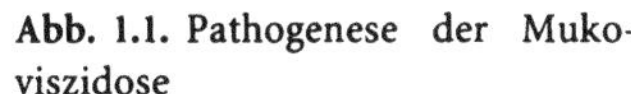

Abb. 1.1. Pathogenese der Mukoviszidose

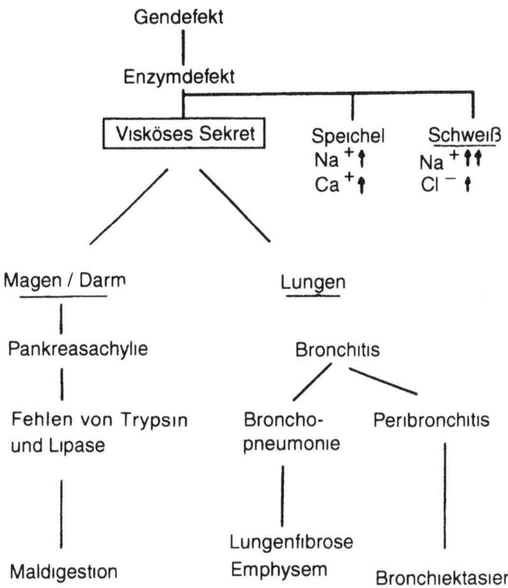

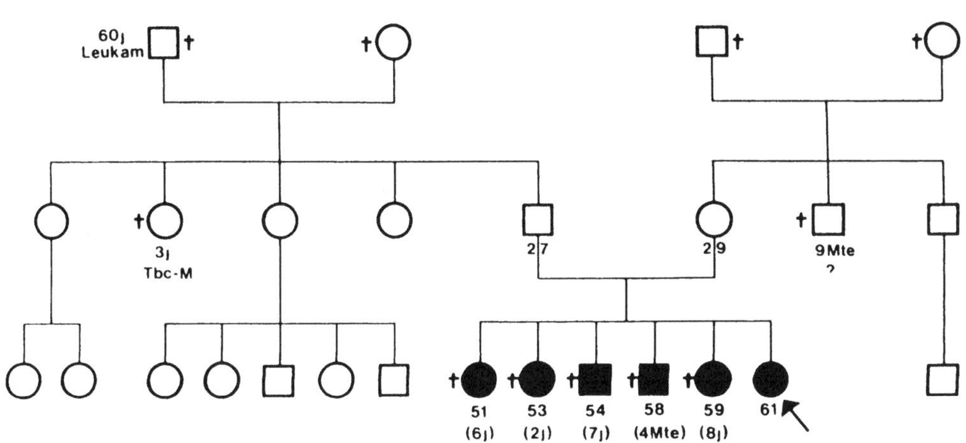

Abb. 1.2. Stammbaum der Familie K.

Wir verabfolgten Penicillin und Cefadroxil. Eckpfeiler der Therapie war eine ausreichende Lungendrainage, 2mal täglich wurde intensiv physiotherapeutisch behandelt. Zusätzlich erhielt die Patientin Mukolytika und Bronchodilatatoren. Obwohl die Substitution mit Pankreasfermenten unverändert weitergeführt wurde, erwies sich die Ernährung als das große Problem. Wir verordneten eine eiweißreiche Diät mit 3000 kcal (12,6 MJ) und reicherten zusätzlich noch mit Malto-Dextrin-Nährzucker an. Trotz dieser massiven Zufuhr gelang es nicht, einen

Gewichtsanstieg zu erzielen. Die Patientin nahm im Laufe der gesamten Schwangerschaft 1,5 kg ab.

In Erwägung aller Risiken entschlossen wir uns, am Termin per sectionem in Periduralanästhesie zu entbinden. Die Spontangeburt schien uns damals wegen der Belastung der Lungen mit der Gefahr eines Pneumothorax zu riskant. In erster Linie wollten wir aber nicht das Risiko irgendeiner Notfallsituation eingehen, die eine Vollnarkose mit Intubation erfordert hätte. Die Patientin hat die Schnittentbindung gut überstanden. Es wurde antibiotisch abgeschirmt, und die intensive Physiotherapie ging ohne Unterbrechung weiter.

Das Kind, ein Mädchen, wog 2 780 g und wies eine Länge von 47 cm auf, Apgar 9/10/10, pH im Nabelarterienblut 7,26. Der Schweißtest fiel negativ aus.

8 Wochen post partum ergab die Überprüfung der Lungenverhältnisse eine weitgehende Angleichung an den Status vor der Schwangerschaft.

10 Jahre später, die Patientin lehnte bei der 1. Schnittentbindung die Sterilisation ab, wiederholte sich das Drama.

Mit 25 Schwangerschaftswochen wurde uns die Patientin in einem Zustand schwerer Kachexie zugewiesen; es bestand eine Ruhedyspnoe, radiologisch lag eine interstitielle Pneumonie vor.

Die weitere Diagnostik und Therapie erfolgten durch unsere Pneumologen. Die Bodyplethysmographie ergab eine schwere obstruktive Ventilationsstörung. Die Ventilationsreserven machten nur noch 29% des Sollwertes aus. Bakteriologisch wurde Staphylococcus aureus nachgewiesen. Unter rigoroser Therapie mit Sauerstoff, Antibiotika, Inhalieren, Physiotherapie, Mukolytika und Bronchodilatatoren gelang es, die Ventilationsreserven auf 47% des Sollwertes anzuheben. (Vor 10 Jahren machten diese Reserven noch 71% des Sollwertes aus.)

Immerhin konnte in dieser 2. Schwangerschaft mit gleichen Maßnahmen wie während der 1. Schwangerschaft eine Gewichtszunahme von insgesamt 9 kg erzielt werden.

Nachdem sich das Kind anfänglich gut entwickelte, blieb es später in seinem Wachstum zurück, so daß wir uns bei einer Schwangerschaftsdauer von 34 3/7 Wochen zur Resectio caesarea entschlossen. Es wurde gleichzeitig die Sterilisation vorgenommen. 10 Tage post partum konnte die Mutter entlassen werden.

Das Kind, ein Knabe, wog 1 440 g und wies eine Länge von 39 cm auf, Apgar 6/8/9, pH im Nabelarterienblut 7,18. Im Alter von einem Monat konnte es mit einem Gewicht von 2 050 g entlassen werden. Der Schweißtest steht noch offen.

Die Fertilität ist bei Frauen mit Mukoviszidose vermindert, dabei ist aber die Spontanabortrate nicht erhöht. Obwohl die allgemeine Gefährdung der betroffenen Frauen und ihre verminderte Lebenserwartung wesentlich sind, darf man heute doch die Ansicht vertreten, daß bei später klinischer Manifestation und mildem Verlauf der Krankheit eine Schwangerschaft verantwortet werden darf, sofern diese von der Patientin gewünscht wird und Gewähr für eine optimale medizinische und geburtshilfliche Betreuung besteht.

Es ist ärztliche Pflicht, Frauen mit Mukoviszidose über den erschwerten Schwangerschaftsverlauf, die erhöhte mütterliche und kindliche perinatale Letalität, die Prognose des Kindes und die weitere genetische Übertragung zu informieren, und zwar, wenn immer möglich, bevor eine Schwangerschaft eintritt. Die Hauptprobleme während der Schwangerschaft sind die Lungenkomplikationen und die verminderte Gewichtszunahme. Die Verschlechterung des mütterlichen Befindens dürfte Ursache der erhöhten Frühgeburtlichkeit sein. Am besten läßt sich die Schwangerschaftsprognose aufgrund des Lungenstatus vor der Schwangerschaft stellen. Eine vaginale Geburt darf gemäß heutiger Abschätzung bei mildem Lungenbefall verantwortet werden, falls die Eröffnungsperiode zügig vorangeht. Die Austreibungsperiode sollte instrumentell abgekürzt werden.

Literatur

1. Limacher F, Gugler E, Stoll W (1982) Schwangerschaft und Geburt bei einer Frau mit Mucoviscidose. Schweiz Med Wochenschr 112: 264–268
2. Metz O, Metz S (1991) Zystische Fibrose und Schwangerschaft. Monatsschr Kinderheilkd 139: 409–412
3. Siegel B, Siegel S (1960) Pregnancy and delivery in an patient with cystic fibrosis of the pancreas. Report of a case. Obstet Gynecol 16: 438–439

1.3 Betreuung von Schwangeren mit psychosozialen Risikofaktoren

J. Bitzer und N. Deslex

Einleitung

Es ist seit langem üblich, in der Geburtshilfe von Risikoschwangerschaften zu sprechen, und ein wesentlicher Teil der Vorsorge zielt auf die Früherkennung von solchen Risikoschwangerschaften ab [1].

Dieser Begriff ist aber bis heute im wesentlichen beschränkt auf somatische Risiken wie Frühgeburtlichkeit, Mangelentwicklung, Stoffwechselerkrankungen, Risiken, die unterteilt werden in internistische, geburtshilfliche, chirurgische etc. [2].

Der Begriff des psychosozialen Risikos hat bis heute keinen Eingang in die wissenschaftliche Geburtshilfe gefunden; dies liegt unserer Meinung nach daran, daß die bisherige durchaus umfangreiche Forschung z. B. in der psychosomatischen Geburtshilfe begrifflich und methodisch uneinheitlich war und deshalb umfangreiche epidemiologische Studien fehlen [3].

Es liegt auch daran, daß der Begriff des psychosozialen Risikos nicht verbindlich definiert bzw. operationalisiert wurde.

Wir haben deshalb versucht, ausgehend vom ICD 10 [4], eine deskriptive, möglichst breite Definition des psychosozialen Risikos zu erarbeiten, das uns erlaubt, in Zusammenarbeit mit den Geburtshelfern, gefährdete Patientinnen zu erkennen und speziell zu betreuen. Wir möchten folgende Definition vorschlagen:

Unter psychosozialem Distress verstehen wir die Summe der psychischen und sozialen Probleme, welche mit den vom Individuum erworbenen und üblicherweise praktizierten Anpassungsleistungen und Bewältigungsstrategien nicht gelöst werden können.

Diese Definition beinhaltet den Begriff des Problems, der vom subjektiven Erleben ausgehend sowohl körperliche wie psychische, mit negativen Affekten begleitete Erlebnisinhalte beschreibt und deshalb umfassend betrachtet werden kann.

Die Definition berücksichtigt außerdem die dynamische Wechselwirkung zwischen externem oder internem Problem auf der einen Seite und den Coping-Mechanismen der Persönlichkeit auf der anderen Seite.

Methodik und Patientinnen

Ausgehend von der zuvor gegebenen Definition haben wir für die praktische Schwangerenbetreuung 5 Gruppen von Patientinnen unterschieden, bei denen ein erhöhtes psychosoziales Risiko während der Schwangerschaft besteht:

1. *Frauen mit konflikthaft erlebter Schwangerschaft*:
- Ambivalenz zwischen Schwangerschaft und primärem Abruptiowunsch,
- persisitierende Ablehnung der SS bis zur Geburt.

2. *Schwangere mit partnerschaftlichen Problemen*:
- Schwangerschaftsinduzierte partnerschaftliche Krise,
- schwangerschaftsinduzierte Auflösung der Partnerschaft,
- schwangerschaftsinduzierte Exazerbation chronischer Partnerkonflikte (leicht-schwer).

3. *Schwangere mit beruflichen Problemen*:
- Verlust von Aufstiegsmöglichkeiten,
- berufliche Benachteiligung und Zurücksetzung,
- Verlust des Arbeitsplatzes und der finanziellen Absicherung.

4. *Schwangere mit psychischen Symptomen und Erkrankungen*:
- Angst und Panikreaktionen,
- depressive Reaktion,
- neurotische Belastungs- und somatoforme Störungen,
- psychische und Verhaltensstörungen durch psychotrope Substanzen,
- Schizophrenie und affektive Störungen.

5. *Schwangere mit psychosozialem Distress aufgrund einer somatischen, schwangerschaftsinduzierten Störung*:
- Schwangere nach glückloser Schwangerschaft mit pathologischer Trauerreaktion,
- Schwangere mit vermuteter oder erwiesener fötaler Erkrankung.

In der praktischen Betreuung dieser Patientinnen kommt es darauf an, gleichzeitig die körperliche und die psychosoziale Pathologie zu erfassen und nötigenfalls zu behandeln. Zu diesem Zweck haben wir ein Konzept der Schwangerenbetreuung entwickelt, bei dem der Geburtshelfer durch eine psychotherapeutische Supervision mit Teambesprechungen auf der einen Seite und durch enge Zusammenarbeit mit Sozialarbeiterinnen auf der anderen Seite in die Lage versetzt werden soll, diese integrierte Vorsorge zu leisten.

Im Jahr 1990 wurden 75 Frauen in unserer Klinik entbunden, die wegen eines erhöhten psychosozialen Risikos gleichzeitig geburtshilflich und psychotherapeutisch bzw. unter Einsatz unserer Sozialarbeiterinnen betreut worden waren.

Wir haben den Schwangerschaftsverlauf, die Geburt, das Wochenbett und das individuelle Betreuungsmuster bei jeder einzelnen Patientin ausgewertet.

Ergebnisse

Die 1. Gruppe umfaßte 22 Patientinnen, die uns wegen konflikthaft erlebter Schwangerschaft zugewiesen worden waren oder uns direkt aufgesucht hatten. 12 dieser Frauen waren in der Schwangerenkonfliktberatung gesehen worden, bei 8 Frauen bestand primär der Wunsch nach Abruptio, und 2 Patientinnen lehnten während der gesamten Schwangerschaft das zu erwartende Kind kategorisch ab; beide waren spät, nämlich in der 24. bzw. 25. Woche zu uns mit dem Wunsch nach Schwangerschaftsabbruch gekommen.

Wie aus Tabelle 1.6 ersichtlich, hatten die Frauen mit dem primären Abruptiowunsch in dieser Gruppe die größten geburtshilflichen Schwierigkeiten. Die 2 Patientinnen mit der persistierenden Ablehnung des zu erwartenden Kindes waren vom somatischen Verlauf her unauffällig. Das Betreuungsmuster war dadurch charakterisiert, daß bei den 12 Frauen mit Ambivalenz zusätzlich zu den Schwangerschaftskontrollen im Durchschnitt 2 psychotherapeutisch orientierte Gespräche von ca. 40 min erforderlich waren. Bei den 8 Frauen mit Abruptiowunsch wurden im Durchschnitt 4 zusätzlich begleitende Sitzungen vorgenommen. Bei den beiden letzten Frauen war die Betreuung sehr intensiv. Es wurden je 2 stationäre Behandlungen eingelegt, die zur sozialarbeiterischen und psychotherapeutischen Begleitung dienten.

Die nächste Gruppe umfaßte 10 Frauen mit schweren partnerschaftlichen Problemen (Tabelle 1.7).

Bei 3 Schwangeren in einer akuten partnerschaftlichen Krise war der Verlauf unauffällig; die Betreuung beschränkte sich auf 2–3 Paarsitzungen, in denen es gelang, die Ängste und vor allem Kommunikationsschwierigkeiten zu mindern.

Bei den 4 Patientinnen, bei denen die Partnerschaft, ausgelöst durch die Schwangerschaft, zerbrochen war, fiel uns eine erhöhte Schmerzempfindlichkeit auf. 2 Frauen mußten wegen unklarer Bauchschmerzen stationär aufgenommen werden. Die Betreuung war intensiver. Im Durchschnitt fanden 4 zusätzliche Sitzungen statt.

Am stärksten war die psychosomatische Beeinträchtigung der Frauen, die in einer chronischen Beziehungskrise steckten. Bei zweien wurden vorzeitige Wehen

Tabelle 1.6. Frauen mit konflikthaft erlebter Schwangerschaft

Diagnose	n	SS-Verlauf	Geburt	Post partum
Ambivalenz	12	10* problemlos 2* vorzeitige Wehen	10* Spontangeburt 2* Forceps	1* Stillschwierigkeiten 1* Post-partum-Blues
Primär Abruptiowunsch	8	4* problemlos 3* Hyperemesis 2* Gestose	5* Spontangeburt 2* Forceps 1* Sectio	2* Depression 2* Angst/Panikreaktion
Persistierende Ablehnung	2	2* Mangelentwicklung	2* Spontangeburt	1* Depression

Tabelle 1.7. Schwangere mit partnerschaftlichen Problemen

Diagnose	n	SS-Verlauf	Geburt	Post partum
Partnerschaftliche Krise	3	3*problemlos	3*Spontangeburt	3*keine Probleme
Auflösung der Partnerschaft	4	2*problemlos 2*funkt.Schmerz	3*Spontangeburt 1*Forceps	1*Depression 1*Angst/Panikreaktion
Chronische Beziehungs-Konflikte	3	2*vorzeitige Wehen	2*Spontangeburt 1*Sectio	1*Depression 1*Psychose

Tabelle 1.8. Schwangere mit beruflichen Problemen

Diagnose	n	SS-Verlauf	Geburt	Post partum
Verlust von Aufstiegschancen	1	1*problemlos	1*Spontangeburt	1*keine Probleme
Benachteiligung	2	2*problemlos	1*Spontangeburt 1*Forceps	1*Post-partum-Blues
Verlust d. Arbeit	6	2*vorzeitige Wehen 2*Gestose	4*Spontangeburt 2*Sectio	2*Verhaltensauffälligkeiten

registriert. Die Begleitung bestand in durchschnittlich 5 paartherapeutischen Sitzungen.

Bei den Schwangeren mit beruflichen Problemen wurde die Hauptarbeit seitens der Sozialarbeiterin geleistet. Geburtshilflich fiel auf, daß die 6 Patientinnen mit Verlust des Arbeitsplatzes die höchste Komplikationsrate aufwiesen (Tabelle 1.8).

Eine wichtige und von der Betreuung her schwierige Gruppe waren die 21 Schwangeren mit psychischen Symptomen und Erkrankungen.

Die psychoreaktiven Störungen zeigten die geringste Rate an geburtshilflichen Komplikationen. Hier war die Betreuung darauf konzentriert, durch 2–3 Beratungsgespräche und bei 2 Patientinnen durch autogenes Training die psychoreaktiven Veränderungen günstig zu beeinflussen (Tabelle 1.9).

Wesentlich schwieriger gestaltete sich die Betreuung der Frauen, die uns wegen neurotischer, Belastungs- oder somatoformer Störungen zugewiesen wurden. Wir hatten den Eindruck, daß vor dem Hintergrund der psychischen Grundstörung zahlreiche konversionsneurotische Schwangerschafts- und Geburtskomplikationen auftraten. Die Behandlung der Grundstörung im Sinne eines konfliktaufdeckenden Verfahrens ist in der Schwangerschaft nicht möglich, sogar kontraindiziert. Deshalb muß sich die psychosoziale Betreuung auf supportive und sog. systemische Techniken beschränken, bei denen versucht wird, das

Tabelle 1.9. Schwangere mit psychischen Symptomen und Erkrankungen

Diagnose	n	SS-Verlauf	Geburt	Post partum
Angst, Panikreaktion	3	3*problemlos	3*Spontangeburt	3*keine Probleme
Depressive Reaktion	2	1*problemlos 1*Pyelonephritis	1*Spontangeburt 1*Forceps	1*Depression
N.-B.-S. Störungen	9	4*problemlos 3*vorzeitige Wehen 2*funkt.Schmerz	6*Spontangeburt 2*Sectio 1*Forceps	2*Post-partum-Blues 2*Stillschwierigk. 1*Depression
Psychotrope Substanzen	6	2*problemlos 3*Mangelentwicklung 1*vorz.Portioreifung	2*Spontangeburt 1*Forceps 3*Sectio	3*Entzugssympt. des Kindes 3*Verhaltensauffälligkeiten
Schizophrenie	1	1*SS-Abbruch im 2.Trimenon		

häufig pathogene Beziehungsfeld in die Betreuung mit einzubeziehen, d.h. es werden Familiengespräche angeboten und durchgeführt.

Eine weitere, äußerst betreuungsintensive Gruppe waren die 6 suchtkranken Frauen. Hier sind Psychiater und Mitarbeiter von Drogensubstitutionsprogrammen in die Vorsorge und Behandlung eingeschlossen. Es muß ein echtes Betreuungsnetz aufgebaut werden, in dem gute Kommunikationsmöglichkeiten zwischen den einzelnen Personen gewährleistet sind. Schwangerschafts- und Geburtskomplikationen sind häufig; ebenfalls häufig und ausgeprägt sind die postpartalen Störungen. Der Zeitaufwand ist beträchtlich. Im Durchschnitt wurden die Patientinnen von uns neben den Schwangerschaftskontrollen 15mal in zusätzlichen Konsultationen gesehen, in denen es um somatische und psychosoziale Schwierigkeiten und Probleme ging.

Schizophrene Schwangere sind selten. Die von uns betreute Patientin wollte zunächst die Schwangerschaft unbedingt austragen. Als ihr zunehmend deutlich wurde, daß sie das Kind nicht würde behalten können, drängte sie auf einen Abbruch, der nach psychiatrischer Indikationsstellung durchgeführt wurde.

Die letzte ebenfalls sehr wichtige Gruppe sind diejenigen Schwangeren, bei denen eine unglückliche Schwangerschaft oder Geburt vorangegangen war (Tabelle 1.10).

Wir haben 5 solche Patientinnen im Beobachtungszeitraum betreut. Bei 3 Frauen war eine kindliche Mißbildung in der vorangegangenen Schwangerschaft festgestellt worden; 2 Frauen hatten einen intrauterinen Fruchttod erlitten. Alle 5 Patientinnen hatten große Mühe, dieses Trauma zu verarbeiten und waren deshalb bei der nachfolgenden Schwangerschaft außerordentlich ängstlich und starken Stimmungsschwankungen unterworfen. In der Betreuung ging es darum, die pathologische Trauerreaktion zu bearbeiten. Dazu waren neben den Schwangerschaftskontrollen weitere Paarsitzungen erforderlich; im Durchschnitt wurden 3–4

Tabelle 1.10. Schwangere mit psychosozialem Distress aufgrund einer somatischen, schwangerschaftsinduzierten Störung

Diagnose	n	SS-Verlauf	Geburt	Post partum
Patholog. Trauerreaktion	5	5*problemlos	5*Spontangeburt	2*Angstreaktionen
Fötale Erkankung	8	5*problemlos 3*Mangelentwicklung	6*Spontangeburt 2*Sectio	3*Depression 2*Angst/Panikreaktion

Sitzungen durchgeführt. Aus den günstigen Verläufen läßt sich indirekt schließen, daß die Betreuungsarbeit erfolgreich war.

Die Zahl der Frauen, bei denen mittels der pränatalen Diagnostik eine fötale Erkrankung festgestellt wird, nimmt zu. Dadurch steigt die Zahl der Abruptionen, aber auch die Zahl der Frauen, die mit dem Wissen einer Erkrankung des Föten die Schwangerschaft austragen. Die Schwangerschafts- und Geburtsverläufe werden natürlich entscheidend von der Erkrankung des Föten bestimmt. Die Betreuung macht aber eine hohe Disponibilität des Geburtshelfers erforderlich, der bei Fragen, bei ängstlichen und depressiven Verstimmungen als Gesprächpartner zur Verfügung stehen muß.

Diskussion

Wenn wir die vorläufigen Erfahrungen zusammenfassen, so ergibt sich folgendes Resümee:

Schwangere mit erhöhtem psychosozialem Risiko müssen zunächst in der Diagnostik erfaßt werden, wozu wir ein an der ICD 10 orientiertes Klassifikationsschema vorschlagen. Diese Schwangeren sollten dann in ein Betreuungsprogramm eingeschlossen werden, in dem geburtshilfliche, psychotherapeutische und sozialmedizinische Hilfe gleichzeitig geleistet werden kann. Es zeigen sich bestimmte Hochrisikogruppen für geburtshilfliche somatische Komplikationen, wie suchtkranke Frauen und Schwangere mit neurotischer, Belastungs- und somatoformer Reaktion. Schwangerschafts- und Geburtskomplikationen sind erhöht und können nur durch eine Verbesserung der Betreuung, insbesondere auch durch einen intensiven wissenschaftlichen Austausch von Erfahrungen, vermindert werden.

Literatur

1. Berg D (1988) Schwangerschaftsberatung und Perinatologie. Thieme, Stuttgart
2. Käser O, Friedberg V, Ober KG, Thomsen K, Zander J (1981) Gynäkologie und Geburtshilfe. Band II, Teil 2 - Schwangerschaft und Geburt 2. Thieme, Stuttgart
3. Stauber M (1982) Psychohygienische Forderungen an die heutige Geburtshilfe. In: Hillemanns HG, Steiner H, Richter D (Hrsg) Die humane, familienorientierte und sichere Geburt. Thieme, Stuttgart
4. WHO (1991) Internationale Klassifikation psychischer Störungen. ICD-10 Huber, Bern

1.4 Müttersterblichkeit

H. Welsch, H.A. Krone und H. Hepp

Bei mütterlichen Todesfällen während Schwangerschaft, Geburt und Wochenbett gilt es zu unterscheiden zwischen den durch die ICD (International Classification of Diseases) definierten Müttersterbefällen und Todesfällen ohne kausale Beziehung zur Gestation.

Nach der in der Bundesrepublik seit 1979 gültigen 9. Revision der ICD gilt als Müttersterbefall der Tod jeder Frau während der Schwangerschaft oder innerhalb von 42 Tagen nach Beendigung der Schwangerschaft, unabhängig von Dauer und Sitz der Schwangerschaft. Dabei gilt jede Ursache, die in Beziehung zur Schwangerschaft oder deren Behandlung steht oder durch diese verschlimmert wird, nicht aber Unfall oder zufällige Ereignisse [1].

Unmittelbare oder direkte Müttersterbefälle sind solche, die von Komplikationen der Schwangerschaft, der Geburt und des Wochenbetts, von Eingriffen, Unterlassungen, unsachgemäßer Behandlung oder von einer Kausalkette herrühren, die auf einem dieser Tatbestände beruht.

Demgegenüber sind mittelbare oder indirekte Müttersterbefälle Todesfälle, die von einer Vorerkrankung oder einer Erkrankung während der Schwangerschaft herrühren, die nicht unmittelbar geburtshilfliche Ursachen hatten, die aber durch physiologische Wirkungen der Schwangerschaft verschlimmert wurden.

Als internationale Bezugsgröße der Müttersterblichkeit gilt die Zahl der Todesfälle pro 100 000 Lebendgeborene.

Abbildung 1.3 zeigt die amtliche Müttersterblichkeit im Deutschen Reich von Beginn des Jahrhunderts bis 1938: 1900 wurden 6 455 Todesfälle entsprechend 323 Müttersterbefällen/100 000 Lebendgeborene erfaßt. In der Folgezeit gab es zunächst kaum Änderungen; ab 1917 kam es sogar zu einem deutlichen Anstieg der mütterlichen Mortalität, und erst mit dem Auslaufen der Weltwirtschaftskrise wurden die statistischen Ausgangswerte der Jahrhundertwende allmählich wieder erreicht. Von 1939–1945 erfolgte aus propagandistischen Gründen keine Veröffentlichung amtlicher Todeszahlen.

In der Bundesrepublik Deutschland (Abb. 1.4) konnte die Müttersterblichkeit in den vergangenen 40 Jahren, wie in allen hochindustrialisierten Ländern, entscheidend gesenkt werden. Dabei wurden in der amtlichen Statistik 1951 erstmals 200, 1961 erstmals 100, 1972 erstmals 50 und 1986 erstmals 10 Müttertodesfälle pro 100 000 Lebendgeborene unterschritten. Am Ende der 80er Jahre sind die Säulen in der Graphik kaum noch erkennbar.

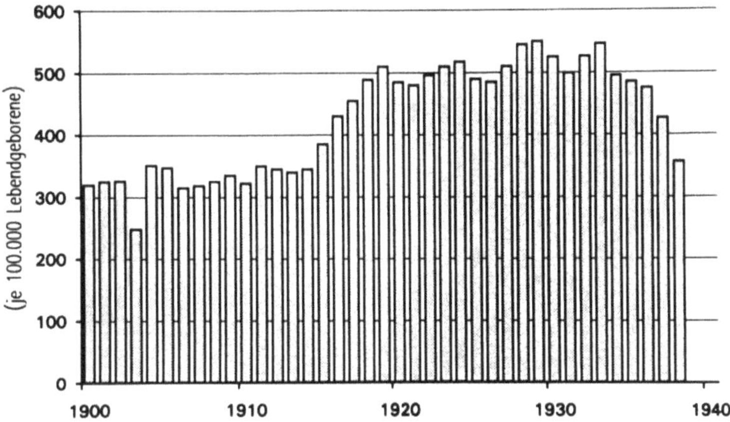

Abb. 1.3. Amtliche Müttersterblichkeit im Deutschen Reich 1900–1938

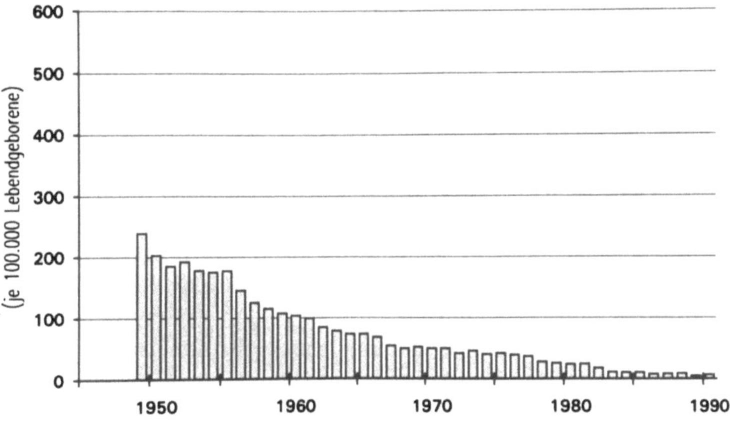

Abb. 1.4. Amtliche Müttersterblichkeit in der Bundesrepublik Deutschland 1949–1990

Tabelle 1.11 weist die amtlichen Zahlen der Bundesrepublik von 1983–1990 aus. Die absoluten Todeszahlen sind in Klammern gesetzt, links davon die Bezugsgrößen pro 100 000 Lebendgeborene. Insgesamt zeigt sich ein weiterer langsamer Rückgang der mütterlichen Mortalität (BRD 1991: 8,7; 1992: 6,7; 1993: 5,5).

Schon lange ist bekannt, daß die amtlichen Zahlen der Müttersterblichkeit in den einzelnen alten Bundesländern z.T. erheblich differieren und dies nicht allein mit dem Fehler der kleinen Zahl erklärt werden kann. In Tabelle 1.11 finden sich als Beispiele die im Bundesdurchschnitt extrem niedrigen amtlichen Zahlen von Baden-Württemberg und die bundesweit höchste mütterliche Mortalitätsstatistik von Bayern. Wir führen diese Zahlen, und es gibt gewichtige Gründe

Tabelle 1.11. Amtliche Müttersterblichkeit 1983–1990 in der BRD und 2 Bundesländern

	BRD		Bayern		Baden-Württemberg	
1983	11,4	(68)	9,8	(11)	14,7	(14)
1984	10,8	(63)	18,0	(20)	7,4	(7)
1985	10,7	(63)	18,0	(20)	3,2	(3)
1986	8,0	(50)	11,8	(14)	3,9	(4)
1987	8,7	(56)	12,5	(15)	3,8	(5)
1988	8,9	(60)	13,4	(17)	1,8	(2)
1989	5,3	(36)	10,2	(13)	4,5	(5)
1990	7,0[a]	(51)	9,6	(13)	4,2	(5)
				(123)		

[a] Alte Bundesländer
In Klammern: Anzahl der Obduktionen

für eine diesbezügliche Annahme, auf eine besonders sorgfältige Erfassung der Müttersterbefälle im Freistaat Bayern zurück.

Bei Bewertung der amtlichen Todesursachenstatistik müssen 3 wesentliche Faktoren berücksichtigt werden:

1. Da in der Bundesrepublik bei Todesfällen im Verlauf der Gestation keine gesonderte amtliche Meldepflicht besteht, werden Müttersterbefälle in unserem Land ausschließlich mit Hilfe ärztlicher Todesbescheinigungen erfaßt. Fehlen im Leichenschein bei der Todessursache bzw. in der Rubrik mit den Fragen nach eventueller Schwangerschaft und Geburt entsprechende Hinweise, entgeht der Sterbefall der amtlichen Statistik. Niemand kann derzeit angeben, wie groß diese mit Sicherheit existente Fehlerquote in der Bundesrepublik bzw. den einzelnen Bundesländern tatsächlich ist.
2. In Deutschland gehen in die amtliche Statistik meist nur klinische Diagnosen und keine Obduktionsbefunde ein. Damit liegt hier eine weitere gravierende Fehlermöglichkeit. Deshalb werden seit Jahren in verschiedenen Staaten Einzelfallanalysen von Müttersterbefällen auf Landesebene durchgeführt. Bekanntestes Beispiel ist der „Report on Confidential Enquiries into Maternal Deaths in England and Wales“[3].
3. Offenbar werden auch bei allseitiger Anwendung der 9. Revision der ICD Todesfälle z.T. unterschiedlich signiert.

1984 beauftragte die Bayerische Gesellschaft für Geburtshilfe und Frauenheilkunde auf unsere Anregung hin eine Kommission „Mütterliche Mortalität“, auf freiwilliger Basis und unter strikter Wahrung des Datenschutzes, Einzeluntersuchungen bei möglichst allen Müttersterbefällen in Bayern durchzuführen.

Vom 01.01.1983–31.12.1990 wurden in Bayern amtlich 123 Müttersterbefälle registriert. Im Rahmen unserer Einzeluntersuchungen sind uns 7 weitere Todesfälle bekannt geworden, so daß wir bis heute 130 Müttersterbefälle aus den letzten 8 Jahren überblicken (Tabelle 1.12). Dies entspricht für die Gesamtberichtszeit einer Müttersterblichkeit von 13,5/100 000 Lebendgeborene. 127mal erhielten wir bisher

Tabelle 1.12. Müttersterbefälle in Bayern 1983–1990: Todeszeitpunkt im Verlauf der Gestation

Gravidität < 24. SSW	24	18,4%
Gravidität = / > 24. SSW	14	10,8%
Geburt	11	8,5%
Wochenbett	81	62,3%
Müttersterbefälle	130	100,0%
Müttersterblichkeit	13,5/100 000 Lebendgeborene	

Tabelle 1.13. Müttersterbefälle in Bayern 1983–1990: Todesursachen

Thromboembolien	24	(9)
Fruchtwasserembolien	9	(8)
Hämorrhagischer Schock bzw. Folgezustände	23	(16)
Infektionen (primäre)	21	(15)
Spätgestosen	13	(6)
Anästhesiekomplikationen	5	(5)
Sonstige	27	(16)
Ungeklärt	8	(2)
Gesamtzahl der Müttersterbefälle	130	(77)

In Klammern: Anzahl der Obduktionen

von den behandelnden Ärzten nähere Angaben zum Krankheitsverlauf bzw. Krankenunterlagen zur Verfügung gestellt. 2 der restlichen 3 Sterbefälle ereigneten sich außerhalb Bayerns, einmal wurden uns die Unterlagen nach Abschluß eines laufenden Ermittlungsverfahrens zugesagt.

38 Mütter (= 29,2%) verstarben im Verlauf der Schwangerschaft, 11 Gebärende (= 8,5%) kamen sub partu ad exitum, 81mal (= 62,3%) ereignete sich der Tod im Wochenbett.

Bei den 130 Müttersterbefällen (Tabelle 1.13) fanden sich 4 Haupttodesursachen: Thromboembolien (24 = 18,5%) hämorrhagischer Schock bzw. Folgezustände (23 = 17,7%), primäre Infektionen (21 = 16,15%) und Spätgestosen (13 = 10%). Dazu kamen: Fruchtwasserembolien (9 = 6,9%), Anästhesiekomplikationen (5 = 3,8%), sonstige Todesursachen (27 = 20,8%) und ungeklärte Sterbefälle (8 = 6,15%). In Tabelle 1.13 sind rechts in Klammern die Anzahl der durchgeführten Obduktionen aufgeführt. Die Obduktionsrate betrug in der Berichtszeit gleichbleibend nur ca. 60%. Dabei traf auf etwa 2 klinische eine gerichtsmedizinische Sektion.

Nur 10 Thromboembolien (Tabelle 1.14) sind durch Obduktion bzw. Thrombektomie gesichert. Es fällt auf, daß 12 Frauen einer graviditätsbedingten Thrombose zum Opfer fielen, im Gegensatz zu 10 Embolietodesfällen post partum. Die tödliche Lungenembolie während der Schwangerschaft ist inzwischen auch in unserem Land, im Gegensatz zur vielfach noch herrschenden Meinung, häufiger als ein derartiges Ereignis nach vaginalen Entbindungen.

Tabelle 1.14. Müttersterbefälle in Bayern 1983–1990: Thromboembolien

Nach legalem Schwangerschaftsabbruch	2	(1)
Während Gravidität < 22 Wochen	1	(0)
Während Gravidität = / > 22 Wochen	8	(3)
Während Schnittentbindung	3	(2)
Nach Schnittentbindung	8	(3)
Nach Spontangeburt	2	(0)
n	24	(9)

In Klammern: Anzahl der Obduktionen

Tabelle 1.15. Müttersterbefälle in Bayern 1983–1990: schwangerschaftsbedingte Thromboembolien (n = 12)

Alter	Todeszeitpunkt	Sterbeort	Obduktion
26 J.	22. Woche	Krhs.	nein
21 J.	6. Monat	Krhs.	ja
33 J.	9. Monat	zu Hause	nein
33 J.	Sectio i.morib.	Krhs.	nein
32 J.	Sectio i.morib.	Krhs.	ja
27 J.	36. Woche	zu Hause	nein
34 J.	bei prim. Sectio	Krhs.	ja
26 J.	32. Woche	Krhs.	nein
23 J.	23. Woche	zu Hause	ja
24 J.	8. Monat	Krhs.	nein
40 J.	8. Monat	zu Hause	ja
28 J.	10. Woche	Krhs.	nein

Die jüngste Patientin mit schwangerschaftsbedingter Thromboembolie (Tabelle 1.15) war 21, die älteste 40 Jahre, das Durchschnittsalter lag bei 30 Jahren. 3mal handelte es sich um Primigravidae, 7mal fanden sich in den Krankenunterlagen Hinweise auf eine bereits Tage vor dem tödlichen Ereignis abgelaufene kleinere Lungenembolie. Diese Frauen klagten über unterschiedlich stark ausgeprägte Ruhedyspnoe bei gleichzeitiger Tachykardie.

Zur Reduzierung tödlicher Lungenembolien ist eine konsequente Thromboseprophylaxe in der Gravidität mit Low-dose-Heparinisierung in Abhängigkeit von Risikofaktoren (Eigen- und Familienanamnese, Immobilisierung, Übergewicht, höhergradige Mehrlingsschwangerschaften) angezeigt. Auch diskreter klinischer Symptomatik, insbesondere einer Ruhedyspnoe, ist besondere Beachtung zu schenken. Bei Verdacht auf tiefe Bein- und/oder Beckenvenenthrombose sind alle diagnostischen Möglichkeiten auszuschöpfen. Bei gesicherter Diagnose ist eine PTT-wirksame Heparinisierung für die gesamte Schwangerschaft erforderlich.

7 der 9 Fruchtwasserembolien (Tabelle 1.16) konnten histologisch gesichert werden; 3mal ereignete sich die letale Amnioninfusion in der Gravidität, 2mal offenbar während einer Schnittentbindung und in 4 Fällen sub partu.

Tabelle 1.16. Müttersterbefälle in Bayern 1983–1990: Fruchtwasserembolien

Während Gravidität	3	(3)
Während Schnittentbindung	2	(2)
Während Geburt	4	(3)
n	9	(8)

In Klammern: Anzahl der Obduktionen

Tabelle 1.17. Müttersterbefälle in Bayern 1983–1990: hämorrhagischer Schock bzw. Folgezustände

Extrauteringravidität	4	(2)
Placenta praevia (nach Schnittentbindung)	2	(2)
Vorzeitige Plazentalösung, 2mal bei EPH-Gestose	4	(3)
Uterusruptur einschl. hoher Zervixrisse	6	(3)
Atonie	3	(2)
Inversio uteri	1	(1)
Ohne ärztliche Versorgung zu Hause verstorben:		
– Placenta praevia	1	(1)
– Placenta adhaerens, Zervixriß	1	(1)
– Anämie im Wochenbett	1	(1)
n	23	(16)

In Klammern: Anzahl der Obduktionen

Als primäre Ursache für die 23 Verblutungstodesfälle (Tabelle 1.17) fanden sich: 4mal Extrauteringravidität, 2mal Placenta praevia, 4mal vorzeitige Plazentalösung, 6mal Uterusruptur einschließlich hoher Zervixrisse, 3mal Atonie und einmal Inversio uteri. Ohne Arzt- bzw. Hebammenversorgung verstarben zu Hause eine Mutter mit Placenta praevia, eine Gebärende mit Zervixriß und Placenta adhaerens sowie eine Wöchnerin mit schwerer Anämie.

21 Mütter verloren ihr Leben durch eine primäre Infektion (Tabelle 1.18). Im einzelnen handelte es sich um: 5mal septischer Abort, 3mal Sepsis intra graviditatem (2mal Urosepsis, einmal septische Thrombophlebitis nach Dauertropfinfusion), 4mal septischer Schock bei Amnioninfektionssyndrom nach vorzeitigem Blasensprung, 2mal Puerperalsepsis nach unauffälliger Spontangeburt und als häufigste postpartale Infektionstodesursache 7mal eine postoperative Sepsis nach Schnittentbindung.

13 Mütter verstarben post partum an den Folgen einer Spätgestose (Tabelle 1.19). In 5 der 11 Fälle mit HELLP-Syndrom wurde erst aus Krankenunterlagen retrospektiv die Diagnose bzw. bei unvollständigen Laborbefunden die Verdachtsdiagnose gestellt. Im einzelnen fanden sich geradezu lehrbuchmäßig die verschiedenen Todesursachen bei HELLP-Syndrom (Gerinnungsstörungen mit Hirnblutungen, Ruptur subkapsulärer Leberhämatome, pulmonale Insuffizienz, Nierenversagen und ausgedehnter Hinterwandinfarkt).

Tabelle 1.18. Müttersterbefälle in Bayern 1983–1990: primäre Infektionen

Septischer Abort	5	(4)
Sepsis während Gravidität	3	(3)
Intrauterine Infektion nach PROM = / > 22. SSW	4	(2)
V.a. Puerperalsepsis nach Spontangeburt	2	(1)
Sepsis bzw. Infektion nach Schnittenbindung (u.a. 1mal septische Venenthrombose im kleinen Becken)	7	(5)
n	21	(15)

In Klammern: Anzahl der Obduktionen

Tabelle 1.19. Müttersterbefälle in Bayern 1983–1990: Spätgestosen

Eklampsie, Hirnblutung (3mal HELLP-Syndrom)	5	(3)
Präeklampsie, Hirnblutung (3mal HELLP-Syndrom)	3	(1)
Präeklampsie, Ruptur Leberhämatom (2mal HELLP-Syndrom)	2	(1)
Präeklampsie, pulmonale Insuffizienz (HELLP-Syndrom)	1	(0)
Präeklampsie, Niereninsuffizienz (HELLP-Syndrom)	1	(0)
Präeklampsie, Anämie, Hinterwandinfarkt (HELLP-Syndrom)	1	(1)
n	13	(6)

In Klammern: Anzahl der Obduktionen

Tabelle 1.20. Müttersterbefälle in Bayern 1983–1990: Anästhesiekomplikationen

Asystolie bei Narkoseeinleitung	2	(2)
Mendelson-Syndrom bei Narkoseeinleitung	2	(2)
Läsion der A. subclavia bei Legen eines Anonymakatheters	1	(1)
n	5	(5)

In Klammern: Anzahl der Obduktionen

Den 5 Anästhesietodesfällen (Tabelle 1.20) lag 2mal eine therapieresistente Asystolie bei Narkoseeinleitung zu einer primären Sectio und einmal ein Mendelson-Syndrom bei einer sekundären Schnittentbindung zugrunde. Ein weiteres Mendelson-Syndrom ereignete sich nach Spontangeburt bei Narkoseeinleitung zur Versorgung einer ausgedehnten Scheidenverletzung. Eine Wöchnerin verstarb während der 2. chirurgischen Revision einer Läsion der A. subclavia bei Legen eines Anonymakatheters vor einer primären Sectio wegen therapieresistenter EPH-Gestose.

Unsere Einzeluntersuchungen ermöglichen uns, den in Publikationen häufig bis über 30% betragenden Anteil sogenannter sonstiger Todesursachen weiter aufzugliedern (Tabelle 1.21). Bei diesen 27 Müttersterbefällen führte 2mal eine histologisch gesicherte Schwangerschaftsfettleber zum Tod. 6 Frauen verstarben an den Folgen subarachnoidaler Aneurysmablutungen, eine Patientin an einer Hirnblu-

Tabelle 1.21. Müttersterbefälle in Bayern 1983–1990: sonstige Todesursachen

Schwangerschaftsfettleber	2	(2)
Subarachnoidale Aneurysmablutungen	6	(4)
Zerebrale Blutung bei Floppy-valve-Syndrom	1	(1)
Sinusvenenthrombose	1	(0)
Aortendissektion bei Marfan-Syndrom (M)	1	(1)
Dekompensiertes Vitium cordis (M)	2	(1)
Zustand nach Herzklappenoperation (M)	1	(1)
Pulmonale Hypertonie (M)	1	(0)
Sarkoidose III. Grades (M)	1	(0)
Morbus Crohn (M)	2	(2)
Suizid (M)	9	(4)
n	27	(16)

In Klammern: Anzahl der Obduktionen. (*M*) mittelbarer Müttersterbefall

Tabelle 1.22. Müttersterbefälle in Bayern 1983–1990: Todesursachen ungeklärt

Zerebrale Blutungen unklarer Genese	3	(0)
Illegaler Schwangerschaftsabbruch (ohne Angabe von Komplikationen)	1	(?)
V. a. familiäre Stoffwechselerkrankung (M)	1	(1)
Plötzlicher Tod m. VIII (M)	1	(1)
Ungeklärte Todesfälle m. III und m. VI (M)	2	(0)
n	8	(2)

In Klammern: Anzahl der Obduktionen. (*M*) mittelbarer Müttersterbefall

tung infolge ausgedehnter zerebraler Gefäßbeteiligung bei Floppy-valve-Syndrom. Einmal führte eine akute Aortendissektion bei Marfan-Syndrom zum Tod. 2mal verursachten dekompensierte Vitien, einmal ein Zustand nach Herzklappenoperation, einmal eine pulmonale Hypertonie und einmal eine Sinusvenenthrombose den Exitus. 2mal waren ein septischer Schock bei Morbus Crohn und einmal eine pulmonale Insuffizienz bei Sarkoidose III. Grades die Todesursache.

Betroffen machen muß die Tatsache, daß 9 der 130 Verstorbenen durch Suizid freiwillig aus dem Leben geschieden sind, 7 Schwangere und 2 Wöchnerinnen, 7 deutsche und 2 ausländische Mütter.

Bezüglich der 8 ungeklärten Todesfälle ergaben sich folgende Umstände (Tabelle 1.22): 3mal zerebrale, im CT nachweisbare Hirnblutungen unklarer Genese, ein illegaler Schwangerschaftsabbruch ohne weitere Angabe von Komplikationen, einmal Verdacht auf familiäre Stoffwechselerkrankung, ein plötzlicher Tod im 8. Monat mit negativem gerichtsmedizinischen Obduktionsbefund sowie 2 weitere unklare, nicht obduzierte Todesfälle m. III und m. VI.

Bei punktueller Intensivierung der ärztlichen Betreuung während Schwangerschaft, Geburt und Wochenbett und verstärkter Regionalisierung von Risikoschwangerschaften und Risikogeburten erscheint eine weitere Reduzierung der gestationsbedingten mütterlichen Mortalität auch heute noch möglich. Bei Todesfällen im Verlauf der Gestation sind die ärztlichen Todesbescheinungen stets exakt und vollständig auszufüllen. Die Todesursache sollte, wenn irgend möglich, durch Obduktion abgeklärt werden. Die regionalen wissenschaftlichen Fachgesellschaften sollten auch in der Bundesrepublik Deutschland, wie in anderen Ländern, auf freiwilliger Basis Einzeluntersuchungen möglichst aller Sterbefälle während Schwangerschaft, Geburt und Wochenbett anregen, entsprechend den bereits 1972 erstmals und in der Folgezeit wiederholt ausgesprochenen Empfehlungen der für das Gesundheitswesen zuständigen Minister und Senatoren des Bundes und der Länder [2].

Literatur

1. Internationale Klassifikation der Krankheiten (ICD) (1979) 9. Revision, Bd. I S. 851. Hrsg Bundesministerium für Jugend, Familie und Gesundheit, Bonn
2. Mütter- und Säuglingssterblichkeit in der Bundesrepublik Deutschland. Schriftenreihe Bd. 14. Akademie für öffentliches Gesundheitswesen in Düsseldorf, 1986
3. Report on Confidential Enquiries into Maternal Deaths in England and Wales (1982–1984). Her Majesty's Stationery Office, London, 1991

1.5 Thromboembolie und Schwangerschaft. Historische Entwicklung, aktueller Stand

H.G. Hillemanns und H. Prömpeler

Häufigkeiten

Der mütterliche Tod durch Embolie wurde von Th. Koller, W.R. Merz, H. Stamm u. R. Marbet 1957 in einer großen Übersicht für das abgelaufene Jahrhundert umfassend dargestellt [13]. Der immer bedrohliche Embolietod der Mutter in Schwangerschaft, Geburt und Wochenbett war im 1. Viertel dieses Jahrhunderts gegenüber den dominierenden Todesursachen - dem Infektionstod, der Verblutung und der Eklampsie - noch von untergeordneter Bedeutung. Dann kam es zur relativen und absoluten Zunahme, die erst nach 1950 durch die moderne Thromboseprophylaxe und Therapie gesenkt werden konnte. Die Bedeutung des Embolietodes hat jedoch keineswegs abgenommen (Abb. 1.5), wie die Häufigkeiten der Thrombosemorbidität und der Emboliemortalität in der Geburtshilfe in Abhängigkeit von Risikoschwangerschaft und vom Enbindungsmodus eindrucksvoll belegen (Tabelle 1.23-1.25). Man muß heute von einer Thrombose-Embolierate im Verlauf der Schwangerschaft und im Wochenbett von 0,1% der Entbindungen ausgehen (Perinatalerhebung Baden-Württemberg) [31]. Unter den Müttersterbefällen steht heute der Embolietod an erster Stelle (Tabelle 1.26; Abb. 6.30).

Risikofaktoren

Das Risiko tiefer Bein- und Beckenvenenthrombosen während der *Schwangerschaft* und im *Wochenbett* ist um das 5- bis 6fache höher als außerhalb der Gravidität. Die Häufigkeit klinisch manifester Erkrankungen liegt zwischen 0,018% und 1% [20, 25, 27, 45].

Die *Varikosis* ist die am häufigsten vorkommende Gefäßkrankheit in der Schwangerschaft. Durchschnittlich 30% der Erstgebärenden und 60% der Multipara weisen im Verlauf der Schwangerschaft variköse Veränderungen auf, wobei bei ca. 70% aller betroffenen Frauen der Manifestationszeitpunkt im ersten Trimenon liegt [20, 27].

Die absolute Zahl thromboemboliebedingter Müttersterbefälle ist häufiger während der Gravidität als nach Spontangeburt (Tabelle 1.27), obwohl die Thromboseinzidenz im *Wochenbett* um das 4- bis 7fache höher ist als in der Schwangerschaft. Insbesondere die Neigung zur Embolie nimmt nach der Entbindung deutlich

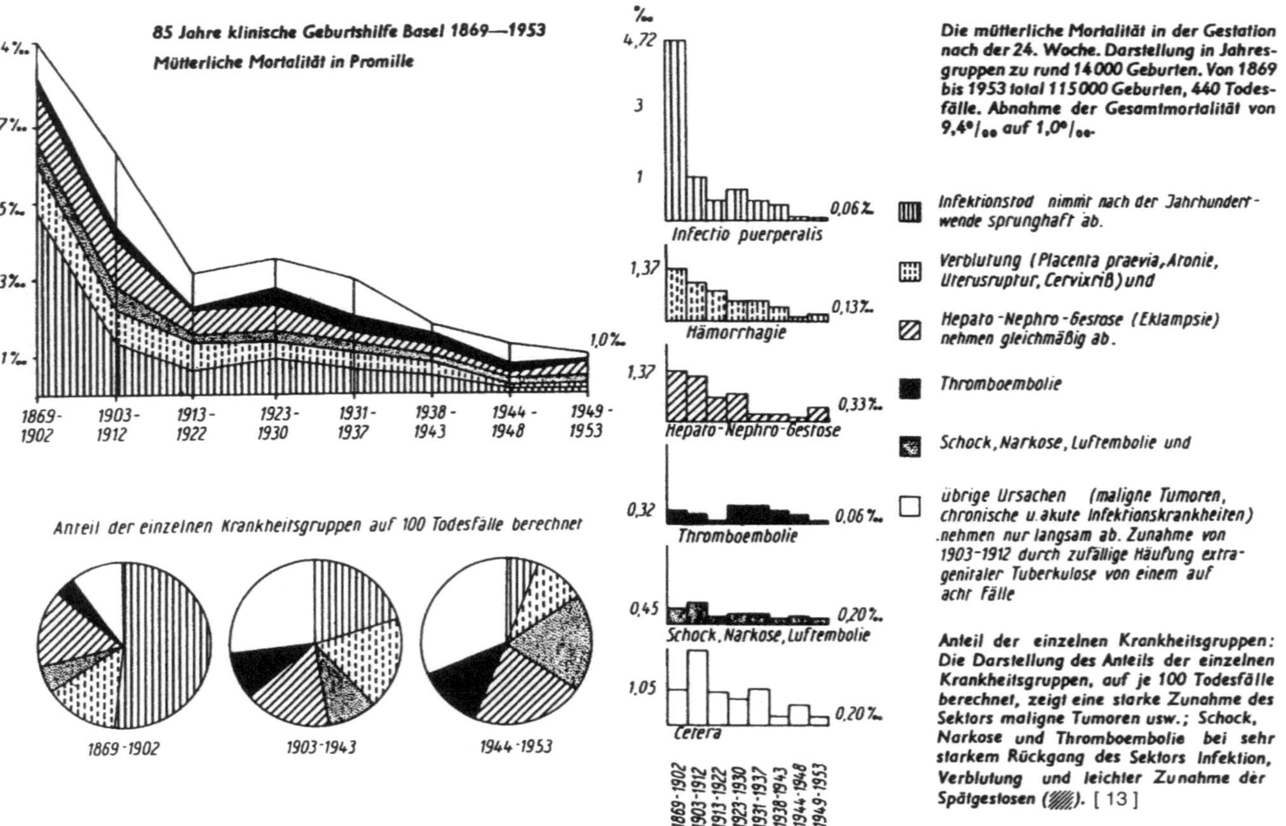

85 Jahre klinische Geburtshilfe Basel 1869—1953
Mütterliche Mortalität in Promille
9,4‰
7‰
5‰
3‰
1‰
1,0‰
1869-1902
1903-1912
1913-1922
1923-1930
1931-1937
1938-1943
1944-1948
1949-1953
Anteil der einzelnen Krankheitsgruppen auf 100 Todesfälle berechnet
1869-1902
1903-1943
1944-1953
‰
4,72
3
1
0,06‰
Infectio puerperalis
1,37
0,13‰
Hämorrhagie
1,37
0,33‰
Hepato-Nephro-Gestose
0,32
0,06‰
Thromboembolie
0,45
0,20‰
Schock, Narkose, Luftembolie
1,05
0,20‰
Cetera
1869-1902
1903-1912
1913-1922
1923-1930
1931-1937
1938-1943
1944-1948
1949-1953
Die mütterliche Mortalität in der Gestation nach der 24. Woche. Darstellung in Jahresgruppen zu rund 14000 Geburten. Von 1869 bis 1953 total 115000 Geburten, 440 Todesfälle. Abnahme der Gesamtmortalität von 9,4‰ auf 1,0‰.
Infektionstod nimmt nach der Jahrhundertwende sprunghaft ab.
Verblutung (Placenta praevia, Atonie, Uterusruptur, Cervixriß) und
Hepato-Nephro-Gestose (Eklampsie) nehmen gleichmäßig ab.
Thromboembolie
Schock, Narkose, Luftembolie und
übrige Ursachen (maligne Tumoren, chronische u. akute Infektionskrankheiten) nehmen nur langsam ab. Zunahme von 1903-1912 durch zufällige Häufung extragenitaler Tuberkulose von einem auf acht Fälle
Anteil der einzelnen Krankheitsgruppen: Die Darstellung des Anteils der einzelnen Krankheitsgruppen, auf je 100 Todesfälle berechnet, zeigt eine starke Zunahme des Sektors maligne Tumoren usw.; Schock, Narkose und Thromboembolie bei sehr starkem Rückgang des Sektors Infektion, Verblutung und leichter Zunahme der Spätgestosen. [13]

Tabelle 1.23. Geburtshilfliche Thrombosehäufigkeit. (Aus Zilliacus 1967 [45])

	%
In der Schwangerschaft	0,3
Im Wochenbett:	
Nach normaler Geburt	1
Nach vaginal-operativer Entbindung	1,5
Nach Kaiserschnitt	4–10
Nach Spättoxikose	4

Tabelle 1.24. Embolietodesfälle in der Geburtshilfe. 47 Embolietodesfälle unter rund 500 000 Patientinnen (0,1‰). Sammelstatistik Zentraleuropa-Skandinavien 1948 bis 1957. (Aus Ziliacus 1967 [45])

	Ungefähre Zahl der Geburten	Absolute Zahl der Embolietodesfälle	‰ Anteil
In der Gravidität	500 000	3	0,006
Nach Spontangeburt	460 000	16	0,03
Nach vaginal-operativer Geburt	22 000	4	0,18
Nach abdominaler Schnittentbindung	17 000	24	1,37
Bei jüngeren Primiparae (< 30 J.)	210 000	9	0,04
Bei älteren Primiparae (> 30 J.)	265 000	24	0,09

Tabelle 1.25. Die am häufigsten von Thrombosen gefolgten geburtshilflichen Stadien. Stamm, 1967, Umfrage bei vielen Frauenkliniken in Deutschland, Österreich, Schweiz, Finnland, Schweden und Norwegen). (Aus Sigg 1968 [27])

	Ungefähre Zahl der Patientinnen	Ungefähre Thrombosemorbidität in %	Ungefähre Emboliemortalität in ‰
Gravidität	135 000	0,3	0,05
Spontangeburt (inkl. Vakuumextraktion)	120 000	1,0	0,2
Vaginal operative Geburten (exkl. Zangen)	5 000	1,5	1,0
Zangenentbindung	5 000	1,5	1,0
Sectio caesarea	5 000	10,0	10,0

◀ **Abb. 1.5.** Geburtshilfliche (postpartale) Mortalität an der Universitäts-Frauenklinik Basel. Die Emboliesterblichkeit (*schwarz*) war vor dem 1. Weltkrieg sowohl absolut (weniger Embolien als später) als auch relativ (viel mehr andere Todesfälle) von untergeordneter Bedeutung. In den 20er Jahren setzte ein Ansteigen der Emboliemortalität ein (*Diagramm*). Die relative Bedeutung dieses Anstiegs wurde durch die gleichzeitige Abnahme v.a. des Infektionstodes noch verstärkt (*Kreis*). Die Ursachen der Zunahme sind unterschiedlich (Ausschaltung anderer Todesursachen, ältere Wöchnerinnen, Diät, Lebensform). Erst mit der modernen Embolieprophylaxe und -therapie gelang es, die Emboliesterblichkeit wieder zu senken. Die relative Häufigkeit des Embolietodes hat jedoch infolge des gleichzeitigen Rückgangs der übrigen Todesursachen nicht abgenommen (*Kreis*). (Aus Koller et al. 1957 [13])

Tabelle 1.26. Müttersterbefälle in Bayern 1983–1990: Todesursachen. (Aus Welsch u. Krone 1995 [40])

Thromboembolien	24	(9)
Fruchtwasserembolien	9	(8)
Hämorrhagischer Schock bzw. Folgezustände	23	(16)
Infektionen (primäre)	21	(15)
Spätgestosen	13	(6)
Anästhesiekomplikationen	5	(5)
Sonstige	27	(16)
Ungeklärt	8	(2)
Gesamtzahl der Müttersterbefälle	130	(77)

In Klammern: Anzahl der Obduktionen

Tabelle 1.27. Müttersterbefälle in Bayern 1983–1990: Thromboembolien. (Aus Welsch u. Krone 1995 [40])

Nach legalem Schwangerschaftsabbruch	2	(1)
Während Gravidität < 22 Wochen	1	(0)
Während Gravidität ≥ 22 Wochen	8	(3)
Während Schnittentbindung	3	(2)
Nach Schnittentbindung	8	(3)
Nach Spontangeburt	2	(0)
n	24	(9)

In Klammern: Anzahl der Obduktionen

zu. Nach klinischen Angaben beträgt die Häufigkeit tiefer Beinvenenthrombosen im Wochenbett zwischen 0,15% und 0,23%, die der tödlichen Lungenembolien etwa 0,25‰ [13, 20, 25, 45].

Nach *Kaiserschnitt* liegt die Häufigkeit tiefer Bein- und Beckenvenenthrombosen ohne Antikoagulantienprophylaxe bei 3–8%. Sie ist etwa 4- bis 8mal höher als nach vaginaler Entbindung. Die Embolieletalität beträgt 2–3 Promille und ist etwa 10mal höher als nach Spontangeburten [13, 27, 45].

Das höchste Risiko in bezug auf thromboemboliebedingte Müttersterblichkeit stellt die *Schnittentbindung* dar (Tabelle 1.28; vgl. Tabelle 1.27). Auch in der Kasuistik mütterlicher Sectioletalität der Baden-Württembergischen [31] wie der Schweizerischen [11] Perinatalerhebung steht die Embolieletalität an der Spitze der Todesursachen.

Das *Alter* ist einer derjenigen Faktoren, die die Thromboembolie stark und entscheidend beeinflussen [9, 13]. Mit zunehmendem Alter steigt

1. die Thromboseentstehung,
2. die Mobilisationstendenz des Thrombus,
3. die tödliche Wirkung der Embolie.

Tabelle 1.28. Bayern 1983–1990: Sectioletalität post partum. (Aus Welsch u. Krone 1995 [41])

Operationskomplikationen		
- Lungenthromboembolie	8	(3)
- Infektion	7	(5)
- Hämorrhagischer Schock (Placenta praevia)	2	(2)
- Fruchtwasserembolie	2	(2)
- Sinusvenenthrombose	1	(0)
- Intrazerebrale Massenblutung unklarer Genese	1	(0)
n	21	(12)

In Klammern: Anzahl der Obduktionen

Tabelle 1.29. Altersverteilung bei graviden Thrombosepatienten. (Aus Koller et al. 1957 [13])

Alter	Prozentsatz der Thrombosen in den 3 Altersstufen	Prozentsatz der Emboliefälle in den 3 Altersstufen
15–30 Jahre	4,12	0,29
31–40 Jahre	10,0	0,62
41 und mehr Jahre	14,3	1,26

Die Thrombose ist bei älteren Graviden wesentlich häufiger, was vor allem mit der so viel häufigeren Varikosis bei älteren Graviden und besonders Mehrgebärenden zusammenhängt [13, 20, 45] (Tabelle 1.29).

Daß auch die jüngere Schwangere mit Risikogravidität durch tödliche Embolie bedroht ist, zeigt die Analyse der Bayerischen Perinatalerhebung: Die jüngste Patientin mit schwangerschaftsbedingter tödlicher Thromboembolie war 21, die älteste 40 Jahre alt. Das Durchschnittsalter lag bei 30 Jahren. Dreimal handelte es sich um Primigravidae. Siebenmal fanden sich in den Krankenunterlagen Hinweise für eine bereits Tage vor dem tödlichen Ereignis abgelaufene kleinere Lungenembolie. Diese Frauen klagten über unterschiedlich stark ausgeprägte Ruhedyspnoe bei gleichzeitiger Tachykardie [40].

Der *Ernährung* kommt wie bei anderen Krankheiten wesentliche Bedeutung zu. In den Mangeljahren der beiden Weltkriege sank die Thromboemboliemorbidität drastisch, parallel zu dem Krankheitsrückgang bei Koronarsklerose, Hypertonie, Gallenblasenleiden und Diabetes [9, 13]. In der jährlichen Häufigkeit der tödlichen Lungenembolie von 1911–1969 fanden sich in den Obduktionsstatistiken periodische, statistisch gesicherte Schwankungen, die auffallend genau der *Ernährungslage* folgten. Höhepunkte der Emboliehäufigkeit waren die Jahre vor den beiden Weltkriegen. Mit Fortschreiten der Kriege sank die Kurve ab zu Tiefstwerten in den Nachkriegsjahren. Nach der Inflation 1924 und nach der Währungsreform 1948 stieg die Häufigkeit erneut zu Werten an, die in beiden Zeitspannen die Vorkriegshöhe erreichten. In Zeiten schlechter Ernährungsverhältnisse fehlen die am meisten zur tödlichen Lungenembolie neigenden Gewichtsklassen. Die Gewichtsschwankungen der *Frauen* waren wesentlich größer als die der Männer. Bei allgemein höherer Gefährdung der Dicken ist es in besonderem Maße die dicke Frau, die durch das Ereignis der tödlichen Lungenembolie bedroht ist. Bei bestehender Thrombose verschlechtert ein höheres Körpergewicht die Prognose erheblich, da Dicke doppelt so stark zur Mobilisation des Thrombus neigen wie Magere [9, 17, 22, 23]. Diese Faktoren sind von hoher Bedeutung für die Erkennung der Risikoschwangeren, ebenso für eine gezielte diätetische Prophylaxe.

Die Zunahme weiblicher Berufstätigkeit, die hohe Frequenz von Scheidung und Neuverheiratung führen weltweit zur *Zunahme des Schwangerschaftsalters* und sog. Spätgebärender, der Wohlstand zur *Zunahme der Adipösen* unter den Schwangeren. Beides sind hohe Risikofaktoren für Thromboembolie.

Je nach *geographischer Lage* zeigt die Emboliefrequenz große Unterschiede, wobei offenbar *meteorologische Einflüsse* sowohl die Thrombusentstehung wie die Ablösung und Mobilisation zur Embolie beeinflussen, wie in eindrucksvollen Statistiken gezeigt werden konnte [9, 13]. Auch für Freiburg wurde in zahlreichen Publikationen diese besondere regionale Übergefährdung nachgewiesen, wohl infolge seiner spezifischen Wetterbedingungen mit dem hier so typischen hochfrequenten Frontenwechsel [bei 9, 10, 13].

Th. Koller et al. [13] quantifizierten das Risiko einer Thromboembolie im Sinne eines *Risikoindex*: Dieser basierte auf der statistischen Auswertung von 52 522 Geburten, 10 604 gynäkologischen Operationen und 21 600 nichtoperativen gynäkologischen Fällen (Tabelle 1.30).

Aktuelle Risikofaktoren sind heute die zunehmende Hospitalisierung und Immobilisierung der Schwangeren mit Risikofaktoren: Mehrlinge, Frühgeburtstendenz, Langzeittokolyse, vorzeitiger Blasensprung mit Infektion, operative Eingriffe in der Schwangerschaft und vor allem die Kombination derartiger

Tabelle 1.30. Bestimmung eines Gefährdungsindex bei Thromboembolie. (Aus Koller et al. 1957 [13])

Geburtshilfe Reihenfolge nach Wichtigkeit		Punktwert für Gefährdungsindex
1.	Adipositas (Übergewicht mindestens 20 kg)	3
2.	Varikosis oder Thromboembolie (früher oder vorbestehend)	3
3.	Herz- und Kreislaufstörungen	3
4.	Leber- oder Nierenschaden	3
5.	Alter über 30 Jahre (2) über 40 Jahre (3)	2–3
6.	Defatigatio	2
7.	Gravidität	2
8.	Geburtstrauma (spontan 1, vaginal operiert 2, abdominal operiert 3)	1–3
9.	Parität (III. 1, IV. 2, V. und mehr 3)	1–3
10.	Neurovegetative Dystonie (Embolieangst, vegetative Labilität, chronische Obstipation, Abusus usw.)	2

Wesentliche Gefährdung bei Punktzahl über 10.

Risikofaktoren mit Adipositas, höherem Alter und geographisch-meteorologischer Exposition.

Der dominierende Risikofaktor weltweit ist die seit 1971 *dramatisch angestiegene Sectiofrequenz*, die in Deutschland 15% aller Geburten überschreitet, in Schwerpunktkliniken an die 30% heranreicht und in vielen Regionen und Kliniken der Erde ein 1/3 bis 1/2 oder gar mehr aller Geburten ausmacht.

Allgemeine und physikalische Prophylaxe

Eine sinnvolle Thromboembolieprophylaxe muß zuerst alle 3 ursächlichen Faktoren der Virchow-Trias beeinflussen [35]. Die Förderung des venösen Rückflusses erfolgt durch die aktive Betätigung der „*Muskelpumpe*", so durch die Schwangerschaftsgymnastik und durch die *Frühmobilisation* mit sofortigem Aufstehen im Wochenbett nach normaler Geburt, nach operativer Entbindung und nach Kaiserschnitt. Die Ausschaltung der in der Schwangerschaft erweiterten oder varikösen Gefäße und die Aktivierung der Muskelpumpe erfolgt generell durch *Kompressionsverbände* oder den *Kompressionsstrumpf*, obligat an unserer Klinik seit Mitte der 60er Jahre [2, 19, 20 44]. Von höchster Bedeutung ist die prä-, intra- und postoperative *Infusionstherapie* mit, wenn erforderlich, gleichzeitiger Herz- und Kreislaufmedikation, wodurch die intravasale Sedimentierung des hyperkoaguablen Blutes verhindert und der venöse Rückfluß gefördert wird [32]. Allein durch eine derartige physikalische und intern-medizinische Prophylaxe, wenn streng durchgeführt, konnte die Emboliemortalität in der Geburtshilfe auf 1/4 des ursprünglichen Wertes gesenkt werden [13].

Gezielte Antikoagulanzienprophylaxe

Aufgrund der großen Erfolge dieser allgemeinen und physikalischen Prophylaxe mit *erst sekundärer Antikoagulanzientherapie* kamen Th. Koller et al. 1957 zum Schluß, daß eine nur *gezielte* Antikoagulanzienprophylaxe in der Lage ist, die Emboliemortalität in der Schwangerschaft und im Wochenbett dem therapeutischen Minimum sehr stark anzunähern:

> „Es gelingt so, 95% der Thrombosen vor dem Auftreten der Embolie zu erfassen und nur in 5% tritt die Embolie ohne Prodromi auf. Von tödlichen Embolien wird der Arzt sogar nur in 0,1–0,15 Promille überrascht. Das Procedere der Embolieprophylaxe ist somit klar. Die erkannten Thrombosen müssen so behandelt werden, daß keine Embolie bzw. keine tödliche Embolie mehr auftritt. – Eine wirksame *generelle* Prophylaxe kann wegen ihres großen Aufwandes niemals alle Patienten umfassen, sondern sie muß sich auf die Gefährdeten beschränken." [13]

Auch H. Zilliacus [45] empfahl diese *gezielte Antikoagulanzienprophylaxe* nur für besonders thrombosedisponierte Fälle: Wöchnerinnen, die früher eine tiefe Thrombose durchgemacht haben, operativ Entbundene sowie besonders für die mit einer Spättoxikose oder mit einer Herzinsuffizienz und/oder mit vollständiger Immobilisierung.

Für die gezielte Prophylaxe als auch für die Therapie war nach 1950 auch bei uns in Freiburg das *Heparin* das geeignete Antikoagulans. Die ausreichende prophylaktische Dosis war 50 000 I.E. i.v. verteilt auf 1 Gabe morgens und abends, die therapeutische Dosis war 50 000 bis 100 000 I.E. verteilt auf 4 Gaben um 8, 12, 16 und 20 Uhr. Die Heparinzufuhr wurde schon 24 h nach der Entbindung begonnen.

Die generelle medikamentöse Prophylaxe

Die Einführung einer generellen medikamentösen Thromboseprophylaxe mit Antikoagulanzien (AK) an der Universitäts-Frauenklinik Freiburg [10] war durch folgende Tatsachen begründet.

1. Allgemeine Maßnahmen, wie Auffüllung des Kreislaufs nach der Operation, Analeptika, Kompressionsverband, Frühaufstehen, Gymnastik u.a. reichten zur Thromboembolieprophylaxe nicht aus.
2. Eine individuelle, auswählende sog. gezielte Prophylaxe mit AK - 1951–1955 an unserer Klinik durchgeführt - konnte die besonders thrombosegefährdeten Patienten nicht erfassen, da sichere Kriterien für die Thrombosegefährdung fehlten.
   In unserer Klinik wurde so in 5 Jahren die „gezielte", auswählende Thromboseprophylaxe durch Kombination eines Sofortmittels mit einem Dauermittel (Thrombocid mit Dicumarol) geübt. Dennoch hatten wir 1952/53 unter 861 Operationen (inkl. Kaiserschnitte) 5 tödliche postoperative Lungenembolien.
3. Die therapeutische Anwendung von AK bei bereits aufgetretener Thrombose kann eine tödliche Embolie nicht mit Sicherheit verhindern.
4. Nicht zu beeinflussen ist die Sterblichkeit bei denjenigen Embolien, die ohne Vorzeichen fulminant zum Tode führen.
5. Die Häufigkeit der Thrombose und Embolie hat in großen Teilen der Welt zugenommen, wie oben gezeigt.
6. Viele geographische Regionen, wie auch Freiburg, sind infolge ihrer klimatisch-geographischen Situation in besonderem Maße Thrombose-Embolie-gefährdet.

Unter *genereller Thromboembolieprophylaxe* verstehen wir die medikamentöse Behandlung aller operierter Patienten (nicht nach kleinen Eingriffen wie Abrasionen, Zervixkonisation, endoskopischen Eingriffen kleineren Umfanges etc.) und *aller geburtshilflicher Risikopatienten*, jenseits des 30. Lebensjahres, falls nicht Kontraindikationen bestehen.

Unter dem 20. Lebensjahr treten Thrombosen praktisch nicht, zwischen dem 20. und 30. Lebensjahr nur selten auf [9, 13]. Wir bezogen deshalb jüngere Patientinnen nur dann ein, wenn aufgrund von Anamnese, Konstitution, Größe des Eingriffes eine besondere Gefährdung wahrscheinlich war [2, 10, 13, 19, 20].

In einem Zeitraum von 15 Monaten hatten wir bei genereller medikamentöser Prophylaxe keine einzige tödliche Lungenembolie und haben das Bild der postoperativen Venenthrombose nicht mehr gesehen. Während des gleichen Zeitraumes konnten wir unter dem Krankengut ohne generelle postoperative AK-Prophylaxe

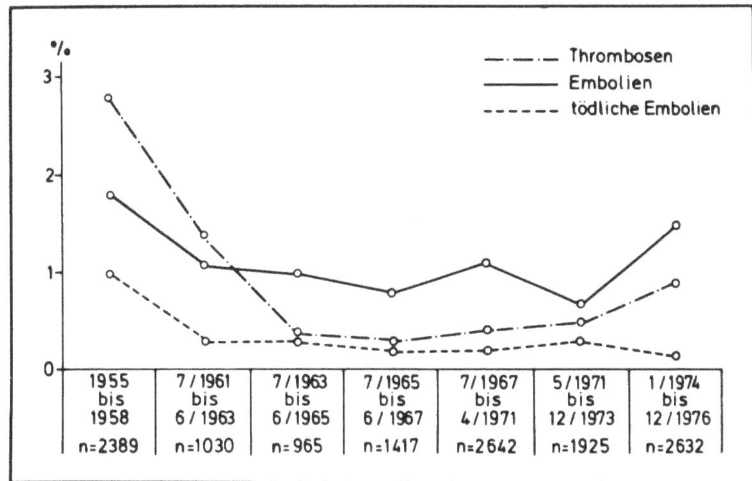

Abb. 1.6. Häufigkeit von thromboembolischen Komplikationen nach gynäkologischen Operationen und Kaiserschnitten. (Aus Ardelt et al. 1979 [1])

4 tödliche Embolien nicht verhindern [10]. Seit der generellen Anwendung der klassischen Antikoagulanzien Heparin und Kumarin im Jahre 1961 an unserer Universitäts-Frauenklinik Freiburg war die Häufigkeit thromboembolischer Komplikationen wesentlich zurückgegangen, unabhängig davon, welches Medikament in den verschiedenen Zeitabschnitten zur Thromboembolieprophylaxe benutzt wurde [1] (Abb. 1.6).

Th. Koller et al. sagten bereits 1957: „Es kommt dabei nicht zu sehr auf die Art der Prophylaxe oder Therapie an, als auf die unerbittliche Strenge, mit der sie durchgeführt werden" [13].

Die Durchführung der Thromboembolieprophylaxe obliegt seit 1955 an unserer Klinik einem „Thrombose-Arzt", der in der Klinik unabhängig vom Stationsarzt die Prophylaxe im ganzen Haus überwacht. Der ständige Zwang zur aufmerksamen Kontrolle eines jeden Patienten und die klinische und wissenschaftliche Beschäftigung mit dem Thromboembolieproblem sind wesentlich für die Effektivität der generellen Thromboembolieprophylaxe [10].

Methoden der medikamentösen Prophylaxe

Unvergessen bleibt unserer Generation die große therapeutische Revolution im Kampf gegen die tödliche Embolie: die Einführung des Heparins und die der Kumarinderivate [10, 13, 28, 29, 30]. Unvergessen auch die ersten Berichte über die erzielten Erfolge gegen diese große, so oft tödliche und schicksalhaft erscheinende Krankheit Embolie, vorgetragen auf der internationalen Tagung „Thrombose und Embolie" Basel 1954 unter Leitung von Th. Koller und W.R. Merz [14].

In nahezu 40jähriger Durchführung der generellen Thromboembolieprophylaxe gewannen wir selbst Erfahrungen mit den oralen AK (Marcumar, Sintrom), mit Heparin, Low-dose-Heparin und niedermolekularem Heparin bzw. mit Acetylsalicylsäure (Colfarit) und mit Dextran (Makrodex). Über die Wirkungen, Nebenwirkungen und die erzielten Ergebnisse wurde vielfach berichtet [1, 2, 10, 16, 19, 32, 33, 44].

Anforderungen an eine generelle Thromboembolieprophylaxe in der Geburtshilfe

- Wirksamkeit bezüglich Reduktion/Eliminierung der Thromboembolie in der Schwangerschaft,
- einfache Anwendung bezüglich Medikation, Laborkontrolle etc.,
- wenig Kontraindikationen, damit generell für alle Patienten anwendbar,
- wenig Nebenwirkungen,
- gute Steuerbarkeit bei Nebenwirkungen,
- günstige Kosten-Nutzen-Relation, vor allem bei genereller Prophylaxe,
- Anwendbarkeit in Schwangerschaft, Wochenbett und Stillzeit (womit sich die Anwendung der oralen AK (Marcumar, Sintrom) in der Geburtshilfe verbietet, Präparate, die wir anfangs längere Jahre anwandten),
- sofortiger Wirkungseintritt.

Besondere Bedeutung kommt dieser Forderung nach einem sofortigen Wirkungseintritt der prophylaktischen Medikation zu. Obwohl die Thrombose gewöhnlich erst um den 6.–8. Tag, die Embolie um den 10.–12. Tag post operationem bzw. post sectionem *klinisch* manifest wird, ist der Zeitpunkt der Thromboseentstehung zu 30–50% bereits am Operationstag, zu 90% innerhalb der ersten 3 postoperativen Tage (Studien mit Radiofibrinogen-Test) [12] bzw. am 1. und 2. Wochenbettstag [20, 25, 45]. So wandten wir ab 1971 eine Kombination von Dextran und Acetylsalicylsäure an, Dextran vorgeschaltet in den ersten 3. Tagen zur Überbrückung des sog. freien Intervalls mit der Gefahr der Frühembolie bei verzögertem Wirkungseintritt der post operationem nicht ungefährlichen Antikoagulation [1].

Der perioperativ sofort wirksame Schutz gegen eine Thromboseentstehung und eine folgende, einfach zu handhabende, vor allem nebenwirkungsfreie Antikoagulation waren der Grundgedanke dieser Prophylaxe auch post partum und post sectionem. Neben Dextran wandten wir in diesem Sinne niedrig dosiertes, sog. „Low-dose-Heparin" an bzw. kombinierten mit Acetylsalicylsäure (Colfarit).

Nebenwirkungen der medikamentösen Prophylaxe

Die Häufigkeit thromboembolischer *Komplikationen* ist wesentlich zurückgegangen, unabhängig davon, welches Medikament in den verschiedenen Zeitabschnitten zur Thromboembolieprophylaxe benutzt wurde (s. Tabelle 1.31). Es fanden sich somit keine wesentlichen Unterschiede in der antithrombotischen Wirksamkeit dieser Gruppen, jedoch recht *unterschiedliche Nebenwirkungen*. Eine risikofreie Form der medikamentösen Thromboembolieprophylaxe gibt es nicht (Tabelle 1.31).

Als *Nebenwirkung* bei der Verwendung der klassischen Antikoagulanzien Heparin und Kumarin findet sich ein Anstieg der *Blutungskomplikationen* von 3,5% auf 4,9% im Vergleich zur Gruppe ohne medikamentöse Thromboembolieprophylaxe (s. Tabelle 1.31). Die Inzidenz schwerer Blutungen schwankt in den verschiedenen Studien von 2–7%. Geringer ist die Blutungshäufigkeit bei der Verwendung von Dextran, obgleich auch hier die Wirkung mit einer gestörten Hämostase gekoppelt ist. Die Gabe von niedrig dosiertem Heparin führt zu keiner Verlängerung der Thrombinzeit, bewirkt also keine Antikoagulation im herkömmlichen Sinne. Daher ist die Häufigkeit schwerer Blutungskomplikationen unter dieser Medikation nicht vermehrt. Durch die Kombination von Dextran und Acetylsalicylsäure zur Thromboembolieprophylaxe wurde eine gleich niedrige Thromboemboliehäufigkeit wie unter klassischen Antikoagulanzien erreicht, aber ohne Steigerung der Blutungskomplikation (s. Tabelle 1.31) [1].

Als weitere unangenehme Nebenwirkungen bei der Verwendung von Heparin fanden wir eine überdurchschnittliche Häufung der *Wundheilungsstörungen*. Die Wundheilungsstörungsrate betrug bei 3457 Laparotomien durchschnittlich 12%. Unter voller Heparinisierung (30 000 I.E./24 h) stieg sie auf 26%. Unter Low-dose-Heparin war sie mit 15% ebenfalls überdurchschnittlich hoch. Der Anteil von Wundhämatomen an den gesamten Wundheilungsstörungen stieg von durchschnittlich 25% bei allen Laparotomien auf 38% bei Low-dose-Heparin und 46% bei voller Heparindosis (Abb. 1.7) [1].

Tabelle 1.31. Thrombosen, Embolien und Blutungskomplikationen nach gynäkologischen Operationen und Kaiserschnitten unter verschiedenen Arten der medikamentösen Thromboembolieprophylaxe. (Univ.-Frauenklinik Freiburg/Br. 1961–1976, n = 10 611). (Aus Ardelt et al. 1979 [1])

	Keine Antikoagulanzien	Klassische Antikoagulanzien (Heparin, Kumarin)	Dextran + Acetylsalicylsäure	Low-dose-Heparin (+ Acetylsalicylsäure) (+ Dextran)
Bevorzugte Anwendungszeit	7/1961 bis 12/1976	7/1961 bis 4/1971	5/1971 bis 4/1976	5/1976 bis 12/1976
n	1464	5490	2942	715
Thrombosen/-Embolien	5,0%	1,3%	1,4%	2,5%
Tödliche Embolien	0,8%	0,1%	0,1%	0,1%
Blutungen	3,5%	4,9%	2,5%	2,5%

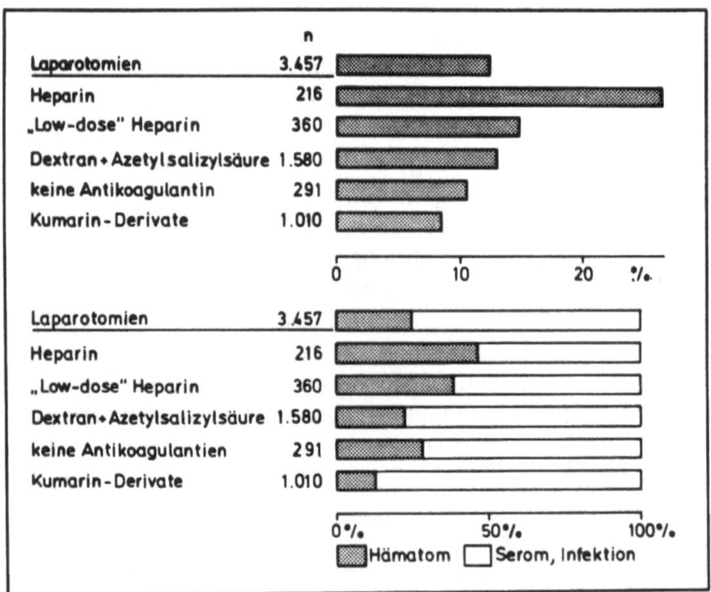

Abb. 1.7. Wundheilungsstörungen bei unterschiedlicher medikamentöser Thromboembolieprophylaxe. (Aus Ardelt et al. 1979 [1])

Unverträglichkeitsreaktionen sind für Heparin, Kumarine und Dextran bekannt. Ernsthafte Komplikationen bei der Verwendung von Heparin beobachteten wir nicht.

Nach ca. 3 000 Anwendungen von Dextran kam es zu 2 schweren anaphylaktoiden Reaktionen. Während eine Patientin unter entsprechender Intensivtherapie ohne Folgen geheilt wurde, kam es bei der 2. Beobachtung zu einem kindlichen Todesfall. Das Kind verstarb 90 min post partum an einer zentralen Hypoxie. Die Testgabe von Promit eliminiert heute diese Gefahr.

Nebenwirkungen unter Heparin:
- Osteoporose bei Langzeitanwendung > 6 Mon. + 20 000 I.E./24 h,
- Thrombozytopenie,
- Blutungen, Abortrisiko, Cx-Insuffizienz.

Einwände gegen eine generelle medikamentöse Prophylaxe. Diskussion

Gegen eine allgemeine Thromboseprophylaxe haben sich seit ihrer Einführung auf der internationalen Tagung über Thrombose und Embolie in Basel 1954 [14] zahlreiche Autoren ausgesprochen, da bei gezielter, auswahlweiser AK-Gabe die tödlichen Embolien doch nicht erfaßt werden konnten, bei allgemeiner Anwendung aber 90% der Patienten grundlos behandelt wurden mit allen damit verbundenen Gefahren. So wenden viele AK nur therapeutisch an und glauben, daß man sich mit der Tatsache plötzlicher tödlicher Embolien abfinden müsse. Selbst Th. Koller et al. [13] kamen in ihrem grundlegenden Handbuchartikel (1957) zu ähnlicher Schlußfolgerung:

„Die Erfassung der Thromboemboliegefährdung gewinnt an Bedeutung, je mehr die heute im Vordergrund stehende Prophylaxe ausgebaut wird. Jede wirksame Thromboembolievorsorge bedingt einen so großen Aufwand an Pflege und Aufsicht, daß sie praktisch nie generell allen Patienten zuteil werden kann. Durch die Erkennung der Gefährdeten ist es möglich, die prophylaktischen Maßnahmen gezielt auf eine Auswahl von Patienten zu konzentrieren".

Dies hat sicher seine Berechtigung in gewissen Landstrichen und Zeitabschnitten ohne gesteigerte Thrombosegefährdung, nicht aber unter den in unserem Raume gerade heutzutage gegebenen Umständen. Das Problem hat sich zudem grundlegend geändert, seit uns Präparate zur Verfügung stehen, die neben großer Wirksamkeit und einfachster Anwendungsart eine weitgehende Ungefährlichkeit in der Hand des Geübten besitzen. So halten wir eine *generelle medikamentöse Prophylaxe* bei allen Risikoschwangerschaften, nach allen Risikogeburten und operativen Entbindungen sowie im Risikowochenbett für erforderlich, da die Häufigkeit der Nebenwirkungen und die Kosten-Nutzen-Relation in keinem Verhältnis zur dadurch erreichten Senkung der Thromboemboliemorbidität und mütterlichen Mortalität steht. Bei Beachtung der Nebenwirkungen sind mehrere Verfahren akzeptabel. Die Auswahl muß sich nach den Gegebenheiten und Erfahrungen der Klinik richten.

Erfolg der generellen medikamentösen Thromboembolieprophylaxe an der Universitäts-Frauenklinik Freiburg in den letzten 25 Jahren (1968–1992):

Geburten	38 319	Kein mütterlicher Embolietod
Kaiserschnitte	4 758	

Methode der medikamentösen Thromboembolieprophylaxe bei Risikoschwangerschaft, Risikogeburt, nach Kaiserschnitt und im Wochenbett

Die generelle medikamentöse Thromboseprophylaxe ist vor allem bei erhöhtem Thromboembolierisiko indiziert. Es werden 2 Risikogruppen unterschieden.

Gruppe A: Schwere Varikosis,
rezidivierte Thrombophlebitis,
postthrombotisches Syndrom,
Z.n. tiefer Bein- und Beckenvenenthrombose,
Z.n. Lungenembolie,
Protein-C-Mangel,
Protein-S-Mangel,

ATIII-Mangel,
Immobilisierung (i.v.-Tokolyse, Gestose),
Operation in der Schwangerschaft, Schnittentbindung.

Gruppe B: Tiefe Bein- und Beckenvenenthrombose in der laufenden Schwangerschaft,
Lungenembolie in der laufenden Schwangerschaft,
Z.n. Herzklappenersatz.

Eine indizierte Thromboseprophylaxe sollte erst nach Abschluß der Organogenese beginnen [24, 37]. Die Indikation und der Zeitpunkt des Beginns sollte je nach Indikation, nach Aufklärung der Patientin und nach Risikoabwägung individuell sein. So kann bei ausgeprägter Varikosis als Risiko bei konsequenter und primär indizierter Kompressionsbehandlung (Kompressionsstrumpf der Kompressionsklasse II, in Ausnahmen bei fortbestehenden Beschwerden Kompressionsklasse III) die medikamentöse Prophylaxe spät begonnen werden. Bei Protein-C-Mangel, z.B. mit zurückliegender tiefer Bein- und Beckenvenenthrombose und indizierter Marcumardauerprophylaxe bereits vor der Schwangerschaft, sollte dagegen bei Feststellung einer Schwangerschaft Marcumar durch eine Heparinprophylaxe ersetzt und diese auch schon während der Organogenese aus vitaler Indikation begonnen werden.

Die Thromboseprophylaxe während der Schwangerschaft wird bei Patientinnen in der Risikogruppe A (s. oben) mit einer Low-dose-Heparinisierung von 2mal 5 000 I.E., 2mal 7 500 I.E. oder mit 3mal 5 000 I.E. Heparin subkutan durchgeführt. Peripartal sollte die letzte subkutane Heparingabe 6 h vor der Spontangeburt erfolgen (bei zu erwartendem Geburtsbeginn keine Heparingabe mehr). 4 h post partum kann bei guter Uteruskontraktion und normalem Wochenfluß die Low-dose-Heparinprophylaxe fortgeführt werden. Diese ist bei gegebener Indikation (Risikogruppe A) im Wochenbett für 6–8 Wochen fortzuführen [24, 36].

Bei Patientinnen mit einer tiefen Bein- und Beckenvenenthrombose oder einer Lungenembolie in der laufenden Schwangerschaft muß nach der akuten Therapiephase – Vollheparinisierung (PTT-Verlängerung 2- bis 3fach vom Ausgangswert), Thrombektomie, Fibrinolysetherapie [3, 25] – anstelle einer Marcumarisierung in der Schwangerschaft die Heparinisierung fortgeführt werden; als Dosierung ist 3mal 7 500 I.E., 2mal 12 500 5 I.E. bzw. 3mal 10 000 I.E. Heparin subkutan zu empfehlen. Eine Dosis von 3mal 5 000 I.E. Heparin subkutan erscheint nach der Akuttherapie einer tiefen Bein- und Beckenvenenthrombose als zu niedrig. Die Heparinisierung nach Thromboembolie in einer Schwangerschaft hat bis zur Geburt und darüber hinaus zu erfolgen. Peripartal sollte die letzte Gabe ca. 6 h vor Geburt erfolgen. Bei absehbarem Geburtsverlauf oder geplanter Geburtseinleitung kann eine i.v.-Heparinisierung entsprechender Dosierung wegen der besseren Steuerbarkeit erfolgen. Post partum kann 4 h nach der Geburt bei guter Uteruskontraktion und normalem Wochenfluß die Heparinisierung wieder aufgenommen werden. Während einer Low-dose-Heparinisierung sollten anfangs wegen der möglichen heparinbedingten Thrombopenie die Thrombozyten kontrolliert werden. Bei höher dosierter Heparinisierung sind zusätzlich die PTT, AT III und Leberwerte in Abständen zu kontrollieren [4].

Bei Patientinnen mit tiefer Bein- und Beckenvenenthrombose oder Lungenembolie während der Schwangerschaft ist eine konsequente Antikoagulation auch *über das Wochenbett hinaus* indiziert. Wegen der möglichen heparinbedingten Osteoporose (bei Heparin länger als 6 Monate mit einer Dosierung mit mehr als 20 000 I.E. am Tag [5, 43]) ist alternativ die Antikoagulation post partum durch Marcumar zu erwägen. Wegen der schlechten Steuerbarkeit von Marcumar empfehlen wir diese erst eine Woche post partum zu beginnen. Die baldige Marcumarisierung post partum ist vor allem bei Müttern, die nicht stillen, sinnvoll. Da Marcumar nur in geringen Mengen in die Muttermilch übertritt, ist das Stillen unter Marcumar bei Überwachung der Kinder (Quick, Konakiontropfen) möglich, aber dennoch nicht unbedenklich zu empfehlen [3]. Vor Beendigung der Antikoagulation nach tiefer Bein- und Beckenvenenthrombose empfehlen wir eine Kontrollphlebographie zur Beurteilung der Gefäßwände.

Bei *Sectio* fordern wir die generelle Thromboseprophylaxe. Diese wird bei fehlendem zusätzlichem Thromboembolierisiko mit 500 ml Dextran 60/Tag intraoperativ beginnend über 3 Tage durchgeführt und fakultativ mit 3mal 1 Tabl. Colfarit für weitere 3 Tage beendet. Bei verzögerter Rekonvaleszenz und perioperativen Komplikationen wird die Thromboseprophylaxe auf 3mal 5 000 I.E. Heparin subkutan bis zum 10. postoperativen Tag erweitert. Bei Patientinnen mit Thromboembolierisiko der Gruppe A (s.oben) wird die perioperative Thromboseprophylaxe mit Low-dose-Heparin subkutan 3mal 5 000 I.E./Tag, wenn möglich 2 h präoperativ beginnend, durchgeführt. Diese sollte bei Patientinnen der Risikogruppe A für weitere 6–8 Wochen z.B. mit einer Dosierung von 2mal 7 500 I.E. Heparin subkutan fortgeführt werden.

Niedermolekulares Heparin, für die perioperative Thromboseprophylaxe zugelassen [15], kann in der Schwangerschaft noch nicht generell eingesetzt werden. Nach Untersuchungen von Hugo [38] ist niedermolekulares Heparin wie das unfraktionierte Heparin nicht plazentagängig. In Ausnahmefällen kann ein niedermolekulares Heparin, z.B. bei Heparinunverträglichkeit oder heparininduzierter Thrombopenie, zur Thromboseprophylaxe bei begründeter Indikation in der Schwangerschaft eingesetzt weden [8].

Bei Patientinnen, die z.B. wegen eines Protein-C-Mangels oder wegen eines künstlichen Herzklappenersatzes bereits vor der Schwangerschaft marcumarisiert waren, empfehlen wir, aufgrund der bekannten Teratogenität und einer möglichen marcumarbedingten Fetopathie die Antikoagulantien mit Heparin, das gegenüber Marcumar eine geringere Gefährdung für die Schwangerschaft darstellt, durchzuführen [7, 19]. Bei Herzklappenersatz reicht eine Low-dose-Heparinisierung zur Antikoagulation nicht aus. Zur Dosisfestlegung sollte in diesen Fällen unbedingt der verantwortliche Kardiologe konsiliarisch hinzugezogen werden.

Zusammenfassung

Der Embolietod in der Geburtshilfe steht in der Müttersterblichkeit heute an erster Stelle, nachdem die großen historischen „Killer", das Kindbettfieber, der Verblutungstod, die Eklampsie und der Schock, in unterentwickelten Regionen der Erde noch Haupttodesursache der Mütter – in den entwickelten Ländern weitgehend beherrscht werden konnten.

Zu den klassischen Risikofaktoren kommen heute vor allem die weltweit angestiegene Sectiofrequenz, die Überernährung, das höhere Gebäralter der berufstätigen Frauen und die Immobilisierung von Risikoschwangeren hinzu.

Die physikalische und die medikamentöse Thromboembolieprophylaxe und -therapie konnte die Emboliemortalität in Schwangerschaft und Wochenbett bereits drastisch reduzieren. Aufgrund unserer 40jährigen Erfahrung mit der Thromboembolieprophylaxe ist jedoch nur durch eine *generelle*, standardisierte und konsequent durchgeführte medikamentöse Thromboembolieprophylaxe eines jeden Risikofalles in Schwangerschaft, Wochenbett und nach Sectio der heute an der Spitze der Todesursachen in der Geburtshilfe stehende Embolietod der Mutter zu eliminieren. Das Embolieereignis ist durch Frühdiagnose nicht sicher vorhersehbar, die Therapie nach Thrombose kann die tödliche Embolie nicht sicher verhindern, und die Sterblichkeit durch fulminante Embolie ohne Vorzeichen kann nicht verhindert werden. Wirksame und kostengünstige, nebenwirkungsarme und einfach anzuwendende Medikationen stehen heute zur generellen Thromboembolieprophylaxe zur Verfügung. Die prophylaktischen Richtlinien in der Anwendung und die erzielten Ergebnisse werden dargestellt.

Unter dieser bei uns geübten generellen Thromboembolieprophylaxe konnte der mütterliche Tod an fulminanter Lungenembolie in Schwangerschaft und Wochenbett in den letzten 30 Jahren vermieden werden.

Literatur

1. Ardelt W, Pasold K, Hillemanns HG (1979) Nebenwirkungen der medikamentösen Thromboembolieprophylaxe. Fortschr Med 97: 471–477
2. Braun H (1972) Die Thromboembolieprophylaxe an der Universitäts-Frauenklinik Freiburg 1965–1967 und ein Vergleich mit den Ergebnissen der Jahre 1955–1958, 1961–1963 und 1963–1965. Inaug Diss
3. Briel RC (1987) Prophylaxe und Therapie tiefer Venenthrombosen in der Schwangerschaft. Z Geburtshilfe, Perinatol 191: 186–192
4. Cines DB, Kaywin P, Bina M, Tomaski A, Schreiber AD (1980) Heparin-associated thrombocytopenia. N Engl J Med 303: 788–795

4a. Colman RW, Hirsh J, Marder VJ, Salzman EW (1994) Hemostasis and thrombosis. Basic principles and clinical practice, 3rd edn. Lippincott, Philadelphia

5. De Swiet M, Ward PD, Fidler J, Horsman A, Katz D, Litzky E, Peacock M, Wise PH (1983) Prolonged heparin therapy in pregnancy causes bone demineralization. Br J Obstet Gynaecol 90: 1129–1134
6. Fischer H (1985) Ist die Gravidität epidemiologisch als Risikofaktor zu werten? In: Klüken N (Hrsg) Ergebnisse der Angiologie, Band 31: Gravidität, Risikofaktor bei Venen- und Lymphgefäßkrankheiten? Schattauer, Stuttgart S 15–19
7. Hall JG, Pauli RM, Wilson KM (1980) Maternal and fetal sequelae of anticoagulation during pregnancy. Am J Med 68: 122–140
8. Harenberg J, Leber G, Zimmermann R, Schmidt W (1987) Thromboembolieprophylaxe mit niedermolekularem Heparin in der Schwangerschaft. Geburtshilfe Frauenheilkd 47: 15–18
9. Hillemanns HG (1951) Statistische Untersuchungen über die Häufigkeit der tödlichen Lungenembolien in Freiburg am Obduktionsgut der Jahre 1911–1950. Arch Kreisl Forsch 17: 309–326

10. Hillemanns HG (1955) Praktische Erfahrungen mit einer generellen Thromboseprophylaxe bei gynäkologischen Operationen. Geburtshilfe Frauenheilkd 15: 882–1005
11. Hochuli E (1995) Geburtshilfe in der Schweiz, Schweizer Perinatalerhebung, Organisation. In: Hillemanns HG (Hrsg) Geburtshilfe-Geburtsmedizin. Umfassende Bilanz, zukunftsweisende Entwicklungen am Ende des 20. Jahrhunderts. Springer Berlin Heidelberg New York Tokyo
12. Hohl MK, Huber UF (1983) Thromboembolieprophylaxe in der Frauenheilkunde. Huber, Bern
13. Koller Th, Merz WR, Stamm H, Marbet R (1957) Thrombose und Embolie in Geburtshilfe und Frauenheilkunde. In: Seitz L, Amreich AJ (Hrsg) Biologie und Pathologie des Weibes. Handb der Frauenheilkunde und Geburtshilfe, Urban & Schwarzenberg, Berlin, 1. Ergänzungsband, S 155–266
14. Koller TH, Merz WR (1954) Thrombose und Embolie. Referate der 1. Internationalen Tagung. Schwabe, Basel
15. Koppenhagen K, Häring R (1993) Stationäre und ambulante Thromboembolie-Prophylaxe. Der Frauenarzt 34: 68–75
16. Krüger H (1959) Die Thromboembolieprophylaxe und -behandlung in der Universitäts-Frauenklinik Freiburg. Inaug Diss, Freiburg
17. Ledinger WP (1979) Lungenembolie in Freiburg 1949–1969. Häufigkeit, Lokalisation, Pathogenese. Inaug Diss Freiburg
18. Nageotte T, Freeman RK, Garite TJ, Block RA (1981) Anticoagulation in pregnancy. Am J Obstet Gynecol 141: 472–473
19. Oporum D (1968) Ergebnisse der Thromboembolieprophylaxe an der Freiburger Universitats-Frauenklinik im Zeitraum von 1963–1965 unter Berücksichtigung der Ergebnisse im Zeitraum 1955–1958 und 1961–1963. Inaug Diss, Freiburg
20. Pfeiffer, GW (1972) Diagnostik, Verlauf und Therapie von Venenerkrankungen und Thromboembolie. In: Käser O, Friedberg V, Ober KG, Thomsen K, Zander J (Hrsg) Gynäkologie und Geburtshilfe, Bd III. Thieme, Stuttgart, S 1088–1114
21. Ring J, Messmer K (1977) Anaphylaktoide Reaktion nach Infusion kolloidaler Volumenersatzmittel. Gynäkol Prax 1: 103
22. Sandritter W (1947) Ein Beitrag zur Statistik der tödlichen Lungenembolien. Inaug Diss, Frankfurt
23. Sandritter W, Brass K (1949) Statistische Untersuchungen an blanden Fernthrombosen, fulminanten und nicht tödlichen Lungenembolien am Sektionsgut der Jahre 1905–1948. Frankf Z Pathol 61: 98–115
24. Schander K (1977) Der heutige Stand der Thromboseprophylaxe in der Geburtshilfe und Gynäkologie. Gynäkologe 10: 198–210
25. Schander K (1986) Thrombosebehandlung und Thromboembolieprophylaxe in der Schwangerschaft und im Wochenbett. In: Wulf KH, Schmidt-Mathiesen H (Hrsg) Klinik der Frauenheilkunde und Geburtshilfe, Bd. 5. Urban & Schwarzenberg, München, S 194–202
26. Schneider MC, Almendral AC (1995) Anästhesie für chirurgische Eingriffe während der Schwangerschaft. In: Hillemanns HG (Hrsg) Geburtshilfe-Geburtsmedizin. Umfassende Bilanz, zukunftsweisende Entwicklungen am Ende des 20. Jahrhunderts. Springer, Berlin Heidelberg New York Tokyo
27. Sigg K (1968) Varizen, Ulcus cruris und Thrombose. 3. Aufl Springer, Berlin Heidelberg New York
28. Stamm H (1960) Geburtshilfliche und gynäkologische Emboliemortalität im Raume Zentraleuropa und Skandinavien. Geburtshilfe Frauenheilkd 20: 676
29. Stamm H (1960) Prophylaxe und Therapie der Thrombose in der Geburtshilfe. 3. Hamburger Symposium über Blutgerinnung 1960. Thieme, Stuttgart
30. Stamm H (1964) Das typische Bild der geburtshilflichen und gynäkologischen Thromboembolie. Fortschr Geburtshilfe 17: 113–130
31. Steiner M (1989) Aktuelle Bilanz der mütterlichen Mortalität. In: Hillemanns HG, Schillinger H (Hrsg) Das Restrisiko gegenwärtiger Geburtshilfe. Springer, Berlin Heidelberg New York, S 17–23
32. Steiner M, Hillemanns HG (1990) Venostasin retard in the management of venous problems during pregnancy. Phlebology 5: 41–44
33. Steiniger G (1965) Die Prophylaxe der Thromboembolie an der Freiburger Universitäts-Frauenklinik 1961–1963. Inaug Diss, Freiburg

34. Strobel U (1976) Thromboembolien und Blutungen nach gynäkologischen Operationen mit und ohne Antikoagulantien - Prophylaxe an der Universitäts-Frauenklinik Freiburg in der Zeit vom 1.7.1967 bis 31.5.1971. Inaug Diss, Freiburg
35. Virchow R (1854) Die Propfbildungen und Verstopfungen in den Gefäßen. Handb d spec Pathol und Therapie, Bd 1. Erlangen
36. Von Hugo R, Theiss W, Kuhn W, Graeff H (1984) Thromboembolische Erkrankungen in der Geburtshilfe. Gynäkologe 17: 115–123
37. Von Hugo R (1986) Thromboseprophylaxe in Gynäkologie und Geburtshilfe. In: Schindler AE (Hrsg) Prävention in Gynäkologie und Geburtshilfe. Terramed, Überlingen, S 203–212
38. Von Hugo R (1989) Ist niedermoleculares Heparin plazentagängig? Hämostaseologie 9: 244–247
39. Weber S, Schneider KTM, Bung P, Fallenstein F, Huch A, Huch R (1987) Kreislaufwirkung von Kompressionsstrümpfen in der Spätschwangerschaft. Geburtshilfe Frauenheilkd 47: 395–400
40. Welsch H, Krone HA (1995) Müttersterblichkeit. In: Hillemanns HG (Hrsg) Geburtshilfe und Geburtsmedizin. Umfassende Bilanz, zukunftsweisende Entwicklung am Ende des 20. Jahrundert. Springer Berlin Heidelberg New York Tokyo
41. Welsch H, Krone HA (1995) Zur mütterlichen Sectio-Letalität. In: Hillemanns HG (Hrsg) Geburtshilfe und Geburtsmedizin. Umfassende Bilanz, zukunftsweisende Entwicklung am Ende des 20. Jahrundert. Springer Berlin Heidelberg New York Tokyo
42. Wienert V (1985) Phlebologische Erkrankungen in der Schwangerschaft. Z. Hautkrankheiten 60: 1835–1838
43. Wise PH, Hall JA (1980) Heparin-induced osteopenia in pregnancy. Br Med J 281: 110–111
44. Wimhöfer H, Nold A (1960) Die Prophylaxe der Venenerkrankungen aus der Sicht des Geburtshelfers. Med Welt 1: 1305–1308
45. Zilliacus H (1967) Physiologie und Pathologie des Wochenbettes. In: Käser O, Friedberg V, Ober KG, Thomsen K, Zander, J (Hrsg) Gynäkologie und Geburtshilfe Band II. Thieme, Stuttgart, S 966–997

1.6 Veränderungen von Protein C und S bei normaler Schwangerschaft und bei schwangerschaftsbedingter Hypertonie. Zum Thromboembolierisiko in der Schwangerschaft

H. Peterseim, B. Kemkes-Matthes und S. Poorthuis

Im Rahmen einer Untersuchungsreihe sollte geklärt werden, ob und zu welchem Zeitpunkt bei der normalen und der durch schwangerschaftsbedingte Hypertonie (SIH) komplizierten Schwangerschaft Veränderungen der Inhibitoren der Gerinnung und des prokoagulatorischen Potentials eintreten. Dazu wurden bei 28 Schwangeren zu definierten Zeitpunkten zwischen der 12. und 35. Schwangerschaftswoche Bestimmungen der Gerinnungsfaktoren IX und X sowie der Inhibitoren Antithrombin III (AT III), Protein S und Protein C durchgeführt.

Die ermittelten Befunde der Frauen, die in der Spätschwangerschaft an einer SIH erkrankt waren (n = 8), wurden denen der bis zum Ende der Tragzeit normotensiv gebliebenen Schwangeren (n = 20) und einer Vergleichsgruppe von gesunden Nichtschwangeren (n = 28) der gleichen Altersgruppe ohne hormonelle Kontrazeption gegenübergestellt und statistisch ausgewertet.

Bestimmungsmethoden

Protein C: ELISA Protein C Antigen Test (Fa. Boehringer, Mannheim).
Protein S: EID Protein S Test (Fa. Boehringer, Mannheim).
AT III: Faktor IX: ELISA Faktor IX Antigen Test (Fa. Boehringer, Mannheim).
Faktor X: Aktivitätsbestimmung mit Hilfe des synthetischen Substrats S-2337 (KABI AG, Stockholm).

Ergebnisse

1. **AT III:** Die AT-III-Aktivität zeigte sowohl bei den normotensiven als auch bei den an SIH erkrankten Schwangeren zu keinem Bestimmungszeitpunkt signifikante Veränderungen gegenüber der Vergleichsgruppe gesunder Nichtschwangerer.

2. **Protein C:** Bei den Patientinnen, die in der Spätschwangerschaft eine Hypertonie entwickelten, stieg das zum Zeitpunkt der 1. Bestimmung in der 12. Schwangerschaftswoche zunächst unverändert gemessene Protein C (84,7 $\pm$ 14% des Normalwertes) mit zunehmender Tragzeit auf 100,7 $\pm$ 15% des Normalwertes in der 25. Schwangerschaftswoche an ($p < 0{,}006$). Nach dem Einsetzen

der Hypertonie fand sich dann eine Verminderung auf 79,5 ± 15,6% ($p < 0,004$). Dagegen kam es bei den normotensiv bleibenden Schwangeren während der gesamten Schwangerschaft zu keinen signifikanten Abweichungen vom Normalwert.

3. **Protein S:** Die Werte des freien Protein S waren bei den normotensiv bleibenden Schwangeren und bei den Frauen mit später einsetzender Hypertonie gleichermaßen bereits vom Zeitpunkt der 1. Messung in der Frühschwangerschaft an erniedrigt gegenüber der Kontrollgruppe Nichtschwangerer ($p < 0,0001$). Bei den normotensiven Schwangeren kam es im Schwangerschaftsverlauf zum weiteren Absinken, wohingegen in der Gestosegruppe bis zum Zeitpunkt des Einsetzens der Hypertonie keine weitere Änderung auftrat. Der Gehalt an Protein S gesamt lag in beiden Gruppen vom Zeitpunkt der 2. Messung in der 19. Schwangerschaftswoche niedriger als der Vergleichswert der Nichtschwangeren. Während bei den gesunden Schwangeren ein weiteres Absinken des gesamten Protein S zu verzeichnen war, fand sich in der Gestosegruppe bis zum Zeitpunkt der Manifestierung des Hypertonus keine weitere Änderung.

Die **Faktoren IX** und **X** stiegen während des gesamten Schwangerschaftsverlaufs kontinuierlich an; Unterschiede zwischen den Befunden der gesunden Schwangeren und den Schwangeren mit SIH bestanden nicht.

Schlußfolgerungen

Unsere Untersuchungen bestätigen, daß *während der Schwangerschaft ein erhöhtes Thromboembolierisiko besteht.* Es kommt im Verlauf der Schwangerschaft zu einem Anstieg des prokoagulatorischen Potentials durch Zunahme der Faktoren IX und X, gleichzeitig ist eine verminderte Inhibitorenaktivität als Folge einer Verminderung der Protein-C-Kofaktoraktivität zu beobachten. Der gegenüber den gesunden Schwangeren bei den Frauen mit SIH verminderte Protein-C-Gehalt wird als Folge einer intravasalen Gerinnungsaktivierung und einem daraus resultierenden Verbrauch interpretiert.

2 Das gefährdete Kind

2.1 Pränataldiagnostik

2.1.1 Die Entwicklung der Pränataldiagnostik in der BRD

K. Knörr

Als einer, der von Anfang an dabei war, berichte ich über die Entwicklung der pränatalen Diagnostik in der Bundesrepublik, wobei bevorzugt ihre Anfänge zur Sprache kommen.

Zunächst sind einige Worte zu den grundlegenden Erkenntnissen zu sagen, die die Humanzytogenetik Ende der 50er Jahre für unser Fachgebiet erbrachte.

Im Jahre 1959 konnten Lejeune et al. das Down-Syndrom als eine Trisomie 21 aufdecken [10] und im selben Jahr Ford et al. das Turner-Syndrom auf eine Monosomie des X-Chromosoms zurückführen [4].

Aufgrund meines wissenschaftlichen Interesses an teratologischen Fragen waren diese grundlegenden zytogenetischen Befunde für mich die Veranlassung, bereits im Jahre 1960 – damals noch in der Universitäts-Frauenklinik Tübingen – ein zytogenetisches Laboratorium einzurichten, denn diese Mitteilungen wiesen eindeutig auf die Bedeutung der Chromosomenforschung für die Abklärung angeborener Anomalien hin [5].

Ein neues Kapitel wurde aufgeschlagen, als 1968 Valenti et al. [18] bereits pränatal aus dem Fruchtwasser die Diagnose eines Down-Syndroms gelang und im gleichen Jahr Nadler der vorgeburtliche Nachweis einer angeborenen Stoffwechselkrankheit, der Galaktosämie, glückte [14].

Aufgrund meiner eigenen bis dahin gewonnenen Erfahrungen in der Zytogenetik griff ich – inzwischen nach Ulm berufen – umgehend dieses neue Verfahren auf, um eine frühzeitige Diagnose bei Feten in utero zu erreichen.

Wesentliche, vor allem technische Hinweise vermittelten uns im April 1970 auf dem 5. Weltkongreß für Gynäkologie und Geburtshilfe in New York die zu dieser Thematik u.a. von Valenti, Kava und Jacobsen gehaltenen Referate und Demonstrationen.

Noch im selben Jahr begannen wir in Ulm zunächst mit einem Übungsprogramm zur Gewinnung von Fruchtwasser und zur Kultivierung der Amnionzellen und konnten bald darauf die ersten diagnostischen Amniozentesen vornehmen.

Für dieses Vorhaben waren die Voraussetzungen in Ulm günstig. In der Frauenklinik haben mit großem Engagement meine Mitarbeiter W. Jonatha und U. Tettenborn – letzter von Hause aus Genetiker – maßgebend an diesem Projekt mitgewirkt und sich um die ultraschallkontrollierte Fruchtwasserpunktion verdient gemacht.

Die Amnionzellkultivierung und zytogenetische Diagnostik lag in den Händen meiner Frau. Ihr oblag seinerzeit die Leitung der Sektion Zytogenetik bzw. der späteren Abteilung Klinische Genetik der Universität. Aufgrund ihrer langjährigen wissenschaftlichen Tätigkeit auf dem Gebiet der gynäkologischen Strahlenbiologie verfügte sie über Erfahrungen in der Zytomorphologie, der Zytopathologie sowie der Zellgenetik und sie beherrschte – was für den schnellen Aufbau der pränatalen Diagnostik so wichtig war – die Methoden der Zell- und Gewebezüchtung. Eine von ihr entwickelte Modifikation der Kultivierung von Amnionzellen führte zu einer entscheidenden Verbesserung der Züchtungsergebnisse [8].

Nach dem Aufbau eines funktionstüchtigen Teams war unser nächstes Anliegen, die Ärzteschaft über die nunmehr vorhandenen Möglichkeiten der vorgeburtlichen Erkennung bestimmter angeborener Fehlbildungen zu informieren. Dabei wurde aber auch auf die unausweichlichen Konsequenzen hingewiesen, die mit dem pränatalen Nachweis einer Anomalie und der sich daraus ergebenden Frage eines Schwangerschaftsabbruchs verknüpft sind [6].

Im Juni 1970 nahm J.-D. Murken Verbindung mit uns auf, der damals als Leitender Oberarzt und Genetiker an der Kinderpoliklinik der Universität München ebenfalls mit den Vorbereitungen zur Einführung der pränatalen Diagnostik begonnen hatte. Es wurde ein Fortbildungsabend vor der Münchener Kinderärztlichen Gesellschaft mit dem Thema „Genetische Diagnostik in der Schwangerschaft" vereinbart [7, 11, 12]. Auf dieser Veranstaltung am 4.11.1970 kamen die bis dahin vorhandenen diagnostischen Verfahren und die Indikationen zur Sprache. Ein zusätzliches Referat hatte aus aktuellen Gründen die rechtliche Situation der vorgeburtlichen Diagnostik zum Thema; man muß bedenken, daß seinerzeit die Novellierung des § 218 noch nicht erfolgt war [9]. Parallel wurde erstmals die Öffentlichkeit durch die Presse ausführlich über diese neuen Entwicklungen informiert [15].

Da zu erwarten war, daß bald mehr und mehr Schwangere mit genetischem Risiko diese diagnostische Maßnahme in Anspruch nehmen würden, kam es nunmehr darauf an, eine zufriedenstellende Versorgung dieser Betroffenen sicherzustellen. Dazu war es notwendig, auf breiter Basis in den Frauenkliniken Amniozentese-Teams zu etablieren und in den Abteilungen für Humangenetik leistungsfähige zytogenetische Laboratorien einzurichten sowie genetische Beratungsstellen aufzubauen.

Eine Schlüsselrolle nahm bei den weiteren Planungen der Genetiker Carsten Bresch ein, damals Direktor des Freiburger Instituts für Biologie III (Genetik und Molekularbiologie). In seiner Funktion als Leiter der Mutagenitäts-Kommission der Deutschen Forschungsgemeinschaft – der auch meine Frau angehörte – war es ihm zu verdanken, daß bereits vom 20.–22.3.1972 auf Schloß Reisensburg bei Ulm ein Rundgespräch zwischen interessierten Humangenetikern, Zytogenetikern, Frauenärzten, Kinderärzten, Biochemikern, Juristen und Theologen stattfinden konnte, in dem die Grundlagen für ein bundesweites multizentrisches Forschungsprojekt der Deutschen Forschungsgemeinschaft erarbeitet wurden.

Herrn Bresch war es auch zu verdanken, daß unter seiner Präsidentschaft auf der 4. Jahrestagung der Gesellschaft für Genetik vom 11.–13.5.1972 in Freiburg als einziges Tagungsthema die „Frühdiagnose genetisch bedingter Anomalien beim Menschen“ ausführlich zur Sprache kam (Abb. 2.1).

Die Veranstaltung wurde vorwiegend von Referenten aus dem Ausland bestritten, um die Grundlagen und den damaligen Stand der pränatalen Diagnostik zu vermitteln (Abb. 2.2).

In einem Rundgespräch kamen aktuelle Fragen, wie Risiken des Feten, der Mutter und diagnostischer Irrtümer, ausführlich zur Sprache (s.Abb. 2.2).

In einer öffentlichen Abendveranstaltung, bei der außer den fachkompetenten Referenten auch namhafte Vertreter der überregionalen Presse zugegen waren, wurde über die relevanten genetischen, medizinischen, juristischen und ethischen Aspekte der pränatalen Diagnostik diskutiert und auf die vielen Probleme hingewiesen, mit der die vorgeburtliche Erkennung von embryofetalen Fehlentwicklungen verknüpft ist.

DIE GESELLSCHAFT FÜR GENETIK e. V. MÜNCHEN

lädt ein zu ihrer

4. JAHRESTAGUNG
und
MITGLIEDERVERSAMMLUNG

TAGUNGSTHEMA:

Frühdiagnose genetisch bedingter
Anomalien beim Menschen

Early diagnosis of human
genetic defects

Donnerstag, den 11. Mai bis
Sonnabend, den 13. Mai 1972

Freiburg / Breisgau

Abb. 2.1. Einladung zur 4. Jahrestagung der Gesellschaft für Genetik e.V. München vom 11.–13. Mai 1972 in Freiburg/Breisgau

Freitag, 12. Mai, Großer Hörsaal Zoologie

9.00 Uhr	V. A. McKusick/Baltimore: Defective Mendelian traits in man
9.45 Uhr	K. Knörr/Ulm: Techniques of amniocentesis; Discussion
10.05 Uhr	W. Schmidt/Zürich: Culture of amniotic fluid cells; Discussion
10.25 Uhr	Coffee break
11.00 Uhr	C. B. Jacobson/Washington: Cytogenetics of amnion cells. Comments: K. Boczkowski/Warschau, M. Mikkelsen/Glostrup; Discussion
12.20 Uhr	Lunch, Kolpinghaus
14.15 Uhr	E. J. Seegmiller/La Jolla: Prenatal biochemical diagnosis; Discussion
15.00 Uhr	J. H. Edwards/Birmingham: Possible consequences of prenatal diagnosis for population genetics; Discussion
15.45 Uhr	Coffee break
16.30 Uhr	Round table discussion on the risk-benefit balance a) risk to the fetus, b) risk to the mother, c) risk of diagnostic errors. Introduction: D. Bergsma / White Plains, N. Y.: Current status of application of amniocentesis in the world. Participants: All speakers
20.00 Uhr	Öffentliches Podiumsgespräch über genetische, medizinische, juristische und ethische Aspekte der pränatalen Diagnostik. Einführung: W. Lenz/Münster: Übersicht medizinisch-genetische Situation. H. Horstkotte/Bundesjustizministerium: Übersicht juristische Situation.

Abb. 2.2. Referenten und Themen auf der 4. Jahrestagung der Gesellschaft für Genetik e.V. vom 11.–13. Mai 1972 in Freiburg/Breisgau

Im Anschluß an diese Tagung fand – als Ergänzung zu den im März 1972 auf der Reisensburg angelaufenen Planungen – ein ausführliches Rundgespräch mit den ausländischen Referenten über die Organisation eines „Pränatalen Diagnoseprogramms" statt. Dabei ging es im wesentlichen darum, zu gezielten Fragestellungen den Rat und die Erfahrung der ausländischen Kollegen einzuholen.

Auf der Basis dieser detaillierten Planungen und in Anerkennung der Bedeutung und der Notwendigkeit des Aufbaus der vorgeburtlichen Diagnostik in der Bundesrepublik hat dann die Deutsche Forschungsgemeinschaft bereits im November 1972 das Schwerpunktprogramm „Pränatale Diagnose genetisch bedingter Defekte“ eingerichtet.

Das Projekt umfaßte u.a.:

- die Förderung bestimmmter Forschungsvorhaben (z.B. Techniken der Amniozentese und der Amnionzellkultivierung, Entwicklung zytogenetischer Techniken, biochemisch-genetische Untersuchungen an Zellkulturen, immunologische Beziehungen zwischen Mutter und Fetus)
- die Verbesserung der personellen und apparativen Ausstattung der humangenetischen Institute sowie der zytogenetischen und biochemischen Laboratorien und ebenso der Amniozentese-Teams in den Frauenkliniken;
- histologische und zytogenetische Untersuchungen von Aborten (insbesondere nach Abruptio wegen einer Anomalie zur Bestätigung der Diagnose);
- weitere Beobachtung der geborenen Kinder;
- jährlich eine Arbeitstagung der an dem Projekt teilnehmenden Gruppen.

Vorrangig erfolgte die Einrichtung einer Dokumentationsstelle mit den Aufgaben der Registrierung aller Amniozentesen und ihrer Ergebnisse, der Koordinierung der Aktivitäten in den Arbeitsgruppen und deren kontinuierliche Information.

Die an dem Projekt beteiligten Arbeitsgruppen sind nachfolgend, geordnet nach Universitäten [2], aufgeführt:

Aachen	Hannover
Berlin	Heidelberg
Bonn	Kiel
Düsseldorf	Köln
Erlangen	Lübeck
Frankfurt/Main	Mainz
Freiburg/Br.	Marburg
Gießen	München
Göttingen	Tübingen
Hamburg	Ulm

Die Jahre 1973/1974 müssen als Anlaufzeit des Projekts angesehen werden. Schwierigkeiten bereitete einzelnen Teams die Technik der Amniozentese, mehr noch die Technik der Amnionzellkultivierung – man muß bedenken, daß die Zell- und Gewebezüchtung damals noch nicht zum gängigen Methodenrepertoire der humangenetischen Laboratorien gehörte und zunächst etabliert werden mußte.

Wie schwierig und mühsam sich für die einzelnen Gruppen diese Anlaufzeit gestaltete, ist aus Tabelle 2.1 zu ersehen.

Bei der 1. Auswertung nach Anlaufen des Programms waren insgesamt erst 269 erfolgreiche, d.h. zu einer Diagnose führende Amniozentesen registriert, und nur die in Tabelle 2.1 aufgeführten 9 der damals 19 teilnehmenden Arbeitsgruppen

Tabelle 2.1. DFG-Schwerpunktprogramm: „Pränatale Diagnose genetisch bedingter Defekte" [1]. 1. Auswertung der Eingänge bei der Dokumentationsstelle. Zeitraum: 1. September 1973–15. Oktober 1974 Gesamtzahl: 269 Eingänge von 19 Arbeitsgruppen. (In der Tabelle sind nur Arbeitsgruppen mit 3 und mehr Fruchtwasseruntersuchungen aufgeführt)

Arbeitsgruppen	Eingänge	Anteil an der Gesamtzahl [%]
Knörr, Ulm	134	50
Sperling/Wieczorek, Berlin	59	22
Murken, München	36	13
Hansmann, Bonn	7	2,6
Schwinger, Bonn	5	2
Zahn, München	5	2
Rott, Erlangen	4	1,5
Nitsch, München	3	1
Rehder, Lübeck	3	1

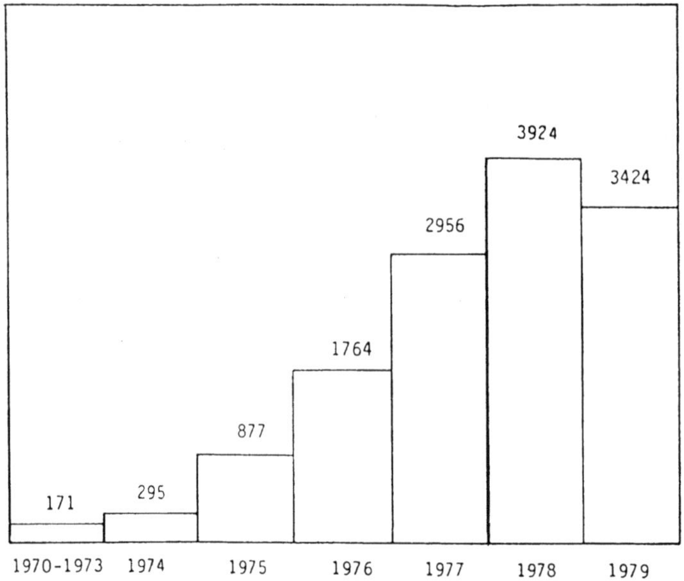

Abb. 2.3. DFG-Schwerpunktprogramm „Pränatale Diagnose genetisch bedingter Defekte". Anzahl pränataler Diagnostikfälle in den Jahren 1970–1979 (n = 13.411) [3]

hatten bis zum 15. Oktober 1974 3 und mehr Fälle der Dokumentationszentrale gemeldet.

Da in Ulm aufgrund unserer bereits vorhandenen Erfahrungen die Anlaufschwierigkeiten bald behoben waren, konnten wir uns zur Ausbildung der Teilnehmer des Projekts zur Verfügung stellen – ein Angebot, das rege in Anspruch genommen wurde.

Tabelle 2.2. DFG-Schwerpunktprogramme „Pränatale Diagnose genetisch bedinger Defekte". Anzahl der dokumentierten Pränataldiagnosen in den einzelnen Arbeitsgruppen mit mehr als 100 Fällen [3]

Arbeitsgruppen	Amniozentesen
Berlin	956
Bonn	939
Düsseldorf	661
Erlangen	250
Frankfurt/M.	753
Freiburg/Br.	123
Gießen	945
Göttingen	184
Hannover	701
Heidelberg	1 045
Kiel	269
Köln	821
Mainz	108
Marburg	297
München	1 386
Tübingen	380
Ulm	3 090
total	12 908
Sonstige - unter 100 Fälle	503
total	13 411

Ab 1973 fanden die jährlich vorgesehenen Arbeitstagungen der an dem Schwerpunktprogramm teilnehmenden Gruppen statt, um den Austausch von Erfahrungen zu fördern, Schwachpunkte aufzudecken und weitere förderungswürdige Projekte zu beraten.

In einigen europäischen Ländern war ebenfalls um das Jahr 1970 mit der pränatalen Diagnostik begonnen worden [15]. Das hatte zur Folge, daß ab 1975 Konferenzen auf europäischer Ebene begannen, die dem internationalen Erfahrungsaustausch dienten (1975 in Stockholm, 1976 in Paris und 1978 in München) [13].

Vom Jahre 1975 an stieg die Frequenz an pränatalen Untersuchungen kontinuierlich an (Abb. 2.3). Der vermeintliche Rückgang im Jahre 1979 ist durch das Auslaufen des Programms und das Ausklingen der Meldungen bedingt.

Während der gesamten Laufzeit des Projektes bis zum Jahre 1979 wurden insgesamt ca. 13 500 Fälle erfaßt (Abb. 2.3 u. Tabelle 2.2) - gemessen an den oben erwähnten Anfangsschwierigkeiten eine ganz beachtliche Zahl.

In der Tabelle 2.2 sind diejenigen Arbeitsgruppen aufgeführt, die mehr als 100 Pränataldiagnosen erstellt und der Dokumentationsstelle mitgeteilt hatten.

Die positiven Auswirkungen dieser Studie der Deutschen Forschungsgemeinschaft im Sinne einer Starterfunktion gehen aus der Tatsache hervor, daß 1982 - also 3 Jahre nach Auslaufen des Programms - bereits innerhalb *eines* Jahres ca.

Tabelle 2.3. Einführung der pränatalen Diagnostik in der BRD (Angaben aus DFG-Schwerpunktprogramm [3] und von Frau T.M. Schroeder-Kurth, Heidelberg [16])

Jahr	Anzahl der Fruchtwasserproben	Anzahl der Chorionbiopsien
1970–1973	↓171↓	
1974	295	
1975	877	
1976	1 764	
1977	2 956	
1978	3 924	
1979	3 424	
Ende des DFG-Schwerpunktprogramms		
1982	15 838	
1984	22 506	
1985	26 130	924
1986	30 583	2 092
1987	33 535	3 101
1988	41 460	5 117

16 000 Fruchtwasseruntersuchungen in der Bundesrepublik erfolgten (Tabelle 2.3). Bis 1987 war die Rate an Amniozentesen pro Jahr auf mehr als 33 500 angestiegen. 1988 konnten bereits über 41 000 pränatale Diagnosen registriert werden, ohne die inzwischen hinzugekommenen Chorionbiopsien [16]. 1989 war die Zahl der diagnostischen Eingriffe bereits auf über 50 000 angestiegen [17].

Aus diesen Zahlen geht hervor, daß die vorgeburtliche Diagnostik binnen kurzer Zeit in der Bevölkerung eine beachtliche Akzeptanz gefunden hat, die nicht zuletzt auch durch ihre alsbaldige Verankerung in die Mutterschaftsrichtlinien gefördert wurde. So unterziehen sich heute mehr als 50% der Frauen im höheren Gebäralter einem der pränataldiagnostischen Eingriffe [16, 17]. Diese Akzeptanz wird von keiner anderen Vorsorgemaßnahme erreicht – wir wissen, daß z.B. die gynäkologische Krebsvorsorge nur von ca. 30% der Berechtigten genutzt wird.

Zusammenfassend kann man sagen, daß die pränatale Diagnostik eine gut geplante, eindrucksvolle Entwicklung durchgemacht hat, und zwar sowohl hinsichtlich der Vervollkommnung der Technik der Fruchtwasserpunktion im Verbund mit der Sonographie als auch hinsichtlich der Erweiterung des Methodenspektrums.

Auf die jüngsten Fortschritte bis hin zu den Anfängen einer pränatalen Medizin wird im Kap. 2.1.2 eingegangen und damit die Thematik abgerundet. Dabei wird sich zeigen, daß neue Entwicklungsphasen wiederum neue Fragen und neue Probleme aufwerfen neben denjenigen, die uns von Anfang an beschäftigt haben.

Literatur

1. Deutsche Forschungsgemeinschaft (1974) Schwerpunktprogramm: Pränatale Diagnostik genetisch bedingter Defekte. 2. Informationsblatt. München 4.11.1974
2. Deutsche Forschungsgemeinschaft (1982) Schwerpunktprogramm: Pränatale Diagnostik genetisch bedingter Defekte. 16. Informationsblatt. München 15.7.1982
3. Deutsche Forschungsgemeinschaft (1991) Schwerpunktprogramm: Pränatale Diagnose genetisch bedingter Defekte. Abschlußbericht. Hrsg: Stengel-Rutkowski S, Linse B, Brandmaier R, Hansen-Kube H, München
4. Ford CE, Jones KW, Polani PE, de Almeida JC, Briggs JH (1959) A sex-chromosome anomaly in a case of gonadal dysgenesis (Turner's syndrome). Lancet I: 711
5. Knörr K (1964) Chromosomal bedingte Entwicklungsstörungen. Z Menschl Vererb- u Konstitutionslehre 37: 455
6. Knörr K (1971) Möglichkeiten und Konsequenzen der pränatalen Diagnostik kongenitaler Anomalien. Geburtshilfe Frauenheilkd 31: 614
7. Knörr K (1972) Die pränatale Diagnostik aus der Sicht des Geburtshelfers. In: Murken J-D (Hrsg) Genetische Familienplanung und pränatale Genetik. Lehmanns, München, S 57
8. Knörr-Gärtner H, Härle I (1972) A modified method of culturing human amniotic fluid cells for prenatal detection of genetic disorders. Humangenetik 14: 333
9. Krauss D (1972) Die rechtlichen Möglichkeiten einer Schwangerschaftsunterbrechung bei genetischer und kindlicher Indikation. In: Murken J-D (Hrsg) Genetische Familienberatung und pränatale Genetik. Lehmanns, München, S 68
10. Lejeune J, Turpin R, Gautier M (1959) Le mongolism, premier example d'aberration autosomique humaine. Ann Génét 1: 41
11. Murken J-D (Hrsg) (1972) Genetische Familienberatung und pränatale Genetik. Lehmanns, München
12. Murken J-D (1972) Beratungssituation und Fragestellungen der pränatalen Genetik. In: Murken J-D (Hrsg) Genetische Familienberatung und pränatale Genetik. Lehmanns, München S 7
13. Murken J-D, Stengel-Rutkowski S, Schwinger E (Hrsg) (1979) Proceedings of the 3rd European Conference on Prenatal Diagnosis of Genetic Disorders. München, April 12–14, 1978. Enke, Stuttgart
14. Nadler HL (1968) Antenatal detection of hereditary disorders. Pediatrics 42: 912
15. Nippert I (1991) History of prenatal genetic diagnosis in the Federal Republic of Germany. In: Reid M (ed) The diffusion of four prenatal screening tests across Europe. King's Fund Centre for Health Services Development, London
16. Schroeder-Kurth TM (1991) Medizinische Genetik – Entwicklung und Ausblicke. In: Humangenetik in Heidelberg. Bibliotheksband der Univ.-Bibliothek Heidelberg zum 65. Geburtstag von Dr. Dr. h.c. Friedrich Vogel
17. Schroeder-Kurth TM (1991) pers. Mitteilung
18. Valenti C, Schutta ES, Kehaty T (1968) Prenatal diagnosis of Down's syndrome. Lancet II: 220

2.1.2 Neue Entwicklungen in der pränatalen Medizin

W. Holzgreve

Parallel zur Abnahme der durchschnittlichen Kinderzahl pro Familie in den meisten industrialisierten Ländern ist der Wunsch der werdenden Eltern stärker geworden, durch vorgeburtliche Untersuchungen feststellen zu lassen, ob das Kind sich im Mutterleib normal entwickelt. Eine solche pränatale Diagnostik ist insbesondere dann populär, wenn sie nicht-invasiv und mit einem möglichst geringen Risiko für die Schwangeren bzw. ihre Kinder in utero verbunden ist.

Der Fortschritt der Humangenetik während der letzten Jahre hat sich auf die Schwangerschafts- und Geburtsmedizin wie auf kaum einen anderen Bereich der Humanmedizin bereits jetzt ausgewirkt, und für die Zukunft sind deutlich absehbar noch stärkere Einflüsse zu erwarten.

Da eine Tendenz besteht, die im Labor neu entwickelten Techniken sehr rasch in die pränatale Diagnostik einzuführen, besteht ein großer Bedarf, ethische Prinzipien zu entwickeln, an denen solche tatsächlichen oder scheinbaren Fortschritte gemessen werden können. In diesem Beitrag sollen anhand einiger Beispiele die neueren technischen Entwicklungen aufgezeigt und die damit verbundenen Probleme und einige Lösungsansätze angesprochen werden.

Screeninguntersuchungen in der Schwangerschaft mittels Ultraschall- und biochemischen Bestimmungen im Serum der Schwangeren

Die Bundesrepublik Deutschland hat als erstes Land der Welt in den Mutterschaftsrichtlinien verankert, daß Schwangere die Möglichkeit haben, während der Gravidität 2 Ultraschalluntersuchungen durchführen zu lassen, ohne daß a priori erkennbare erhöhte Risiken vorliegen. Der Vorteil solcher Screeninguntersuchungen liegt u.a. darin, daß Mehrlingsschwangerschaften und Wachstumsretardierungen, aber auch kindliche Fehlbildungen durch die Real-time-Sonographie frühzeitig entdeckt werden können. Prof. Ch. Rodeck, der Direktor der Universitäts-Frauenklinik am University College Hospital in London, hat in diesem Zusammenhang einmal ausgeführt, daß über die bekannten perinatalen Notfallsituationen hinaus die plötzliche und häufig unvermeidbare Konfrontation mit fetalen Fehlentwicklungen im Rahmen der Schwangerenvorsorge wahrscheinlich die häufigste „Geburtshilfliche Notfallsituation“ darstellt, wobei Geburtshelfer auf solche pränatalen Notfälle in der Regel unzureichend vorbereitet bzw. die dafür speziell ausgebildeten Experten bzw. Zentren nicht zahlreich genug vorhanden sind. Obwohl in Deutschland bisher nicht kontrolliert bzw. randomisiert das Ultraschallscreeningkonzept untersucht wurde [1], gibt es viele indirekte Hinweise auf eine wachsende Effektivität des Mehrstufenkonzeptes. So ist in Instituten der Pränataldiagnostik die Rate von Fällen, in denen wegen sonographischer Auffälligkeiten eine rasche Karyotypisierung durchgeführt wird, ständig im Ansteigen begriffen. Allein im Zentrum für Frauenheilkunde in Münster wurden inzwischen über 1000 solcher Untersuchungen durchgeführt bei Schwangerschaften, in denen die Screeninguntersuchungen ergeben hatten, daß ein erhöhtes Risiko für Chromosomenstörungen des Kindes vorlag. Die Tabelle 2.4 zeigt, daß allein unter den ersten 513 Fällen, in denen die neue Technik der Plazentapunktion eingesetzt wurde, welche die z.Z. rascheste Methode der Karyotypisierung darstellt, die sich insbesondere auch bei Oligo- und Polyhydramnie gut bewährt hat [2], in 20% der Fälle eine Aneuploidie gefunden wurde. Im Vergleich zur Altersindikation ist dieser Prozentsatz sehr hoch und zeigt damit indirekt die Effektivität des Ultraschallscreening und die nützliche Zusammenarbeit zwischen Peripherie und Zentrum für pränatale Medizin. Aus Abb. 2.4, welche die Schwangerschaftsalter der verschiedenen kindlichen Chromosomenstörungen zusammenfaßt, geht deutlich hervor, daß die letalen Triploidien und Trisomie 13- bzw. -18-Fälle mehrheitlich vor der 22. SSW post conceptionem, der Grenze für den Schwangerschaftsabbruch aus kindlicher Indikation in unserem Land, entdeckt werden. Die rasche Erkennung letaler Chromosomenstörungen ist auch im 3. Trimenon und sogar kurz vor dem Termin noch sinnvoll, da bei auffälligem CTG und Notwendigkeit einer raschen geburtshilflichen Entscheidung

Tabelle 2.4. Ergebnisse nach Planzentabiopsie bei 513 Patientinnen mit verdächtigem Ultraschallbefund. (UFK Münster, Stand: 31.5.1992)

Ergebnis	n	[%]	
46, XY oder 46, XX	409	79,7	513 =100%
Chromosomenanomalie (Strukturell oder Aneuploidie)	104	20,3	
45, X	30	29.8	
45, X, 15p+	1		
69, XXX or 69, XXY	21	20.2	
47, +18	19	18.3	
47, +21	16	15.4	
47, +13	9	8.7	
47, XX, +9	2	1.9	
47, XX, +21/48, XX, +18, +21	1	1	
46, XX, −14, +t (13;14)	1	1	
47, XYY,	1	1	
46, XY, 7q−	1	1	
46, XY, −13, +t (13q;21q)	1	1	
46, XX, 13q−	1	1	
Gesamt	104	100	

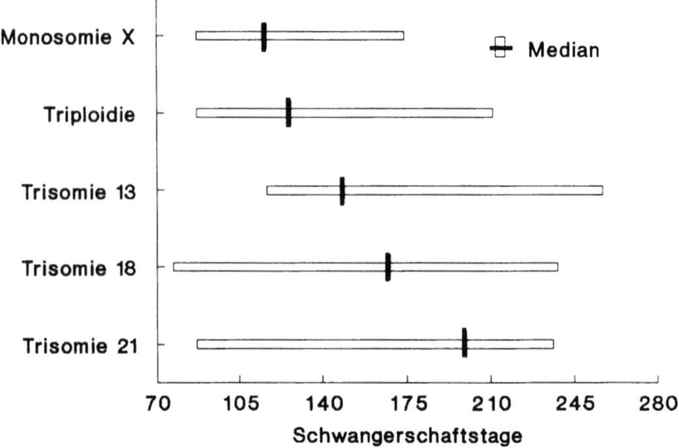

Abb. 2.4. Schwangerschaftsalter bei Diagnose

unnötige Maßnahmen mit erhöhtem mütterlichen Risiko, wie Kaiserschnitt, Tokolysen etc., vermieden werden können. Bei Triploidien ist durch die Kenntnis des Chromosomensatzes nicht nur die extrem schlechte Prognose des Kindes determiniert, sondern es kann auch der erhöhten mütterlichen Gefährdung durch Präeklampsie, Blutungen, Invasivität der Blasenmole etc. begegnet werden. Im Gegensatz zu Kindern mit Edwards- oder Pätau-Syndrom können Kinder mit Down-Syndrom mit ihren Angehörigen und ihrer Umgebung in ihrer speziellen Art und Weise interagieren. Deswegen sehen manche Schwangere verständlicherweise die Kenntnis einer kindlichen Trisomie 21 nicht als Grund für einen Schwangerschaftsabbruch an, während andere, einschließlich solcher Eltern mit vorausgegangenem Kind mit Down-Syndrom, an einer möglichst frühen Feststellung interessiert sind, um auch die Option des Schwangerschaftsabbruches wahrnehmen zu können. Es ist Aufgabe der pränatalen Diagnostik, den Eltern fair und ausgewogen die bestmögliche Information in einer ihnen verständlichen Sprache zu geben, damit sie ihre persönliche informierte Entscheidung treffen können.

Da alle diagnostischen Eingriffe, wie die Amniozentese bzw. die Choriondiagnostik, ein zwar sehr geringes, aber doch unvermeidbares mütterliches und kindliches Risiko beinhalten, wurde als nicht-invasive Screeningmethode die Alpha-Fetoproteindiagnostik bzw. später der sog. „Triple-Test" entwickelt. In der Vergangenheit wurde eine pränatale Karyotypisierung nur Frauen über 35 Jahren angeboten, wobei durch dieses Vorgehen etwa 80% der Kinder mit Down-Syndrom pränatal unerkannt blieben. Bei gleichzeitiger Auswertung des sog. Triple-Marker im mütterlichen Serum, über die alleinige Berücksichtigung des Alters hinaus, kann bei gleichbleibender Amniozentesefrequenz – im Gegensatz zu den 20% unter Benutzung der reinen Altersindikation entdeckten Schwangerschaften mit Down-Syndrom – diese Rate auf über 70% erhöht werden [3]. Unsere Arbeitsgruppe hat allerdings bereits bei der Einführung des „Triple-Tests" die Sorge geäußert, daß bei fehlender Beratung der Schwangeren vor Blutentnahme über die Bedeutung eines „testpositiven" Befundes erhebliche Verunsicherungen als Folge des Screenings entstehen können, wenn dies nicht adäquat eingesetzt wird und nicht in sorgfältige Beratung eingebettet ist. Unter den ersten 4208 Fällen (Tabelle 2.5a) haben wir 10 Fälle mit Down-Syndrom entdeckt, von denen 9 Frauen unter 35 Jahren waren (Abb. 2.5). Wenn man die Entscheidungen der Frauen nach Triple-Test und anschließender gezielter Ultraschalldiagnostik für oder gegen eine Amniozentese analysiert, stellt sich heraus (Tabelle 2.5b), daß die Entscheidungen sehr wesentlich durch die Höhe des Risikos beeinflußt werden. Dies kann erfreulicherweise so interpretiert werden, daß ein „testpositives" Ergebnis der Triple-Diagnostik keineswegs automatisch bedeutet, daß eine Amniozentese durchgeführt, sondern einem normalen Ultraschallergebnis von den Frauen offensichtlich große Bedeutung beigemessen wird. Wir sollten uns weiterhin intensiv darum bemühen, die Aufklärung über die Möglichkeiten eines nichtinvasiven Serumscreenings zu verbessern, um die Vorteile dieser Untersuchungen, d.h. die Bereitstellung einer besseren Entscheidungsgrundlage zu invasiven Eingriffen, möglichst vielen Frauen zugänglich zu machen, ohne dadurch unnötig Ängste zu wecken bei Schwangerschaften, die sonst sorgenfreier erlebt werden könnten.

Tabelle 2.5a. Nicht-invasives Serumscreening für NTD und Down-Syndrom (sog. „Triple-Screening", Univ. Münster, 1.5.91–28.2.93)

	n	[%]
Gesamtzahl	4 208	100
Nicht ausgewertet	675	16
	zu früh 613	14,6
	zu spät 61	1,4
	unklassif. 1	0,1
Ausgewertet	3 533	100/84
„Positiv" NTD	129	3,7
„Positiv" M. Down	457	12,9
„Positiv" NTD + M. Down	21	0,6

Tabelle 2.5b. Nichtinvasives Serumscreening für NTD und Down-Syndrom (sog. „Triple-Screening", Univ. Münster, 1.5.91–31.8.92)

Risiko für Down-Syndrom	Pränatale Karyotypisierung
>= 1 : 50	40/47 (85,11%)
1 : 51–1 : 200	83/126 (65,87%)
1 : 201–1 : 400	92/177 (51,98%)

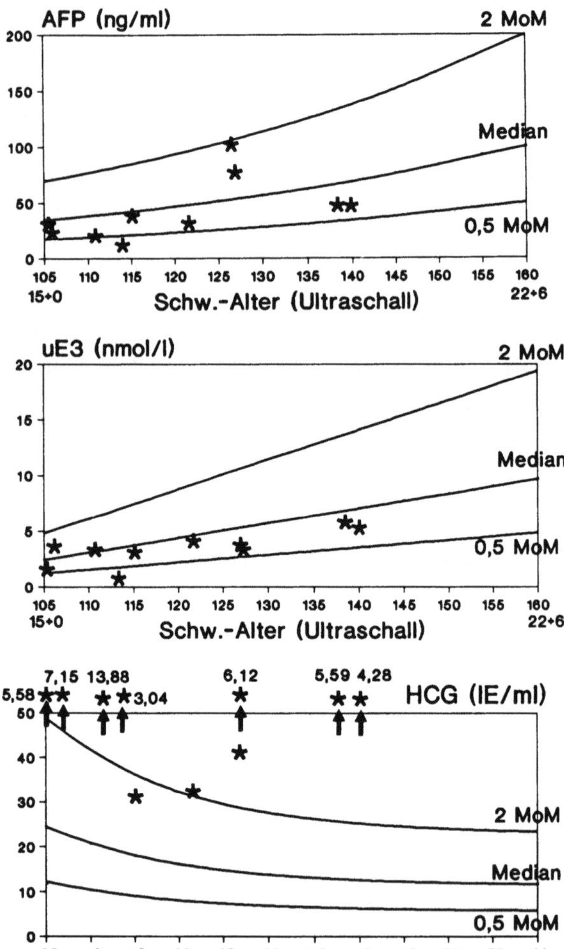

Abb. 2.5. Nicht-invasives Serumscreening für NTD und Down-Syndrom (sog. „Triple-Screening"), Universität Münster, 1.5.1991–28.2.1993. Normkurven selbst erstellt. *= Trisomie 21

Nicht-invasive Pränataldiagnostik aus fetalen Zellen nach Isolation aus mütterlichem Blut

Eine Isolierung fetaler Zellen aus der mütterlichen Zirkulation in der Schwangerschaft wäre die Verwirklichung des Wunsches einer am wenigsten invasiven Methode der Pränataldiagnostik. Es ist lange vermutet worden, daß in der Schwangerschaft Zellen, wie Trophoblasten, über die Plazentaschranke wachsen können [5]. Kürzlich konnten andere und unsere eigenen Arbeitsgruppen zeigen, daß der Quotient fetaler zu mütterlichen Zellen im peripheren Blut allerdings nur $1:10^{-9}$ beträgt. Wir isolieren aus dem mütterlichen Blut statt Trophoblastzellen nukleierte Erythrozyten, die entweder über das „fluorescence activated cell sorting" oder durch die von uns eingesetzte Methode des „magnetic activated cell sorting" [6] angereichert werden können. Bisher haben wir auf diese Weise in 15 Fällen von kindlichen Trisomien 18 und 21 pränatal durch Anreicherung fetaler Zellen aus mütterlicher Zirkulation die pränatale Diagnose korrekt stellen können, sowohl in Fällen nach als auch vor invasiven Eingriffen. Auch wenn diese Ergebnisse, die im 1., 2. und 3. Trimenon erhoben wurden, extrem ermutigend sind, müssen weitere klinische Studien die Sensitivität, Spezifität und die prädiktiven Werte unserer neuen nicht-invasiven Technik der pränatalen Diagnostik ermitteln. Bisher haben wir zwischen Fällen mit Trisomien und Kontrollen keine Überschneidungen gefunden. Aber selbst, wenn größere Serien entsprechende Überlappungen in der Rate von Zellen mit 3 Domänen zeigen würden, wäre mit der neuen Methode eine sehr gute Screeningmethode für das 1. Schwangerschaftstrimenon gefunden. Wir haben von Anfang an darauf hingewiesen, daß bei der Einführung dieser neuen Technik extrem sorgfältig vorgegangen werden muß, mit zunächst sorgfältig kontrollierten Studien, und daß möglicher Mißbrauch, z.B. der Einsatz der Technik zur Geschlechtsauswahl, verhindert werden muß. Ähnliche Probleme hatten sich auch bei der Einführung der Choriondiagnostik gestellt, wobei seinerzeit entschieden worden war, z.B. das Geschlecht des Kindes erst im 2. Trimenon mitzuteilen. Auch solche Maßnahmen können aber einen Mißbrauch nicht sicher ausschließen. Ein möglicher Mißbrauch sollte aber nicht der Grund dafür sein, daß eine positive Entwicklung insgesamt gestoppt wird.

Eingriffe in utero

Inzwischen sind verschiedene Methoden der Gewebsgewinnung für die anschließende Karyotypisierung entwickelt worden, so daß nun unter Berücksichtigung der individuellen Faktoren, wie Schwangerschaftsalter, verfügbare Zeit bis zum Vorliegen des Ergebnisses etc., die adäquate Technik gewählt werden kann. Hierin liegt ein klarer Vorteil, aber die Sicherheit jeder neuen Methode muß vor dem Hintergrund der etablierten Methode, insbesondere der Amniozentesetechnik beurteilt werden. Das Risiko der Amniozentese wurde in der besten hierzu vorliegenden randomisierten Studie mit etwa 1% ermittelt [7]. Ein wichtiger Vorteil der Amniozentese ist, daß die Rate von mütterlichen Zellkontaminationen niedrig ist [8], ebenso die Rate echter Mosaike [9]. Obwohl auch bereits die Einführung der Amniozentese in der Lage war, Frauen mit erhöhtem Risiko zu einer Schwangerschaft zu ermutigen [10], ist ein Nachteil dieser Methode, daß das Ergebnis erst in der Regel nach der 14. SSW vorliegt, so daß bei einem dann erforderlichen Zweittrimesterabbruch die emotionalen Belastungen nach entsprechenden Studien besonders groß sind [11, 12]. In letzter Zeit wurde daher die sog. „Frühamniozentese" propagiert, das zu diesem Thema vorliegende mehr als ein Dutzend Publikationen zeigt [13, 14, 15], daß die meisten der Eingriffe erst nach der 13. SSW durchgeführt wurden, so daß das Ergebnis auch nach dieser Methode wie bei der konventionellen Amniozentese nicht zu einem Zeitpunkt vorliegt, zu dem normalerweise noch eine Saugkürettage durchgeführt würde. Vor der 13. SSW scheint die Komplikationsrate der Amniozentese deutlich erhöht zu sein. Da außerdem vor diesem Zeitpunkt nur sehr wenig Fruchtwasser entfernt werden kann, wurden inzwischen sogar Methoden zur „Amniofiltration" [16] entwickelt. Die zytogenetischen Ergebnisse nach früher Amniozentese sind insgesamt zufriedenstellend [17], aber auch hier findet sich eine erhöhte Rate von Mosaikbefunden [18]. Derzeit sind 2 randomisierte Untersuchungen im Gange, welche die Frühamniozentese mit der Choriondiagnostik vergleichen [19, 20]. Von den 10 zur Choriondiagnostik im 1. Trimenon entwickelten Entnahmetechniken haben sich nur die transzervikale und die transabdominale Methode bewährt, wobei weltweit die Entnahmen am häufigsten entweder mit dem von Ward [21] oder dem von uns entwickelten Katheter durchgeführt werden [22]. Die transabdominale Chorionbiopsie wurde durch die Gruppe von Smid-Jensen und Hahnemann [23] in Dänemark eingeführt. Randomisierte Vergleichsuntersuchungen zwischen transzervikalen und transabdominalen Chorionzottenentnahmen von Brambati et al. [24] sowie Jackson et al. [25] fanden keine Unterschiede in der Sicherheit zwischen beiden Methoden, während die Gruppe von Smid-Jensen et al., welche die transabdominale Methode entwickelt hatte, ein höheres Risiko bei der transzervikalen Methode fand. Auch ein Vergleich von über 1 000 Chorionzottenentnahmen mit der gleichen Zahl von Amniozentesen in einem einzelnen Zentrum konnte zeigen, daß die Rate von lebend geborenen Kindern nach beiden Methoden mit 95,8% bzw. 95,7% vergleichbar war [27]. Es gibt bisher auch 2 randomisierte Serien [28, 29] und eine kontrollierte Studie [30], in denen die eingriffsbedingten Komplikationsraten nach Ersttrimester-Chorionentnahmen und konventioneller Amniozentese verglichen wurden. Während die randomisierte kanadische und die kontrollierte US-amerikanische Untersuchung beide keinen signifikanten Unterschied in den Abortraten nach Eingriff fanden, ergab die europäische Multicenterstudie eine höhere Komplikationsrate in der Chorion- im Vergleich zur Amniozentesegruppe. Allerdings waren in der europäischen Kollaborativstudie 31 Untersuchungsstellen mit teilweise nur sehr wenigen Eingriffen beteiligt. In letzter Zeit wurde von 2 Zentren basierend auf weniger als 600 Fällen in vergleichsweise kleinen Programmen der Verdacht geäußert, daß die Choriondiagnostik die Rate von Extremitätenfehlbildungen erhöhen könnte [31, 32]. Eine internationale Untersuchung unter Koordination der WHO von 85 000 Schwangerschaftsausgängen nach Choriondiagnostik und auch unsere eigenen Erfahrungen mit inzwischen über 5 000 Choriondiagnosen konnten allerdings diesen Verdacht nicht bestätigen.

Wegen der bisher vorliegenden zytogenetischen Ergebnisse nach Choriondiagnostik halten wir das Münsteraner Vorgehen für bestätigt, immer sowohl die Direktpräparation als auch die Chorionkultur durchzuführen. Wenn dies geschieht, sind die diagnostische Sicherheit der Choriondiagnostik und die der Amniozentese gleichwertig [34]. Insgesamt ist die Einführung der Choriondiagnostik ein Beispiel für verantwortungsvolles Vorgehen, weil hier sehr früh randomisierte Studien durchgeführt wurden und ein offener Austausch der Erfahrungen und Daten unter den aktiven Zentren charakteristisch ist, so daß mögliche Risiken frühzeitig erkannt wurden.

Untersuchungen der DNA in der Pränataldiagnostik

DNA-Untersuchungen sind deswegen in der pränatalen Diagnostik besonders schnell eingeführt worden, weil sie an allen undifferenzierten Zellen, also auch Trophoblastzellen und z.B. nukleierten fetalen Erythrozyten nach Isolierung aus mütterlichen Blut etc. durchgeführt und damit häufig invasivere Eingriffe, wie Fetoskopie, fetale Muskel- oder Leberbiopsien usw., durch Choriondiagnostik ersetzt werden können. Dieser Aspekt kann auch durch die Liste der x-gekoppelten Erbleiden (Tabelle 2.6) illustriert werden, die bisher in unserem Chorionprogramm untersucht worden sind. Noch vor kurzer Zeit konnten bei vielen dieser x-gekoppelten Erkrankungen, wie z.B. der Duchenne-Muskeldystrophie, der Hämophilie etc., nur die Bestimmung des fetalen Geschlechts angeboten werden, während heute durch molekulargenetische Untersuchung in der Regel eine individuelle Aussage gemacht werden kann. Invasivere Eingriffe, wie Muskelbiopsie zum Ausschluß der Duchenne-Muskeldystrophie oder Blutentnahmen in utero zum Ausschluß der Hämophilie, sind nur noch selten erforderlich. Auch am Beispiel der Ornithintranscarbamylase-Defizienz kann der Fortschritt illustriert werden. Wurde doch erst in den 80er Jahren eine Technik entwickelt, mit der nach fetaler Leberbiopsie dieses Leiden biochemisch bestimmbar war [35], während jetzt durch molekulargenetische Untersuchungen in der Regel bereits im 1. Trimenon nach Choriondiagnostik die Diagnose molekulargenetisch gestellt werden kann. Auch beim x-gekoppelten Hydrozephalus, bei dem bisher nach Geschlechtsbestimmung nur die Ultraschalldiagnostik im 2. Trimenon den Ausschluß erbringen konnte, oder beim Wiskott-Aldrich Syndrom, bei dem die problematische Bestimmung der Thrombozytengrößen nach Chordozentese erforderlich war,

Tabelle 2.6. CVS-Programm Münster: X-gekoppelte Erkrankungen

Indikation	n	Untersuchung
Muskeldystrophie Duchenne/Becker	53	DNA
Hämophilie A/B	17	DNA
Menke-Syndrom	6	Kupferbestimmung
MPS II Hunter	6	Enzymbestimmung
Norrie-Syndrom	4	DNA
Chorioideremie	3	DNA
X-gekoppelter Hydrozephalus	3	Ultraschall
Adrenoleukodystrophie	3	langkettige Fettsäuren
Wiskott-Aldrich-Syndrom	3	fetale Blutentnahme
Fragiles X	3	DNA, Chromosomen
OTC-Defizienz	3	DNA, Leberbiopsie
Lowe-Syndrom	2	DNA
X-gekoppelte Thrombozytopenie	1	fetale Blutentnahme
Incontinentia pigmenti	1	fetale Hautbiopsie
Pelizaeus-Merzbacher-Syndrom	1	DNA
Gesamt	109	

können solche Untersuchungen in jüngster Zeit molekulardiagnostisch durchgeführt werden. In diesem Zusammenhang erscheint auch eine weitere Kartierung und Charakterisierung des menschlichen Genoms, wie sie z.B. im Genomprojekt angestrebt wird [36, 37], sinnvoll.

Der Einsatz molekulargenetischer Techniken zur pränatalen Diagnostik sollte getrennt von Problemen, wie dem Screening auf Überträgerstatus in einer Population z.B. im Hinblick auf zystische Fibrose, fragiles X etc., oder im Hinblick auf potentiellen Mißbrauch der Information durch Versicherungen, Arbeitgeber oder andere [38, 39] diskutiert werden. Auch das Problem der pränatalen Diagnostizierbarkeit milderer Erkrankungen, wie z.B. der Phenylketonurie, ist nicht erst durch die Molekulargenetik relevant geworden, sondern hat sich beispielsweise auch schon nach der Einführung der Ultraschalldiagnostik gestellt, weil auch hier z.B. isolierte Extremitätenfehlbildungen erfaßt werden können, welche die Entwicklung des Kindes nur wenig beeinflussen. Neuere Techniken, wie die Polymerasekettenreaktion, die auch für den Nachweis von Einzelgenerkrankungen aus fetalen Zellen in der mütterlichen Zirkulation eingesetzt werden, haben auch die sozusagen früheste Form der Chorionzottendiagnostik ermöglicht, nämlich die Trophoblastbiopsie in vitro. Dieses Verfahren ist als Präimplantationsdiagnostik bekannt geworden, und die ersten klinischen Fälle wurden von der Arbeitsgruppe um Handyside et al. [40] berichtet. Genetische Techniken sollten im Bereich der Schwangeren- und Geburtsmedizin nur im Rahmen einer adäquaten genetischen Beratung eingesetzt werden. Entscheidend ist die Respektierung der elterlichen Autonomie, die durch ausführliche Aufklärung über Risiken und Optionen gewährleistet werden muß. Den Eltern muß in verständlicher Sprache klargemacht werden, was ein genetischer Test leisten kann, wo die Risiken liegen bzw. wie wahrscheinlich diagnostische Irrtümer sind und vor allem, um welche nachweisbaren Erkrankungen es geht. Das Recht der Eltern, bei schweren unheilbaren Leiden einen Schwangerschaftsabbruch durchführen lassen zu können, muß gegen das Lebensrecht des ungeborenen Kindes abgewogen werden. Auch wenn die meisten Gesellschaften einen Schwangerschaftsabbruch in der Frühschwangerschaft bei schweren unheilbaren Leiden gestatten, muß jeder Einzelfall indidviduell und ausführlich besprochen werden. Kein Arzt sollte gezwungen werden können, gegen seinen Willen einen Schwangerschaftsabbruch durchführen zu müssen.

Das letztendliche Ziel jeder pränatalen Diagnostik ist eine pränatale Therapie in utero so rechtzeitig, daß irreversible Manifestierungen von Erkrankungen effektiv verhindert werden. Ein Beispiel hierfür ist die pränatale Diagnose einer 21-Hydroxylase-Defizienz, die über HLA-Bestimmungen bzw. mit molekulargenetischen Methoden erfolgen kann. Wenn eine solche Erkrankung des ungeborenen Kindes bereits im 1. Trimenon nachgewiesen wird, kann die sonst häufig stark ausgeprägte Virilisierung der weiblichen Genitalentwickelung durch Gabe von Corticosteroiden an die Mutter verhindert werden. Es besteht Grund zu hoffen, daß die rekombinante Gentechnologie auch weitere Erkrankungen einer solchen rechtzeitigen pränatalen Therapie nach vorausgegangener Pränataldiagnose zugänglich machen wird. Die pränatale Diagnostik und Therapie entwickelt sich z.Z. so schnell wie kaum ein anderes Gebiet der Medizin.

Literatur

1. Holzgreve W (1990) Sonographic screening for anatomic defects. Semin Perinatol 14: 504–513
2. Holzgreve W, Miny P, Gerlach B, Westendorp A, Ahlert D, Horst J (1990) Benefits of placental biopsies for rapid karyotyping in the second and third trimesters (late chorionic villus sampling) in high-risk pregnancies. Am J Obstet Gynecol 162: 1188–1192
3. Wald NJ, Cuckle HS, Densem JW, Nanchahal K, Royston P, Chard T, Haddow JE, Knight GJ, Palomaki GE, Canick JA (1988) Maternal serum screening for Down's syndrome in early pregnancy. Br Med J 297: 883–887
4. Holzgreve W, Schloo R, Tercanli S, Miny P, Schlegel W (1992) Erfahrungen mit dem sogenannten „Triple-Screening" des Down-Syndroms und Schlußfolgerungen für die Praxis. In: Schindler AE (Hrsg) Biochemische Überwachung der Schwangerschaft. Enke, Stuttgart, S 33–39
5. Holzgreve W, Garritsen HSP, Gänshirt-Ahlert D (1992) Fetal cells in the maternal circulation. J Reprod Med 37
6. Bianchi DW, Flint AF, Pizzimenti MF, Knoll JHM, Latt SA (1992) Isolation of fetal DNA from nucleated erythrocytes in maternal blood. Proc Natl Acad Sci 87: 3279–3283
7. Tabor A, Madsen M, Obel EB, Philip J, Bang J, Norgard-Pedersen B (1986) Randomised controlled trial of genetic amniocentesis in 4,606 low-risk women. Lancet 1: 1287–1293
8. Benn PA, Hsu LYF (1983) Maternal cell contamination of amniotic fluid cell cultures: result of a U.S. nationwide survey. Am J Med Genet 15: 297–305
9. Gosden C, Nicolaides KH, Rodeck CH (1988) Fetal blood sampling in investigation of chromosome mosaicism in amniotic fluid cell culture. Lancet 1: 613–616
10. Hook EB, Willey AM (1981) Abortion because of unavailability of prenatal diagnosis. Lancet 2: 936
11. Blumberg BD, Golbus MS, Hanson KH (1975) The psychological sequelae of abortion performed for a genetic indication. Am J Obstet Gynecol 122: 799–808
12. Muth C, Exler U, Miny P, Holzgreve W (1989) Die psychologische Verarbeitung eines Schwangerschaftsabbruchs aus genetischer Indikation im zweiten Trimenon. Z Geburtshilfe Perinatol 193: 96–99
13. Byrne DL, Marks K, Braude PR, Nicolaides KH (1991) Amnifiltration in the first trimester: feasibility, technical aspects and cytological outcome. Ultrasound Obstet Gynecol 1: 320–324
14. Rooney DE, MacLachlan N, Smith J, Rebello MT, Loeffler FE, Beard RW, Rodeck CH, Coleman DV (1989) Early amniocentesis: a cytological evaluation. Br Med J 299: 25
15. Stripparo L, Buscaglia M, Longatti L, Ghisoni L, Dambrosio F, Guerneri S, Rosella F, Lituania M, Cordone M, De Biasio P, Passamonti U, Gimelli G, Cuoco C (1990) Genetic amniocentesis: 505 cases performed before the sixteenth week of gestation. Prenat Diagn 10: 359–364
16. Sundberg K, Smidt-Jensen S, Philip J (1991) Amniocentesis with increased cell yield, obtained by filtration and reinjection of the amniotic fluid. Ultrasound Obstet Gynecol 1: 91–94
17. Rebello MT, Gray CTH, Rooney DE, Smith JH, Hackett GA, Loeffler FE, Horwell DH, Beard RW, Coleman DV (1991) Cytogenetic studies of amniotic fluid taken before the 15th week of pregnancy for earlier prenatal diagnosis: a report of 114 consecutive cases. Prenat Diagn 11: 35–40
18. Elejalde BR, de Elejalde MM, Acuna JM, Thelen D, Trujillo C, Karrmann M (1990) Prospective study of amniocentesis performed between weeks 9 and 16 of gestation: its feasibility, risks, complications and use in early genetic prenatal diagnosis. Am J Med Genet 35: 188–196
19. Byrne D, Marks K, Azar G, Nicolaides KH (1991) Randomized study of early amniocentesis versus chorionic villus sampling: a technical and cytogenetic comparison of 650 patients. Ultrasound Obstet Gynecol 1: 235–240
20. Editorial (1991) Chorion villus sampling: valuable addition or dangerous alternative? Lancet 1: 1513–1515
21. Ward RHT, Modell B, Petrou M, Karagözlu F, Doutratsos E (1983) Method of sampling chorionic villi in the first trimester of pregnancy under guidance of real time ultrasound. Br Med J 286, 1542
22. Holzgreve W, Miny P (1987) Chorionic villi sampling with an echogenic catheter: experiences with the first 500 cases. J Perinat Med 15: 244

23. Smidt-Jensen S, Hahnemann N (1984) Transabdominal fine needle biopsy from chorionic villi in the first trimester. Prenat Diagn 4: 163
24. Brambati B, Terzian E, Tognoni G (1991) Randomized clinical trial of transabdominal versus transcervical chorionic villus sampling methods. Prenat Diagn 11: 285-293
25. Jackson LG, Zachary JM, Fowler SE et al. (1992) A randomized comparison of transcervical and transabdominal chorionic villus sampling. N Engl J Med 327: 594-598
26. Smidt-Jensen S, Permin M, Philip J (1991) Sampling success and risk by transabdominal chorionic villus sampling, transcervical chorionic villus sampling and amniocentesis: a randomized study. Ultrasound Obstet Gynecol 1: 86-90
27. Young SR, Shipley CF, Wade RV, Edwards JG, Waters MB, Cantu ML, Best RG, Dennis EJ (1991) Single center comparison of results of 1000 prenatal diagnoses with chorionic villus sampling and 1000 diagnoses with amniocentesis. Am J Obstet Gynecol 165: 255-263
28. Canadian Collaborative CVS-Amniocentesis Clinical Trial Group: (1989) Multicentre randomised clinical trial of chorionic villus sampling and amniocentesis. Lancet 1: 1-6
29. MRC Working Party on the Evaluation of Chorionic Villus Sampling (1991) Medical Research Council European Trial of chorion villus sampling. Lancet 1: 1491-1499
30. Rhoads GG, Jackson LG, Schlesselman SI et al. (1989) The safety and efficacy of chorionic villus sampling for early prenatal diagnosis of cytogenetic abnormalities. N Engl J Med 320: 609
31. Firth HV, Boyd PA, Chamberlain Pl, MacKenzie IZ, Lindenbaum RH, Huson SM (1991) Severe limb abnormalities after chorion villus sampling at 56-66 days' gestation. Lancet 1: 762-763
32. Burton BK, Schulz CJ, Burd LI (1992) Limb anomalies associated with chorionic villus sampling. Obstet Gynecol 79: 726-730
33. Schloo R, Miny P, Holzgreve W, Horst J, Lenz W (in press) Limb reduction defects following chorionic villus sampling. Am J Genet
34. Miny P, Hammer P, Gerlach B, Tercanli S, Horst J, Holzgreve W, Eiben B (1991) Mosacism and accuracy of prenatal cytogenetic diagnoses after chorionic villus sampling and placental biopsies. Prenat Diagn 11: 581-589
35. Holzgreve W, Golbus MS (1984) Prenatal diagnosis of ornithine transcarbamylase deficiency utilizing fetal liver biopsy. Am J Hum Genet 36: 320-328
36. Watson JD (1990) The human genome project: Past, present and future. Science 218: 44-49
37. National Research Council (1988) Mapping and Sequencing the human genome. National Academy Press Washington, DC
38. Mealy B (1992) Testimony on the possible uses and misuses of genetic information. Hum Gene Therapy 3: 51-56
39. Holtzman NA (ed) (1989) Proceed with caution: predicting genetic risks in the recombinant DNA era. The Johns Hopkins University Press Baltimore London
40. Handyside AH, Lesko JG, Tarin JJ, Winston RML, Huges MR (1992) Birth of a normal girl after in vitro fertilization and preimplantation diagnostic testing for cystic fibrosis. N Eng J Med 327: 905-909
41. Stengel-Rutkowski (1993) Pränatale Diagnostik an Chorionzotten. Abschlußbericht über die Dokumentation der Untersuchungen innerhalb der Gemeinschaftsstudie in der Bundesrepublik Deutschland 1985-1991 München

2.1.3 Ultraschallscreening in der Schwangerschaft

H. Schillinger

Screeninguntersuchungen sind ein wesentlicher Bestandteil der Präventivmedizin. Ein Screening beinhaltet die Durchführung einer Untersuchungsmethode bei einem durch bestimmte Eingangskriterien definierten Querschnittskollektiv. Im engeren Sinn bedeutet Screening das Durchmustern einer asymptomatischen Population mit dem Ziel, klinisch okkulte Krankheitszeichen zu entdecken. Der mögliche Gewinn besteht in der Früherkennung, die es ermöglicht, die Gesundheit durch rechtzeitige Therapiemaßnahmen wiederherzustellen.

Die Effektivität von Screeningprogrammen ist abhängig von der Prävalenz okkulter pathologischer Befunde und ihrer Therapierbarkeit sowie von der diagnostischen Treffsicherheit der Untersuchungsmethode und ihrer Praktikabilität. Letztere unterliegt den Bedingungen der Akzeptanz durch den Patienten und ökonomischen Gesichtspunkten. Sind diese Voraussetzungen nicht ausreichend gegeben, so kann ein Screening in erweitertem Sinne in Subpopulationen eingesetzt werden, die aufgrund anamnestischer Risikomerkmale eine höhere Pathologierate erwarten lassen.

Im Gesundheitssystem der Bundesrepublik Deutschland sind Screeninguntersuchungen in der Mutterschaftsvorsorge und in der Krebsvorsorge verwirklicht, deren Durchführung schwerpunktmäßig im Fachgebiet der Frauenheilkunde und Geburtshilfe liegt.

Mit der Sonographie hat sich in praktisch allen Teilgebieten der Medizin ein grundlegender Wandel der strukturellen, teilweise auch der funktionellen Organdiagnostik vollzogen, dessen Bedeutung der Nutzung der Röntgenstrahlen gleichkommt. Diese dynamische Entwicklung beruhte einerseits auf der Eignung der Ultraschallwellen zur unmittelbaren Weichteildarstellung und ihrer biologischen Unschädlichkeit, andererseits auf der technologischen, personellen und zeitlichen Praktikabilität und Wiederholbarkeit der Methode. Die Sonographie wurde so zum primären paraklinischen Untersuchungsverfahren, durch das Inspektion, Palpation und Auskultation um die Dimension der non-invasiven Betrachtung tiefer gelegener Körperpartien erweitert wurden. Aufgrund der genannten Vorzüge stellt die Sonographie heute das einzige bildgebende Verfahren dar, das zum Einsatz im Screeningverfahren geeignet erscheint.

Dennoch vergingen 4 Jahrzehnte, bis die Ultraschallmethode zu ihrem heutigen diagnostischen Niveau heranreifte. Nach den ersten Versuchen, das Echolot zur Differenzierung von Brusttumoren einzusetzten, beruhten die wesentlichen technologischen Fortschritte auf der Verwirklichung der zweidimensionalen Darstellungsweise, des Real-time-Scanning, der Bildwiedergabe im Grey-scale-Verfahren und der Einbeziehung der Dopplersignale im Duplexsystem (Tabelle 2.7). Wichtige Phasen dieser Entwicklung wurden durch Geburtshelfer und Gynäkologen mitbestimmt. Schon in ihrer 1. Veröffentlichung über den Einsatz des Ultraschalls in unserem Fachgebiet im Jahr 1958 konnten Donald et al. die Aussagefähigkeit der Methode in der Gravidität verzeichnen. In wenigen Jahren folgten zahlreiche Publikationen zur Messung fetaler Wachstumsparameter, zum Nachweis der Herzaktion, zur Lokalisation der Plazenta und zur Erkennung fetaler Fehlbildungen. Im deutschsprachigen Raum war die Verbreitung der Ultraschalldiagnostik mit den Namen Kratochwil (Wien), Holländer (Münster) und Hansmann (Bonn) verbunden (Übersicht bei Holländer 1972). Durch ihre Pionierleistung wurde die Sonographie in den 70er Jahren zum dominierenden diagnostischen Verfahren in der Gravidität.

In Anerkennung der vorliegenden Forschungsergebnisse zum Einsatz des Ultraschalls bei der Überwachung der Schwangerschaft wurden 1979 in der Bundesrepublik Deutschland weltweit erstmalig sonographische Screeninguntersuchungen in die Mutterschaftsrichtlinien aufgenommen; dies, obwohl zum damaligen Zeitpunkt keine wissenschaftlichen Nachweise vorlagen, daß ein Screening risikofreier Graviditäten zu einer Senkung der mütterlichen oder kindlichen Mortalität und Morbidität führen würde.

Inzwischen sind andere europäische Länder dem deutschen Beispiel gefolgt, obgleich die Effektivität eines Ultraschallscreenings bezüglich einer Senkung der perinatalen Mortalität weiterhin umstritten ist (Berkowitz 1993). In den USA konnte in einer randomisierten Multicenterstudie (RADIUS) bei über 15 000 Low-risk-Graviditäten durch sonographische Screeninguntersuchungen in der 15.–22. SSW und der 31.–35. SSW kein signifikanter Unterschied im „fetal outcome" zwischen dem routinemäßig und dem nur indiziert sonographierten Kollektiv gefunden werden (Ewigman et al. 1993). In der gescreenten Gruppe wurden mehr Fehlbildungen entdeckt, jedoch erreichte die Rate der vor der 24. SSW erkannten Anomalien nur 17%. In europäischen Studien mit über 48 000 Schwan-

Tabelle 2.7. Historische Entwicklung der Sonographie

Autoren	Jahr	Technologie	Diagnostik
Wild u. Reid	1952	A-Bild	Mammatumoren
Howry u. Bliss	1952	B-Bild	Wasserbad-Compound-Scan
Donald et al.	1958	B-Bild	Kontakt-Compound-Scan Graviditäten, Tumore
Krause u. Soldner	1967	B-Bild	Real-time-Verfahren
Kossoff et al.	1974	B-Bild	Grey-scale-Darstellung Graviditäten, Tumore
Gill u. Kossoff	1979	B-Bild	Puls-Doppler (Duplex) Flußmessung an der Umbilikalvene
Eik-Nes et al.	1980	B-Bild	Puls-Doppler (Duplex) Flußmessung an der fetalen Aorta

geren lag sie dagegen im Mittel bei 52% (Rosendahl u. Kivinen 1989; Levi et al. 1991; Chitty et al. 1991; Luck 1992; Shirley et al. 1992). Die Vorstellung, daß eine Früherkennung nicht lebensfähiger Fehlbildungen über induzierte Aborte doch zu einer Senkung der perinatalen Mortalität führen könnte, wird durch eine neuere Metaanalyse von ca. 16 000 Schwangerschaften gestützt (Bucher u. Schmidt 1993). Bemerkenswert ist weiterhin, daß in der RADIUS-Studie signifikant weniger Übertragungen im gescreenten Kollektiv vorkamen.

Unabhängig von den noch kontroversen Ergebnissen der bisherigen Screeningstudien sprechen mehrere Argumente für die Sinnhaftigkeit genereller sonographischer Basisuntersuchungen in der Schwangerschaftsüberwachung:

- die frühzeitige Erkennung von Abortiventwicklungen,
- die Sicherung des Gestationsalters,
- der frühe Nachweis von Mehrlingen einschließlich der chorialen Situation,
- die Erkennung uteriner Anomalien und Myome,
- der Nachweis struktureller fetaler Anomalien mit der Möglichkeit der Schwangerschaftsbeendigung oder der Einleitung perinataler Therapien,
- die Erfassung früher Wachstumsretardierungen,
- der positive psychologische Einfluß auf die Schwangere.

Ultraschallbasisuntersuchungen

Nach den – bezüglich der Ultraschallempfehlungen – bis heute unveränderten deutschen Mutterschaftsrichtlinien von 1979 werden 2 sonographische Basisuntersuchungen zwischen der 16.–20. und der 32.–36. SSW empfohlen. Genannte Zielgrößen dieser Kontrollen sind Gestationsalter, Vitalität, Mehrlinge, Plazenta und Fruchtwasser sowie Wachstum, Proportion, Strukturauffälligkeiten und Lage des Feten. Im Hinblick auf die technologische und diagnostische Weiterentwicklung der Sonographie erscheint es heute geboten, Zahl, Zeitpunkt und Umfang der Basisuntersuchungen neu zu definieren.

Theoretische Überlegungen und die Auswertung der wissenschaftlichen Erkenntnisse haben uns schon 1984 dazu geführt, jeweils eine *Screeninguntersuchung in jedem Trimester* der Schwangerschaft zu fordern (Schillinger 1984). Unter Berücksichtigung der personellen und apparativen Gegebenheiten und der diagnostischen Ziele empfahlen wir die Zeitpunkte der 10., 20. und 30. SSW. Diesem Vorschlag hat sich 1990 auch die Sektion Gynäkologie der Deutschen Gesellschaft für Ultraschall in der Medizin angeschlossen.

Für eine Vorverlegung der *1. Basisuntersuchung* auf die 10. SSW sprechen – auch im Hinblick auf die zunehmende Verbreitung der Vaginalscanner – die frühere Erfassung der „missed abortion" und der Mehrlingsanlagen, die vollständige Überschaubarkeit des Uterus sowie die exaktere Bestimmung des Gestationsalters über die Scheitel-Steiß-Länge (Tabelle 2.8).

Da somit die Fragestellungen der bisherigen Erstuntersuchung schon beantwortet sind, liegt der Schwerpunkt der vorgeschlagenen *2. Basisuntersuchung* auf der

Tabelle 2.8. Erfassung pathologischer Befunde durch eine sonographische Basisuntersuchung im 1. Trimenon bei asymptomatischen Graviditäten der 9.–11. SSW. Universitäts-Frauenklinik Freiburg i. Br. 1984–1988 (Opdenberg 1989)

US-Befund (n = 1087)	Prävalenz	falsch (pos/neg)	Prävalenz korrigiert
Termindifferenz >6d	269		269 (24,7%)
„Missed abortion"	33	0/0	33 (3,0%)
Extrauteringravidität	0	0/0	0
Gemini	10	0/0	10 (0,9%)
Myom	41	30/3	11 (1,0%)
Uterusanomalie	3	0/2	3 (0,3%)

Überprüfung der strukturellen Integrität des Feten zum Ausschluß schwerwiegender fetaler Anomalien und früher Wachstumsretardierungen. Dies erfordert die biometrische Erfassung der Kopf- und Abdominalquerschnitte in 2 Dimensionen, evtl. auch die zusätzliche Messung der Femur – oder Humeruslänge. Schwieriger erschien die Erstellung einer *Organcheckliste*, die einerseits die Erkennung der häufigsten und schwersten Fehlbildungen gewährleisten sollte, andererseits den durchschnittlichen Gegebenheiten der Praxis gerecht werden mußte.

Ein gangbarer Kompromiß bestand in der qualitativen Überprüfung von 10 Merkmalen und der Verlegung der Untersuchung in die 20. Woche, d.h. an das Ende des bislang empfohlenen Zeitraums. Die von uns vorgeschlagene Checkliste umfaßt im Bereich der äußeren Körperbegrenzung

- die dorsale Kontur mit der Wirbelsäule,
- die ventrale Kontur mit dem Nabel,
- die Arme und die Beine,
- die Fruchtwassermenge und
- die Plazenta.

Im Bereich des Körperinneren beschränkt sie sich auf den Nachweis der 4 gut erkennbaren zystischen Strukturen

- der Hirnventrikel,
- des kardialen Vierkammerblicks,
- des Magens und
- der Harnblase.

Eine Erweiterung des Suchprogramms auf das Gesicht, die Finger und Zehen und zusätzliche kardiale Strukturen erschien zu aufwendig für ein Routineverfahren. Dadurch entgingen allerdings die Gesichtsspalten, ein Teil der Vitien und kleinere Skelettdefekte der Diagnostik (Tabelle 2.9).

Bei der *Basisuntersuchung im 3. Trimenon* war zu berücksichtigen, daß die verbesserten Überlebenschancen von Frühgeborenen eine Vorverlegung in die 30. SSW nahelegten. Die Biometrie sollte die gleichen Parameter umfassen wie in der 20.

Tabelle 2.9. Erfassung fetaler Anomalien durch ein sonographisches Organscreening im 2. und 3. Trimenon der Gravidität an der Universitäts-Frauenklinik Freiburg i. Br. (Marxer 1993)

Zeitraum	1982–85 „low risk“	1986–88 „low risk“	„high risk“[a]
Untersuchte Feten	3145	1077	525
Fehlbildungen	51 (1,6%)	15 (1,4%)	37 (7,1%)
Richtig-positiv	31 (60%)	9 (60%)	19 (51%)
Falsch-negativ	20	6	18
- nicht erkennbar	15	5	16
- erkennbar[b]	5	1	2
Falsch-positiv[c]	3	2	1

[a] Anamnestisch oder klinisch symptomatisch ohne direkten Fehlbildungsverdacht
[b] Fehlerhaftes Screening
[c] Nur Fehlbildungsverdacht

SSW. Da ein Großteil der fetalen Anomalien erst durch Sekundärveränderungen - meist Dilatationen von Hohlorganen - augenfällig wird, empfiehlt sich die erneute Überprüfung der Binnenstrukturen. Dagegen erübrigt sich die ohnehin erschwerte Kontrolle der Körperkontur. Die von uns empfohlene Checkliste umfaßt demnach

- die Hirnventrikel,
- den Vierkammerblick,
- den Magen,
- die Harnblase,
- die Fruchtwassermenge und
- die Plazenta.

Das Hauptziel der *3. Basisuntersuchung* bleibt die frühzeitige Diagnose fetaler Wachstumsretardierungen und der Plazentainsuffizienz (s. auch Beitrag Schmidt u. Hendrik). Mittels der zweidimensionalen Abdominometrie erreicht die Erfassungsquote der IUGR etwa 90%, jedoch liegen bislang keine Studien über die Aussagefähigkeit eines punktuellen Screenings in der 30. SSW vor. Desgleichen fehlen gesicherte Untersuchungen über die Sensitivität der semiquantitativen Bestimmung der Fruchtwassermenge und des Plazentagradings zu diesem Schwangerschaftszeitpunkt. Der Verzicht auf eine weitere Routinekontrolle etwa in der 37. SSW scheint jedoch vertretbar, da sich spätere Retardierungen eher klinisch bemerkbar machen und seltener zu einer vitalen Gefährdung des Feten führen. Problematisch bleibt jedoch die Erfassung subakuter Verlaufsformen der Plazentainsuffizienz.

Erweiterte Screeninguntersuchungen

Die Fortschritte der sonographischen Schwangerschaftsdiagnostik der letzten Jahre waren mit der Entwicklung des Vaginalscans, hochauflösender Bildverarbeitungssysteme und der Dopplertechnik verbunden. Im Zuge des verbesserten

Auflösungsvermögens zeichnet sich die Tendenz ab, daß strukturelle Entwicklungsstörungen zu einem erheblich früheren Zeitpunkt diagnostizierbar werden als bisher.

Zum anderen ermöglicht die Dopplersonographie den Zugang zur Hämodynamik der maternofetalen Zirkulation einschließlich der fetalen Kardiologie. Die erweiterten Einsatzmöglichkeiten der Sonographie werden schon in absehbarer Zeit auch zu einer Ausweitung der ultraschallkontrollierten Schwangerenvorsorge führen. Dabei ist ein Teil dieser Untersuchungen über den Vaginalscan auch im Bereich der *Basisversorgung* realisierbar und damit grundsätzlich screeningfähig:

- die Früherkennung embryonaler Entwicklungsstörungen insbesondere aber der Extrauteringravidität um die 6. SSW (s. auch Beitrag 2.1.4),
- die Erfassung von Hinweiszeichen auf chromosomale Anomalien (Nackenödem) und grobe Fehlbildungen (Anenzephalus, Omphalozele u.ä.) im Rahmen der Basisuntersuchung in der 10. SSW,
- die vaginalsonographische Kontrolle der Zervix und des unteren Eipols zur Prophylaxe der Frühgeburt (26.–30. SSW).

Andere neue Vorsorgemaßnahmen sind an eine höhere apparative und personelle Qualifikationsstufe gebunden und somit sowohl organisatorisch als auch ökonomisch nur zum Einsatz in den meist anamnestisch belasteten *Risikogruppen* geeignet. Zielrichtung ist die Früherkennung von fetalen Anomalien und der Plazentainsuffizienz. Dabei zeichnen sich folgende Indikationsbereiche ab:

- Ausschluß speziell bekannter Anomalien bei anamnestisch erhöhtem Wiederholungsrisiko ab der 12. SSW,
- ungezielter Fehlbildungsausschluß bei unspezifischer anamnestischer oder symptomatischer Risikoerhöhung ab der 16. SSW. (Drogen- oder Strahlenbelastung, Diabetes, Aborte, frühe Retardierung, Mehrlinge, Frühgeburtneigung u.a.),
- Dopplerkontrolle der Widerstandsindices der maternofetalen Gefäße ab der 24. SSW bei anamnestischer oder symptomatischer Belastung (IUGR, Hypertonie, Diabetes, vorzeitige Lösung u.a.).

Rückblickend und vorausschauend stellt sich die Sonographie als diagnostisches Medium dar, das wie kein anderes geeignet erscheint, die Dynamik der Schwangerschaftsentwicklung zu verfolgen. Ihr Stellenwert in der vorsorglichen Betreuung und der diagnostischen Abklärung von Komplikationen ist noch immer im Steigen begriffen. Dies wird trotz der derzeitigen Diskussion um die Kostendämpfung im Gesundheitswesen zu einer Zunahme der Untersuchungsfrequenz in der Schwangerschaft führen. In der Hochleistungsmedizin der westlichen Welt ist ein Verzicht auf eine objektiv überlegene Diagnostik nicht denkbar.

Literatur

Berkowitz RL (1993) Should every pregnant woman undergo ultrasonography? (Editorial) N Engl J Med 329: 874–875

Bucher HC, Schmidt JC (1993) Does routine ultrasound scanning improve outcome in pregnancy? Metaanalysis of various outcome measures. Br Med J 307: 13–17

Chitty LS, Hunt GH, Moore J, Lobb MO (1991) Effectiveness of routine ultrasonography in detecting fetal structural abnormalities in a low risk population. Br Med J 303: 1165–1169

Donald J, McVicar J, Brown TG (1958) Investigation of abdominal masses by pulsed ultrasound. Lancet 1: 1188–1192

Eik-Nes SH, Brubakk AO, Ulstein M (1980) Measurement of human blood flow. Br Med J 280: 283–285

Ewigman BG, Crane JP, Frigoletto FD et al. (1993) Effect of prenatal ultrasound screening on perinatal outcome. N Engl J Med 329: 821–827

Gill RW, Kossoff G (1979) Pulsed Doppler combined with B-mode imaging for blood flow measurement. Contrib Gynecol Obstet 6: 139–141

Holländer J (1972) Die Ultraschalldiagnostik in der Schwangerschaft. Urban & Schwarzenberg, München

Howry DH, Bliss WR (1952) Ultrasonic visualization of soft tissue structures of the body. J Lab Clin Med 40: 579–583

Kossoff G, Garrett WJ, Radanovich G (1974) Grey-scale echography in obstetrics and gynecology. Aust Radiol 58: 63–69

Krause W, Soldner R (1967) Ultraschall-Bildverfahren (B-Scan) mit hoher Bildfrequenz für medizinische Diagnostik. Electromedica 35: 4–8

Levi S, Hyjaz Y, Schaaps JP, Defoort P, Coulon R, Buekens P (1991) Sensitivity and specificity of routine antenatal screening for congenital anomalies by ultrasound: the Belgian Multicentric Study. Ultrasound Obstet Gynecol 1: 102–110

Luck CA (1992) Value of routine ultrasound scanning at 19 weeks: a four year study of 8849 deliveries. Br Med J 304: 1474–1478

Marxer W (1993) Pränatales sonographisches Fehlbildungsscreening ab der 16. Schwangerschaftswoche mittels einer Organ-Checkliste bei unauffälligen Schwangerschaften im Zeitraum 1986 bis 1988. Inauguraldissertation, Universität Freiburg i Br

Opdenberg G (1989) Ultraschallbasisuntersuchung im ersten Trimenon bei asymptomatischen Graviditäten. Inauguraldissertation, Universität Freiburg i Br

Rosendahl H, Kivinen S (1989) Antenatal detection of congenital malformation by routine sonography. Obstet Gynecol 73: 947–951

Schillinger H (1984) Sonographische Screeninguntersuchungen in der Schwangerschaft. Ultraschall 5: 281–285

Shirley IM, Bottomley F, Robinson VP (1992) Routine radiographic screening for fetal abnormalities by ultrasound in an unselected low risk population. Br J Radiol 65: 564–569

Wild JJ, Reid JM (1952) Further pilot echographic studies on the histologic structure of tumors of the living intact human breast. Am J Pathol 28: 839–844

2.1.4 Vaginographie – Sonoembryologie

L.W. Popp und K. Semm

Einleitung

Bereits 1971 unterstrich Donald [1] den Vorrang der Ultraschalldiagnostik im ersten Schwangerschaftstrimenon: „We are particularly interested in studying the first twelve weeks of uterine development, which are even more interesting than the last twelve.“ Die schlechte Detailauflösung abdominaler Ultraschallgeräte sowie die Notwendigkeit einer übervollen Harnblase als „akustisches Fenster zum kleinen Becken“ ließen jedoch für lange Zeit die Sonographie der Frühschwangerschaft zugunsten der Ultraschalldiagnostik des 2. und 3. Trimenons in den Hintergrund treten. Erst die Einführung der Vaginosonographie als routinemäßiger Bestandteil der gynäkologischen Untersuchung 1983 [4] ermöglichte eine detaillierte sonographische Frühschwangerschaftsdiagnostik.

Die Vaginosonographie ist eine endosonographische Methode wie die Hysterosonographie, Zystosonographie, Rektosonographie, Gastrosonographie etc.. Endosonographische Methoden kombinieren endoskopische Technik mit hochauflösender Nahfeldsonographie. Deshalb lehnt sich auch die endoskopische Terminologie an die international etablierte endoskopische Nomenklatur an.

Die Scheide ist mit ihrem weiten, geraden und kurzen Zugang zum kleinen Becken ein ideales Modell für die Endosonographie; das kleine Becken ist eine kugelförmige Zielregion für die endosonographische Darstellung mit einem Radius von 6–7 cm. Zur Unterscheidung gegenüber einer abdominalsonographischen Darstellung bildet man das Endosonogramm auf dem Monitor „auf dem Kopf stehend“, also mit der Ultraschallsonde am unteren Bildrand, ab (Abb. 2.6).

Nahfeldsonographie oder „small parts scanning“ hat den Vorteil der hervorragenden sonographischen Auflösung. Unter den Sicherheitsvoraussetzungen einer für den Patienten ungefährlichen Ultraschalldiagnostik ist die Gewebeeindringtiefe des Ultraschallschnittbildes auf 250–300 Wellenlängen limitiert. Langwelliger Ultraschall – häufig benutzt werden 3, 5 MHz – hat ein tiefreichenderes Ultraschallschnittbild als kurzwelliger Ultraschall, wie er in der Endosonographie z.B. mit 7, 5 MHz zum Einsatz kommt. Die Eindringtiefe des Ultraschallschnittbildes in Zentimetern entspricht größenordnungsmäßig dem Quotienten:

$$\text{Eindringtiefe des diagnostischen Ultraschalls in cm} \approx \frac{40}{\text{Ultraschallfrequenz in MHz}}$$

Abb. 2.6. Schematische Darstellung der Vaginosonographie

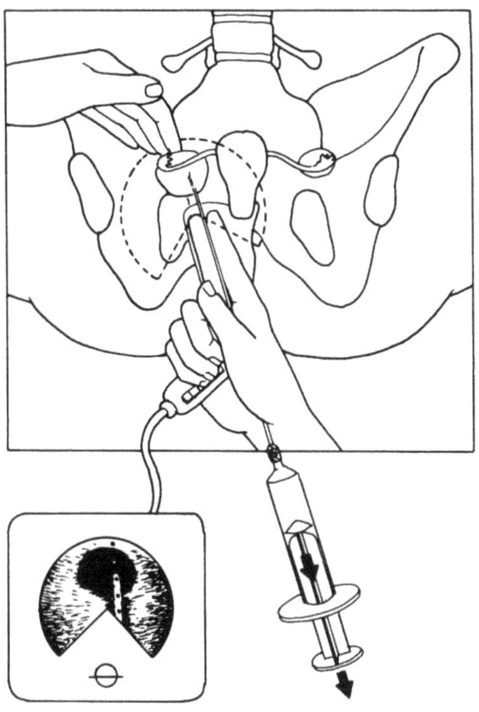

Für die abdominale Sonographie leitet sich danach der Einsatz einer Frequenz von 3, 5 MHz mit der entsprechenden Eindringtiefe von etwas mehr als 10 cm ab, während sich für die vaginale Nahfeldsonographie des kleinen Beckens Frequenzen zwischen 6 und 10 MHz mit Eindringtiefen von etwa 6–4 cm anbieten.

Den Zugewinn an bildgeberischer Auflösung durch die Frequenzsteigerung macht Abb. 2.7 deutlich. Der kurzwellige Ultraschall erfaßt bei seiner Gewebspassage echogebende Strukturen, die wesentlich näher beinanderliegen, als dies beim langwelligen Ultraschall der Fall ist. Die besonders dicht benachbarten Bildpunktinformationen auf dem Monitor (= hohe Auflösung) machen den Zugewinn in der Darstellung von Detailstrukturen aus. Die Vaginosonogramme zeigen eine intrauterine Schwangerschaft in der 5. Woche post menstruationem, links mit einer 3, 5-MHz-, rechts mit einer 7-MHz-Vaginosonographiesonde erstellt. Während auf dem rechten Bild Scheidenwand, Perimetrium, Myometrium, Decidua-Trophoblast-Komplex, Chorionhöhle und Dottersack exakt dargestellt sind, kann man links nur eine entsprechend große, echoärmere Zone erkennen.

Untersuchungsmethode

Die Vaginosonographie führen wir grundsätzlich im Zusammenhang mit der Spiegeleinstellung und Palpation mit leerer Harnblase auf dem gynäkologischen Untersuchungstuhl durch. Sie ersetzt nicht die herkömmliche gynäkologische

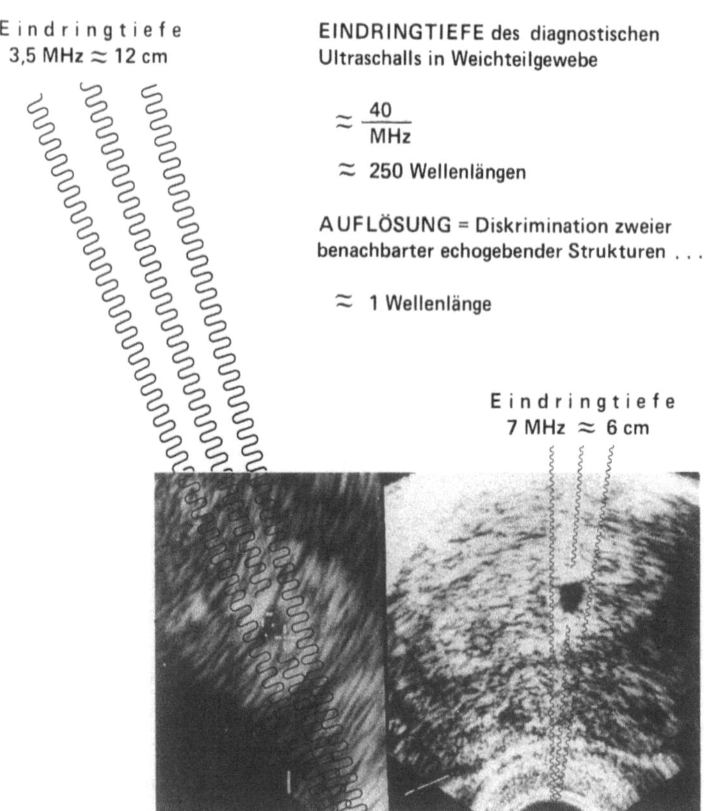

Abb. 2.7. Zusammenhänge zwischen Wellenlänge, Gewebeeindringtiefe, sonographischer Auflösung und Detaildarstellung auf dem Ultraschallmonitor

Untersuchung! [7]. Man überzieht die Vaginosonographiesonde mit einem Schutz, z.B. einem Kondom, in den man zuvor etwas Ankopplungsgel oder -öl eingefüllt hat. Das Eintauchen der Spitze der überzogenen Vaginosonographiesonde in Öl vor der Untersuchung ist empfehlenswert. Man führt die Ultraschallsonde wie den palpierenden Finger in die Scheide ein und sucht durch langsame Bewegung der Sonde das kleine Becken systematisch mit dem zweidimensionalen Ultraschallschnittbild ab. Es hat sich bewährt, zunächst das Schnittbild in der mediansagittalen Ebene einzuführen, wobei man zuerst Blase und Urethra und dann den Uterus im Längsschnitt darstellt. Durch fächerförmige Seitwärtsbewegung erfaßt man die gesamte Längsschnittinformation des Uterus sowie die Adnexgegenden. Die Drehung der Schnittbildebene um 90° zeigt den Uterus in seinem Querschnitt.

Die vaginosonographische Untersuchung ist inzwischen von Arzt und Patientin als Selbstverständlichkeit akzeptiert. In besonderem Maße gilt dies für die detaillierte Monitordarstellung der Frühschwangerschaft, die von den jungen Frauen mit emotionalem Interesse mitverfolgt wird. Wegen der ungewohnt klaren

Darstellung embryologischer Detailstrukturen haben wir den Begriff der„ Sonoembryologie“ [12] eingeführt, so wie wir auch von der „Sonomorphologie“ sprechen.

Die Frühschwangerschaft

Die Eihäute

Die frühe Chorionhöhle erreicht in der Mitte der 5. Woche post menstruationem, also zum Zeitpunkt der ausgebliebenen Regelblutung, einen Durchmesser von wenigen mm [3]. Vaginosonographisch stellt sie sich als eine annähernd kugelige, echoleere Struktur dar. Sie ist umgeben von einem echostarken Band, das morphologisch aus Decidua und Trophoblast besteht. Wegen der Unmöglichkeit, diese Strukturen sonographisch gegeneinander abzugrenzen, sprechen wir vom Decidua-Trophoblast-Komplex. Der Trophoblast bildet mit zunehmender Differenzierung unterschiedliche Wandstärken aus, so daß die Chorionhöhle eine Nierenform annimmt. Die Insertion der Nabelschnur sowie die Berührungsstelle zur Amnionhöhle markieren das Zentrum des Chorion frondosum. Die Chorionhöhle zeigt ein rasches Wachstum. Es besteht keine gute Korrelation zwischen ihrer Größe und dem jeweiligen Schwangerschaftsalter.

Das Amnion, als innere Eihaut, tritt vaginosonographisch erstmals am Beginn der 7. Woche post menstruationem als dünne, kugelige Membran in der Größenordnung des Dottersacks, die den Embryo mit bereits erkennbarer Herztätigkeit umschließt, in Erscheinung. Danach okkupiert die Amnionhöhle durch ihr rasches Wachstum die Chorionhöhle, bis sie sich etwa in der 12. Woche post menstruationem eng an das Chorion anlegt. In seltenen Fällen findet die Vereinigung von Amnion und Chorion am Ende des 1. Trimesters nicht statt. Es persistiert dann eine schmale periphere Restchorionhöhle, das Amnion flottiert, und man beobachtet eine punktförmige, auffällig echostarke, innere Auflagerung auf die Amnionmembran (Abb. 2.8). Nach unseren vorläufigen Beobachtungen vermuten wir in diesen Fällen ein Amnionleck, das im 2. Trimenon durch die Überbelastung des Chorions, das im Bereich des inneren Muttermundes das Gewicht der Schwangerschaft alleine tragen muß, Ursache eines vorzeitigen Blasensprungs sein kann. Wir führen deshalb beim flottierenden Amnion prophylaktisch einen totalen Muttermundsverschluß nach Saling durch [12].

Die topographischen Beziehungen des Muttermundes zu einer totalen, partiellen oder marginalen Placenta praevia sind vaginosonographisch am günstigsten zu beurteilen. Die Konfiguration des inneren Muttermundes, seine vorzeitige Dilatation sowie Länge und Weite des gesamten Zervikalkanals sind mit Hilfe der Vaginosonographie während der gesamten Schwangerschaft mit darzustellen. Ob die neuen diagnostischen Möglichkeiten die Indikationsstellung zur Muttermundcerclage verändern werden, ist nicht abschließend zu beurteilen. Immerhin kann der vaginosonographische Nachweis eines geschlossenen inneren Muttermundes unnötige Cerclagen einsparen.

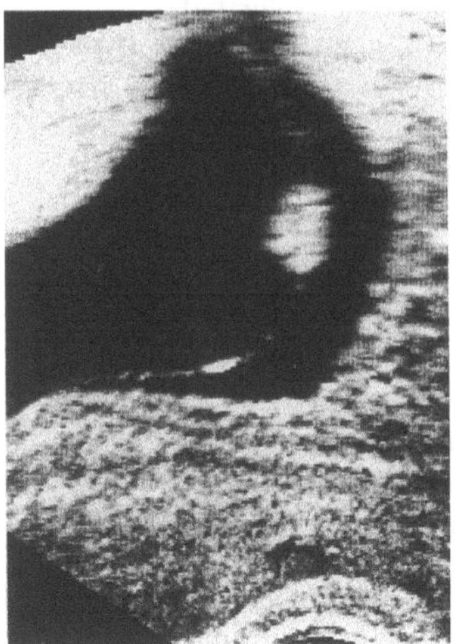

Abb. 2.8. „Amnionleck“ in der 16. Woche p.m.

Der Dottersack

Am Ende der 5. Woche post menstruationen hat sich der sekundäre Dottersack zu einer vaginosonographisch erkennbaren kreisrunden Struktur von etwa 2 mm Durchmesser nahe der Wand der Chorionhöhle entwickelt. Zwischen der 6. und 12. Woche post menstruationem stellt sich der Dottersack mit seinem etwa 2 cm langen, am chorialen Nabelschnuransatz inserierenden Stiel als kreisrunder Ball mit etwa 4 mm Durchmesser und echostarker Wand dar [2, 9]. Wegen seiner leichten Auffindbarkeit und konstanten Größe bietet er sich als Vergleichsmaßstab zu anderen embryologischen Strukturen an. Nach der 12. Woche post menstruationem verschwindet der Dottersack samt Stiel in der rasch wachsenden Nabelschnur.

Der Embryo

In der 6. Woche post menstruationem ist der Embryo als echostarke Struktur von 2–4 mm Länge mit regelmäßiger Herzaktion nahe der Dottersackwand vaginosonographisch nachweisbar. Vaginosonographisch gemessene Scheitel-Steiß-Längen in der Frühschwangerschaft entsprechen den bekannten abdominalsonographischen Daten (Abb. 2.9) [2, 9]. Ab der 8. Woche post menstruationem sind Detailstrukturen im Bereich der Wirbelsäule und des Schädels in ihrer Entwicklung zu verfolgen. Es ist damit zu rechnen, daß in naher Zukunft einige grobe Neuralrohrdefekte wie der Anenzephalus oder große Meningomyelozelen bereits am Ende des 1. Trimenons vaginosonographisch erkannt werden können.

Ein sonoembryologischer Kalender

Aus der Kenntnis der altersabhängigen Relationen der verschiedenen embryologischen Strukturen wie Chorionhöhle, Amnionhöhle, Dottersack, embryonale Länge

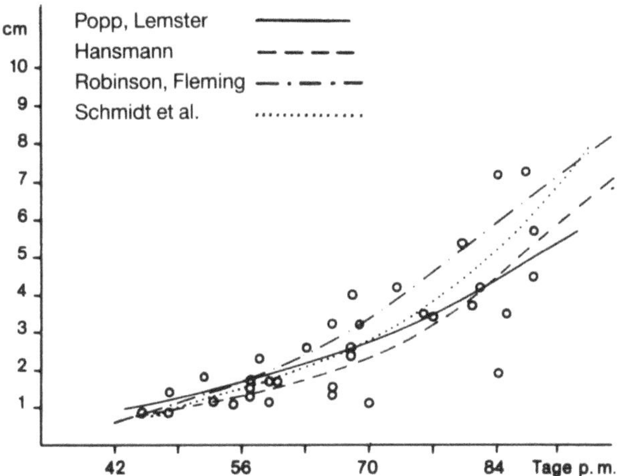

Abb. 2.9. Eigene, vaginosonographische Scheitel-Steiß-Längenmessungen im Vergleich mit den abdominalsonographisch ermittelten Regressionskurven anderer Autoren [2, 9]

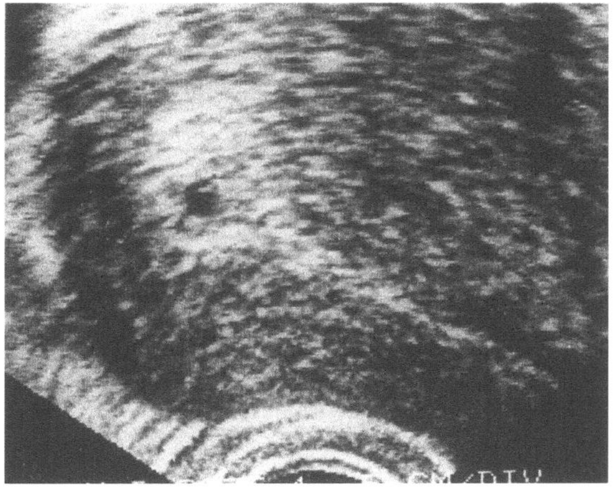

Abb. 2.10. Intrauterine Gravidität in der 1. Hälfte der 5. Woche p.m.

und Kopf des Embryos kann man einen einfachen sonoembryologischen Kalender aufstellen [12]:

In der 1. Hälfte der 5. *Woche* post menstruationem (= Zeit der ausgebliebenen Regelblutung = 29.–32. Tag p.m.) ist die Chorionhöhle kleiner als 0,5 cm im Durchmesser und von einem breiten echodichten Decidua-Trophoblast-Komplex umgeben (Abb. 2.10).

In der 2. Hälfte der 5. Woche post menstruationem (= 32.–35. Tag p.m.) liegt der Durchmesser der Chorionhöhle um 0,5 cm. Der Dottersack stellt sich dar mit einem Durchmesser von etwa 0,2 cm (Abb. 2.11).

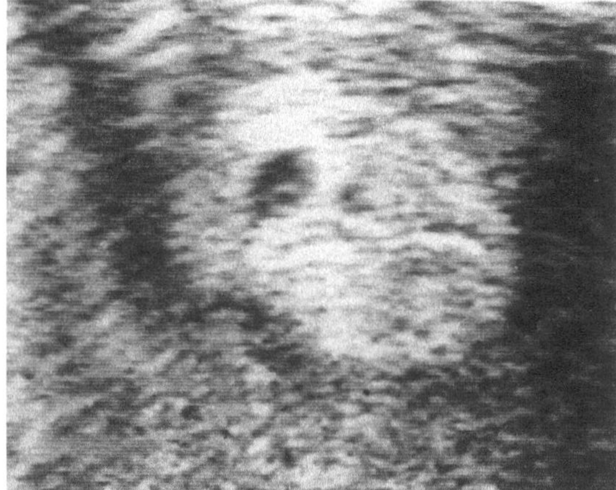

Abb. 2.11. Intrauterine Gravidität in der 2. Hälfte der 5. Woche p.m.

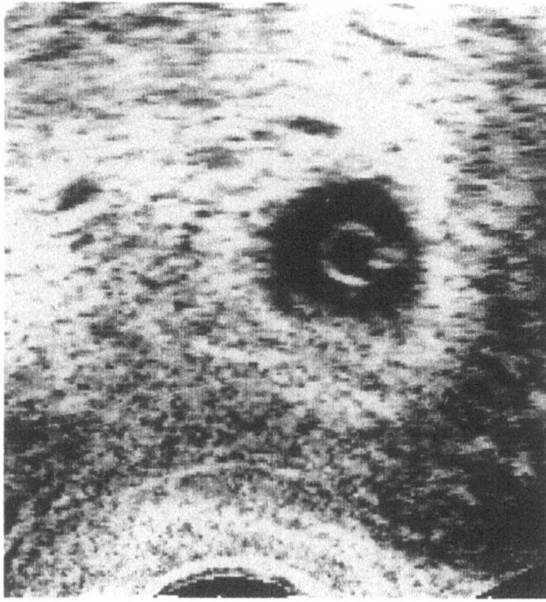

Abb. 2.12. Intrauterine Gravidität in der 1. Hälfte der 6. Woche p.m.

In der 1. Hälfte der *6. Woche* post menstruationem (= 36.–39. Tag p.m.) erreicht der Dottersack seine definitive Größe von etwa 0,4 cm. Der Embryo hat eine Länge von etwa 0,2 cm. Er liegt nahe der Dottersackwand und ist an der positiven Herzaktion zu erkennen (Abb. 2.12).

In der 2. Hälfte der 6. Woche post menstruationem (= 39.–42. Tag p.m.) beträgt der Chorionhöhlendurchmesser etwa 1,5 cm. Der Embryo hat eine Länge von 0,4 cm (Abb. 2.13).

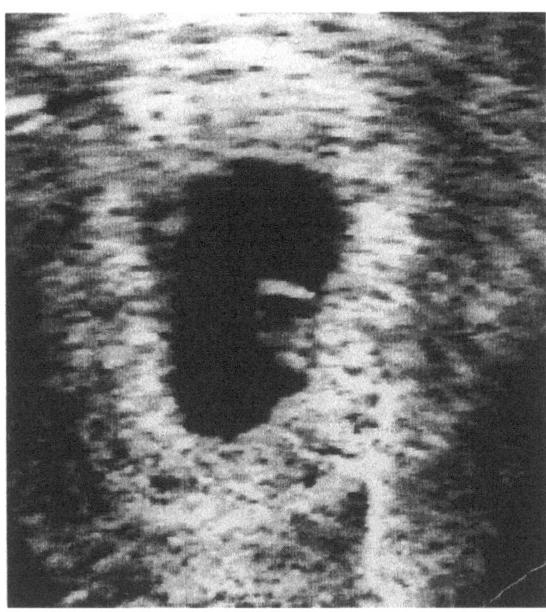

Abb. 2.13. Intrauterine Gravidität in der 2. Hälfte der 6. Woche p.m. während einer vaginosonographisch gezielten Trophoblastbiopsie

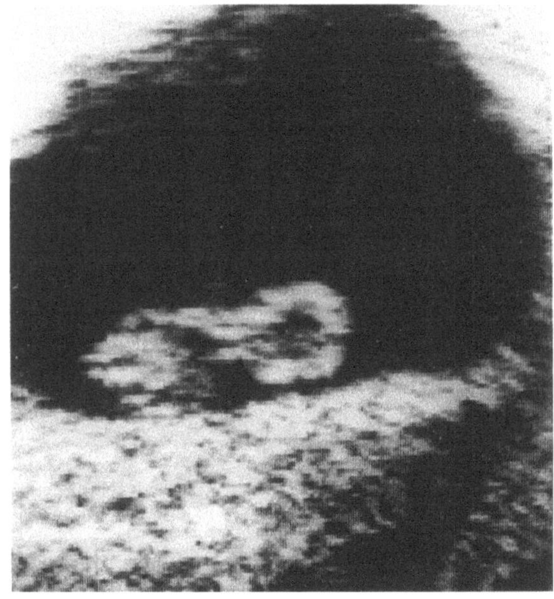

Abb. 2.14. Intrauterine Gravidität in der 1. Hälfte der 7. Woche p.m. Dottersack und Amnionhöhle sind gleich groß

In der 1. Hälfte der *7. Woche* post menstruationem (= 43.–46. Tag p.m.) sind Dottersack und Amnionhöhle mit dem darin befindlichen Embryo gleich groß. Sie liegen nebeneinander und bilden die geometrische Figur der arabischen Zahl 8 (Abb. 2.14).

In der 2. Hälfte der 7. Woche post menstruationem (= 46.–49. Tag p.m.) ist die Amnionhöhle bereits mehr als doppelt so groß wie der Dottersack (Abb. 2.15).

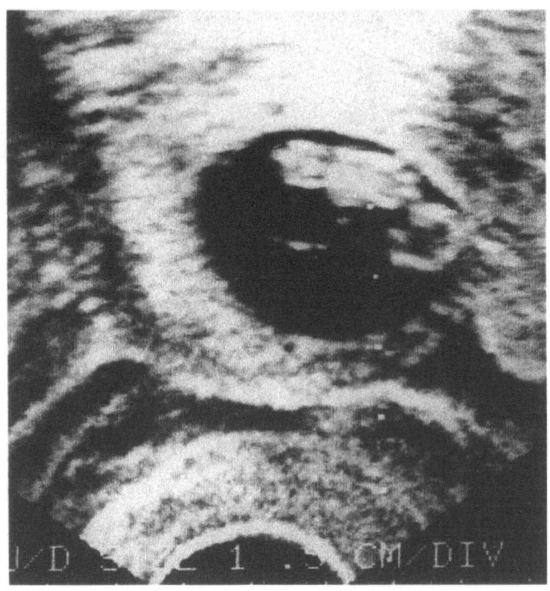

Abb. 2.15. Extrauteringravidität in der 2. Hälfte der 7. Woche p.m.

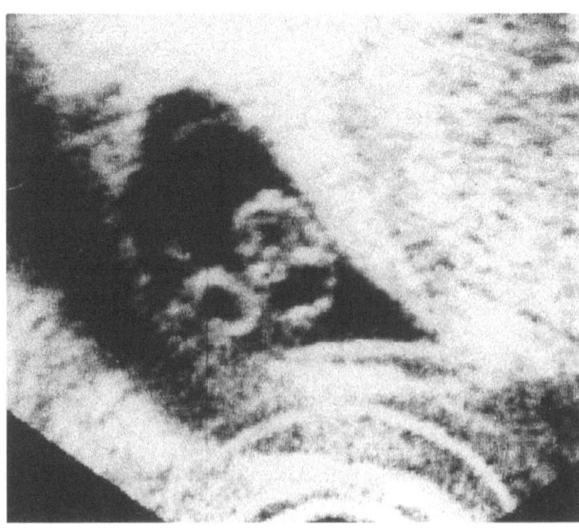

Abb. 2.16. Intrauterine Gravidität in der 1. Hälfte der 8. Woche p.m. Embryonaler Kopf und Neuralrohr sind bereits erkennbar

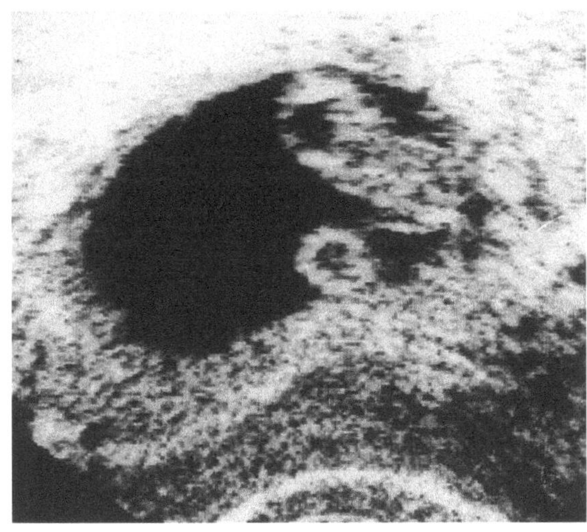

Abb. 2.17. Intrauterine Gravidität in der 2. Hälfte der 8. Woche p.m. Dottersack und embryonaler Kopf sind gleich groß

In der 1. Hälfte der *8. Woche* post menstruationem (= 50.–53. Tag p.m.) nimmt die Amnionhöhle etwa die Hälfte der Chorionhöhle ein (Abb. 2.16).

In der 2. Hälfte der 8. Woche post menstruationem (= 53.–56. Tag p.m.) sind Dottersack und embryonaler Kopf von gleicher Größe (Abb. 2.17).

Die gestörte Frühschwangerschaft

Die Diagnose „Abortus imminens" bei einer blutenden Frühschwangerschaft mit geschlossenem Muttermund und erhaltener Portio ist prognostisch wenig aussagefähig. Weist man in solchen Fällen vaginosonographisch eine in allen Details unauffällige, zeitgerecht entwickelte und richtig implantierte Frühschwangerschaft nach, so ist von einer harmlosen Rhexisblutung von der mütterlichen Seite auszugehen. Die Prognose der Schwangerschaft ist gut. Finden sich echoarme Bezirke im Decidua-Trophoblast-Komplex, wie ein „Schweizer-Käse-Muster" (Abb. 2.18) [2, 9] oder größere Lakunen, die Anschluß an den inneren Muttermund aufweisen, so ist auch bei vitalen Embryonen mit hoher Wahrscheinlichkeit mit einem bevorstehenden Abort zu rechnen. Die Ätiologie solcher degenerativer Vorgänge in Trophoblasten ist unbekannt. Möglicherweise spielen Virusinfekte eine ursächliche Rolle.

Embryonal- und Windmolen mit Chorionhöhlendurchmessern im Zentimeterbereich sind bei der Erstuntersuchung oft nicht mit Sicherheit von intakten Schwangerschaften der 5. oder 6. Woche zu unterscheiden. Eine Kontrollsonographie nach 2–3 Tagen führt meist zur sicheren Diagnose. Quantitative Beta-HCG-Bestimmungen im Serum oder Urin sind von sekundärem diagnostischem Interesse.

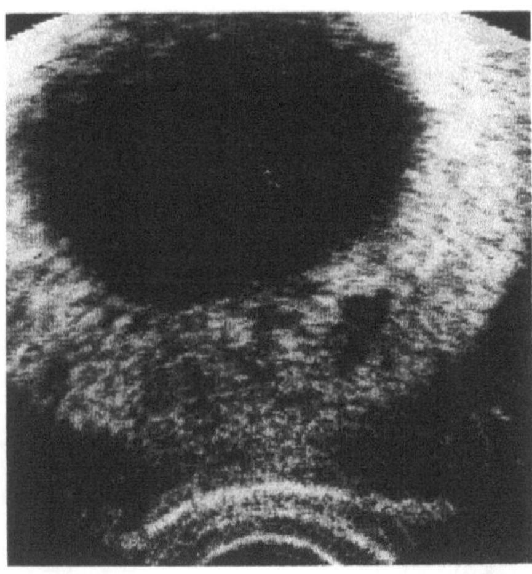

Abb. 2.18. „Schweizer-Käse-Muster" im Dezidua-Trophoblast-Komplex in der 9. Woche p.m.

Bei „missed abortion" findet sich eine entrundete Chorionhöhle mit oder ohne Dottersack, Amnionhöhle oder rudimentärem Embryo. Ein Schweizer-Käse-Muster im Decidua-Trophoblast-Komplex ist häufig anzutreffen. Beim akuten Abortgeschehen führt das fehlende Myometrium zwischen der Spitze der Vaginosonographiesonde und der Schwangerschaft (Abb. 2.15) sowie das von der Uteruswand abgelöste Schwangerschaftsprodukt entsprechend den Uteruskontraktionen pendelnde Bewegungen im Uteruskavum aus.

Die ektopische Schwangerschaft

Ektopische Graviditäten treten in 1–2% aller Schwangerschaften auf und gehören damit zu den häufigsten Schwangerschaftserkrankungen. Lebensgefährliche intraabdominale Blutung nach Ruptur einer ektopischen Schwangerschaft ist zwar nicht häufig, jedoch ist das Eintreten einer derart schwerwiegenden Komplikation im Einzelfall nicht vorauszusehen. Deshalb wird derzeit die operative Behandlung möglichst aller Eileiterschwangerschaften empfohlen [15]. Abbildung 2.19 zeigt die Lokalisationen und die Häufigkeiten der ektopischen Graviditäten.

Setzt die Suche nach einer ektopischen Gravidität erst nach Eintreten entsprechender klinischer Symptome ein, so findet man die Zeichen der Blutungskomplikation vor: peritubares Hämatom, Hämatosalpinx, freies Blut im Abdomen und eine weitgehend regressiv veränderte Gravidität mit abgestorbenem Embryo. Auch vaginosonographisch sind diese Sekundärzeichen nicht beweisend für eine Extrauteringravidität, und die pelviskopische Diagnostik und Therapie ist indiziert. Sonographisch beweisend für das Vorliegen einer Extrauteringravidität ist ausschließlich der Nachweis embryonaler Herzaktion in einer außerhalb des Uteruskavums lokalisierten Chorionhöhle. Hilfreich für die vaginosonographische Diagnose einer Eileiterschwangerschaft ist die Beweglichkeit der Schwangerschaft gegenüber dem Uterus während der Untersuchung (Abb. 2.15).

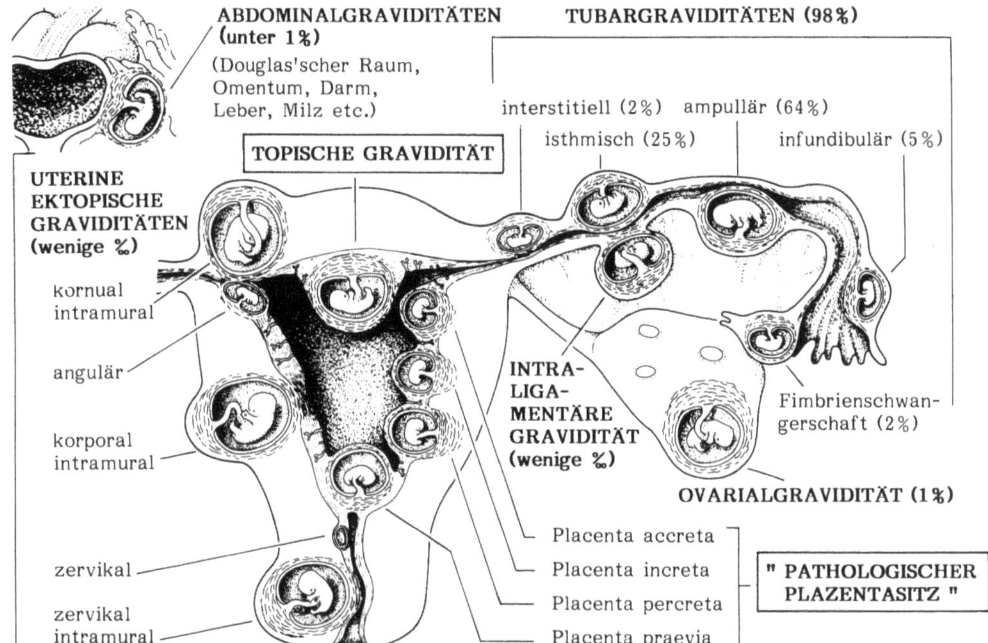

Abb. 2.19. Topische Gravidität, „Pathologischer Plazentasitz" und Lokalisation und Häufigkeiten von ektopischen Graviditäten

Das diagnostische Dilemma besteht derzeit darin, daß die frühe intakte Extrauteringravidität meist keine klinischen Symptome verursacht und deshalb diagnostisch keine Beachtung findet. Eine Prävention der Entstehung einer Eileiterschwangerschaft ist nur in sehr eingeschränktem Maße möglich. Eine Prävention der gefährlichen Komplikation kann nur auf dem Boden einer Früherkennung durch ein generelles Screening aller Frühschwangerschaften ermöglicht werden.

Die sichere vaginosonographische Diagnostik der intakten, intrauterinen Gravidität bald nach Ausbleiben der Regelblutung ermutigt zur routinemäßigen Suche nach extrauterinen Schwangerschaften im gleichen Zeitraum. Es ist bereits eine langjährige klinische Erfahrung, daß die vaginosonographische Früherkennung von Extrauteringraviditäten im symptomlosen Stadium möglich ist. In einer laufenden prospektiven Studie wollen wir die Effizienz der vaginosonographischen Früherkennung von Extrauteringraviditäten validieren.

Vorschlag für ein vaginosonographisches Frühschwangerschaftscreening

In der 5. und 6. Woche post menstruationem ist nicht nur die intakte intrauterine Schwangerschaft vaginosonographisch leicht nachzuweisen, sondern es ist auch die Altersbestimmung der Schwangerschaft am einfachsten möglich. Die Schwangerschaftsanamnese ist noch kurz, und die Schwangere kann meist aus dem

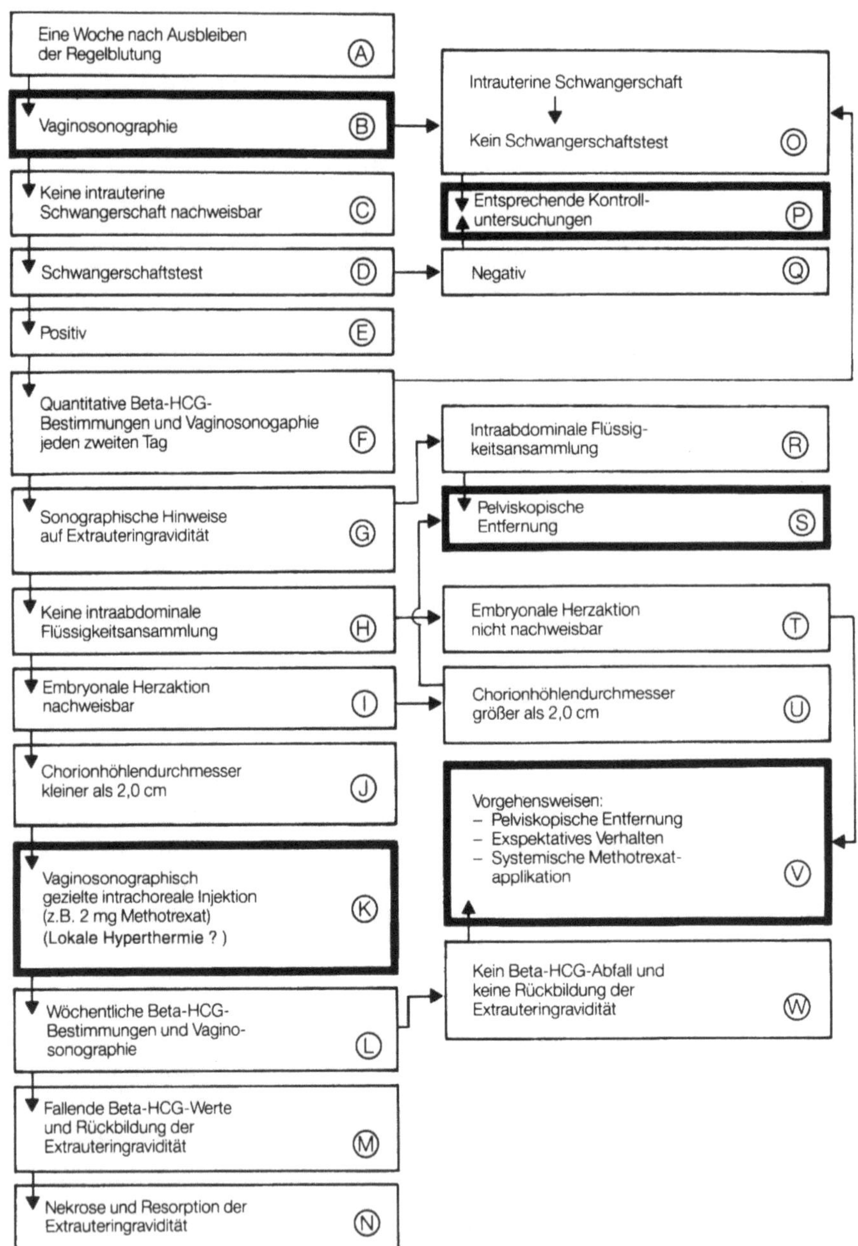

Abb. 2.20. Klinische Vorgehensweise bei sekundärer Amenorrhö im geschlechtsreifen Alter [14]

Gedächtnis klare Aussagen zu Regelanamnese und Schwangerschaftseintritt machen. Die Berechnung der Schwangerschaft erfolgt aufgrund dieser Angaben nach der Naegele-Regel. Das alterskorrelierte sonoembryologische Erscheinungsbild der Frühschwangerschaft ist additiv zur Berechnung heranzuziehen.

Die ungenauen Biometriewerte des 2. und 3. Trimenons haben in vielen Fällen zu einer Konfusion in der Terminfestlegung geführt. Wenn mit einer Frühuntersuchung das Schwangerschaftsalter sehr genau festgelegt wird, dienen spätere biometrische Untersuchungen am Feten nur noch der Erkennung von Wachstumsabweichungen und nicht mehr, wie das heute mißbräuchlich üblich ist, der Terminkorrektur. Neben der Terminberechnung sind bei einer vaginosonographischen Untersuchung der Implantationsort und die Anzahl der Schwangerschaften leicht festzustellen. Beim abortiven Verlauf einer Frühschwangerschaft hat man verläßliche Vorbefunde, die klinische Entscheidungen beschleunigen können.

Während die Feststellung einer intrauterinen Schwangerschaft die Extrauterinschwangerschaft mit hoher Wahrscheinlichkeit ausschließt, veranlaßt ein leeres Uteruskavum zur frühzeitigen Suche nach einer extrauterinen Gravidität. Wird die Schwangerschaft außerhalb der Gebärmutter nicht gleich bei der vaginosonographischen Erstuntersuchung entdeckt, so führen 2tägige quantitative Beta-HCG-Bestimmungen und Vaginosonographiekontrollen zu einer Zeit der Schwangerschaft, in der meist noch keine Blutungskomplikationen einer Extrauteringravidität zu erwarten sind, zur Diagnosestellung.

Die derzeit noch gelegentlich vertretenen Argumente gegen das 1986 [11] vorgeschlagene vaginosonographische Frühschwangerschaftsscreening bezüglich Kosten und Akzeptanz sind unbegründet:

Es entstehen keine zusätzlichen Kosten, wenn man die Erstuntersuchung in der Frühschwangerschaft in die 5. bis 6. Woche post menstruationem vorverlegt. Man kann z.B. dafür ohne Risiko eine Vorsorgeuntersuchung später im 1. Trimenon ausfallen lassen. Die vaginosonographische Untersuchung, zusätzlich zur Spiegeleinstellung und Palpation, ist, wie oben dargelegt, ohnehin bereits weitgehend zur Routineuntersuchung geworden. Eine entsprechende, generelle Kostenregelung für diese neue Situation ist mit den Versicherungsträgern auszuhandeln.

Unsere Erfahrung seit 1983 hat gezeigt, daß Schwangere gerne bald nach Ausbleiben der Regelblutung zum Frauenarzt gehen, wenn sie dort, anders als bisher, detaillierte Information über ihre Schwangerschaft erhalten können. Frauen zögerten früher den 1. Arztbesuch in der Schwangerschaft hinaus, weil sie um die sehr begrenzten Auskunftsmöglichkeiten des Gynäkologen zu diesem früheren Zeitpunkt der Schwangerschaft wußten. Diese Situation hat sich grundlegend geändert.

Der Nachweis einer Effizienz der sehr frühen Erstuntersuchung der Schwangerschaft in statistischen Daten steht noch aus.

Klinisches Vorgehen bei sekundärer Amenorrhö

Grundlage einer modernen Schwangerschaftsvorsorge ist die vaginosonographische Untersuchung (Abb. 2.20) innerhalb einer Woche nach ausgebliebener Regelblutung (A–B).

Vitale, nicht rupturierte Extrauteringraviditäten mit Chorionhöhlendurchmessern unter 2 cm können durch vaginosonographisch gezielte, intrachoriale Injektionstherapie behandelt werden. Zukünftig kann die Möglichkeit einer lokalen Hyperthermiebehandlung hinzukommen (s. Abb. 2.22). Kurzfristige Beta-HCG-Kontrollen und vaginosonographische Untersuchungen sind danach notwendig (A–N).

Bei der großen Mehrheit der jungen amenorrhoischen Frauen wird man eine intrauterine Schwangerschaft feststellen. Das Schwangerschaftsalter wird durch Berechnung und sonoembryologisches Erscheinungsbild exakt festgelegt. Die Durchführung eines Schwangerschaftstestes ist meist nicht notwendig (B, O, P sowie B–F, O, P).

Bei nicht schwangerschaftsbedingten Amenorrhöen ist die Vaginosonographie ohnehin zur Diagnosefindung indiziert (A–D, Q, P).

Bei Extrauteringraviditäten mit nachweisbarer freier Flüssigkeit im Abdomen und bei vitalen, nicht rupturierten Eileiterschwangerschaften nach der 7. Woche post menstruationem sollte operativ pelviskopisch vorgegangen werden (G, R, S sowie I, U, S).

Bei Verdacht auf eine nicht rupturierte, abgestorbene Eileiterschwangerschaft und bei Therapieversagen der Injektionsbehandlung kommen mehrere Behandlungsmethoden, die sich nach den individuellen Gegebenheiten richten, in Frage (H, T, V sowie K, L., W, V) [14].

Neue Therapiemöglichkeiten der frühen, intakten Extrauteringravidität

Die vaginosonographisch gezielte Punktion der ektopischen Chorionhöhle (Abb. 2.21, links) ist vergleichbar mit der vaginosonographisch gezielten Follikelpunktion [10, 13, 14], die weltweit als Methode der Wahl zur Oozytengewinnung zur Anwendung kommt (Abb. 2.21, rechts). Die Instillation geeigneter schwanger-

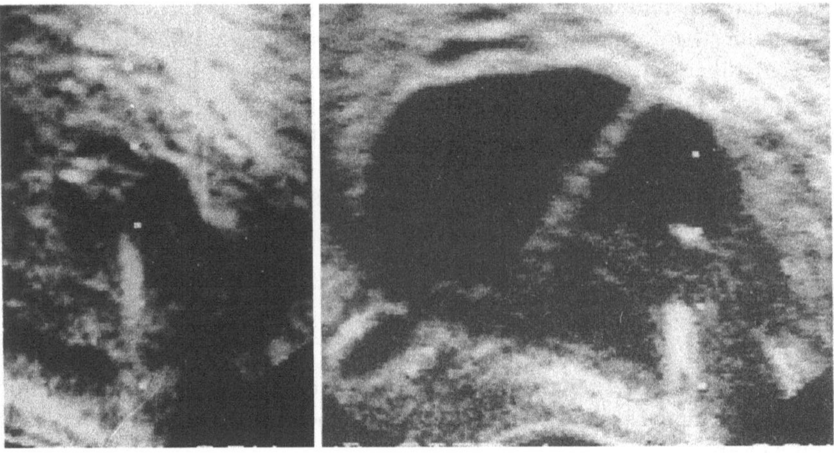

Abb. 2.21. Vaginosonographische gezielte Follikelpunktion (rechts) zur Oozytengewinnung und intrachoriale Injektionsbehandlung einer Extrauteringravidität mit Hilfe der Punktionsautomatik (links)

schaftsabtötender Substanzen in die Chorionhöhle ist auf diesem Wege möglich. Wir haben Methotrexat in Verbindung mit Ornipressin mit Erfolg angewandt. Voraussetzung für die vaginosonographisch gezielte intrachoriale Injektionsbehandlung ist der Nachweis der embryonalen Herzaktion, weil spezifisch wirkende Medikamente nur in eine zweifelsfrei nachgewiesene Schwangerschaft injiziert werden dürfen.

Aufgrund umfangreicher Tierversuche ist zu erwarten, daß in naher Zukunft auch eine vaginosonographisch gezielte, lokale Hyperthermiebehandlung früher

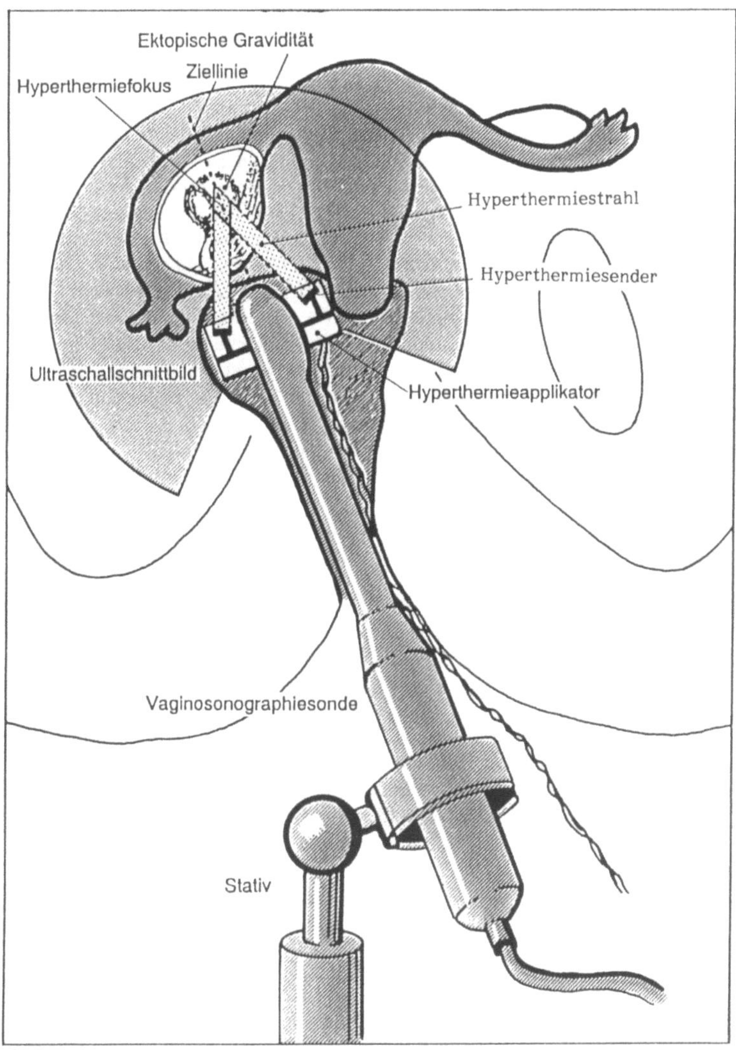

Abb. 2.22. Schematische Darstellung der vorgeschlagenen vaginosonographisch gezielten Hyperthermiebehandlung der ektopischen Gravidität

ektopischer Graviditäten möglich sein wird. Die derzeitige Vorstellung über die mögliche neue Therapieform ist in Abb. 2.22 dargestellt.

Literatur

1. Donald I (1971) Sonar - further scope and prospects. Proc R Soc Med 64: 991
2. Lemster S (1989) Vaginosonographische Detailbefunde in der Frühschwangerschaft. Dissertationsschrift aus der Gynäkologisch-Geburtshilflichen Abteilung des Allgemeinen Krankenhauses Barmbek, Akademisches Lehrkrankenhaus der Universität Hamburg
3. O'Rahilly R (1973) Developmental stages in human embryos. Carnegie Institution, Washington, p 631
4. Popp LW, Lueken RP, Müller-Holve W, Lindemann H-J (1983) Gynäkologische Endosonographie: Erste Erfahrungen. Ultraschall 4: 92-97
5. Popp LW (1984) Ultraschalluntersuchung in Verbindung mit der gynäkologischen Endoskopie. In: Bueß G, Unz F, Pichlmaier H: Endoskopische Techniken. Deutscher Ärzte-Verlag, Köln, S 54-59
6. Popp LW, Lemster S, Hinrichs S, Te Heesen D, Müller-Holve M, Martin K (1985) Intravaginale Ultraschalldiagnostik (Vaginosonographie) - Erste Erfahrungen mit dem Panoramasektor. In: Judmaier G, Frommhold H, Kratochwil A (Hsg) Ultraschalldiagnostik 84. Thieme, Stuttgart, S 320-322
7. Popp LW (1986) Endosonographische Methoden in Geburtshilfe und Gynäkologie. In: Popp LW (Hsg) Gynäkologische Endosonographie. Ingo Klemke Verlag, Quickborn, S 35-50
8. Popp LW (1986) Vaginosonographie mit dem Panoramasektor- und dem Fingertipscanner. In: Popp LW (Hsg) Gynäkologische Endosonographie. Ingo Klemke Verlag, Quickborn, S 91-98
9. Popp LW, Lemster S (1986) Vaginosonographische Detailbefunde der Frühschwangerschaft: erlebte Embryologie, klinische Anwendung. In: Popp LW (Hsg) Gynäkologische Endosonographie. Ingo Klemke Verlag, Quickborn, S 107-126
10. Popp LW (1986) Möglichkeiten der vaginosonographisch gezielten Punktion in einem In-vitro Fertilisationsprogramm. In: Popp LW (Hsg) Gynäkologische Endosonographie. Ingo Klemke Verlag, S 153-162
11. Popp LW, Lemster S. (1987) Vorteile der Vaginosonographie in der Frühschwangerschaft. In: Hansmann M, D Koischwitz, H Lutz, H-G Trier: Ultraschalldiagnostik 86. Springer, Berlin Heidelberg New York London Paris Tokyo, 333-336
12. Popp LW (1988) Verbesserung der geburtsmedizinischen Diagnostik durch Vaginosonographie. In: Dudenhausen JW, Saling E (Hsg) Perinatale Medizin, Thieme, Stuttgart, 73-75
13. Popp LW: Vaginosonography in gynecology, early pregnancy, and gynecological carcinoma screening. Current Opinion in Radiology, Vol II, Nr 2, 188-196
14. Popp LW, Mettler L, Weisner D, Mecke H, Freys I, K Semm (1991) Ectopic pregnancy treatment using pelviscopic or vaginosonographically guided puncturing for intrachorionic injection of methotrexate and POR 8. Ultrasound Obstet Gynecol Vol I, Nr. 2, 136-143
15. Semm K (1984) Operationslehre für endoskopische Abdominal-Chirurgie - operative Pelviskopie - operative Laparoskopie. Schattauer, Stuttgart

2.1.5 Transvaginal Ultrasonic Detection of Markers of Embryonic Malformations

F. Bonilla-Musoles, C. Simon, F. Raga, A. Pellicer and L. Bailao

Introduction

The introduction of vaginal sonography has allowed a new „echographic embryologic schedule“ to be established which facilitates determination of the exact week of gestation in which the different embryonic structures can be visualized [1–12]. This new situation has also made it easier to visualize „early markers of embryonic malformations“ which are generally accompanied by chromosomic anomalies of the pairs 13, 18, 21, the 45 X syndrome, or tetraploidies [13]. These markers affect not only the embryo but also its appendages, the alterations of which have seldom been reported [14–21]. The aim of this paper is to show the potential uses of this new technique in diagnosing embryonic malformations, their frequency, and the most common accompanying chromosomic anomalies.

Material and Methods

A total of 834 patients underwent a transvaginal ultrasound examination weekly until the eighth week and biweekly until the 14th week of their normal pregnancy as a part of their routine obstetrical control. The criteria for inclusion in this study were:

- Gestation less than 14 weeks
- Certainty about last menstrual period (MP)
- Exactness of the Menogram over the previous 6 months
- Live embryo or
- Dead embryo with an anomaly at the first examination

Ultrasound examinations were performed only transvaginally, using six different devices equipped with 5 MHz (Sonoline SL-1, Siemens, Germany; Philips 1550, The Netherlands; Sonolayer 3, Kranzbühler, Germany; Aloka 680, Japan) and 7.5 MHz annular faced-array transducers (Ausonics 1000, Australia; Diasonics DRF-2000, UK).

Although cases involving appendage anomalies only were observed, these were not included in the study. All sonograms were meticulously performed and judged by at least two of the authors, and always supervised by one of them (B-M).

The assessment included a complete anatomic survey of the embryo and its appendages. All the patients were followed by abdominal ultrasound scans until delivery or interruption of pregnancy. Chromosome studies were done in 28 cases, with the karyotype obtained in only 25. Samples were obtained either by chorionic villus sampling and/or by amniocentesis. All, were carried out transvaginally, with puncturing carried out before the above-mentioned gestational limit.

Structural anomalies were grouped by the most significant anatomic lesion (Table 2.10). In cases of interruption of pregnancy, a careful histological

Table 2.10

Case	Ultrasonographic diagnosis	Gestational week	Karyotype	Pathologic diagnosis	Pregnancy outcome
1	Anencephaly	10	46 XY	Same	Top 12 wk
2	Anencephaly	10	46 XY	Same	Top 12 wk
3	Anencephaly + absence umbilical artery (CD)	11	46 XX	Same	Top 14 wk
4	Anencephaly + absence umbilical artery (CD)	12	46 XY	Same	Top 14 wk
5	Anencephaly + myelomeningocele	12	46 XX	Same	SA 14 wk
6	Alobar holoprosencephaly	11	46 XY + 13	Unique lateral ventricle	SA 15 wk
7	Spina bifida	14	46 XX	Same	Top 15 wk
8	Omphalocele	11	46 XX	Same	Top 15 wk
9	Omphalocele	12	46 XX + 18	Same	Top 15 wk
10	Gastroschisis	12	No growth	Macerated	SA 12 wk
11	Gastroschisis + encephalocele	11	46 XX	Amniotic band syndrome	Top 14 wk
12	Cystic hygroma + generalized edema	10	46 XX + 2 rings	Multiple fetal malformations pseudoturner	SA 16 wk
13	Cystic hygroma + choroid plexus cyst	7–8	45 X	Same, Turner	SA 18 wk
14	Cystic hygroma	12	46 XX	Small neck cyst	NSVD (Male) 3.350 g
15	Cystic hygroma	10	45 X	Turner	Top 15 wk
16	Generalized edema	11	45 X	Turner, macerated	Top 15 wk
17	Generalized edema	14	45 X	Turner, low seters, polydactyly	Top 16 wk
18	Generalized edema + hygroma colli	12	45 X	Turner multiple fetal malformations	Top 14 wk
19	Generalized edema + Ascitis	12	46 XY + 18	Same	Top 14 wk
20	Choroid plexus cyst	12	46 XX	Same	NSVD 3.060 g
21	Choroid plexus cyst	14	46 XY	Same	CS 2.460 g
22	Bladder outlet obstruction	11	46 XX	Same	SA 14 wk
23	Kidney absence + anydram.	15	46 XY	Potter syndrome	Top 18 wk
25	Multiple malformations	8	Not carried	Macerated	SA 16 wk

TOP, termination of pregnancy; SA, spontaneous abortion + dead embryo; NSVD, normal spontaneous vaginal delivery; CS, Cesarean section; CD, color Doppler; wk, week embryonic examination was performed. In 20 cases, chromosomes were also studied in embryonic material after abortion to reconfirm the previous examination or to obtain the initial karyotype.

Results

A total of 28 cases of embryos with structural anomalies were found in 834 patients studied (3.3%).

Table 2.10 lists the structural anomalies found at pathologic examination, ultrasound findings, gestational age at the time of diagnosis, karyotype, and pregnancy outcome. The outcome of each pregnancy was available in all cases of this study so that undetected malformations could be observed after the study period or at delivery. One case of spina bifida and one of hydrocephalus with a small myelomeningocele were missed during pregnancy (spina bifida) or during the study period (diagnosed in the 24th week).

Discussion

Malformations of the Cephalic Pole

In the 6th week of pregnancy, the two embryonic poles (cephalic and caudal, where the heart activity is seen) are clearly delimited and are of similar size. No brain structures can be visualized but sections of the neural tube can occasionally be observed [22]. At the end of the 7th week, the telencephalic and mesencephalic vesicles are seen, making it possible to observe the myelocele. During the 8th week the fetal brain is observed, and the three vesicles (telencephalic, diencephalic, and mesencephalic) are clearly defined.

Until the end of the 8th week, the cephalic pole shows a unique cerebral ventricle, which appears divided in the 9th week when the falx and the septum lucidum are formed. Then both lateral ventricles with their choroid plexuses, and the cerebellum can be visualized. In some cases it is possible to visualize the thalami. One week later (10th week), the face with the orbits and mouth can be clearly seen. In the central nervous system, the third and fourth ventricle are seen, as well as the cerebellum and foramen magnum. The ossification nuclei of the cephalic bones (frontal, temporal, occipital, and parietal) are clearly established in the 11th week. The cortex, the corpus callosum (13th week) and the ears appear later.

Therefore, some severe cephalic malformations can be diagnosed after the 10th week, and these constitute 10% of all those observed. Because these malformations are due to a very severe defect of the brain and skull development, some previous attempts had been made to diagnose anencephaly and acrania using abdominal ultrasound [23] (Fig. 2.23). The diagnosis of these conditions is normally established after the 14th week when a normal cephalic pole must be present. Diagnosis is

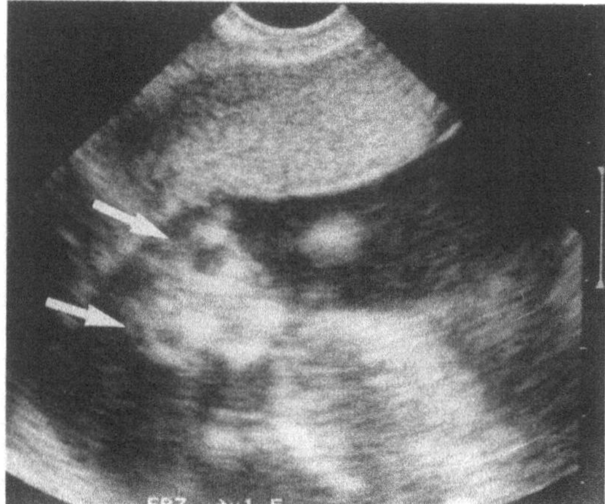

Fig. 2.23. A typical case of anencephaly diagnosed in the 10th week is shown. Part of the skull is absent. The *arrows* show the orbits with the typical image of tadpoles

Table 2.10a

Malformation	Week of diagnosis	Reference
Iniencephaly	12	[10, 11, 14]
Frontal encephalocele	12	[24, 30]
Posterior encephalocele	12	[10, 14, 25]
Exencephaly	<12	[25]
Hypotelorism	10	[1, 10, 11, 14]
Porachrocephalic artery syndrome	12	[10, 11]
Choroid cysts	10	[1, 10, 11, 14]
Holoprosencephaly	11	[14]

now also possible earlier, especially between the 9th and 12th weeks, using vaginal ultrasound [3, 11, 14, 24].

Some other cephalic malformations can also be detected using vaginal ultrasound. They can be observed abdominally, but only much later (Table 2.10a).

Encephaloceles have been observed accompanying amniotic band syndrome and trisomy (Fig. 2.24). Hydrocephaly is really very difficult to diagnose until the 16th week due to the great size of the lateral ventricles and their choroid plexuses. Only the allobar holoprosencephaly (a very common malformation in cases of trisomy 13) can be observed due to the absence of the falx and consequently the persistence of the communication between the two lateral ventricles. Only one case of ventriculomegaly [10, 11] has been reported (Fig. 2.25).

Cysts of the choroid plexuses are a common finding and were observed in our series after the 12th week. They represent an accumulation of cephalorachidian liquid, which normally disappears during the pregnancy without any consequences.

The embryonic face with the orbits can be observed as early as the 8th week, although a clear definition is seen in the 10th, when the mouth (its big mouth, proceeding from the fusion of the lateral ossification nuclei of both maxillaries)

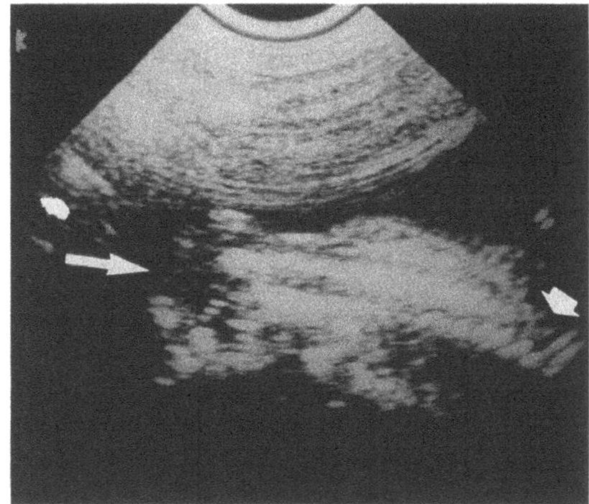

Fig. 2.24. A case of anencephaly accompanied by a myelomeningocele. The *arrow* shows the defect of the neural tube in the last four or five vertebrae

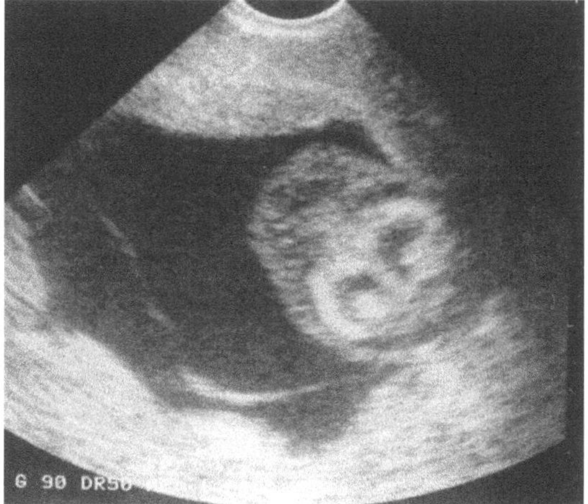

Fig. 2.25. Typical ventriculomegaly observed in the 12th week. Observe the thickness of the ventricular walls, and the reduction and refringency of the chorionic plexuses

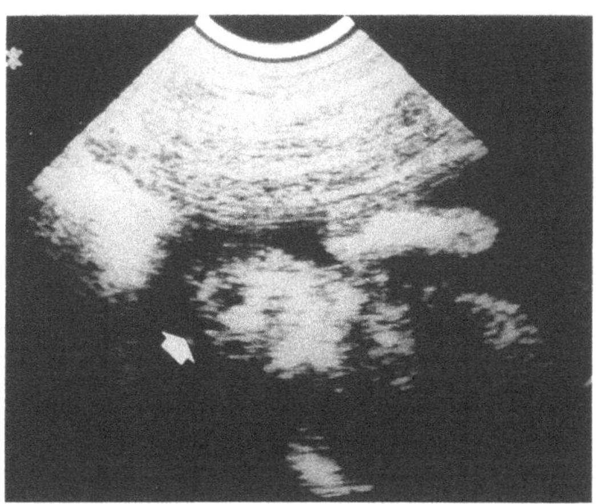

Fig. 2.26. A case of microcephaly with a typical hypotelorism is shown. Observe that only one orbita is present (*arrow*)

with swallowing movements can also be seen (Fig. 2.26). Cases of harelip in the 14th and 16th week [10] and cleft palate in the 16th week [10] have also recently been described.

Finally the entire face, with minor (but significant) alterations such as low ear implantation or irregular nose can be visualized after the 14th–16th week [11].

Neural Tube Defects

The entire dorsal column (8th week) with the spinal medulla can be observed after the 9th week of pregnancy. Defects of the closing mechanisms like myelomeningoceles (10th wk.) or spina bifida (Fig. 2.27) (12th wk.) have been sporadically described [3, 10–12, 14, 26]. Deviations of the column such as kyphoscoliosis [3, 10, 11] can also be observed (Fig. 2.28).

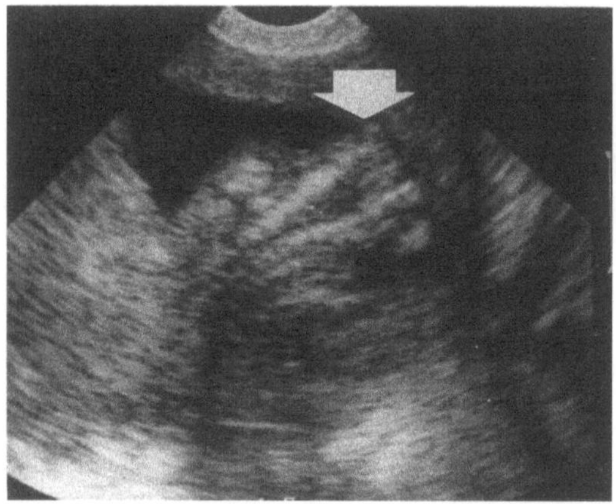

Fig. 2.27. The *arrow* shows the opening of the vertebral channel in a case of the spina bifida

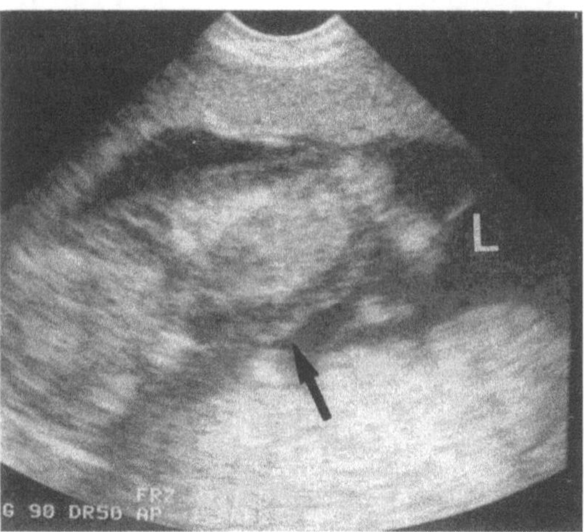

Fig. 2.28. Kyphoscolyosis which appears in an embryo of 11 weeks. The embryo also had an encephalocele (*arrow*) and was caused by the existence of an amniotic band syndrome

Probably the most curious malformations which can be seen very early with vaginal ultrasound are conjoined twins (9th week) [26].

Thoracic Anomalies

The most commonly observed malformations at these gestational ages were the hygroma colli (or cystic hygroma) [10, 11, 14, 26, 27] and the above-mentioned anencephaly (see Fig. 2.23). Cystic hygroma (septated or not septated) is a malformation of the lymphatic system which nearly always accompanies cases of trisomy 21 or Turner syndrome. It appears as a small anechoic cyst (mongolism) or edema (Turner) located in the posterior region of the neck. In some cases it appears in the anterior, on both sides (very suggestive of chromosomopathy) (Fig. 2.29, 2.30) or generalized (common in trisomy 18) [28–30]. Not infrequently other malformations (for example, heart and extremities), accompany the hygroma colli, making the case easier to diagnose (Fig. 2.31). It can be observed as early as the 8th–10th week.

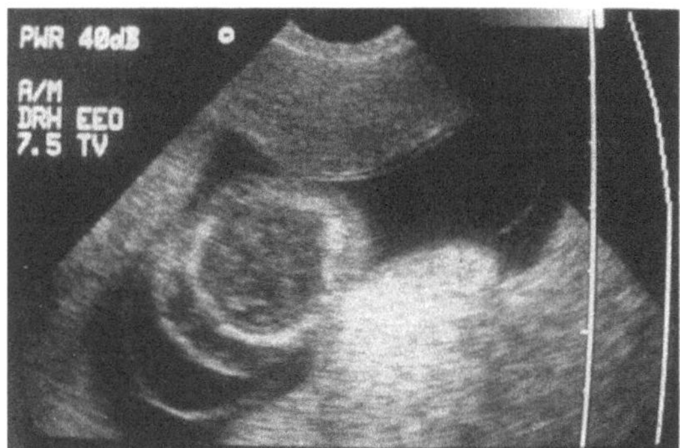

Fig. 2.29. A case of septated hygroma colli is shown. Its karyotype was 45 × 0

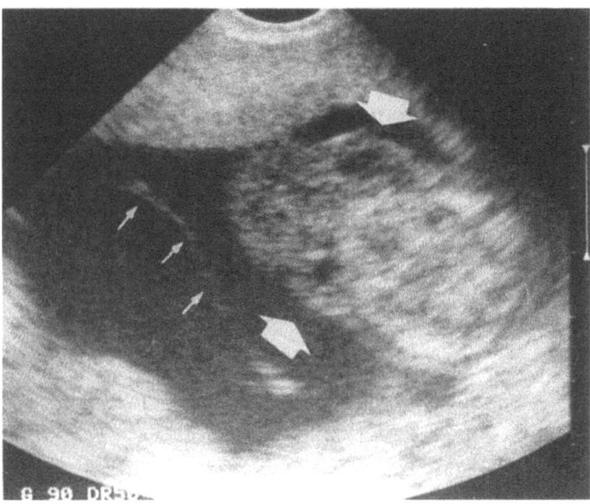

Fig. 2.30. A case of hygroma with marked lateral bursae is shown (*arrows*). The embryo had multiple other malformations, including the ones in the limbs. Its karyotype was 47×× +18

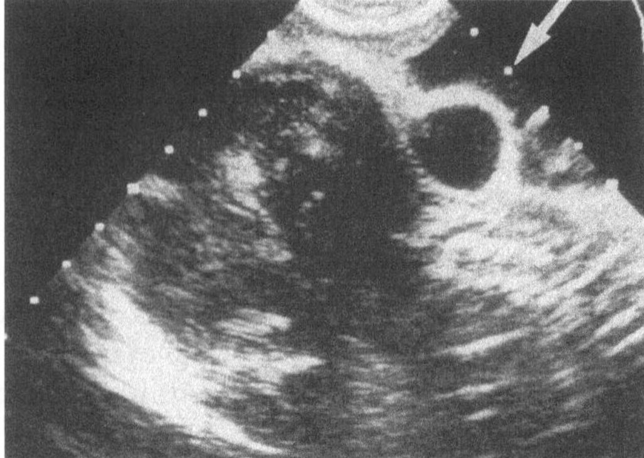

Fig. 2.31. A big posterior neck cyst in a 14-week-pregnancy is shown (*arrow*). Its karyotype was normal, and the newborn showed only a small cyst

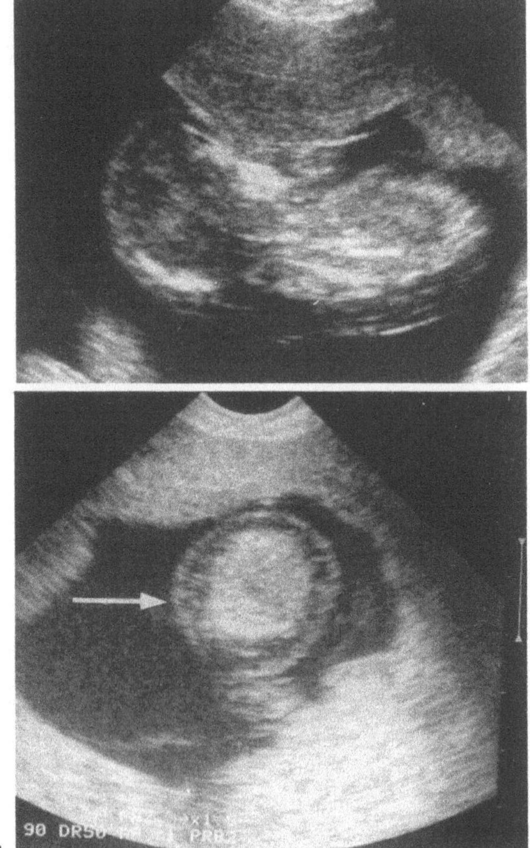

a

b

Fig. 2.32a, b. A case of general edema. Observe the double contour around the whole embryo (*arrow*). Its karyotype was 45×0

Although cases were diagnosed earlier than the 11th week with abdominal ultrasound [27, 30–33], vaginal ultrasound seems to be the method of choice [3, 10, 11, 14, 29].

It is very important to note that not all cases of hygromas are chromosomopathies (see Fig. 2.31). More interesting, in some cases, especially in mongolism, the hygroma can disappear during the pregnancy [31, 32]. Therefore, it is obligatory to perform amniocentesis or chorionic villus sampling.

These cases should not be confused with generalized edema (Fig. 2.32a, b) which also appears early in gestation in cases of Edwards syndrome and in nonimmune hydrops [10, 11, 14].

Anomalies of the Cardiovascular System

The heart activity is visible as soon as the 5th completed week [1–3, 37]. Although its defects are relatively frequent (5%) [11], they are not easy to diagnose due to the appearance of the aorta in the 10th week, the three chambers in the 11th week, and the fourth chamber, brachiocephalic trunk, and carotids in the 14th week. That is why only very few cases of defects like Fallot tetralogies [34] (10th–14th weeks) and pericardic derrame [10, 11] (14th week) have been observed. It seems possible that after the 14th week, especially using color Doppler duplex, these diagnoses will be easier.

Abdominal Wall Defects

During the normal course of embryonic development, there is a physiologic herniation of the midgut into the umbilical cord that makes the diagnosis of abdominal wall defects difficult during this period. This normal event has been well documented by sonography [35, 36].

The primitive gut is formed during the 6th week. The gut and the liver grow more rapidly than the abdominal wall. Therefore, in the 8th week they migrate from the abdomen into the extraembryonic coelom. This phenomenon appears at the base of the umbilical cord where it can be observed using vaginal ultrasound. During the 10th week, they return to their intra-abdominal position due to the more rapid growth of the abdominal wall. During the process of the herniation and reduction, the midgut undergoes 270° of rotation. This rotation occurs in two stages: the first takes place while the midgut is herniated in the umbilical cord, the second during its return to the intra-abdominal location. The intra-abdominal location is completely established in the 11th week. Therefore, although some cases of omphalocele [21, 35, 36, 38] and gastroschisis [24, 39] have been observed with abdominal ultrasound, it seems practically impossible to diagnose abdominal wall defects with this technique prior to the 12th week.

Curtis [38] mentioned that a suspected omphalocele prior to the 14th week has to be established when herniation is bigger than 10 mm, accompanied by a uniform echo refractivity similar to the liver (due to the herniation of this organ). But this must be confirmed by a new examination after the 14th week of pregnancy.

Vaginal ultrasound makes it possible to follow the physiologic herniation and to differentiate it from pathologic events such as omphaloceles [10, 11, 39] (10th and 14th weeks) (Fig. 2.33), gastroschisis [10, 11, 29] (12th and 13th weeks) (Fig. 2.34) or the very rare absence of the umbilical cord [40, 41] (Fig. 2.35). Nevertheless vaginal ultrasound permits the early diagnosis of such anomalies, which are of high importance as one of them (omphalocele) is accompanied by 20%–40% of chromosomopathies (trisomy 13) or other malformations, and the rest have a very bad outcome when observed at such an early stage of pregnancy. Although not directly connected with the abdominal wall, some other pathologies (thrombosis of the umbilical cord [16], unique artery syndrome [10, 11, 16] (13th week) extraembryonic pregnancy, [40] and deviations of the normal primitive development linked to early embryonic feeding (omphalomesenteric cysts [10, 11, 18–21] and allantoid cyst [10, 11, 19]) can be observed. Until today the omphalomesenteric and allantoid

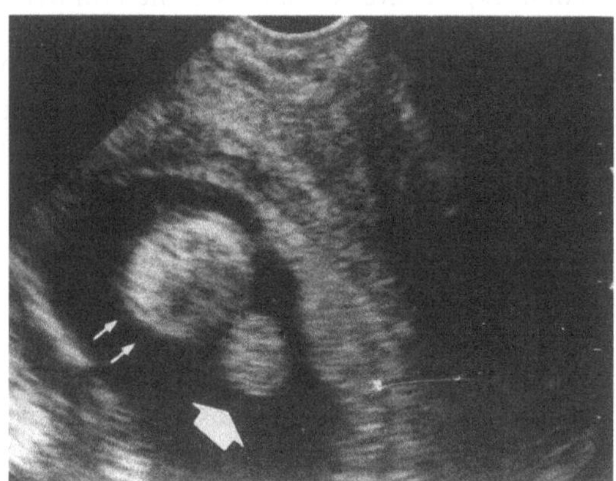

Fig. 2.33. A case of omphalocele (*small arrows*). The *large arrow* shows the protubing abdominal hernia

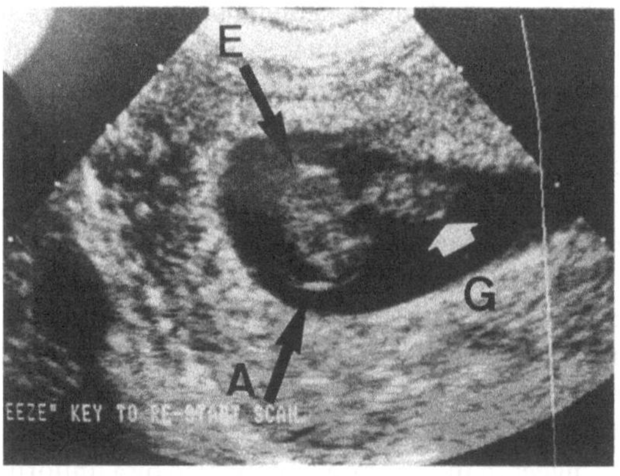

Fig. 2.34. Gastroschisis in the 6th week. The embryo (*E*) and amnios (*A*) are clearly marked. In front of the ventral embryonic wall, a dismorphic mass coming from the embryonic abdomen can be seen (*G*)

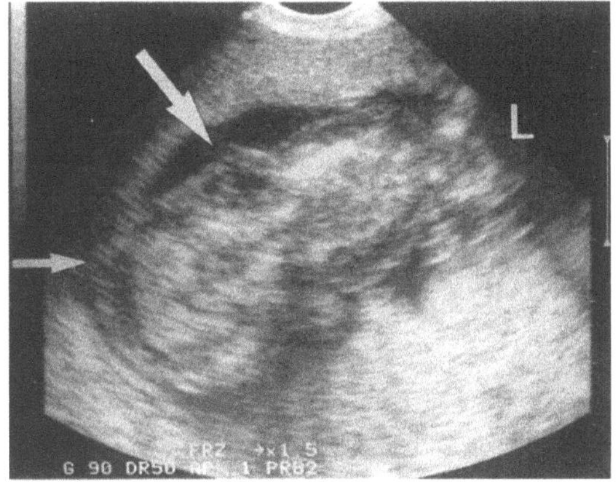

Fig. 2.35. A case of absence of umbilical cord. The embryo is linked to the amnios. This foetus aborted spontaneously in the 24th week, presenting a complete absence of the abdominal wall and showing a total gastroschisis karyotype was not carried out

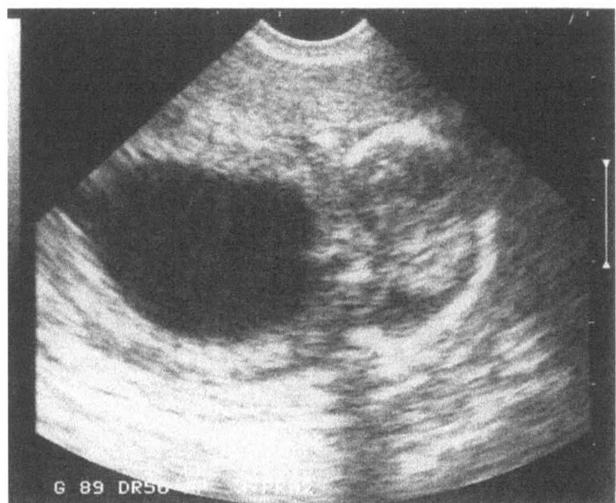

Fig. 2.36. Obstructive uropathy. The entire embryonic abdomen is occupied by a big cyst. Absence of amniotic fluid

cysts observed have disappeared during the pregnancy, having no consequences for normal fetal development.

Gastrointestinal System

The stomach (8th week), liver and intestines (9th week) can also be observed at a very early stage of development. Their malformations (7% of all malformations) [10, 11] can be clearly observed after the 14th week. Some attempts (diaphragmatic hernia) of their early diagnosis have been made [10, 11].

Urinary System

Kidneys are visible from the 11th week on. Consequently the urinary bladder can be observed after the 12th week of gestation [8]. Malformations and obstructions of the

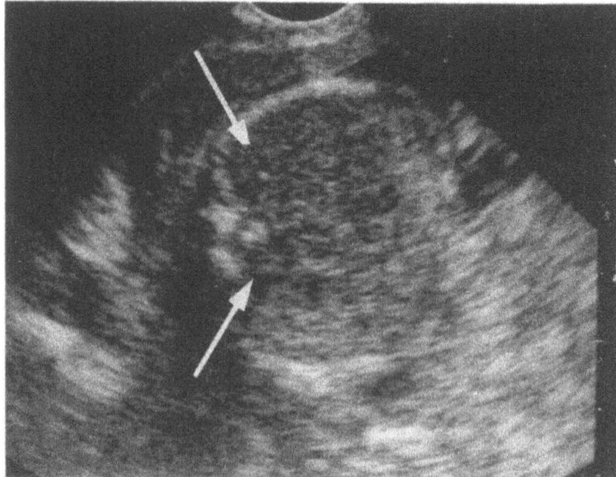

Fig. 2.37. Potter syndrome 14th week. The *arrows* show the absence of kidneys. It accompanied a marked oligohydramnios

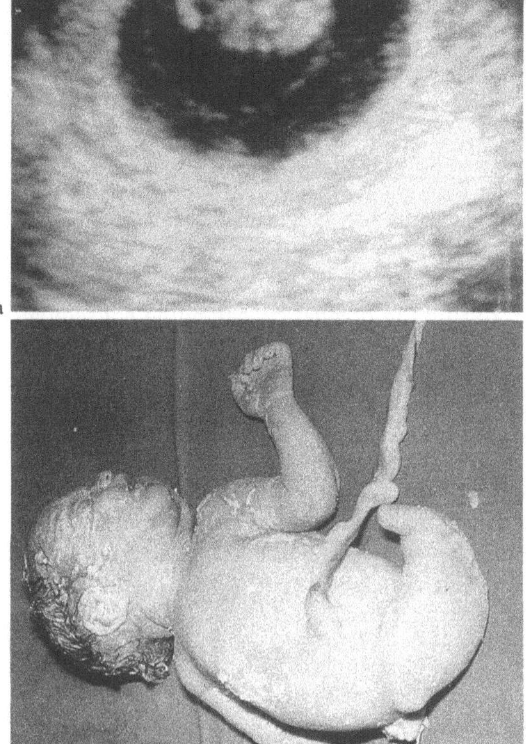

Fig. 2.38a, b. A caudal regression defect. **a** Only one caude is observed (*arrow*). **b** The patient rejected abortion, and the picture shows the newborn

urinary tract, which represent 10% of all malformations [10, 11], can be diagnosed after the 13th week (Fig. 2.36). The most common malformation observed is the multicystic kidney [8, 10, 11, 42], although at such an early age obstructive anomalies [10–12, 29, 43] were also diagnosed. We report a case of Potter syndrome observed in the 14th week, which was accompanied by severe oligoamnios, an indirect sign of malformation [44], and a case of obstructive uropathy (Fig. 2.37).

Limbs

The outlines of the inferior (7th week) and superior (7.5th week) limbs are normally used to establish the gestational age between the 7th and 8th weeks using vaginal ultrasound. Both limbs are clearly seen after the 8th week. Feet (9th weeks) and toes (12th week) can be seen earlier than hands (10th week) and fingers (13th week). Severe defects such as caudal regression (10th week) [3, 45] and short femur (which accompanies mongolism) (14th week) [10, 11] have been reported (Fig. 2.38a, b). Other anomalies such as clubfeet [10, 11, 46], equinovarus [10, 11] and polysyndactyly have been described after the 14th week of pregnancy. Finally, cases of unclassified malformations [3, 10, 11, 47] and polymalformations have also been observed at such an early age of pregnancy.

Summary

In a group of 834 pregnant women examined with vaginal ultrasound until the 14th week, 28 cases of embryonic malformations were observed (3.3%). The follow-up of all cases proved that two more cases were overlooked (a spina bifida and a myelomeningocele). The most frequent anomalies were those concerning the cephalic pole and hygroma colli. All cases were followed by anmiocentesis and/or a karyotype analysis of the embryonic tissue. A total of 44% of the cases showed chromosomic anomalies. All but one hygroma colli and general edema presented chromosomic anomalies.

References

1. Bree LR et al. (1989) Transvaginal sonography in the evaluation of normal early pregnancy: correlation with HCG level. AJR 153: 75–79
2. Bonilla-Musoles F et al. (1989) Transvaginal ultrasound in the first trimester of pregnancy. Rivista Ostet Ginecol 1: 247–2519
3. Bonilla-Musoles F (1981) Tratado de endosonografia en obstetricia y ginecologia. Salvat Barcelona
4. Cullen M et al. (1989) A comparison of transvaginal and abdominal ultrasound in visualizing the first trimester conceptus. J Ultrasound Med 8: 565–5709
5. Cullen MT et al. (1990) Transvaginal ultrasonographic detection of congenital anomalies in the first trimester. Amer J Obstet Gynecol 163: 466–475
6. Hill CM et al. (1988) Sonographyc assessment of the first trimester fetus. A cautionary note. Am J Perinatol 5: 13–15

7. Jain KA et al. (1988) Comparison of transvaginal and transabdominal sonography in the detection of early pregnancy and its complications. Am J Radiol 151: 1139–1143
8. Bronshtein M, Kushnir O, Ben-Rafael Z, Shalev E, Nebel L, Mashiach S, Shalev J (1990) Transvaginal sonographic measurement of fetal kidneys in the first trimester of pregnancy. J Clin Ultrasound 18: 299–301
9. Timor-Tritsch IE, Peisner D, Raju S (1990) Sonoembryology: an organ-oriented approach using a high-frequency vaginal probe. J Clin Ultrasound 18: 286–298
10. Rottem S, Bronshtein M (1990) Transvaginal sonographic diagnosis of congenital anomalies between 9 weeks and 16 weeks, menstrual age. J Clin Ultrasound 18: 307–314
11. Rottem S, Bronshtein M, Thaler I, Brandes JM (1989) First trimester transvaginal sonography diagnosis of fetal anomalies. Lancet 1: 444–445
12. Holzgreve W, Westendor PJ, Tercancli S, Schneider HPG (1991) Ultraschall-Untersuchungen in der Frühschwangerschaft. Ultraschall 12: 99–110
13. Bonilla-Musoles F (1989) El perfil del feto. Rev Españ Obstet Ginecol 48: 207–216
14. Bonilla-Musoles F et al. (1989) Nuevos hallazgos con endosonografia vaginal en el diagnóstico de la patologia del primer trimestre de embarazo. Progr Diagn Prenatal 1: 68–78
15. Bonilla-Musoles F et al. (1990) Pathologie des Dottersacks: Endosonographische Ergebnisse. Ultraschall Med 11: 24–28
16. Bonilla-Musoles F, Ramirez JV, Correa RJ, Pellicer A (1985) Nabelvenenthrombose im Ultraschallschnittbild. Pathologien und Literaturübersicht. Ultraschall 6: 346–350
17. Rempen A (1988) Der embryonale Dottersack bei gestörter Frühschwangerschaft. Geburtshilfe Frauenheilkd 48: 804–808
18. Rempen A (1989) Sonographic first-trimester diagnosis of umbilical cord cyst. J Clin Ultrasound 17: 53–55
19. Sachs L, Fourcroy JL, Wenzel DL (1982) Prenatal diagnosis detection of umbilical cord allantonic cyst. Radiology 145: 445–449
20. Rosenberg JC, Chevernak FA, Walker BA (1986) Antenatal sonographic appearance of omphalomesenteric duct cyst. J Clin Ultrasound 5: 179–184
21. Fink IJ, Filly RA (1983) Omphalocele associated with umbilical cord allantonic cyst: Sonographic evaluation in utero. Radiology 149: 473–479
22. Timor-Tritsch IE, Monteagudo A, Warren WB (1991) Transvaginal ultrasonographic definition of the central nervous system in the first and early second trimester. Am J Obstet Gynecol 164: 497–503
23. Johnson A, Losure TA, Neiner S (1985) Early diagnosis of fetal anencephaly. J Clin Ultrasound 13: 503–505
24. Goldstein RD, Filly RA, Cullen PW (1989) Sonography of anencephaly: pitfalls in early diagnosis. J Clin Ultrasound 17: 397–402
25. Kennedy K et al. (1990) First-trimester diagnosis of exencephaly. Am J Obstet Gynecol 162: 461–463
26. Cullen M et al. (1990) Prenatal diagnosis of anterior parietal encephalocele with transvaginal sonography. Obstet Gynecol 489–490
27. Benacerraf BR et al. (1988) First-trimester diagnosis of fetal abnormalities. A report of three cases. J Reprod Med 33: 777–780
28. Bronshtein M, Rottem S, Yoffe N, Blumenfeld Z (1989) First-trimester and early second-trimester diagnosis of nuchal cystic hygroma by transvaginal sonography: diverse prognosis of the septated from the non-septated lesion. Am J Obstet Gynecol 161: 78–84
29. Cullen MT et al. (1990) Transvaginal ultrasonographic detection of congenital anomalies in the first trimester. Am J Obstet Gynecol 163: 466–475
30. Gustavii B, Edvall H (1984) First trimester diagnosis of cystic nuchal hygroma. Acta Obstet Gynecol Scand 63: 377–378
31. Mostello DJ, Bofinger MK, Siddigi TA (1989) Spontaneous resolution of fetal cystic hygroma and hydrops in Turner syndrome. Obstet Gynecol 73: 862–865
32. Rodis JF, Vintzileos AM, Campbell WA, Nochimson DI (1988) Spontaneous resolution of fetal cystic hygroma in Downs syndrome. Obstet Gynecol 71: 976–977
33. Rahmani MR, Fong KW, Connor TP (1986) The varied sonographic appearance of cystic hygromas in utero. J Ultrasound Med 5: 165–168

34. Gembruch U et al. (1990) First-trimester diagnosis of fetal congenital hearth disease by transvaginal two dimensional and Doppler echocardiography. Obstet Gynecol 75: 496–497
35. Cyr DR, Mack LA, Schoenecker SA et al. (1986) Bowel migration in the normal fetus: US detection. Radiology 161: 119–123
36. Schmidt W, Yarkoni S, Crelin ES, Hobbins J (1987) Sonographic visualization of physiologic anterior abdominal wall hernia in the first trimester. Obstet Gynecol 69: 911–915
37. Rempen A (1990) Diagnosis of viability in early pregnancy with vaginal sonography. J Ultrasound Med 9: 711–716
38. Curtis JA et al. (1988) Sonographic diagnosis of omphalocele in the first trimester of fetal gestation. J Ultrasound Med 7: 97–100
39. Gray DL et al. (1989) Differential diagnosis of first trimester ventral wall defects. J Ultrasound Med 8: 255–258
40. Jeanty P, Lauciria R, Luna SK (1990) Extra-amniotic pregnancy: a trip to the extraembryonic coelom. J Ultrasound Med 9: 733–736: 1990
41. Bailao LA, Bonilla-Musoles F, Machado L (1991) Ultra-sonografia transvaginal em obstetricia e ginecologia Diagnosis. Ribeirao Preto Sao Paulo
42. Alegre M: Malformación nefrourológica severa en un feto de 14 semanas. Diagnóstico ecográfico mediante sonda vaginal. Progr Diagn Prenatal 2: 168–170
43. Bulce M et al. (1987) First-trimester diagnosis of low obstructive uropathy: an indicator of initial renal function in the fetus. J Clin Ultrasound 15: 537–541
44. Benacerraf BR (1990) Examination of the second-trimester fetus with severe oligohidramnios using transvaginal scanning. Obstet Gynecol 75: 491–493
45. Bari L et al. (1990) Early detection of caudal regression syndrome with transvaginal scanning. Obstet Gynecol 75: 486–488
46. Branshtein M, Zimmer EZ (1989) Transvaginal ultrasound diagnosis of fetal clubfeet at 13 weeks menstrual age. J Clin Ultrasound 17: 518–520
47. Brown DL et al. (1990) Diagnosis of early embryonic disease by endovaginal sonography. J Ultrasound Med 9: 631–636

2.1.6 Pathomorphologische und sonographische Befunde bei der fetalen Prune-belly-Sequenz

N. Böhm

Das Krankheitsbild, das wir heute als Prune-belly-Sequenz (PBS) bezeichnen, wurde ursprünglich bei älteren Kindern als eine Kombination von Bauchmuskeldefekten, großer Harnblase und Kryptorchismus beschrieben (Fröhlich 1839; Parker 1895; Osler 1901). Eagle u. Barret (1950) verglichen den gerunzelten Bauch dieser Kinder mit einer getrockneten Zwetschge oder Backpflaume und sprachen im Englischen von einem „prune belly". Anfang der 50er Jahre (Silverman u. Huang 1950) wurde erkannt, daß es neben dieser seltenen infantilen Form der PBS eine viel häufigere *fetale Form der PBS* gibt mit einem viel breiteren Spektrum von Entwicklungsstörungen.

Wir haben die fetale PBS erstmals 1974 diagnostiziert und bisher in 18 Jahren mehr als 30 Fälle gesehen. Die fetale PBS ist damit eine der häufigsten letalen komplexen Mißbildungssequenzen überhaupt.

Fallberichte

Fall 1

Der erste in der Universitäts-Frauenklinik Freiburg sonographisch diagnostizierte PBS-Fall stammt aus dem Jahre 1977 (Abb. 2.39). Die Abbildungsqualität war damals wegen des geringen Auflösungsvermögens der Ultraschallgeräte und wegen der Schwarz-weiß-Darstellung sehr viel schlechter als heute. Die typischen Befunde der PBS sind jedoch leicht und eindeutig zu erkennen. Hinter einer gewaltig erweiterten kugeligen Harnblase sieht man die gleichfalls dilatierten Nierenbecken. Ungewöhnlich war jedoch, daß es sich um einen weiblichen Feten handelte, der dann wenige Tage später in der 31. Schwangerschaftswoche intrauterin abstarb.

Bei der Obduktion sahen wir ein weit ausladendes, über die Genitalregion vorgewölbtes Abdomen. Die *Riesenharnblase* (350 ml Inhalt) war vorne bis zum Nabel mit den sehr dünnen Bauchdecken breitflächig verwachsen. Die Verwachsungen ließen sich jedoch leicht stumpf lösen. Die Urethra war sondierbar. Es lagen *Megaureteren* beidseits und eine *Ektasie beider Nierenbecken* vor. Die Nieren zeigten eine *polyzystische Dysplasie* vom Potter-Typ IIa. Eine angedeutete *Potter-Facies* und eine ausgeprägte beidseitige *Lungenhypoplasie* rundeten das Bild einer sekundären *Oligohydramnie-Sequenz* (Potter-Sequenz) ab.

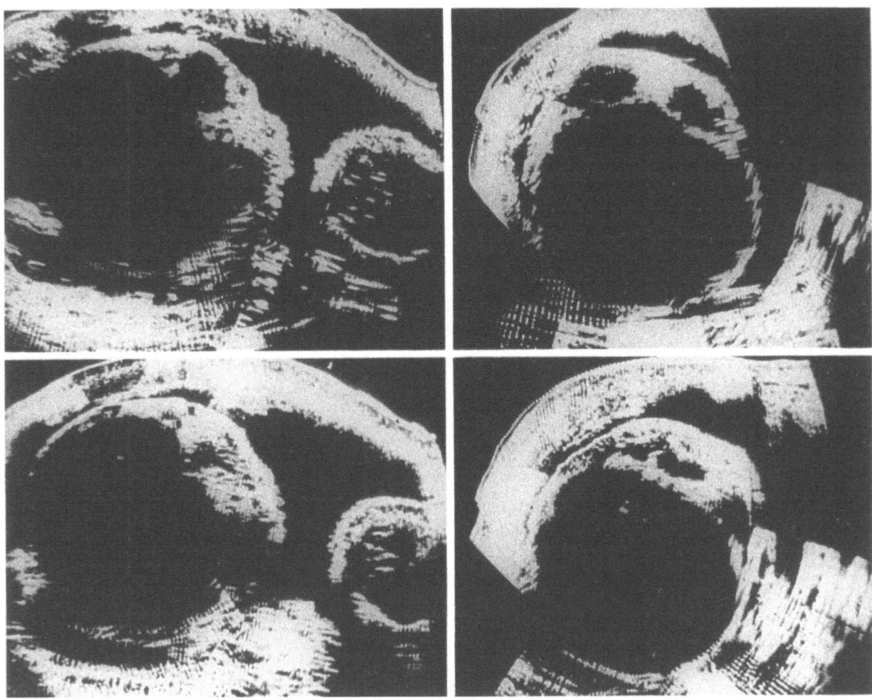

Abb. 2.39. Sonographische Dokumentation einer PBS bei einem weiblichen Feten aus der 31. SSW. Fall 1 (SN 889/77)

Histologisch waren alle Schichten der Bauchwandmuskulatur vorhanden, jedoch hochgradig hypoplastisch, mit fokalen Fasernekrosen und lockerem Granulationsgewebe. Wir hatten bereits damals daraus den Schluß gezogen, daß es sich bei den Bauchmuskelveränderungen nicht um eine primäre Anlagestörung, sondern um *sekundäre degenerative Schädigungen* handelt infolge Überdehnung, Gewebehypoxie, Lymphabflußstörung mit Anasarka oder durch Diffusion toxischer Substanzen aus dem aufgestauten Urin (Böhm 1984).

Fall 2

Bei diesem weiblichen Feten aus der 17. Schwangerschaftswoche sieht man im Ultraschallbild neben der Riesenharnblase auch einen ausgeprägten Aszites (Abb. 2.40). Der ausgestoßene Fetus zeigte vom äußeren Aspekt eine groteske Auftreibung des Abdomens (Abb. 2.41). Das äußere Genitale und die Urethra waren nicht angelegt. Uterus und Vagina fehlten. Die Ovarien lagen beidseits dorsolateral von einem zystisch dilatierten Sinus urogenitalis. Die Bauchhöhle enthielt 150 ml Aszites und eine bis über den Nabel reichende Riesenharnblase, Hydroureteren und hypoplastische polyzystische Nieren vom Potter-Typ IIb. Die vordere Bauchwand zeigte auch hier eine Hypoplasie und narbig-granulierende Degeneration der Muskulatur.

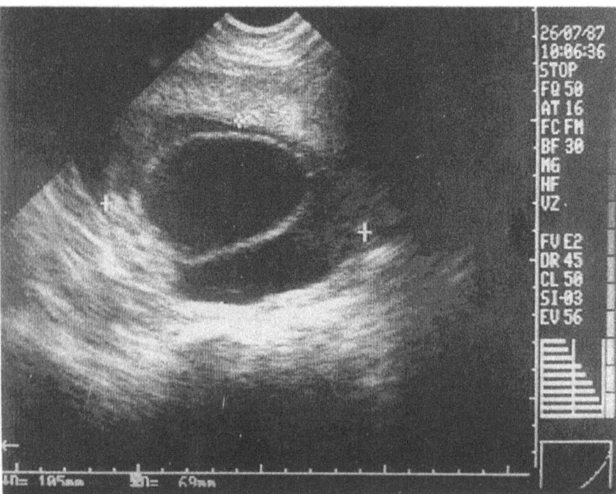

Abb. 2.40. Sonographische Dokumentation einer PBS bei einem weiblichen Feten aus der 17. SSW mit Riesenharnblase und Aszites. Fall 2 (SN 380/87)

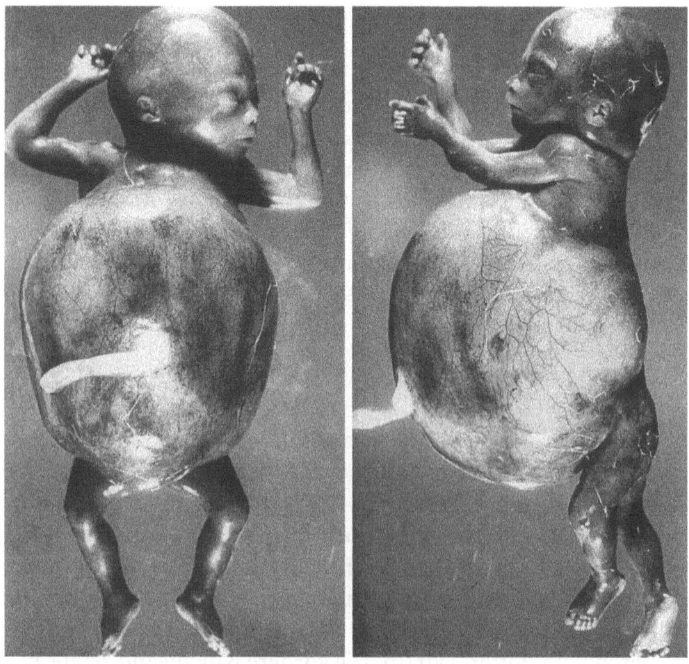

Abb. 2.41. Fetus aus der 17. SSW mit PBS. Fall 2 (SN 380/87)

Fall 3 und 4

Die beiden männlichen Feten aus der 13. und 15. Schwangerschaftswoche stammten aus 2 konsekutiven Schwangerschaften bei klinisch gesunden Eltern. Bereits zu diesem frühen Zeitpunkt waren die Ektasie der Harnblase und der Nierenbecken

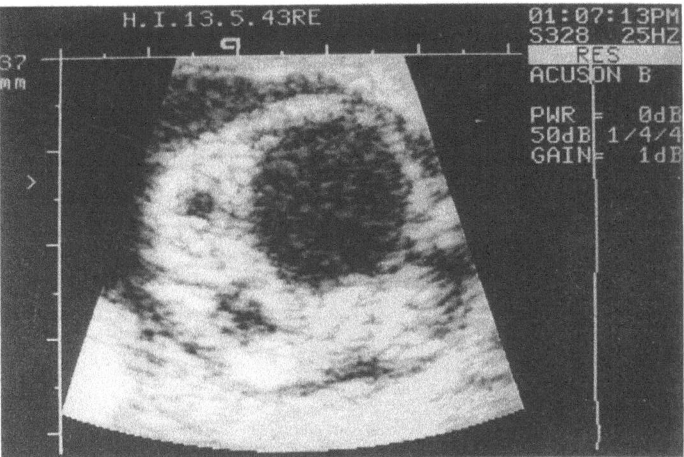

Abb. 2.42. Sonographische Dokumentation einer PBS bei einem mannlichen Feten aus der 15. SSW. Fall 4 (JN 11725/89)

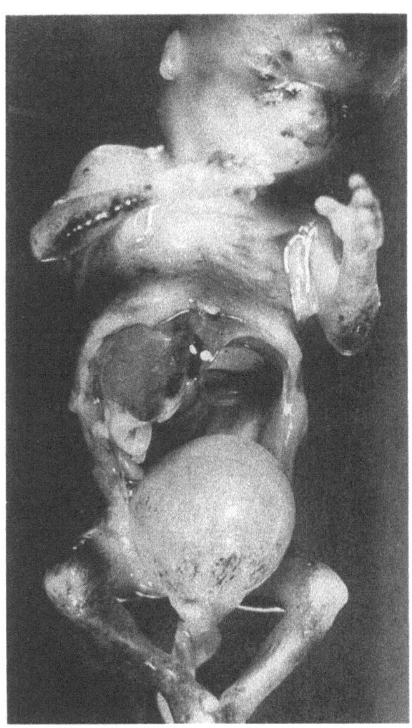

Abb. 2.43. Fetus aus der 15. SSW mit Riesenharnblase bei PBS. Fall 4 (JN 11725/89)

sicher zu diagnostizieren (Abb. 2.42), so daß man sich jeweils zum Schwangerschaftsabbruch entschloß. Die sonographisch erhobenen Befunde wurden in der pathomorphologischen Untersuchung bestätigt (Abb. 2.43).

Auch die histologischen Veränderungen waren bei beiden Feten weitgehend identisch. Bereits in diesem frühen Schwangerschaftsalter waren beide Nieren ausgeprägt hydronephrotisch verändert (Abb. 2.44). Das Nierenparenchym und die subkapsuläre Nephrogenesezone waren hochgradig verschmälert, und das Nierenbeckenkelchsystem war bereits extrem dilatiert. Die 7 mm große Harnblase zeigte eine Hyperplasie und ödematöse Aufsplitterung der glatten Muskulatur ihrer Wandung. Bei dem Feten aus der 15. Schwangerschaftswoche war die Lichtung der Urethra gut zu erkennen, eine Prostata ließ sich jedoch, auch auf Serienschnitten, nicht nachweisen. Die Bauchwandmuskulatur und die Lungen waren noch unauffällig.

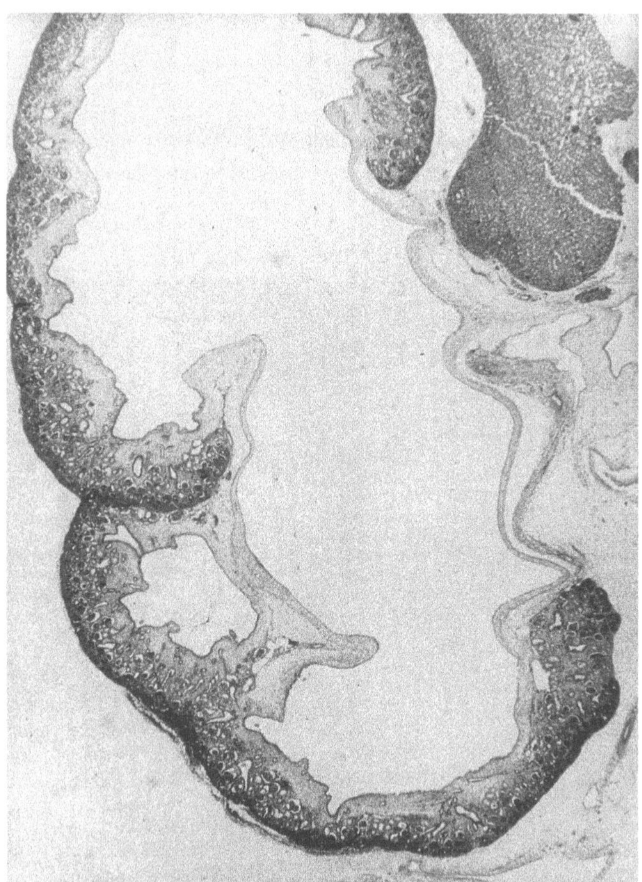

Abb. 2.44. Hydronephrose bei einem PBS-Feten aus der 15. SSW. Fall 4 (JN 11725/89)

Diskussion

Es ist heute möglich, mit Hilfe des Ultraschalls eine erweiterte fetale Harnblase von 5–7 mm im Durchmesser bereits in der 13.–15. Schwangerschaftswoche sicher zu erkennen und die erweiterten Nierenbecken mit einer sogar noch geringeren Dimension. Dadurch ist in diesen Fällen mit infauster Prognose eine frühe und somit weniger belastende Schwangerschaftsunterbrechung möglich, zumal die fetale Chirurgie bei der PBS bisher keine überzeugenden Erfolge gebracht hat.

Während Straub und Spranger (1981) noch die Meinung vertraten, daß die PBS nicht die Folge einer obstruktiven Uropathie sei, da sie bei PBS-Patienten ungewöhnlich niedrige intravesikale Flüssigkeitsdrücke gemessen hatten, stimmen die meisten Autoren (Pagon et al. 1979; Pinto et al. 1982; Nakanama et al. 1984; Moerman et al. 1984; Hoagland et al. 1987; Popek et al. 1991) heute darin überein, daß die auslösende Ursache der PBS ein Urinabflußhindernis in der Urethra ist, das in den meisten Fällen durch eine *sporadische peristatische Schädigung des Sinus-urogenitalis-Mesenchyms* in der 5.–8. Embryonalwoche zustande kommen dürfte.

Aber es sind auch konkordante Fälle bei eineiigen Zwillingen (v. Rhoden et al. 1980) und – wie bei unseren Fällen 3 und 4 – Geschwistererkrankungen (Kroh 1965) beobachtet worden, die auf eine genetische Ursache hindeuten.

Bei männlichen Feten, die im Verhältnis 20:1 bevorzugt von der PBS betroffen sind, kommt es durch die frühembryonale Schädigung des Sinus-urogenitalis-Mesenchyms zu einer *Hypoplasie oder Aplasie der Prostata* mit narbigem Ersatzgewebe in der Region des externen Harnblasensphinkters. Die Urethra wird dadurch möglicherweise abgeknickt oder verzogen, ihre Lichtung bleibt jedoch offen. Bei weiblichen Feten findet sich häufig eine *Persistenz des Sinus urogenitalis.* Die weiteren Folgen der Harnabflußstörung sind bei beiden

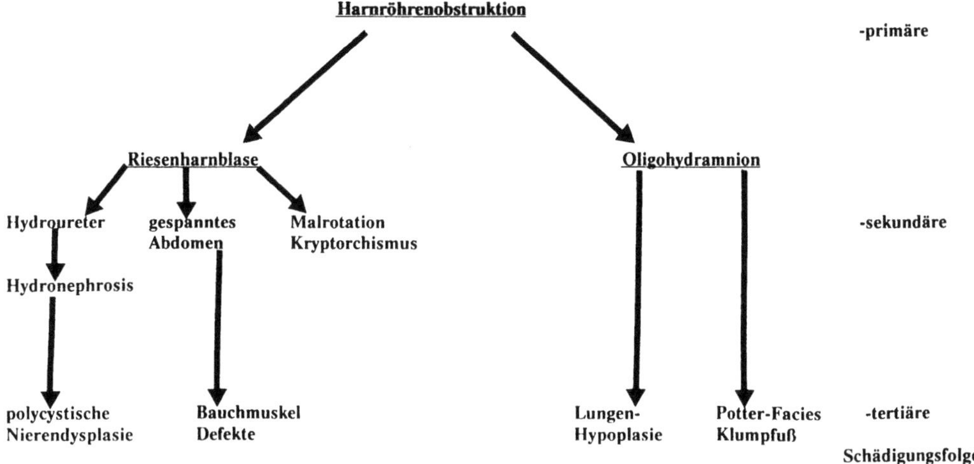

Abb. 2.45. Formale Pathogenese der PBS mit ihren primären, sekundären und tertiären Schädigungsfolgen

Geschlechtern gleich. Sie lassen sich als eine *Sequenz von intrauterinen Entwicklungsstörungen* verstehen, die in Abb. 2.45 schematisch zusammengefaßt ist. Die PBS (auch „early urethral obstruction sequence" genannt, Jones 1988) ist damit ein klassisches Beispiel einer Mißbildungssequenz, bei der am Anfang eine punktuelle Störung eines morphogenetischen Feldes steht mit primären Schädigungsfolgen (z.B. Aplasie der Prostata, Persistenz des Sinus urogenitalis), gefolgt von weiteren sekundären (z.B. Riesenharnblasen, Nierenschädigungen) und tertiären Entwicklungsstörungen (z.B. Degeneration der Bauchmuskulatur, Kryptorchismus durch die Riesenharnblase, bzw. Lungenhypoplasie, Potter-Facies und Extremitätendeformationen durch das Oligohydramnion).

Literatur

1. Böhm N (1984) Kinderpathologie. Schattauer, Stuttgart
2. Eagle JF, Barrett GS (1950) Congenital deficiency of abdominal musculature with associated genitourinary abnormalities: a syndrome. Pediatrics 6: 721–736
3. Fröhlich F (1839) Der Mangel an Muskeln, insbesondere der Seitenbauchmuskeln. Inaug Diss, Würzburg
4. Hoagland MH, Hutchins GM (1987) Obstructive lesions of the lower urinary tract in the prune belly syndrome. Arch Pathol Lab Med 111: 154–156
5. Jones KL (1988) Smith's recognizable patterns of human malformation, 4th edn. Saunders, Philadelphia
6. Kroh G (1965) Beitrag zum Krankheitsbild des angeborenen Bauchmuskeldefektes und zur mit ihm verbundenen Anomalie im Bereich des Urogenital- und Darmtraktes. Urologe 5: 191
7. Moerman Ph, Fryns JP, Goddeeris P, Lauweryns JM (1984) Pathogenesis of the prunebelly syndrome: a functional urethral obstruction caused by prostatic hypoplasia. Pediatrics 73: 470–475
8. Nakayama DK, Harrison MR, Chinn DH, de Lorimer AA (1984) The pathogenesis of prune belly. AM J Dis Child 138: 834–836
9. Osler W (1901) Congenital absence of the abdominal muscles with distended and hypertrophied urinary bladder. Bull John Hopkins Hosp 12: 331–333
10. Pagon R, Smith DW, Shephard TH (1979) Urethral obstruction malformation complex: a cause of abdominal muscle deficiency and „prune belly". J Pediatr 94: 900–906
11. Parker RW (1895) Absence of abdominal muscles in an infant. Lancet 1252–1254
12. Pinto T, Baithun SJ, Giwan YAM, Berry CL (1982) The prune belly syndrome – a possible pathogenesis. Diagn Histopathol 5: 197–203
13. Popek EJ, Tyson RW, Miller GJ, Caldwell SA (1991) Prostate development in prune belly syndrome (PBS) and posterior urethral valves (PUV): etiology of PBS – lower urinary tract obstruction or primary mesenchymal defect? Pediatr Pathol 11: 1–29
14. v. Rhoden L, Reppin G, Jaenecke J, Knittel B, Weiss G (1980) Zum Bauchdeckenaplasiesyndrom. Kinderärztl Praxis 47: 640–650
15. Silverman FN, Huang N (1950) Congenital absence of abdominal muscles. Am J Dis Child 80: 91–124
16. Straub E, Spranger J (1981) Etiology and pathogenesis of the prune belly syndrome. Kidney Int 20: 695–699

2.1.7 Chordozentese – ein hilfreiches Verfahren in der pränatalen Diagnostik

W. Leucht, H.J. Hendrik, D. Leucht und G. Bastert

Neue Entwicklungen in der medizinischen Technologie ermöglichten es, den Feten als ein eigenständiges Individuum zu verstehen und ihn nicht-invasiv und invasiv untersuchen zu können. Falls notwendig, kann in vielen Fällen eine Diagnose sowie Prognose gestellt werden mit der Konsequenz einer Therapie (Daffos 1990).

Um eine fetale Medizin zu etablieren, reichten bildgebende Verfahren zur Diagnostik nicht aus. Es wurde vielmehr eine Reihe invasiver Techniken entwickelt, um Proben für eine Vielzahl biologischer Untersuchungsmethoden, wie Genetik, Biochemie oder Immunologie, zur Verfügung zu stellen.

Die Technik zur Gewinnung fetaler Blutproben hat sich in den letzten 30 Jahren erheblich gewandelt. Ursprünglich wählte man als Zugang zum Feten die Hysterotomie (Freda u. Adamsons 1964). Durch den Einsatz feinkalibriger Glasfaseroptiken konnte die Blutentnahme zuerst aus plazentaren Gefäßen (Hobbins 1974) und später direkt aus der Nabelschnur (Rodeck 1978) auf fetoskopischem Wege wesentlich vereinfacht werden. Nachdem eine ausreichend große Erfahrung mit der sonographisch kontrollierten Amniozentese vorlag, gelang der endgültige Durchbruch in der klinischen Anwendung durch die ultraschallgeführte Nadelinsertion in die fetale Nabelschnur (PUBS, „percutaneous umbilical blood sampling") (Daffos et al. 1983; Hobbins et al. 1985; Nicolaides et al. 1986a).

Material und Methodik

An der Universitäts-Frauenklinik Heidelberg führten wir nach Abschluß einer Pilotphase seit September 1988 an 78 Patientinnen 102 Chordozentesen durch. Während einer Schwangerschaft wurde dieser Eingriff zwischen ein- und 6mal pro Patientin angewendet. Nach Daffos (1990) lassen sich unterschiedliche Indikationen für diesen Eingriff definieren (Tabelle 2.11). Wir konnten 5 Hauptgruppen der Indikationen in unserem Untersuchungsgut bilden:

1. Hämatologische Erkrankungen.
2. Rhesuskonstellation.
3. Schnelle Karyotypisierung.
4. Fetale Infektionen.
5. Fetale Blutgasanalyse.

Tabelle 2.11. Indikationen zur fetalen Nabelschnurpunktion. (Nach Daffos 1990)

Pränatale Diagnostik	
Rasche Karyotypisierung	Zeitlich fortgeschrittene Schwangerschaft Fruchtwasser-Mosaik-Befund Sonographisch diagnostizierte Fehlbildung
Genetische Erkrankung	Hämoglobinopathie Angeborene Gerinnungsstörung Verschiedenes
Kongenitale Infektion	Toxoplasmose Röteln CMV Andere virale Infekte
Überprüfen des fetalen Wohlergehens	
Alloimmunisierung	Rhesushämolyse Alloimmun. Thrombozytopenie Idiopath. Thrombozytopen. Purpura
Wachstumsretardierung	Hypoxämie Ernährungsstatus
Fetale Therapie	
Intrauterine Transfusion	Erythrozyten Thrombozyten
Medikamente	Curare Digitoxin Thyroxin
Erfolgsbeurteilung mütterlicherseits verabreichter Therapien	Steroide IgG Antibiotika Sauerstoff
Pränatale Pharmakologie	
Plazentarer Transfer	Folsäure Spiramycin NM-Heparine Aspirin Fluoride Vitamin K_1

Der häufigste Grund zur Chordozentese waren sonographisch diagnostizierte Fehlbildungen (37%), danach folgten die Rhesusinkompatibilität (22%) und die rasche fetale Karyotypisierung (21%). Die transplazentare Nadelführung wurde mit 61% am häufigsten gewählt, wobei der plazentare Nabelschnuransatz mit 75% die optimale Punktionsstelle war.

91% der Punktionsversuche unter dieser Konstellation konnten erfolgreich durchgeführt werden, wohingegen bei Punktion einer freien Nabelschnurschlinge (21%) nur in 82% der Versuch gelang. Die Versagerquote der Chordozentese lag bei 11%, hauptverantwortlich dafür war Hämolyse der fetalen Blutprobe, eine Fruchtwasserkontamination oder zu geringes Probenvolumen

Tabelle 2.12. Technik und Ergebnisse der Chordozentese an der U F K Heidelberg seit 1988

Technik (n = 102)	n	[%]	
1. Nadelführung:			
transplazentar (extraamnial)	62	(61)	
paraplazentar (intraamnial)	40	(39)	
2. Entnahmestellen:			davon erfolgreich
plazentarer NS-Ansatz	76	(75)	91%
freie NS-Schlinge	22	(21)	82%
fetaler NS-Ansatz	2	(2)	
intrahepatisch	1	(1)	
rechter Ventrikel	1	(1)	
3. Kein Ergebnis erhalten: (Hamolyse, FW-Kontamination, zu geringes Volumen)	11/102	(11)	

(Tabelle 2.12). Das mittlere Probenvolumen betrug 2 ml. Dies ist eine ausreichende Menge zur Durchführung der gewünschten Untersuchungen (Kleihauer-Betke-Test, Blutgasanalyse, kleines Blutbild, Karyotypisierung und/oder immunologische Untersuchungen bzw. Infektserologie). In Einzelfällen wurden bis zu 6 ml Nabelschnurblut entnommen.

Ergebnisse

Wir führten die Nabelschnurpunktion zwischen der 18. und 41. vollendeten SSW durch, wobei 2 Häufigkeitsgipfel zu beobachten waren (22./23. SSW sowie 27./28. SSW). Dies ist durch die Indikationen erklärbar. Zum einen werden vor der 24. SSW noch Fehlbildungen sonographisch entdeckt, die ebenso wie verspätete Entscheidungen zur pränatalen Diagnostik einer raschen Karyotypisierung vor Ablauf der gesetzlichen Frist zum Schwangerschaftsabbruch bedürfen. Zum anderen werden zu Beginn des 3. Trimenons Entscheidungen für das peripartale Management notwendig, die, wie die Wahl des Entbindungsmodus, häufig erst aufgrund der Ergebnisse aus Chordozentesen getroffen werden können. Bei sonographischem Verdacht auf eine fetale Fehlbildung wurde in 29 Fällen eine Chordozentese durchgeführt, hauptsächlich zur Karyotypisierung, aber auch zur ätiologischen Differenzierung pränataler Infekte. So fanden wir insgesamt nur in 2 von 29 Fällen (beides Omphalozelen) einen pathologischen Karyotyp zusätzlich zur fetalen Fehlbildung. Die Infektserologie hingegen war in 2 von 10 Fällen mit Hydro- bzw. Mikrozephalus für eine pränatale CMV-Infektion positiv sowie in 3 von 9 Fällen mit nichtimmunologisch bedingtem Hydrops fetalis (NIHF). Hier fanden sich eine Toxoplasmoseinfektion und 2 Parvovirus-B19-Infekte.

Bei 8 Patientinnen wurde aufgrund von Verdachtsmomenten aus Anamnese oder Screeningserologie eine Chordozentese zur Abklärung einer pränatalen Infektion notwendig. In 6 von 8 Fällen konnte eine Infektion ausgeschlossen und die Schwangerschaft unbehindert ausgetragen werden. In 2 von 8 Fällen mußte eine pränatale Infektion angenommen werden (Röteln, CMV), die sich post abortum bestätigte.

Auf die Fallgruppe der Rhesusinkompatibilität soll hier aus Platzgründen nicht eingegangen werden. Sie ist die klassische Indikation für eine diagnostische bzw. therapeutische Nabelschnurpunktion (Übersicht bei Weiner 1991a u.b). Trotz der seit mehr als 2 Jahrzehnten bei uns üblichen Anti-D-Prophylaxe werden dennoch immer wieder Sensibilisierungen gefunden, die zumindest neben der Antikörper-Titer-Kontrolle im Schwangerschaftsverlauf Fruchtwasserpunktionen zum Nachweis einer erhöhten Produktion von Bilirubinoiden notwendig machen. Sicher ist, daß weder der Antikörper-Titer-Verlauf noch die Delta-E-Bestimmung aus dem Fruchtwasser eine verläßliche Angabe über eine fetale Anämie geben, so daß die routinemäßige, ggf. wiederholte Chordozentese zur antenatalen Überwachung betroffener Schwangerschaften zu fordern ist (Nicolaides et al. 1986b).

Neben Karyotypisierung, Rhesusinkompatibilität und pränataler Infektion wird seit neuerer Zeit gerade auch im Zusammenhang mit der Evaluierung der Ultraschall-flow-Diagnostik über die intrauterine antepartale Blutgasanalyse berichtet (Soothill et al. 1986). Zielgruppe der diagnostischen Chordozentese sind wachstumsretardierte Feten, die hinsichtlich einer intrauterinen Kompromittierung durch ein chronisches Sauerstoffdefizit bei Plazentainsuffizienz überwacht werden sollen (Soothill et al. 1987). Gleichzeitig versuchte man Effekte einer bisher

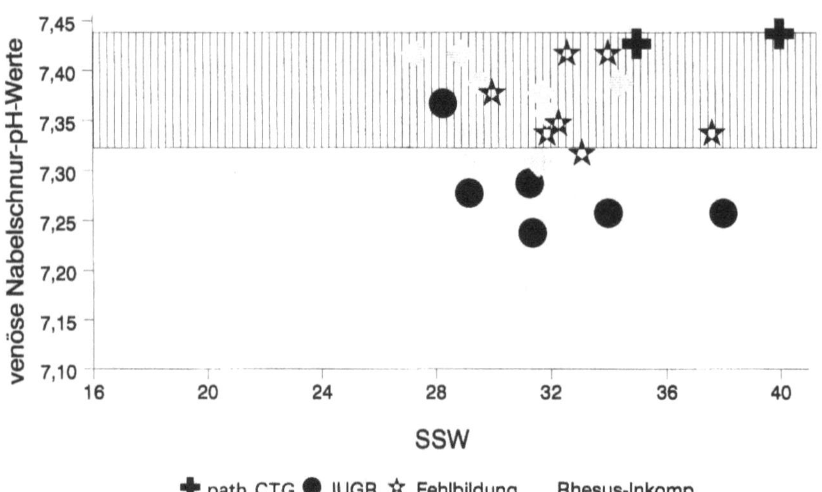

Abb. 2.46. Fetale intrauterine Blutgasanalyse

eher als frustran eingeschätzten intrauterinen Therapie der fetalen Mangelentwicklung, z.B. mit kontinuierlicher O_2-Gabe an die Mutter, zu kontrollieren (Nicolaides et al. 1987). Wichtig dabei ist zu beachten, daß sich die Normwerte des Säure-Basen-Status sowie für p_{O2} und p_{CO2} intrauterin deutlich von den sub- bzw. unmittelbar postpartal gewonnenen Werten unterscheiden (Nicolini et al. 1990; Khoury et al. 1991). Als Hinweis für die Malnutrition bei chronischer Plazentainsuffizienz fanden wir bei 5 von 6 IUGR-Feten eine Präazidose in der Nabelvene bei allerdings überwiegend normalen p_{O2}- und p_{CO2}-Werten unter Berücksichtigung der intrauterinen Normwerte (Nicolini et al. 1990) (Abb. 2.46). Bei Fällen mit akutem kurzfristigem fetalem Distreß, welcher als pathologisches CTG-Muster auffiel, wurden hingegen normale Werte erhoben.

Diskussion und Ausblick

Die Chordozentese ist eine wichtige diagnostische Methode und Hilfe bei der Etablierung einer fetalen Medizin. Zudem ist sie technisch relativ einfach durchzuführen. Sie besitzt 3 wesentliche Vorteile (Daffos 1990): Sie ist ab der ca. 18. SSW bis zum Entbindungstermin durchführbar, kann jederzeit wiederholt werden und ist aufgrund der geringen Risiken als ambulanter Eingriff möglich und somit kostengünstig. Zudem sind die Ergebnisse schnell verfügbar, womit zeitlich wesentlich adäquater auf maternofetale Gefahrensituationen reagiert werden kann als bisher. Nach Daffos (1990) liegt das methodenassoziierte Risiko für fetalen Verlust durch die Chordozentese bei 0,5 bis 1,0%. Zu berücksichtigen ist dabei allerdings, daß es sich bei den untersuchten Patientinnen um ein Risikokollektiv handelt. Beeinflußt wird das Risiko der Chordozentese im wesentlichen durch die Indikation und das punktierte Nabelschnurgefäß. Weiner et al. (1991c) ermittelten 2 hauptsächliche, voneinander unabhängige Risiken: 1. die Nabelarterienpunktion und 2. die schwere IUGR. Die wesentliche Gefahr besteht in der durch die Chordozentese ausgelösten Bradykardie, die entweder reversibel ist oder zu einer Frühgeburt bzw. einem intrauterinen Fruchttod führt. Dafür werden Spasmen in der Nabelarterienmuskulatur mit Verlust des diastolischen Blutflusses, der mit Normalisierung der Herzfrequenz reversibel ist, verantwortlich gemacht.

In der Gruppe mit schweren IUGR beobachtete Weiner signifikant mehr langanhaltende Bradykardien nach Punktion, häufig bei suboptimalen Blutgaswerten. Meist hatten diese Feten ohnehin pathologische Blutflußwerte, so daß dies ein zusätzliches Risikokriterium sein könnte. Verletzungen der Nabelschnur mit Nachblutung aus dem punktierten Gefäß werden zwar häufig beobachtet, kommen aber meist rasch zum Stillstand und bleiben in der Regel ohne Folgen. Prädisponierende Faktoren für Komplikationen sind die Punktion der Nabelarterie (Weiner et al. 1991c), der verwendete Nadeldurchmesser und eine fetale Thrombozytopenie (Segal et al. 1991). Eine Amnionitis als Folge einer rein diagnostischen Chordozentese gilt als unwahrscheinlich, da sie nur nach längerdauernden Eingriffen beobachtet wurde und das Risiko mit der Dauer des Eingriffs steigt (Weiner 1991).

Obgleich die Durchführung der Chordozentese der sonographisch geführten Amniozentese technisch ähnelt, ist sie trotzdem nicht leicht durchzuführen. Zudem ist ein präzise geplanter organisatorischer Ablauf durch ein erfahrenes Team sowie eine sorgfältige Handhabung der fetalen Blutanalysen Voraussetzung für den Erfolg dieser Methode (Whittle 1987). Aus methodischen, personellen und untersuchungstechnischen Gründen wird diese Methode den perinatologischen Zentren vorbehalten bleiben.

Das Spektrum der Indikationen für die Chordozentese ist im Vergleich internationaler Arbeitsgruppen ähnlich unterscheidet sich abhängig von ethnischen Gegebenheiten der zugrundeliegenden Population und deren populationsgenetisch bedingten Erkrankungen z.B. Hämoglobinopathien. In Ländern mit geringerer Tradition der Anti-D-Prophylaxe ist das Aufkommen von Rhesussensibilisierungen entsprechend häufiger. Dort, wie z.B. in den Vereinigten Staaten, ist die Indikation der Rh-Inkompatibilität aus diagnostischen und therapeutischen Gründen führend. In Frankreich wurden andererseits i.R. eines Screenings auf kongenitale Toxoplasmoseinfektionen Chordozentesen vergleichsweise häufig zur weiteren Abklärung eingesetzt und damit zahlenmäßig große Erfahrungen gesammelt (Daffos et al. 1988). Die Punktion zur Beurteilung der Auswirkungen einer chronischen Plazentainsuffizienz ist dagegen noch selten und eher zur raschen Karyotypisierung als zur Blutgasanalyse indiziert (Nicolini et al. 1990). Da bei schwer mangelentwickelten Feten das Punktionsrisiko erheblich höher ist (Weiner et al. 1991c), eine einmalige intrauterine Blutgasanalyse das peripartale Outcome aber nicht vorhersagen kann (Nicolini et al. 1990) und als zusätzliches Gefahrenmoment meist bei diesen Feten ein deutlich reduzierter diastolischer Blutfluß vorliegt, gilt es, die Indikation zur Chordozentese sehr sorgsam abzuwägen und den Eingriff mit entsprechenden Vorsichtsmaßnahmen durchzuführen.

Zur Erweiterung unserer Kenntnisse der physiologischen und pathophysiologischen Zusammenhänge des fetalen Organismus bietet sich über die Chordozentese ein eleganter Zugriff, Normwerte zu definieren und davon abweichende Befunde mit fetalen Erkrankungen in Zusammenhang zu bringen.

Ein bewährtes Beispiel dafür ist die Rhesusinkompatibilität (Nicolaides u. Rodeck 1985). Aber auch viele andere hämatologische Erkrankungen werden frühzeitig diagnostizierbar (Shulman u. Elias 1990). Darüber hinaus könnte die fetale Nierenfunktion im Rahmen kongenitaler Nierenerkrankungen beurteilt und entsprechende Maßnahmen für eine intrauterine Therapie oder ein peripartales Management eingeleitet werden (Nolte 1991). Über die intrauterine Diagnose eines fetalen Hypothyroidismus sowie dessen intrauterine Therapie wurde ebenfalls berichtet (Noia et al. 1991). Die Diagnose einer pränatalen Parvovirus-B19-Infektion mit konsekutiver Anämie und NIHF läßt sich durch eine Chordozentese sichern und die Anämie durch sofortige Transfusion mit gutem Erfolg therapieren (Leucht et al. 1991). Damit ist der Weg zu einer wesentlichen Neuerung im Rahmen der fetalen Therapie, nämlich der fetalen Pharmakologie beschritten. Probleme der intrauterinen Therapie fetaler kardialer Arrhythmien bei therapieresistenter transplazentarer Digitalisierung lassen sich durch den Einsatz spezieller Pharmaka – über Chordozentese verabreicht – möglicherweise besser beherrschen. Amiodarone, ein Antiarrhythmikum mit minimalem plazentarem Transfer und langer Halbwertszeit im fetalen Kompartiment (>14 Tage), konnte intrauterin verabreicht in mehreren Fällen mit digitalisresistenter Arrhythmie einen Erfolg herbeiführen (Gembruch 1991).

Eine weitere interessante Perspektive der Chordozentese wird von Golbus u. Cowan (1991) für Fälle mit Immundefizienzsyndrom oder kongenitaler Hämoglobinopathie berichtet. Die Implantation hämatopoetischer Stammzellen aus mütterlichem Knochenmark bei betroffenen Feten per Chordozentese war in 3 Fällen technisch erfolgreich und führte in mindestens einem Fall zu entsprechender extramedullärer Blutbildung. Da sich im peripheren Blutbild über Chordozentese keine Veränderungen nachweisen ließen, wurden die Schwangerschaften abgebrochen, so daß man von einem direkten therapeutischen Erfolg noch nicht ausgehen kann.

Zusammenfassend läßt sich also mit Recht behaupten, daß mit Hilfe der Chordozentese nach Aufklärung physiologischer und pathophysiologischer Zusammenhänge im fetalen Leben Perspektiven eröffnet werden, die für die Therapie vieler kongenitaler Erkrankungen höhere Erfolgsaussichten versprechen.

Literatur

Daffos F, Cappella-Pavlovsky M, Forestier F (1983) Fetal blood sampling via the umbilical cord using a needle guided by ultrasound. Report of 66 cases. Prenat Diagn 3: 271

Daffos F, Forestier F, Cappella-Pavlovsky M (1988) Prenatal management of 746 pregnancies at risk for congenital toxoplasmosis. N Engl J Med 318: 271–275

Daffos F (1990) Access to the fetus. Nouv Rev Fr Hematol 32: 431

Freda VJ, Adamsons KJ (1964) Exchange transfusion in utero. Am J Obstet Gynecol 89: 817

Gembruch U (1991) Direct treatment of fetal tachyarrhythmias. VII. Int Congr Int Soc „The fetus as a patient" Bonn, 24.–26. August 1991

Golbus MS, Cowan MJ (1991) In utero stem cell transplantation. VII Int Congr Int Soc „The fetus as a patient", Bonn, 24.–26. August 1991

Hobbins JC, Mahoney MJ (1974) In utero diagnosis of hemoglobinopathies. Technic for obtaining fetal blood. N Engl J Med 290: 1065

Hobbins JC, Grannum PA, Romero R, Reece EA, Mahoney MJ (1985) Percutaneous umbilical blood sampling. Am J Obstet Gynecol 152: 1

Khoury AD, Moretti ML, Barton JR, Shaver DC, Sibai BM (1991) Fetal blood sampling in patients undergoing elective cesarean section: a correlation with cord blood gas values obtained at delivery. Am J Obstet Gynecol 165: 1026–1029

Leucht W, Hendrik HJ, Zilow E, Bastert G (1991) Successful prenatal treatment of parvovirus B19 induced hydrops fetalis by blood transfusion – 2 case reports. VII Int Congr Int Soc „The Fetus as a patient", Bonn, 24.–26. August 1991

Nicolaides KH, Rodeck CH (1985) Fetal therapy. Rhesus disease: the model for fetal therapy. Br J Hosp Med 141–148

Nicolaides KH, Soothill PW, Rodeck CH, Campbell S (1986a) Ultrasound-guided sampling of umbilical cord and placental blood to assess fetal well being. Lancet I: 1065–1067

Nicolaides KH, Rodeck CH, Mibashan RS, Kemp JR (1986b) Have Liley charts outlived their usefulness? Am J Obstet Gynecol 155: 90–94

Nicolaides KH, Campbell S, Bradley RJ, Bilardo CM, Soothill PW, Gibb D (1987) Maternal oxygen therapy for intrauterine growth retardation. Lancet I: 942

Nicolini U, Nicolaides P, Fisk NM, Vaughan JI, Fusi L, Gleeson R, Rodeck CH (1990) Limited role of fetal blood sampling in prediction of outcome in intrauterine growth retardation. Lancet 336: 768–772

Noia G, Maussier ML, De Santis M, Bianchi A, Masini L, Zecca E (1991) Prenatal diagnosis and therapy of congenital goiter. VII Int Congr Int Soc „The fetus as a patient", Bonn, 24.–26. August 1991

Nolte SH (1991) Assessment of fetal renal function by determination of serum microprotein levels. VII Int Congr Int Soc „The fetus as a patient", Bonn, 24.–26. August 1991

Rodeck CH, Campbell S (1978) Sampling pure fetal blood by fetoscopy in the second trimester of pregnancy. Br Med J II: 728

Segal M, Manning FA, Harman CR, Menticoglou S (1991) Bleeding after intravascular transfusion: experimental and clinical observations. Am J Obstet Gynecol 165: 1414–1418

Shulman LP, Elias S (1990) Percutaneous umbilical blood sampling, fetal skin sampling, and fetal liver biopsy. Semin Perinat. 14: 456–464

Soothill PW, Nicolaides KH, Bilardo CM, Campbell S (1986) Relation of fetal hypoxia in growth retardation to mean blood velocity in the fetal aorta. Lancet II: 1118–1120

Soothill PW, Nicolaides KH, Campbell S (1987) Prenatal asphyxia, hyperlacticaemia, hypoglycaemia, and erythroblastosis in growth retarded fetuses. Br Med J 294: 1051–1053

Weiner CP, Williamson RA, Wenstrom KD, Sipes SL, Grant SS, Widness JA (1991a) Management of fetal hemolytic disease by cordocentesis. I. Prediction of fetal anemia. Am J Obstet Gynecol 165: 546–553

Weiner CP, Williamson RA, Wenstrom KD, Sipes SL, Widness JA, Grant SS, Estle L (1991b) Management of fetal hemolytic disease by cordocentesis. II. Outcome of treatment. Am J Obstet Gynecol 165: 1302–1307

Weiner CP, Wenstrom KD, Sipes SL, Williamson RA (1991c) Risk factors for cordocentesis and fetal intravascular transfusion. Am J Obstet Gynecol 165: 1020–1025

Weiner S (1991) Indications, complications, safety, reliability and assessment of quality of fetal blood. Ultrasound Obstet Gynecol 1 [Suppl]: 17

Whittle MJ (1987) Commentary – cordocentesis. Br J Obstet Gynaecol 94: 262–264

2.1.8 Fetale Therapie. Entwicklung, Stand, Ausblick

Ch. Wilhelm

Entwicklung

Die Ultraschalldiagnostik und ihre bis heute nicht widerlegte Ungefährlichkeit sind als conditia sine qua non in der Fetalmedizin anzusehen. Nur eine hochspezialisierte, erfahrene Ultraschalldiagnostik ermöglicht eine fetale Medizin. Ziel einer intrauterinen Therapie ist es, ansonsten irreversible Schädigungen des Feten zu verhindern, insbesondere Schädigungen, die bei einer nicht rechtzeitigen Therapie zu einer Verschlechterung der intrauterinen Situation bis zum Absterben des Kindes führen könnten.

Pionier der Fetaltherapie ist Sir William Liley, der vor 30 Jahren erstmals die intraperitoneale Transfusion am Feten durchführte, um die Rhesusinkompatibilität, die unbehandelt zur fetalen Erythroblatose, zum Absterben des Ungeborenen führt, zu verhindern. Schon 1968 sagte Jackson die Zukunft der Fetalchirurgie bei Behandlung des Hydrozephalus, der Zwerchfellhernie und fetaler Neoplasien voraus. 1974 erweiterte Loew die Anwendungsbereiche auf die Spina bifida und gastrointestinale Atresien. Die ernüchternden Resultate bei den ersten Therapieversuchen der intrauterinen Einlage von ventrikuloamnialen Shunts beim Hydrozephalus und pyelo- bzw. vesikoamnialen Shunts bei obstruktiven Uropathien waren auf unterschiedliche Ursachen zurückzuführen.

Sir William Liley war es auch, der in seinem berühmten Aufsatz „Der Fet als Persönlichkeit“ auf viele historische Mißverständnisse hinwies und dafür warb, dem Feten denselben Respekt und dieselbe Beachtung zu schenken wie dem erwachsenen Patienten und ihn nicht länger als eingeschränkt funktionierenden und zu klein geratenen Erwachsenen anzusehen.

Fortschritte in Endokrinologie, Physiologie und Sonographie haben uns gezeigt, daß der Fet weit entfernt davon ist, quasi als „blinder Passagier“ der Schwangeren auf ein Leben zu warten, daß erst mit der Geburt beginnt. Nicht die Mutter, der Fet bestimmt die Schwangerschaft. Schon als Embryo schafft er die endokrinologischen Voraussetzungen und induziert alle Änderungen der mütterlichen Physiologie, um sich ein optimales Heim zu schaffen und alles vorzubereiten für die Zeit nach der Geburt, deren Termin er bestimmt.

Die Diagnose eines erkrankten Feten eröffnet dem Arzt 3 Möglichkeiten [1]:

1. Kontrolliertes Zuwarten bis zur Geburt mit der Hoffnung auf eine erfolgreiche postpartale Therapie,

2. Schwangerschaftsabbruch bei nicht lebensfähigen oder schwerst geschädigten Feten vor der 24. SSW,
3. fetale Therapie.

Natürlich scheint die 3. Möglichkeit die attraktivste. Doch auch ihre engagiertesten Verfechter wissen heute, daß die meisten kongenitalen Erkrankungen keine erfolgreiche Behandlung in utero zulassen. Dennoch nimmt das faszinierende Feld der Fetalmedizin mit zunehmendem Wissen um die fetale und perinatale Physiologie, der zunehmenden Erfahrung, mit der Entwicklung neuer chirurgischer und anästhesiologischer Methoden und neuer diagnostischer Techniken einen immer größeren Raum im geburtshilflichen und perinatalen Fachgebiet ein.

Veröffentlichungen Anfang der 80er Jahre mit Berichten [2] über erste spektakuläre Therapien mit der Eröffnung des Uterus und chirurgischer Therapie am Feten, seiner Rückverlagerung in die Fruchthöhle und einem weiteren Austragen der Schwangerschaft haben gleichermaßen Euphorie und Skepsis bewirkt – bekannte Phänomene bei der Erforschung eines neuen Gebietes in der Medizin. Ausgehend von dem noch begrenzten Wissen um die Physiologie und Pathologie des Ungeborenen und oftmals gemischten Erfahrungen mit neuen Therapien nehmen viele Ärzte eine verständlicherweise noch vorsichtige und abwartende Haltung ein. Unbestreitbar ist aber, daß durch immer mehr entdeckte fetale Anomalien als Resultat einer verbesserten Pränataldiagnostik der Ruf nach einer intrauterinen Therapie lauter wird. Damit taucht eine Reihe weiterer Probleme auf: rechtliche, moralische und ethische Probleme. Intrauterine Eingriffe am Feten müssen nicht nur medizintechnisch durchführbar sein und Aussicht auf Erfolg haben, sie müssen auch ethisch akzeptiert werden. Selbstverständlich muß die vorgesehene Behandlung eine signifikante Verbesserung der Prognose des Ungeborenen ermöglichen.

Ein wichtiger Gesichtspunkt der fetalen Therapie ist die Tatsache, daß 2 Patienten involviert sind: der Fetus und die Mutter. Da der Fet als Ansprechpartner nicht zur Verfügung steht, wird die Mutter als meist gesunde Person quasi zur Stellvertreterpatientin. Nur über ihre informierte Zustimmung ist an derartige Therapien zu denken. Die Zustimmung sollte über ein „consensus meeting" mit Geburtshelfern und Kinderärzten erreicht werden, mit je nach individueller Situation zusätzlichen Gesprächsangeboten (Genetiker, Psychologen, Medizinethiker, Theologen), selbstverständlich ohne drängenden Druck auszuüben.

Weniger akut werden die genannten Probleme, wenn die Möglichkeit einer indirekten Behandlung des Feten durch Gabe von Medikamenten über die Mutter besteht, d.h. ohne invasive Eingriffe.

Das Grundproblem jeder fetalen Therapie sei beispielhaft verdeutlicht: Eine bessere Patientenselektion bzw. Indikationsstellung, z.B. bei hydrozephalen Kindern, und ein besseres Verständnis der zugrundeliegenden Pathophysiologie werden ebenso wie verbesserte Techniken der Shunteinlage und der Shuntsysteme in Zukunft zu besseren Ergebnissen führen. Immer aber ist zu bedenken, daß die Hydrozephalie nicht als eigenständiges Krankheitsbild, sondern als Symptom einer zentralnervösen Störung aufzufassen ist, die möglicherweise schon lange vor einer chirurgischen Therapie zu irreversiblen Hirnschädigungen und vielfältigen neurologischen Komplikationen geführt hat. Ebenso kann die Ableitung gestauten Urins bei obstruktiven Uropathien – als zweitem Beispiel – möglicherweise schon in der Embryonalphase angelegte schwerwiegende irreversible Entwicklungsstörungen der Nieren nicht beheben.

Die prognostisch positive Basis fetaler Chirurgie beruht auf den spezifisch fetalen Besonderheiten, die sind:

- das feto-maternale Immunsystem,
- das hohe Regenerations- und Redifferenzierungspotential,
- die Heilung als restitutio ad integrum, unterstützt durch besondere fetale Wachstumsfaktoren.

Die Anfang der 80er Jahre gesammelten Erfahrungen führten zu einer Reihe von „consensus meetings" und der Gründung der Gesellschaft für Fetale Medizin und Chirurgie. Dabei wurde recht bald der Standard für Institutionen definiert, die die Fetalmedizin ausüben sollten. Neben der höchsten Stufe der pränatalen Diagnostik zählen dazu die pädiatrische Intensivmedizin einschließlich speziell ausgebildeter Kinderchirurgen, weiter anästhesiologische, geburtshilfliche, neonatale und humangenetische Zentren.

Stand

Bei Hydrozephalus internus war nicht zuletzt wegen der sonographisch leicht zu diagnostizierenden Erweiterung der Hirnventrikel diese Erkrankung eine der ersten, bei der durch intrauterine Entlastungspunktion und später durch Shunteinlage eine fetale Therapie durchgeführt worden ist [3]. Die ersten Ergebnisse waren deprimierend. Intrauterine Todesfälle mit Hirnblutungen nach der Punktion bzw. Shunteinlage, Verstopfen oder Verrutschen des ventrikuloamnialen Shunts und insgesamt keine Verringerung der perinatalen Todesfälle. Die Gründe waren vor allem die fehlende Selektion für erfolgversprechende intrauterine Therapieversuche, ist doch entscheidend bezüglich der postpartalen Prognose, ob Begleitfehlbildungen vorliegen oder nicht. In einer Follow-up-Studie hatten nur die Kinder später eine normale geistige Entwicklung, die vor invasiver Therapie keine Begleitfehlbildungen oder lediglich Myelomeningozelen aufwiesen [4]. Das Problem besteht in der Selektion der Feten, die von einer intrauterinen Therapie profitieren. Es profitieren nur die, bei denen eine Dekompression möglich ist, was wiederum voraussetzt, daß ein erhöhter intrakranieller Druck besteht. Zum gegenwärtigen Zeitpunkt muß festgestellt werden, daß ein intrauterines Shunting noch keinen gesicherten Nutzen für den Feten bietet. Erst weitere Kenntnisse der Ätiologie, eine zuverlässigere Diagnose den intrakraniellen Druck betreffend, ein sicherer Ausschluß irreversibler Hirnschädigungen sowie verbesserte Shuntmodelle machen einen neuen Anlauf bei der intrauterinen Therapie des Hydrozephalus sinnvoll. Tierversuche zum besseren Verständnis sowie zur Erprobung intrauteriner Therapien sind bei Hydrozephalus, Diaphragmahernien und Hydronephrosen durchgeführt worden. Da aber die chirurgische Intervention zur Erzeugung derartiger Fehlbildungen im Tierversuch erst relativ spät erfolgen kann, kann nicht auf den menschlichen Feten zurückgeschlossen werden, und somit ist die experimentell verursachte renale Dysplasie, auch die pulmonale Hypoplasie beispielsweise, kaum vergleichbar mit der menschlichen embryonalen fetalen Pathophysiologie.

Im folgenden werden zuerst Beispiele für die nichtinvasive Therapie im Sinne einer medikamentösen Behandlung des Feten über die Mutter gegeben, dann Beispiele für die invasive, d.h. direkte medikamentöse Therapie durch Fruchtwasserinstillation oder über die Nabelschnur, schließlich Beispiele für die invasive Therapie durch Punktion, Shunteinlagen und andere chirurgische Therapien.

Medikamentöse Behandlung des Feten über die Mutter

Diagnosen, Möglichkeiten	**Indikationen, Risiken**
Mütterliche Digitalisierung mit Digoxin (40–50% niedrigerer Spiegel als außerhalb der Schwangerschaft) evtl. zus. - β-Blocker - Procainamid - Verapamil	Fetale Tachyarrhythmie, Ausschluß Vitium
Kortikoidgabe an die Mutter	bei drohender Frühgeburtlichkeit zur Lungenreifung
Mütterlicher Diabetes, insulinabhängig	Makrosomie 4- bis 5fach erhöhte Fehlbildungsrate
Engmaschige Kontrolle, oft Insulinbedarf erhöht	
Mütterliche Autoimmunerkrankungen - Plasmapherese mit Eliminierung d. mütterlichen Antikörper - Dexamethason zu Suppression der AK-Neubildung	fetale Myokarditis, fetaler AV-Block mit irreversiblen Herzschädigungen
Folsäuretherapie	Prävention von Spina bifida
Mütterlicher 21-OH-Mangel, Dexamethason-Therapie	fetale NNR-Hyperplasie, adrenogenitales Syndrom

Indirekte medikamentöse Therapie

Fruchtwasser:

- Eiweiß,
- Glucose,

- Lipid,
- Antibiotika,
- Thyroxin,
- Ersatz bzw. Auffüllung.

Direkte medikamentöse Therapie

Nabelschnur:

- Eiweiß,
- Glucose,
- Antibiotika,
- Digoxine,
- Antiarrhythmika,
- Transfusion.

Intrakardial:

- Reanimation (Alupent/Suprarenin/Bicarbonat).

Invasive Therapie des Feten I

1. **Punktionen**	**Risiken**
- *Cephalozentese* bei Ventrikulomegalie	
Entlastung	Rezidiv
Druckmessung	Blutung
verbesserte Diagnostik	Abort/
einschl. Chromosomenanalyse	Frühgeburt
	Begleitfehlbildungen
- *Pleurapunktion*	Rezidiv
Entlastung	Blutung
Entfaltung des Lungengewebes	Abort/
verbesserte Diagnostik	Frühgeburt
einschl. Chromosomenanalyse	Begleitfehlbildungen
	(Hydrops)
- *Perikardpunktion*	Begleitfehlbildungen
Entlastung	(Vitium/Hydrops)
- *Ovarialzystenpunktion*	s.oben, Spontanremission möglich
größenabhängig:	
Entlastung	
- *Hydronephrose*	Rezidiv

- *Megacystis*/Verhinderung einer irreversiblen Überdehnung	s. oben
- *Megaureter* mit Ureterozele: Schlitzung	s. oben

2. **Shunteinlagen**

- ventrikuloamnialer Shunt	Infektion
- pleuroamnialer Shunt	Frühgeburtlichkeit
- pyeloamnialer Shunt	Disloziierung, Verstopfen
- vesikoamnialer Shunt	Blutung, Verletzung

Invasive Therapie des Feten II

Offene Operationen am Feten

Zwerchfellhernien, Gastroschisis, Omphalozelen, Obstruktionen der ableitenden Harnwege:

- *Risiko*:
  - Fehl- bzw. Frühgeburt durch operativen Eingriff,
  - Infektion,
  - Blutungen,
  - bereits vorhandene irreversible Schädigungen;
- *Therapie*:
  - Tokolytika,
  - Antibiotika,
  - chirurgische/kinderchirurgische Erfahrung,
  - suffiziente prätherapeutische sonographische Diagnostik.

Ausblick

Die zu erwartende positive zukünftige Fortentwicklung der fetalen Therapie beruht auf bestimmten Grundvoraussetzungen und Forderungen:

Zukünftige Entwicklungen:

- neue, wirksamere und nebenwirkungsärmere Tokolytika,
- noch bessere Kooperation zwischen Geburtshilfe, Pädiatrie, Kinderchirurgie,
- verfeinerte, hochspezialisierte operative Techniken,
- bessere Nahtmaterialien,
- bessere anästhesiologische Möglichkeiten,
- rechtzeitige Erkennung,
- neue Ultraschalltechniken (3D, Farbdoppler, bessere Auflösung),
- besseres Verständnis der embryofetalen Pathophysiologie,
- insgesamt bessere Selektion.

Zusammenfassung

- Der Fet als Patient ist seit der Einführung der intrauterinen Austauschtransfusion vor 30 Jahren eine Realität.
- Neu sind die diagnostischen Möglichkeiten durch bahnbrechende Entwicklungen im Bereich der Ultraschalldiagnostik im Verlauf der letzten 10 Jahre.
- Unser Wissen um embryofetale Entwicklungsstörungen ist nach wie vor begrenzt.

Dies sollte uns allen Anlaß geben, mit Engagement und gleichzeitiger kritischer Distanz den faszinierenden Entwicklungen in der Fetalmedizin gegenüberzustehen.

Literatur

1. Michejda M, Pringle K (1986) Fetal Therapy (Editorial). Fetal Therapy 1: 3
2. Harrison MR, Golbus MS, Filly RA (1981) Management of the fetus with a correctable congenital defect. JAMA 246: 774
3. Clewell WH (1988) Congenital hydrocephalus: treatment im utero. Fetal Therapy 3: 89
4. Manning FA, Harrison MR, Rodeck C et al. (1986) Catheter shunts for fetal hydronephrosis and hydrocephalus. Report of the International Fetal Surgery Registry. N Engl J Med 315: 336

2.1.9 Ethische Gesichtspunkte in der Pränataldiagnostik

Ch. Wilhelm

Schon der Titel erweckt einen Anspruch, der nicht einzulösen ist. Ethische Probleme in unserem Fach werden besonders in der Pränataldiagnostik zu einem Dilemma. Der Pränataldiagnostiker bringt zwar die fachliche Kompetenz im allgemeinen mit und ist auch täglich mit ethischen Fragestellungen konfrontiert, aber er ist weder von der Ausbildung noch vom allgemeinen Umfeld her ethisch geschult. Letztendlich ist er mit der Entscheidung über Leben und Tod überfordert. Es sei aber die Frage erlaubt, wer in dieser Entscheidung überhaupt kompetent, d.h. nicht überfordert ist.

Lassen Sie mich zunächst einige Überlegungen zur Frage der Moral und Ethik in unserem Fach versuchen.

Einfach ausgedrückt: *Moral* schreibt vor, was wir tun sollen und was wir nicht tun sollen. Moral kann aber nicht sanktionieren. Moral ist aus dem Naturrecht nicht ableitbar, auch nicht ausschließlich aus den normalen Erkenntnismöglichkeiten. Die *Ethik* dagegen macht Sollensvorschriften, die aus dem Naturrecht ableitbar sind, erkenntnistheoretisch jedem zugänglich und zumindest potentiell nachvollziehbar sind und worüber Gruppenkonsens besteht. Ethische Normen sollen ein Orientierungsangebot für die kritische Freiheit des Menschen sein [1].

Ethik als Wissenschaft von Handlungsbegründungen wird wesentlich beeinflußt von

- wissenschaftlichen Erkenntnissen,
- Moralitäten eines Kulturbereiches, einer Philosophie, einer Religion,
- Rechtssprechung [2].

Wissenschaftliche Erkenntnisse

Wohl kein Gebiet hat in unserem Fach während der vergangenen Jahre derart rasante Fortschritte gemacht wie die Pränataldiagnostik. Der gegenwärtige Stand der Wissenschaft erlaubt nicht nur eine zuverlässige Diagnostik embryonaler und fetaler Fehlbildungen bzw. deren Ausschluß, sondern eröffnet zunehmend die Möglichkeit der pränatalen Therapie – der Fet als Patient.

Ethische Fragestellung

„Wenn die Menschen einen einzigen Schritt vorwärts tun wollen zur Beherrschung der äußeren Natur, durch die Kunst der Organisation und der Technik, dann müssen sie vorher drei Schritte der ethischen Vertiefung nach innen getan haben". Diese Äußerung von Novalis erscheint heute illusorisch - die ethische Auseinandersetzung hinkt der wissenschaftlichen Erkenntnis und der Praxis hinterher [3].

Wir stecken in einem ethischen Dilemma beträchtlichen Ausmaßes; von den vielen Problemen möchte ich einige nennen:

- Wird nicht menschliches Leben im Mutterleib mit Argumenten abgetötet, die beim geborenen Leben die Tötung nicht mehr rechtfertigen würden?
- Hat nicht prä- und postpartales Leben die gleiche Würde und muß es deshalb nicht die gleiche Bewertung erfahren?
- Gilt die gleiche ethische Bewertung für den Abbruch einer Schwangerschaft wie für die Beendigung einer postnatalen Intensivbehandlung?
- Ist menschliches Leben von Beginn an menschlich-personales Leben im Sinne einer personalen Existenz und zwischenmenschlicher Kommunikation, herrscht hier nicht eine „metaphysisch bedingte Unschärferelation" [1]?
- Besteht nicht die Problematik der pränatalen Diagnostik darin, daß sie dazu nötigt, über so etwas wie den Lebenswert und damit über das Recht auf Leben und also über Leben und Tod zu entscheiden?
- Hat die Gesellschaft ein Recht auf gesunde Kinder?
- Folgt daraus nicht eine Diskriminierung derjenigen, die krank geboren werden?
- Läuft die Pränataldiagnostik nicht Gefahr, zu einer Methode des „search and destroy", einem furchtbaren Begriff aus dem militärischen Sprachgebrauch, abzugleiten?
- Ist nicht die Feststellung des wissenschaftlichen Beirates der Bundesärztekammer, die pränatale Diagnostik trage zur Kostensenkung im Gesundheitswesen bei, ein erstes Zeichen des ethischen Zusammenbruchs der Gesellschaft?
- Hat nicht der Arzt als Anwalt des einzelnen schwachen Menschen gegenüber den Interessen der Gesellschaft aufzutreten?
- Wofür entscheidet sich der Arzt - für das Lebensrecht des Ungeborenen oder das Selbstbestimmungsrecht der Schwangeren?

Rechtssprechung

Die §§ 218 ff des StGB setzen voraus, daß

> „dringende Gründe für die Annahme sprechen, daß das Kind infolge einer Erbanlage oder schädlicher Einflüsse vor der Geburt an einer nicht behebbaren Schädigung seines Gesundheitszustandes leiden würde, die so schwer wiegt, daß von der Schwangeren die Fortsetzung der Schwangerschaft nicht verlangt werden kann."

Der Moraltheologe Reiter schreibt, daß für viele Ärzte der Schwangerschaftsabbruch bei dieser sog. kindlichen oder eugenischen Indikation selbstverständlich und die Unterlassung unverantwortlich sei; manche halten ihn sogar für erlaubt.

Dem ist nicht so. Auch die neuesten Entscheidungen des BGH halten am Unrechtscharakter des Schwangerschaftsabbruchs fest. Die Aussetzung strafrechtlicher Sanktionen kann nicht in rechtliche oder gar sittliche Erlaubtheit umgedeutet werden.

Die sog. kindliche oder eugenische Indikation ist weder eugenisch – jeder Humangenetiker würde diesen Begriff ablehnen – noch ist sie kindlich, sondern sie stellt ganz auf die Mutter ab, ist also eigentlich eine mütterliche Indikation, trotz der Feststellung des BGH, „die Verpflichtung des Staates, das sich entwickelnde Leben in Schutz zu nehmen, besteht auch gegenüber der Mutter".

Auch die Festsetzung der äußersten Frist für einen Abbruch aus kindlicher Indikation – 24. SSW p.m. – ist problematisch geworden durch die modernen Methoden der Pränatalmedizin, die eine, wenn auch geringe, Überlebenschance bieten.

Letztendlich ist die Rechtsprechung unvollständig und widersprüchlich und findet ihr ultimatives Desaster in den Malpractice-Prozessen in den USA [4]. Und schließlich: Wer schützt den Pränataldiagnostiker vor Schadensansprüchen von Eltern oder heranwachsenden Behinderten?

Religiöse Auffassungen

Diese sollten nicht als Basis für eine Beratung der Schwangeren dienen, da sie in ihrer Bandbreite und Widersprüchlichkeit keine entscheidende Hilfestellung geben können, insbesondere dann, wenn ein fehlendes Bezugssystem bei der Schwangeren vorliegt. Wenn dieses Bezugssystem aber vorliegt, kann es zum entscheidenden Kriterium werden.

Trotz der vielfältigen Problematik möchte ich versuchen, *Lösungsmöglichkeiten* aufzuzeigen, wobei wir uns aber bewußt sein müssen, daß diese Konflikte nicht grundsätzlich lösbar sind.

1. Konsequente und professionelle Pränataldiagnostik:
   - Ausschöpfung aller technischen Entwicklungen,
   - Zwang zur permanenten Fortbildung,
   - effektive Qualitätskontrolle mit einer Verbesserung der Zusammenarbeit unter den Standesorganisationen (wie KV, Ärztekammer, DEGUM),
   - Ausbau des Mehrstufenkonzeptes.
2. Etablierung von Richtlinien, wie sie z.B. von Auer [1] in bezug auf die Schweregrade kindlicher Fehlbildungen vorgeschlagen wurden:
   - Fälle gänzlicher Mißformung des Feten (Anenzephalus),
   - Fälle mit schwerer und nicht behebbarer Schädigung des Feten (das Kind stirbt vor, während oder kurz nach der Geburt),
   - Fälle schwerer kindlicher Schädigungen ohne vitale Bedrohung,
   - Fälle mit leichterer Behinderung.

Dabei sollten auch die sog. Einbecker Empfehlungen [5] über die Grenzen ärztlicher Behandlungspflicht bei schwerstgeschädigten Neugeborenen berücksichtigt werden.

3. Einrichtung von interdisziplinären Kolloquien und Ethikkommissionen, denen Pränataldiagnostiker, Pädiater, Pädopathologen, ethisch geschulte Mediziner, Juristen, Psychologen und Theologen angehören sollten, nicht zuletzt als Angebot an die Schwangere.
4. Eine effektive rechtliche Absicherung.

Zusammenfassung

Der Pränataldiagnostiker ist nicht berechtigt, einsame Entscheidungen über Leben und Tod zu fällen. Er muß aufgrund der massiven ethischen Problematik alle erwähnten Hilfen in Anspruch nehmen und muß mit seinen Problemen an die Öffentlichkeit gehen. Er muß die Bedeutung der ganzen Familie als therapeutisches Objekt erkennen und die Eltern einbeziehen. Er braucht ethische Richtlinien und Grenzziehungen.

> „Die reine medizinische Indikation ist das Relikt einer umschriebenen historischen Entwicklungsphase der Heilkunde. Es wird ein wichtiges Bestreben weiterer Entwicklungen sein müssen, ihre Grenzen den anderen abgedrängten Teilbereichen der Entscheidungsfindung wieder zu öffnen.
>
> Damit könnte vielleicht der Weg frei werden für eine echte „ärztliche" Indikation, die im Einzelfall die Möglichkeit und Fähigkeit fördert, persönliche Konsequenzen aus Wissenschaft, sozialer Verantwortung und menschlicher Partnerschaft zur Frau zu ziehen." [6]

In der Grauzone schwerer, aber lebensfähiger Fehlbildungen stehen wir im Spannungsfeld zwischen den Erwartungen der Eltern und der Gesellschaft, und wir sind in der Entscheidung, die von uns erwartet wird, allein gelassen. Wir müssen unser Bewußtsein für dieses Dilemma wachhalten.

Literatur

1. Auer A (1983) Kindliche Indikation zum Schwangerschaftsabbruch aus ethischer Sicht. Geburtshilfe Frauenheilkd 43: 51–56
2. Schröder-Kuth TM (1985) Ethische Probleme in der Pränataldiagnostik. Medizinische Ethik. Ärzteblatt Baden-Württemberg 7, Sonderbeilage
3. Boland P (1981) Einleitung in die ethische Diskussion: kindliche Indikation zum Schwangerschaftsabbruch. In: Boland P, Krone HA, Pfeiffer RA (Hrsg) Bamberger Symposion. Wissenschaftliche Information 7: 7
4. Chervenak F (1991) Ethical dilemmas. Vortrag auf dem ersten internationalen Kongreß für Ultraschall in Geburtshilfe und Gynäkologie, London, Jan. 1991
5. Einbecker Empfehlungen Ethik Med. 1: 237–238 (1989)
6. Seidler E (1982) Indikationen zum Schwangerschaftsabbruch. Probleme der Tradition. In: Lau H (Hrsg) Indikationen zum Schwangerschaftsabbruch. Gesetz und Beratung der Konfliktschwangerschaft, 2. Aufl. Demeter, Gräfelfing

2.2 Plazenta, Wachstumsretardierung, Infektion

2.2.1 Klinische Bedeutung zytogenetischer Diskrepanzen zwischen Plazenta und Fetus

U. Lattermann

Zytogenetische Diskrepanzen zwischen trophoblastären und embryonalen Geweben wurden erstmals von Ford (1969) bei der Maus beschrieben. Seitdem die Chorionbiopsie (Kazy et al. 1982) als alternatives Verfahren zur Amniozentese für die zytogenetische, biochemische und molekularbiologische Pränataldiagnostik etabliert ist, wurden solche Diskrepanzen auch beim Menschen bekannt. Bei den etwa 80 000 Chorionbiopsien, die inzwischen weltweit dokumentiert sind (Jackson 1991), wurden sowohl falsch-positive Befunde, d.h. aberranter Karyotyp im Choriongewebe mit Normalbefund beim Feten, als auch falsch-negative Befunde, d. h. Normalbefund im Chorion, aber aberranter Karyotyp beim Feten, beschrieben.

Das Vorkommen solcher Diskrepanzen läßt sich aus der Modellvorstellung zur frühen embryonalen Entwicklung (Crane u. Cheung 1988) ableiten (Abb. 2.47):

Etwa am 4. Tag nach der Konzeption, im 32-Zell-Stadium, lassen sich erstmals eine „innere Zellmasse“ und eine äußere Zellschicht, der Trophoblast, unterscheiden. Der Trophoblast entwickelt sich in der Folgezeit zum Zytotrophoblasten und weiter zum Synzytiotrophoblasten. Im Blastozystenstadium (64 Zellen) wird die „innere Zellmasse“ von etwa 16 Zellen repräsentiert. Wieviele dieser Zellen schließlich den eigentlichen Embryo, wieviele die extraembryonalen Strukturen bilden, ist beim Menschen nicht bekannt. Untersuchungen bei Mäusen lassen vermuten, daß sich lediglich 3–4 Zellen zum eigentlichen Embryo, die übrigen Zellen zu Dottersack, Amnion und mesenchymalen Zellen der Plazentazotten weiterentwickeln (Markert u. Peters 1978).

Die Zellen, die zum Synzytiotrophoblasten werden, weichen somit als erste vom gemeinsamen Differenzierungsweg ab; es folgen die Zellen, die den Dottersack bilden werden. Dann beginnen das Amnion, das extraembryonale Mesoderm und der eigentliche Embryo ihre getrennte Entwicklung.

Chromosomenaberrationen können nicht nur bei der Meiose, sondern auch postzygotisch bei jeder Zellteilung neu auftreten oder aber auch verschwinden, was dann zur Bildung eines Mosaiks führt.

Kommt es vor dem Zeitpunkt der Differenzierung zu Trophoblast und „innerer Zellmasse“ zu einer Fehlverteilung der Chromosomen, so betrifft das Mosaik sowohl die plazentaren als auch die fetalen Gewebe, sofern die chromosomal unbalancierten Zellen weiter teilungsfähig und zumindest teilweise in der Lage sind, die weitere Differenzierung mitzutragen. Entsteht die Fehlverteilung jedoch zu einem

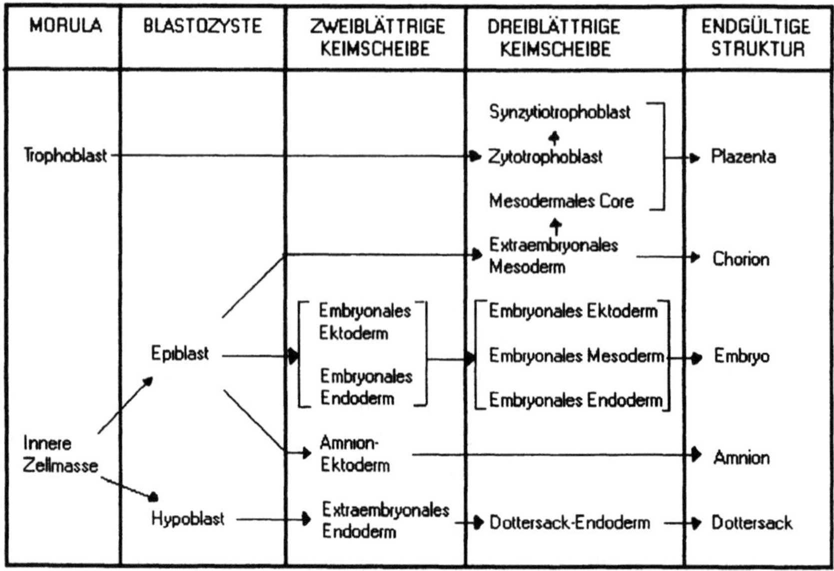

Abb. 2.47. Modell der Herkunft embryonaler und extraembryonaler Strukturen. (Nach Crane u. Cheung 1988)

späteren Entwicklungszeitpunkt, wird die aberrante Zellinie entweder im Embryo oder im plazentaren Gewebe vorkommen, nicht aber in beiden.

Dabei scheint der sich entwickelnde Embryo am empfindlichsten auf chromosomale Imbalancen zu reagieren: Strukturen wie die Plazenta können offenbar ihre Funktion noch mit Chromosomenaberrationen weitgehend erhalten, die beim Vorliegen in embryonalen Zellen zu Differenzierungsstop und Absterben führen (Breed et al. 1990).

Entsprechend den möglichen Diskrepanzen lassen sich 3 Typen unterscheiden (Crane u. Cheung 1988; + = Übereinstimmung, – = Diskrepanz):

	Typ 1	Typ 2	Typ 3
Embryo, Fetus, Neugeborenes	+	–	+
Mesenchymale Chorionzellen	+	+	–
Synzytiotrophoblastzellen	–	+	+

In Einzelfällen kann eine andere, hier nicht weiter ausgeführte Ursache für diskrepante Karyotypen im Chorionbiopsiematerial und im Feten eine verdämmerte Zwillingsanlage sein (Tharappel et al. 1989; Reddy et al. 1991).

Von klinischer Bedeutung ist nun die Frage, welchen Vorhersagewert die zytogenetische Untersuchung einer Chorionbiopsie (auch im Vergleich zur Analyse von Amniozyten) für den Karyotyp des Feten hat.

Nach der sog. Direktpräparation oder der Kurzinkubation von Chorionzotten für die Chromosomenanalyse werden Zellen des Zytotrophoblasten, nach der Langzeitkultur von Zotten werden mesenchymale Zellen beurteilt (Crane u. Cheung

1988). Zellen, die nach der Langzeitkultur analysiert werden, hatten also eine längere gemeinsame Entwicklungszeit mit dem eigentlichen Embryo als Zellen aus der Direktpräparation. Dies erklärt, daß die überwiegende Anzahl der zytogenetischen Diskrepanzen vom beschriebenen Typ 1 waren: Fetus und mesenchymale Chorionzellen (Langzeitkultur) hatten den gleichen Karyotyp, abweichend war der Chromosomensatz im Synzytiotrophoblasten (Direktpräparation). Nur wenige diskrepante Befunde wurden zwischen Mesenchym (Langzeitkultur) und Fetus beschrieben (Breed et al. 1990; Miny et al. 1991a, b).

In der Literatur liegen die Angaben über die Häufigkeit falsch-positiver Befunde zwischen 1:30 und 1:1 000 (Tomkins u. Vekemans 1989; Wolf u. Kennerknecht 1990). Unter der Annahme, daß die Rate von Diskrepanzen nicht altersabhängig ist, errechnen sich die in Tabelle 2.13 gezeigten Vorhersagewerte, jeweils in Abhängigkeit von der Prävalenz chromosomaler Abberrationen zum Zeitpunkt der Chorionbiopsie (Hook et al. 1988) und der angenommenen Rate falsch-positiver Befunde.

Diese eher niedrigen prädiktiven Werte bedeuten jedoch nicht, daß ein Großteil der potentiellen Abruptionen an chromosomal unauffälligen Feten durchgeführt wird.

Mosaikbefunde, die entsprechend dem genannten embryogenetischen Modell häufig auf die Plazenta beschränkt sind, bedürfen weiterer Abklärung. Auch sollten solche pathologischen Chorionbefunde durch Karyotypisierung nach Amniozentese oder Chordozentese weiter untersucht werden, die nach allem Wissen nicht mit einer normalen Entwicklung bis zum Zeitpunkt der Probenentnahme vereinbar wären, lägen sie ebenso beim Feten selbst vor (Miny et al. 1991a, b).

Andererseits scheint der prädiktive Wert im Chorion nachgewiesener freier Trisomien, also derjenigen Aberrationen, die die Altersindikation zur Pränataldiagnostik begründen (Creasy et al. 1976), recht hoch zu sein. In einer Untersuchung von 1 500 Chorionbiopsien (Breed et al. 1990) fielen 58 Aberrationen

Tabelle 2.13. Positiver Vorhersagewert der zytogenetischen Direktpräparation nach CVS (Chorionic Villus Sampling). (Nach Tomkins u. Vekemans 1989; Wolf u. Kennerknecht 1990)

Mütterliches Alter (Jahre)	Geschätzte Rate chromosomaler Aberrationen bei CVS	Positiver Vorhersagewert basierend auf einer Rate falsch-positiver Befunde		
		1/50	1/100	1/1 000
35	1/110	0,31	0,48	0,90
36	1/ 83	0,38	0,55	
37	1/ 64	0,44	0,61	0,94
38	1/ 48	0,51	0,68	
39	1/ 37	0,57	0,73	
40	1/ 28	0,64	0,78	0,97
41	1/ 21	0,70	0,83	
42	1/ 16	0,76	0,86	
43	1/ 12	0,81	0,89	0,99
44	1/ 9	0,85	0,92	
45	1/ 7	0,88	0,93	0,99

Tabelle 2.14. Vorhersagewert der zytogenetischen Diagnose nach CVS. (Nach Breed et al. 1990)

Klasse Nr.	Klasse Definition	Vorhersagewert [%]		Vertrauensbereich 95% [%]
1	Alle Aberrationen	64	(37/58)	51– 75
2	1 ohne Mosaik	85	(34/40)	71– 93
3	Alle Trisomien/Tetrasomien 13, 18, 21	84	(27/32)	68– 93
4	3 ohne Mosaik	93	(26/28)	77– 98
5	Trisomie 18	80	(4/ 5)	38– 96
6	Trisomie 21	100	(21/21)	85–100

auf, d. h. bei 3,9% der Fälle. Die potentiell lebensfähigen freien Trisomien konnten dabei in 26 von 28 Fällen (93%), die freie Trisomie 21 in allen Fällen richtig vorhergesagt werden (Tabelle 2.14).

Falsch-negative Befunde wurden bisher nur nach ausschließlicher Direktpräparation beschrieben (nur Typ 1). Entsprechend den Angaben in der Literatur (Simoni et al. 1987; Miny et al. 1991a, b; Stengel-Rutkowski u. Nimmermann 1991) sind solche Befunde mit einer Häufigkeit zwischen 1:1 000 und 1:10 000 zu erwarten.

Die vorliegenden Befunde lassen folgende Schlußfolgerungen zu:

1. Die Chorionbiopsie, auch die Direktpräparation allein, ist nach eingehender Besprechung der Besonderheiten eine sinnvolle Alternative zur Amniozentese für die zytogenetische Pränataldiagnostik.
2. Bei pathologischem Karyotyp nach Chorionbiopsie sollte das Angebot einer bestätigenden Untersuchung nach Amniozentese gemacht werden.
3. Ein Schwangerschaftsabbruch nach Chorionbiopsie mit Mosaikbefund oder einem anderen Karyotyp als Trisomie 13, 18 und 21 ohne Bestätigung durch Amniozentese oder ultraschallechographische Auffälligkeit ist nicht zu rechtfertigen.

Eine andere Frage, die aufgrund der geringen Fallzahlen noch nicht endgültig beantwortet werden kann, ist, ob auf die Plazenta beschränkte, chromosomale Imbalancen Ursache für intrauterine Wachstumsretardierung oder Fehlbildungen sind.

Einen solchen Zusammenhang vermuteten erstmals Kalousek u. Dill (1983), die in einer retrospektiven Studie bei 2 von 46 Schwangerschaften mit fetaler Wachstumsretardierung eine trisome Zelline in der Plazenta fanden. Verp u. Unger (1988) dagegen fanden bei einem vergleichbaren Kollektiv keinen Fall von plazentarem Mosaizismus.

Die Zusammenstellung (Tabelle 2.15) einiger prospektiver Studien (Schwinger et al. 1989; Johnson et al. 1990; Goldberg et al. 1990; Leschot u. Wolf 1991; Breed et al. 1991), die den Schwangerschaftsausgang nach Feststellung eines plazentaren Mosaiks bei der Chorionbiopsie untersuchten, zeigt bei den 361 nachuntersuchten

Tabelle 2.15. Schwangerschaftsverlauf nach CVS mit plazentarem Mosaikbefund. (Zusammenstellung der Angaben in: Schwinger et al. 1989; Johnson et al. 1990; Goldberg et al. 1990; Leschot u. Wolf 1991; Breed et al. 1991)

Anzahl von CVS-Diagnosen	21 644 (100,0%)
Anzahl von Mosaiken und Diskrepanzen	327 (1,5%)
Anzahl von Mosaiken und Diskrepanzen	327 (100,0%)
Spontanaborte bis 28. SSW	36 (11,0%)
Abruptionen wegen Mosaik	43 (13,1%)
Abruptionen wegen Bestätigung in Amniozentese	1 (0,3 %)
Weiterlaufende Schwangerschaften	247 (75,5%)
Unbekannt	2 (0,6%)
Geburten	245 (74,9%)
Weiterlaufende Schwangerschaften (bekannt)	245 (100,0%)
Frühgeburt 28. SSW	1 (0,4%)
Geburten am Termin	244 (99,6%)
Waschstumsretardierung (< 10. Perzentile)	6 (2,5%)
Fehlbildungen (Ösophagusatresie, Tod)	1 (0,4%)

Mosaiken, daß das Risiko für einen intrauterinen Fruchttod 2- bis 3fach erhöht ist: 5,4–16,7% gegenüber 2,7–5,0% nach Chorionbiopsie insgesamt.

Wachstumsretardierte Kinder wurden hier aber nicht häufiger als im Kollektiv mit unauffälligem CVS-Befund gesehen. Einzelne Untersucher diskutieren jedoch die Möglichkeit einer erhöhten Rate von Wachstumsretardierung.

Fehlbildungen wurden nicht häufiger gesehen.

Die genaue Analyse des Diskrepanztyps und der Mosaikverteilung in der Plazenta nach der Geburt (Kalousek 1991; Kalousek et al. 1991) bieten eine Erklärung für die unterschiedlichen Aussagen zur Wachstumsretardierung: Der Typ 1 der Diskrepanz, wo aneuploide Zellen allein im Synzytiotrophoblasten gefunden werden, scheint keinen Einfluß auf das intrauterine Wachstum zu haben. Beim selteneren Typ 2 sind Synzytiotrophoblast und mesenchymale Zellen aneuploid. Bei dieser Konstellation kommt es offenbar häufig zu Wachstumsretardierung und Fruchttod. Sind nur die mesenchymalen Zellen aneuploid (Typ 3), findet man gelegentlich eine Wachstumsretardierung.

Eine intrauterine Wachstumsretardierung wurde auch nur dann gesehen, wenn das bei der Chorionbiopsie festgestellte plazentare Mosaik auch in der Plazenta zum Zeitpunkt der Geburt nachgewiesen werden konnte: bei 17 von 34 Plazenten am Termin konnte das Mosaik bestätigt werden. Von den 17 Schwangerschaften mit bestätigtem Mosaik endeten 6 mit einem wachstumsretardierten Kind.

Aus diesen Befunden folgt:

1. Schwangerschaften mit bestätigter, auf die Plazenta beschränkter Aneuploidie (Mosaik oder Nichtmosaik) enden häufiger mit einem intrauterinen Fruchttod.
2. Diese Schwangerschaften sind engmaschig zu überwachen, um eine Wachstumsretardierung frühzeitig zu erkennen.

Literatur

Breed ASPM, Mantingh A, Beekhuis JR, Kloosterman MD, Ten Bolscher H, Anders GJPA (1990) The predictive value of cytogenetic diagnosis after CVS: 1500 cases. Prenat Diagn 10: 101–110

Breed ASPM, Mantingh A, Vosters R, Beekhuis JR, Van Lith JMM, Anders GJPA (1991) Follow-up and pregnancy outcome after a diagnosis of mosaicism in CVS. Prenat Diagn 11: 577–580

Crane JP, Cheung SW (1988) An embryogenic model to explain cytogenetic inconsistencies observed in chorionic villus versus fetal tissue. Prenat Diagn 8: 119–129

Creasy MR, Crolla JA, Alberman ED (1976) A cytogenetic study of human spontaneous abortions using banding techniques. Hum Genet 31: 177–196

Ford CE (1969) Mosaicism and chimaeras. Br Med Bull 25: 104–109

Goldberg JD, Porter AE, Golbus MS (1990) Current assessment of fetal losses as a direct consequence of chorionic villus sampling. Am J Med Genet 35: 174–177

Hook EB, Cross PK, Jackson L, Pergament E, Brambati B (1988) Maternal age-specific rates of 47, +21 and other cytogenetic abnormalities diagnosed in the first trimester of pregnancy in chorionic villus biopsy specimens: comparison with rates expected from observations at amniocentesis. Am J Hum Genet 42: 797–807

Jackson LG (1991) CVS newsletter 31

Johnson A, Wapner RJ, Davis GH, Jackson LG (1990) Mosaicism in chorionic villus sampling: an association with poor perinatal outcome. Obstet Gynecol 75: 573–577

Kalousek DK (in press) Confined placental mosaicism and intrauterine human development. Acta Med Auxol

Kalousek DK, Dill FJ (1983) Chromosomal mosaicism confined to the placenta in human conceptions. Science 221: 665–667

Kalousek DK, Howard-Peebles PN, Olson SB, Barrett IJ, Dorfmann A, Black SH, Schulman JD, Wilson RD (1991) Confirmation of CVS mosaicism in term placentae and high frequency of intrauterine growth retardation association with confined placental mosaicism. Prenat Diagn 11: 743–750

Kazy Z, Rozovsky IS, Bakharev VA (1982) Chorion biopsy in early pregnancy: a method of early prenatal diagnosis of inherited disorders. Prenat Diagn 2: 38–45

Leschot NJ, Wolf H (1991) Is placental mosaicism associated with poor perinatal outcome? Prenat Diagn 11: 403–404

Markert CL, Peters RM (1978) Manufactured hexaparental mice show that adults are derived from three embryonic cells. Science 202: 56–58

Miny P, Hammer P, Gerlach B, Tercanli S, Horst J, Holzgreve W, Eiben B (1991a) Mosaicism and accuracy of prenatal cytogenetic diagnoses after chorionic villus sampling and placental biopsies. Prenat Diagn 11: 581–589

Miny P, Hammer P, Schloo R, Horst J, Tercanli S, Gerlach B, Holzgreve W (1991) Pränatale Diagnostik an Chorionzotten und Plazentapunktaten vom ersten bis zum dritten Schwangerschaftstrimenon: Diagnostische Zuverlässigkeit von Chromosomenuntersuchungen. Geburtshilfe Frauenheilkd 51: 694–703

Reddy NS, Petersen MB, Antonarakis SE, Blakemore KJ (1991) The vanishing twin: an explanation for discordance between chorionic villus karyotype and fetal phenotype. Prenat Diagn 11: 679–684

Schwinger E, Seidl E, Klink F, Rehder H (1989) Chromosome mosaicism of the placenta – a cause of developmental failure of the fetus? Prenat Diagn 9: 639–647

Simoni G, Fraccaro M, Gimelli G, Maggi F, Dagna Bricarelli F (1987) False-positive and false-negative findings on chorionic villus sampling. Prenat Diagn 7: 671–672

Stengel-Rutkowski S, Nimmermann C (1991) Dokumentation der Untersuchungen im Rahmen der Gemeinschaftsstudie "Pränatale Diagnostik an Chorionzotten". Informationsblatt 6: 68

Tharapel AT, Elias S, Shulman LP, Seely L, Emerson DS, Simpson JL (1989) Resorbed co-twin as an explanation for discrepant chorionic villus results: non-mosaic 47, XX, +16 in villi (direct and culture) with normal (46, XX) amniotic fluid and neonatal blood. Prenat Diagn 9: 467–472

Tomkins DJ, Vekemans MJJ (1989) False-positive and false-negative cytogenetic findings on chorionic villus sampling. Prenat Diagn 9: 139–142

Wolf M, Kennerknecht I (1990) Kann man zytogenetische Diagnostik allein aus der Chorionzottendirektpräparation verantworten? Med Genet 2/3: 33–35

Verp MS, Unger NL (1988) Placental chromosome abnormalities and intrauterine growth retardation (IUGR). Proceedings of 35th Annual Meeting of the Society for Gynecologic Investigation, p 143

2.2.2 Wachstum und Entwicklung der Plazenta als Versorgungsorgan des Feten

H. Schneider und W. Groß

Einleitung

Die übliche Einteilung der Neugeborenen in normalgroß, klein oder groß, basierend auf dem Geburtsgewicht und dem Gestationsalter bei der Geburt, erlaubt keine Aussage über die Dynamik des intrauterinen Wachstums, und kleine Neugeborene sind nicht notwendigerweise Folge einer intrauterinen Wachstumsretardierung. Umgekehrt ist für normale oder sogar große Neugeborene eine intrauterine Wachstumsbeeinträchtigung nicht mit letzter Sicherheit auszuschließen. Für die Beurteilung des intrauterinen Wachstums muß neben Gewicht und Gestationsalter auch das genetisch determinierte Wachstumspotential, für das es bislang keine klinisch verwertbare Meßmethode gibt, berücksichtigt werden.

Jede sinnvolle Einteilung der verschiedenen Formen intrauteriner Wachstumsstörungen muß sich auf die für das Wachstum des Feten entscheidenden 2 Größen abstützen:

1. das genetisch determinierte Wachstumspotential,
2. die uteroplazentare Versorgung des Feten.

Plazentare Versorgungsstörungen machen etwa 2/3 aller intrauterinen Wachstumsretardierungen aus, und sie sind für den Kliniker zusätzlich von besonderer Bedeutung, da bei frühzeitiger Diagnose durch therapeutische Maßnahmen, wie insbesondere die rechtzeitige Entbindung, schwerwiegende Schäden verhindert werden können. Im Gegensatz dazu haben die durch Beeinträchtigung des genetischen Materials verursachten Wachstumsstörungen mehr oder weniger schwere, meist irreparable Schäden des Neugeborenen zur Folge.

Im folgenden soll das Wachstum und die funktionelle Entwicklung der Plazenta und ihre Bedeutung für die Versorgung des Feten näher dargestellt werden, um ein besseres Verständnis der pathophysiologischen Grundlagen der uteroplazentaren Wachstumsretardierung zu schaffen.

Wachstum und Entwicklung der Plazenta

Die vergleichende Betrachtung der Gewichtskurven von Fetus und Plazenta verschiedener Spezies zeigen in erstaunlicher Übereinstimmung einen exponentiellen

Verlauf der fetalen Gewichtskurve bei linearem und vergleichsweise langsamem Gewichtsanstieg der Plazenta (Abb. 2.48). In der 1. Schwangerschaftshälfte ist der Gewichtsquotient von Fetus und Plazenta kleiner als 1, d.h. die Plazenta ist größer als der Fetus, während am Ende der Schwangerschaft des Menschen der Fetus etwa 7mal schwerer ist als die Plazenta [4].

Da bei der Mehrzahl der Spezies die Anlieferung aller für das Wachstum der fetalen Gewebe erforderlichen Stoffe vorwiegend über die Plazenta verläuft, stellt sich angesichts des begrenzten Wachstums der Plazenta die Frage, wie der exponentiell ansteigende fetale Bedarf in der 2. Schwangerschaftshälfte gesichert werden kann. Die Entwicklung der Plazenta als Transport- und Versorgungsorgan des Feten ist in der 2. Schwangerschaftshälfte nicht so sehr durch Wachstum, sondern vielmehr durch strukturellen Umbau und Reifung gekennzeichnet.

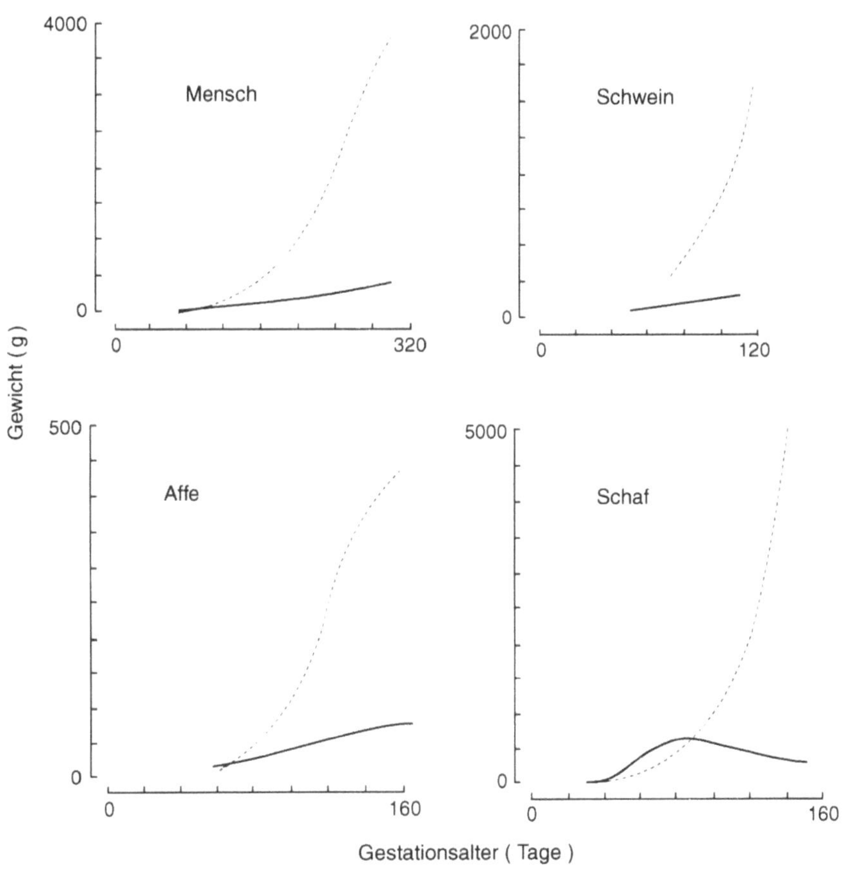

Abb. 2.48. Vergleich des Wachstums von Fetus (- - -) und Plazenta (–) bei 4 verschiedenen Spezies. (Nach [23])

Variable, die für die Entwicklung der plazentaren Versorgungsfunktion von Bedeutung sind

- Uteroplazentare und umbilikale Blutzufuhr,
- Austauschoberfläche – Zottenreife,
- Diffusionsweg – Membrandicke,
- Dichte und Durchmesser der Poren für Diffusion,
- Dichte und Affinität von Membranbarrieren für beschleunigte Diffusion und aktiven Transport,
- Eigenbedarf der plazentaren Gewebe.

Dabei stehen die Zunahme der Blutzufuhr sowohl von der mütterlichen Seite über die uterinen Gefäße als auch von der fetalen Seite über die Nabelschnurarterie und die Ausdehnung der Austauschoberfläche infolge der Zottenreifung im Vordergrund.

Entwicklung der Blutzufuhr der Plazenta

Die Gesamtblutzufuhr zum Uterus steigt in der Schwangerschaft steil an und beträgt für den Menschen am Termin etwa 500 ml pro Minute, was 10% des Herzminutenvolumens entspricht. Mit der Implantation beginnen infolge direkter Einwirkung des Trophoblasten die Adaptionsvorgänge im Endometrium mit ausgeprägten vaskulären Veränderungen. Die Spiralarterien verlieren den typischen Wandaufbau und werden zu muskelarmen weiten Schläuchen [7]. Nach neueren Untersuchungen zirkuliert bis zur 12. Woche im intervillösen Raum eine zellfreie plasmaähnliche Flüssigkeit, und erst nach Abschluß der Umbauvorgänge in den Spiralarterien werden die Plazentazotten von Blut umspült [11]. Mit Hilfe des Farbdopplers konnte eine sprunghafte Zunahme der Durchströmung der Spiralarterien bei gleichzeitiger Abnahme der Pulsatilität in der 12.–14. Woche gezeigt werden [13]. Es ist im einzelnen noch nicht geklärt, welche Rolle hämodynamische Faktoren, zelluläre Mechanismen, wie die Trophoblastinvasion der Gefäße und des Interstitiums, oder endokrine Faktoren, insbesondere die hohe lokale Konzentration von Östradiol, für die Umbauvorgänge der uterinen arteriellen Gefäße, besonders im Bereich der Plazentaimplantationstelle, spielen [21].

Die Steigerung des Umbilikalblutflusses mit zunehmender Schwangerschaftsdauer ist ebenfalls Folge einer starken Widerstandsabnahme im Plazentastrombett. Die Widerstandsabnahme auf der fetalen Seite steht mit der Entwicklung eines ausgedehnten Kapillarstromnetzes, das eng mit den Reifungsvorgängen der Zotten verknüpft ist, in Zusammenhang. Während die unreifen Intermediärzotten der Ausgangspunkt für die Wachstumsvorgänge der Plazenta sind, führt die Ausreifung der Intermediärzotten zur Entwicklung zahlreicher Terminalzotten, die von sinusoidal erweiterten Kapillaren ausgefüllt sind. Auch für das fetale Gefäßstrombett der Plazenta konnte mit Hilfe der Dopplersonographie gezeigt werden, daß der Verlust der Pulsatilität des Strömungsmusters in den peripheren Abschnitten, wie den Zottenstammarteriolen, beginnt und sich auf die zentralen Anteile, wie die Umbilikalarterie, fortsetzt [10, 27].

Entwicklung der Plazentaoberfläche

Auch die Gesamtoberfläche der Plazenta zeigt in der 2. Schwangerschaftshälfte eine exponentielle Zunahme, die mit der fetalen Wachstumskurve weitgehend parallel verläuft. In der Hälfte der Schwangerschaft entspricht die Oberfläche der Plazenta bei den meisten Spezies nur etwa 20% des Endwertes [1]. Für die menschliche Plazenta wird die Gesamtoberfläche am Termin auf 11 m^2 geschätzt, und bei Mitberücksichtigung des Mikrozottenüberzugs beträgt sie sogar 67 m^2 [29]. Die Entwicklung der Oberfläche ist Folge der raschen Teilungen der Intermediärzotten mit Entwicklung von zahlreichen Terminalzotten [16].

Neben der Gesamtaustauschoberfläche ist die Dicke der Membran entscheidend für diffusionsabhängige Transportvorgänge. Gleichzeitig mit der Teilung der Zotten und der Ausreifung in terminale Formen verlagern sich die Kapillaren vom Zentrum in die Peripherie der Zotte. Der Trophoblast wird zu einem dünnen Überzug der Kapillaren, mit Entwicklung von sog. synzytiovaskulären Membranen. In der reifen Plazenta entfallen mehr als 90% der Gesamtoberfläche auf reife Intermediärzotten mit ihren Terminalzotten. Bei dem Vergleich des Zottenmusters von Termingeborenen mit Frühgeborenen konnte eine deutliche Zunahme der synzytiovaskulären Membranen mit zunehmendem Schwangerschaftsalter gezeigt werden [2]. Für die Diffusionstrecke wurde im Bereich der reifen Endzotten ein harmonisches Mittel von 3,5 μm berechnet [8].

Reifungsvorgänge innerhalb der Membran, wie die Zunahme der Porendichte, die Entwicklung von Carrier-Systemen für die erleichterte Diffusion und den aktiven Transport, tragen ihrerseits zur Steigerung der Effizienz der Plazenta als Versorgungsorgan bei. Mit Hilfe von Mikrovesikeln, die von dem Synzytiotrophoblastüberzug der Zotten in vitro hergestellt werden können, ließ sich zeigen, daß die Aktivität für die Aufnahme und Speicherung der Aminosäure L-Alanin in Plazenten von 37–38 Schwangerschaftswochen beträchtlich höher war als in Plazentagewebe von 12–16 Wochen [22].

Diese strukturellen Veränderungen schlagen sich funktionell in einer starken Zunahme der Permeabilität für kleine Moleküle und der Diffusionskapazität für Gase nieder [15, 18]. So konnte beim Schaf gezeigt werden, daß die Plazentapermeabilität für Harnstoff in der 2. Schwangerschaftshälfte exponentiell ansteigt und somit eine ähnliche Entwicklung wie das fetale Gewicht, die Zottenoberfläche und die Blutzufuhr zeigt [15]. Auch die Clearance für Antipyrine steigt von der Mitte der Schwangerschaft bis zum Ende um ein Vielfaches [3]. Der plazentare Glukosetransport erhöht sich in der 2. Schwangerschaftshälfte um den Faktor 8, was angesichts des gleichzeitigen Gewichtsverlusts der Schafplazenta von 20% besonders eindrücklich ist [20].

Reservekapazität der Plazenta

Die Dynamik der Entwicklung der für die Transportfunktion entscheidenden Größen, wie Durchblutung und Austauschoberfläche, wird besonders deutlich, wenn die Veränderungen auf das Gewicht der Plazenta bezogen werden. Die Parallele zum exponentiellen Verlauf der fetalen Wachstumskurve ist unverkennbar. Für die entscheidende Frage allerdings, ob die Plazenta in ihrer Versorgungsfunktion dem raschen Wachstum des Feten gerecht zu werden vermag, müssen die genannten funktionellen Größen in Relation zu der Gewichtszunahme des Feten gesetzt werden. Der Anstieg der uterinen Blutzufuhr beim schwangeren Rhesusaffen ist weniger steil als die fetale Gewichtszunahme. Wenn die Uterusdurchblutung relativ zum fetalen Gewicht ausgedrückt wird, dann ist ein leichter Rückgang in der Spätschwangerschaft zu verzeichnen [26]. Für die menschliche Schwangerschaft gibt es lediglich Schätzwerte für den Blutfluß, aber relative Vergleiche der mit Hilfe der Dopplersonographie gemessenen Durchströmung der Umbilikalvene zeigen bezogen auf das Gewicht des Feten, daß der Fluß in den letzten Wochen der menschlichen Schwangerschaft abnimmt [17]. Die Mikrozottenoberfläche der menschlichen Plazenta zeigt nicht nur relativ zur Entwicklung des fetalen Gewichtes, sondern auch absolut gegen das Schwangerschaftsende eine deutliche Abnahme [29].

Offenbar sind der Steigerung der Effizienz der Transportfunktion der Plazenta in der Spätschwangerschaft Grenzen gesetzt, ohne daß daraus unbedingt ein Versorgungsengpaß des Feten abgeleitet werden muß, da physiologisch eine beträchtliche Reservekapazität besteht.

Tierexperimentell gibt es zahlreiche Hinweise dafür, daß die uteroplazentare Versorgung mit Sauerstoff und Glukose deutlich über dem Bedarf von Plazenta und Fetus liegt [28, 25]. Angesichts des geringen Bedarfs ist das Überangebot an Sauerstoff und Energieträgern in der Frühschwangerschaft besonders deutlich, auch wenn die Transportkapazität der unreifen Plazenta gering ist. Diese Reserve scheint mit zunehmendem Gestationsalter trotz der eindrücklichen Funktionssteigerung der Plazenta kleiner zu werden. Der exponentiell steigende Bedarf der fetalen Gewebe im letzten Schwangerschaftsdrittel übersteigt die eindrückliche Funktionssteigerung der Plazenta, und die Versorgung geht zu Lasten der Reservekapazität (Abb. 2.49). Die Nutzung der Reserve erfolgt in Form einer vermehrten Ausschöpfung der Substratkonzentration, erkennbar an einer Zunahme der arteriovenösen Differenz auf der mütterlichen wie auch der fetalen Seite des Plazentakreislaufs. Tierexperimentell läßt sich eine akute oder chronische Einschränkung der Versorgung durch Verminderung der uterinen Durchblutung induzieren. Trotz Abnahme der Blutzufuhr um bis zu 100% bleibt die Sauerstoffaufnahme des Feten konstant [6]. Auch bei frühzeitiger Beeinträchtigung des Wachstums der Plazenta ist die Auswirkung auf die fetale Sauerstoffaufnahme vergleichsweise gering. Allerdings wird bei einer kleinen Plazenta die Sauerstoffzufuhr fast völlig ausgeschöpft, während bei normal entwickelten Plazenten ein beträchtlicher Überschuss an Versorgung besteht (Abb. 2.50) [19]. Bei einer experimentellen Verlängerung der Schwangerschaft kommt es beim Kaninchen ebenfalls durch eine Steigerung der Ausschöpfung der uterinen Zufuhr zur entsprechenden Anpassung der Versorgung des Feten [14].

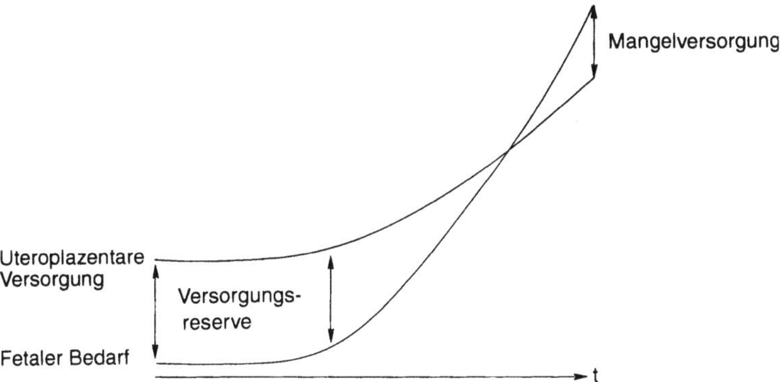

Abb. 2.49. Enticklung der uteroplazentaren Versorgung und des fetalen Bedarfs

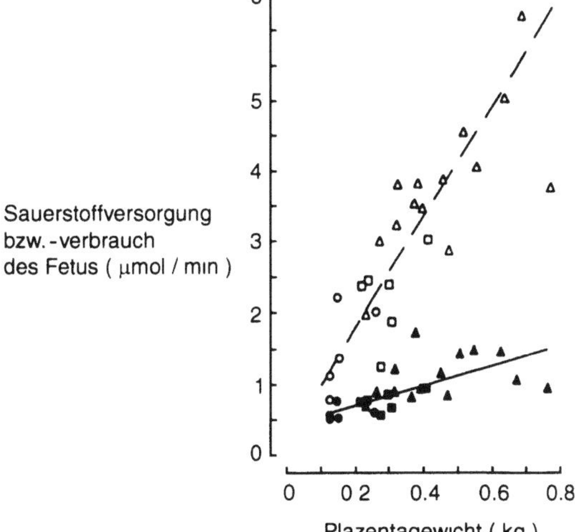

Abb. 2.50. Beziehungen zwischen Sauerstoffabgabe an den Feten und Plazentagewicht: $y = 0{,}20 + 8{,}1x, r = 0{,}91, p < 0{,}001$ (offene Symbole gestrichelte Linie) und Sauerstoffverbrauch des Feten und Plazentagewicht: $y = 0{,}42 + 1{,}46x, r = 0{,}70, P = 0{,}0/007$ (geschlossene Symbole, ausgezogene Linie). (Nach [24])

Auch die Veränderung in der Substratkonzentration im fetalen Plasma erlaubt gewisse Rückschlüsse auf die Versorgungssituation des Feten. Die Substratkonzentration wird im wesentlichen von 2 Größen reguliert:

1. Abgabe durch die Plazenta an den fetalen Blutkreislauf,
2. Aufnahme und Verbrauch durch die fetalen Gewebe. Beim Schaffeten kommt es in der 2. Schwangerschaftshälfte zu einer Abnahme der Plasmaglukosekonzentration, die Folge eines übermäßigen Anstiegs des Glukoseverbrauchs der fetalen Gewebe ist [20]. Die genannte 8fache Steigerung der plazentaren Transportkapazität reicht nicht aus, um den fetalen Bedarf zu decken. Die mit dem Abfall der fetalen Plasmaglukosekonzentration gegebene Erhöhung des transplazentaren Gradienten trägt zur Steigerung der Glukosetransportkapazität von der Mutter zum Feten bei [9].

In durch Nabelschnurpunktion gewonnenen fetalen Blutproben war die Glukosekonzentration in der 1. Hälfte der menschlichen Schwangerschaft ebenfalls deutlich höher als im letzten Schwangerschaftsdrittel, was durch den Anstieg des fetalen Glukoseverbrauchs relativ zur plazentaren Zufuhr erklärt werden muß [5].

Angesichts des relativen Engpasses, der in der fetalen Versorgung durch die zunehmende Diskrepanz zwischen Zufuhr via Plazenta und Verbrauch entsteht, ist es bemerkenswert, daß zumindest beim schwangeren Schaf der fetale Sauerstoffverbrauch pro Einheit Trockengewicht am Termin etwa 2,5mal kleiner ist als in der Schwangerschaftsmitte. Dies wird mit einer Abnahme der Proteinumsatz- und Syntheserate mit zunehmender Organreife sowie mit einem proportional zunehmend größeren Anteil der stoffwechselmäßig weniger aktiven Gewebe, wie Muskulatur, Fett und Knochen, am fetalen Körpergewicht erklärt [3, 19]. Die Frage, wie weit der exponentielle Anstieg des Bedarfes durch die fetalen Gewebe und die Ausschöpfung der Reserve von Bedeutung für die Programmierung des Schwangerschaftsendes und damit den Beginn der Geburt ist, wurde kürzlich aufgeworfen [30].

Bedeutung für die Klinik

Entscheidend für die Realisierung des genetisch programmierten Wachstums des Feten ist eine normale Entwicklung der Plazenta. Selbst wenn die Plazenta in der Spätschwangerschaft die exponentielle Bedarfssteigerung der fetalen Gewebe durch entsprechende Steigerung der Funktion nicht voll zu kompensieren vermag, verfügt sie über genügend funktionelle Reserven, um die Versorgung mit den erforderlichen Mengen an Sauerstoff und Energieträgern sicherzustellen, wobei dieses Reservepotential in der Regel nicht ausgeschöpft wird.

Wachstum von Plazenta und Fetus

1. Ungestörtes Wachstum mit genetisch determiniertem Wachstumspotential als bestimmender Größe. Reservekapazität der Plazenta nicht ausgeschöpft.
2. Beeinträchtigung des Wachstums der Plazenta infolge von Störungen im mütterlichen Organismus.
   - ***Leichte Form*** – Wachstum des Feten unter Ausschöpfung der funktionellen Reserve der Plazenta normal. Erhöhter Quotient von Fetus/Plazentagewicht. Risiko der intrapartalen Asphyxie.
   - ***Schwere Form*** – Mangelversorgung des Feten → intrauterine Wachstumsretardierung.

Bei Beeinträchtigung des Wachstums der Plazenta in der 1. Schwangerschaftshälfte ist die Reservekapazität begrenzt, und früher oder später kann ein echter Versorgungsengpaß für den Feten entstehen. Derartige Störungen in der Entwicklung der Plazenta können Folge lokaler Faktoren mit Beeinträchtigung der Implantation sein oder durch immunologische Mechanismen, wie etwa bei der Präeklampsie, bedingt sein. Systemische Erkrankungen der Mutter, insbesondere unter Mitbeteiligung des uterinen Gefäßapparates, können ebenfalls Ursache für Störungen in der frühen Entwicklung und im Wachstum der Plazenta sein. Ultraschallmessungen des Plazentavolumens haben gezeigt, daß die Wachstumsbeeinträchtigung der Plazenta der Retardierung des Feten zeitlich vorausgeht, wie dies auch für die tierexperimentell induzierte Wachstumsretardierung durch Ligatur der uterinen Arterie im Tierversuch gezeigt werden konnte [31, 12].

Je nach Schweregrad der Wachstumsbeeinträchtigung der Plazenta sind die Auswirkungen auf den Feten unterschiedlich. Bei leichten Störungen ist das Wachstum des Feten häufig nicht erkennbar beeinträchtigt, und ein erhöhter Quotient zwischen fetalem Gewicht und Plazentagewicht kann der einzige Hinweis auf eine grenzwertige Versorgungslage sein. Wenn dieser Wert am Termin über 10 liegt, besteht ein erhöhtes Asphyxierisiko [4]. Bei schwereren Formen der Wachstumsstörung der Plazenta reicht die Kompensation durch die funktionelle Reserve nicht aus, und es kommt zur deutlichen Retardierung des fetalen Wachstums.

Zukünftige Bemühungen der klinischen Forschung im Bereich der intrauterinen Wachstumsretardierung sollten sich auf eine Verbesserung der Diagnostik konzentrieren. Dazu sollte nach Methoden zur Erfassung des genetisch gegebenen Wachstumspotentials gesucht werden, um die auf dem Boden einer Mangelversorgung gegebene Verlangsamung des Wachstums von einer genetisch und damit primär vorgegebenen langsamen Wachstumsrate sicher zu unterscheiden.

Zusätzlich könnten verbesserte Möglichkeiten zur Volumenbestimmung der Plazenta in der 1. Schwangerschaftshälfte dazu beitragen, Risikogruppen für die Entwicklung von Versorgungsstörungen in der Spätschwangerschaft frühzeitig zu erkennen.

Literatur

1. Bauer R (1977) Morphometry of the placental exchange area. Adv Anat Biol 53: 1
2. Beck T (1991) Placentone architecture as a structural basis for histometric investigation of the human placenta. In: Soma H (ed) Placenta: basic research for clinical application. Karger, Basel, pp 46–58
3. Bell AW, Battaglia FC, Makowski EL, Meschia G (1985) The relationship between metabolic rate and body size in fetal life. Biol Neonate 47: 120–123
4. Bonds DR, Gabbe SG, Kumar S, Taylor T (1984) Fetal weight/placental weight ratio and perinatal outcome. Am J Obstet Gynecol 149: 195
5. Bozzetti T, Ferrari MM, Marconi AM, Ferrazzi E, Pardi G, Markowski EL, Battaglia FC (1988) The relationship of maternal and fetal glucose concentrations in the human from mid-gestation until term. Metabolism 37: 358–363
6. Carter AM (1989) Factors affecting gas transfer across the placenta and the oxygen supply to the fetus. J Dev Physiol 12: 305–322
7. De Wolf F, De Wolf CP, Brosens I (1973) Ultrastructure of the spiral arteries in the human placental bed at the end of normal pregnancy. Am J Obstet Gynecol 117: 833–848
8. Feneley MR, Burton GJ (1991) Villous composition and membrane thickness in the human placenta at term: a stereological study using unbiased estimators and optimal fixation techniques. Placenta 12: 131–142
9. Hay WW (1991) Energy and substrate requirements of the placenta and fetus. Proc Nutr Soc 50: 321–336
10. Hsieh FJ, Kuo PL, Ko TM, Chang FM, Chen HY (1991) Doppler velocimetry of intraplacental fetal arteries. Obstet Gynecol 77: 478–482

11. Hustin J, Schaaps JP (1987) Echographic and anatomic studies of materno trophoblastic border during the first trimester of pregnancy. Am J Obstet Gynecol 157: 162–168
12. Jansson T, Thordstein M, Kjellmer I (1986) Placental blood-flow and fetal weight following uterine artery ligation: temporal aspects of intrauterine growth retardation in the guinea-pig. Biol Neonate 49: 172–180
13. Jauniaux E, Jurkovic D, Campbell S, Kurjac A, Hustin J (1991) Investigation of placental circulations by colour Doppler ultrasound. Am J Obstet Gynecol 164: 486–488
14. Jones RO, Murray RD, Meschia G, Battaglia FC (1987) Metabolic quotients and oxygen extraction across the uterus of post-term pregnant rabbit under chronic steady-state condition. Biol Neonate 51: 24–30
15. Kulhanek V, Meschia G, Makowski EL, Battaglia FC (1974) Changes in DNA content and urea permeability of the sheep placenta. Am J Physiol 226: 1257
16. Leiser R, Kosanke G, Kaufmann P (1991) Human placental vascularization. In: Soma H (ed) Placenta: basic research for clinical application. Karger, Basel, pp 32–45
17. Lingman G, Marsal K (1986) Fetal central blood circulation in the third trimester of normal pregnancy. I Aortic and umblical blood-flow. Early Hum Dev 13: 137–150
18. Longo LD, Ching KS (1977) Placental diffusing capacity for carbon monoxide and oxygen in unanesthetized sheep. J Appl Physiol 43: 885
19. Meier PR, Peterson RG, Bonds DR (1981) Rate of proteinsynthesis and turnover in fetal life. Am J Physiol 240: E320–E324
20. Molina RD, Meschia G, Battaglia FC, Hay WW (1988) Gestational maturation of placental glucose transfer capacity in the ovine pregnancy. Pediatr Res 23: 248A (abstr. 283)
21. Moll W, Nienartowicz A, Hees H, Wrobel KH, Lenz A (1988) Blood-flow regulation in the utero placental arteries. Trophoblast Res 3: 83–96
22. Moriyama IS, Iioka H, Akata S, Nabuchi K, Hisanaga H, Simamoto T, Yamada Y, Ichijo M (1991) Human placental transport mechanism: transport activity of synzytiotrophoblastic brush border membrane vesicles. In: Soma H (ed) Placenta: basic research for clinical application. Karger, Basel, pp 92–104
23. Owens JA, Robinson JS (1988) The effect of experimental manipulation of placental growth and development. In: Cockburn F (ed) Fetal and neonatal growth. Wiley & Sons, New York
24. Owens JA, Falconer J, Robinson JS (1987) Effect of restriction of placental growth on oxygen delivery to and consumption by the pregnant uterus and fetus. J Dev Physiol 9: 137–150
25. Peeters LH, Sheldon RE, Jones MD, Makowski EL, Meschia G (1979) Bloodflow to fetal organs as a function of arterial oxygen content. Am J Obstet Gynecol 135: 637–646
26. Peterson E, Behrman RE (1969) Changes in cardiac output and uterine bloodflow of the pregnant macaca mulatta. Am J Obstet Gynecol 104: 988
27. Reuwer PJHM, Nuyen WC, Beijer HJM, Heethaar RM, Haspels AA, Bruinse HW (1986) Feto-placental circulatory competence. Eur J Obstet Gynecol Reprod Med 21: 15
28. Simmons MA, Battaglia FC, Meschia G (1979) Placental transfer of glucose. J Dev Physiol 1: 227–243
29. Teasdale F, Jean-Jaques G (1985) Morphometric evaluation of the microvillous enlargement factor in the human placenta from mid gestation to term. Placenta 6: 375–381
30. Thorburn GD (1991) The placenta, prostaglandins and parturition: a review Reprod Fertil Dev 3: 277–294
31. Wolf H, Oosting H, Treffers PE (1989) Second-trimester placental volume measurement by ultrasound: prediction of fetal outcome. Am J Obstet Gynecol 160: 121–126

2.2.3 Transkutane Nervenstimulation (TNS). Eine nichtmedikamentöse Therapie der Plazentainsuffizienz

E. Kubista

Einleitung

Die Erfolge in der Geburtshilfe, vor allem in den letzten Jahrzehnten, sind überzeugend. Zwei Probleme sind jedoch geblieben und zu 80% für die perinatale Mortalität und Morbidität verantwortlich: die Frühgeburtlichkeit und die Plazentainsuffizienz, wobei die Frühgeburtlichkeit meist Folge einer Plazentafunktionsstörung mit notwendiger vorzeitiger Entbindung ist.

Die klinische Einteilung der Plazentainsuffizienz nach Kubli [8] (Abb. 2.51) unterscheidet eine respiratorische, eine nutritive und eine endokrine Plazentainsuffizienz. Während bei der respiratorischen Plazentainsuffizienz eine Verlaufsform mit akuter intrapartaler oder akuter antepartaler Asphyxie im Vordergrund steht, ist es bei der nutritiven Plazentainsuffizienz die Wachstumsretardierung des Feten und in weiterer Folge eine chronisch intra- oder antepartale Asphyxie.

Hier wird vor allem auf die nutritive Plazentainsuffizienz eingegangen, deren Ursache meistens hämodynamische Gründe hat. In der Schwangerschaft durchströmen große Mengen Blut sowohl die mütterliche Seite als auch die kindliche Seite der Plazenta. Auf der mütterlichen Seite sind es bis zu 700 ml/min, auf der kindlichen Seite bis zu 400 ml/min. Außerdem bestehen Shuntmechanismen, die der Plazenta die notwendige Reservekapazität für Belastungszustände sichern. Zu einer uteroplazentaren Ischämie kann es durch eine Verminderung des arteriellen oder durch eine Erhöhung des venösen Mitteldruckes kommen. Häufig besteht eine Erhöhung des Strömungswiderstandes, bedingt durch eine Verminderung des Gesamtgefäßquerschnittes, eine Verlängerung der Gefäßstrecke bei einer mangelentwickelten Plazenta, durch eine Erhöhung des Gefäßtonus bei Vasokonstriktion, durch Belastung und Streßsituationen und durch Erhöhung der Viskosität infolge Polyglobulie und Thrombozytenaggregation.

Diagnostik der Hämodynamik

Nachdem es sich hauptsächlich um hämodynamische Ursachen bei der nutritiven Plazentainsuffizienz handelt, kommt hämodynamischen Nachweismethoden besondere Bedeutung zu. Die Methode der *Radioisotopendurchströmungsmessungen*, bis vor wenigen Jahren an unserer Klinik ausschließlich im Einsatz, hatte den

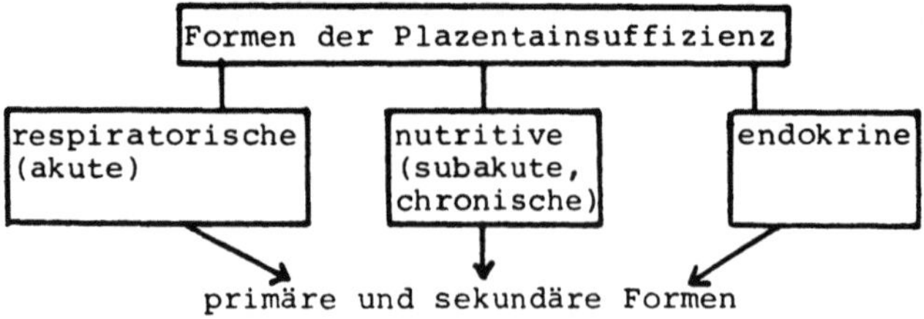

Abb. 2.51. Klinische Formen der Plazentainsuffizienz

Nachteil, daß sie nur die Uteroplazentareinheit beurteilen konnte und nicht die fetale Seite der Plazenta. Sie wurde durch den Dopplerultraschall abgelöst, mit dem es möglich ist, auch die fetale Seite der Plazenta zu beurteilen. Das Prinzip der Radioisotopendurchströmungsmessung beruht, vereinfacht gesagt, darauf, daß die Einstromphase eines radioaktiven Pharmakons in die Plazenta semiquantitativ beurteilt wird. Dabei kommt es auf die Einstromkurve an. Eine steile Kurve entspricht einem guten, normalen Einstrom in die Plazenta (Typ 1), ein mittelgradig verminderter Einstrom wird als Typ II (Übergangstyp) und ein stark verminderter Einstrom mit flachem Kurvenverlauf als Typ III bezeichnet.

Bei der *Dopplersonographie* werden die Flußgeschwindigkeiten in Systole und Diastole miteinander verglichen. Wir haben die AB-Ratio nach Stewart für die Bewertung gewählt. Wichtig ist die Beurteilung der diastolischen Flußgeschwindigkeit. Nimmt sie ab oder wird sie Null, so steigt dementsprechend die AB-Ratio und deutet auf einen erhöhten Flußwiderstand im nachgeschalteten Stromgebiet hin. Erhöhte AB-Indizes (SD-Indizes im amerikanischen Sprachraum) sind oft vergesellschaftet mit pathologisch-pränatalen Situationen. So kommt es zu einer signifikanten Zunahme der Small-for-date-Babies, zu einer signifikanten Zunahme des Mekoniumabganges, des fetalen Distresses, der Kaiserschnittrate und der schlechten Apgar-Werte. Auch der „fetal outcome" bei chronischer Widerstandserhöhung im fetoplazentaren Kreislauf ist verschlechtert. Es findet sich eine erhöhte Rate von schlechten pH-Werten post partum und eine signifikant erhöhte Rate von Verlegungen an die Kinderklinik. Bei Patientinnen mit diastolischem Null- oder Negativ-Flow kommt es zu einer dramatischen Erhöhung der perinatalen Mortalität. Die diastolische Flußgeschwindigkeit ist durch den vaskulären Widerstand peripher von der Meßstelle bestimmt. Eine Abnahme der diastolischen Flußgeschwindigkeit bedeutet eine Zunahme des peripheren Gefäßwiderstandes. Eine Steigerung des Gefäßwiderstandes in fetalen Gefäßen und in der plazentaren Strombahn führt zu einer Verschlechterung der fetalen Homöostase. Dies gilt für die kindliche wie für die mütterliche Seite der Plazenta.

Therapiemöglichkeiten der Plazentainsuffizenz

Es gibt zahlreiche Versuche einer *pharmakologischen Therapie* der Plazentainsuffizienz. Dazu zählen Infusionstherapien, Hormonapplikationen und sog. gefäß-

Abb. 2.52. Pharmakologische Therapiemöglichkeiten der Plazentainsuffizienz

Substrat-Infusionen

• Glukose, Glukose und Insulin
• Hypertone Dextrose
• 1.6. Diphosphat-Fruktose
• Pufferlösung
• Aminosäuren (systemisch, Intraamnial)

Hormonapplikationen

• Progesteron (i v , i.m)
• DHEA-S (i.v , i.a , per os)
• T3, T4 (i a)

"Gefäßwirksame" Medikationen

• Nikotinsäure-Derivate
• Hydergin
• Dipyridamol
• Nitroglyzerin (+ Plasmaexpansion)
• Prostacyclin
> Antihypotonika (DHE, Sympathomimetika, Mineralkortik)
> Antihypertensiva (z B Reserpin, Dihydralazin) bei EPH
> Betamimetika
> Magnesium
> Aspirin-Prophylaxe (?)

> gebrauchlich • nicht mehr gebrauchlich

wirksame Medikationen. Die meisten sind nicht mehr gebräuchlich, oder ihre Wirksamkeit ist nicht gesichert. Das gilt auch für die Anwendung von Antihypotonika und die Verwendung von Magnesium. Andere haben Nebenwirkungen, wie die Betamimetika (Tachykardie) [5] oder die Salizylate (Blutungsneigung) (Abb. 2.52).

Schon 1978 hatte Janisch [6] die Beobachtung gemacht, daß bei epiduraler Anästhesie die Durchblutung im Uterus zunimmt. Dies konnte 1987 durch Giles und Trudinger [3] mittels Dopplerultraschallmessungen bestätigt werden. Durch Ausschaltung des Sympatikus resultiert eine Hyperämie im entsprechenden Versorgungsgebiet. Die Segmente für den Uterus liegen nach Bonica [1, 2] in den Segmenten TH10 bis L1 und S2 bis S4. Die sympathischen Efferenzen dieser Segmente verlaufen über den N. hypogastricus zum Plexus pelvinus (Abb. 2.53).

Nachdem es nicht möglich ist, eine kontinuierliche Epiduralanästhesie zur Therapie der Plazentainsuffizienz einzusetzen, suchten wir nach anderen sympathischen Reflexmechanismen, die zu einer Hyperämie führen. Wir sind dabei auf das bekannte *Prinzip der Head-Zonen* gestoßen. Über die sog. kutiviszerale oder viszerokutane Konvergenz reagiert ein Reflexbogen, in dem es durch Reize innerer Organe zu einer Hyperämie und Hyperästhesie in Hautgebieten kommen kann, wie umgekehrt ebenso nach einer taktilen oder thermischen Reizung von Hautgebieten eine Hyperämie in inneren Organen ausgelöst wird. Wir machen uns diesen Reflexmechanismus therapeutisch nutzbar durch Wärmeapplikation der Haut und damit eine indirekte Beeinflussung innerer Organe oder durch die Verwendung taktiler Reize mittels der Reflexzonenmassage (Abb. 2.54).

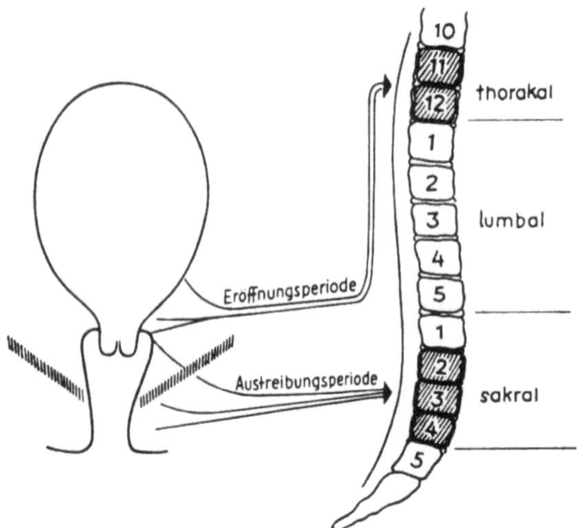

Abb. 2.53. Die nervöse Versorgung des schwangeren Uterus

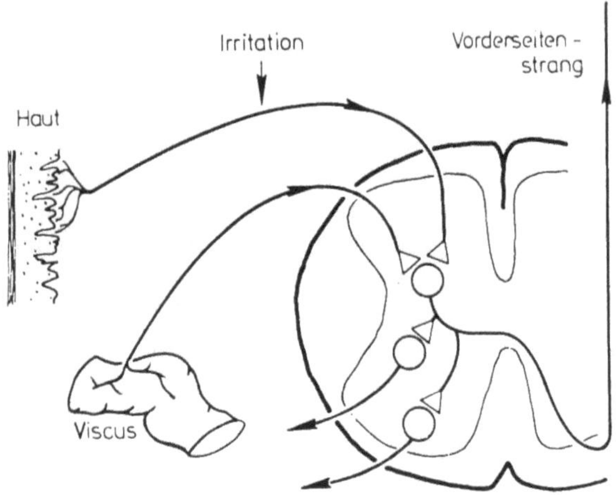

Abb. 2.54. Funktionsschema der Head-Zonen

Wir verwandten *elektrische Reize*, die wir über paarige Elektroden paravertebral in den entsprechenden Segmentgebieten applizierten (Abb. 2.55), rechteckige, bipolare Impulsströme mit 50 Hz Frequenz, einer Impulsbreite von 0,5 msk und einer Stromstärke bis 50 mA.

Bei 12 Patientinnen vor und nach einer 60 minütigen Therapiedauer mit Plazentaperfusion zeigte sich bereits in einer 1. Versuchsreihe eine signifikante Verbesserung der Durchströmungstypen (Abb. 2.56). Auch die Steilheit des Kurvenanstieges, in einer tg-Funktion ausgedrückt, zeigte eine signifikante Besserung vom pathologischen in den Normalbereich (Abb. 2.57). In einer 2. Untersuchungsreihe behandelten wir 29 Patientinnen durch Dauerbehandlung mit TNS über 2

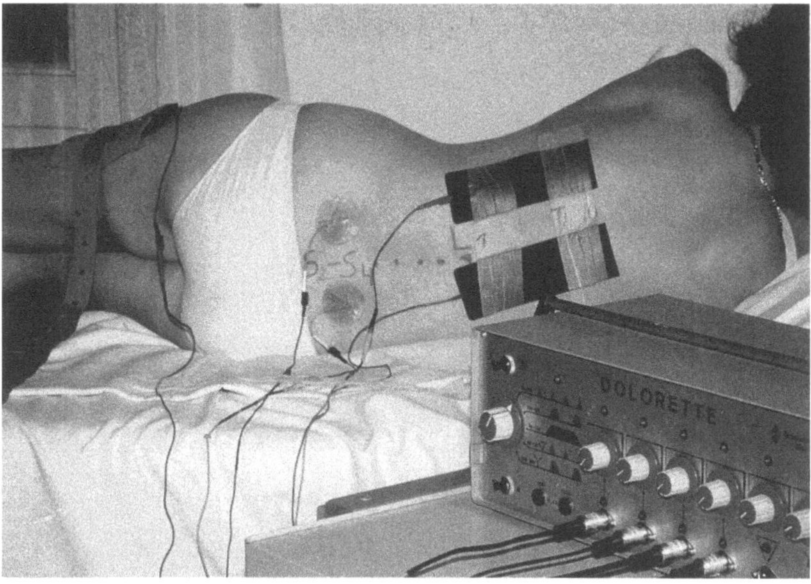

Abb. 2.55. Therapieanordnung bei der transkutanen Nervenstimulation (TNS)

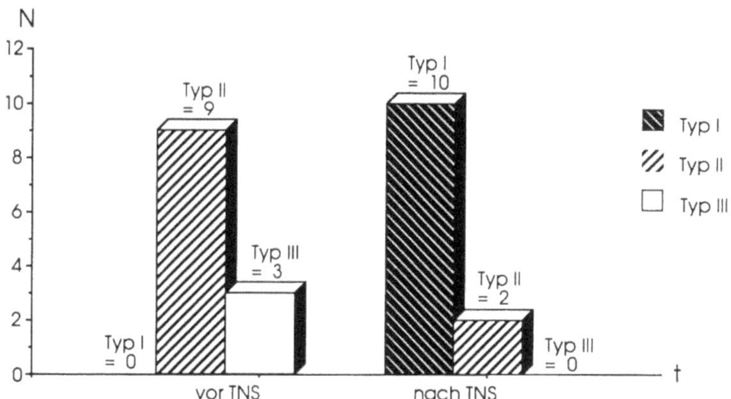

Abb. 2.56. Zunahme der plazentaren Perfusion nach einmaliger TNS-Therapie

Wochen. Auch hier kam es zu einer signifikanten Zunahme der Fälle von Typ I, zu einer signifikanten Abnahme der Fälle mit Typ III (Abb. 2.58) und zu einer signifikanten Zunahme des Kurvenanstieges nach der TNS-Therapie (Abb. 2.59). Durch den Einsatz der Elektrostimulationstherapie nimmt somit die uteroplazentare Durchblutung signifikant zu [7].

Durch Dopplerultraschallmessung wurde weiterhin geprüft, ob durch die transkutane Stimulation eine Verbesserung der Flowparameter in der A. umbilicalis

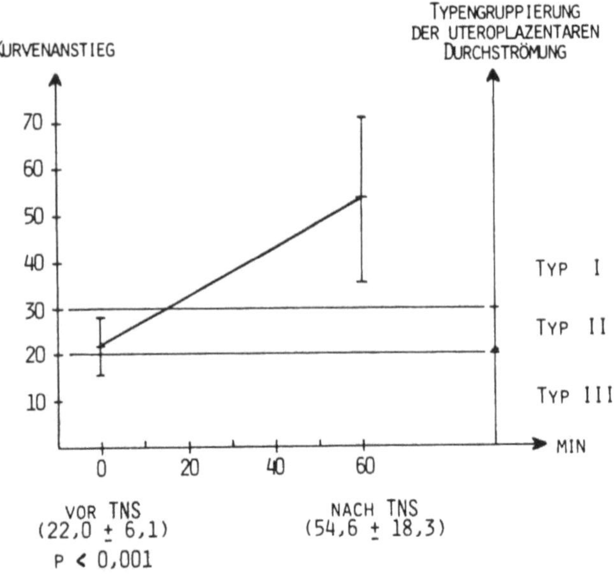

Abb. 2.57. Signifikante Zunahme des Kurvenanstiegs vor und nach TNS-Einzeltherapie

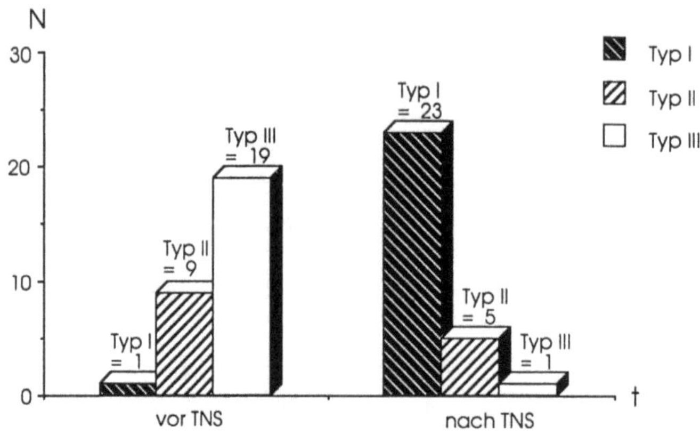

Abb. 2.58. Zunahme der plazentaren Perfusion nach TNS-Dauertherapie

und der fetalen Aorta erzielt werden kann, also im fetalen Stromgebiet. 16 Patientinnen mit einer erhöhten AB-Ratio, also einem erhöhtem Flußwiderstand in der A. umbilicalis, wurden vor und nach der Elektrostimulation mittels Dopplerultraschall untersucht. 14 Patientinnen konnten zu Normalwerten zurückgeführt werden, d.h. der Widerstand in der A. umbilicalis konnte signifikant gesenkt werden (Abb. 2.60). Nur 2 Patientinnen blieben unbeeinflußt; sie wiesen bereits starke morphologische Veränderungen in der Plazenta auf, so daß eine kompen-

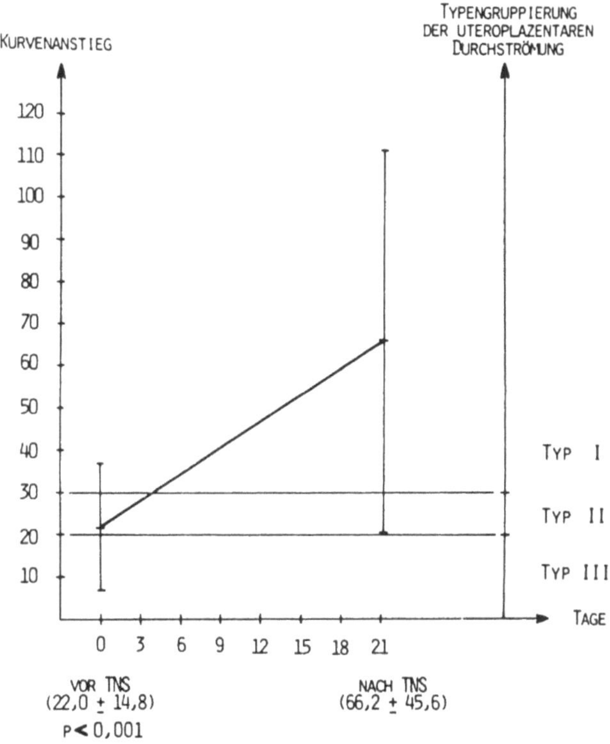

Abb. 2.59. Zunahme des Kurvenanstiegs vor und nach TNS-Dauertherapie

satorische Reaktion nicht mehr möglich war. Auch Trudinger [9] konnte in experimentellen Untersuchungen mittels Dopplerultraschall nachweisen, daß eine Verbesserung der uteroplazentaren Durchblutung zu einer Verbesserung der fetalen Durchblutung führt.

Es erhob sich nun die Frage, ob diese Verbesserungen der Durchblutung durch Begleitumstände, wie mütterliche Bettruhe, herbeigeführt werden. Wir überprüften in einer Vergleichsstudie mit Therapie- und Kontrollgruppe (Tabelle 2.16). Der Grad der ultraschallbiometrischen Retardierung, Alter, Gewicht, Nikotinverbrauch, Diabetes, Zahl suspekter Dopplerultraschallbefunde und das Gestationsalter bei Beginn der TNS-Therapie waren in beiden Gruppen identisch. Nach Randomisierung erfolgte in der TNS-Gruppe die Therapie über einen Zeitraum von 2 Wochen mit einer täglichen Dauer von einer Stunde. Die Plazebo- oder Kontrollgruppe erhielt lediglich die übliche Therapie mit Eisensubstitution, Vitaminen und Bettruhe. Der die Dopplermessungen vornehmende Arzt hatte keine Kenntnis von der Randomisierung der Patientin. Typ I entsprach einem unauffälligem Flow, Type II einem suspekt erhöhten Meßwert mit mittelgradig vermindertem Flow und Typ III einem stark erhöhten Meßwert mit stark vermindertem Flow oder bereits bestehendem Nullfluß in der Diastole (Tabelle 2.17).

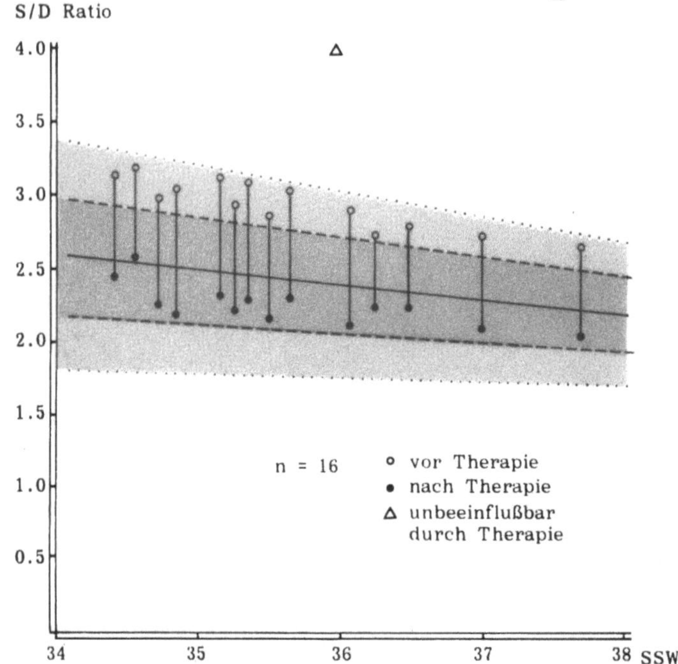

Abb. 2.60. S/T-Ratio bei erhöhtem Flußwiderstand vor und nach transkutaner Nervenstimulation (Mittelwert bzw. erste und zweite Standardabweichung)

Tabelle 2.16. Risikoparameter der Plazentainsuffizen bei der TNS-Therapiegruppe und der Plazebogruppe

Patientinnenkollektiv		
n	TNS-Gruppe 39	Plazebogruppe 38
	Retardierung 2–4 Wochen	Retardierung 2–4 Wochen
Alter	27,7 ± 6,1	24,5 ± 3,2
Gewicht	58,3 ± 12,9	60,9 ± 8,6
Nikotin	4,5 ± 2,1	5,0 ± 3,2
Diabetes	0	0
Suspekter Dopplerultraschallbefund	36	32
Gestationsalter bei TNS-Therapie	33,6 ± 1,9	34,0 ± 2,1

Tabelle 2.17. Klinische Einteilung der pathologischen Dopplerflußmuster

Typ I	$\overline{X} \pm 1$ h	=	unauffälliger Flow
Typ II	$\overline{X} + 2$–3 h	=	erhöhter Meßwert
	≤ 90. Perzentile		mittelgradig verminderter Flow
Typ III	$\overline{X} > 3$ h	=	stark erhöhter Meßwert
	> 90. Perzentile		stark verminderter Flow Nullfluss

In der Kontrollgruppe ergaben sich keine signifikanten Unterschiede in der Dopplerultraschallmessung nach TNS. In der Therapiegruppe hingegen fanden wir eine signifikante Zunahme von Typ I bei der Messung der A. umbilicalis von 7,6% auf 53,8% und eine signifikante Abnahme von Typ III von 41,1% auf 12,8%. Auch auf das fetale Stromgebiet wirkte sich diese Durchströmungsverbesserung mit signifikanter Zunahme der Fälle von Typ I von 48,7% auf 64% und einer signifikanten Halbierung der Fälle von 10,2% auf 5,1% aus (Tabelle 2.18). Unterschiede ergaben sich auch im fetalen postpartalen Zustand zwischen Behandlungs- und Kontrollgruppe. Der Entbindungszeitpunkt in der Kontrollgruppe war früher, die Rate der Dystrophie etwas höher und deutlich höher, aber nicht signifikant die Rate operativer Entbindungen. Signifikant niedriger war das Geburtsgewicht in der Kontrollgruppe und das durchschnittliche Plazentagewicht, zugleich höher die Transferierungsfrequenz an die Kinderklinik und die Rate operativer Entbindungen (Tabelle 2.19).

Durch die TNS-Therapie kam es zu einer Verbesserung des Blutdurchflusses in der A. umbilicalis und der fetalen Aorta, ebenso zu einer Verbesserung des Blutdurchflusses im uterinen Stromgebiet, somit zu einem positiven Einfluß auf die plazentare Perfusion und zu einer Verringerung der kindlichen Morbidität.

Zusammenfassung und Ausblick

Die Plazentainsuffizienz ist eine häufige Erkrankung in der Schwangerschaft, für perinatale Mortalität und Morbidität verantwortlich. Die subakute wie die chronische Plazentainsuffizienz, die Risikogruppe, kann bei regelmäßiger Schwangerenkontrolle erkannt und diagnostiziert werden, vor allem durch fetale Biometrie ab der 28. SSW, durch Dopplerultraschallmessung und durch Kardiotokographie. Eine Therapie muß ungefährlich für Mutter und Kind sein und über längere Zeit zur Anwendung kommen können. Die Transkutane Nervenstimulation erfüllt diese Voraussetzungen. *Die Wirksamkeit dieser TNS ist an einer großen Patientenzahl signifikant erwiesen, eine ähnlich erfolgreiche, nichtinvasive und nebenwirkungsarme Methode ist uns nicht bekannt.* Wir führen diese Methode seit über 10 Jahren routinemäßig an der I. Universitäts-Frauenklinik Wien durch und haben bisher

Tabelle 2.18. Ergebnisse der Dopplerultraschallmessung nach TNS bei Patientinnen mit Plazentainsuffizienz

		Vor Therapie			Nach Therapie			Sign.
		Typ I	Typ II	Typ III	Typ I	Typ II	Typ III	
TNS-Gruppe (n = 39)	A. umbil.	3(7, 6%)	20(51, 2%)	16(41, 1%)	21(53, 8%)	13(33, 3%)	5(12, 8%)	p < 0, 01
	Fetale Aorta	19(48, 7%)	16(41, 1%)	4(10, 2%)	25(64, 0%)	12(30, 7%)	2(5, 1%)	p < 0, 05
Plazebo-gruppe (n = 38)	A. umbil.	6(15, 8%)	19(50, 0%)	13(34, 2%)	13(34, 2%)	16(42, 1%)	9(23, 7%)	N.S.
	Fetale Aorta	16(42, 1%)	13(34, 2%)	9(23, 7%)	19(50, 0%)	9(23, 7%)	9(23, 7%)	N.S.

Tabelle 2.19. "Fetal outcome" bei Patientinnen mit Plazentainsuffizenz

N	TNS-Gruppe 39	Plazebogruppe 38	Sign.
Therapiebeginn (SSW)	33,6	34,0	N.S.
Entbindungszeit (SSW)	37,0	35,9	N.S.
Geburtsgewicht (g)	2605	2300	$p < 0,05$
Dystrophie (< 10.Perz.) (%)	25,8	31	N.S.
Geburtsmodus	29(74,4%) spontan	25(65,8%) spontan	N.S.
	10(25,6%) operativ	13(34,2%) operativ	
Apgar-Score	1′ 7,5	1′ 6,8	
	5′ 9,2	5′ 9,0	
Transf. an Kinderklinik	21,7	86,3	$p < 0,01$
Plazentagewicht (g)	501,2	389,5	$p < 0,05$

Angegebene Werte als Mittelwerte

über 600 Patienten erfolgreich und ohne Nebenwirkungen für Mutter und Kind behandelt.

Literatur

1. Bonica J (1976) Principles and practice of obstetric analgesia and anaesthesia. Vol. 1 Fundamental considerations. Dovis, Philadelphia
2. Bonica J (1969) Principles and practice of obstetric analgesia and anaesthesia. Vol. 2 Clinical considerations. Blackwell Scientific, Oxford
3. Giles WB, Lah FX, Trudinger BH (1987) The effect of epidural anaesthesia for caesarean section on maternal uterine and fetal umbilical artery blood flow velocity waveforms. Br J Obstet Gynaecol 94: 55–59
4. Janisch H, Leodolter S (1974) Plazentafunktionsdiagnostik mit Radioisotopen. In: Dudenhausen JW, Saling E (Hrsg) Perinatale Medizin, Bd V. Thieme, Stuttgart
5. Janisch H, Leodolter S, Reinold E (1974) Uteroplazentare Durchblutungsverbesserung bei EPH-Gestose durch Langzeittherapie mit Beta-Sympathikomimetika. Z Geburtshilfe Perinatol 202: 178–183
6. Janisch H, Leodolter S, Neumark J, Philipp K (1978) Der Einfluß der kontinuierlichen Epiduralanästhesie auf die uteroplazentare Durchblutung. Z. Geburtshilfe Perinatol 343: 182–186
7. Kubista E (1981) Beeinflussung der Plazentafunktion durch Elektrostimulation. Probl Perinat Med Bd. 10. Wilhelm Maudrich, Wien
8. Kubli F (1986) Die chronische Plazentainsuffizienz. Der Gynäkologe 1: 53–65
9. Trudinger BJ, Warwick B, Giles MB, Colleen M, Cook RN (1985) Flow velocity wave forms in the maternal uteroplacental and fetal umbilical placental circulation. Am J Obstet Gynecol 2 152: 155–163

2.2.4 Rationelle Diagnostik der wichtigsten Infektionen in der Schwangerschaft

G. Enders

Seit jeher gehören Infektionen zu den gefürchtetsten Risiken während der Schwangerschaft. Im Laufe der letzten Jahrzehnte hat sich das Erregerspektrum mit Konsequenzen für die Schwangerschaft und das Kind weitgehend von den bakteriellen auf die viralen Infektionen verschoben.

In Tabelle 2.20 sind die derzeit wichtigsten Infektionen in der Schwangerschaft, die pränatal und perinatal übertragen werden können, aufgeführt.

Für die Bedeutung dieser Infektionen müssen nicht nur die Häufigkeit der jeweiligen Infektionen in der Schwangerschaft und die Zahl der betroffenen Neugeborenen, sondern auch die Schwere der kindlichen Schädigung bzw. Erkrankung berücksichtigt werden. Die fetalen Infektionsraten sind in allen Fällen sehr viel höher als die Manifestationsraten, d.h. die kindlichen Schädigungen oder Erkrankungen. Die verschiedenen Infektionen können ausnahmsweise germinal (z.B. Zytomegalie (CMV)), am häufigsten diaplazentar (z.B. Röteln, CMV, Parvovirus B19, Varizella-Zoster (VZV), Coxsackie-Echo), aber auch durch Aszension vom Genitalbereich [z.B. CMV, Herpes simplex (HSV), HIV] und perinatal (CMV,

Tabelle 2.20. Die wichtigsten prä- und perinatalen Infektionen mit Bedeutung für den Fetus und das Kind

Pränatal	Perinatal
Röteln	(Röteln)
Zytomegalie (CMV)	CMV
Parvovirus B19	-
Varizellenzoster	Varizellen
(Herpes simplex 1, 2)	Herpes simplex 1, 2
(HIV 1, 2)	HIV 1, 2
(Coxsackie Typ B, Echov.)	Coxsackie Typ B, Echov.
(Hepatitis B, C)	Hepatitis B, C
< Toxoplasmose >	Papillomaviren
< Lues >	< B-Streptokokken >
< Listeriose >	< Listeriose >
< Borrelia burgdorferi >	<Chlamydia trachomatis >
	< Mycoplasma hominis, Go >

( ) = seltener
< > = keine Viren

Tabelle 2.21. Mütterliche Infektionen in der Schwangerschaft und fetales und kindliches Risiko

Infektion		Hauptrisiko für fetale bzw. kindliche Infektion/Symptomatik	
	Art	SSW	Art
Röteln	primär (Reinfekt.)	1.-17.	Mißbildungen
Cytomegalie	primär (reaktiviert)	1.-24. (>25.)	kongenitales CMV-Syndrom und Spätschäden
Parvovirus B19 (Ringelröteln)	primär	1.-24.(>25.)	Hydrops fetalis, Abort, IUF
Varizellen (Zoster)	primär reaktiviert	1.-23. 1.-37.	kongenitales VZV-Syndrom ohne Symptomatik
Toxoplasmose	primär	1.-24. (25.-37.)	konnatale Toxoplasmose und Spätschäden
Herpes simplex Typ (1), 2			
oral Typ 1	primär	(1.-17.) perinatal	fragl. Auffälligkeiten bei Geburt neonatale Erkrankung
genital Typ 2	primär (reaktiviert)	perinatal	neonatale Erkrankung
Coxsackie-/Echovirus	primär	1.-37. perinatal	fragl. Auffälligkeiten bei Geburt neonatale Erkrankung
Hepatitis B C	primär chronisch	spätintrauterin perinatal	frühkindliche Hepatitis chronische Träger chronische Träger?
HIV 1, 2	primär chronisch	spätintrauterin perinatal	akut/chronische kindl. Infektion

( ) seltener

HSV, HIV, Hepatitis B und C, Papillomaviren) sowie mehr oder weniger häufig, frühpostnatal durch die Muttermilch (CMV, HIV, Hepatitis B) übertragen werden.

In der Mehrzahl besteht ein fetales oder kindliches Risiko nur bei der Primärinfektion kurz vor bzw. in der Schwangerschaft, wobei es in der Früh- und Spätschwangerschaft bzw. um den Geburtstermin unterschiedlich sein kann. Bei einigen Infektionen (z.B. CMV, Hepatitis B, HIV) stellen jedoch persistierende chronische Infektionen besonders bei Reaktivierung ebenfalls ein kindliches Risiko dar (Tabelle 2.21).

Für die **Labordiagnose** der jeweiligen Infektionen stehen heute meist mehrere Methoden zum Antikörper- und Erregernachweis zur Verfügung.

Der *Antikörpernachweis* wird in der Schwangerschaft zur Feststellung der mütterlichen Immunitätslage ohne/bei Kontakt und zur Diagnose der akuten Infektion, z.T. einschließlich des Erregernachweises, eingesetzt. Das letztere gilt vor allem für die pränatale Diagnostik und die Diagnostik beim Neugeborenen.

Insbesondere bei der *pränatalen Diagnostik* muß nicht nur ein enges Zusammenwirken von Klinik und Labor bestehen, sondern auch die Spezifität und Empfindlichkeit der jeweiligen Methode und die diagnostische Relevanz der damit erhobenen Befunde in der untersuchten fetalen Probe kritisch bewertet werden. (Die Anforderungen sind hierbei ähnlich wie für die pränatale Diagnostik zur Erkennung z.B. des Down-Syndroms, zystischer Fibrose, Hämoglobinopathien u.a.m.). Das gilt auch für das Ziel einer möglichen Therapie [1] (Tabelle 2.22).

Tabelle 2.22. Diagnostische Möglichkeiten zum Nachweis von mütterlichen, fetalen und kindlichen Infektionen

Mutter:	Antikörpernachweis	bewährte Testkombinationen, z.B. KBR-, HAH-IgG-, IgM-, IgA-Antikörperbestimmung, z.T. mit Erregernachweis
	Erregernachweis:	mit konventionellen Methoden und/oder Nukleinsäurenachweis (PCR), unterschiedlich, je nach Infektion
Fetus:	*pränatale Diagnostik:*	
	(8.)–12.SSW	Chorionzottenbiopsie, transzervikal
	12.–16.SSW	transabdominal
	16.–20.SSW	Amniozentese (Fruchtwasser)
	≥19.–38.SSW	Ultraschallkontrolle (Stufe 3 oder 3-dimensionale Sonographie) für Auffälligkeiten!
	22./23.SSW	Chordozentese: Nachweis spezifischer IgM-AK in fetalem Serum plus klinisch-chemische Marker plus Erregernachweis in Blut, Fruchtwasser, Aszites und Plazentazotten
Neugeborenes	Antikörpernachweis Erregernachweis	entsprechende Methoden

Verdacht auf akute Infektion

Der Frauenarzt kann bei schwangeren Frauen, je nach angegebener Symptomatik, eine gewisse Auswahl für das angeforderte Untersuchungsspektrum treffen. Hierfür ist es jedoch wichtig, daß der Frauenarzt im Hinblick auf rationelle Diagnostik und evtl. weiterführende Maßnahmen dem erfahrenen Labor die Schwangerschaftswoche, die Symptomatik und den Krankheitsbeginn angibt (Tabelle 2.23).

Auffälliger Ultraschallbefund

Nicht selten wird vom Frauenarzt aufgrund eines auffälligen Ultraschallbefundes an eine Infektion als mögliche Ursache gedacht.

Bei den in Tabelle 2.24 aufgeführen Ultraschallauffälligkeiten kommt das diesbezügliche Untersuchungsspektrum bzw. die Ausschlußdiagnostik in Betracht. Hierbei ist wiederum die Angabe der mütterlichen Anamnese über Kontakt und Symptome wichtig.

Tabelle 2.23. Untersuchungsspektrum bei Verdacht auf mütterliche akute Infektion in der Schwangerschaft

Leitsymptome	Ausschlussdiagnostik
Exanthem diskret makulopapulös + Lymphknoten + Arthralgie	[Röteln], EBV, [CMV], [Parvo B19] Lues, HIV bei Risikofrauen
Exanthem vesikulär	[VZV, HSV]
Exanthem makulopapulös + hohes Fieber + Symptome des oberen Respirationstraktes	Masern, Coxsakie-Echo-Viren
Hepatitis	Hep. A, [B, C], (D), EBV, [CMV]
Läsionen im Genitalbereich	[HSV Typ 1,2,] Go, HIV, Lues
verschied. Symptome	Chlamydia trach., Mycoplasma hominis, Ureaplasma
Grippeähnlich Pyelitis, Enteritis	[Listeriose]
Unklares Fieber Lymphadenopathie	[CMV, Toxoplasmose,] EBV
Enteritis, Fieber ∅/+ Exanthem ∅/+ Meningitis	Coxsackie-Echo-Viren
Exanthem, EMC (Zeckenbiß)	Borrelia burgdorferi

Tabelle 2.24. Ultraschallauffälligkeiten im 2. und 3. Trimenon und Untersuchungsspektrum für Infektionen

Ultraschall - Stufe III	Ausschlußdiagnostik
Multiple Organauffälligkeiten	„Torch"
Retardierung Mikrozephalie-Leberläsionen ∅/+ Hepatosplenomegalie	CMV, (Röteln), (Toxo)
Hydrops fetalis (NIHF)	Parvo B19
Aszites Perikard-Pleuraerguß Leberläsionen	Parvo B19, CMV, Toxo
Polyhydramnie	Parvo B19, (Chlamydien), (HSV)
Oligohydramnion	CMV und „Torch"
Hydrozephalus	Lymphochorio-Mening. (LCM)
Hydrozephalus plus Hirnläsionen: Ventrikelerweiterung - bilateral - intrakranielle Verkalkungen Leberläsionen: intrahep. Verkalkungen, Hepatosplenomegalie plazentäre Entzündung (Perikard-, Pleuraerguß)	Toxoplasmose
Hydrozephalus periventrikuläre Verkalkung Mikrozephalie Aszites - Pleuraerguß Hautödem Kardiomegalie Perikarderguß Plazenta vergrößert Amnionflüssigkeit vermindert bis Oligohydramnion	CMV
Gliedmaßenhypoplasie Mikrozephalie - Hirnläsionen Aszites, Pleuraerguß, Hautskarifikation?	VZV

Während bei rötelnvirusinfizierten Feten selten über Ultraschallauffälligkeiten – und wenn ja, über kardiale und Wachstumsretardierung – berichtet wird, sind bei zytomegalie- [2, 3, 4] und toxoplasmoseinfizierten [5, 6] Feten relativ charakteristische Kombinationen von Ultraschallauffälligkeiten bekannt.

Pränatale Diagnostik

Sie kann heute prinzipiell mittels der Chorionzottenbiopsie (CVB), der Amniozentese in der Frühschwangerschaft bzw. mittels der Chordozentese plus Erregernachweis in der Spätschwangerschaft (s. Tabelle 2.22) durchgeführt werden. Immer muß dabei zunächst folgendes berücksichtigt werden:

- Zeitpunkt der mütterlichen Infektion,
- Pathogenese der mütterlichen und fetalen Infektion und zu erwartendes kindliches Risiko,

- Stand und Treffsicherheit der Labormethode,
- eingriffsbedingtes Risiko für Abort/Fehlgeburt von 1–2% [1, 7, 8].

Die pränatale Diagnostik wurde bisher bei Röteln, CMV, Parvovirus B19, Varizellen und Toxoplasmose durchgeführt; für HIV wird sie nicht empfohlen [9, 10, 11] (Tabelle 2.25).

Mutterschaftsvorsorge

Einen großen Beitrag zur Erkennung von mütterlicher Infektion in der Schwangerschaft und evtl. weiterführenden Maßnahmen, wie Behandlung, pränatale Diagnostik, notwendiger Schwangerschaftsabbruch, passive/aktive Prophylaxe oder Therapie für das Neugeborene und langfristige Überwachung verdanken wir dem Mutterschaftsvorsorgeprogramm [12, 13].

Hierbei unterscheiden wir heute zwischen den obligatorischen Vorsorgeuntersuchungen [14] und den selektiven, die jedoch häufig angefordert werden und aus bestimmten Gründen auch wünschenswert sind. Das Prinzip der durch die Krankenkassen finanzierten Vorsorgeuntersuchungen ist, daß der ermittelte Tatbestand, d.h. der diesbezügliche Befund, Handlungskonsequenzen für die Schwangere oder das Kind oder auch Vorbeugemaßnahmen bei Entbindung nach sich zieht und die Allgemeinheit im Hinblick auf die Kosten einen Nutzen hiervon hat. Dies trifft für Lues (Therapie), Röteln (Verhütung von Rötelnembryopathien), HBsAg (Simultanimpfung von Neugeborenen HBsAg-positiver Mütter), HIV (bisher Interruptio empfohlen, heute evtl. Therapie, Vorgehen bei Geburt) zu (Tabelle 2.26).

Selektive Mutterschaftsvorsorge:

Zu den Untersuchungen, die unter bestimmten Voraussetzungen durchgeführt werden, gehören:

1. Toxoplasmoseantikörperbestimmung:
Die Häufigkeit akuter Infektionen in der Schwangerschaft (3–4/1000 Schwangerschaften, bezogen auf 600 000 Geburten/Jahr = 1800–2400/600 000 = ~0,4%) übertrifft z.B. die Häufigkeit von HIV-1-Infektionen in der Schwangerschaft (1987–August 1992: 38/92 345 Schwangerschaften = ~0,04%!) (G. Enders und B. Gürne unveröffentlicht, August 1992)

Das Risiko einer fetalen Toxoplasmoseinfektion bei einer akuten mütterlichen Infektion liegt im Schnitt bei 50%. Wie häufig es zu einer symptomatischen konnatalen Toxoplasmose bei der Geburt kommt, ist zahlenmäßig bei uns nicht genau erfaßt. Pro Jahr werden ca. 130 Fälle beim BGA gemeldet. Nach den oben ermittelten Zahlen muß man jedoch zusätzlich von 2 100 pränatal infizierten Kindern ausgehen, die bei Geburt unauffällig sind [15]. Bei diesen Kindern sind in $\geq$ 20% die gefürchteten Spätmanifestationen, wie Chorioretinitis und geistige Retardierung, zu erwarten. Auch über dieses Hauptfolgeproblem der Toxoplasmose in der Schwangerschaft gibt es keine definitiven Zahlen [16].

Tabelle 2.25. Indikation für pränatale Diagnostik (P.D.) nach bisherigen Erfahr

Infektionen in SS	Abklärung vor P.D.	Indikation für P.D.
Röteln	Mit geeign.Testkomb. + klin. Angaben im IgM- -AK-problemerfahrenem Labor weitgehend mögl.	Akute Röteln in Früh-SS nicht klärbare IgM-pos. Fälle
Zytomegalie	akute?oder reaktiv.? mütterl. Infekt. akut.Inf. = fet.Risiko hoch reakt.Inf = fet.Risiko klein	auffälliger US normaler US: zusätzl.Sicherh. pränat.Therap.?
Parvo	akute mütterl. Infekt. ~ 10.-24.SSW fetales Risiko ~ 8%	auffälliger US normaler US: zusätzl.Sicherh. pränat.Therap.?
Varizellen	akute mütterl. Infekt. bis ± 25.SSW; fet./kindl. Risiko klein 1,7%	auffälliger US
Toxoplasmose	primäre mütterl. Infekt. in SS, 1./2.Trim.; *mit* Therapie: kindl.Risiko 4-6%? Differenzierung in SS: akute/frühere Infekt. oft schwierig	auffälliger US normaler US: zusätzl.Sicherh. pränat.Therap.?

Tabelle 2.26. Vorsorgeuntersuchungen für Infektionen vor/während der Schwangerschaft

	MU-Vorsorge		In-vitro-Fertilisation	
Obligatorisch	TPHA	- Röteln	HIV	bei Frau und Mann
	HIV	- HBsAg	HBsAg	bei Frauen
Selektiv	Toxo	IgG + IgM	Röteln	HAH + HiG
	CMV	IgG + IgM	CMV	IgG + IgM
	(VZV)	IgG	VZV	IgG
	(Parvo B19)	IgG	Parvo B19	IgG
			Toxo	IgG + IgM
			(Masern)	IgG
			(Mumps)	IgG

Eines ist jedoch erwiesen, nämlich daß durch den Einsatz bestimmter Therapieschemata bei Verdacht auf akute Toxoplasmose in der Schwangerschaft die Häufigkeit der fetalen Infektionen, konnataler Toxoplasmose bei Geburt und die Zahl der Fälle von Spätmanifestationen zumindest bis zum 2.–3. Lebenjahr [17] (und auch diesbezügliche Studien von G. Enders et al., - unveröffentlicht August 1992) geringer ist als bei mütterlicher, akuter Toxoplasmose ohne Therapie. Dementsprechend sollte die Toxoplasmoseuntersuchung mit den dafür geeigneten serologischen Methoden und Kontrollen in die obligatorische Mutterschaftsvorsorge aufgenommen werden. Diese Bestrebungen sind im Gange [14, 18].

2. Zytomegalieantikörperbestimmung:
Wohl eines der wichtigsten Probleme im Hinblick auf die Häufigkeit fetaler und kindlicher Infektionen und deren Folgen (häufiger als Röteln, HIV, HBsAg, Lues, Toxoplasmose) ist die Zytomegalievirusinfektion in der Schwangerschaft [19].

Der Artikel „Congenital Cytomegalovirus-disease - 20 years is long enough“ [20], gibt diesem Anliegen Nachdruck! Die passive Prophylaxe in der Schwangerschaft, z.B. bei Kontakt, hat relativ geringe Auswirkungen. Eine Therapie in der Schwangerschaft ist z.Z. kontraindiziert und ihr Beitrag zur Verhinderung einer fetalen Infektion noch nicht bekannt. Deshalb wird ein offizielles Screening in der Schwangerschaft bisher abgelehnt. Nach meiner Auffassung kann jedoch folgendes Vorgehen zur Verkleinerung des Zytomegalieproblems in der Schwangerschaft beitragen (Tabelle 2.27).

3. Parvovirus-B19-, Varizellen-Zoster-Antikörperbestimmung:
Für alle Frauen mit berufsbedingtem Expositionsrisiko ist die Immunstatusbestimmung für Parvovirus B19 und Varizellen, am besten *vor* einer Schwangerschaft oder zu Beginn der Schwangerschaft, zu empfehlen. Sie ist sicher kostengünstiger als bei Kontakt oft mehrere Untersuchungen bis zur Abklärung der Situation und bei VZV die oft ungezielte Gabe des sehr teuren Varizellenhyperimmunglobulins (ZiG).

Tabelle 2.27. Vorgehen bei Zytomegalie in der Schwangerschaft

Zytomegalie und Schwangerschaft	Vorgehen
• Immunstatus in Frühschwangerschaft:	
seronegativ = empfänglich seropositiv = frühere Infektion	Kontrolle im 2./3. Trimenon keine Kontrolle
• primäre?/reaktivierte ? Infektion 1., 2., (3.) Trimenon	Testkombination mit zusätzl. serolog. Markern u. klin. Angaben Differenzierung meist nicht eindeutig
• Empfehlung:	
- wiederholte US-Kontrollen, - bei auffälligem US - bei unauffälligem US	in 22./23.SSW - US - Stufe 2/3 - pränat. Diagn.: falls pos. - Interruptio - pränat. Diagn.: - gibt zusätzliche Sicherheit Therapie: Hyperimmunglobulin bzw. Ganciclovir

In-Vitro-Fertilisation (IVF)

Obligatorisch sind nur Untersuchungen für HIV bei Frauen und Männern und für HBsAg bei Frauen.

Bei der für die Krankenkassen und die Allgemeinheit besonders aufwendigen IVF, mit nicht selten wiederholten Versuchen, sollte die Immunitätslage für die Infektionen, die bei akutem Auftreten in der Schwangerschaft ein mehr oder weniger großes Risiko für den Feten bedeuten, *vor* Beginn der IVF bekannt sein. Damit könnte z.B. bei seronegativem Immunstatus die betreffende Frau im Hinblick auf die Vermeidung von Kontakt und mögliche Maßnahmen bei Kontakt vorsorglich beraten werden.

Abort und Totgeburt

Hier wird zunächst ebenfalls nach einer infektiösen Ursache gefahndet. Nur selten wird man dabei fündig. Im allgemeinen kommen bei der Mehrzahl der Virusinfektionen die Aborte und Totgeburten durch schwere Allgemeinsymptome und weniger durch die spezifische Infektion der Frucht zustande [21]. Eine Ausnahme ist die Parvovirus-B19-Infektion [22, 23, 24]. Ein Hinweis auf eine kürzliche Infektion mit einem der jeweiligen Erreger bietet der serologische Befund mit erhöhten Antikörpertitern bzw. noch positivem IgM-Befund. Die ätiologische Diagnose kann jedoch nur durch den Erregernachweis im Abortmaterial bzw. fetalem Gewebe gestellt werden (Tabelle 2.28).

Die uns zur Verfügung stehenden Maßnahmen zur Prophylaxe von Infektionen vor und in der Schwangerschaft und Therapie sowie die Erkennung fetaler Infektionen und die mögliche Therapie sind in Tabelle 2.29 zusammengestellt.

Insgesamt ist die medizinische Betreuung einer Schwangerschaft bis hin zum gesunden Kind selbst bei rationeller Diagnostik, um die wir durch eine enge Zusammenarbeit mit dem Frauenarzt und durch Einsatz treffsicherer Labormethoden alle bemüht sind, ein beträchtlicher Kostenfaktor für die Krankenkassen. Dies ist ins-

Tabelle 2.28. Untersuchungsspektrum bei Abort und intrauterinem Fruchttod

•	In Abhängigkeit von evtl. vorausgehender Symptomatik		
	Erreger:	Häufigkeit: spezifisch/ bzw. Vergleich zur Normalrate	Angaben:
-	Röteln	leicht erhöht	- Schwangerschaftswoche
-	Zytomegalie	leicht erhöht	- mütterliche Symptome?
-	Parvovirus B19 (Ringelröteln)	± 8%	- Auslandsreisen?
-	Varizellen	erhöht	- frühere Aborte?
-	Masern	erhöht	
-	Toxoplasmose	leicht erhöht	
-	Listeriose	erhöht	
-	Herpes simplex 1,2 (genital)	nicht erhöht	
-	Coxsackie-Echovirus	erhöht	
-	HIV 1,2, Hep. B	fraglich erhöht	
-	Chlamydia trachomatis	erhöht?	

Tabelle 2.29. Prophylaxe und Therapie für die wichtigsten Infektionen in der Schwangerschaft mit Risiko für den Feten und das Kind

•	Aktive Impfung im Kindesalter zu den empfohlenen Zeiten:	Polio, Masern, Mumps, Röteln
•	Immunstatus-Bestimmung:	
	vor Schwangerschaft (SS):	Röteln, (Toxoplasmose, CMV, Parvo B19, VZV, HIV)
	in Früh-SS (BRD)	*Röteln, Lues, HIV,* (CMV, Toxoplasmose) 2. Kontrolle bei Seronegativen in Spät-SS
	in Spät-SS:	*Hepatitis B*
	bei Kontakt - Früh-/Spät-SS:	Röteln, VZV, Masern, Mumps, Hepatitis B, Parvo B19
•	Immunglobulingabe bei Kontakt von Seronegativen:	Röteln, VZV, Masern, Mumps, (Parvo B19), Hepatitis B (simultan mit aktiver Impfung)
•	Antibiotika - mütterliche Therapie:	Listeriose, Lues, Toxoplasmose, Chlamydien, Mycoplasma hominis, B-Streptokokken (HIV-Inf.?)
•	Pränatale Diagnostik:	Röteln, CMV, Parvo B19, Toxoplasmose, (VZV)
•	Fetale Therapie:	Parvo B19: Erythrozyten-Konzentrat. Immunglob.? CMV: Ganciclovir? Hyperimmunglobulin?

besondere bei einer durch unterschiedliche Faktoren, einschließlich Infektionen, gestörten Schwangerschaft der Fall.

Literatur

1. Platt LD, Carlson DE (1992) Prenatal diagnosis - when and how? N Engl J Med 327: 636–638
2. Drose JA, Dennis MA, Thickman D (1991) Infection in utero: US findings in 19 cases. Radiology 178: 369–374

3. Lynch L, Daffos F, Emanuel D, Giovangrandi Y, Meisel R, Forestier F, Cathomas G, Berkowitz RL (1991) Prenatal diagnosis of fetal cytomegalovirus infection. Am J Obstet Gynecol 165: 714–718
4. Hohlfeld P, Maillard-Brignon C, Vaudaux B, Fawer C-L (1991) Cytomegalovirus fetal infection: Prenatal diagnosis. Obstet Gynecol 78: 615–618
5. Daffos F, Forestier F, Capella-Pavlovsky M et al. (1988) Prenatal management of 746 pregnancies at risk for congenital toxoplasmosis. N Engl J Med 318: 271–275
6. Hohlfeld P, MacAleese J, Capella-Pavlovski M, Giovangrandi Y, Thulliez P, Forestier F, Daffos F (1991) Fetal toxoplasmosis: ultrasonographic signs. Ultrasound Obstet Gynecol 1: 241–244
7. Holzgreve W, Kurlemann G, Enders G, Roggendorf M (1990) Pränatale Diagnostik bei Infektionen in der Schwangerschaft. Gyne 1: 1–5
8. Jackson LG, Zachary JM, Fowler SE et al. (1992) A randomized comparison of transcervical and transabdominal chorionic-villus sampling. N Engl J Med 327: 594–598
9. Enders G (1991) Problems with rubella, cytomegaly, parvovirus B19 and toxoplasmosis in pregnancy – Need and value of prenatal diagnosis. In: Fetal diagnosis and therapy: the fetus as a patient. Karger, Basel
10. Enders G (1991) Pränataldiagnostik in der 10.–14. Schwangerschaftswoche: Infektionen und Diagnostik, Kongreß: 16. 11.1991, Freiburg i Br
11. Enders G (1992) Infektionen in der Schwangerschaft – Wann ist eine pränatale Diagnostik indiziert. Intensivseminar für Ultraschall-Diagnostik in Geburtshilfe und Gynäkologie, 21.–23.02.1992, Münster
12. Enders G (1992) Die wichtigsten Infektionen in der Schwangerschaft, Diagnostik – Maßnahmen für Mutter/Kind und medizinisches Personal bei Entbindung. 200-Jahre Entbindungsanstalt der Universität Marburg: Klinische Fortbildung für Ärzte, Hebammen und Krankenhauspersonal. 24. April 1992, Marburg
13. Enders G (1992) 106. Tagung Norddeutsche – vormals Nordwestdeutsche – Gesellschaft für Gynäkologie und Geburtshilfe. Standort und Optimum der Schwangerenvorsorge: pränatale Infektionen und Schwangerschaftsvorsorge, 1. Mai 1992, Oldenburg
14. Effer E, Krimmel L (1990) Neue Aspekte in der gesetzlichen Mutterschaftsvorsorge. Dtsch Ärzteblatt 87: A-2735–2738
15. Enders G (1991) Toxoplasmose in der Schwangerschaft. In: Shah PW, Stille W (eds) Infektionen durch Toxoplasma gondii. SMVerlag, Gräfelfing, S 33–43
16. Hohlfeld, P, Daffos F, Thulliez P et al. (1989) Fetal toxoplasmosis: outcome of pregnancy and infant follow-up after in utero treatment. J Pediatr 115: 765–769
17. Desmonts G, Couvreur J (1979) Congenital toxoplasmosis. A prospective study of the offspring of 542 women who acquired toxoplasmosis during pregnancy. Pathophysiology of congenital disease. In: Thalhammer O, Baumgarten K, Pollak A (eds) Perinatal medicine. 6th European Congress, Vienna 1978. Thieme, Stuttgart, pp 51–60
18. Janitschke K (1990) Toxoplasmose-Vorsorge nach den Mutterschafts- und Kinder-Richtlinien. Bundesgesundhbl. 5: 210–212
19. Demmler GJ (1991) Infectious diseases society of America and centers for disease control: summary of a workshop on surveillance for congenital cytomegalovirus disease. Rev Infect Dis 13: 315–329
20. Yow MD, Demmler GJ (1992) Congenital cytomegalovirus disease – 20 years is long enough. N Engl J Med 326: 702–703
21. Enders G, Gärtner L (1988) Infektionen als Störfaktor in der Frühgravidität. Gynäkologe 21: 220–231
22. Schwarz TF, Roggendorf M, Hottenträger B, Deinhardt F, Enders G, Gloning KP, Schramm T, Hansmann M (1988) Human Parvovirus B19 infection in pregnancy. Lancet II: 566–567
23. Enders G, Biber M (1990) Parvovirus B29 infections in pregnancy. In: Seiler FR, Schwick HG (eds) Behring Institute Mitteilungen – Parvovirus B19. Med Verlagsgesellschaft, Marburg, pp 74–78
24. Public Health Laboratory Service Working Party of Fifth Disease (1990) Prospective study of human parvovirus (B19) infection in pregnancy. Br Med J 300: 1166–1170

2.2.5 Leitfaden zum Vorgehen bei Schwangerschaftsinfektionen

A. Clad

Die verschiedenartigen Infektionen in der Schwangerschaft unterscheiden sich zum Teil erheblich in Klinik, Diagnostik und Auswirkungen auf den Feten bzw. das Neugeborene. Eine entsprechende Beratung, Überwachung und gegebenenfalls Therapie der Schwangeren sind wichtiger Bestandteil einer jeden Schwangerenvorsorge. Hier wird ein kurzgefaßer Leitfaden vorgestellt, der sich z.B. für die Verwendung in einer Kreißsaalfibel eignet: Jede Infektion ist auf maximal einer Seite abgehandelt.

Im folgenden wird auf die Darstellung der Erreger des vorzeitigen Blasensprungs verzichtet, da sie den Rahmen dieser speziellen Übersicht sprengen würde. Der infektionsbedingte vorzeitige Blasensprung wird durch aufsteigende Bakterien der Vaginalflora hervorgerufen, wozu auch Anaerobier (z.B. Fusobakterien) gehören, wie sie bei der Aminkolpitits massenhaft in der Scheide zu finden sind. Ebenfalls verzichtet wird auf die Darstellung der Gonokokken (heute selten) und Streptokokken. Streptokokken der Gruppe B und E. coli stellen durch perinatale Infektion eine Lebensbedrohung des Neugeborenen dar, wobei insbesondere Frühgeborene gefährdet sind (bei entsprechendem vaginalem Keimnachweis vorgeburtliche antibiotische Therapie bei Risikofällen). Streptokokken der Gruppe A sind die Erreger des auch heute gar nicht so seltenen „Kindbettfiebers", das meist einen Tag post partum mit plötzlicher uncharakteristischer Schocksymptomatik einsetzt und unerkannt meist tödlich verläuft (sofortige antibiotische i.v.-Therapie!).

Die schematisierte Darstellung soll dem in der Praxis tätigen Geburtshelfer einen möglichst raschen Überblick über den jeweiligen Infektionserreger vermitteln und ihm eine Hilfe zur Einleitung empfohlener Maßnahmen geben. Der Verfasser hat sich bemüht, seine Erfahrungen als Mikrobiologe und Gynäkologe in die Darstellungen so einfließen zu lassen, daß das Wesentliche der Infektionsabläufe in den verschiedenen Stadien der Schwangerschaft verständlich wird.

Röteln

Erreger: Togavirus (einzelsträngige RNA, nur ein Serotyp, alkoholempfindliche Hülle).

Inzidenz in der Schwangerschaft: 0,1–0,2% (epidemisches Auftreten), ca. 90% der Erwachsenen sind immun.

Übertragung: Tröpfcheninfektion (während der Woche vor Auftritt des Exanthems) transplazentar bei Virämie in gesamter Schwangerschaft.

Inkubation: ca. 2 Wochen.

Klinik: 50% inapparent, sonst kleinfleckiges Exanthem und Lymphknotenschwellung hinter den Ohren und am Hals, Halsschmerzen.

Nachweis: IgG (Hämagglutinationshemmtest), bei <1:32 Bestätigung durch IgG ELISA; IgM (ELISA) ist beweisend für frische Infektion, Verschwinden nach 3–4 Monaten; Antikörper erscheinen zugleich mit dem Beginn des Exanthems.

Mißbildungen bei Infektion im 1. Trimenon: Auge (Katarakt) + Herz + Innenohr (Schwerhörigkeit) = Gregg-Trias (1941), ZNS (geistige Retardierung).

Schädigungsrisiko im 1. Trimenon: 10–50%. Epidemie in den USA 1964 (250 000 Schwangere betroffen, 20 000 geschädigte Kinder, 14 000 tote Kinder). 1962 erstmalige Anzüchtung des Virus, seit 1975 Impfung.

Maßnahmen bei Infektion in den ersten 14 Schwangerschaftswochen: Abruptio empfohlen.

Prophylaxe: Titerbestimmung spätestens 3 Monate vor Konzeption. Vorsichtshalber keine Impfung in der Schwangerschaft, da es sich um eine Aktiv-Lebendimpfung (attenuiertes Virus) handelt.

- Bei negativen Titern: Impfung, Titerkontrolle nach 2–3 Monaten, bei negativen Titern Wiederholung der Impfung (Kosten etwa 40.-DM / Impfung);
- bei Titer von 1:8 sicherheitshalber Impfung, keine Titerkontrolle;
- bei Titer ab 1:16 sichere Immunität, keine Impfung;
- bei seronegativen Schwangeren Titerkontrolle in 14. SSW zum Auschluß einer Rötelninfektion.

Rötelnkontakt seronegativer Frauen im 1. Trimenon: *innerhalb von 1–4 Tagen* nach möglicher Ansteckung Passivimpfung mit 5 ml Röteln-Hyperimmunglobulin i.m. (Rubellabulin). Impfung verursacht einen Titer von höchstens 1:16. Sollte Titer bei Kontrolle nach 3 Wochen höher sein, hat doch eine Infektion stattgefunden (positives IgM).

Pränataldiagnostik: Nach Rötelninfektion im 1. Trimenon und bei dringendem Kinderwunsch kann in der 20. SSW durch Nabelschnurpunktion kindliches IgM nachgewiesen bzw. ausgeschlossen werden.

Zytomegalievirus (CMV)

Erreger: gehört zur Familie der Herpesviridae (doppelsträngige DNA, nur ein Serotyp, alkoholempfindliche Hülle, lebenslange Persistenz, meist latent).

Inzidenz in der Schwangerschaft (meist Rezidiv): 10%; Durchseuchung der Erwachsenen mit CMV etwa 90%.

Übertragung: Schmierinfektion, sexuell, oral, transplazentar, perinatal, Organtransplantation.

- Transplazentare embryonale Infektion: Schädigungsrate 10% bei primärer CMV-Infektion, unter 1% bei Reaktivierung (Mutter besitzt Antikörper);

- transplazentare Infektion im 2. und 3. Trimenon: niedrigere Schädigungsrate;
- Infektion des Kindes sub partu (etwa 1%): häufigster Übertragungsweg in der Schwangerschaft vor allem bei Reaktivierung.

Klinik: bei primärer und reaktivierter Infektion selten Symptome, z.T. Blutbild wie bei Mononukleose (EBV), Fieber und leichte Hepatitis. Ausscheidung des Virus vor allem im Urin und Speichel, aber auch in anderen Körpersekreten (Zervix) über Monate. CMV persistiert in lymphoiden Zellen lebenslang. Harmlose Reaktivierung bei Infektionen, Schwangerschft etc. Nach Organtransplantation, bei Malignomen oder AIDS lebensbedrohliche Reaktivierung mit Organabstoßung, Pneumonie oder Hepatitis.

Nachweis: Anzüchtung der Viren aus Urin (Dauer 2–6 Wochen) oder DNA-Nachweis. IgG und IgM (ELISA, Immunfluoreszenz). Nur Serokonversion beweisend für Primärinfektion. Ein positives IgM tritt auch bei der Reaktivierung auf!

Therapie: Ganciclovir nur bei lebensbedrohlichen Infektionen (sehr viel toxischer als Aciclovir, da von viraler und zellulärer Kinase phosphoryliert: Leber, Niere Knochenmark).

Infektionsfolgen beim Kind:

- im 1. Trimenon (primäre CMV-Infektion): in 10% der Fälle Mikrozephalie, geistige Retardierung, Taubheit;
- im 2. und 3. Trimenon (primäre CMV-Infektion): Schädigungsrisiko etwa 5%. Hepatosplenomegalie, Aszites, Thrombozytopenie mit petechialen Blutungen, massive CMV-Ausscheidung im Urin, Plazentavergrößerung (bis über 1000 g) als Entzündungsfolge, evtl. Absterben des Feten. Bei der konnatalen Zytomegalie häufig zerebrale Schäden und schlechte Prognose;
- perinatal (häufigste Infektionsform, ca. 1% aller Kinder): Infektion im Geburtskanal, 10% Erkrankungsrisiko mit guter Prognose, selten Spätschäden.

Serologische Diagnostik zu Beginn oder vor der Schwangerschaft:

- bei positivem IgG und negativem IgM keine weitere Diagnostik;
- bei positivem IgM und positivem früherem IgG(= Reaktivierung);
- bei positivem IgM, negativem früherem IgG und massiver CMV-Ausscheidung im Urin (= V.a. primäre CMV-Infektion);
- bei negativem IgG Kontrolle alle 2 Monate, bei Serokonversion Primärinfektion!

Maßnahmen: Bei Primärinfektion im 1. Trimenon evtl. Abruptio (nur nach ausführlichem Beratungsgespräch). Sicherung einer fetalen Infektion durch Nachweis des Virus im Fruchtwasser. Postpartal Virusnachweis im Urin. Zu keiner Zeit Sectioindikation!

Varizella-Zoster-Virus (VZV)

Erreger: gehört zur Familie der Herpesviridae (doppelsträngige DNA, ein Serotyp, alkoholempfindliche Hülle, lebenslange Persistenz, Zoster bei Reaktivierung).

Inzidenz in der Schwangerschaft: <0,2%, Durchseuchung der Erwachsenen über 90%.

Übertragung: Tröpfcheninfektion, Schmierinfektion.

- Transplazentares Infektionsrisiko bei Windpocken der Mutter liegt unter 2%;
- peripartales Übertragungsrisiko etwa 20%.

Inkubation: 2–3 Wochen.

Klinik: meist apparente Infektion. Abgeschlagenheit und Fieber, danach schubweises Auftreten eines papulösen Exanthems zunächst am Stamm, später im Gesicht, an den Extremitäten und im Oropharynx. Umwandlung in Bläschen und Krustenbildung, wobei Papeln, Bläschen und Krusten während etwa 4 Tagen gleichzeitig zu beobachten sind. Sehr selten Enzephalitis 5–10 Tage nach Auftreten des Exanthems. Antikörper erscheinen erst *2 Tage nach* Auftreten des Ausschlags!

Nachweis: IgG und IgM (ELISA). IgM in Verbindung mit dem charakteristischen Exanthem beweist frische Varizelleninfektion. Nach Varizellenkontakt sind bei Nicht-Immunen zunächst keine Antikörper vorhanden. Bei Auftreten des Exanthems ist die Serologie noch negativ, was den Verdacht auf Windpocken weiter erhärtet. Zwei Tage später erfolgt die Serokonversion.

Therapie: Aciclovir = Acycloguanosin (Zovirax) 5mal 400 mg (hohe Dosierung) 5–10 Tage bei Zoster oder schwerem Varizellenverlauf. Bei Varizellen der Mutter 7 Tage vor bis 5 Tage nach Entbindung Verabreichung von 1 ml VZV-Hyperimmunserum an das Neugeborene. Bei Infektionszeichen Therapie des Neugeborenen mit Aciclovir. *Cave*: Nephrotoxizität!

Infektionsfolgen für das Kind bei Windpocken der Mutter:

- Infektion im 1.–3. Trimenon (Risiko unter 2%): Fruchttod in 50%, ansonsten zerebrale Schäden, Augendefekte, Extremitätenhypoplasie, Mangelentwicklung (nur wenige Fälle publiziert);
- peripartale Infektion ohne Antikörperschutz: schwere neonatale Varizelleninfektion etwa 10 Tage post partum (20% tödlich).

Maßnahmen:

- Varizellenkontakt in der Schwangerschaft: Bestimmung des Immunstatus, bei negativer Serologie Hyperimmunglobulingabe bis 3 Tage nach Exposition;
- Windpocken bis 8 Tage vor Geburt: keine Maßnahmen;
- Varizellenexanthem vor Entbindung: Geburt bis zum Auftreten von Antikörpern bei der Mutter hinauszögern. Bei Auftritt des Exanthems innerhalb 7 Tagen vor Geburt und 5 Tagen nach Geburt 1 ml VZV-Hyperimmunglobulin an das Neugeborene verabreichen. Intensive Kontrolle des Neugeborenen und bei Infektionszeichen Therapie mit Aciclovir.

Herpes simplex (HSV)

Erreger: gehört zur Familie der Herpesviridae (doppelsträngige DNA, Serotyp I und II mit teilweiser Kreuzimmunität, alkoholempfindliche Hülle, lebenslange Persistenz, oft nur latent), oral Typ I, genital vorwiegend Typ II (aber auch Typ I).

Inzidenz in der Schwangerschaft (meist Rezidiv): 1–3%, Durchseuchung der Erwachsenen mit HSV II etwa 30% (bei der Hälfte der Betroffenen rezidivierend), mit HSV I etwa 90%. Bei Geburt Virusausscheidung bei weniger als 1% der Schwangeren.

Übertragung: Schmierinfektion, sexuell, oral, in Schwangerschaft auch selten hämatogen.

- Transplazentare embryonale Infektion bei primärem Herpes genitalis (1: 100 000);
- transplazentare Infektion im 3. Trimenon (ca. 5% aller Herpesinfektionen);
- Infektion des Kindes sub partu vor allem bei primärem Herpes genitalis (Risiko bis zu 50%) oder floridem rezidivierendem Herpes genitalis und niedrigem Antikörpertiter der Mutter (Risiko etwa 4%). Bei vorzeitigem Blasensprung auch aszendierende Infektion. Gesamtrisiko für neonatale Infektion etwa 1: 5000;
- Infektion des Kindes postnatal (ca. 30% aller Herpesinfektionen) meist durch Typ I. Etwa 1% des Kinderpflegepersonals hat einen floriden Herpes labialis. Übertragungsrate ist jedoch so gering, daß Krankmeldung dieser Personen nicht gerechtfertigt erscheint.

Inkubation: 2–10 Tage.

Klinik:

- Primärer Herpes genitalis: schmerzhafte Schwellung und Rötung der Vulva, Bläschen (zunächst rot, dann wasserhell, trübe und schließlich ulzerierend), verdickte Leistenlymphknoten, Dauer 2–3(–6) Wochen;
- sekundärer Herpes genitalis: lokal begrenzte Bläschenbildung mit Schmerzen, Diagnose kolposkopisch. Rezidive nach Wochen oder vielen Jahren.

Nachweis: Zellkulturanzüchtung (24 h) der Viren aus Bläscheninhalt (Tupfer in Anzuchtmedium ausdrücken). IgG und IgA (ELISA) zur Differenzierung zwischen primärem (Antikörperkonversion nach 2–3 Wochen) und sekundärem Herpes.

Therapie: Aciclovir = Acycloguanosin (Zovirax) 5mal 200 mg oral für 5–10 Tage. Bei rezidivierendem Herpes genitalis Erfolg nur bei frischen Bläschen. *Cave*: Aciclovir ist nephrotoxisch für Feten!

Infektionsfolgen beim Kind:

- im 1. Trimenon: Fruchttod;
- im 3. Trimenon: Hydrozephalus, Hautbläschen/-narben, Chorioretinitis;
- sub partu oder postnatal: Infektionszeichen ab 5 Tag p.p., Klinik ab 10. Tag p.p.
  - 40% Bläschen auf Haut, Mund, Auge (SEM), neurologische Schäden in etwa 1/3 der Fälle ohne Therapie, mit Therapie in 10%;

- 60% Enzephalitis oder generalisierter Organbefall, Mortalität nach Therapie etwa 20% (sonst 80%), bei Überleben 30% der Kinder normal entwickelt.

Maßnahmen: Sectio bei floridem primärem Herpes genitalis bei Geburt und Blasensprung vor weniger als 4 h. Bei floridem sekundärem Herpes und hohen mütterlichen Antikörpertitern vaginale Geburt. Danach engmaschige Kontrolle des Kindes (Augen/Mundabstrich). Eventuell vor der Entbindung Aciclovir oral. Kein generelles Screening gerechtfertigt. Information des Personals und der Besucher auf der Kinderstation über das kindliche Infektionsrisiko bei floridem Herpes labialis.

Human Immunodeficiency Virus (HIV)

Erreger: Retrovirus (Gruppe Lentiviren), einzelsträngige RNA, alkoholempfindliche Hülle. Reverse Transskriptase mit oft fehlerhafter Übersetzung der viralen RNA in DNA mit ständiger Veränderung der Hüllproteine, v.a. gp 120 (für Haftung an Zelle notwendig).

Inzidenz in der Schwangerschaft: etwa 0,1–0,5%. 1992 offiziell 56 000 (8500 Frauen) HIV-Infizierte in Deutschland, 9500 Aids-Fälle. Innerhalb von 10 Jahren entwickeln 50% Aids.

Übertragung: sexuell (besonders bei Haut- und Schleimhautverletzungen); kontaminierte Spritzen; Nadelstichverletzung (Risiko etwa 100mal geringer als bei Hepatitis B); Bluttransfusion; heterosexuelles Infektionsrisiko etwa 1:1000 (abhängig vom Stadium). Transplazentar bei Virämie in gesamter Schwangerschaft mit stark erhöhtem Risiko peripartal und bei Frühgeburten. Infektiosität auch abhängig von Viruskonzentration (p24 Antigen-Nachweis) im Blut und damit vom Erkrankungsstadium. In Europa etwa 15% der Neugeborenen HIV-positiver Mütter infiziert, in Afrika etwa 30–35%. Stillen: ca. 15% Übertragungsrisiko, wenn Mutter schon in Schwangerschaft HIV-positiv war, 30% bei postnataler Infektion der Mutter.

Inkubation: 2–4 Wochen bis zur ersten Virämie.

Klinik:

- Stadium I: ausgeprägte Virämie. 20% der Infizierten zeigen Mononukleose ähnliches Bild (Lymphknotenschwellungen, grippeähnliche Symptome);
- Stadium II: asymptomatisch über 1– >10 Jahre, wenig Viren im Blut und damit geringe Infektiosität. Schwangerschaft beeinflußt Krankheitsverlauf nicht!
- Stadium III: Lymphadenopathie, Zahl der Viren im Blut ansteigend;
- Stadium IV: Aids mit Virämie und Abfall der T-Helferzellen (CD4 < 200/μl), Reaktivierung von latenten Infektionen (Toxoplasmose, CMV) und Auftreten opportunistischer Infektionen (Pneumocystis carinii, Kryptokokken, Kryptosporidien, Mykobakterien), Enzephalitis, Kaposi-Sarkom.

Nachweis: IgG gegen p24 (Kapsidprotein) und gp41 (Hüllprotein) ca. 1–3 Monate nach Infektion; Virusnachweis im Blut durch PCR; p24-Antigen-Nachweis.

Infektionsfolgen beim Kind: 10–20% der Neugeborenen sind schon bei Geburt virämisch und entwickeln eine HIV-Enzephalitis im 1. Lebenshalbjahr. Die Mehrzahl der Neugeborenen entwickelt jedoch erst 6–8 Wochen nach Geburt eine Virämie (peripartale Infektion). 25% der infizierten Kinder entwickeln AIDS im 1. Lebensjahr, 40% vor dem 4. Lebensjahr. 30% der Kinder sterben innerhalb von 5 Jahren.

Maßnahmen zur Prophylaxe:

- sichere Antikonzeption bei HIV-infizierten Frauen (großzügige Indikation zur Tubenkoagulation);
- *keine* generelle Indikation zur Sectio! Erhöhte peripartale Infektionsgefahr bei Mangelgeburt und prolongierter Geburt (Kristellern). Vor Geburt: vaginale Desinfektion, Therapie mit 500 mg/Tag AZT = Azidothymidin (Retrovir) umstritten (nur bei CD4 $< 400/\mu l$). Nebenwirkungen: Anämie, selten Polyneuropathie, keine Teratogenität. Kein DDI oder DDC außerhalb Studien geben (toxischer)!
- .nach Geburt Abstillen mit Pravidel.

Schutzmaßnahmen für das Personal: Belehrung aller Beteiligten über Infektionsrisiken. Handschuhe beim Umgang mit Blut und 5minütige Alkoholdesinfektion bei Verschütten infektiösen Materials. Isolierung der Patientin auf Infektionseinheit.

Hepatitis B (HBV)

Erreger: teilweise doppelsträngiges DNA-Virus (lebenslange Persistenz?), Core-Antigen = Kapsid-Antigen (HBc), E-Antigen = Produkt des Prä-c/c-Gens (HBe ist Marker für infektiöse Viruspartikel im Blut), Surface-Antigen = Virusprotein in der Hülle (HBs) mit 4 Subtypen (adw, ayw, adr, ayr).

Inzidenz in der Schwangerschaft: <0,1%, Durchseuchung der Erwachsenen etwa 5–10%. Etwa 0,3–0,8% HBs-Ag-Carrier = HBs-Ag im Blut chronisch nachweisbar.

Übertragung: Transfusion von Blut und Blutprodukten, Nadelstich, sexuell. Bei hoher Durchseuchung, z.B. Asien, vor allem sexuell.

- Transplazentare Infektion bei frischer Hepatitis B bzw. HBe-Ag-positiver Mutter möglich. Wenn nur HBs-Ag positiv, Risiko gering;
- peripartal größtes Übertragungsrisiko (70–90% bei HBe-Ag-positiven Müttern, wenn nur HBs-Ag vorhanden: 5–10%, bei positivem anti-HBs: 0%).

Inkubation: 4–12 Wochen.

Klinik: meist inapparente Infektion. Bei symptomatischer Infektion Ikterus über 2–12 Wochen. Bei 0,5–1% fulminante, oft tödliche Hepatitis. 90% der Infizierten eliminieren HBe-Ag und HBs-Ag und entwickeln anti-HBe (verschwindet nach 1–2 Jahren) und anti-HBs (persistieren über Jahre) Antikörper. 10% bleiben HBs-Ag-Träger (Carrier) mit geringer Infektiosität, 1% bleibt HBe-Ag-positiv mit höchster Infektiosität. *Cave*: Nadelstich!

Nachweis: HBs-Ag und HBe-Ag im Blut bei frischer Infektion. Meist rasche Elimination und Erscheinen von anti-HBe, später anti-HBs. Wird anti-HBs nachgewiesen, ist der Patient nicht mehr infektiös und lebenslang immun. Persistiert HBs-Ag, besteht geringe Infektiosität; persistiert zusätzlich HBe-Ag, handelt es sich um einen hochinfektiösen Dauerausscheider.

Merke: Aktivimpfung mit HBs-Ag, danach Entwicklung ausschließlich von anti-Hbs. Bei Nachweis von anti-HBc handelt es sich um eine durchgemachte HBV-Infektionc.

Therapie und Prophylaxe: bei Erwachsenen mit HBV Infektion keine Therapie. Bei Neugeborenen HBs-Ag- oder HBe-Ag-positiver Mütter Simultanimpfung unmittelbar nach der Geburt. Aktivimpfung mit Totimpfstoff (gentechnisch hergestelltes HBs-Ag) bei medizinischem Personal und sonstigen Personen mit erhöhtem Infektionsrisiko.

Infektionsfolgen für das Kind:
- Infektion im 1.–3. Trimenon: kein Hepatitis-B-Mißbildungssyndrom bekannt. Oft Entwicklung einer chronischen Hepatitis, evtl. Zirrhose oder Leberzellkarzinom;
- peripartale Infektion: ohne Impfung häufig Entwicklung einer chronischen Hepatitis.

Maßnahmen (laut Mutterschaftsrichtlinien 1994):
- Serologie der Mutter (HBs-Ag) im 3. Trimenon. Wenn HBs-Ag positiv, Prüfung auf HBe-Ag und anti-HBe (Infektionsrisiko für das Kind).
- Bei HBs-Ag- oder HBe-Ag-positiven Müttern Passivimpfung des Neugeborenen innerhalb 12 h post partum mit 1 ml Hepatitis-B-Hyperimmunglobulin i.m. und 1. Dosis einer Aktivimpfung mit HBs-Ag innerhalb von 7 Tagen (andere Injektionsstelle wählen); 2. Aktivimpfung nach 4 Wochen, 3. Aktivimpfung nach einem Jahr.

Ringelröteln (Erythema infectiosum)

Erreger: Parvovirus B19 (einzelsträngige DNA, nur ein Serotyp, alkoholresistent).

Inzidenz in der Schwangerschaft: unbekannt, ca. 50% der Erwachsenen sind immun. Epidemisches Auftreten („atypische Röteln“, „5. Kinderkrankheit“).

Übertragung: Tröpfcheninfektion, transplazentar bei Virämie in gesamter Schwangerschaft.

Inkubation: ca. 2 Wochen?

Klinik: z.T. inapparent, sonst grippaler Infekt mit Fieber und makulopapulösem konfluierendem Exanthem (symmetrisch an Gesicht/Extremitäten) und Lymphknotenschwellung, Retikulozytopenie, Hb-Abfall, Leukopenie, Thrombozytopenie, Persistenz z.T. über Wochen und Monate. Bei Sichelzellanämie gehäuft aplastische Krise wegen verkürzter Erythrozytenlebensdauer (10–15 statt 100 Tage).

Nachweis: Serologie IgG und IgM (ELISA), Virusdirektnachweis durch PCR (z.B. im Fruchtwasser).

Auswirkungen auf den Feten: Befall des Knochenmarks mit Hemmung der Erythropoese, zusätzlich Hämolyse, generalisierter Hydrops fetalis. Intrauteriner Fruchttod oder Überleben eines gesunden Kindes. Keine Mißbildungen!
Erkrankungsrisiko: intrauterin: vor allem im 2. und 3. Trimenon.
Maßnahmen: intrauterine Bluttransfusion. Parvovirus-B19-Nachweis im Fruchtwasser durch PCR. Serologie bei der Mutter. Keine Abruptio!
Prophylaxe: keine.

Epstein-Barr-Virus (EBV)
Herpesvirus, persistierend. Durchseuchung 60–90%. Mononukleose („kissing disease", Pfeiffer-Drüsenfieber) inapparent bis prolongierter Krankheitsverlauf mit Leberbeteiligung. Über EBV in der Schwangerschaft fast nichts bekannt. Schädigungsrisiko für das Kind unter 1%. Keine Maßnahmen.

Masern
Paramyxovirus Durchseuchung ca. 98%. Verlauf in Schwangerschaft nicht schwerer als im Kindesalter. Embryonale oder fetale Schädigung nicht bewiesen. Bei Masern um die Geburt Hyperimmunglobulingabe an das Neugeborene.

Mumps
Paramyxovirus. Durchseuchung ca. 95%. Keine embryonale oder fetale Schädigung bekannt. Mumps bei Geburt, Hyperimmunglobulingabe an das Neugeborene.

Influenza
Orthomyxovirus, mit Hülle. Keine Kindsschädigung bekannt. Keine Maßnahmen.

Enteroviren
Picornaviren, d.h. RNA-Viren ohne Hülle, umwelt- und alkoholresistent. Dazu gehören Polio-, Echo- und Coxsackie-Viren, die besonders von Juli bis September die sog. Sommergrippe hervorrufen. Sehr unterschiedliche Krankheitsbilder mit z.T. prolongiertem Verlauf, Muskelschmerzen (u.a. Thorax oder über beiden Nierenlagern), Myokarditis, Meningitis. Diagnose nur durch Anzüchtung aus Stuhl oder Liquor, deshalb meist nicht diagnostiziert! Intrauterine Schädigung nicht bewiesen. Epidemien auf Neugeborenenstationen.

Hepatitis A
Picornavirus, umweltresistent. Durchseuchung etwa 50%, in ärmeren Ländern über 90%. Nachweis der akuten Infektion durch IgM im Serum. Keine embryonale oder fetale Schädigung bekannt. Frühgeburt bei manifester Hepatitis A (eigene Beobachtung)? Bei Hepatitis-A-Kontakt Gabe von 10 ml Standardimmunglobulin an die Schwangere.

Lymphozytäre Choriomeningitis (LCM)
Weniger als 10% der Erwachsenen haben Antikörper. Übertragung von Goldhamstern und Mäusen. Grippeähnlicher Verlauf beim Menschen. Im 1. Trimenon Abort

möglich, später Meningoenzephalitis, Chorioretinitis, Hydrozephalus. Bei unklarem Hydrozephalus LCM-Serologie. Meidung von Goldhamstern in der Schwangerschaft.

Lues

Erreger: Treponema pallidum (Gattung der Spirochäten, dünne spiralförmige bewegliche Bakterien), in vitro nicht anzüchtbar, sehr umweltempfindlich, langsame Vermehrung (Generationszeit 30–40 h). *Meldepflicht*!

Inzidenz in der Schwangerschaft: <0,1%, Inzidenz unter Erwachsenen etwa 0,01%.

Übertragung: sexuell (keine Ansteckungsgefahr durch Toilettenbenutzung).
- Transplazentare Infektion während der gesamten Schwangerschaft, bei Primär-/Sekundärstadium der Mutter Infektionsrisiko des Kindes 90–100%, im Latenz-oder Tertiärstadium geringeres Übertragungsrisiko;
- Infektion im Geburtskanal am Primäraffekt der Mutter führt zu Primäraffekt beim Neugeborenen (z.B. am Kopf).

Inkubation: 2–4 Wochen.

Klinik:
- Primärstadium: Papel an Eintrittsstelle (z.B. Vulva, Portio), in schmerzloses Ulkus übergehend mit induriertem Grund (harter Schanker) und regionaler Lymphknotenschwellung. Ulkussekret *infektiös*! Spontanheilung nach 4–6 Wochen.
- Sekundärstadium: etwa 1–2 Monate nach Abheilung des Primäraffektes Streuung des Erregers im gesamten Körper mit verschiedenartigen Hautausschlägen, die z.T. nässen (*infektiös*!), Lymphknotenschwellungen, Befall innerer Organe, latente Zwischenstadien, schließlich Spontanabheilung der Effloreszenzen (Ende der Infektiosität).
- Tertiärstadium (1/3 der unbehandelten Fälle): nichtinfektiöse (geringe Erregerzahl) Gummen in Haut und inneren Organen (schmerzlose Knoten mit chronisch-granulomatöser, nekrotisierender Entzündung und Narbenbildung). In 5–10% der unbehandelten Fälle Neurosyphilis oder kardiovaskuläre Syphilis.

Nachweis: Direkter Bakteriennachweis nur im Ulkussekret (Dunkelfeldmikroskopie).
- TPHA (Treponema-pallidum-Hämagglutinationstest): Erythrozyten beschichtet mit Treponemenantigen werden durch positives Patientenserum agglutiniert;
- FTA-Abs (indirekter Immunfluoreszenztest): IgG und IgM, sehr sensitiv;
- VDRL-Flockungstest (Wassermann): Antikörper gegen Cardiolipin, unspezifisch, zur Therapieverlaufskontrolle.

Therapie: in allen Stadien (auch in der Schwangerschaft) Penicillin, am besten Langzeitpenicillin i.m. (z.B. je 1,2 Mega I.E. Tardocillin intraglutäal bds., bei sekundärer Syphilis Wiederholung nach 2 und 3 Wochen). Bei Penicillinallergie Erythromycin (Erythrocin) 4mal 500 mg über 3–4 Wochen. *Meldepfllicht*! Genaue Partneranamnese!

Infektionsfolgen für das Kind:
- Infektion im 1. Trimenon: Fruchttod.
- Infektion im 2.–3. Trimenon:
  - Lues connata praecox mit Hautausschlägen, Hepatomegalie, Lymphadenopathie, geistiger Retardierung, Hydrozephalus, Krampfanfällen, Hutchinson-Trias (Tonnenzähne, Keratitis, Innenohrschwerhörigkeit);
  - Lues connata tarda zeigt sich klinisch erst im Kindesalter mit positiver Serologie und Hutchinson-Trias.
- Infektion im Geburtskanal: Primäraffekt am Kopf oder an anderer Körperstelle.

Listerien

Erreger: Listeria monocytogenes (grampositive, kurze bewegliche Stäbchenbakterien, d.h. wie kurze Laktobazillen, aber beweglich), weite Verbreitung in Erdboden, Pflanzen, Wasser, Tieren. Sehr umweltresistent, Vermehrung auch bei 5–10°C. Bei 10% aller Gesunden im Darm vorhanden.
Infektion vorwiegend durch Nahrungsmittel (nichtpateurisierte Milch, Weichkäse, (u.a.), die mit hoher Listerienkeimzahl kontaminiert sind.

Inzidenz in der Schwangerschaft: 0,1–0,5%, dritthäufigster Erreger bei neonataler Meningitis.

Übertragung: orale Aufnahme stark kontaminierter Nahrungsmittel, keine Übertragung von Mensch zu Mensch.
- Transplazentare Infektion während der gesamten Schwangerschaft;
- Infektion im Geburtskanal.

Klinik: bei Gesunden meist asymptomatisch. Bei Tumorpatienten, Abwehrgeschwächten und in der Schwangerschaft häufiger symptomatisch mit grippeähnlichen Symptomen und rezidivierendem Fieber. Komplikationen: Meningitis, Endokarditis.

Nachweis: Anzüchtung der Listerien aus dem Blut der Mutter, z.T. auch aus dem Vaginalabstrich (auf Einsendezettel angeben: *V.a. Listerien*). Beim Kind Erregernachweis im Blut, Liquor und post mortem aus multiplen Organen (granulomatös-nekrotische Herde in Hirn, Lunge, Leber, Niere, Plazenta u.a.).

Therapie: Ampicillin (z.B. Binotal) 3mal 5 g i.v. für 2 Wochen (Höchstdosis und lange Behandlungsdauer entscheidend!). Cephalosporine (z.B. Spizef) sind unwirksam! Nach Ausstoßung des Kindes ist bei der Mutter meist keine Therapie mehr erforderlich.

Infektionsfolgen für das Kind: nicht immer kommt es zu einer Infektion des Kindes, und bei rechtzeitiger Therapie kann die Infektion auch beim Kind ausheilen!
- Transplazentare Infektion: *fieberhafter Abort*! Trübes Fruchtwasser;

- perinatale Infektion:
  - „early onset“: Sepsis mit Kreislauf und Ateminsuffizienz nach wenigen Stunden oder Tagen;
  - „late onset“: nach 1–2 Wochen Meningitis und Sepsis bei zuvor gesundem Kind.

Maßnahmen und Prophylaxe:
- Bei jedem fieberhaftem Abort Blutkultur der Mutter auf Listerien;
- in der Schwangerschaft nur pasteurisierte Milch bzw. Käse. Kein Verzehr der Käserinde bei Weich-und Schimmelkäsen;
- im Z.n. Listeriose Vaginalabstrich auf Listerien im 3. Trimenon bzw. vor der Geburt.

Toxoplasmose

Erreger: Toxoplasma gondii, gehört zu den Sporozoen. Trophozoiten (Länge 6 μm, sichelförmig) vermehren sich im RES. Zystozoiten = zu Hunderten als Vermehrungsform in ca. 0,2 mm großen Zysten in Muskulatur und Organen. Oozysten = geschlechtliche Vermehrungsform im Katzendarm, sehr umweltresistent. Toxoplasma gondii ist weit verbreitet bei Mensch und Tier, Persistenz lebenslang!

Inzidenz in der Schwangerschaft: ca. 0,2–0,5% Primärinfektionen pro Jahr, Durchseuchung der Erwachsenen etwa 50%.

Übertragung: Verzehr von zystenhaltigem rohem Fleisch (v.a. Schwein). Oozystenaufnahme durch Kontakt mit Katzenkot oder kontaminierter Erde. Transplazentare Infektion: nur bei Primärinfektion der Mutter (Risiko von 10% im 1. Trimenon auf 60% im 3. Trimenon ansteigend).

Inkubation: 1–2 Wochen.

Klinik: 2/3 der postnatalen Infektionen verlaufen asymptomatisch. Bei 1/3 persistierende Lymphknotenschwellungen über Monate, z.T. mit Schwäche und subfebrilen Temperaturen. Bei AIDS Reaktivierung (= Platzen der Zysten) mit Chorioretinitis, Myokarditis, Enzephalitis.

Nachweis: Agglutinationstest zum qualitativen Screening, Immunfluoreszenztest (IFT) und der besonders empfindliche Immunosorbent-Agglutinations-Assay (ISAGA). Serokonversion von negativ auf positiv beweisend für Primärinfektion, Titeranstiege verdächtig!
- IFT IgG 1: > 512 / IgM 1: > 40 und ISAGA IgM 1: > 10 000 = V.a. Primärinfektion;
- IFT IgG 1:1024 / IgM 1:20 und ISAGA IgM 1:2000 = V.a. ältere floride Infektion;
- IFT IgG 1:256 und negative IgM = Infektion liegt mindestens 1/2 Jahr zurück. Bei negativem Titer zu Beginn der Schwangerschaft Kontrolle alle 2–3 Monate!

Therapie: 1. Trimenon: Spiramycin (nicht placentagängig) 3mal 1 g/Tag für 4 Wochen; 2: Trimenon: Pyrimethamin (Daraprim) 25 mg/Tag + Sulfadiazin (Durenat) 4mal lg/ Tag + 15 mg Folsäure für 4 Wochen. Wöchentlich Blutbild, Leber-, Nierenwerte!!

Bei frühzeitiger Therapie (innerhalb weniger Wochen nach mütterlicher Infektion) Verhinderung der transplazentaren Infektion des Kindes (Zysten in Plazenta brechen relativ spät auf fetaler Seite ein)!

Infektionsfolgen für das Kind: Im 1. Trimenon Fruchttod oder schwerste Schädigung (Hydrozephalus, intrazerebrale Verkalkungen, Chorioretinitis). Je weiter Schwangerschaft fortgeschritten, desto geringer der kindliche Schaden. Nur 15% der Infizierten zeigen Schädigungen bei Geburt, wobei aber später Hirn- und Augenschäden manifest werden können. Mehrfache serologische Kontrolle der Kinder, bei IgM-Nachweis kongenitale Toxoplasmose gesichert und antibiotische Therapie indiziert.

Maßnahmen und Prophylaxe:

- Tieffrieren von Fleisch tötet Toxoplasmose-Zysten innerhalb weniger Tage ab, Kochen in wenigen Minuten.
- Bei serologisch negativen Schwangeren (Titerkontrolle alle 2–3 Monate): Kein Verzehr von Tartar oder anderem rohem Fleisch; Waschen von Obst und Gemüse vor Verzehr und gründliches Händewaschen nach Kontakt mit Katzenkot, Erde, Sand etc. (Oozysten-Kontamination).

Chlamydia trachomatis

Erreger: nur *intra*zellulär vermehrungsfähiges Bakterium (Serotypen D-K für Genitalinfektionen verantwortlich). Vermehrungsform intrazellulär: Retikulärkörperchen (RK = 1 μm), stoffwechselaktiv und daher empfindlich gegen chlamydienwirksame Antibiotika. Infektiöse Form: Elementarkörperchen (EK = 300 nm), sehr umweltempfindlich, stoffwechsel*in*aktiv und daher antibiotikaresistent. Nach Infektion der Wirtszelle (Zylinderepithel Zervix, Urethra, Auge, Respirationstrakt) Umwandlung von EK in RK und Vermehrung durch Teilung im fluoreszenzmikroskopisch sichtbaren Zelleinschluß. Etwa 48 h p.i. Rückumwandlung von RK in EK. Zellyse oder Überleben der Wirtszelle mit Chlamydieneinschluß (latente Persistenz der Chlamydien).

Inzidenz in der Schwangerschaft: etwa 3–7% mit positivem Chlamydiennachweis im Zervixabstrich, am höchsten in der Altersgruppe 15–30 Jahre. *Keine* Immunität!

Übertragung: Sexuell, Schmierinfektion vom Genitale zum Auge. Chlamydienbedingte Frühgeburtlichkeit umstritten.

Subpartale Infektion des Neugeborenen beim Durchtritt durch den Geburtskanal bei etwa 2/3 aller Vaginalgeburten (persistierende Chlamydienantikörper beim Kind nach 1. LJ) unbehandelter Mütter mit chlamydienpositivem Zervixabstrich.

Inkubation: Wochen bis Jahre bei eitriger Zervizitis oder Urethritis. Jahrelange Persistenz mit möglicherweise sehr langer Inkubationszeit bis zum Tubenverschluß.

Klinik: meist inapparente, über Jahre persistierende Infektion. Symptomatische Infektionen verlaufen im allgemeinen als eitrige Zervizitis oder Urethritis.

Komplikationen: in ca. 20% Salpingitis (CRP normal, BSG mäßig erhöht, leichte Leukozytose), Perihepatitis, Endometritis post partum (ca. 2%), Extrauteringravidität / Sterilität, Arthritis, Konjunktivitis, Epididymitis (beim Mann). Tubenverschluß durch aszendierte Chlamydieninfektion bei schätzungsweise 100 000 Frauen in Deutschland!

Nachweis: Antigenscreening im Zervixabstrich mittels ELISA, Fluoreszenztest, PCR oder LCR (Ligasekettenreaktion). Bestätigung eines positiven ELISA Resultates (gewisse Unspezifität des ELISA) durch Fluoreszenztest (Sensitivität etwa 60–70%) oder besser PCR bzw. LCR (hohe Sensitivität bei 100% Spezifität). Nachweis von Chlamydien im **ersten** Morgenurinstrahl (ca. 30 ml) durch LCR (oder PCR) bei Mann oder Frau in allen Verdachtsfällen (höchste Sensitivität). Serologisch weisen Chlamydia trachomatis **spezifische** Antikörper (keine Kreuzreaktion mit Chlamydia pneumoniae) auf eine durchgemachte oder noch bestehende Infektion hin.

Therapie: Erythromycin 3mal 500 mg für 10 Tage in der Schwangerschaft bei gleichzeitiger Partnertherapie mit 2mal 100 mg Doxycyclin über 10 Tage. Bei Neugeborenen 50 mg/kG Erythromycin systemisch über 3 Wochen.

Infektionsfolgen beim Neugeborenen: Konjunktivitis (meist erst etwa 10 Tage post partum auftretend) bei etwa 40% der Kinder infizierter Mütter. Ohne wirksame antibiotische Therapie chronischer Verlauf der Konjunktivitis (möglicherweise über Jahre) und etwa 50%iges Risiko einer begleitenden Chlamydienpneumonie.

Prophylaxe: Chlamydienscreening (Zervixabstrich) in der Frühschwangerschaft. Bei positivem Chlamydiennachweis bei der Schwangeren oder beim Partner antibiotische Therapie beider wie oben angegeben. Bei Chlamydien-Screening in der Frühschwangerschaft LCR um 50% sensitiver als ELISA oder Fluoreszenztest.

2.2.6 B-Streptokokkenkolonisation in der Schwangerschaft – Risiken und Konsequenzen

E.-M. Grischke, M. Kaufmann und G. Bastert

B-Streptokokken stellen konstant eine neonatale Gefährdung dar, da sie bei bekannter regionaler Abhängigkeit in 2–5,4‰ [2] zu einer Neugeborenensepsis führen, die insbesondere bei Frühgeburten in bis zu 80% letal verläuft. Bei einer im Raum Heidelberg bekannten und seit 1980 nahezu konstanten mütterlichen B-Streptokokkenkolonisation von 16% betrug 1985 trotz mütterlichen antepartalen Screenings die Sepsisrate 5,2‰, wobei es in 2 Fällen zu einem letalen Verlauf kam. Da nur in 44% zum Zeitpunkt des Geburtsbeginns eine Information bezüglich einer möglichen mütterlichen B-Streptokokken-Kolonisation vorlag, war der wesentliche Faktor eines möglichst frühzeitigen Therapiebeginns bzw. einer Prophylaxe nicht ausreichend gewährleistet. Mit den folgenden Ausführungen soll der Effekt eines erweiterten Screenings durch Untersuchung von Fruchtwasser und Magenaspirat mittels Bakteriologie und Latexagglutination sowie eines gezielten intrapartalen Einsatzes von Antibiotika überprüft werden.

Material und Methodik

In einem Beobachtungszeitraum von 2 Jahren wurden 2.373 Schwangere und ihre Neugeborenen erfaßt in Form einer bakteriologischen Untersuchung von Vaginal- und Analabstrichen, von Fruchtwasser, Magenaspirat und von seitengetrennt entnommenen Ohrabstrichen. Ergänzend wurden das zu Geburtsbeginn entnommene Fruchtwasser sowie das unmittelbar postpartal gewonnene Magenaspirat mittels eines Latexagglutinationstestes untersucht [3].

Ergebnisse

Im Untersuchungszeitraum lag eine vaginale mütterliche Kolonisation in 14%, eine anale in 17% vor. Die im folgenden dargestellten Daten des für das Gesamtkollektiv repräsentativen ersten Beobachtungsjahres ergaben, bezogen auf 1.328 Neugeborene, eine Oberflächenkontamination von 10%, wobei mindestens einer der genannten Abstriche einen Nachweis von B-Streptokokken zeigte.

Während sich im Gesamtkollektiv keine wesentlichen Unterschiede in Abhängigkeit von der Entnahmestelle ergaben, erwies sich im Kollektiv mit bekannter mütterlicher B-Streptokokken-Kolonisation (218 Patientinnen) das Fruchtwasser mit 43% im Vergleich zum Magenaspirat mit 26% und den seitengetrennt entnommenen Ohrabstrichen mit 28% und 30% als die Entnahmestelle mit der höchsten Kontaminationsrate (Tabelle 2.30). Für die vertikale Transmission war die vaginale mütterliche B-Streptokokken-Kolonisation entscheidend, die sowohl bei alleinigem Nachweis als auch zusammen mit einer analen Kolonisation in 50% zu einer Neugeborenenkontamination führte, während bei einem alleinigen analen B-Streptokokken-Befall dies nur in 32% der Fall war (Tabelle 2.31). Der intrapartale Einsatz von Antibiotika in Form von Ampicillin reduzierte die Kontamination im Gesamtkollektiv signifikant von 50% auf 20% bei jedoch ungleich großen Vergleichsgruppen. Unter Berücksichtigung der Expositionsdauer (Zeitpunkt des Blasensprungs bis zum Einsatz des Antibiotikums) zeigte sich erst nach einem Zeitraum von mehr als 6 h eine Ampicillingabe als sinnvoll und vermochte dann die Kontaminationsrate signifikant von 71% auf 8% zu reduzieren (Tabelle 2.32). Dies steht im Einklang mit Ergebnissen von Boyer 1986, der nach mehr als 12 h zurückliegendem Blasensprung die neonatale Kontamination von 51% (4 von 79 Neugeborenen) auf 9% (8 von 85 Neugeborenen) reduzieren konnte [1]. Im untersuchten Kollektiv kam es bei 6 Neugeborenen (4% bezogen auf eine

Tabelle 2.30. B-Streptokokken-(GBS-)Kontamination von Neugeborenen bei mütterlicher Kolonisation

Untersuchungsmaterial	Kontamination [%] d. Neugeborenen mit GBS bei mütterlicher GBS-Kolonisation (n = 218)	im Gesamtkollektiv (n = 1328)
Abstrich Ohr rechts	28	6
Abstrich Ohr links	30	6
Magenaspirat	26	6
Fruchtwasser	43	8

Tabelle 2.31. Vertikale Transmission bei mütterlicher B-Streptokokken -(GBS-) Kolonisation

GBS besiedelte Mütter (n): 218 Transmission in Abhängigkeit von Ort d. mütterl. Kolonisation	(= 16%) Häufigkeit der kindlichen (mind. 1 Abstr. GBS-positiv)
Vaginal *oder* anal	43% (94/218)
Vaginal *und* anal	50% (52/105)
Nur vaginal (anal neg.)	50% (11/22)
Nur anal (vaginal neg.)	32% (14/44)
Kein Nachweis	3%

Tabelle 2.32. B-Streptokokken-(GBS-)Kontamination von Neugeborenen bei mütterlicher Kolonisation (n = 218). Abhängigkeit von intrapartaler Antibiotikagabe und Expositionsdauer (Zeit vom SBS bis Partus)

	Kontaminationshäufigkeit (%)	
	ohne[a] intrapartale Antibiotikagabe	mit
Gesamt	50% (85 173)	20% (9 45) Ⓢ
Expositionsdauer E(h)		
$0 < E \leq 2$	44% (30 68)	38% (3 8)
$2 < E \leq 6$	47% (32 68)	36% (4 11)
$6 < E$	61% (22 36)	8% (2 26) Ⓢ

[a] Nicht berücksichtigt: 1 Fall von prim. Sectio mit GBS-Kontamination.
Ⓢ Signifikantes Verhalten nach t-Test.

Gesamtgeburtenrate von 1 522) zu einer Sepsis, weitere 13 Kinder wiesen bei einer Oberflächenkontamination klinisch und/oder laborchemisch Infektzeichen auf und wurden damit als infektgefährdet eingeordnet.

Mit Ausnahme einer unterschiedlichen Rate an intrapartal appliziertem Antibiotikum (17% in der Sepsisgruppe, 46% in der infektgefährdeten Gruppe) zeigten sich in den beiden Vergleichsgruppen keine Unterschiede. In keinem Falle trat Fieber sub partu in Erscheinung. Keines der Kinder verstarb.

Zusammenfassung

Wesentlicher Faktor beim Problem der B-Streptokokken schien eine mütterliche vaginale Kolonisation zu sein, wobei Fruchtwasser mit 46% sich als am häufigsten kontaminiert erwies. Nach einer Expositionsdauer von mehr als 6 h konnte eine Behandlung mit Ampicillin signifikant die Oberflächenkontamination senken und letale Verläufe verhindern.

Literatur

1. Boyer K, Gotoff S (1986) Prevention of early-onset neonatal group B-streptococcal disease with selective intrapartum chemoprophylaxis. N Engl J Med 314: 1665–1669
2. Duc G et al. (1982) Neonatale B-Streptokokken Kolonisation: Ein Dilemma. Monatsschr Kinderheilkd 130: 173–177
3. Grischke EM, Kaufmann M, Rabe Th, Hingst V, Linderkamp O, Bastert G (1990) Schnelltestverfahren zum Nachweis von B-Streptokokken in der Perinatalperiode. Geburtshilfe Frauenheilkd 50: 353–358

2.2.7 Ist die Vagina septisch?

F. Daschner

Der liebe Gott hat die Vagina für Adam und Eva als Quelle der Lust und nicht für spätere Gynäkologengenerationen als Ursache von Frust erschaffen. Es ist eines der größten Rätsel der antiquierten, aber auch der modernen Hygiene, warum sich in der Medizin, insbesondere aber in operativen Fächern, das Gerücht hält, die Vagina sei septisch.

Wahrscheinlich erinnert sich jeder Arzt an die schöne Geschichte, die er schon während des Studiums gehört hat, daß es nämlich *Semmelweis* gelungen ist, septische Vaginalinfektionen durch Händewaschen und Händedesinfektion zu verhindern. Die Infektionen gingen allerdings nicht von einer septischen Vagina aus, sondern die Geschichte war umgekehrt: Die Vagina wurde dadurch septisch, daß Ärzte und Studenten nach der Sektion von Leichen die armen Frauen mit mehr oder weniger schmutzigen Händen vaginal untersuchten.

Aus dieser Zeit stammt wohl auch das nächste unhaltbare Gerücht, nämlich, daß auch die Lochien furchtbar infektiös seien, was auch nicht stimmt, es sei denn, bestimmte pathogene Keime, wie z.B. A-Streptokokken oder Staphylokokken, können in großen Mengen aus den Lochien isoliert werden.

Um es ganz klar zu formulieren: der nicht infizierte Wochenfluß ist genau so wenig infektiös wie der nicht infizierte Harn der gleichen Patientin und etwa hundert millionenfach weniger infektiös als der Stuhl der gleichen Patientin, denn um so viel weniger pathogene Keime als im Stuhl sind in Lochien enthalten.

Lochien unterscheiden sich in nichts in ihrer möglichen Infektiosität von irgend welchen anderen Körpersekreten, die immer nur dann infektiös werden können, wenn sie eine gewisse Anzahl von pathogenen Keimen enthalten, die per direkten oder indirekten Kontakt auf andere Personen oder Gegenstände übertragen werden. Die Vorstellung, daß man Wöchnerinnen isolieren müsse, solange sie Lochien absondern, ist absurd.

Doch nun zurück zur Vagina

Die Vagina enthält 1. viel weniger und 2. viel weniger krankmachende Keime als beispielsweise die Mundhöhle und der Nasenrachenraum eines Chirurgen oder Anästhesisten. Man muß daher viel eher fordern, daß Chirurgen während der gesamten Operation unter gar keinen Umständen den Mund aufmachen und sprechen, denn es gibt mindestens 50 sehr gute Publikationen, die nachgewiesen haben, daß der Nasenrachenraum des Operateurs und seines Teams die Hauptquelle für exogene Staphylococcus-aureus-Infektionen sind.

Mir ist jedoch keine einzige Untersuchung bekannt, in der gezeigt wurde, daß die Vagina einer operierten Frau Ausgangspunkt einer Epidemie postoperativer Wundinfektionen bei später im gleichen Operationssaal operierten Patienten wurde.

2.2.8 Sinnvolle und umweltfreundliche Hygienemaßnahmen in der Geburtshilfe

A.-C. Ludwig und F. Daschner

Einleitung

Die Krankenhaushygiene begann mit Semmelweis in der Geburtshilfe. Seither werden die Asepsis und Antisepsis in der Geburtshilfe nicht in Frage gestellt. Jedoch ist das Wissen um die Entstehung von Krankenhausinfektionen sehr viel differenzierter geworden.

Krankenhausinfektionen entstehen entweder endogen aus der körpereigenen Flora des Patienten oder exogen aus der Umwelt. Bis zu 70% aller Krankenhausinfektionen sind endogene Infektionen, die nur schwer zu verhüten sind. Durch die heute möglichen invasiven Maßnahmen sind endogene Infektionen stark angestiegen. Häufigste exogene Infektionen sind Kontaktinfektionen, die meist mit den Händen übertragen werden.

Augenprophylaxe

Die Credé-Prophylaxe mit 0,5%iger Silbernitratlösung wurde zur Vermeidung der gonorrhoischen Konjunktivitis eingeführt. Sie ist allerdings nicht wirksam gegen die sehr viel häufigeren Infektionen mit Chlamydien (ca. 1% aller Neugeborenen). Aus diesem Grund wird eine Augenprophylaxe mit 1%iger Tetracyclin- oder 0,5%iger Erythromycinsalbe diskutiert, wobei allerdings die Gefahr der Resistenzentwicklung besteht. Gonokokkeninfektionen nehmen wieder zu, daher sollte auf eine Augenprophylaxe nicht verzichtet werden.

Händedesinfektion, Hautdesinfektion, Schleimhautdesinfektion

Auch heute noch sind Händewaschen und Händedesinfektion die wirkungsvollsten Maßnahmen zur Verhütung von Kreuzinfektionen. Händedesinfektion ist notwendig vor und nach Manipulation am Venenkatheter, am Infusionsbesteck, vor und nach Verbandswechsel und nach Manipulation an Blasenkatheter und Urinbeutel. Grundsätzlich sollte man vermeiden, routinemäßig hintereinander zuerst die Hände mit Seife zu waschen und anschließend zu desinfizieren, weil dies zu erhöhter

Hautbeanspruchung führt. Theoretisch und unsinnig ist die Empfehlung, vor der Händereinigung zu desinfizieren. Grobe Verunreinigungen, z.B. mit Blut oder Stuhl, werden mit einem desinfektionsmittelgetränkten Einweghandtuch entfernt.

Zur Händedesinfektion eignen sich am besten alkoholische Einreibepräparate mit oder ohne Zusatz von Chlorhexidin. Sehr billig und gleich wirksam wie in der DGHM-Liste aufgeführte Präparate sind 70–80%iger Isopropylalkohol mit 2% Glyzerin. Das alkoholische Einreibepräparat sollte mindestens 30 s lang verrieben werden, zumindest bis die Hände trocken sind. Es sollte unbedingt darauf geachtet werden, daß die Fingerkuppen und die Fingerzwischenräume mit einbezogen werden.

Handschuhe sind kein Ersatz für Händewaschen oder Händedesinfektion. Sie sind eine zusätzliche Maßnahme zum Schutz vor Kontamination; außerdem waren 1989 Einmalhandschuhe sehr häufig defekt (Tabelle 2.33). Aus Umweltschutzgründen sollten Latexhandschuhe Handschuhen aus PVC vorgezogen werden, letztere sind außerdem häufiger defekt.

Zur Hautdesinfektion, z.B. vor Punktionen usw., eignen sich am besten ebenfalls alkoholische Präparate und PVP-Jod-Präparate. Einsprühen allein genügt nicht. Mit einem desinfektionsmittelgetränkten Tupfer muß die Stelle abgewischt und dabei die Mindesteinwirkungszeit berücksichtigt werden (z.B. 30 s vor Venenpunktion, 1 min vor Legen eines zentralen Zugangs). Zur Schleimhautdesinfektion, z.B. vor Legen eines Blasenkatheters, kann PVP-Jod, z.B. Betaisodonalösung verwendet werden.

Tabelle 2.33. Perforationsrate von Einweghandschuhen (je 50–200 geprüft). Klinikhygiene, Universitätsklinikum Freiburg 1989

Latex	Perforationsrate [%]
Mölnlycke	0
Hartmann	2
Vasco S Braun	2
Peter Seidel, Asid Bonz	4–6
Roth, Rothiprotec	7
Saenger	9
Baxter	1–2
Protemo	15
Best Manufacturing, USA	22
PVC	**Perforationsrate [%]**
Bect. & Dick. „Tru Touch“	0
Baxter Triflex, steril	5–8
Dahlhausen	20
Hartmann	38
PfM	50
T-Travoflex	54
Manyl Braun	75
Beiersdorf	80

Kreißsaal, Wöchnerinnen- und Neugeborenenstationen

Von den Erkenntnissen von Semmelweis wurde und wird noch heute in einigen Krankenhäusern abgeleitet, daß aus hygienischen Gründen der Kreißsaal die kalte anonyme Atmosphäre eines Operationssaales haben muß. Dies ist sicher ein Fehlschluß.

Die Anwesenheit der Väter im Kreißsaal ist heute eine Selbstverständlichkeit. Die Gefahr der Einschleppung von Krankheitserregern besteht, wenn überhaupt, nur in sehr geringem Umfang. Kittel, Mundschutz oder gar Überschuhe sind überflüssig. Es gibt in der Literatur keinen Hinweis, daß es zu einem Anstieg von nosokomialen Infektionen bei Gebärenden oder Neugeborenen kommt, wenn Väter im Kreißsaal keine Kittel tragen. Eine Händedesinfektion sollte jedoch auch für die Väter selbstverständlich sein. „Auflockerungen", wie z.B. Gardinen, Teppiche, Couch etc., im Kreißsaal für normale Geburten sind keine Infektionsgefahr, allerdings sollten diese (ab-)waschbar sein.

Nach der Geburt ist eine Desinfektion des Gebärstuhles/-bettes und der Umgebung notwendig, eine Desinfektion des gesamten Kreißsaales einschließlich der Wände jedoch nicht, auch nicht im monatlichen Rhythmus.

Zur Desinfektion der äußeren Genitalien vor der Geburt kann man 0,2%ige PVP-Jodpräparate oder Präparate auf der Basis von Octenidin verwenden.

In einigen Kliniken werden jedoch die äußeren Genitalien vor der Geburt nicht desinfiziert, sondern nur gereinigt.

Bei allen pränatalen invasiven Untersuchungen muß unter sterilen Kautelen gearbeitet werden. In der Literatur werden Infektionen, wie Kopfhautabzesse, Zellulitis und Schädelosteomyelitis, durch Kopfelektrodenüberwachung beschrieben. Eine Wiederaufbereitung sollte daher unterbleiben und die Elektrodenüberwachung nur sehr gezielt erfolgen.

Amniozentese

Sie wird nach ausreichender Hautdesinfektion (3 min) mit sterilen Handschuhen durchgeführt. Mundschutz und Haube sind jedoch nicht notwendig.

Unter der Geburt und nach Blasensprung sollten vaginale Untersuchungen vermieden werden. Eine vaginale Nachfassung und manuelle Plazentalösung muß mit desinfizierten Händen und sterilen Handschuhen nach Desinfektion der äußeren Genitalien mit unverdünntem PVP-Jod erfolgen.

Rooming-in

In den meisten Krankenhäusern hat sich das Rooming-in entweder als Vollrooming-in (Tag und Nacht) oder Teil-rooming-in (tagsüber bei der Mutter, nachts im Neugeborenenzimmer) durchgesetzt. Eine Studie im Universitätsklinikum Freiburg zeigte, daß die Krankenhausinfektionsrate bei Müt-

Tabelle 2.34. Häufigkeit von Krankenhausinfektionen (KHI) bei Wöchnerinnen und Neugeborenen in verschiedenen Wochenbettpflegesystemen

	Wöchnerinnen	Anzahl der KHI [%]		Neugeborene	Anzahl der KHI [%]	
Rooming-in	243	24	(9,9) } b	243	23	(9,5) } b
Mischsystem	760	95	a (12,5) } c	760	62	a (8,1) } c
Zentralsystem	353	78	(22,1)	353	56	(15,9)
Total	1356	197	(14,5)	1356	141	(10,4)

Tabelle 2.35. Art der Krankenhausinfektionen bei Wöchnerinnen und Neugeborenen

Anzahl der Infektionen	Mütter 197	Neugeborene 141
Harnwegsinfektion	64	0
Endometritis	63	0
Wundinfektion	31	0
Enteritis	14	41
Mastitis	13	0
Candidainfektion	2	31
Thrombophlebitis	7	0
Panaritium	0	22
Konjunktivitis	0	17
Staphylodermie	0	12
Abszeß	0	1
Sepsis	2	6
Pneumonie	2	0

tern und Neugeborenen im Rooming-in-System signifikant niedriger lag als beim Zentralsystem (nur zum Stillen bei der Mutter). Staphylokokkeninfektionen bei Neugeborenen waren im Zentralsystem doppelt so häufig wie beim Teilrooming-in und höher als beim Voll-rooming-in. Epidemische Krankenhausinfektionen breiten sich im gemeinsamen Kinderzimmer des Zentralsystems und Mischsystems schneller aus als beim Rooming-in. Bei Wundinfektionen, Endometritis und Mastitis besteht die Gefahr von Kreuzinfektionen zum Kind (Tabelle 2.34 und 2.35).

Wochenfluß und Vorlagen

Fälschlicherweise wird der Wochenfluß immer wieder als hochkontagiös bezeichnet. Diese Ansicht stammt noch aus der Zeit, als Semmelweis das klassische Wochenbettfieber, verursacht durch β-hämolysierende Streptokokken der Gruppe A, beschrieben hat. Nur der Wochenfluß, der pathogene und hochvirulente Keime enthält, wie z.B. A-Streptokokken, ist infektiös. Eine Infektionsübertragung erfogt jedoch nicht aerogen, sondern ist, wenn überhaupt, nur durch Verschmieren des Wochenflusses möglich. Die Keime der physiologischen Vaginalflora und des physiologischen Wochenflusses sind apathogen.

Vorlagen müssen nicht sterilisiert, jedoch hygienisch aufbewahrt werden, was in Duschraum und WC nicht immer einfach ist. Einmalhandtuchspender (z.B. Hostess 26, 5 × 12, 8 und 30, 6 × 12, 8) für kleine und große Vorlagen haben sich sehr bewährt.

Neugeborene

Die *Desinfektion des Nabels* erfolgt im Freiburger Universitätsklinikum mit 0,5% iger Chlorhexidinlösung in 70%igem Isopropylalkohol und bei Staphylokokkenepidemien mit 4%iger Chlorhexidinseife (Hibiclens) zur einmaligen täglichen Ganzkörperwaschung.

Zur *Nabelpflege* wird ein steriler Tupfer mit 0,5%iger Chlorhexidin-Lösung in 70%igem Isopropylalkohol angefeuchtet, damit kreisförmig um den Nabel gewischt, danach ein frischer, steriler Tupfer mit der Lösung getränkt und der Nabelstumpf ebenfalls damit abgetupft. Es ist darauf zu achten, daß die Lösung eintrocknet und nicht nachgewischt wird.

Inkubator-Desinfektion (z.B. Transportinkubator)

Sie muß nur nach infizierten Säuglingen durchgeführt werden. Eine Desinfektion im Aseptor führte bei älteren Geräten zu einer überhöhten Formaldehydrestkonzentration im Inkubator. Die Inkubatordesinfektion wird im Freiburger Universitätsklinikum mit 0,5%igem Buraton 10F bzw. 0,5%igem Incidin Perfekt durchgeführt; anschließend muß der Inkubator für mindestens 1 h bei laufenden Motoren und hoher Luftfeuchtigkeit auslüften. Alkoholische Präparate sowie Peroxidpräparate, letztere werden durch organisches Material leicht inaktiviert, führen bekanntlich zur Trübung der Inkubatorhaube.

Wickeltisch

Eine routinemäßige Desinfektion von Wickeltischen ist nicht erforderlich. Durch Verwendung von patienteneigenen Tüchern aus Baumwolle oder Gummi kann diese Maßnahme umgangen werden. Natürlich muß man einen Wickeltisch immer dann desinfizieren, wenn er mit infektiösem Material, beispielsweise mit Stuhl eines durchfallkranken Kindes, kontaminiert wurde.

Flaschenwärmer

Im täglichen Routinebetrieb einer Säuglingsstation spielt die schnelle Erwärmung der Säuglingsnahrung eine große Rolle. Die Erwärmung der Flaschen soll aber nicht nur schnell, sondern auch hygienisch einwandfrei sein. Die Erwärmung im *Wasserbad* dauert relativ lange. Aus Wasserbädern können häufig gramnegative Keime und Pilze isoliert werden, deren Wachstum durch die erhöhten Temperaturen begünstigt wird. Diese Methode sollte nicht mehr angewandt werden. Wo diese Geräte aber noch im Einsatz sind, muß das Wasser alle 12 h gewechselt und das Gerät täglich innen und außen gereinigt werden.

Die Erwärmung im *Heißluftgerät* dauert etwa ca. 15–20 min. Die Energiekosten sind gering (zwischen 0,013 und 0,052 DM/-Charge). Diese Methode ist hygienisch einwandfrei. Ein Nachteil ist der erhöhte Geräuschpegel bei einigen Geräten.

Die Erwärmung im Mikrowellenherd ist eine sehr schnelle, zuverlässige und hygienische Methode. Es muß allerdings darauf geachtet werden, daß die Zeit bis zum Erreichen der gewünschten Temperatur sehr kurz (ca. 45 s) und die Flasche selbst noch kalt ist. Hier empfiehlt sich die alte Methode der Temperaturprobe mit einem Tropfen Milch auf der Innenseite des Handgelenks (Puls). Die Reinigung des Mikrowellenherdes bereitet keine hygienischen Probleme.

Muttermilch/Milchpumpe

Wieviele und welche Keime die Muttermilch noch enthalten darf, wird von Gynäkologen und Pädiatern unterschiedlich beurteilt. Wir empfehlen, daß in 1 ml keine gramnegativen Keime und keine Staphylococcus aureus oder Enterokokken enthalten sein dürfen, eine Gesamtkeimzahl von 10^4/ml darf nicht überschritten werden. Dann sollte die Milch verworfen oder pasteurisiert werden.

Hygienemaßnahmen beim Abpumpen, wie Händedesinfektion, Reinigung der Brustwarzen und Desinfektion des Milchpumpenzubehörs (Saugglocke, Schläuche und Ansatzstücke), sowie die Aufbewahrung und der Transport müssen mit den Müttern besprochen werden. Ein Merkblatt für die Mütter zu diesem Thema, auch in mehreren Sprachen, kann sehr hilfreich sein.

Hygienemaßnahmen beim Umgang mit Muttermilch:

Wichtig für Mutter und Kind

Es darf nur saubere Milch verfüttert werden, die keine Bakterien enthält, deshalb ist zu beachten:

* Vor dem Abpumpen oder Stillen: Hände waschen.
  Benutzen Sie ein sauberes Handtuch.
  Geben Sie auf die trockenen Hände ca. 3 ml eines Händedesinfektionsmittels (z.B. Sterillium, Spitacid, Desmanol).
  Verreiben Sie das Präparat, bis die Hände wieder trocken sind.
* Die Brustwarzen werden vor dem Stillen oder Abpumpen mit Wasser gereinigt.
* Verwenden Sie nur gekochte oder gewaschene *und* gebügelte Lappen.
* Abgepumpte Milch nur in saubere Flaschen geben. Sie erhalten diese von den jeweiligen Stationen.

* Der Transport sollte in einer Kühltasche rasch geschehen.
  Bis zum Transport im Kühlschrank aufbewahren.
* Zum Reinigen der Pumpe nehmen Sie heißes Wasser mit wenig Spülmittelzusatz.
  Die Teile werden nach der Anleitung gründlich gereinigt.
  Bewahren Sie die Pumpe trocken und staubfrei auf.
* Milchflasche, Brustglocke und Saugschlauch, alle Teile müssen von der Milch gründlich gereinigt werden;
  3 Min kochen und trocken aufbewahren.
* Achten Sie unbedingt darauf, daß Sie beim Abpumpen die Flasche gerade halten, damit keine Milch in den Schlauch zur Pumpe fließen kann.

Sauger und Flaschen

Die Verwendung von Natriumhypochlorit zur Desinfektion von Sauger, Schnuller etc. ist nicht zu empfehlen, da schon eine geringe Eiweißbelastung die Lösung inaktiviert. Sauger, Schnuller und Stillhütchen sollten thermisch aufbereitet werden. Bei kleinen Stationen ist ein Auskochen möglich oder die thermische Aufbereitung im Vaporisator, bei größeren Mengen empfiehlt sich eine Reinigungs- und Desinfektionsmaschine mit speziellen Einsätzen für Sauger oder/und Flaschen. Alternativ kann auch eine Reinigung und anschließendes Autoklavieren bei 120°C empfohlen werden.

Auf Einmalsauger, Aludeckel oder gar Fertigmilch sollte auf jeden Fall verzichtet werden, da sie teuer sind und unnötigen Müll produzieren!

Hygienemaßnahmen bei Rotavirusinfektionen

Eines der größten Probleme auf Neugeborenenstationen sind die Übertragung von Rotaviren und die entsprechenden Hygiene- und Desinfektionsmaßnahmen. Bei Verdacht auf Rotavirusinfektion ist eine sorgfältige Händedesinfektion besonders wichtig. Rotaviren werden besonders mit den Händen übertragen. Kittelpflege ist unbedingt erforderlich. Beim Windelwechsel und Fiebermessen sollten Handschuhe getragen werden. Nach dem Ausziehen der Handschuhe muß noch eine Händedesinfektion durchgeführt werden. Eine Desinfektion des Wickeltisches mit 70%igem Alkohol ist ausreichend. Wenn mehrere Kinder an Rotaviren erkrankt sind, wie dies in den Wintermonaten häufig der Fall ist, sollte unbedingt eine Kohortisolierung durchgeführt werden.

Infusionstherapie

Venenkatheter sind die häufigsten Ursachen einer nosokomialen Sepsis, aber auch kontaminierte Infusionslösungen können Ursache sein. Venenkatheterinfektionen können durch entsprechende Hygienemaßnahmen weitgehend vermieden werden.

Die die Insertionsstelle des Katheters umgebende Hautflora ist der Hauptausgangspunkt für eine Kontamination, die während des Legens und während der gesamten Verweildauer des Katheters möglich ist. Thromben, die sich an der Katheterspitze oder im Katheter bilden, sind ein idealer Nährboden für Bakterien und Pilze aller Art. Die Häufigkeit der Kathetersepsis nimmt mit zunehmender Verweildauer des Katheters zu. Die Liegedauer eines peripheren Plastikvenenkatheters sollte deshalb 72 h nicht überscheiten.

Eine sorgfältige Händedesinfektion vor Anlegen eines peripheren bzw. zentralen Venenkatheters sowie vor und nach Manipulation am Infusionssystem und eine sorgfältige Hautdesinfektion müssen selbstverständlich sein, bei Gefahr der Kontamination mit Blut müssen zusätzlich Einweghandschuhe benutzt werden. Nach dem Ausziehen der Handschuhe ist eine erneute Händedesinfektion unbedingt erforderlich. Sterile Handschuhe und sterile Abdeckung sind nur beim Legen eines zentralvenösen Zugangs notwendig. Besteht die Gefahr, z.B. beim Legen eines Subclavia- oder Jugulariskatheters, daß der Kittel berührt wird, ist zusätzlich ein steriler Kittel zu tragen. Der Katheter sollte angenäht oder mit Pflaster so gut fixiert werden, daß der Katheter nicht aus der Vene herausrutschen kann. Auf dem sterilen Verband und in der Patientenkurve wird das Datum und die Uhrzeit des Katheterlegens vermerkt.

Beim Anschluß des Infusionsgeräts an den Patienten muß besondere Sorgfalt auf die Konnektionsstelle zwischen Infusionsgerät und Katheter gelegt werden. Diese Verbindung ist besonders kontaminationsgefährdet und bietet einen sehr guten Nährboden für Mikroorganismen. Es muß darauf geachtet werden, daß der Anschluß des Infusionsgeräts nur unter strengen aseptischen Kautelen erfolgt. Jede zusätzliche vermeidbare Manipulation an dieser Stelle sollte vermieden werden.

Infusionsleitungen bzw. Perfusorleitungen sollten nicht länger als 72 h belassen werden. Der Verband des zentralen Venenkatheters kann bei täglicher Kontrolle ebenfalls 72 h belassen werden; Folienverbände sollte man jedoch vermeiden, um evtl. feuchte Kammern zu verhindern, in denen sich besonders die Hautkeime vermehren können. Bei Durchnässen des Verbandes ist ein zusätzlicher Verbandswechsel notwendig. Der venöse Zugang muß gewechselt werden bei subkutaner Infiltration, bei Rötung an der Einstichstelle oder im Verlauf der Vene, bei Schmerzen, bei Austreten von Infusionsflüssigkeit aus der Einstichstelle, vor allem bei eitriger Sekretion aus der Einstichstelle, bei Hämatombildung, bei jedem unklaren Fieber, dessen Ursache der Venenkatheter sein könnte, und selbstverständlich bei Verstopfung des Katheters.

Die Infusionsflasche ist vor Gebrauch immer auf die Unversehrtheit ihres Materials (Risse oder Sprünge) zu prüfen. Die Infusionslösung muß klar sein und darf keinerlei Trübung aufweisen.

Der Gummistopfen der Flaschen muß vor jedem Einstechen desinfiziert werden. Niemals nur sprühen, sondern immer auch wischen; die Einwirkzeit muß beachtet werden. Bei Mehrfachampullen die Kanüle keinesfalls stecken lassen!

Medikamente sind möglichst nicht zur Infusion zuzumischen, sondern im Bypass zu verabreichen. Müssen Medikamente der Infusion beigefügt werden, so darf dies erst unmittelbar vor Anlegen der Infusion unter sterilen Kautelen erfolgen.

Werden Hyperalimentationslösungen, vor allem solche, denen Vitamine und Eiweiß zugesetzt sind, verabreicht, sollten diese unter Laminar Air Flow hergestellt werden.

Jede Infusionslösung muß mit dem Namen des Patienten, Datum und Uhrzeit und der Zumischung versehen werden. Infusionslösungen mit Zumischungen und Lipidlösungen müssen innerhalb von 12 h verabreicht werden. Alle Infusionen und Mehrdosisampullen, die angestochen wurden, sind im Kühlschrank bei 4°C aufzubewahren. Infusionen sind spätestens alle 24 h, Infusionssysteme spätestens alle 72 h zu wechseln, einschließlich der Dreiwegehähne und der Verbindungsstücke.

Verbandswechsel

Ein Verbandswechsel sollte möglichst von 2 Personen durchgeführt werden. Die Reihenfolge von aseptischen Wunden zu möglicherweise infizierten Wunden ist unbedingt einzuhalten. Grundsätzlich muß immer unter aseptischen Kautelen gearbeitet werden, wobei als erstes die ordnungsgemäße Händedesinfektion durchgeführt wird. Ein Schutzkittel bzw. Einmalschürzen sind nur bei ausgedehnten infizierten Wunden notwendig. Der Verband wird vorsichtig mit Handschuhen entfernt, evtl. Klebstoff entfernen, Verband einschließlich Handschuhen in Abwurfschale bzw. Abwurfbeutel geben. Vor Anlegen des frischen Verbands erneute Händedesinfektion. Mit sterilen Handschuhen oder Instrumenten Verband anlegen. Am Ende der Verbandvisite müssen der Verbandswagen und die Arbeitsfläche gereingt bzw. desinfiziert werden.

Instrumentendesinfektion

Zur Desinfektion von Instrumenten sind in der Klinik physikalisch-thermische Desinfektionsverfahren (Dampfdesinfektion, vollautomatische Reinigungs- und Desinfektionsmaschine) zu bevorzugen.

Instrumente, Beatmungszubehör, Tuben, Schläuche, Masken können in vollautomatischen thermischen Desinfektionsmaschinen gereinigt und desinfiziert werden. Anschließendes Autoklavieren ist nicht notwendig.

Für die manuelle Aufbereitung von Instrumenten ist die Reihenfolge der Dekontaminationsmaßnahmen durch die Unfallverhütungsvorschrift (UVV) festgelegt. Danach sind nur die Instrumente zuerst zu desinfizieren, von denen eine Verletzungsgefahr ausgehen kann. Diese Maßnahme dient dem Schutz des Personals.

Spekula

Die Wiederaufbereitung von Spekula erfolgt am besten mit vollautomatischer thermischer Desinfektion, eine chemische Desinfektion sollte vermieden werden. Wenn keine Möglichkeit zur thermischen Desinfektion besteht, können Spekula auch nur gereinigt (z.B. mit S&M Labor oder Edisonite), mit klarem Wasser gespült und anschließend autoklaviert werden.

Flächendesinfektion

Durch die teilweise emotional geführte Diskussion über die Nebenwirkungen von Formaldehyd erschienen in den letzten Jahren auf dem Markt neue, formaldehydfreie, jedoch andere Aldehyde enthaltende Desinfektionsmittel. Diese meist teuereren Präparate sind jedoch nicht weniger toxisch, besitzen aber oftmals ein geringeres Wirkungsspektrum und benötigen daher höhere Wirkstoffkonzentrationen. Aus diesen Gründen werden im Freiburger Universitätsklinikum weiterhin formaldehydhaltige Mittel zur Flächendesinfektion verwendet.

Eine besondere Gefahrenquelle in Kliniken stellt die Kontamination (z.B. Pseudomanden) von zentralen Desinfektionsmittelanlagen, die alle außer Betrieb genommen werden sollten, dar.

Auf Sprühdesinfektionen sollte verzichtet werden, da ein erheblicher Teil des Desinfektionsmittelsprühnebels nicht nur auf die zu desinfizierende Fläche, sondern auch in die Atemwege von Patienten und Personal gelangt. Für die Scheuer-Wisch-Desinfektion sind Desinfektionsmittel gemäß DGHM-Liste zu verwenden. Nur in seltenen Ausnahmefällen, d.h. nur bei Ausbruch einer Epidemie müssen gemäß §10c des Bundesseuchengesetzes bei meldepflichtigen Erkrankungen (z.B. Typhus, Hepatitis, Tuberkulose) Präparate, Konzentrationen und Einwirkzeiten gewählt werden, wie sie vom Bundesgesundheitsamt zugelassen sind (meist 3- bis 4%ige Lösungen bei einer Einwirkzeit von 4 h). Nach Einzelerkrankungen genügen die DGHM-Präparate und -Konzentrationen.

Eine *Fußbodendesinfektion* ist nur gezielt unmittelbar nach Kontamination z.B. mit Blut, Urin, Sputum usw. mit einem desinfektionsmittelgetränkten Lappen oder Einwegtuch durchzuführen.

Der Fußboden spielt als Erregerreservoir für Krankenhausinfektionen keine Rolle. Bisher gibt es in der Literatur trotz kontroverser Meinungen und Stellungnahmen keine Studie, die nachgewiesen hat, daß eine Kontamination des Fußbodens zu Krankenhausinfektionen geführt hätte. Andererseits konnte in mehreren Untersuchungen gezeigt werden, daß 1–2 h nach Fußbodendesinfektion die Ausgangskeimzahlen wieder erreicht waren. Es ist daher aus epidemiologischen und toxikologischen Gründen unnötig, den Fußboden in „normalen" Krankenhausbereichen routinemäßig zu desinfizieren. Diese vermeidbaren Flächendesinfektionsmittel gelangen letztendlich ins Abwasser oder in die Luft. Auch die Richtlinien des Bundesgesundheitsamtes zur Verhütung und Bekämpfung von Krankenhausinfektionen schreiben keine routinemäßige Flächendesinfektion in normalen Patientenbereichen mehr vor, sofern Reinigungsmethoden verwendet werden, durch die eine Übertragung von Zimmer zu Zimmer verhindert wird. Derartige Reinigungsmethoden mit Wechsel des Putzlappens nach jedem Zimmer sind verfügbar (z.B. System Taski, System Rasant von Henkel).

Eine routinemäßige Raumdesinfektion mit Formaldehyddampf ist ebenfalls unnötig. Die Formaldehydbelastung innerhalb eines Krankenhauses sollte, auch im Hinblick auf die Geruchsbelästigung der Patienten, möglichst reduziert werden.

Eine *Desinfektion von Duschen/Sitzwannen* ist nicht nötig, eine Reinigung z.B. mit Quadrosol reicht aus. Nach Benutzung durch infizierte Patientinnen müssen Duschen und Sitzwannen scheuerdesinfiziert werden. Dem Wasser in Sitzwannen wird PVP-Jod in einer Konzentration von 0,2% zugesetzt.

„Besucherinfektionen"

Die häufigsten „Besucherinfektionen" sind virale Atemwegsinfektionen, vor allem in Epidemiezeiten. Besucher mit Husten, Bronchitis, Schnupfen und Konjunktivitis sollten möglichst ferngehalten werden oder nur mit einem Mundschutz die Station betreten. Händedesinfektion ist in jedem Fall bei Betreten und Verlassen des Krankenzimmers unerläßlich, da beispielsweise Erreger von Atemwegsinfektionen oder Durchfallerkrankungen sehr häufig mit den Händen übertragen werden. Ein Schutzkittel für Besucher erfüllt vorwiegend eine psychologische Funktion. Es gibt keine gesicherte Erkenntnis, daß durch das Tragen von Überkitteln die Infektionsrate im Krankenhaus gesenkt werden kann; im Gegenteil zeigen einige Untersuchungen, daß selbst auf Intensivstationen der routinemäßige Kittelwechsel bei Betreten und Verlassen der Station keinen Einfluß auf die Infektionsrate hat. Nicht oft genug kann darauf hingewiesen werden, daß nosokomiale Infektionen am häufigsten durch direkten Kontakt übertragen werden; hierbei spielen jedoch hauptsächlich die Hände des Personals, praktisch nie die Kleidung, eine Rolle. Außerdem durchdringen die Bakterien der Hautflora in kurzer Zeit das Kittelgewebe und können schon nach ca. 1 h auf der Außenseite des Kittels nachgewiesen werden.

Gegen das Tragen von Zivil- oder Straßenkleidung im Krankenhaus gibt es keine hygienischen Einwände. Nur bei direktem Kontakt mit infektiösen Patienten bzw. der Gefahr der Beschmutzung durch infektiöses Material muß die sog. Kittelpflege praktiziert werden: Dabei verbleibt der Überkittel im Zimmer und sollte einmal pro Schicht, also mindestens dreimal täglich gewechselt werden.

Die *Müllentsorgung im Krankenhaus* führt immer wieder zu Unsicherheiten, die vor allem durch professionelle Müllentsorger geschürt wird. Blutige Abfälle können mit dem Hausmüll entsorgt werden. Krankenhausmüll gilt nur dann als infektiös, wenn er mit Erregern von meldepflichtigen Erkrankungen kontaminiert ist und bei der Entsorgung Infektionsgefahr besteht.

Hygienemaßnahmen im Operationssaal

Generell werden an die operativen Bereiche eines Krankenhauses hohe hygienische Anforderungen gestellt. In den letzten Jahren wurden unter hohem finanziellem Aufwand Operationsabteilungen umgebaut, ohne daß dabei eine signifikante Senkung der Infektionsrate erzielt wurde; daraus ergibt sich, daß die Disziplin des gesamten Personals weit wichtiger ist als optimale bauliche Vorraussetzungen.

Personalschleuse:
Für alle Personen gilt gleichermaßen vor Betreten der Operationsräume eine Kleiderordung, d.h. Dienst- und/oder Privatkleidung werden gegen die OP-Bereichskleidung ausgetauscht. Dies sind in der Regel Hosenanzüge, am besten mit Bündchen, und leicht zu reinigende Schuhe.

Das Verlassen des OP-Bereichs in der OP-Bereichskleidung ist verboten. Die Haare werden vollständig von einer Haube bedeckt. Der Mund- und Nasenschutz bedeckt sowohl die Nase als auch den Mund und ist während des gesamten Zeitraums innerhalb der OP-Räume, nicht dagegen in den Flurbereichen zu tragen. Ein Wechsel des Mund- und Nasenschutzes ist unbedingt vorzunehmen, wenn dieser feucht ist, jedoch auch, wenn zwischen Operationen die Aufenthaltsräume aufgesucht wurden. Vollbartträger müssen einen speziellen zusammenhängenden Kopfbartschutz tragen.

Bei Betreten des OP-Bereichs ist eine hygienische Händedesinfektion mit einem alkoholischen Desinfektionsmittel (mindestens 30 s) durchzuführen.

Ein erneutes Einschleusen nach dem WC-Besuch ist nur erforderlich, wenn die Toilette außerhalb des OP-Bereichs liegt.

Vorbereitungen der OP-Teams

In der Regel wird der OP-Saal nach dem Einschleusen durch den Waschraum betreten. Dort erfolgt die chirurgische Händedesinfektion. Bei der Verwendung von alkoholischen Einreibepräparaten werden die Hände und die Unterarme mindestens eine Minute mit einer Flüssigseife gewaschen. Die Handbürste wird nur zur Reinigung der Fingernägel und der Nagelfalze benutzt (ausgiebiges Bürsten erhöht die Keimzahl der Haut). Anschließend unter fließendem Wasser gründlich abspülen und mit Einmalhandtüchern oder frischem unsterilem Stoffhandtuch trocknen. Danach erfolgt eine Drei-Minuten-Desinfektion mit einem alkoholischen Händedesinfektionsmittel, bis die Hände trocken sind.

Bei Verwendung von PVP-Jodseife werden die Finger und die Nagelfalze für eine Minute gebürstet und danach mit Wasser abgespült, anschließend für weitere 4 min Hände und Unterarme mit PVP-Jodseife waschen, gründlich unter fließendem Wasser abspülen und mit sterilen Handtüchern abtrocknen. Sterile Handtücher werden zu diesem Zweck in speziellen Tuchtrommeln mit Fußbedienung angeboten.

Eine kurz gefaßte Anleitung zur chirurgischen Händedesinfektion sollte in jedem Waschraum aushängen, da häufig auch ungeübtes Personal (z.B. Studenten, AIP) zur Assistenz bei Operationen herangezogen werden.

Dieses Händedesinfektionsverfahren wird vor jedem ersten operativen Eingriff durchgeführt. Bei den nachfolgenden Operationen ist eine Händedesinfektion von 2–3 min ausreichend, die Händereinigung mit Seife und Bürste entfällt. Dauerte die vorangegangene Operation weniger als 60 min, genügt eine einminütige Händedesinfektion.

Chirurgische Händedesinfektion

Vor dem 1. operativen Eingriff:

1. bei Verwendung von alkoholischen Einreibepräparaten zur chirurgischen Händedesinfektion:
   1 Minute Waschen der Hände und Unterarme bis zum Ellenbogen mit Flüssigseife.
   Benützung der Bürste nur zur Reinigung der Fingernägel und Nagelfalze.
   Ausgiebiges Bürsten erhöht die Keimzahl auf der Haut.
   Abtrocknen der Hände mit einem Einmal-oder Baumwolltuch.
   Danach 3 Minuten Einreiben von alkoholischem Händedesinfektionsmittel, bis die Hände trocken sind.
2. Bei Verwendung von PVP-Jodseife zur chirurgischen Händedesinfektion:
   bei Bedarf: Bürsten der Fingernägel und Nagelfalze mit PVP-Jodseife für maximal 1 Minute.
   Danach 4 Minuten Waschen mit PVP-Jodseife, anschließend unter fließendem Wasser abspülen und mit sterilem Handtuch abtrocknen.

Für den nächsten operativen Eingriff:

liegt die letzte Händedesinfektion $\leq$60 Minuten zurück, ist 1 Minute vor dem nächsten Eingriff ausreichend. (Händewaschen nicht nötig)

liegt die letzte Händedesinfektion $\geq$60 Minuten zurück, muß erneut 3 Minuten desinfiziert werden.

Handschuhe müssen bei Perforation und nach septischem Teil einer Operation gewechselt werden. Sie dürfen nicht außerhalb des OP-Saals getragen werden.

Personalverhalten im OP-Bereich

Hygieneregeln sind für die Disziplin des Personals unverzichtbar. Es hat sich bewährt, wenn die wichtigsten Regeln gut sicht- und lesbar im OP-Bereich (z.B. Waschräume, Aufenthaltsräume) ausgehängt werden.

Eine Auflistung der wesentlichsten Hygienegebote kann wie folgt aussehen:

Die 10 Hygienegebote im OP

1. Das Betreten des OP-Bereiches darf nur in OP-Kleidung und OP-Schuhen erfolgen. Das Verlassen des OP-Bereiches in OP-Kleidung ist verboten.

2. Von allen Personen müssen im OP-Bereich, mit Ausnahme der Aufenthaltsräume, Hauben und Masken getragen werden, die das gesamte Haar, Mund, Nase und den Bart bedecken. Der Mundschutz ist zu wechseln, wenn er feucht geworden ist, aber auch dann, wenn zwischen Operationen der Aufenthaltsraum aufgesucht wurde. Vollbartträger müssen einen speziellen zusammenhängenden Kopfbartschutz tragen.
3. Hygienische Händedesinfektion ist obligatorisch bei Betreten des OP-Bereiches in der Schleuse sowie vor und nach jedem Patientenkontakt, vor allem bei Einleitung und Ausleitung der Anästhesie.
4. Von allen im OP-Bereich tätigen Personen müssen Ringe, Uhren and Armbänder abgelegt werden. Nagellack, ob farblos oder farbig, ist verboten.
5. Die Reinigung des OP-Feldes vor Hautdesinfektion erfolgt mit PVP-Jod-Seife. Anschließend Desinfektion des OP-Feldes mit PVP-Jodalkohollösung *5 Minuten* (!) lang. Während dieser Zeit muß das Desinfektionsmittel mechanisch auf der Haut verrieben werden, das bloße Auftragen des Desinfektionsmittels und eine 5-minütige Einwirkzeit genügen nicht.
   Überschüssiges Desinfektionsmittel entfernen. Der Patient darf nicht in einer Desinfektionsmittelpfütze liegen (Verbrennungsgefahr).
6. Die chirurgische Händedesinfektion erfolgt nach Plan, der in den Waschräumen aushängt.
7. Handschuhe müssen nach Perforation und nach septischem Teil einer OP gewechselt werden.
8. Nach jedem Eingriff werden die Handschuhe vor Verlassen des OP abgelegt Eine erneute chirurgische Händedesinfektion von *3 Minuten* ist notwendig, wenn die letzte Händedesinfektion $\geq$*60 Minuten* zurückliegt.
   Liegt die letzte Händedesinfektion $\leq$*60 Minuten* zurück, ist eine verkürzte Desinfektionszeit von *1 Minute* ausreichend. (Händewaschen ist nicht nötig).
9. Die Türen des OP-Saales sollten möglichst immer geschlossen bleiben, der Personaldurchgang ist auf ein Minimun zu beschränken. Das gleiche gilt für die Bewegung aller Personen während der Operation.
10. Das Sprechen während der OP sollte auf das notwendige Minimum beschränkt werden. Im gesamten OP-Bereich ist größtmögliche Ruhe einzuhalten.

Patientenschleusen

In der Patientenschleuse erfolgt die Übergabe der Patientin vom Stationspersonal an das OP-Personal. Bei einer Regionalanästhesie trägt die Patientin auch einen Mundschutz, da der Operateur/Anästhesist sich häufig unterhält. Hier wäre die Gefahr einer Wundinfektion, ausgehend vom Nasen-Rachen-Raum der Patientin, durch z.B. Staphylococcus aureus, gegeben.

Patientenvorbereitung und Patientenabdeckung

Bevor die Patientin in den OP eingeschleust wird, sollten evtl. bestehende Verbände (z.B. zentraler Zugang) erneuert werden. Sofern möglich, sollte die Patientin am

Vorabend der Operation ein Bad nehmen und dabei die Reinigung des Bauchnabels und der Finger-/Fußnägel besonders gründlich durchführen.

Auf eine präoperative Rasur des Operationsgebietes sollte nach Möglichkeit verzichtet werden. Durch das Rasieren, vor allem mit Rasiermesser oder Einmalrasierer, entstehen Mikroläsionen, die sich nachteilig auf die Wundheilung auswirken können. Wird die Haarentfernung gewünscht, so empfiehlt sich eine elektrische Haarschneidemaschine. Die Haarentfernung sollte erst kurz vor der Operation erfolgen. Die postoperative Wundinfektionsrate ist nachweislich um so höher, je mehr Zeit zwischen Operation und Rasur liegt. Dies gilt auch für die Episiotomie.

Die Hautdesinfektion erfolgt im Operationssaal. Nach der Hautdesinfektion wird der gesamte Körper mit sterilen Tüchern abgedeckt, wobei das eigentliche Operationsgebiet eng begrenzt ist. Bei einer Notsectio hat sich die Einmalabdeckung aus Zeitgründen bewährt. Generell soll das sterile Abdecken von 2 Personen durchgeführt werden; die Tücher dürfen nur an den Enden angefaßt und vorsichtig auf den Patienten abgelegt werden. Der Abdeckmodus beginnt an den Füßen der Patientin, wobei das Tuch unmittelbar am OP-Bereich zuletzt abgelegt wird. Das 2. Tuch wird zuerst über dem Kopfbereich der Patientin (Narkosebügel) abgelegt und dann nach unten weitergeführt. Zuletzt erfolgt die seitliche Abdeckung mit 2 Tüchern, die mit Tuchklemmen am Patienten fixiert werden. Durch diese Abdecktechnik soll eine Kontamination der sterilen Tücher durch operationsfeldferne Hautbereiche vermieden werden.

Nach der Patientenabdeckung kann direkt mit dem Hautschnitt begonnen werden, ohne daß ein Handschuhwechsel, weder von der instrumentierenden Person noch vom Operateur, durchgeführt wird.

Maßnahmen nach jeder Operation

Nach der Beendigung der Operation wird das benutzte Instrumentarium in die Entsorgungscontainer gegeben und auf direktem Weg der Wiederaufbereitung zugeführt. Die Container müssen kein Desinfektionsmittel enthalten. Unbenutzte und nicht kontaminierte Instrumente werden getrennt entsorgt. Diese brauchen nicht gereinigt und desinfiziert, sondern nur erneut sterilisiert zu werden.

Textilien (Patientenabdeckung, OP-Kleidung) werden in die vorgesehenen Wäschesäcke gegeben und ebenfalls direkt versorgt. Das gleiche gilt für den anfallenden Müll, wie z.B. Verpackungsmaterialien, benutzte Kompressen, OP-Handschuhe etc.

Anschließend wird der Fußboden direkt um den OP-Tisch gereinigt und desinfiziert, die OP-Beleuchtung und alle sichtbar kontaminierten Flächen ebenfalls. Erst danach kann das Instrumentarium für die nächste OP gerichtet werden.

Reinigungs-/Desinfektionsmaßnahmen am Ende des OP-Programms

Nach Beendigung der letzten Operation werden das Instrumentarium sowie die benutzte Wäsche und der anfallende Müll direkt entsorgt. Mit Blut kontaminierte

Stellen am Fußboden sollten sofort entfernt werden, zum einen um eine Verunreinigung größerer Flächen bedingt durch vermehrte Personalbewegung zu verhindern, zum anderen läßt sich angetrocknetes Blut oder Sekret wesentlich schlechter entfernen als feuchtes.

Die Wände des OP-Saales einschließlich der Türen werden bei glatten Wänden einmal wöchentlich bis ca. 2 m mit Desinfektionsmittellösung feucht abgewischt. Miteinbezogen werden auch fest installierte Regale und OP-Leuchten. Die Flächen dürfen nicht nachgetrocknet werden.

Instrumentiertische und anderes Mobiliar wird gründlich desinfiziert, wobei darauf zu achten ist, daß evtl. Blut auf Schweißnähten, Rollen, Übergängen von Tischen und Sockel mit einer Bürste entfernt werden muß. Die Oberflächen des Narkosegerätes, der Monitor etc. werden ebenfalls desinfiziert, abschließend der gesamte Fußboden. Rückstände von Hautdesinfektionsmittel oder angetrocknetes Blut lassen sich nur schlecht im normalen Wischverfahren entfernen. Für diese Fälle können Reinigungs- und Desinfektionsmaschinen eingesetzt werden. In den Waschräumen wird wie in den anderen Räumen desinfiziert.

Die Perlatoren sollten in diesen Räumen besonders behandelt werden, da sie häufig mit Wasserkeimen, z.B. Pseudomonaden, besiedelt sind. Die Perlatoren werden einmal wöchentlich entfernt, das Sieb von Schmutz befreit und anschließend autoklaviert.

Entsorgung/Wiederaufbereitung von Reinigungsutensilien

Für jeden OP-Saal, sowie für die Einleitung und Ausleitung müssen ausreichend viele Putzutensilien zur Verfügung stehen. Nach jeder Zwischenreinigung und nach der Endreinigung werden das Putzwasser und alle Lappen ausgewechselt. Reinigungsbürsten werden in einer Desinfektionslösung aufbereitet. Alle waschbaren Reinigungsutensilien sollten in gesonderten Säcken (z.B. Netzsäcken) gesammelt und direkt an die Wäscherei weitergeleitet werden. Bei speziellen Maschinen, wie z.B. automatischen Reinigungsbürsten oder Saugern zum Aufnehmen von Desinfektionsmittellösungen vom Fußboden, muß darauf geachtet werden, daß der Tank und die Leitungen vor dem Aufbewahren trocken sein müssen, da Restfeuchtigkeit zu vermehrtem Keimwachstum führen kann.

Putzeimer und Lappen müssen sauber und trocken aufbewahrt werden.

Routinemäßige Abklatschuntersuchungen von Flächen oder Abstriche vom Personal oder routinemäßige Luftkeimzahlbestimmungen sind nicht notwendig, es sei denn bei speziellen epidemiologischen Fragestellungen, z.B. Nasen-Rachen-Abstriche vom OP-Team bei epidemischen Staphylococcus-aureus-Wundinfektionen.

(Literatur beim Verfasser)

2.2.9 Die HIV-Infektion. HIV-Infizierte und Aids-Kranke in der Geburtshilfe

H.G. Hillemanns

Die Aids-Epidemie erfaßte Anfang der 80er Jahre zuerst die homosexuellen und drogensüchtigen Männer. Der erste Bericht über Aids erschien im Juni 1981. Der Anteil der Frauen steigt seitdem weltweit. Da die Infektion im gebärfähigen Alter erfolgt, stellt sie heute eine zunehmende Bedrohung für die Schwangere, den Fet und das Neugeborene dar.

Laut WHO sind zur Zeit über 14 Mio Menschen weltweit infiziert, davon über 1 Mio Kinder. Die Zahl der Aids-Kranken wird mit 3 Mio angegeben.

Die weltweit höchste Rate der Neuinfektionen findet sich jetzt bei sexuell aktiven Teenagern. Von den HIV-Infizierten sind zur Zeit ungefähr 6 Mio zwischen 15 und 24 Jahren alt. Übertragungsfaktoren sind hierbei vor allem in sog. Dritte-Welt-Ländern eine hohe Promiskuität sowie vor allem in Südostasien die Prostitution und der Drogenabusus.

Risikogruppen

Während die Bevölkerung der Bundesrepublik erst zu etwa 0,2% mit dem Aids-Virus infiziert ist, Sättigungseffekte mithin noch keine Rolle spielen, sind drogensüchtige Gefängnisinsassen in New York schon bis zu 90% durchseucht. Der Anteil der Neufälle steigt dort nur noch langsam, weil eine neuerliche Infektion bei Infizierten nicht mehr zu Buche schlägt. (Abb. 2.61).

In Asien hat sich die Zahl der HIV-Infizierten von wenigen Dutzend um die Mitte der 80er Jahre auf über 600 000 erhöht. Es mehren sich erschreckende Berichte aus einigen asiatischen Staaten, insbesondere aus Indien. So befürchten WHO-Epidemiologen, daß in den nächsten 5 Jahren etwa 70 000 Aids-Patienten die indischen Kliniken aufsuchen werden.

Am bedrohlichsten sieht die Lage in Bombay aus: So sind im Rotlichtdistrikt der 10-Millionen-Stadt rund 30% aller Prostituierten HIV-infiziert. In den großen Städten Indiens gibt es nach Schätzungen der WHO ca. 300 000 HIV-Infizierte. Während sich die Aids-Pandemie in Afrika ungebrochen weiter ausbreitet, nimmt die Zahl der HIV-Infektion in lateinamerikanischen und asiatischen Staaten derzeit rapide zu.

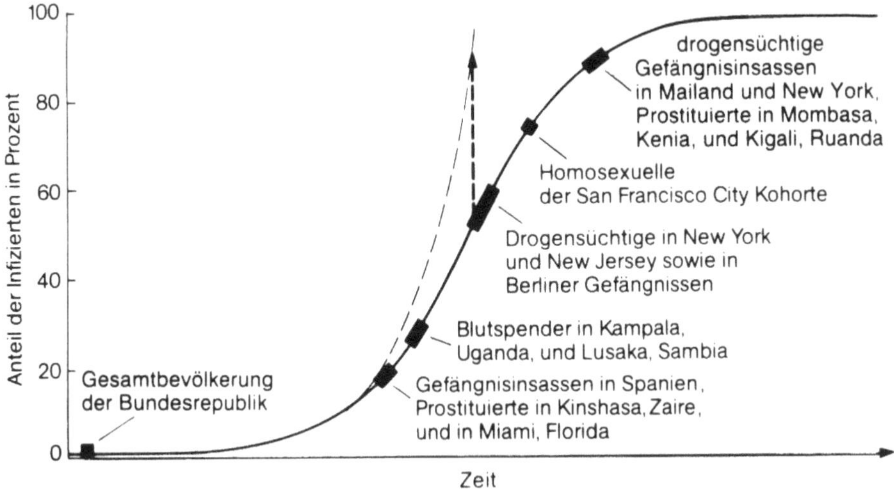

Abb. 2.61. Aids-Infektionen in der BRD (alte Bundesländer) und in Hochrisikoregionen [15]

Infektionswahrscheinlichkeit – Prognose

Den ganzen Aspekt der sich ändernden Infektionswahrscheinlichkeit und der Prognose verdeutlicht Abb. 2.62 [15].

Aids in Zahlen

Im *europäischen Raum* kommen die höchsten Fallzahlen aus Frankreich, Spanien und Italien (Tabelle 2.36).

Die Entwicklung in der BRD veranschaulichen Tabelle 2.37 und die Abb. 2.63 u. 2.64.

AIDS und Frauen

In den USA wurden bis zur Jahreswende 1991/92 insgesamt 206 392 AIDS-Fälle registriert. Dabei wurden von Juni 1981 bis August 1989 – also in einem Zeitraum von etwa 8 Jahren die ersten 100 000 Fälle- und von September 1989 bis November 1991 zusätzliche 100 000 AIDS-Fälle gemeldet. Das heißt aber, daß die ersten 100 000 Fälle in 8 Jahren, die nächsten 100 000 Fälle aber innerhalb von 2 Jahren registriert wurden. Von der geschätzten 1 Mio HIV-Infizierter in den USA sind schätzungsweise 10% an Aids erkrankt (Abb. 2.65). Besonders auffällig war dabei der Anteil der Frauen in dieser US-Statistik, nämlich 61% aller Fälle, bei denen eine heterosexuelle Übertragung eruiert worden war. Insgesamt war der Anteil der Frauen von 9% bei den ersten auf 12% bei den weiteren 100 000 gestiegen.

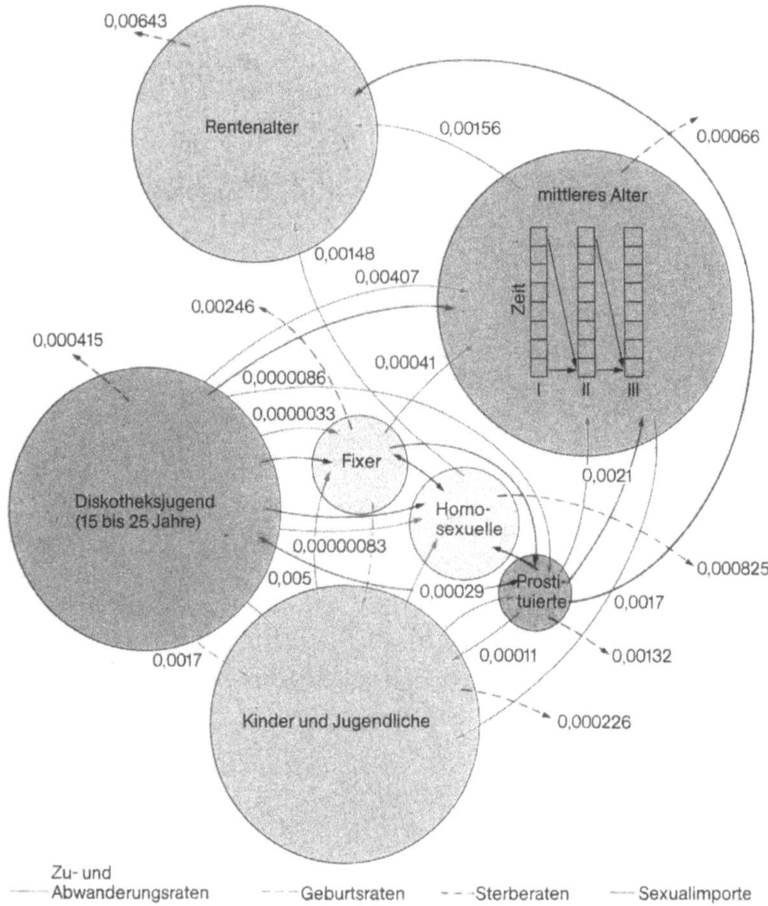

Abb. 2.62. Das von Dietrich Dörner entwickelte Bamberger Simulationsmodell soll zu einem Prognoseinstrument erweitert werden. Bei seiner einfachsten Form hat man die Bevölkerung einer Großstadt in sieben Subpopulationen (Compartments) unterteilt, jede durch folgendes charakterisiert: die Gesamtzahl der Mitglieder, Zuwanderungs- und Abwanderungsraten, sexuelle Kontaktraten mit anderen Compartments, Geburts- und Sterbeziffern, eine beliebige Anzahl von Risikofaktoren (wie Bluttransfusionen, medizinische Eingriffe, Drogenmißbrauch) und die Art der Vernetzung mit anderen Compartments (Pfeile). Über jedes Compartment werden Altersregister, Infektionsregister und Krankenregister (I bis III) geführt, welche die Alterungsprozesse, normale Sterbefälle sowie Anzahl und Zeitablauf aller stattgefundenen Infektionen festhalten. Gemäß einer bestimmten Wahrscheinlichkeitsverteilung entwickeln im Laufe der Zeit einzelne Infizierte Aids. Anzahl und Zeitpunkt werden wieder festgehalten, und den bekannten Mortalitätsziffern und Überlebenszeiten entsprechend sterben diese Kranken im Verlauf vieler Jahre. Ferner gibt es Parameter, die angeben, in welchem Maße sich innerhalb und zwischen verschiedenen Subpopulationen sexuelle Partnerschaften auflösen und neue gebildet werden (Promiskuitätsraten), sowie Parameter für die Infektionswahrscheinlichkeit bei verschiedenen Formen von Kontakten [15]

Tabelle 2.36. Aids-Fälle in 38 europäischen Ländern [18]

Europe		
Albania - Albanie	1	31.03.94
Austria - Autriche	1 150	31.03.94
Belarus - Bélarus	10	31.03.94
Belgium - Belgique	1 603	31.03.94
Bulgaria - Bulgarie	24	31.12.93
Croatia - Croatie	66	31.03.94
Czech Republic[b] - République tchèque[b]	48	31.03.94
Denmark - Danemark	1 411	31.03.94
Estonia - Estonie	3	31.03.94
Finland - Finlande	158	31.03.94
France	30 003	31.03.94
Germany - Allemagne	11 179	31.03.94
Greece - Grèce	916	31.03.94
Hungary - Hongrie	149	31.03.94
Iceland - Islande	31	31.12.93
Ireland - Irlande	392	31.03.94
Italy - Italie	21 770	31.03.94
Latvia - Lettonie	8	31.03.94
Lithuania - Lituanie	5	31.12.93
Luxembourg	79	31.03.94
Malta - Malte	29	30.09.93
Monaco	24	30.09.93
Netherlands - Pays-Bas	3 055	31.03.94
Norway - Norvège	375	31.03.94
Poland - Pologne	201	31.03.94
Portugal	1 811	31.03.94
Republic of Moldova - République de Moldova	4	31.03.94
Romania - Roumanie	2 736	31.03.94
Russian Federation - Fédération de Russie	136	31.03.94
San Marino - Saint-Marin	1	30.09.92
Slovak Republic[b] - République slovaque[b]	7	31.03.94
Slovenia - Slovénie	32	31.03.94
Spain - Espagne	24 202	31.03.94
Sweden - Suéde	1 001	31.03.94
Switzerland - Suisse	3 662	31.03.94
Ukraine	27	31.03.94
United Kingdom - Royaume-Uni	9 025	31.03.94
Yugoslavia[c] - Yougoslavie[c]	334	31.03.94
Total	115 668	

Am ENAADS (European nonaggregate AIDS data set) beteiligen sich 22 Lander.

In dieser Datenbank sind bis zum 30.9.1991 insgesamt 58 693 gemeldete Aids-Fälle gespeichert, das sind 97% aller in Europa gemeldeten Fälle. Der Anteil der Frauen mit Aids variiert abhängig vom Land zwischen 0% und 46,4%. Die höchsten Zahlen von Aids-kranken Frauen sind in drei romanischen Ländern gemeldet: Frankreich, Italien, Spanien.

Besonders hoch (nämlich > 40%) ist die Rate der Frauen in Rumänien und der (ehemaligen) Sowjetunion, mehr als 40% von ihnen gehören zu den Übertragungsgruppen „Transfusionsempfänger"

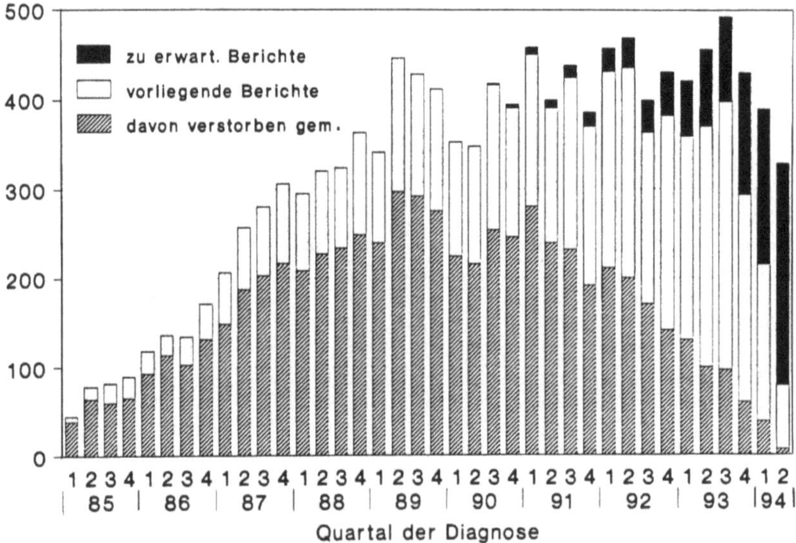

Abb. 2.63. Aids in der BRD (Stand: 30. 6. 1994). Bereits gemeldete Aids-Fälle mit Anteil der als verstorben gemeldeten Fälle sowie auf der Basis des bisher beobachteten Meldeverzuges noch zu erwartenden Meldungen nach Quartal der Diagnose [2]

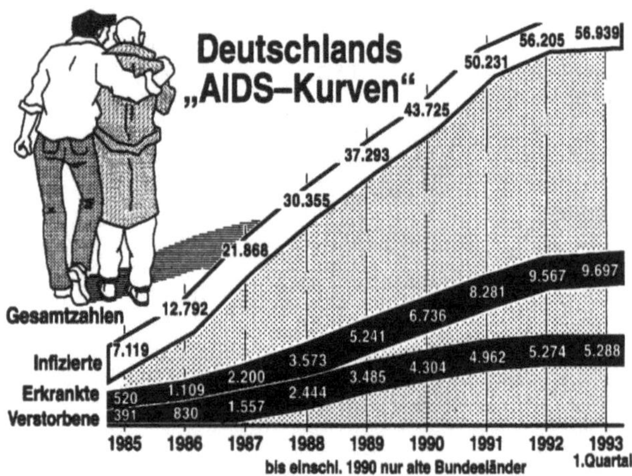

Abb. 2.64. Die Entwicklung der HIV-Infektion in der BRD [BGA 1993]

oder „unbekannt". Abgesehen von diesen beiden Ländern ist der Anteil am höchsten in Ländern mit einem hohen Prozentsatz von Fällen, bei denen „heterosexueller Kontakt" (Belgien) oder „i.v. Drogengebrauch" (Italien, Spanien) als Übertragungsweg angegeben wurde.

Unter den Erwachsenen ist

„der Anteil der Frauen von 9,4% im Jahre 1985 auf 14,5% im Jahre 1990 angestiegen. Zum Vergleich: In den USA ist der Anteil von Frauen an Aids-Fällen im selben Zeitraum von 6,6% auf 11,5% angewachsen".

Tabelle 2.37. *Aids in der Bundesrepublik Deutschland* (Stand: 30.6.94). Verteilung der gemeldeten Aids-Fälle und kumulierte Inzidenzen pro Mio Einw. nach Bundesländern bzw. ausgewählten Großräumen und aufgeführten Zeiträumen der Registrierung [2]

Bundesländer/ Großräume	Einwohner (in Mio.)	Gesamt Anzahl	Kum. Inzidenz
Sachsen-Anhalt	2 89	5	1 73
Sachsen	4 80	9	1.88
Brandenburg	2.59	7	2 70
Thürıngen	2 63	9	3.42
Mecklenbg.-Vorpommern	1.93	12	6 22
Berlin (Ost)	1 29	59	45 74
Bayern (ohne M)	10 18	585	57.47
Niedersachsen	7.37	583	79 10
Baden-Wurttemberg	9 79	811	82.84
Rheinland-Pfalz	3 75	326	86 93
Schleswig-Holstein	2 62	237	90 46
NRW (ohne K/D)	15 37	1434	93.30
Saarland	1 07	112	104 67
Hessen (ohne F)	4 99	586	117.43
Bremen	0 68	159	233.82
Koln (K)	1 22	608	498 36
Düsseldorf (D)	0.72	444	616.67
Hamburg	1 65	1062	643.64
München (M)	1 23	1291	1049 59
Berlin (West)	2 17	2293	1056 68
Frankfurt/Main (F)	0.76	865	1138 16
Gesamt	79 70	11497	144.25

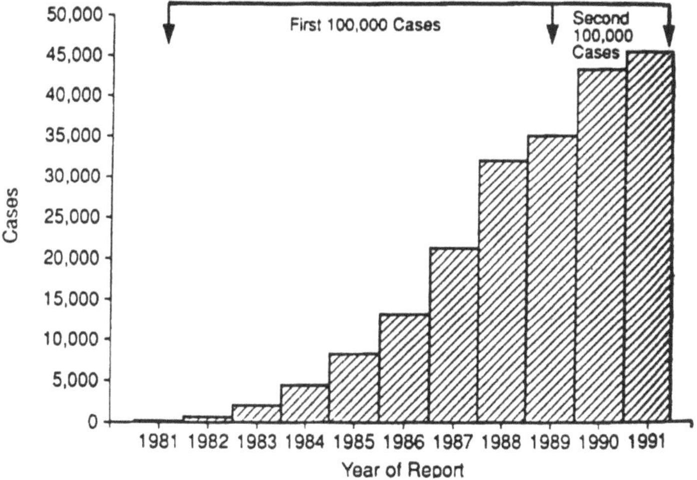

Abb. 2.65. Aids-Fälle in den USA 1981–1991. [Aus AIDS 1 (1992)]

Tabelle 2.38a. Verteilung der Aids-Fälle nach Jahr der Diagnose und Geschlecht in der BRD. [4]

Jahr der Diagnose	Geschlecht Männlich	Weiblich	Gesamt
vor 88	1992	140	2132
	93.4%	6.6%	100%
1988	1223	106	1329
	92.0%	8.0%	100%
1989	1521	131	1652
	92.1%	7.9%	100%
1990	1356	149	1505
	90.1%	9.9%	100%
1991	1464	162	1626
	90.0%	10.0%	100%
1992	1358	184	1542
	88.1%	11.9%	100%
1993	944	128	1072
	88.1%	11.9%	100%
Gesamt	9858	1000	10858
	90.8%	9.2%	100%

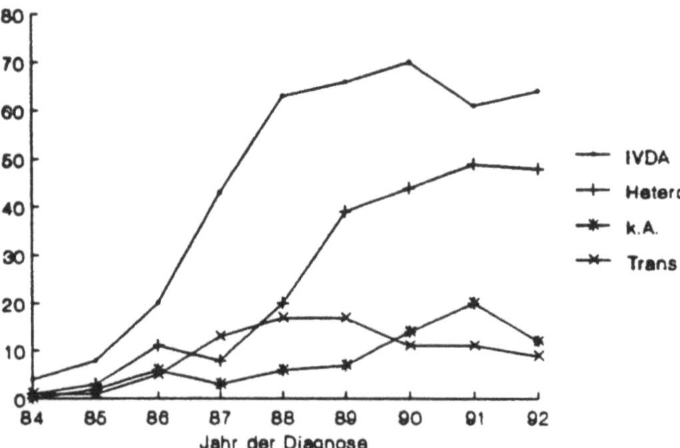

Abb. 2.66. Entwicklung der Aids-Fälle bei Frauen in der BRD nach Infektionsrisiko und Jahr der Diagnose. [Aus Aids 12 (1992)] (*IVDA* i.v.-Drogenabhängige, *Hetero* heterosexuelle Kontakte, *k.A.* keine Angaben, *Trans* Empfänger von Bluttransfusionen)

Tabelle 2.38b. In Deutschland wurden bis zum 30.6.1992 insgesamt 8463 Aids-Fälle registriert [Aids 3 (1992) 23]

	Gesamt	Weiblich	Todesfälle
Baden-Württemberg	604	100	299
Bayern (ohne M[a])	386	48	202
M	1055	61	509
Berlin	1804	94	815
Brandenburg	4	0	3
Bremen	143	18	61
Hamburg	745	35	410
Hessen (ohne F)	354	40	195
F	687	56	433
Mecklenburg-Vorpommern	4	0	4
Niedersachsen	389	44	237
Nordrhein-Westfalen (ohne D/K)	968	109	428
D/K	874	56	480
Rheinland-Pfalz	210	19	106
Saarland	77	10	49
Sachsen	4	0	3
Sachsen-Anhalt	2	0	2
Schleswig-Holstein	147	9	50
Thüringen	6	3	4
	8463	702	4290

[a] Die Großraume Munchen (M), Frankfurt (F) und Dusseldorf/Koln (D/K) sind getrennt von den jeweiligen Bundesländern aufgeführt

Die Prozentzahlen für die BRD geben die Tabellen 2.38a, b an.

Die Zahl der im Jahr 1992 insgesamt diagnostizierten HIV-Infektionen liegt auf dem Niveau der letzten 3 Jahre. Deutlich aber ist die Zunahme bei Frauen (Abb. 2.66).

Maternofetale Transmission

Häufig sind infizierte Frauen neben dem Problem der eigenen Infektion mit dem Problem einer Schwangerschaft konfrontiert. Je mehr Frauen sich infizieren, desto mehr droht die Zahl der durch sie infizierten Babys zu einem ernsten weltweiten Problem zu werden.

Vermutungen, daß eine Schwangerschaft den Krankheitsverlauf beschleunigt, haben sich nicht bestätigt.

Die Transmissionsrate Mutter-Fetus liegt in Europa bei 15%, in Afrika bei 30–35%. Die Infektionsrate steigt bei fortgeschrittenem klinischem und immunologischem Status der Mutter, bei p24-Antigenämie, bei vorzeitiger Geburt und durch Stillen [17].

Prä- oder perinatale Aids-Infektion

In den USA hat sich die Rate der an Aids erkrankten Frauen von 6% (1982) auf 12% (1991) erhöht. In den Großstädten des Nordostens der USA wurde sogar eine

Zunahme auf etwa 18% registriert. In New York City weisen *Neugeborene* von sehr jungen Müttern (Teenagern) schwarzer Hautfarbe oder lateinamerikanischer Herkunft eine Infektionsrate von fast 1% auf (Center for Disease Control-CDC). Die Zahl der an Aids erkrankten Kinder, die prä- oder perinatal infiziert wurden, beträgt 0,62% [1: AIDS 7/91].

Zu welchem Zeitpunkt eine HIV-positive Schwangere – wenn überhaupt – ihr Kind infiziert, läßt sich bislang nicht sicher feststellen. Da nur wenige Kinder bereits bei der Geburt Symptome einer HIV-Infektion aufweisen, ist anzunehmen, daß eine Virusübertragung in einem späten Stadium der Schwangerschaft oder während der Geburt eher die Regel als die Ausnahme darstellt.

Eine amerikanische Arbeitsgruppe untersuchte in einer multizentrischen Studie den *HIV-Status von Zwillingen, die von HIV-positiven Frauen geboren worden waren* [8]. Dabei wurde besonders darauf geachtet, welches Kind zuerst zur Welt kam und ob die Kinder vaginal oder per Sectio caesarea entbunden wurden. Insgesamt handelte es sich um 100 Zwillingspaare und eine Drillingsgruppe (78 aus den USA, 6 aus Frankreich, 4 aus dem Kongo, 4 aus Großbritannien, 3 aus Italien, 3 aus Spanien sowie jeweils eine aus Australien, Puerto Rico und der Schweiz). Zur Endauswertung der Studie kamen, da bei einer Anzahl von Zwillingspaaren nur unvollständige Daten vorlagen, schließlich 66 Paare.

Dabei ergab sich, daß das Infektionsrisiko für den erstgeborenen Zwilling erheblich höher lag als für den zweitgeborenen. So waren 50 bzw. 38% der erstgeborenen Zwillinge, die vaginal bzw. per Sectio entbunden worden waren, HIV-infiziert, aber nur 19% der zweitgeborenen; bei letzteren war die Entbindungsmethode ohne Einfluß auf die Infektionsrate.

Die Autoren schließen aus den Ergebnissen ihrer Studie, daß zwar einige Kinder vor der Geburt in utero infiziert werden könnten, die häufigste Art der Übertragung jedoch perinatal erfolgt – offensichtlich beim Passieren des Geburtskanals. Dabei ist das Erstgeborene HIV-haltigen Sekreten vermutlich stärker exponiert [8].

Eine Reinigung des Geburtskanals bzw. ein Kaiserschnitt vor dem Blasensprung könnte theoretisch das Risiko der HIV-Übertragung reduzieren. Eine Sectio kann aber nicht als vollständig sichere Präventionsmaßnahme gelten, da ein beachtlicher Teil der so geborener Kinder auch HIV-infiziert war (1: AIDS 5–6/91;8).

Außerdem sollen die Geburtseinleitung und das Amnioninfektionssyndrom als vergrößerte Risiken für eine HIV-Transmission angesehen werden.

Wegen der Anzeichen dafür, daß ein großer Teil der Infektionen in der Spätschwangerschaft und bei der Entbindung stattfindet, sollten Vaginalspülung, passive und aktive Immunisierung und antiretrovirale Therapie angestrebt werden.

Vor allem lange und ereignisreiche Entbindungen scheinen die vertikale Transmissionsrate zu erhöhen. Bei einer Sectio caesarea entspricht die Infektionsrate der Neugeborenen der Infektionsrate bei problemloser Spontangeburt. Eine antimikrobielle Therapie (Ceftriaxon) während der Schwangerschaft könnte das Geburtsgewicht erhöhen und das Auftreten der postpartalen Endometritis und der Ophthalmia neonatorum verringern.

Mütter und Kinder mit HIV-Infektion und Erkrankung

Je nachdem, ob die Mutter, das Kind oder beide erkrankt sind, stellt die Versorgung nicht nur therapeutische, sondern auch soziale Probleme. Im Februar 1988 wurde im Childmay Hospital (London) Europas erstes spezielles Hospiz für Aidskranke eröffnet.

Die durch maternofetale Transmission infizierten Kinder lassen sich entsprechend ihrer Überlebenszeit in 2 Gruppen einteilen: eine kleinere Gruppe mit geringer Überlebenszeit (Mittel: 5 Monate) und eine größere Gruppe mit langer Überlebenszeit (Mittel: 69 Monate). Spekulationen werden laut, die Unterschiede könnten vom unterschiedlichen Zeitpunkt der Infektion kommen: frühe Infektion = kurzer Verlauf, späte Infektion (am Ende der Schwangerschaft oder bei der Geburt) = langer Verlauf [17].

Aus vielerlei Gründen muß einer HIV-infizierten Frau nach einer aktuellen Analyse von Koch et al. [11] von einer Schwangerschaft abgeraten werden:

> Bis zu einem Drittel der von infizierten Muttern geborenen Kinder ist selber infiziert, und die Halfte der infizierten Mütter erkrankt in den ersten zehn Jahren nach der HIV-Infektion an AIDS. In den Mutterschafts-Richtlinien wird daher die Durchführung eines HIV-Antikörpertestes als Teil der Vorsorge dringend angeraten.
>
> Typische Indikationen für die Durchführung eines HIV-Antikörpertestes in der Schwangerschaft oder bei Kinderwunsch sind zum einen der i.v. Drogengebrauch durch die Schwangere – auch wenn dieser längere Zeit zurückliegt – und zum anderen eine bekannte HIV-Infektion oder ein bekanntes Risiko fur eine HIV-Infektion der Partner.
>
> Nur eine eingehende und gezielte Befragung der Schwangeren nach moglichen Infektionsrisiken – einschließlich Infektionsrisiken des Partners – erlaubt es, gegebenenfalls auf einen HIV-Test im Rahmen der Schwangerenvorsorgeuntersuchungen zu verzichten. Im Zweifelsfall sollte immer ein HIV-Test angeraten werden. Bei der relativen Seltenheit der HIV-Infektion bei Schwangeren mag manchem Arzt aus seiner individuellen Erfahrung („Der Test ist doch immer negativ!") der HIV-Test als Teil der Schwangerenvorsorgeuntersuchung überflüssig erscheinen. Andere Ärzte haben Scheu, daß ihre Fragen die Intimsphare ihrer Patientinnen verletzen könnten. Wegen der schwerwiegenden Konsequenzen, die eine unerkannte HIV-Infektion insbesondere bei einer Schwangeren hat, sollten aber mögliche Bedenken zurückgestellt und eine sorgfältige Anamnese erfragt werden. In Anbetracht der großen Anstrengungen, die unternommen werden, um HIV-positive Blutspender zu entdecken, wäre es völlig unverständlich, wenn wir uns nicht ähnlich intensiv bemühten, HIV-Infektionen bei Schwangeren – besser noch: bereits vor einer Schwangerschaft – zu diagnostizieren.

Zusammenfassung

Aids bedroht weltweit zunehmend auch das weibliche Geschlecht. Da besonders bei der Frau die Infektion im jugendlichen bzw. im gebärfähigen Alter erfolgt, wird das Risiko für die Schwangere, den Feten und das Neugeborene bedrohlich ansteigen. Die *Schwangerenvorsorge* muß bei dem heutigen Flugtourismus, bei der kontinenteübergreifenden Durchmischung von Bevölkerungsgruppen, auch beim Fortfall der Grenzen in Europa gezielt und erfahren vor allem auf diese Risikogruppe achten.

AIDS-Informationsdienste

Bundesgesundheitsamt Berlin. AIDS-Zentrum. Sammeladresse: 10785 Berlin 33, Postfach 33 00 13. Tel.-Sammel-Nr. 030-2500940.
Berichte über aktuelle epidemiologische Fragen (AZ-Hefte).

Viral Epidemiology Section.
National Cancer Institute, Rockville, Maryland,
Correspondence to Dr James J. Goedert, 6130 Executive Blvd, Suite 434, Rockville, Maryland 20852, USA.

Centers for Disease Control and Prevention (CDC): HIV/AIDS Surveillance, Year-End Edition.
Leads From the Morbidity and Mortality Weekly Report.
Atlanta, Ga/USA

Literatur

1. AIDS. Information für Klinik und Praxis über HIV und andere Retroviren. Vieweg, Braunschweig. 1. Jahrgang 1988, 6, Jahrgang 1993
2. *AIDS/HIV Quartalsbericht II* (1994) 114. Bericht des AIDS-Zentrums im Robert-Koch-Institut über aktuelle epidemiologische Daten. Reichpietschufer 74–76, 10785 Berlin
3. AIDS-Zentrum im Bundesgesundheitsamt, (1993). Bericht zur epidemiologischen Situation in der Bundesrepublick Deutschland zum 31.12.1993 (Herausgegeben von Osamah Hamouda). Berlin
4. AIDS-Zentrum im Bundesgesundheitsamt, Berlin. AZ-Hefte 20/1994
5. Eimeren van W, Beckmann M, Wolter C (1993) Anonymes Unverknüpftes Testen (AUT). Dt Ärztebl 90. A-346–254 (Heft 6)
6. Ellerbrock TV, Bush TJ, Chamberland MW et al. (1991) Epidemiology of Women with AIDS in the United States, 1981 through 1990 - A Comparison with Heterosexual Men with AIDS. JAMA 265: 2971–2975
7. European Collaborative Study (1991) Children born with HIV-1 infection: natural history and risk of transmission. Lancet 337: 253–260
8. Goeder JJ, Duliége A-M, Amos Chl, Felton S, Biggar RG (1991) And the international registry of HIV-exposed twins: High risk of HIV-1 infection for first-born twins. Lancet 338: 1471–75
9. Gwinn M, Pappaioanou M, George JR et al. (1991). Prevalence of HIV infection in childbearing women in the United States: surveillance using newborn blood samples. JAMA 265: 1704–1708
10. Johnson MA, Johnstone FD (1993) HIV Infection in women. Churchill Livingstone, London
11. Koch A, Mönch E, Pauli G, Schäfer APA, Schwartländer B, Willers H (1993) Unerkannte HIV-Infektionen zum Zeitpunkt der Entbindung. Deutsches Ärzteblatt 90: $A_1$2861–2862 (Heft 43)
12. L'Age-Stehr J, Helm EB (1994) AIDS und die Vorstadien. Ein Leitfaden für Praxis und Klinik. Springer, Berlin Heidelberg New York Tokyo
13. Merson MH (1993) Slowing of HIV: Agenda for the 1990s. Science 260: 1266–1268
14. Richtlinien des Bundesausschusses der Ärzte und Krankenkassen über die ärztliche Betreuung während der Schwangerschaft und nach der Entbindung (Mutterschafts-Richtlinien) in der Fassung vom 17. Juni 1992
15. Spektrum der Wissenschaft, Sonderdruck 2/1987. Spektrum der Wissenschaft, Heidelberg
16. Surveillance Br, Div of HIV/AIDS, National Center for Infectious Diseases, CDC. (1992) The Secound 100 000 Cases of Acquired Immunodeficiency Syndrome-United States. MMWR 41: 28–29. JAMA, 267, no. 6
17. Weissenbacher ER, Jäckel C, Schulze K, Hepp H (1993) IX. Internationale AIDS-Konferenz. Berlin, 6.–11. Juni 1993. Frauenarzt 34/8: 949–950
18. World Health Organization (1994) Weekly Epidemiological Record, No. 26, 1 July 1994. Geneva

2.2.10 Die HIV-Infektion in der Geburtshilfe. Prävention, psychosomatische Strategien

M. Stauber, R. Kästner, M. Müller, T. Grubert, R. Lutz-Friedrich und O. Dathe

Aids ist zu einem Alptraum für viele Länder geworden. Die aktuellen Zahlen HIV-infizierter Frauen und Männer sowie die Schätzungen der Zukunftsentwicklungen weisen in der Tat in einigen Ländern schon für das Jahr 2000 auf eine große Bedrohung für den Fall hin, daß keine erfolgversprechenden präventiven oder therapeutischen Maßnahmen gefunden werden.

Bei einem Vergleich der von der WHO geschätzten Zahlen für die künftigen Entwicklungen von HIV-infizierten Frauen und Männern in den verschiedenen Kontinenten fallen große Unterschiede auf. In den folgenden Statistiken ist zu erkennen, daß vor allem Südostasien, Afrika und Südamerika eine ungünstige Entwicklung aufweisen, während Europa eher eine protrahierte Ausdehnung von HIV-Infektionen zu erwarten hat (Abb. 2.67).

Die erheblichen Unterschiede bei den aktuellen Zahlen und den Entwicklungstendenzen in den einzelnen Kontinenten dürften bedingt sein durch ein unterschiedliches Gesundheits- und Sexualverhalten, durch uneinheitliche Schwerpunkte in Aufklärung über Infektionswege, Risikogruppen und Schutzmöglichkeiten sowie über eingesetzte medizinische und psychosoziale Hilfsprogramme. Ein nicht unwichtiger Ansatzpunkt für eine effektive Prävention bietet sich in der Geburtshilfe und Gynäkologie, so daß auch hier die Chance einer günstigen Beeinflussung genutzt werden sollte.

In der Bundesrepublik Deutschland wurden sehr früh von politischer und medizinischer Seite – auch im Bereich der Frauenheilkunde – präventive Programme gegen HIV/Aids gestartet. Dabei wurde ein wichtiger Akzent auf die psychosoziale Seite der HIV-Problematik gelegt. Rückblickend auf die letzten 10 Jahre kann man feststellen, daß das Thema Aids sowohl mit Augenmaß als auch mit Weitblick angegangen wurde [5]. So ist es auch nicht verwunderlich, daß im westeuropäischen Vergleich die Statistiken in Bezug auf Aids und HIV-Infektionen eine günstige Entwicklung für Deutschland anzeigen: „Deutschland hat im internationalen Vergleich niedrige Neuinfektions- und Erkrankungsraten", lautet die neueste Feststellung [1] aus dem Aids-Zentrum des Bundesgesundheitsamtes. (Speziell gegenüber Frankreich, Spanien, der Schweiz und Italien hat die Bundesrepublik Deutschland mit „nur" 129 Aids-Kranken auf 1 Mio Einwohner eine positive Sonderstellung.)

Bezogen auf die Gynäkologie und Geburtshilfe wurden die ersten klinischen Erfahrungen 1985 mitgeteilt [2, 3]. Aufgrund der Erfahrungen der 1. Sreening-

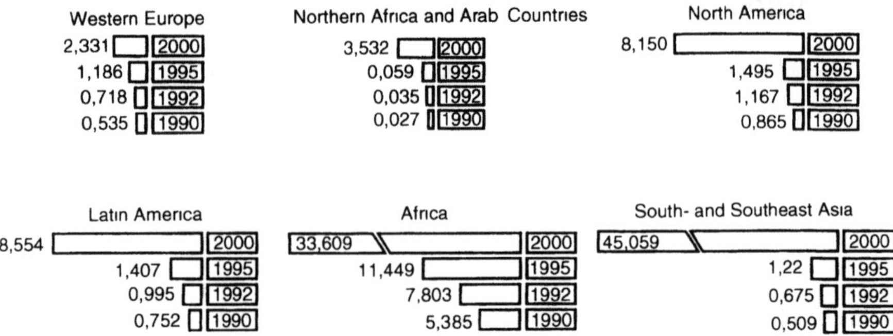

Abb. 2.67. HIV-Infection: Situation in the year 2000?

untersuchung auf HIV-Infektionen bei schwangeren Frauen an der Universitätsfrauenklinik Berlin-Charlottenburg [4] wurde speziell für das Vorsorgeprogramm in der Geburtshilfe eine Routinetestung nach ausführlicher Aufklärung jeder Schwangeren vorgeschlagen. Die Deutsche Gesellschaft für Gynäkologie und Geburtshilfe hat auch bereits 1987 Empfehlungen herausgegeben, die eine wichtige präventive Funktion hatten. Diese Empfehlungen waren:

1. Empfehlung einer HIV-Testung zu Beginn einer Schwangerschaft (nach Aufklärung im Konsens mit der Patientin).
2. Ein Schwangerschaftsabbruch bei HIV-AK-positivem Befund sollte aus medizinischer Indikation nach Aufklärung und Wunsch der Patientin ermöglicht werden.
3. Eine vertikale Transmission ist sowohl für die präpartale als auch für die peri- und die postpartale Zeit zu berücksichtigen.

Besonders hervorzuheben sind die vom Bundesgesundheitsministerium initiierten wissenschaftlichen Projekte „Frauen und Aids“ sowie „Kinder und Aids“, die jeweils einen wichtigen psychosozialen Akzent setzten.

Die Arbeitsgruppe HIV an der 1. Universitätsfrauenklinik in München, die an dieser Studie beteiligt war, hat ihre Empfehlungen zu einer psychosomatisch orientierten Betreuung der gynäkologischen und geburtshilflichen Patientinnen schon frühzeitig zusammengestellt und auch international diskutiert [6]. Eine aktualisierte Zusammenstellung dieser auf internationalen Kongressen vorgetragenen Empfehlungen soll hier wiedergegeben werden:

1. Approaches in the outpatient department:
   - patients with actual risk factors
   - counselling in contraceptive strategies
   - counselling in sexual behaviour
   - assistance in fertility questions
   - dealing with rape victims

2. Approaches in prenatal care:
   - HIV screening after informed consent
   - repeated HIV testing for high-risk patients (IVDA)
   - in case of positive results of HIV test:
     long-term support and maintenance
     problems: maternal immunosuppression
     vertical transmission
     disease progression
     abortion vs. delivery
   - immunological screening throughout the course of the pregnancy (cytological screening and HPV diagnosis)
   - interdisciplinary cooperation (medical, pediatric, psychological)
3. Perinatal assistance:
   - delivery in a specialized unit
   - early determination of the mode of delivery (caesarian section not mandatory)
   - avoidance of infection/reinfection of the newborn
   - protective measures for assisting personnel:
     no oral suction, protective glasses, disposable materials
   - in case of injury: documentation, HIV test,
     prophylactic Zidovudine treatment (2 weeks), repeated HIV testing
   - psychosomatic concomitant support
4. Postnatal care:
   - no breast feeding
   - pediatric examination
   - prevention of postnatal transmission (safe disposal of infective body secretions)
   - recommendation of rooming-in
   - psychosomatic support

Obwohl in Deutschland die Risikogruppen der Homosexuellen und der i.v.-Drogenabhängigen den Großteil der HIV-Infizierten ausmachen, so gewinnt doch zunehmend das heterosexuelle Übertragungsrisiko an Bedeutung. Der Anteil an Frauen erhöhte sich in den letzten 5 Jahren hierdurch deutlich. Es hat sich aber gleichzeitig gezeigt, daß sowohl die Aufklärungskampagnen als auch die psychosozialen Programme in der Geburtshilfe und Gynäkologie eine Verlangsamung der Ausbreitung von HIV-Infektionen gebracht haben. Gleichzeitig gelang es durch die Bildung von Schwerpunktkliniken, die dieser Patientinnengruppe die erforderliche psychosomatische Begleitbetreuung anbieten können, einen vertieften Einblick in die Verbarbeitungsprobleme zu erhalten.

Literatur

1. Lange C (1994) Aids - eine Forschungsbilanz, in den Nachrichten aus Forschung und Wissenschaft. AIDS-Zentrum des Bundesgesundheisamtes 1
2. Stauber M, Schäfer A, Löwenthal D, Blankau A, Baierl H, Weingart B, Kentenich H (1985) Erste Erfahrungen mit dem AIDS-Problem bei schwangeren Frauen. Vortrag auf dem 12. Deutschen Kongreß für Perinatale Medizin, Berlin
3. Stauber M, Schäfer A, Löwenthal D, Weingart B (1986) Das AIDS-Problem bei schwangeren Frauen - eine Herausforderung für den Geburtshelfer. Geburtshilfe Frauenheilkde 46: 201-205
4. Stauber M, Schäfer A, Grosch-Wörner I (1987) Zur Frage eines Screenings auf HIV-Antikörper in der Schwangerschaft. Geburtshilfe Frauenheilkde 47: 87-89
5. Stauber M (1992) AIDS - Inzidenzen - Prävention mit Augenmaß und Weitblick. Sexualmedizin 1 (Editorial)
6. Stauber M, Jakobs U, Hiller K, Lutz R, Grubert Th, Hahlweg B, Ulken V (1992) The impact of HIV/AIDS on women and prevention and control strategies in Germany. In: Wijma I, von Schoultz B (eds) Parthenon, New Jersey

2.3 Gestose, Mehrlinge, Nabelschnurrisiko

2.3.1 Blutgerinnung und Gestose

L. Heilmann

Hamostaseologie in der normalen Gravidität

Im Verlauf der Schwangerschaft kommt es zu einem fast generellen Anstieg der plasmatischen Gerinnungsfaktoren mit Ausnahme der Faktoren XI und XIII (Tabelle 2.39).

Die Ursachen für die Gerinnungsaktivierung liegen in den lokalen Veränderungen der Spiralarterienwand. Die zuführenden Gefäße verlieren ihr Endothel und die glatte Muskulatur, so daß ein denervierter Schlauch übrigbleibt. Die somit maximal dilatierten Gefäße sind an ihrer Innenseite mit Endothelresten und Trophoblastzellen ausgekleidet. An dieser geschädigten Oberfläche kommt es zur lokalen Aktivierung des Gerinnungssystems, der Thrombozyten und Leukozyten. Diese Vorgänge kann man an den Fibrinablagerungen in den Spiralarterien und der Plazenta ablesen. Daß es trotzdem nicht zum Auftreten okklusiver Fibrin- und Plättchenthromben kommt, liegt an den besonderen hämodynamischen und hämorheologischen Veränderungen während der normalen Gravidität.

Die Vasodilatation, das hohe Plasma- und Herz-Zeit-Volumen sowie die niedrige Viskosität des Blutes führen zu einem hyperdynamen Zustand, der einen ansteigenden Blutfluß mit niedrigem Widerstand in der plazentaren Zirkulation bedingt. Dadurch kommt es zwar zur Plättchenadhäsion, aber nicht zur Thrombenformation. Zusätzlich verhindert das freigesetzte Prostazyklin die Bildung eines Thrombozytenpfropfes durch Aggregation und Adhäsion über den von-Willebrand-Faktor an der geschädigten Endothelzelle.

Hämostaseologie beim Schwangerschaftshochdruck

Beim Schwangerschaftshochdruck beobachten wir ähnliche Veränderungen der Gerinnungsfaktoren wie in der normalen Schwangerschaft, aber erhebliche Unterschiede in der Hämodynamik und der Hämorheologie [2,4,9]. Die Patientinnen mit Schwangerschaftshochdruck sind in der plazentaren Zirkulation durch eine fehlende Umwandlung der Spiralarterien gekennzeichnet. Die hohen Schubspannungen in den Gefäßen bei allgemeiner Vasokonstriktion bewirken in den kleinen uterinen Arterien Endothelschädigungen mit Aktivierung der Gerinnungskaskade (Abb. 2.68). Gleichzeitig ist die lokale Prostazyklinbildung in dem pathologisch veränderten Gefäßabschnitt und in der Plazenta

Tabelle 2.39. Veränderungen der Gerinnungsfaktoren während der Gravidität. (Nach Bonnar 1981 [1a])

Fibrinogen	4,0–6,5g/l
Faktor II	100–125%
Faktor V	100–150%
Faktor VII	150–250%
Faktor VIII	200–500%
Faktor IX	100–150%
Faktor X	150–250%
Faktor XI	50–100%
Faktor XII	100–200%
Faktor XIII	35–75%
AT III	75–100%
Anti-Xa	75–100%

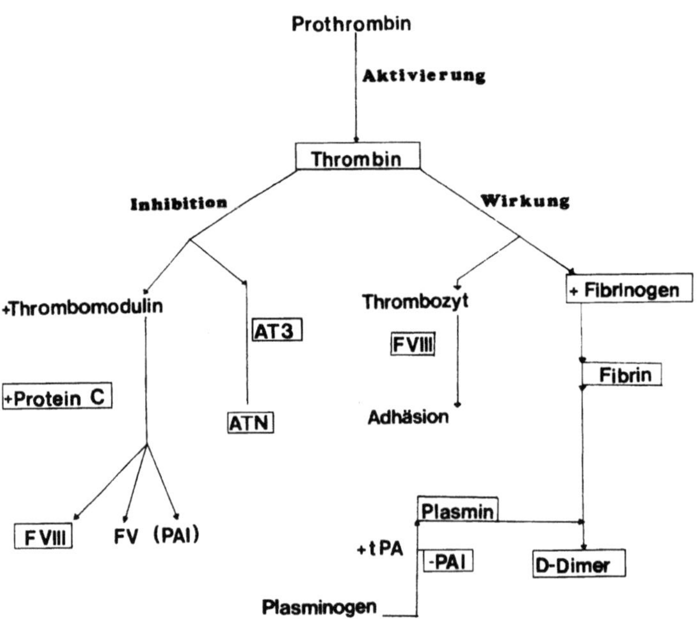

Abb. 2.68. Relevante Abschnitte der plasmatischen Gerinnung in der Schwangerschaft

reduziert [8], während die Thrombozyten aktiviert werden und vermehrt Thromboxan und 12-Hydroxyeicosatetransäure (12-HETE) freisetzen. Die Gerinnungsaktivierung beginnt mit der Umwandlung von Fibrinogen zu Fibrin, welches in dem Plättchenpfropf inkorporiert wird und bei dem Vorliegen eines fibrinolytischen Defektes ungenügend aufgelöst wird. Als laborchemische Marker finden wir ein erhöhtes D-Dimer und PAI (Plasminogen-Aktivator-Inhibitor). Der verminderte diastolische Flow in der Plazenta – verbunden mit einer Stase in den venösen

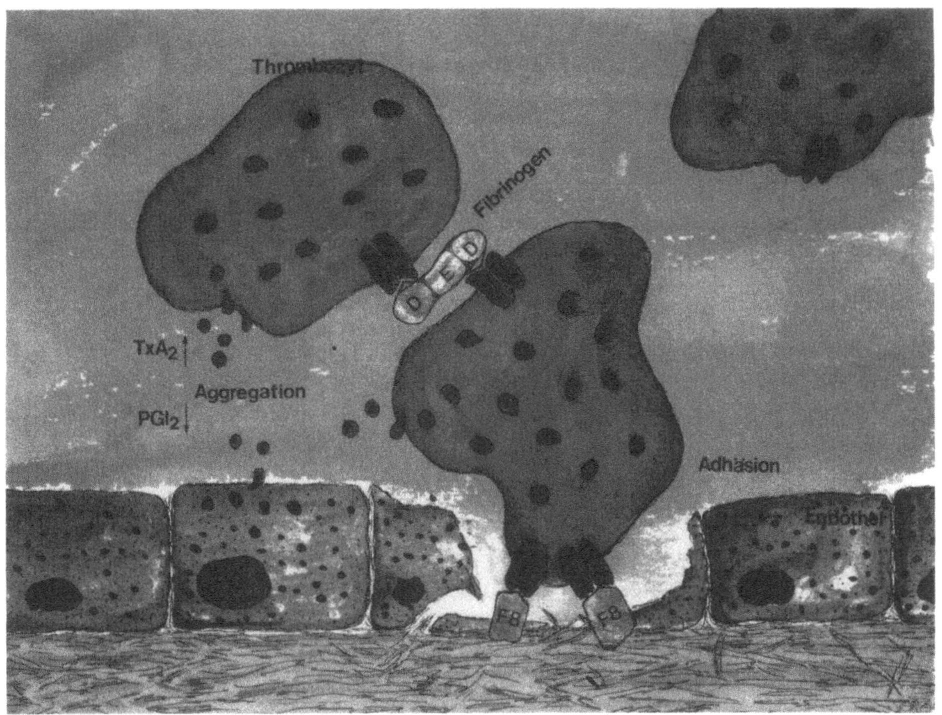

Abb. 2.69. Zusammenspiel von Gerinnungsaktivierung und rheologischen Veränderungen beim Schwangerschaftshochdruck

Gefäßen – führt zu einer Akkumulation der Gerinnungsfaktoren und zu einem verminderten Auswascheffekt und damit zur Thrombinämie. Thrombin hat wiederum multiple Angriffspunkte. Einmal fördert es die Umwandlung von Fibrinogen zu Fibrin, die Aktivierung der Faktoren V, VIII und XIII, die Aggregation der Thrombozyten und die Fibrinolyse. Weiterhin entsteht über eine Komplexbildung mit AT III ein strukturverändertes Antithrombinmolekül. Mit Hilfe eines monoklonalen Antikörpers, läßt sich das modifizierte AT III als ATN (AT III-Neoantigen) nachweisen [1]. Damit zeigt das ATN die Gerinnungsaktivierung spezifischer an als das TAT (Thrombin-Antithrombin III-Komplex) [6]. Da das geschädigte Endothel ebenfalls große Mengen an Plasminogen-Aktivator-Inhibitor freisetzt, ist das Gleichgewicht zwischen Fibrinolyse und Thrombenbildung bei den Patientinnen mit Schwangerschaftshochdruck gestört (Abb. 2.69).

Patientengut und Methodik

In einer Longitudinalstudie an 125 Schwangeren zwischen der 25. und 40. SSW mit einer Tragzeit von mehr als 37 Wochen und ohne Schwangerschaftserkrankungen wurden die nachstehenden Hämostaseparameter bestimmt (Tabelle 2.40). Als

Tabelle 2.40. Parameter, Methoden und Normalbereiche für die Gravidität

Erythr.-Aggr.-Index (–)	Rheoaggregometer	15–28
Plasmaviskosität (mPas)	Kapillarviskosimeter	1,15–1,3
Hämatokrit (%)	Mikrozentrifuge	30–38
Fibrinogen (g/dl)	Clauss (Behring, Marburg)	2,7–4,9
AT III (%)	Chromogene Substrate (Behring, Marburg)	75–100
PAI (E/ml)	Elisa (Behring, Marburg)	2–10
D-Dimer (mcg/l)	Elisa (Boehringer, Mannheim)	500–1300
Protein C (%)	Elisa (Boehringer, Mannheim)	70–100
ATN (nmol/l)	Elisa (Boehringer, Mannheim)	30–100
Faktor VIIIR:Ag (%)	Elisa (Boehringer, Mannheim)	120–300

Vergleichsgruppe dienten 63 nichtschwangere Frauen mit einer Altersverteilung zwischen 18 und 35 Jahren. Diesen Gruppen konnten 41 mit Schwangerschaftshochdruck und Proteinurie und 11 Schwangere mit einem klassischen HELLP-Syndrom gegenübergestellt werden.

Ergebnisse

In Tabelle 2.41 sind die Veränderungen der Gerinnung und Hämorheologie in Beziehung zum diastolischen Blutdruck aufgelistet.

Wenn man die Patientinnen mit unkomplizierter Schwangerschaft und Gestose miteinander vergleicht, finden sich nur bei den rheologischen Parametern und beim Protein C statistisch signifikante Unterschiede. Dagegen liegen beim HELLP-Syndrom die entscheidenden Veränderungen in der Verminderung von AT III, Protein C und Fibrinogen ($p < 0,01$) sowie im Anstieg von D-Dimer und Faktor VIII R:Ag ($p < 0,05$). Diese quantitativen Veränderungen kann man nochmals anhand der prozentualen Schwankungen diskutieren (Abb. 2.70–2.72). Beim HELLP-Syndrom ist die Fibrinogensynthese aufgrund der Leberzellschädigung vermindert. Die Proteinaseninhibitoren können nur ungenügend das anfallende Thrombin neutralisieren. Dies ist am prozentualen Anstieg des D-Dimer und ATN und am niedrigen AT III + Protein C abzulesen. Das verbleibende Fibrinogen wird sofort in Fibrin umgewandelt, wobei der erhöhte Spiegel an Plasminogen-Aktivator-Inhibitor die fibrinolytische Aktivität – am hohen D-Dimer-Gehalt abzulesen – nicht ausreichend vermindern kann. Der erhöhte Gehalt an Faktor VIII R:Ag bewirkt eine ausgeprägte Thrombozytenadhäsion am geschädigten Endothel, während die Aggregation der Blutplättchen aufgrund des erniedrigten Fibrinogenspiegels eher weniger ausgeprägt ist.

Tabelle 2.41. Plasmatische Gerinnung und Fibrinolyse in der Schwangerschaft und bei einem Kontrollkollektiv

	Hochdruck n = 41	HELLP n = 11	Norm. Grav. n = 125	Nichtschwanger n = 63
Hkt	38,1 ± 4,1*	34,1 ± 5,4	34,7 ± 3,7	41,1 ± 3,7
Visk.	1,38 ± 0,07*	1,30 ± 0,05	1,22 ± 0,08	1,31 ± 0,05
Eryaggr.	27,5 ± 2,8	24,4 ± 2,5	23,9 ± 5,5	13,9 ± 3,1
Faktor I	5,1 ± 0,8	2,5 ± 0,8	3,9 ± 0,6	3,3 ± 0,6
AT III	91 ± 16	54 ± 18*	92 ± 10	97 ± 10
D-Dimer	976 ± 440	1942 ± 560*	930 ± 449	286 ± 226
Prot.	73 ± 14*	65 ± 16*	140 ± 56	81 ± 12
ATN	58 ± 22	76 ± 20	71 ± 30	13,3 ± 8,0
Faktor	295 ± 123	342 ± 151*	187 ± 80	101 ± 26
PAI	7,5 ± 1,8	8,5 ± 1,6	6,2 ± 4,6	1,8 ± 0,8
RR diast.	95 ± 8**	96 ± 6**	78 ± 8	80 ± 8

* $p < 0{,}01$, ** $p < 0{,}05$

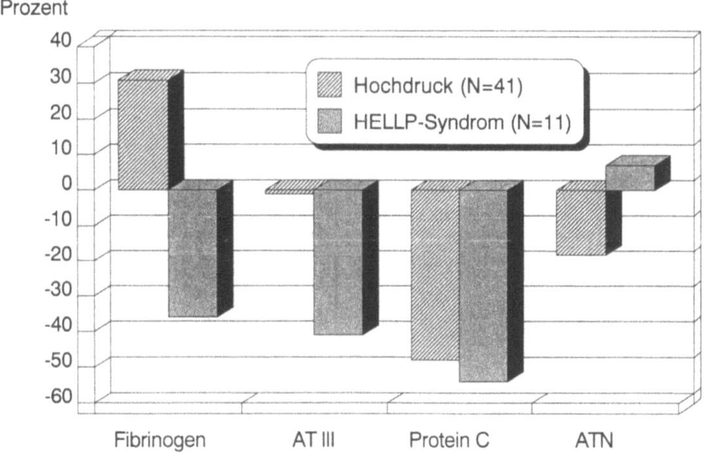

Abb. 2.70. Prozentuale Veränderungen der plasmatischen Gerinnung beim Schwangerschaftshochdruck im Vergleich zur Normalgravidität

Diskussion und Schlußfolgerung

Die Aktivierung der Blutgerinnung in der normalen Gravidität wird durch den hyperdynamen Kreislauf (Hämodilution, Vasodilatation hohes Herz-Zeit-Volumen) kompensiert. Beim Schwangerschaftshochdruck dagegen liegt hämodynamisch eine Low-Flow-Situation vor. Damit hängen das niedrige Herz-Zeit-Volumen, die Hämokonzentration, die Hyperviskosität des Blutes und die verminderte Plazentaperfusion zusammen. Erst die Kombination von Stase, verminderter Perfusion und aktivierter Gerinnung in den plazentaren Gefäßen führt

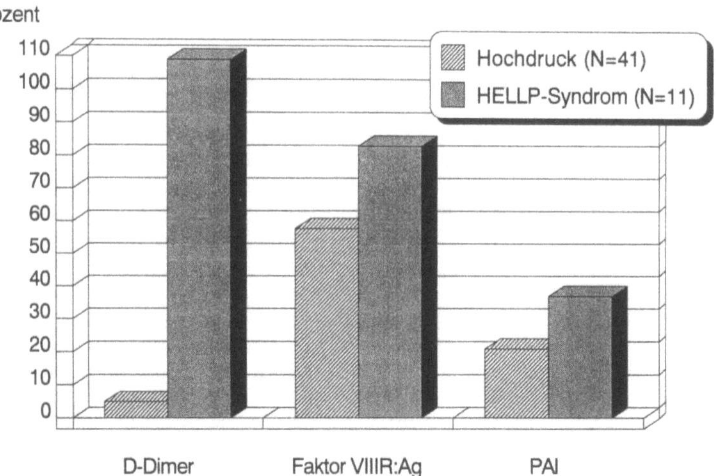

Abb. 2.71. Prozentuale Veränderungen der Fibrinolyse beim Schwangerschaftshochdruck im Vergleich zur Normalgravidität

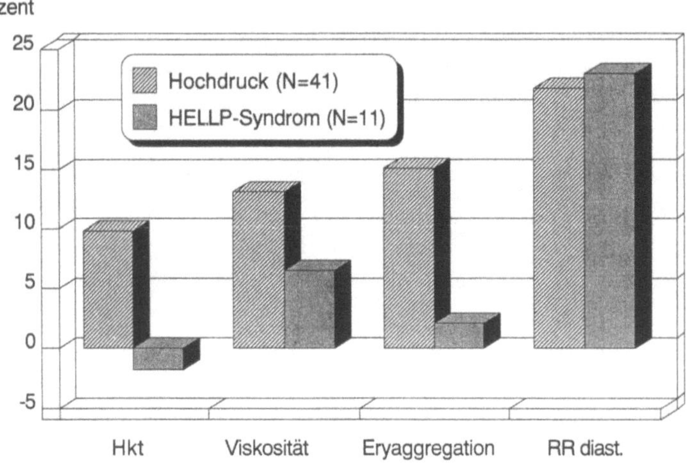

Abb. 2.72. Prozentuale Veränderungen der rheologischen Parameter beim Schwangerschaftshochdruck im Vergleich zur Normalgravidität

zur Bildung von okklusiven Fibrin-Thrombozyten-Aggregaten. Die Einzelparameter der aktivierten Gerinnung sind damit nur im Zusammenhang mit der Mikrozirkulation (Hämatokrit, Fibrinogen, Plasmaviskosität) zu betrachten. Für akute Therapieentscheidungen können sie ebenfalls nur mit Parametern einer Mikroangiopathie herangezogen werden.

Sollte die Diagnose einer Gestose oder eines HELLP-Syndroms aufgrund der Klinik und des Labors sicher sein, muß man sich als Geburtshelfer Gedanken über das optimale Geburtsmanagement machen. Beim HELLP-Syndrom ist immer noch eine rasche Geburtsbeendigung zu empfehlen [3, 5]. In dieser komplexen Situation sind noch viele im klinischen Alltag zu lösende Fragen offen, vor allem die, inwieweit Veränderungen des D-Dimer und des PAI gegensinnig oder konkordant verlaufen. Darüber hinaus sollte die Bedeutung des Protein C und S beim Schwangerschaftshochdruck ohne Leberbeteiligung untersucht werden. Weiterhin scheint der D-Dimerspiegel bei den schweren Formen der Gestose eindeutig höher zu liegen als bei den unkomplizierten Fällen [7] und damit ein Prognosefaktor zu sein.

Literatur

1. Amıraıl J (1990) Evaluatıon of ATM (Modified AT III). In: Abstractbook, Diagnostıca Stago, Thrombotic and Prethrombotic Markers, Paris
1a. Bonnar J (1981) Haemostasis and coagulation disorders in pregnancy. In: Bloom AL, Thomas DP (eds) Haemostasıs and thrombosis. Churchill Livingstone, New York
2. Heilmann L, Hojnacki B, Spanuth E (1991) Hamostase und Präeklampsie. Geburtshilfe Frauenheilkd 51: 223
3. Rath W, Loos W, Kuhn W, Graeff H (1988) Die Bedeutung der frühzeitigen Labordiagnostik für das geburtshilfliche Vorgehen bei schweren Gestosen und HELLP-Syndrom. Geburtshilfe Frauenheilkd 48: 127
4. Rath W, Wieding J U, Kuhn W (1991) Neuere Ergebnisse über hämostaseologische Veränderungen bei Gestose und HELLP Syndromen für die klinische Praxis. Geburtshilfe Frauenheilkd 51: 1741
5. Sibai BM, Tashimi MM, El-Nazar A, Amon E, Mabie BC, Ryan GM (1986) Maternal-perinatal outcome associated with the syndrome of hemolysis, elevated liver enzymes and low platelets in severe preeclampsia-eclampsia. Am J Obstet Gynecol 155: 501
6. Spanuth E, Stotzer K-E (1991) Anwendung und Bedeutung von enzymimmunologischen Methoden in der Gerinnungsdiagnostik. Hämostaseologie 11: 17
7. Trofalter KF, Howell ML, Greenbey LOS, Hage ML (1989) Use of the fibrin D-Dimer in screening for coagulation abnormalities in preeclampsia. Obstet Gynecol 75: 435
8. Walsh WS, Parisi VS (1986) The role of arachidonic acid metabolites in preeclampsia. Semin Perinatol 10: 334
9. Wersch V, JWJ, Lobachi JMH (1991) Blood coagulation and fibrinolysis during normal pregnancy. Eur J Clin Chem Clin Biochem 29: 45

2.3.2 Das HELLP-Syndrom

A. Göppinger und H. Ikenberg

Einleitung

Das gleichzeitige Auftreten von Thrombozytopenie, Anstieg der Transaminasen und Hämolyse bei präeklamptischen Patientinnen wurde erstmals 1954 von Pritchard et al. [1] ausführlich beschrieben. 1982 führte Weinstein [2] den Begriff „HELLP“ für diesen Symptomenkomplex ein.

Das HELLP-Syndrom, gekennzeichnet durch eine mechanische Hämolyse (H), erhöhte Leberwerte (EL) und niedrige Thrombozyten (LP), das im letzten Drittel einer Schwangerschaft auftritt, stellt eine besondere Form der schweren Gestose dar. Die Inzidenz wird mit 0,1–0,9% aller Geburten bzw. 8–14% aller Gestosen angegeben [3, 4].

Pathogenese

Bei der Gestose handelt es sich offenbar um eine systemische Erkrankung infolge einer fehlerhaften hämodynamischen Anpassung des mütterlichen Gefäßsystems an die Schwangerschaft.

In der Schwangerschaft steigt das intravasale Volumen um 1,5 l [5]. Erstaunlicherweise kommt es trotz dieser massiven Volumenerhöhung nicht zu einem Volumenhochdruck. Dies ist nur so erklärbar, daß morphologische und funktionelle Veränderungen die Kapazität des mütterlichen Gefäßsystems erweitern. Zu den morphologischen Veränderungen gehört das Einwandern von Trophoblasten in die Dezidua, die dort die fibromuskuläre Media und das elastische Gewebe der Spiralarterien abbauen und durch Fibrinoid und Bindegewebe ersetzen [6–8]. Die funktionellen Veränderungen bestehen in einer Reduzierung der Gefäßreagibilität gegenüber Angiotensin, bedingt durch eine in der Schwangerschaft erhöhte Prostazyklinproduktion [9–14].

Bei der Gestose hat eine fehlerhafte morphologische und funktionelle Adaptation des mütterlichen und plazentaren Gefäßsystems [15] primär einen Volumenhochdruck mit Hyperperfusion der Endorgane und sekundär Vasospasmen und einen Widerstandshochdruck zur Folge [16]. Elektronenmikroskopisch und laborchemisch lassen sich Endothelläsionen in der Plazenta und in den Endorganen [17–23] nachweisen. Diese Endothelläsionen nehmen eine zentrale Rolle in der klinischen Symptomatik der Präeklampsie ein. Proteinurie und Ödembildung lassen sich ebenso durch diese Endothelläsionen erklären wie eine bei der Präeklampsie überwiegend subklinisch ablaufende Mikroangiopathie mit Bildung von Mikrothromben und Fibrinablagerungen in den Organen mit Endstrombahnen [24–27]. Während es bei der Präeklampsie keinen klinischen Hinweis auf diese Mikroangiopathie gibt, stehen die Folgen derselben beim HELLP-Syndrom ganz im Vordergrund des klinischen Bildes.

Klinische Symptomatik

Die klassischen Symptome der Gestose – Hypertonie, Proteinurie und Ödeme – sind in manchen Fällen nicht sehr ausgeprägt. Regelmäßig klagen die Patientinnen über Schmerzen im rechten Oberbauch, begleitet von Übelkeit. Der Zusammenhang dieser Symptomatik mit der Gestose, die der peritoneale Reiz einer Leberschwellung auslöst, wird häufig nicht erkannt. Die Leberschwellung wird durch mikroskopisch nachweisbare Fibrinablagerungen in den Lebersinusoiden, die die Leberperfusion behindern, verursacht [28]. Die Leber erscheint fest, prall, sie weist häufig subkapsuläre Hämorrhagien auf, auch Leberrupturen sind möglich. Die regelmäßig erhöhten Transaminasen deuten auf einen Zelluntergang hin, der sich histologisch in Form von herdförmigen, überwiegend periportal gelegenen Leberzellnekrosen bestätigt [29]. Die mechanische Hämolyse stellt ebenfalls eine Folge der Mikroangiopathie dar [27].

Die klinischen Zeichen einer hämolytischen Anämie sind bei der Mehrzahl der Patientinnen mit HELLP-Syndrom nicht ausgeprägt. Im Blutausstrich finden sich aber in vielen Fällen Fragmentozyten oder Schistozyten sowie ein erhöhter Anteil an Retikulozyten. Weitere Laborbefunde, die auf eine Hämolyse hinweisen, sind das regelmäßig erniedrigte Haptoglobin und die erhöhte LDH. Charakteristisch für die mechanische Hämolyse ist der negative Coombs-Test [2].

Weitere Symptome, durch die das HELLP-Syndrom gekennzeichnet ist, sind charakteristische Veränderungen der Blutgerinnung.

Während beim HELLP-Syndrom in den meisten Fällen eine Thrombozytopenie unter 100 000/ml Blut vorhanden ist, liegen die plasmatischen Gerinnungswerte Quick, Fibrinogen, Thrombinzeit, PTT und Fibrinspaltprodukte im Normbereich [2].

Differentialdiagnostisch sind eine Gastroenteritis, Lebererkrankungen, idiopathische Thrombozytopenien und andere mikroangiopathisch-hämolytische Anämien wie das hämolytisch urämische Syndrom und die thrombotisch-thrombozytopenische Purpura abzugrenzen.

Perinatale Mortalität

Die perinatale Mortalität beim HELLP-Syndrom wird in der Literatur mit 7–60% angegeben, sie liegt im Mittel bei 24% [30]. Intrauterin besteht die Gefährdung der Kinder in der Asphyxie infolge Plazentainsuffizienz, post partum ist vor allem ihre Unreife problematisch. Das mittlere Gestationsalter beträgt nur 33 Schwangerschaftswochen [3]. Hinzu kommt, daß mehr als die Hälfte der Kinder dystroph sind und bei der Geburt mit dem Gewicht unter der 25%-Perzentile liegen.

Klinischer Verlauf

Im Hinblick auf die Pathogenese der Erkrankung ist mit einer dauerhaften Besserung des Krankheitsbildes durch eine medikamentöse Therapie nicht zu rechnen. Viel wahrscheinlicher ist seine Verschlechterung mit bedrohlicher Zunahme der Thrombozytopenie und einer sekundär auftretenden Verbrauchskoagulopathie (38%).

Neben den bekannten Komplikationen der Präeklampsie, wie Abruptio placentae (20%), akutes Nierenversagen (8%), Lungenödem (20%) und intrauterine Asphyxie, sind es beim HELLP-Syndrom vor allem Hirnblutungen oder subkapsuläre Leberblutungen, die zu einer ernsten Gefährdung der Mutter führen können. Schwangerschaften mit HELLP-Syndrom haben somit ein erhöhtes kindliches (24%) und mütterliches Mortalitätsrisiko (3%) [30]. Die Sectiorate beträgt 63% [31]. Nach der Entbindung bessert sich das Krankheitsbild meist ohne weitere Therapie innerhalb von 4 Tagen [32]. Das Wiederholungsrisiko wird von Sibai [31] mit 2,6% angegeben.

Literatur

1. Pritchard JA, Weismann R, Ratnoff OD et al. (1954) Intravascular hemolysis, thrombocytopenia and other hematologic abnormalities associated with severe preeclampsia. N Engl J Med 250: 89–92
2. Weinstein L (1982) Syndrome of hemolysis, elevated liver enzymes and low platelet count: A severe consequence of hypertension in pregnancy. Am J Obstet Gynecol 142: 159–167
3. Mac Kenna J, Dover NL, Brame RG (1983) Preeclampsia associated with hemolysis, elevated liver enzymes and low platelets an obstetric emergency? Obstet Gynecol 62: 751–754
4. Van Dam PA, Renier M, Baekelandt M, Buytaert P, Uyttenbroeck F (1989) Disseminated intravascular coagulation and the syndrome of hemolysis, elevated liver enzymes and low platelets in severe preeclampsia. Obstet Gynecol 73: 97–102
5. Käser O, Friedberg V, Ober G, Thomsen K, Zander J (1981) Physiologische Veränderungen des Gesamtorganismus. In: Friedberg V (Hrsg) Gynäkologie und Geburtshilfe, 2. Aufl, Bd II/1. Thieme, Stuttgart
6. Wang T (1989) Uterine Spiralarterien des Menschen bei Gestose, fetaler Wachstumsretardierung und Übertragung. Geburtshilfe Frauenheilkd 49: 548–552
7. Brosens I (1964) A study of the spiral arteries of the decidua basalis in normotensive and hypertensive pregnancies. Obstet Gynecol Br Commonwealth 71: 222–226
8. Brosens I, Robertson WB (1972) The role of the spiral arteries in the pathogenesis of preeclampsia. Obstet Gynecol 1: 177–191
9. Wallenburg HCS (1981) Prostaglandins and the maternal placental circulation: review and perspectives. Biol Res Pregnancy 2: 15–18
10. Goodman RT, Killam AP, Brash AR et al. (1982) Prostacyclin production during pregnancy: Comparison of production during normal pregnancy and pregnancy complicated by hypertension. Am J Obstet Gynecol 142: 817–822

11. Lewis PI, Boyland P, Friedman LA, Hensry CN, Downing I (1980) Prostacyclin in pregnancy. Br Med J 280: 559
12. Bönner G, Rahn KH (1988) Prostazykline und Hypertonie. Springer, Berlin Heidelberg New York Tokyo
13. Gant NF, Daley GL, Chand S et al. (1973) A study of angiotensin II pressor response throughout primigravid pregnancy. J Clin Invest 250: 2682-2689
14. Dekker GA, Makovitz JW, Wallenburg HCS (1990) Prediction of pregnancy induced hypertensive disorders by angiotensin II sensitivity and supine pressor test. Br J Obstet Gynaecol 97: 817-821
15. Wallenburg HCS (1991) ASS und Schwangerschaftshypertonie. Gynäkologe 4: 183
16. Easterling TR, Benedetti TJ (1989) Preeclampsia a hyperdynamic disease model. Am J Obstet Gynecol 160: 1447-1453
17. Constantinidis P, Robinson M (1969) Ultrastructural ınjury of arterial endothelium. II. Effects of vasoactive amines. Arch Pathol 88: 106-112
18. Mittermayer C (1984) Vascular pathology in gestosis. In: Goecke C, Kauffels W (eds) The reagibility of the vessels in normal pregnancy and EPH gestosis. Munchner Wiss Publ, Munchen, S 3
19. Musci JT, Roberts JM, Rodgers GM, Taylor RN (1988) Mitogenic activity is increased in the sera of preeclamptic women before delivery. Am J Obstet Gynecol 159: 1446-1451
20. Franke RP (1984) In vitro studies of human vascular cells in sera of gestosis patients. In: Goecke C, Kauffels W (eds) The reagibility of the vessels in normal pregnancy and EPH gestosis. Münchner Wiss Publ, München, S 45
21. Rodgers GM, Taylor RN, Roberts JM (1988) Preeclampsia is associated with a serum factor cytotoxic to human endothelial cells. Am J Obstet Gynecol 159: 908-911
22. Lockwood CJ, Peters JH (1990) Increased plasma levels of ED1 cellular fibronectin precede the clinical signs of preeclampsia. Am J Obstet Gynecol 162: 358-362
23. Granınger W, Tatra G, Pirich K et al. (1985) Low AT III and high plasma fibronectin in preeclampsıa. Eur J Obstet Gynecol Reprod Biol 19: 223-229
24. Brunner HR, Garvos H (1975) Vascular damage in hypertension. Hosp Pract 10: 97-100
25. Pritchard JA, Cunningham FG, Mason RA (1976) Coagulation changes in eclampsia: Their frequency and pathogenesis. Am J Obstet Gynecol 124: 855-864
26. Graeff H, Hugo R von, Schröck R (1984) Recent aspects of hemostasis, hematology and hemorheology in preeclampsia-eclampsia. Europ J Obstet Gynecol Reprod Biol 17: 91-102
27. Brain MC, Dacie JV, Hourihane DO'B (1962) Microangiopathic hemolytic anemia: The possible role of vascular lesions in pathogenesis. Br J Haematol 8: 358-361
28. Arias F, Mancilla-Jiminez R (1976) Hepatic fibrinogen deposits in preeclampsia. Immunofluorescent evidence. N Engl J Med 295: 578-582
29. Killam AP, Dillard SH, Patton RC, Pederson PR (1975) Pregnancy induced hypertension complicated by acute liver disease and disseminated intravascular coagulation. Am J Obstet Gynecol 123: 823-826
30. Rath W, Loos W, Kuhn W, Graeff H (1988) Die Bedeutung der frühzeitigen Labordiagnostik für das geburtshilfliche Vorgehen bei schweren Gestosen und HELLP-Syndrom. Geburtshilfe Frauenheilkd 48: 127-133
31. Sibai BM, Taslimı MM, El-Nazer A, Amon E, Mabie BC, Ryan GM (1986) Maternal perinatal outcome associated with the syndrome of hemolysis, elevated liver enzymes and low platelets in severe preeclampsia-eclampsia. Am J Obstet Gynecol 155: 501-504
32. Katz VL, Thorp JM, Rozas L, Bowes WA (1990) The natural history of thrombocytopenia associated with preeclampsia. Am J Obstet Gynecol 163: 1142-1143

2.3.3 Das Pro und Contra der neuen Hypertoniedefinition und -klassifikation der International Society for the Study of Hypertension in Pregnancy (ISSHP)

M. Schmidt, U. Retzke, H. Graf und R. Schmidt

Die Präeklampsie wird als Krankheit der Theorien bezeichnet. Nach wie vor ist ihre Ätiologie unklar. Deshalb verwundert es nicht, daß im internationalen Schrifttum mehr als 60 verschiedene Termini für Schwangerschaftserkrankungen mit dem dominierenden Symptom Hypertonus existieren. Die gebräuchlichsten Bezeichnungen sind Toxikose, Toxämie, Gestose und vaskulorenales Syndrom.

Wegen des Mangels an einem einheitlichen Standard zur Klassifikation und Definition hypertensiver Erkrankungen in der Schwangerschaft sind alle internationalen Vergleiche problematisch. Selbst nationale Multicenterstudien sind niemals zustande gekommen. Sie wären aber zwingend notwendig. Die Angaben der einzelnen Autoren über die Häufigkeit, über die Inzidenzraten der einzelnen Hypertonieformen sowie über die Prognose und Therapie sind nicht miteinander vergleichbar. Schwankungen in den Häufigkeitsangaben von 5, 2–58, 9% im Schrifttum [6] überraschen deshalb nicht.

Die in Europa und den USA am meisten gebrauchten Klassifikationen sind die symptomatische Gliederung der Organisation Gestosis [5] und die pathogenetische Gliederung des ACOG [3]. Die amerikanische Klassifikation ist für die Praxis eindeutig zu kompliziert. Die der Organisation Gestosis ist nicht ganz logisch. Das erkennt man schon daran, daß den Ödemen terminologisch der gleiche Stellenwert zukommt wie der Hypertonie oder der Proteinurie. Es wird doch heute allgemein anerkannt, daß 80% aller Schwangeren physiologisch Ödeme aufweisen.

Klassifikation hypertensiver Erkrankungen in der Schwangerschaft

Aufgrund der geschilderten unbefriedigenden Situation haben Davey u. MacGillivray [1] eine neue Klassifikation erarbeitet, die auch von der FIGO und der WHO akzeptiert worden ist. Diese Klassifikation sieht große Erkrankungsgruppen vor.

Die neue ISSHP-Klassifikation der hypertensiven/proteinurischen Erkrankungen in graviditate

A. Gestationshypertonie und/oder -proteinurie
B. Chronische Hypertonie und chronische Nierenerkrankungen
C. Unklassifizierbare Hypertonie und/oder Proteinurie
D. Eklampsie

Am interessantesten ist die Gruppe A mit der Abgrenzung von reiner Hypertonie, reiner Proteinurie und der proteinurischen Hypertonie.

A. Gestationshypertonie und/oder -proteinurie
Hypertonie und Proteinurie entwickeln sich während der Schwangerschaft (nach der 20. SSW), unter der Geburt oder im Wochenbett (innerhalb 48 h post partum):

1. Gestationshypertonie (ohne Proteinurie),
2. Gestationsproteinurie (ohne Hypertonie),
3. Präeklampsie (proteinurische Gestationshypertonie, „Gestose").

Der Terminus Gestose ist in der Originalklassifikation nicht verzeichnet. Er ist terminologisch auch unscharf, nichtssagend, andererseits aber aus unserem Sprachgebrauch nur schwer zu eliminieren. Wenn überhaupt, paßt er am besten in die Gruppe A 3. Wir empfehlen für diese Gruppe vorzugsweise die Verwendung des Begriffs Präeklampsie.

Die Klassifikationsgruppe B wird folgendermaßen untergliedert:

B. Chronische Hypertonie und chronische Nierenerkrankungen
Hypertonie und/oder Proteinurie sind bereits vor der Schwangerschaft bzw. vor der 20. SSW nachweisbar.

1. Chronische Hypertonie (ohne Proteinurie),
2. Chronische Nierenerkrankungen (Proteinurie mit oder ohne Hypertonie),
3. Chronische Hypertonie mit Propfpräeklampsie (die Proteinurie kommt nach der 20. SSW zu der vorbestehenden Hypertonie hinzu).

Definition des Hypertonus und der Proteinurie in der Schwangerschaft

Der systolische Druck entfällt für die Definition. Das ist aus kardiovaskulärer Sicht logisch, da er wesentlich mehr als der diastolische von Veränderungen des Herz-Minuten-Volumens und damit von körperlicher sowie psychischer Belastung und der Körperhaltung beeinflußt wird. Diese Tatsache können wir mit eigenen Ergebnissen bestätigen. 71 hypertensive Schwangere wurden zur Untersuchung und Beobachtung stationär aufgenommen. Innerhalb weniger Tage war bei der überwiegenden Mehrzahl der Patientinnen der systolische Blutdruck normoton. Dagegen blieb der diastolische Druck bei den meisten Frauen hyperton (Tabelle 2.42). Darüber hinaus erweitert der systolische Blutdruck keineswegs die Information und die prognostische Aussage über das „fetal outcome". Ein stabiler Parameter ist lediglich der diastolische Blutdruck. Er steht in direkter Beziehung zum peripheren Gefäßwiderstand und korreliert positiv mit der perinatalen Mortalität [2].

Die Berücksichtigung eines relativen Blutdruckanstieges, wie sie in der ACOG-Gliederung definiert ist, muß kritisch bewertet werden. Bekanntlich werden im 1. und 2. Trimenon deutlich niedrigere Druckwerte als am Gestationsende und außerhalb der Schwangerschaft gemessen [4]. Deshalb kommt es bereits physiolo-

Tabelle 2.42. Verhalten des Blutdrucks während der stationären Beobachtung

	RR blieb normoton	RR wurde hyperton
Systolischer Hypertonus (RR >= 140 mmHg)	7%	93%
Diastolischer Hypertonus (RR => 90 mmHg)	81%	19%

gisch zu einem relativen Druckanstieg bis zum Ende der Tragzeit. Der Blutdruckabfall im 1. und 2. Trimenon ist im günstigen Fall auch bei chronischer Hypertonie zu beobachten und kann sogar ausgeprägter sein als bei normotensiven Schwangeren.

Diese Feststellungen rechtfertigen es, nur den diastolischen Druck für die Definition zu berücksichtigen. Das schließt nicht aus, den systolischen Druck auch weiterhin zu messen und den relativen Blutdruckanstieg in graviditate kritisch zu verfolgen.

Nach der ISSHP-Definition besteht ein Hypertonus in der Schwangerschaft bei einem diastolischen Druck ab 90 mmHg, gemessen 2mal im Abstand von 4 h. Von schwerer Hypertonie wird gesprochen, wenn ein diastolischer Druck von ≧ 110 mmHg festgestellt wird, der auch nach 4 h zu reproduzieren ist. Werden diastolische Werte von ≧ 120 mmHg nachgewiesen, so ist dieser einmalig erhobene Meßwert für die Diagnose Hypertonie ausreichend.

Eine pathologische Proteinurie liegt vor, wenn im 24-Stunden-Urin ≧ 300 mg Protein ausgeschieden werden bzw. wenn in einer Einzelurinprobe eine Proteinkonzentration von ≧ 1 g/l nachweisbar ist, was sich nach 4 h bestätigen lassen muß. Eine signifikante Proteinurie besteht auch bei einer Albuminkonzentration in der Einzelurinprobe von ≧ 0, 3 g/l, sofern das spezifische Gewicht des Urins zwischen 1 010 und 1 030 beträgt und der pH unter 8 gemessen wird.

Technik der Blutdruckmessung in der Schwangerschaft

Grundsätzlich wird der Blutdruck im Sitzen gemessen. Bei der Erstuntersuchung wird an beiden Armen untersucht. Ist der Druck an beiden Armen identisch, werden nachfolgende Messungen am rechten Arm durchgeführt. Wenn bei erhöhten Druckwerten eine Untersuchung im Liegen notwendig wird, dann ist die Rückenlage unbedingt zu vermeiden. Diese Forderung wird mit der Gefahr eines Cava-Kompressionssyndroms begründet. In linker Seitenlage ist der Blutdruck stets am linken und in Rechtsseitenlage am rechten Arm abzugreifen. Das ergibt sich aus hydrostatischen Gesetzmäßigkeiten. Der Blutdruck wird um 10–14 mmHg falschniedriger gemessen, wenn der Meßpunkt 15–20 cm über der Herzebene liegt. Die

90-mmHg-Marke des Blutdruckapparats sollte sich in Augenhöhe befinden. Die Dekompressionsgeschwindigkeit darf nicht schneller als 2–3 mmHg/s sein. Das erstmalige Auftreten der scharfen pulssynchronen Schallphänomene, die die Phase 1 der Korotkow-Geräusche darstellen, entspricht dem systolischen Blutdruck. Als diastolischer Druckwert ist in der Schwangerschaft die Phase 4 der Korotkow-Geräusche definiert. Sie ist durch das plötzliche Leiserwerden der bisher lauten Schallphänomene charakterisiert.

Diese methodische Vorgehensweise ist aufgrund des erhöhten Herz-Minuten-Volumens bei gleichzeitig reduziertem peripheren Gefäßwiderstand in der Gravidität notwendig. Im Extremfall kann man noch bei abgelassenem Manschettendruck Korotkow-Geräusche hören. Bei Berücksichtigung der Phase 5 der Korotkow-Geräusche, wie das außerhalb der Schwangerschaft üblich ist, würden folglich falsch-niedrige diastolische Werte ermittelt werden.

Zusammenfassung

Das Pro der neuen ISSHP-Klassifikation überwiegt vor allem für die Belange der Praxis. Sie ist wesentlich besser praktikabel als die ACOG-Klassifikation und somit der „EPH"-Klassifikation theoretisch und praktisch überlegen. Die Definition der Hypertonie ist aus kardiovaskulärer Sicht logisch, wobei die emotional („Streß") bedingte systolische Hypertonie unberücksichtigt bleibt.

Das Contra betrifft einerseits die reine Proteinurie ohne Hypertonie. Diese Einordnung der reinen Proteinurie in die große Gruppe „Hypertensive Erkrankungen in der Schwangerschaft" erscheint uns unlogisch. Die Inauguratoren wollten damit aber den besonderen Stellenwert der Proteinurie unterstreichen. Andererseits betrifft das Contra die Verschlechterung des Hypertonus bei Patientinnen mit chronischer Hypertonie. Hierfür gibt es in der neuen Klassifikation der ISSHP keine Diagnose.

Trotz dieser Monita halten wir die neue Klassifikation der ISSHP für einen tragfähigen Kompromiß, der vor allem dazu dienen soll, nationale und internationale Vergleiche zu ermöglichen.

Literatur

1. Davey DA, MacGillivray I (1988) The classification and definition of the hypertensive disorders of pregnancy. Am J Obstet Gynecol 158: 892–898
2. Friedman EA (1976) Blood pressure, oedema and proteinuria in pregnancy. Elsevier, Amsterdam
3. Hughes EC (ed) (1972) Obstetric-gynecologic terminology. Davis, Philadelphia
4. MacGillivray I, Rose GA, Rowe B (1969) Bloodpressure survey in pregnancy. Clin Sci 37: 395 - 407
5. Rippmann ET (1970) Die Spätgestose (EPH Gestose). Schwabe, Basel
6. Retzke U, Kaulhausen H (1991) Die Hypertonie in der Schwangerschaft. Speculum 9: 8 - 15

2.3.4 Das Risiko der Mehrlingsschwangerschaft

H.J. Prömpeler, L. Quaas und H.G. Hillemanns

Einleitung

Mehrlingsschwangerschaften sind entsprechend der Anzahl der Feten im Vergleich zu Einlingen durch typische Komplikationen wie vorzeitige Wehentätigkeit, Zervixinsuffizienz, Plazentainsuffizenz, EPH-Gestose und Fehlbildungen, die zur Fehlgeburt, zur intrauterinen Wachstumsretardierung (IUGR) und zum intrauterinen Fruchttod (IUFT) führen können, mit einer hohen Abortrate, hohen intrauterinen Gefährdung, sowie hohen perinatalen Mortalität und Morbidität belastet [2, 13, 15, 17, 18, 20, 21].

Zudem ist die Häufigkeit von Mehrlingsschwangerschaften, insbesondere von höhergradigen Mehrlingsschwangerschaften, durch die Zunahme von Sterilitätsbehandlungen gestiegen. Trotz präventiver Maßnahmen können höhergradige Mehrlingsschwangerschaften (Vierlinge und mehr) nicht sicher vermieden werden. In solchen Situationen ist unter entsprechenden Voraussetzungen die Reduktion höhergradiger Mehrlinge durch Fetozid zur Vermeidung fetaler und maternaler Risiken zu erwägen. Dies nicht zuletzt auch, um einen Schwangerschaftsabbruch aus medizinischer Indikation zu umgehen [3]. Kenntnisse über die Prognose und Risiken von Mehrlingsschwangerschaften sind hierbei zur Beratung und Entscheidungshilfe für die betroffenen Eltern wichtig, um die Indikation einer Mehrlingsreduktion auf das mögliche Minimum zu begrenzen und Reduktionen zu Zwillings- bzw. Einlingsschwangerschaften zu vermeiden.

Ziel dieser Ausführung ist es, das Risiko von Mehrlingsschwangerschaften entsprechend unserer Erfahrung darzustellen.

Patientengut

Zur Erfassung der Risiken von Mehrlingsschwangerschaften wurden 3 Gruppen von Patientinnen retrospektiv analysiert:

A: 88 Zwillingsgraviditäten (ZG), die von 1977 bis 1987 vor der 10. bzw. 16. SSW früh diagnostiziert wurden und somit nicht selektiert sind,

B: 200 Zwillingsgraviditäten (ZG), die zwischen Januar 1987 und Juni 1991 nach der 16. SSW betreut wurden,

C: 37 Drillingsgraviditäten (DG), die zwischen Januar 1975 und Juni 1991 betreut wurden.

In allen 3 Gruppen wurde der Schwangerschafts-, der Geburtsverlauf und das „fetal outcome" unter Berücksichtigung der Gestosehäufigkeit, des feto-fetalen Transfusionssyndroms (FFTS), der Häufigkeit von Fehlbildungen, der Frühgeburtlichkeit, des vorzeitigen Blasensprungs, des Geburtsmodus, der intrauterinen Wachtsumsretardierung (IUGR: Geburtsgewicht < 10. Perz. n. Hohenauer 1980) und der Wachstumsdiskordanz (Geburtsgewichtsdifferenz > 25% [5]) als Risikofaktoren erfaßt und die Gesamtverlustrate verglichen. Der Anteil der einzelnen Risikofaktoren wie Frühgeburtlichkeitsrate, FFTS, IUGR, Wachstumsdiskordanz, Fehlbildungen und Monoamnioten an der Verlustrate wurde an den 200 Zwillingsschwangerschaften der Gruppe B analysiert.

Ergebnisse

Die Gesamtverlustrate der 3 Gruppen A, B und C ist in Tabelle 2.43 entsprechend des Absterbezeitpunktes aufgeschlüsselt. In der Gruppe A der früh erfaßten nicht selektierten Zwillingsschwangerschaften sind die Frühaborte mitberücksichtigt. Gesund überlebt haben 90% in der Gruppe A, 84% in der Gruppe B und 75% in der Gruppe C.

In Tabelle 2.44 ist der Schwangerschafts- und Geburtsverlauf zusammengefaßt. In der Gruppe A wurden alle, auch leichte Gestosesymptomatiken erfaßt, während in Gruppe B und C nur die Präeklampsie und das HELLP-Syndrom berücksichtigt

Tabelle 2.43. Verlustrate von Zwillings- (ZG-) und Drillingsgraviditäten (DG)

A 88 ZG	1977–1987		Früherfaßte Zwillinge vor 10. bzw. 16. SSW
B 200 ZG	Jan. 87–Juni 91		
C 37 DG	Jan. 75–Juni 91		
	A (ZG)	B (ZG)	C (DG)
Feten	176	400	111
Frühabort	4 (2%)	-	-
Part. Spätabort (17.–24. SSW)		1	2
Spatabort (17.–24. SSW)	8 (5%)	22 (5,5%)	9 (8%)
IUFT eines Feten		7 (2%)	2
Perinatal verstorben	5 (3%)	31 (8%)	12 (10%)
Neonatal verstorben 7.–28. Tag pp		-	2
Als Säugling verstorben 4 Wo.–1. LJ.		3	1
	17 (10%)	64 (16%)	28 (25%)

IUFT: Intrauteriner Fruchttod

Tabelle 2.44. Schwangerschafts- und Geburtsverlauf von Zwillings- (ZG-) und Drillingsgraviditäten (DG)

	A (ZG)		B (ZG)		C(DG)	
	ZG	ZF	ZG	ZF	DG	DF
1. Graviditäten nach der 16. SSW	86	172	200	400	37	111
EPH-Gestose	15 (17%)		6 (3%)		2 (5%)	
Feto-fetales Transfusionssyndrom	4 (5%)		26 (13%)		4 (11%)	
Fehlbildungen		4 (2%)		17 (4.3%)	5 (5%)	
2. Graviditäten, die als ZG, DG zur Geburt gelangten	82	164	181	362	33	99
Frühgeburt						
vor 38. SSW	38 (46%)		120 (66%)		32 (97%)	
vor 32. SSW	2 (2%)		35 (19%)		10 (30%)	
Vorzeitiger Blasensprung			56 (31%)		14 (42%)	
Sectio caesarea	26 (32%)		96 (53%)		17 (52%)	
Sectio des 2. Feten			4 (2%)		-	
IUGR < 10. Perc.		33 (20%)		80 (22%)		23 (23%)
Gewichtsdifferenz > 25%	6 (7%)		19 (10%)		9 (27%)	

wurden. Als Fehlbildungen wurden nur schwerwiegende Fehlbildungen wie Spina bifida, Hydrozephalus und Herzfehler erfaßt. Die Daten zeigen, daß das Risikopotential für Gruppe B vergleichbar mit den Drillingsgraviditäten der Gruppe C und gegenüber den nicht selektierten Zwillingsschwangerschaften deutlich erhöht ist. Daß die intrauterine Wachstumsretardierung in allen 3 Gruppen gleich häufig ist, dürfte durch das höhere Gestationsalter in Gruppe A bedingt sein.

Die in Tabelle 2.45 zusammengefaßte detaillierte Analyse der 200 Zwillingsschwangerschaften von Januar 1987 bis Juli 1991 gibt den Anteil der Risikomerkmale an der Gesamtverlustrate und den spezifischen Verlust der einzelnen Risikogruppen an. Die Risikomerkmale stehen miteinander in Beziehung und bilden keine unabhängigen Gruppen.

Zwei Drittel der 26 ZG mit FFTS hatten ein Polyhydramnion. In der Hälfte dieser Fälle wurden bis zu 7 Entlastungspunktionen zur Vermeidung vorzeitiger Wehen durchgeführt. Die Verlustrate beim FFTS bis zur 34. SSW betrug 40% und danach 20%. Vor der 30. SSW überlebten nur 2 Feten von 8 ZG.

Der Hauptteil (54%) der 80 Zwillinge mit IUGR stammt aus Zwillingsschwangerschaften nach der 37. SSW. Von diesen verstarben 2 (5%) Feten intrauterin wegen Plazentainsuffizienz am Endtermin.

Die hohe Verlustrate von 63% der retardierten Zwillinge mit FFTS und der Verlust der 3 retardierten Zwillinge mit Fehlbildungen zeigt das gesteigerte Risiko bei Summation der Risikomerkmale.

Entsprechend dem Ausmaß der Wachstumsdiskordanz steigt die Gefährdung und Verlustrate: Bei einer Geburtsgewichtsdifferenz > 10% betrug der Verlust 3%

Tabelle 2.45. Aufschlüsselung der Verlustrate nach Riskogruppen (200 Zwillingsgraviditäten, die nach der 16. SSW betreut wurden: Jan. 1987–Juni 1991)

	N	Verlust an ZF	
Gesamtzahl	200 (ZG)	64 (ZF) (16%)	100%
Frühgeburt			
< 32. SSW	35 (ZG)	31 (44%)	48%
> 32. - 37. SSW	85 (ZG)	21 (11%)	33%
Feto-fetales Transfusionssyndrom	26 (ZG)	28 (54%)	44%
IUGR (< 10. Perc.)	80 (ZF)	19 (24%)	30%
Geburtsgewichts-Diskordanz (> 25%)	19 (ZG)	14 (37%)	22%
Fehlbildung	17 (ZF)	10 (59%)	16%
Monoamnioten	4 (ZG)	4 (50%)	6%

ZG Zwillingsgraviditat
ZF Zwilling

der Feten, bei einer Gewichtsdifferenz zwischen 11 und 25% betrug der Verlust 10% und bei einer Gewichtsdiskordanz von mehr als 25% betrug er 37% der Feten.

Diskussion

Die Gesamtverlustrate ohne Berücksichtigung der Frühaborte steigt von den Zwillingsschwangerschaften der Gruppe A mit 8% über die Gruppe B mit 16% zu den Drillingsschwangerschaften der Gruppe C mit 25%. In Gruppe B sind alle, auch die wegen einer Pathologie sekundär zugewiesenen, Zwillingsschwangerschaften im Behandlungszeitraum berücksichtigt und damit bezüglich der Pathologierate im Vergleich zur Gruppe A deutlich selektiert (s. Tabelle 2.44). Die Drillingsgraviditäten in der Gruppe C haben jedoch in fast allen Bereichen gegenüber den Zwillingsschwangerschaften der Gruppe B eine höhere Pathologierate. Ein ähnliches Ergebnis legten Sassoon et al. (1990) beim Vergleich von 15 Zwillings- und Drillingsschwangerschaften als „matched pairs" vor. Sie fanden bei den Drillingsschwangerschaften signifikant mehr Frühgeburten, häufiger intrauterine Wachstumsretardierungen und häufiger ein diskordantes Wachstum. Im „fetal outcome" fanden sie jedoch keine signifikanten Unterschiede.

Der Hauptteil des Gesamtverlustes wird einmal durch Spätaborte mit 5%, 8% bzw. 19% (Gruppe A, B, C) und durch die frühe Frühgeburtlichkeit vor der 32. SSW (Gruppe B, s. Tabelle 2.45) bedingt. Während die Verlustrate bei Einlingsschwangerschaften durch Früh- und Spätaborte bei in der 10. bzw. 12. SSW intakten Schwangerschaften mit 2–2,3% bis zur 28. SSW angegeben werden [10, 24], finden Lipitz et al. (1989) bei 78 DG eine Spätabortrate von 5% bis zur 25. SSW. In der früheren Literatur wird eine Spätabortrate zwischen 0 und 14% angegeben (Übersicht: [18]). Die Frühgeburt vor der 32. SSW wird in der Literatur mit einer Häufigkeit zwischen 7 und 46% angegeben (Übersicht: [18]). Lipitz et al. (1989) berichten über eine knapp 30%ige frühe Frühgeburtlichkeit.

Bei Zwillingsschwangerschaften wird ein FFTS zwischen 7 und 11% beobachtet [11, 22]. Das hohe Risiko des FFTS bestätigen Grischke et al. (1990) mit einer Verlustrate von mehr als 40% der Feten bei 31 Zwillingsschwangerschaften mit FFTS.

Die Häufigkeit von Fehlbildungen bei Mehrlingsschwangerschaften wird gegenüber Einlingsschwangerschaften (1–1,6%, [23]) mit einer Häufigkeit von 2–4% [18, 23] gefunden.

Die vorliegende Analyse der Zwillings- und Drillingsschwangerschaften zeigt das deutlich erhöhte Risiko von Mehrlingsschwangerschaften. Die Frühgeburtlichkeit stellt neben dem Abortgeschehen die Hauptursache für die hohe Verlustrate dar und ist vorwiegend auch für die Spätmorbidität verantwortlich [18]. Der Anteil der frühen Frühgeburtlichkeit vor der 32. SSW ist im wesentlichen durch frühzeitige prophylaktische Maßnahmen und intensive Betreuung der Mehrlingsschwangerschaften zu reduzieren. Die frühe sonographische Diagnosestellung der Mehrlingsschwangerschaft mit Bestimmung der Plazentationsform stellt eine wichtige Voraussetzung für das Erkennen des Risikos einer Mehrlingsschwangerschaft dar. Mit der möglichen frühen Differenzierung von dichorialen, monochorialen und monoamnialen Graviditäten kann das erhöhte Risiko eines FFTS von Fehlbildungen und Nabelschnurkomplikationen eingeengt werden. Die detaillierte Analyse der Gewichtung der Risikomerkmale anhand der Zwillingsschwangerschaften der Gruppe B (s. Tabelle 2.45) zeigt, daß die Sonographie mit der Fehlbildungsdiagnostik und der Wachstumskontrolle zur Erfassung von Wachstumsretardierungen und diskordantem Wachstum einen wesentlichen Beitrag in der Überwachung von Mehrlingsschwangerschaften leistet. Durch den Einsatz der Dopplersonographie kann die Risikoüberwachung von Mehrlingsschwangerschaften durch die dopplersonographische Erfassung von intrauterinen Gefährdungen [1, 6, 9] und durch die dopplersonographische Ergänzung in der Diagnostik von Mangelentwicklungen und diskordantem Wachstum verbessert werden [4, 7, 8, 12, 16, 19].

Literatur

1. Arabin B, Jimenez E, Saling E (1987) Die Bedeutung der Doppleruntersuchungen bei Geminigravidität. Z Geburtshilfe Perinatol 191: 174–180
2. Botting BJ, Davies JM, MacFarlane AJ (1987) Recent trends in the incidence of multiple birth and associated mortality. Arch Dis Child 62: 941–950
3. Bekanntmachung der Bundesärztekammer (1989) Mehrlingsreduktion mittels Fetozid. Stellungnahme der Zentralen Kommission der Bundesärztekammer zur Wahrung ethischer Grundsätze in der Reproduktionsmedizin, Forschung an menschlichen Embryonen und Gentherapie. Dtsch Ärzteblatt 86: B1575–B1577
4. Divon MY, Girz BA, Sklar A, Guidetti DA, Langer O (1989) Discordant twins – a prospective study of the diagnostic value of realtime ultrasonography combined with umbilical artery velocimetry. Am J Obstet Gynecol 161: 757–760
5. Erkkola R, Ala-Mello S, Piiroinen O, Kero P, Gillanpäa M (1985) Growth discordancy in twin pregnancies: a risk factor not detected by measurements of biparietal diameter. Obstet Gynecol 66: 203–206
6. Farmakides G, Schulmann H, Saldana LK, Brucero LA, Fleischer A, Rochelson B (1985) Surveillance of twin pregnancy with umbilical arterial velocimetry. Am J Obstet Gynecol 153: 789–792

7. Gerson AG, Wallace DM, Bridgens NK, Ashmead GG, Weiner S, Bolognese RJ (1987) Duplex Doppler ultrasound in the evaluation of growth in twin pregnancies. Obstet Gynecol 70: 419–423
8. Giles WB, Trudinger BJ, Cook CM (1985) Fetal umbilical artery flow velocity-time waveforms in twin pregnancies. Br J Obstet Gynecol 92: 490–497
9. Giles WB, Trudinger BJ, Cook CM, Connelly AJ (1990) Umbilical artery waveforms in triplet pregnancy. Obstet Gynecol 75: 813–816
10. Gilmore DH, McNay MB (1985) Spontaneous fetal loss rate in early pregnancy. Lancet I: 107
11. Grischke EM, Boos R, Schmidt W, Bastert G (1990) Zwillingsschwangerschaften mit fetofetalem Transfusionssyndrom. Z Geburthilfe Perinatol 194: 17–24
12. Hastie STJ, Danskin F, Neilson JP, Whittle MJ (1989) Prediction of the small for gestational age twin fetus by Doppler umbilical artery waveforms analysis. Obstet Gynecol 74: 730–733
13. Hepp H (1989) Hohergradige Mehrlinge – ein klinisches und ethisches Problem der Reproduktionsmedizin. Geburtshilfe Frauenheilkd 49: 225–233
14. Hohenauer L (1980) Intrauterine Wachstumskurven fur den Deutschen Sprachraum. Z Geburtshilfe Perinatol 184: 167–179
14a. Kentner P, Krolikowski C (1994) Zum geburtshilflichen Management bei fruhgeborenen Mehrlingen – eine Analyse von 342 Mehrlingsschwangerschaften der Jahre 1985–1990. Frauenarzt 35: 69–72
15. Lipitz S, Reichmann B, Paret G, Modan M, Shalev J, Serr DM, Mashiach S, Frenkel Y, (1989) The improving outcome of triplet pregnancies. Am J Obstet Gynecol 161: 1279
15a. Molendijk L, Brohm A, Schmitz-Rode Bauer M, Kopecky P (1993) Das akute fetofetale Transfusionssyndrom. – Ein neues Behandlungskonzept mittels Entlastungspunktionen des Hydramnion und zusätzlicher Verbesserung der hamorheologischen Parameter. Perinatalmedizin 69–72
16. Nimrod C, Davies D, Harder J, Dempster C, Dodd G, McDicken N, Nicholson S (1987) Doppler ultrasound prediction of fetal outcome in twin pregnancies. Am J Obstet Gynecol 156: 402–406
17. Prompeler HJ, Wilhelm C, Madjar H, Prem C, Schillinger H (1989) Prognose von sonographisch früh diagnostizierten Zwillingsschwangerschaften. Geburtshilfe Frauenheilkd 49: 715–719
18. Prömpeler HJ, Wilhelm C, Madjar H, Wieacker P, Schillinger H (1990) Prognose von Drillingsschwangerschaften. Geburtshilfe Frauenheilkd 50: 701-709
18a. Roemer VM, Menton M (1994) Geburtshilfliche Aspekte der Mehrlingsschwangerschaft und Mehrlingsgeburt. Frauenarzt 35: 73–83
19. Saldana LR, Eads MC, Schaefer TR (1987) Umbilical blood waveforms in fetal surveillance of twins. Am J Obstet Gynecol 157: 7121–715
20. Sassoon DA, Castro LC, Davis JL, Hobel CJ (1990) Perinatal outcome in triplet versus twin gestations. Obstet Gynecol 75: 817
21. Schenker JG, Yarkoni S, Granat M (1981) Multiple pregnancies following induction of ovulation. Fertil Steril 35: 105–123
22. Thompson SA, Lyons TL, Makowski EL (1987) Outcomes of twin gestation at the University of Colorado Health Sciences Center, 1973-1983. J Reprod Med 32: 328–339
22a. Viehweg B, Ruckhäberle K-E (1994) Einfluß des pra- und intrapartalen geburtshilflichen Managements auf das Betreuungsergebnis bei Geminischwangerschaften. Frauenarzt 35: 65–68
23. Wernicke K (1987) Mehrlingsschwangerschaft. In: Wulf KH, Schmidt-Mathiesen H (Hrsg) Klinik der Frauenheilkunde, Bd 6. Urban & Schwarzenberg, München, S 290–292
24. Wilson RD, Kendrick V, Withmann BK, McGillivary (1986) Spontaneous abortion and pregnancy outcome after normal first-trimester ultrasound examination. Obstet Gynecol 67: 352–355

2.3.5 Management der Mehrlingsgravidität

S. Heinzl

Während früher die Mehrlingsgeburt die klassische Situation für vaginal-operative Eingriffe darstellte, werden diese risikoreichen Entbindungsverfahren heute nur noch bedingt angewandt. Trotzdem sind die Meinungen über die optimale Geburtsleitung auch in der neueren Literatur recht kontrovers [2, 3, 4, 8]. Eine Literaturrecherche der letzten 15 Jahre hat ergeben, daß es für jeden nur denkbaren Standpunkt Befürworter und Gegner gibt, welche ihre Meinung mit scheinbar überzeugenden Resultaten belegen. Wahrscheinlich wird auch hier die Wahrheit in der Mitte liegen. An der Universitäts-Frauenklinik Basel wird seit Jahren versucht, einen Mittelweg zwischen diesen extremen Meinungen zu finden. Primär stellt sich die Frage, welche Anforderungen an eine Gebärabteilung in organisatorischer und apparativer Hinsicht gestellt werden muß, um eine Mehrlingsgeburt leiten zu dürfen:

1. Die *kindliche Überwachung* muß gesichert sein, d. h. es sollte die fetale Herzfrequenz aller Kinder simultan aufgezeichnet werden können.
2. Günstig ist auch der sofortige Einsatz eines *Ultraschalls*, damit jederzeit die Lage der Kinder in utero festgestellt werden kann. Die Größe bzw. das Gewicht der Kinder sollte in etwa bekannt sein. Dies ist vor allen bei Drop-in-Fällen von Bedeutung.
3. Ein *Labor*, welches Blut in kurzer Zeit bereitstellen kann, sollte rund um die Uhr zur Verfügung stehen.
4. Für die Geburt sollten, wenn möglich, *2 erfahrene Geburtshelfer* vorhanden sein, wobei mindestens einer Erfahrung in operativer Geburtshilfe besitzt.
5. Ein *Anästhesist* muß während der Geburt anwesend sein, um jederzeit eine vaginale oder auch abdominale Operation durchführen zu können.
6. Nicht zuletzt sollte für die Versorgung der Kinder für jedes Kind eine *Reanimationsequipe* bereitstehen. Sind diese Voraussetzungen gegeben, so können etwaige Komplikationen rechtzeitig beherrscht werden.

Für die Leitung der Mehrlingsgeburt gelten zunächst die gleichen Regeln, wie sie für die Einlingsgeburt angegeben werden. Für die erste Entscheidung über den Entbindungsmodus sind genaue Kenntnisse über den Schwangerschaftsverlauf und den Status quo erforderlich:

- Reife der Kinder,
- Gewichtsschätzung,

- Lage der Kinder,
- Zustand der Kinder,
- Zustand der Mutter,
- vaginale Situation.

Meist treten die Probleme ja nicht einzeln, sondern mit anderen kombiniert auf.

Ein wesentliches Problem stellen die Früh- und Mangelgeburten dar. Nach wie vor sind ca. 50% bei Schwankungen zwischen 35 und 70% der Zwillingskinder bei der Geburt unter 2500 g. Am stärksten sind Kinder unter 1500 g gefährdet [2, 3, 4, 8]. Aus diesem Grunde wird man heute bei den Früh- und extremen Mangelgeburten dem abdominalen Geburtsweg den Vorzug geben. Weiter ist die Lage der Kinder bei Geburtsbeginn von besonderer Bedeutung. Die Verteilung bei der Geburt ist folgendermaßen [2]:

- Kopf-Kopf 45%	- Kopf-Quer 6%
- Kopf-BEL 35%	- BEL-Quer 3%
- BEL-BEL 10%	- Quer-Quer 1%

Bei Kopflage des 1. Zwillings und entsprechendem 2. Zwilling wird man sicherlich die Vaginalgeburt anstreben. Bei Steißlage des 1. Zwillings gelten dieselben Grundsätze wie bei der Einlingsgeburt, d.h. man wird nur unter ganz günstigen Bedingungen eine Vaginalgeburt versuchen. Ist der 1. Zwilling in Querlage, so ist die Situation sowieso klar. Sind irgendwelche fetale oder mütterliche Komplikationen, wie Asphyxie eines oder beider Kinder, Plazentarinsuffizienz oder Gestose bekannt, so wird dies je nach Schweregrad die Geburtsleitung beeinflussen. Ebenso ist die Portioreife von entscheidender Bedeutung. Aus dem Bisherigen ergeben sich folgende Indikationen für eine primäre Schnittentbindung:

- Gestose,
- schwere Plazentainsuffizienz,
- Frühgeburt,
- „fetal distress“,
- Lage- und Poleinstellungsanomalie.

Die großzügige Sectioindikation bei fetaler und/oder mütterlicher Beeinträchtigung ließ die perinatale Mortalität um das 6fache sinken; mehrere größere Untersuchungen haben dies gezeigt [2, 3, 4, 5, 8].

Besondere Probleme für die Geburtsleitung ergeben sich bei einer erheblichen Geburtsdifferenz der Mehrlinge [2, 3, 4, 8, 10]. Die Ursache können einseitige Wachstumsretardierung oder ein fetofetales Transfusionssyndrom sein. Ist dabei ein Kind unter 1500 g, so sollte eine Sectio indiziert werden. Bei Kindern über 2500 g mit größerer Gewichtsdifferenz ist es nur dann problematisch, wenn der 2. Zwilling größer ist und sich in Beckenend- oder -querlage befindet. Auch dann wäre unserer Meinung nach eine Sectio gerechtfertigt. Eine weitere besondere Situation liegt vor, wenn ein Fetus intrauterin abgestorben ist [1, 2]. Dabei ist der überlebende Zwilling vor allem bedroht, wenn es sich um monochoriale Zwillinge handelt. Die Folge ist häufig eine disseminierte intravasale Koagulopathie beim Kind, welche zu zerebralen, renalen und kutanen Läsionen führt, ohne daß die Mutter primär Symptome zeigt. Eine Literaturzusammenstellung von Enbone [1] zeigt die Gefährdung deutlich. Aus diesem Grunde ist zum frühestmöglichen Zeitpunkt eine Entbindung anzustreben.

Bei der Geburtsleitung wird immer wieder diskutiert, wie lange man bei der Geburt des 2. Zwillings zuwarten kann. McDonald hat Anfang der 60er Jahre bereits darauf hingewiesen, daß man die perinatale Mortalität deutlich senken kann, wenn der 2. Zwilling innerhalb von 20, besser innerhalb von 10 min geboren wird. Es wird heute allgemein anerkannt, daß dieser Zeitraum nicht überschritten werden sollte [2, 3, 4, 7, 8].

Ein weiteres Problem stellt das Vorgehen beim 2. Zwilling dar. Meistens werden nach intrauteriner Exploration Wehenmittel verabreicht und die Fruchtblase gesprengt. Längslagen können dann unter Überwachung vaginal geboren werden. Ist das Kind in Querlage, so muß versucht werden, den Feten in eine Längslage zu drehen. Gelingt dies nicht, stellt sich heute die Frage: innere Wendung und Extraktion versus Sectio caesarea. Früher hätte diese Frage Kopfschütteln bewirkt, doch heute wissen wir, daß die innere Wendung und die Extraktion eine risikoreiche Operation für Mutter und Kind darstellen. Die kindliche Mortalität wird mit bis zu 50% angegeben [3, 4, 5, 8]. Weiter erfordert die Durchführung dieser Operation große geburtshilfliche Erfahrung. Bei den heutigen Geburtshilfezahlen sind aber nur noch wenige in der Lage, diese zu bekommen. Eine einfache Rechnung für die Schweiz zeigt, daß ein durchschnittlicher Gynäkologe kaum noch ausreichend Erfahrung sammeln kann: So wird ein Gynäkologe in freier Praxis mit durchschnittlich 100 Geburten pro Jahr alle 10 Jahre, ein Kliniker in einem Spital mit 1 000 Geburten pro Jahr alle 3 Jahre mit der Frage: innere Wendung und Extraktion? konfrontiert. Deshalb sollte man sich heute nicht mehr scheuen, beim 2. Zwilling eine Sectio durchzuführen, wenn dies nötig ist. In den angelsächsischen Lehrbüchern wird dies heute ohne Vorbehalte empfohlen [4, 5, 8]. Die richtige Auswahl des Geburtsmodus vorher sollte aber diese Möglichkeit doch zu einem extrem seltenen Ereignis machen.

Aufgrund der heute vielfältigen Sterilitätsbehandlungen werden wir häufiger mit dem Problem der Drillinge und Vierlinge konfrontiert. Meist empfiehlt man bei Drillingen und Vierlingen die Sectio caesarea, welche ja meist aus kindlichen Gründen indiziert werden muß [2, 3, 4, 8]. Sind aber die Verhältnisse optimal, d.h. die Kinder groß genug und in Kopflage, so kann man ohne weiteres eine Vaginalgeburt versuchen.

Zusammenfassend kann folgendes Vorgehen empfohlen werden: Die Mehrlingsgeburt ist eine Risikogeburt und erfordert eine entsprechende Infrastruktur der Gebärabteilung. Für die Geburtsleitung sind in erster Linie perinatologische Faktoren ausschlaggebend. Ist der Zustand der Mutter und/oder der Kinder nicht optimal, so kann mit einer großzügigen Sectioindikation die perinatale Mortalität gesenkt werden. Bei reifen und gesunden Kindern kommt primär die vaginale Geburt in Frage. Bestehen jedoch Lage- und Poleinstellungsanomalien, so wird sich die Entscheidung nach den persönlichen Erkenntnissen und Erfahrungen des Geburtshelfers richten. Es ist deshalb wichtig, die Geburt bei Mehrlingen nicht stur nach einem Schema, sondern der jeweiligen Situation angepaßt zu leiten. Bei richtiger Einschätzung aller Punkte ist mit einer erfolgreichen Geburtsleitung zu rechnen.

Literatur

1. Enbone JA (1985) Twin pregnancy with intrauterine death of one twin. Am J Obstet Gynecol 152: 424
2. Hagay ZJ, Mazor M, Leiberman JR, Biale Y (1986) Management and outcome of multiple pregnancies complicated by the antenatal death of one fetus. J Reprod Med 31: 717
3. Hindemann P (1981) Schwangerschaftsverlauf und Geburtsleitung bei Mehrlingen. Kaser O, Friedberg V (Hrsg) Geburtshilfe und Gynäkologie, Bd II/2. Thieme, Stuttgart
4. Knuppel RA, Drukker JE (1986) High risk pregnancy. Saunders, Philadelphia
5. Olofsson P, Rydhstrom H (1985) Twin delivery: how should the second twin be delivered? Am J Obstet Gynecol 153: 479
6. Rattan PK, Knuppel RA, O'Brian W, Scerbo J (1986) Cesarean delivery of the second twin after vaginal delivery of the first twin. Am J Obstet Gynecol 154: 936
7. Rayburn WF, Lavin JP, Miodovnik M, Varner MW (1984) Multiple gestation: Time intervall between delivery of the first and second twin. Obstet Gynecol 63: 502
8. Turnbull A, Chamberlain G (1989) Obstetrics. Churchill Livingstone, London
9. Wernicke K (1987) Mehrlingsgeburt. In: Halberstadt E (Hrsg) Frühgeburt/Mehrlingsschwangerschaft. Urban & Schwarzenberg, München (Klinik der Frauenheilkunde, Bd 6)
10. Young BK, Suidan J, Antoine C, Silverman F, Lustig I, Wasserman J (1985) Differences in twins: the importance of birth order. Am J Obstet Gynecol 151: 915

2.3.6 Das Risiko des 2. Zwillings bei seiner Geburt

P. Berle und M. Queck

Die Bedeutung des 2. Zwillings für das geburtshilfliche Vorgehen bei einer Zwillingsschwangerschaft nimmt in der neuesten Literatur zu. Während noch in den 70er Jahren die innere Wendung mit anschließender Extraktion des 2. Zwillings – bei Einlingsschwangerschaften wegen der hohen kindlichen Gefährdung bereits als obsolet angesehen – noch gelehrt und geübt wurde, mehren sich die Stimmen, diesen letzten großen vaginal-geburtshilflichen Eingriff aufzugeben. Die Morbidität des 2. Zwillings nach Wendung und Extraktion scheint zu groß, auf der anderen Seite hat die abdominale Schnittentbindung ihre Gefahren weitgehend verloren.

Die Zwillingsschwangerschaft ist ganz allgemein wegen der hohen Frühgeburtenrate von 30–50% mit einer 3- bis 4mal höheren perinatalen Mortalität als die Einlingsschwangerschaft belastet. Das geburtshilfliche Vorgehen beim 2. Zwilling in Abhängigkeit von Geburtsgewicht, Lage sowie vom einzuhaltenden Zeitintervall wird darüber hinaus speziell und kontrovers diskutiert.

Die neonatale Mortalität des 2. Zwillings liegt über jener des 1. und lag bis in die 70er Jahre zwischen 6 und 8% [5, 7, 11]; heute ergibt sich eine gereinigte neonatale Mortalität (ohne Mißbildungen) aus Beckenendlage von 2% und aus Schädellage von 0,33%, einer Größenordnung wie bei Einlingen [10]. Das Risiko schwerer intraventrikulärer Hirnblutungen beim 2. Zwilling liegt in Schädellage wie in Beckenendlage zwischen 25 und 30% [3], wenn das Geburtsgewicht unter 1500 g liegt. Die Empfehlung der Deutschen Gesellschaft für Perinatalmedizin schlägt als Standard für die *primäre Sectioindikation* ein Geburtsgewicht von unter 1800 g für einen der beiden Zwillinge vor, unabhängig von der geburtshilflichen Lage.

Die Frühmorbidität in Form der *Apgar-Werte* (Tabelle 2.46) bei Zwillingen über 1500 g, die vaginal entbunden worden waren, zeigt sowohl beim Einminuten-, wie beim Fünfminuten-Apgar-Wert signifikant schlechtere Werte – ebenso auch bei primärer Schnittenentbindung – für den 2. Zwilling. Auch die *Azidoserate* (unter 7, 20) zeigt die höhere Frühmorbidität des 2. Zwillings. Sie beträgt 13, 8% gegenüber 6, 5% beim 1. Zwilling [6], wobei der 2. Zwilling aus Beckenendlage gegenüber dem aus Schädellage zusätzlich gefährdet ist [10].

Sehr deutlich wird die erhöhte Frühmorbidität bei der *vaginal-operativen* Entwicklung aus Beckenendlage und Querlage (Tabelle 2.47). Die erhöhte Frühmorbidität des 2. Zwillings liegt somit nicht nur in der Untergewichtigkeit, sondern auch im geburtshilflichen Vorgehen begründet.

Tabelle 2.46. Frühmorbidität des 1. und 2. Zwillings mit einem Geburtsgewicht über 1500 g Apgar-Wert. (Literaturzusammenstellung [1, 2, 3, 5, 7, 10])

Zwilling	1 min Apgar 1	2	5 min Apgar 1	2
	< 7/ ≥ 7	< 7/ ≥ 7	< 7/ ≥ 7	< 7/ ≥ 7
Vaginal	n 79/575	365/1129	28/816	125/1022
entbunden	% 13,7*	32,32*	3,43*	12,23*
Primäre Sectio			n 3/289	11/253
			% 1,03	4,34*

* $p < 0,001$

Tabelle 2.47. Frühmorbidität (Apgar-Werte < 7) des 2. Zwillings nach operativ vaginaler Entbindung aus Beckenend- und Querlage (über 1500 g). (Literaturzusammenstellung [1, 12])

	1 min n/n	%	5 min n/n	%
	< 7/ ≥ 7		< 7/ ≥ 7	
Bracht, Veit-Smellie	13/31	41,9	2/25	8
Extraktion ohne oder nach innerer Wendung	48/108	44,4	18/183	9,8

Entbindungsmodus und Lage

In der hessischen Perinatalerhebung der Jahre 1990 und 1991 [4] sind die Entbindungen von 1304 Zwillingspaaren analysiert. 53,8% der 2. Zwillinge (n = 702) lagen in Schädellage, 35,12% (n = 458) in Beckenendlage und 11% (n = 144) in Querlage. Die *primäre* Sectiorate des 2. Zwillings beträgt 27%, wenn er in Schädellage, 46,8%, wenn er in Beckenendlage und 67,4%, wenn er in Querlage liegt. Die *sekundäre* Sectiorate des 2. Zwillings betrug aus Schädellage 17,1%, aus Beckenendlage 15,7% und aus Querlage 23,6%. Eine *Extraktion* wurde in 12,4% aus Beckenendlage und in 5,5% aus Querlage vorgenommen. Die Extraktionsfrequenz lag 1991 mit 2,8% deutlich unter der von 1990 mit 8,4%. Die Reduzierung der vaginal-operativen Entwicklung des 2. Zwillings zeigt die Tendenz, aufgrund der höheren Morbidität diese Entbindungsart zu verlassen, ebenso die Tatsache, daß diese Entbindungsart weniger gelehrt wird und werden kann und damit immer weniger Geburtshelfer in der Lage sind, auf vaginalem Wege eine innere Wendung und damit eine Extraktion vorzunehmen.

Sectio beim 2. Zwilling und Bedeutung des Zeitintervalls

Eine abdominale Schnittentbindung am 2. Zwilling nach vaginaler Entbindung des 1. erfolgt in Hessen in 4,14%, eine Häufigkeit, die mit den Angaben der Literatur vergleichbar ist (3–6%).

Die Frage, wieviel Zeit verstreichen darf zwischen der Geburt des 1. und des 2. Zwillings, ist immer schon geburtshilfliches Thema. Aus vielerlei Gründen gibt es keine gesicherten großen Statistiken zu dieser wichtigen Frage. In einer prospektiv angelegten Studie zahlreicher Kliniken wurden 1200 Zwillingspaare und deren Schicksal aufgeschlüsselt, wobei ein zunehmendes Zeitintervall von der Geburt des 1. bis zur Geburt des 2. Zwillings einen negativen Einfluß auf den Nabelschnurarterien-pH-Wert und den Apgar-Score hatte [6, 9, 10]. In unserem eigenen Krankengut findet sich ein signifikant erniedrigter mittlerer pH-Wert des Nabelarterienblutes, eine Azidose, jedoch erst nach 30 min (mittlerer pH-Wert 7,18 + / − 0,08), so daß offenbar vor diesem Zeitpunkt die Entbindung des 2. Zwillings nicht beendet sein muß, ist doch die Frühmorbidität des 2. Zwillings (n = 20) im Vergleich zum 1. schon bei einem Geburtsintervall von 5 min mit 20% gegenüber 10% des 1. erhöht. Erst bei Entbindung nach mehr als 30 min ist diese 2fach erhöhte Morbidität (62,5% gegenüber 25% des 1. Zwillings) signifikant erhöht.

Interessanterweise besitzt das *Zeitintervall* keinen Einfluß auf die Frühmorbidität des 2. Zwillings, wenn dieser in *Beckenendlage* liegt. Zu hoch ist hierfür schon die Frühmorbidität nach 5 min (Tabelle 2.48). Die Frühmorbidität aller durch Sectio entbundenen 2. Zwillinge liegt nach vaginaler Entbindung des 1. in den entsprechenden Zeitintervallen in gleicher Höhe, auch wenn die Frühmorbidität dieser 2. Zwillinge deutlich höher als jene der vaginal entbundenen 2. Zwillinge liegt (Tabelle 2.49). Die pH-Werte von 3 2. Zwillingen in Querlage, ohne jegliche Alteration des CTG die Indikation zur Sectio war, waren präazidotisch (7,20 + / − 0,6), Argument gegen Versuche violenter vaginaler Geburtsbeendigung. Die 1990 und 1991 bei einer Gesamtzahl von 114 523 Lebendgeborenen in Hessen nur 6mal vorgenommene Wendung und Extraktion des 2. Zwillings bei Querlage spricht gegen diesen

Tabelle 2.48. Frühmorbidität des 1. und 2. Zwillings in Abhängigkeit vom Zeitintervall. Vergleich zwischen Schädel- und Beckenendlage

Zeitintervall		-5 min		5–15 min		15–30 min		über 30 min	
		SL	BEL	SL	BEL	SL	BEL	SL	BEL
	Zwilling								
pH-Wert < 7.15	1	10%	11,1%	5,3%	9,5%	11,1%	9,1%	25%	11,1%
oder 1 Min. Apgar < 7	2	20%	55,5%	18,4%	38,1%	27,7%	54,5%	62,5%	44,4%
n		20	9	38	21	18	11	8	9
Verlegung des 2. Zwillings in die Kinderklinik		5%	0%	2,7%	14,2%	22,2%	18,2%	12,5%	11,1%

Tabelle 2.49. Frühmorbidität des 2. Zwillings nach Sectio und vaginaler Entbindung des 1. Zwillings im Vergleich zur Frühmorbidität des 2. Zwillings nach vaginaler Entbindung

	< 20 min	20–30 min	> 30 min	Gesamt Sectiones	vaginale Entbind.
Sectiones (n)	5	3	4	12	363
Mittlerer pH-Wert	7,08 + 0,10	7,20 + 0,06	7,14 + 0,12		
pH-Wert < 7 15	n = 4	n = 1	n = 1	50%	25%
Mittlerer 5′ Apgar	7,8 + 1,5	9,0 + 1,2	8,0 + 2,0	(< 7)16,6%	5,5%
Verlegung in Kinderklinik				75%	42,7%

Eingriff. Die heutige Geburtshelfergeneration verfügt dementsprechend auch nicht mehr über die notwendige Erfahrung für einen derart schwierigen und verantwortungsvollen Eingriff. Der in Querlage liegende 2. Zwilling ist jedoch nicht per se eine Indikation zur Sectio, da schließlich doch noch eine Einstellung in Längslage, spontan oder durch äußere Wendung, in über 50% erfolgt.

Zusammenfassung

Die Frühmorbidität des 2. Zwillings ist unabhängig von seinem Geburtsgewicht signifikant höher als die des 1. Zwillings. Eine Indikation zur *primären* abdominalen Schnittentbindung aus der Sicht des 2. Zwillings liegt somit immer dann vor, wenn aus der präpartalen Diagnostik ein höheres Risiko zu erkennen ist. Dies liegt vor bei einem geschätzten Geburtsgewicht von höchsten 1500 g, ebenso wenn das geschätzte Gewicht das des 1. Zwillings um über 500 g übersteigt. Nach vaginaler Entbindung des 1. Zwillings drohen auch dem *über* 1500–1800 g schweren 2. Zwilling eine plazentabedingte intrauterine Asphyxie bzw. ein Nabel- und Armvorfall, die dann Indikation zur *sekundären* Sectio am 2. Zwilling sind. Die gleiche Indikation ergibt sich bei nicht spontan ins Becken eintretendem 2. Zwilling, ob in Schädellage, Beckenendlage oder Querlage. Auch die zwangsläufig fehlende Praxis des Geburtshelfers in unseren Regionen spricht gegen vaginal-operative Entbindungsmethoden beim 2. Zwilling. Auch erniedrigte pH-Werte beim in Querlage liegenden 2. Zwilling nach Entbindung des 1. sind ein weiteres Argument für das schonendste geburtshilfliche Verfahren, heute die Schnittentbindung.

Das Zeitintervall zwischen der Geburt des 1. und des 2. Zwillings spielt für das Befinden des in Beckenendlage liegenden 2. Zwillings keine grundsätzliche Bedeutung. Der in Schädellage liegende 2. Zwilling hat jedoch nach einem Zeitintervall von mehr als 30 min azidotische pH-Werte. Dies macht deutlich, wie wichtig eine intensive CTG-Überwachung auch nach der Geburt des 1. Zwillings ist. – Die in der hessischen Perinatalerhebung 1990 und 1991 registrierte Sectiofrequenz des 2.

Zwillings in Schädellage und in Beckenendlage von nur 6% zeigt, daß schwere Notsituationen bei Einhalt der Indikation zur primären Sectio nur selten vorkommen.

Literatur

1. Acker D, Liebermann M, Holbrook H et al. (1982) Delivery of the second twin. Obstet Gynecol 59: 710
2. Adam CH, Allen AC, Baskett TS (1991) Twin delivery: influence of presentation and method of delivery on the second twin. Am J Obstet Gynecol 165: 23
3. Chervenak FA, Johnson RE, Youcha S, Hobbins JC, Berkowitz RL (1985) Intrapartum management of twin gestation. Obstet Gynecol 65: 119
4. Hessische Perinatalerhebung (1990/1991) Qualitätssicherung in der Geburtshilfe und Neonatologie 1990 und 1991.
5. Ho SK, Wu PYK (1975) Perinatal factors and neonatal morbidity in twin pregnancy. Am J Obstet Gynecol 122: 979
6. Koepke E, Seidenschnur G (1988) DDR Gemini Studie 1984/85. Bericht über Teilaspekte. Zentralbl Gynäkol 110: 809
7. Koivisto M, Jouppila P, Kaupilla A, Moilanen I, Ylikorkala O (1975) Twin pregnancy: neonatal morbidity and mortality. Acta Obstet Gynecol Scand [Suppl] 144: 21
8. Little WA, Feldmann EA (1958) The twin delivery: factors influencing second twin mortality. Obstet Gynecol Surv 13: 611
9. Müller-Holve W (1976) Perinatalmedizin 4. Saling E, Schwarz M, Significance of the twin interval in twin delivery.
10. Queck M, Hitschold T, Berle P (1990) Beckenendlage des zweiten Zwillings, Geburtshilfe Frauenheilkd 50: 856
11. Ristedt T, Kräubig H (1968) Der zweite Zwilling – Schicksal und Folgerungen für die Geburtsleitung. Zentralbl Gynäkol 90: 449
12. Ware HH (1971) The second twin. Am J Obstet Gynecol 110: 865
13. Weidenbach A, Klose BJ (1970) Geburtsleitung und Überlebenschance des 2. Zwillings. Geburtshilfe Frauenheilkd 30: 795

2.3.7 Fetofetales Transfusionssyndrom – eine Hochrisikosituation bei Zwillingsschwangerschaften

E.-M. Grischke, M. Kaufmann und G. Bastert

Einleitung

Das fetofetale Transfusionssyndrom stellt mit einer Letalität von 7–15%, bezogen auf alle Zwillingsgraviditäten, eine besondere perinatale Risikosituation dar [1]. Wie die Durchsicht der Literatur der letzten 3 Jahrzehnte bestätigt, liegen keine neueren Erkenntnisse zur Anatomie und Pathogenese vor (Blickstein 1990 [3]). Die bekannten Daten basieren auf dem postpartalen, placentamorphologischen Nachweis von Gefäßanastomosen [2]. In der Folge werden vor allem klinische und sonographische Parameter hinsichtlich ihrer Aussagefähigkeit für die Erkennung einer fetofetalen Transfusion überprüft.

Patientencharakterisierung und Methodik

Von Januar 1977 bis März 1990 wurde bei 36 der in diesem Zeitraum entbundenen 389 Zwillingsschwangerschaften (9%) eine fetofetale Transfusion postpartal durch differente Hb-Werte bzw. pathoanatomische Veränderungen bestätigt. Die folgenden während des Schwangerschaftsverlaufes erhobenen und für eine fetofetale Transfusion als richtungsweisend geltenden Parameter wurden überprüft:

1. Eine fetale Gewichtsdifferenz,
2. sonographische Daten, wie das Auftreten einer Polyhydramnie und eines Hydrops fetalis sowie
3. ein pathologisches CTG-Muster im Sinne eines sinusoidalen Kurvenverlaufes.

Ergebnisse

Um die Aussagefähigkeit einer *Gewichtsdifferenz* für eine fetofetale Transfusion zu überprüfen, wurde bei einem Vergleichskollektiv von 103 Geminigraviditäten die Gewichtsdifferenz in Prozent, bezogen auf das Gewicht des schwereren Kindes, gegenübergestellt. Die beiden Kollektive unterschieden sich nicht bezüglich der kleinsten Gewichtsdifferenz (2% bzw. 1%), der größten Gewichtsdifferenz, die jeweils 58% betrug und nur unwesentlich im ermittelten Durchschnittswert von 21% bei nachgewiesener fetofetaler Transfusion und 11% in der Vergleichsgruppe.

Eine *Polyhydramnie* fand sich bei fetofetaler Transfusion in 22 von 36 Fällen und damit in 61%, während bei Gemini generell nach Käser nur in 3–12% mit dem Auftreten einer Fruchtwasservermehrung zu rechnen ist [5]. Die akute Verlaufsform des Polyhydramnions war in 28% zu finden und erwies sich bei einem durchschnittlichen Auftreten bereits in der 22. Schwangerschaftswoche, einem durchschnittlichen Gestationsalter bei Partus von 26 Schwangerschaftswochen und einer Mortalität von 95% als Prognosefaktor, der für einen ungünstigen Verlauf richtungsweisend ist (Tabelle 2.50).

Ein *Hydrops fetalis* fand sich in 25% im beobachteten Kollektiv (9 von 36 Gemini-Graviditäten), wobei in allen Fällen eine Polyhydramnie mit vergesellschaftet war.

Ein *sinussoidales CTG-Muster* trat nur bei 3 Fällen in Erscheinung.

Tabelle 2.50. Polyhydramnie bei fetofetaler Transfusion

Häufigkeit	n = 22/36	= (61)%	
- bei Gemini generell		3–12%[a]	
- davon akute Verlaufsform	n = 10/36	= (28)%	
	Polyhydramnie Akutform	chronische Verlaufsform	*keine Polyhydramnie*
Geminigraviditäten	n = 10	12	14
Gestat. Alter (SSW)			
- bei Auftreten	22	30	–
- bei Partus	26	32	34
Entlastungspunktion	7 (70%)	–	–
Hydrops	4 (40%)	5 (42%)	–
Sinusoidales CTG	–	–	3
Feten	n = 20	n = 24	n = 28
Abort + 12. LT[b]	19 (95%)	8 (33%)	2 (7%)

[a] Lit. [5]
[b] LT = Lebenstag

Tabelle 2.51. Prognostische Bedeutung der Diagnostikparameter bei fetofetaler Transfusion

Diagnostikparameter	*Gestationsalter bei Partus* Gruppe I < 28 SSW n = 9	Gruppe II ≥ 28 SSW n = 27
Gewichtsdifferenz ≥25%	n = 6 (9) 67%	n = 7 (27) 26%
Polyhydramnie	n = 9 (9) 100%	n = 13 (27) 48%
Akute Polyhydramnie	n = 8 (9) 89%	n = 2 (27) 7%
Hydrops fet.	n = 4 (9) 44%	n = 5 (27) 19%

Den genannten Parametern, insbesondere der Polyhydramnie und ihrer akuten Verlaufsform, aber auch dem Hydrops fetalis kommt damit prognostische Bedeutung zu, da sie deutlich häufiger auftraten in der Gruppe von Geminigraviditäten, die vor der 28. Schwangerschaftswoche beendet wurden (Tabelle 2.51). Die Gewichtsdifferenz zweier Zwillinge erwies sich im Einzelfall als unspezifischer Parameter, wobei eine Gewichtsdifferenz von mehr als 25% in der Gruppe mit ungünstiger Prognose doppelt so häufig auftrat.

Das fetofetale Transfusionssyndrom als gefürchtete Komplikation bei Geminigraviditäten kann nur aus wenig typischen Folgeveränderungen, wie Polyhydramnie, Hydropsbildung oder einer Gewichtsdifferenz beider Gemini, erkannt werden. Während diesen Parametern auch prognostische Bedeutung zukommt, steht derzeit ein erfolgversprechendes Therapiekonzept trotz vereinzelter Ansätze, wie Aufsuchen des Shunts und *Laservaporisation* [4], nicht zur Verfügung.

Literatur

1. Benirschke K, Chung KK (1964) Twin placenta in perinatal mortality. NY State J Med 61: 1499
2. Benirschke K, Driscoll SG (1967) The pathology of the human placenta. In: Handbuch der speziellen pathologischen Anatomie und Histologie VII, 5. Aufl. Springer, Berlin Heidelberg New York
3. Blickstein J (1990) The twin-twin transfusion syndrome. Obstet Gynecol 76: 714–722
4. Delia JE, Cruikshank DP, Keye WR (1990) Fetoscopic neodymium: YAG laser occlusion of placental vessels in severe twin transfusion syndrome. Obstet Gynecol 75: 1046–53
5. Käser et al. (1981) Gynäkologie und Geburtshilfe, Bd II 2. Thieme, Stuttgart, 13.6

2.3.8 Bedeutung der Nabelschnurumschlingung · Physiologische, biochemische und forensische Folgen

C. Goecke

Die Haftpflichtansprüche aus dem Bereich der Geburtshilfe mehren sich. Im Kammerbezirk Nordrhein betragen sie bereits 15% aller in der Gutachterstelle zu behandelnden Fälle. Die Entschädigungssummen liegen bereits in Millionenhöhe. Es nehmen auch jene Fälle zu, in denen die Nabelschnur als ursächlicher Faktor angenommen werden kann, selbst wenn dies in Lehrbüchern noch negiert wird.

Sei es, daß es infolge Nabelschnurumschlingung (NSU) zu einem intrauterinen Fruchttod gekommen ist, was in 20–25% angenommen werden muß, sei es, daß es infolge einer NSU zu temporärer oder kontinuierlicher Minderversorgung des Feten kam mit der Folge von Wachstumsretardierung oder zerebralen Schäden. Folgen dieser präpartalen Schädigungen können sowohl intrapartale Komplikationen, bei sonst unauffälligem Geburtsverlauf, als auch postpartale psychomotorische Störungen sein.

Folgen der Nabelschnur-Umschlingung:
Präpartal:
- intrauteriner Fruchttod,
- temporäre Minderversorgung der Frucht (cerebrale Schäden, Unreife, Infektion),
- Kontinuierliche Minderversorgung (Wachstumsretardierung);

Intrapartal:
- CTG;

Postpartal:
- pH, BE,
- Apgar,
- psychosomatische Schäden.

Grant (1989) konnte in einer großen randomisierten Studie nachweisen, daß nur in 22% der Fälle mit Zerebralparesen eine intrapartale Hypoxie als alleinige Ursache in Betracht kam. So muß ein Großteil später auftretender psychomotorischer Störungen als nicht geburtsleitungsbedingt angesehen werden. Das müssen die Gutachter und Juristen, aber auch unsere Fachkollegen und Pädiater wissen, damit nicht a priori jeder kindliche Schaden auf die Geburt zurückgeführt wird. Im besonderen ist auch nicht jede CTG- und pH-Veränderung sub partu allein auf den Geburtsvorgang und die Geburtsleitung zurückzuführen.

Pränatale Schädigungen mit der Folge postpartaler psychomotorischer Störungen können bedingt sein durch:

Pränatale Schädigungen:
Fehlanlage des Gehirns
Erkrankung des Gehirns
- Infektion
- Unreife u.a.
Frühgeburtlichkeit (30%)
Hypoxie
- Plazentainsuffizienz
- Nabelschnurumschlingung

Dabei kommt neben der Plazentainsuffizienz der Nabelschnurumschlingung besondere Bedeutung zu.

Durch feste oder auch nur lockere Nabelschnurumschlingung können dauerhafte oder temporäre hypoxiebedingende Durchblutungsveränderungen in der Nabelschnur entstehen, mit der Folge, daß es auch zu biochemischen Veränderungen des Nabelschnurendothels kommt.

Wir wissen, daß das Endothel der Nabelschnur wie das Gefäßendothel reagiert, so daß es in seinen vielfachen Funktionen und Reaktionen als eigenes Organsystem aufgefaßt werden kann. Sowohl auf mechanische Verformung als auch auf die Geschwindigkeit und Zusammensetzung des vorbeifließenden Blutes reagiert das Endothel, so auch auf die am Endothel vorbeifließenden Thrombozyten. Veränderte Scherkräfte führen zu vermehrtem Thrombozytenverfall mit der Folge einer Thromboxan-(TXA2-)Freisetzung, was zu einem gesteigerten Gefäßspasmus im kindlichen Organismus führen kann, besonders dann, wenn das fetale Endothel noch nicht in der Lage ist, zur Gegensteuerung genügend Prostazyklin (PGI2) zu bilden.

Wegen der theoretischen und experimentiell nachgewiesenen Anfälligkeit der Nabelschnurdurchblutung auf mechanische Verformung des Nabelschnurquerschnittes bei auch nur lockerer NSU untersuchten wir in unserer Klinik die Geburten, bei denen sich eine Nabelschnurumschlinung postpartal zeigte. Bei 2 243 Geburten beobachteten wir bei 508 Kindern (= 22, 8%) Nabelschnurumschlingungen. Davon waren 80% einfache und 19% mehrfache Nabelschnurumschlingungen. Knoten und Torsionen wurden in knapp 1% beobachtet. – Bei einer postpartal festgestellten Azidose mit einem pH unter 7,2 fanden sich in 43% Nabelschnurumschlingungen (Tabelle 2.52).

Wie unsere theoretischen und experimentiellen sowie klinischen Untersuchungen zeigten, ist die Nabelschnurdurchblutung und damit die respiratorische Versorgung des Feten anfälliger und komplexer als bisher vermutet. Bei einer Häufigkeit von Nabelschnurkomplikationen mit 20 und 30% und den hämodynamischen und biochemischen Auswirkungen von Verformungen des Nabelvenenquerschnittes sind bei Nabelschnurumschlingungen passager auftretende Sauerstoffmangelsituationen anzunehmen, die mit klinischen Untersuchungsmethoden wie Dopplersonographie, CTG und MBU nicht immer erfaßt werden.

Tabelle 2.52. Häufigkeit von Nabelschnurkomplikationen

Geburten	Nabelschnurumschlingung	
n = 2243	gesamt n = 508	22,8%
	einfach	79,8%
	mehrfach	19,5%
	Knoten	0,7%
Acidose		
pH <7,20		43,3%

Gerade weil das eigentliche Geburtsereignis bei psychomotorischen Störungen in der weiteren kindlichen Entwicklung gewöhnlich ursächlich verantwortlich gemacht wird, halten wir die lockere Nabelschnurumschlingung für einen Risikofaktor, der eine kritische Überprüfung des geburtshilflichen Managements erforderlich macht und auch bei normalen Geburten ohne Anhaltspunkt für „fetal distress" einer gewissenhaften Dokumentation des Geburtsverlaufes bedarf.

Um späteren forensischen Problemen begegnen zu können, sollte neben der Dokumentation der Nabelschnurumschlingung auch eine gewissenhafte histologische Untersuchung der Plazenta *und* der Nabelschnur vorgenommen werden. Bei Sauerstoffmangelsituationen in der Schwangerschaft zeigt die Plazenta typische Veränderungen wie z.B. Hyperkapillarisierung. Darüber hinaus geben auch Stufenschnitte der Nabelschnur wertvolle Hinweise, wie z.B. in jenem Fall, den ich gutachterlich zu behandeln hatte, in dem eine deutliche Koagelbildung in der Nabelschnur festgestellt werden konnte, die Ursache des intrauterinen Fruchttods war.

Wir müssen klären, welche Funktionen das Nabelschnurendothel hat und welche biochemischen Folgen eine Nabelschnurumschlingung für den Feten haben kann. Und letztlich sollten wir unser geburtshilfliches Mangagement bei Nabelschnurumschlingung überdenken.

2.3.9 Durchblutungsänderungen bei Nabelschnurumschlingung

M. Bahrdt, M. Nieland und C. Goecke

Trotz der „technisch" ausgereiften Konstruktion der Nabelschnur durch die spiralförmige Anordnung der Gefäße, die die Zug-, Torsions- und Umwicklungskräfte teilweise ausgleichen, können mechanisch bedingte Verformungen der Nabelschnur zu einer Sauerstoffminderversorgung und damit zu ernsthaften Komplikationen bei der Entwicklung des Feten sowie bei der Geburt führen. Bei unauffälligem CTG und gutem „fetal outcome" findet die Beobachtung einer Nabelschnurumschlingung in der klinischen Routine in der Regel wenig Beachtung.

Eine hämodynamische Wirksamkeit von Nabelschnurkomplikationen hat abhängig vom Zeitpunkt des Aufretens, von der Dauer ihres Bestehens und vom Schweregrad unterschiedliche Auswirkungen zur Folge, die klinisch nicht immer erfaßt werden und auch durch die Untersuchungsmethoden wie Dopplersonographie und CTG nicht immer zu interpretieren sind. So müssen Nabelschnurkomplikationen zum Beispiel in Zusammenhang gebracht werden mit:

- intrauterinem Fruchttod bei Kindern ohne morphologisch sichtbares Substrat (20%),
- schlechtem „fetal outcome" trotz unauffälligem CTG während der Geburt,
- psychomotorischen Störungen in der weiteren kindlichen Entwicklung bei unauffälligem Geburtsverlauf.

Hagen-Poiseuille formulierte Veränderungen des Durchflußvolumens erstmals für kreisrunde Gefäßquerschnitte und zeigte die Abhängigkeit des Volumenstromes von der 4. Potenz des Gefäßradius. Wir haben das Hagen-Poiseuille-Gesetz auf einen elliptischen Gefäßquerschnitt umformuliert, um zunächst rein rechnerisch die Auswirkungen auf eine zunehmende Abflachung des Gefäßquerschnitts auf die Durchflußrate zu untersuchen.

Abbildung 2.73 zeigt die Durchflußrate von 100% für kreisrunde Gefäßquerschnitte. Mit zunehmender Kompression wandelt sich der Querschnitt in eine Ellipse, wobei der Umfang konstant bleiben muß. Die Kurve zeigt bei geringer Komprimierung eine nur geringe Abnahme der Durchflußrate, bis die Abhängigkeit von der 4. Potenz zum Tragen kommt. Beträgt das Verhältnis der Durchmesser der Ellipse 1 : 2 (= 0,5), ist das Durchflußvolumen auf weniger als 30% zurückgegangen. Mit zunehmender Kompression sistiert dann bald der Volumenstrom, was auch im errechneten Geschwindigkeitsprofil deutlich zum Ausdruck kommt (Abb. 2.74).

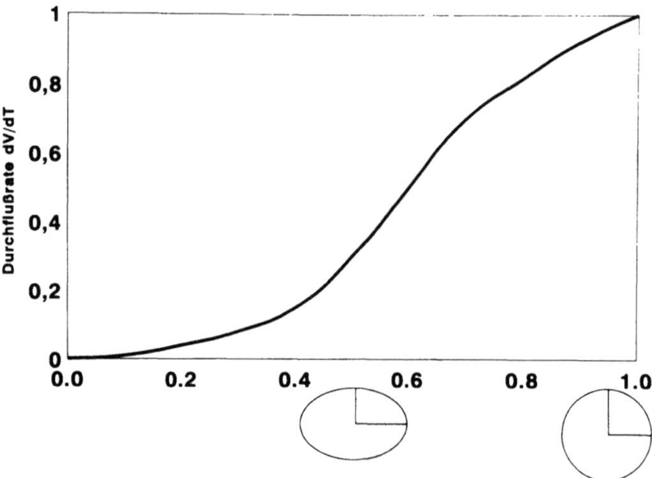

Abb. 2.73. Laminare Strömung bei elliptischem Gefäßquerschnitt

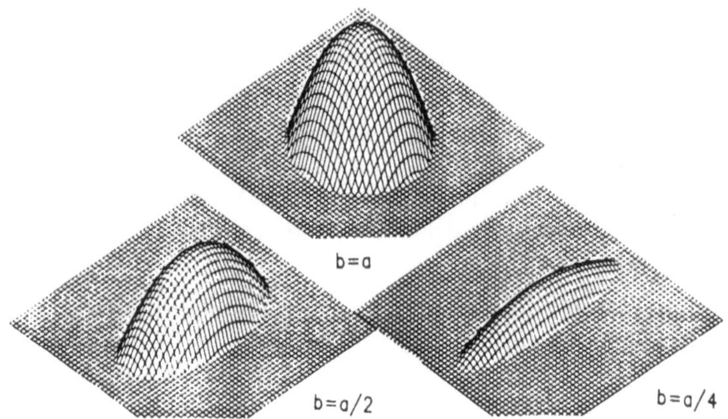

Abb. 2.74. Geschwindigkeitsprofile für kreisrunden Ausschnitt ($b = a$) und elliptischen Gefäßquerschnitt ($b = a/2$, $b = a/4$)

In einer experimentellen Untersuchungsreihe an frischen Nabelschnüren wurden klinische Situationen von Nabelschnurkomplikationen wie Umschlingung, Zug und Torsion stimuliert (Abb. 2.75). Bei Umschlingung eines Zylinders ist die Durchblutung deutlich reduziert (Abb. 2.76).

Bei Zugbelastung (Abb. 2.77) allein ist die Auswirkung auf die Durchflußrate vergleichsweise klein. Bei einer Gewichtsbelastung von ca. 10% eines reifen Feten (300 g) verringert sich der Volumenstrom um ca. 10%. Möglicherweise ist der Grund dafür in der spiralenförmigen Anordnung der Gefäße zu suchen,

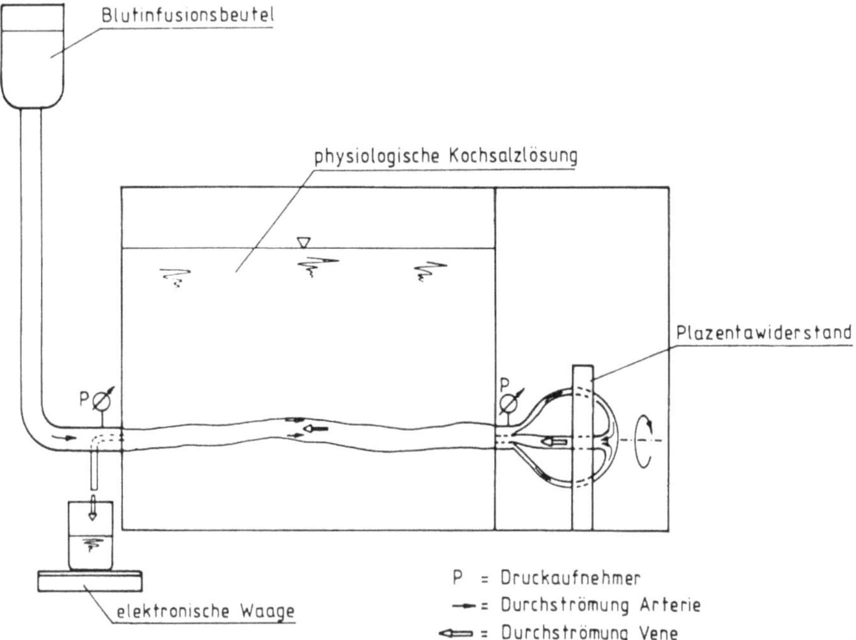

Abb. 2.75. Schema des Versuchsaufbaus zu Untersuchungen an frischen Nabelschnüren

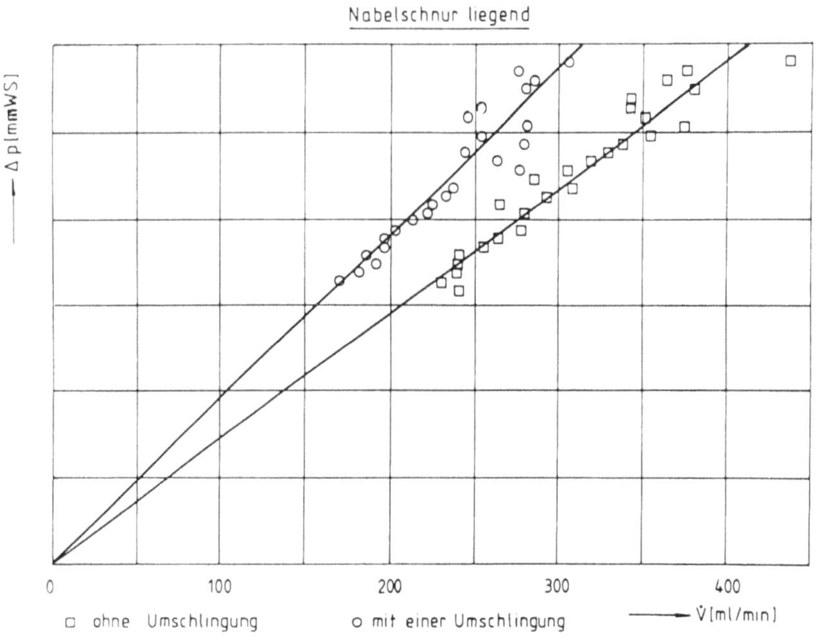

Abb. 2.76. Einfluß der Umschlingung eines Zylinders auf den Nabelschnurdurchfluß

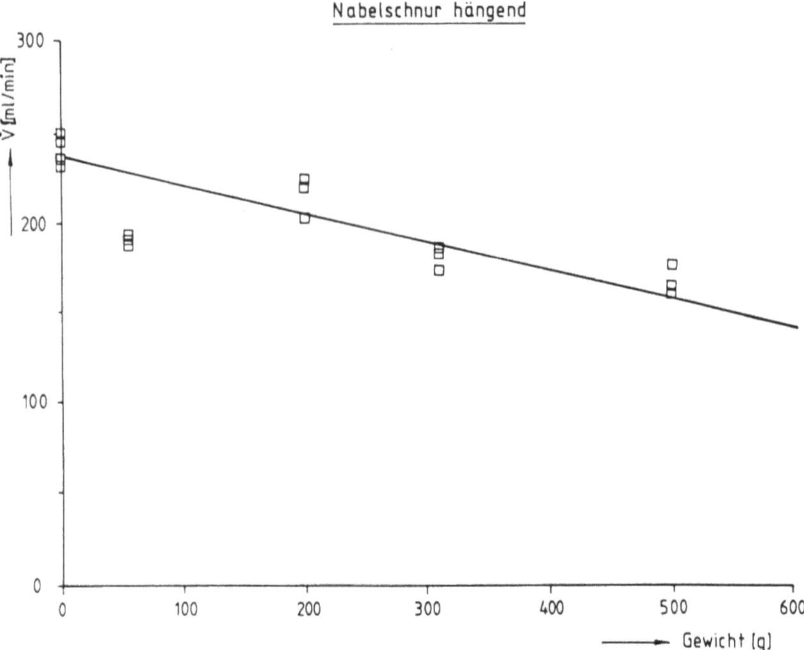

Abb. 2.77. Zugbelastung an einer hängenden Nabelschnur

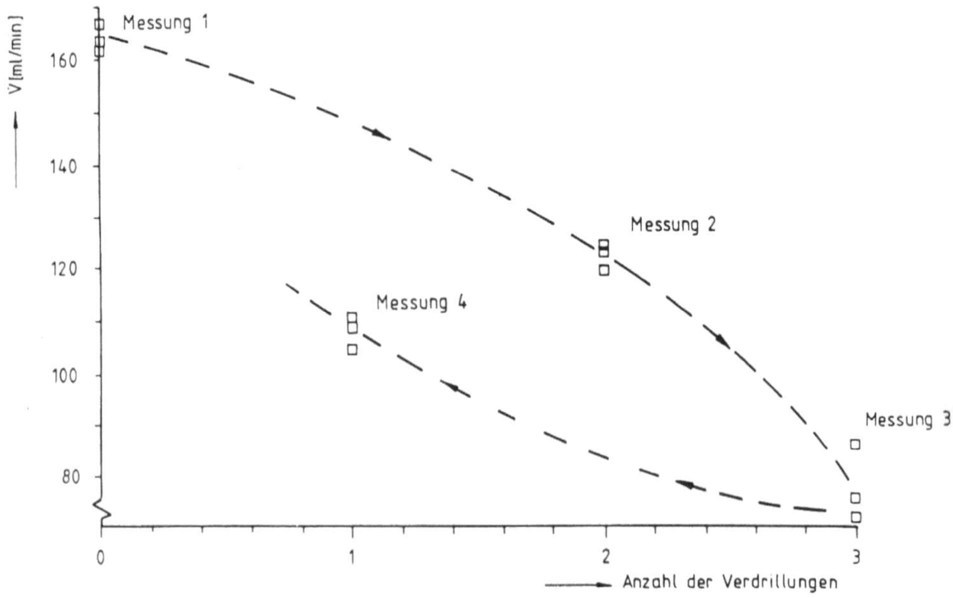

Abb. 2.78. Torquierungen der Nabelschnur mit anschließender Retorquierung

die eine Zugbelastung ausgleichen können. Eine zunehmende Torquierung der Nabelschnur führt bei einer 3fachen Torsion zu einer 50%igen Reduzierung des Volumenstromes (Abb. 2.78). Bei der anschließenden Retorquierung fand sich ein auffallend verringerter Wiederanstieg der Nabelschnurdurchblutung.

Bei über 2 000 Entbindungen fand sich in 22,8% eine Nabelschnurumschlingung. Während in einem Gesamtkollektiv eine Azidoserate von 5,3% bestand mit einem Verhältnis von 1:5 schweren zu leichten Azidosen, zeigte sich bei Geburten ohne Nabelschnurumschlingung eine Azidoserate von 3,9% mit einem Verhältnis von 1:7 schweren zu leichten Azidosen (Tabelle 2.53). In dem Kollektiv mit Nabelschnurumschlingungen fanden wir eine Azidoserate von 10,2% mit einem Verhältnis von 1:3,7 schweren zu leichten Azidosen. Bei einfachen Nabelschnurumschlingungen betrug die Azidoserate 9,7%, bei mehrfachen Nabelschnurumschlingungen 14,5%. Bei einer postpartal festgestellten Azidose mit einem pH-Wert unter 7,20 fanden sich in 43% Nabelschnurumschlingungen.

Die Korrelation von Tragzeit und Häufigkeit des Auftretens hypotoxischer Warnzeichen zeigt, daß auch bei Kindern mit Nabelschnurumschlingung die statistische Verteilung der Geburt mit einem Maximum in der 40. und 41. SSW vorliegt. Das Auftreten einer Azidose mit einer Häufigkeit um die 10% zeigt keine signifikante Abhängigkeit vom Schwangerschaftsalter. Grünes Fruchtwasser bei Nabelschnurumschlingungen ohne eine postpartale Azidose findet sich erst jenseits der 41. SSW häufiger. Dies weist summarisch eher auf eine plazentare Genese bei zunehmender Plazentainsuffizienz als auf die Beteiligung der Nabelschnurumschlingung hin. Die Kombination von Nabelschnurumschlingung, Azidose und grünem Fruchtwasser ist eher selten (Tabelle 2.54).

Tabelle 2.53. Nabelschnurumschlingung und Azidose

Geburten	NSU	Azidose pH <7,20 [%]	schwer pH <7,10	: leicht : 7,10-19
n = 2243	508	5,3	1	: 5
1735	ohne	3,9	1	: 7
508	mit	10,2	1	: 3,7
Einfach	408	9,7	1	: 4
Mehrfach	99	14,5	1	: 3,2

Tabelle 2.54. Gestationsalter und Azidose bei NSU (*n* = 508)

SSW	37.	38.	39.	40.	41.	42.
Geburten	19	34	83	170	141	61
Azidose [%]	9,0	5,9	10,8	9,4	10,6	7,7
Grünes FW [%]		12,0	7,3	7,6	7,9	21,5
Azidose + Grunes FW [%]				1,2		3,1

Die retrospektive Analyse der Geburts-CTG (Tabelle 2.55) bei Kindern mit einer Nabelschnurumschlingung und einer postpartalen Azidose zeigt, daß nur bei 17% die fetale Herzfrequenz sub partu unauffällig war. Bei 7% trat in der Austreibungsperiode eine terminale Bradykardie auf. In 10% war die Ableitung des vorwiegend externen CTG nicht beurteilbar. In nahezu 70% zeigten sich sowohl in der Eröffnungsperiode als auch in der Austreibungsperiode rezidivierende Dezelerationen unterschiedlichen Schweregrades - vom Dip O bis zu hypoxischen Dezelerationen. Zusätzlich fand sich hier bei etwa 1/3 der Fälle eine Einschränkung der Oszillation der fetalen Herzfrequenz.

Betrachten wir den Entbindungsmodus bei den 508 Geburten mit Nabelschnurumschlingung (Tabelle 2.56), so zeigt sich einmal, daß die Rate der vaginal-operativen Entbindungen und Spontangeburten nicht wesentlich vom gesamten Kollektiv abweicht (86% Spontangeburten, 7,9% vaginal-operative Entbindungen, 5,9% sekundäre Sectiones).

Grünes Fruchtwasser zeigte sich nur bei 25% der vaginal-operativen Entbindungen, bei 13% der durch Sectio entbundenen Patientinnen und bei 8,7% der Spontangeburten.

Eine Azidose fand sich bei 27,5% der vaginal-operativ entbundenen Kinder, während die Azidoserate bei Spontangeburten oder frühzeitig durch Sectio entbundenen Kinder zwischen 7 und 9% lag. Der Anteil der dystrophen Kinder unter der 10. Perzentile betrug im Sectiokollektiv 20%, bei den vaginal-operativen 15% und den Spontangeburten 9,3%.

Untersucht man jedoch die Kriterien einer respiratorischen oder metabolischen Minderversorgung hinsichtlich der Verteilung bei den möglichen Entbindungsmodi (Tabelle 2.57), so zeigt sich, daß 73% der Geburten mit grünem Fruchtwasser spontan beendet wurden, 19% durch vaginal-operative Maßnahmen und 7,6%

Tabelle 2.55. Geburts-CTG bei NSU und Azidose (n = 52)

Unauffällig	17%
In AP nicht verwertbar	10%
In AP Bradykardie	7%
Dezelerationen	66%

Tabelle 2.56. Entbindungsmodi bei NSU (508)

	Spontan [%]	Vag.-operativ [%]	Sectio [%]	Gesamt [n]
Geburten	83,0	6,7	10,4 (4,5 sek. S.)	2243
NSU	86,2	7,9	5,9	508
Grünes FW	8,7	25,0	13,3	52
Azidose	9,1	27,5	6,7	53
Dystrophie	9,4	15,0	20,0	54

Tabelle 2.57. Entbindungsmodi bei NSU (n = 508) ([%] bezogen auf Risiko-Symptome)

	Spontan	Vag.-operativ	Sectio
Grünes FW	73,0	19,2	7,7
Azidose	75,5	20,8	3,6
Dystrophie	75,9	11,1	11,1

Tabelle 2.58. Wachstumsretardierung bei NSU (< 10. Perzentile/SSW)

Geburten mit kindlicher Wachstumsretardierung	n	%
2243	162	7,3
1735 ohne NSU	108	6,3
508 mit NSU	54	10,6
Azidose mit NSU	Bei SGA	15
Grünes FW mit NSU	Bei SGA	10,6

durch sekundäre Sectio. Von den Kindern mit einer Azidose wurden 75,5% spontan entbunden, 20,8% vaginal-operativ und 3,6% durch sekundäre Sectio. Ebenso finden sich 75,9% der dystrophen Kinder in der Gruppe der Spontageburten, jeweils 11,1% wurden vaginal-operativ bzw. durch Sectio entbunden.

Die Verteilung zeigt die Schwierigkeiten oder Grenzen der präpartalen Diagnostik, azidosegefährdete Kinder zu erfassen und das geburtshilfliche Management daraufhin abzustimmen: Operative Geburtsbeendigung oder passives, konservatives Vorgehen?

Der Anteil der dystrophen Kinder in dem Kollektiv von 2 243 Geburten betrug 7,3%. Bei Kindern mit einer Nabelschnurumschlingung fanden sich in 10,6% SAG-Babys, bei Kindern ohne Nabelschnurumschlingung nur 6,3% (Tab. 2.58).

Die Azidoserate bei SAG-Kindern mit Nabelschnurumschlingung betrug 15% mit einem arteriellen Nabelschnur-pH unter 7,20. Grünes Fruchtwasser wurde bei den nichtazidotischen Kindern in 10,6% beobachtet.

Bei kompensierten Formen der chronischen Plazentainsuffizienz scheint eine verminderte Streßtoleranz bei zusätzlicher Reduzierung der respiratorischen Versorgung des Feten durch mechanisch bedingte Änderungen des Durchflußvolumens durch die Nabelschnur wie bei Nabelschnurumschlingungen bedeutungsvoll zu sein.

2.4 Frühgeburt

2.4.1 Obstetrical Risks in the 1990s in Developed Countries: Prematurity

C. Mendez-Bauer, A. del Rio, J. Almagro, C. de la Calle, F. Izquierdo Gonzalez and J. Zamarriego Crespo

Prematurity accounts for more than one half of our neonatal mortality, at least one third of the cerebral palsies of perinatal origin, and the occupation of most of our intensive care neonatal beds. The prevalence of prematurity, defined as babies delivered before the 38th week of pregnancy (or under 2000 g for most practical purposes), is steadily increasing. In France, for instance, it declined from an incidence of 8.2% of all deliveries in 1972 to 5.6% in 1981, and then started to rise again, reaching almost 8% at present. A similar development has been found in most EC countries.

The intrinsic cause or causes of premature delivery remain essentially unknown, as a glance to Fig. 2.79 will indicate. Although we often allude to premature rupture of the membranes or premature labor as causes of prematurity, we certainly do not know what in essence is causing the anticipated labor or the rupture of membranes. It seems more adequate, then, to talk about factors *associated* with prematurity rather than factors *causing* it. In this context, practically all of the so-called high-risk obstetrical factors are directly or indirectly associated with prematurity (Fig. 2.79); e.g. twins, maternal hypertension, abruptio placentae, and placenta previa. They may all lead for one reason or the other to a premature delivery and thus increase its incidence.

It is not clearly proven whether these factors have actually increased in prevalence, but we can speculate that the recent increase observed in incidence of prematurity may result either from the appearance of new factors or from the exacerbation of preexisting ones. Both possibilities may be connected to the social changes that we are exposed to at present. The condition of drug abusers on the street is a good example of a relatively new factor of social origin that has a definite perinatal impact. In addition to the pharmacological effects of cocaine or heroine, addicted women tend to have precocious, unwanted and unwelcome pregnancies for inherent social reasons. As we all know, the availability of appropriate perinatal care is a key issue in preventing prematurity, and this health service is widely available in developed countries. However, the combination of drug abuse, sexual promiscuity, and prostitution, which is not infrequent in these patients, may provide the perfect scenario for keeping these patients away from obstetrical clinics and, as a result, they frequently end up having neglected or totally absent perinatal care. This further conspires with the pharmacological effect of drugs to shorten the duration of pregnancy.

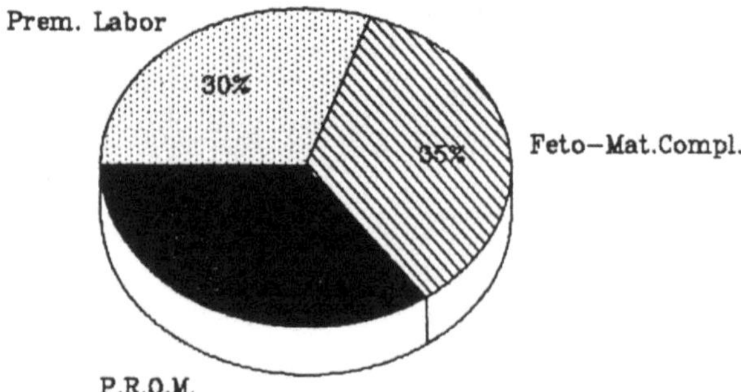

Fig. 2.79. The causes of prematurity are mostly unknown. Data from Santa Christina Hospital, Madrid (*Prem. Labor*, premature labor; *Feto-Mat. Compl.*, fetomaternal complications; *P.R.O.M.*, premature rupture of membranes). Fetomaternal complications include twins, maternal hypertension, abruptio placentae and placenta previa

Prematurity should be understood as a neonatal disorder originating in an obstetrical complication. It is possibly the best example of the close interaction between obstetrics and pediatrics that is referred to as perinatology. From our point of view, we as obstetricians should be able to prevent or treat prematurity successfully enough as to be able to achieve its complete eradication. We often fail in doing so, unfortunately. At least for the time being, our possibilities regarding prematurity are restricted to little more than trying to prevent further complications to premature babies such as respiratory distress syndrome or infections, and provide them with the best possible way of delivery, a point which remains quite controversial.

With some of this questions in mind, we attempted a retrospective study based on the 108 865 deliveries that took place in our hospital from 1973 to 1989, and aimed to identify the best possible way to deliver premature babies in order to avoid neonatal mortality and long-term morbidity. The above-mentioned tendency of prematurity to increase in recent years is present in our hospital too, where from 1980 to 1990 a slow but consistent rise from 4.49% to 6.2% was noted. In our statistics, the highest incidence of prematures corresponded to pregnancies between 34 and 37 weeks of gestation, and the predominant age of patients who delivered babies weighing 500–1499 g centered around 20 to 29 years. Interestingly enough, as shown in Fig. 2.80 a conspicuous number of women over 30 and even over 35 years of age delivered prematurely. Adding their values to the percentage of teenagers in the same condition, we should realize that in our hospital almost 50% of the premature deliveries correspond to women out of the "ideal" reproductive age.

The neonatal survival rate of babies weighing 500–1499 g, experienced in a sustained improvement in our institution from 1973 to 1989 (Fig. 2.81), although for babies between 500 g to 749 g, an appreciable survival rate was not noted earlier than 1985. Considering babies from 23 to 34 weeks of gestation, in the period 1981–1989 (n = 39 292) the overall neonatal mortality rate descended from 90.5% to 3.9%, mostly as a consequence of a reduction in the early neonatal mortality rate

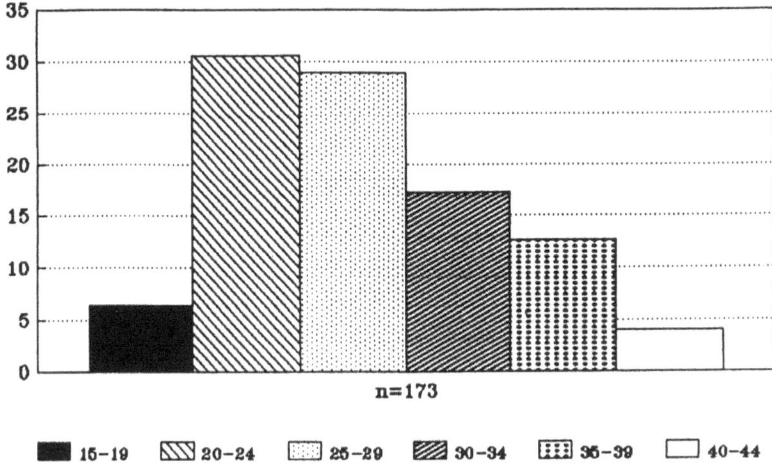

Fig. 2.80. Prematurity (500 g–1499 g) in relation to maternal age. Data from Santa Christina Hospital, Madrid

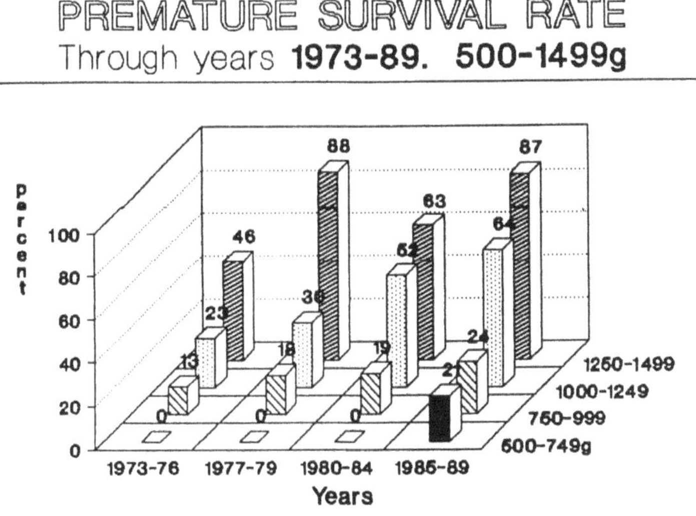

Fig. 2.81. Survival rate of premature infants (500 g–1499 g) from 1973 to 1989 in Santa Christina Hospital, Madrid

(76.2%–1.7%; see Fig. 2.82). In short, throughout recent years, the mortality of premature infants in our hospital has been descending and at present our values compare reasonably well with those of most institutions dealing with a similar clientele in the countries of the European Union.

As mortality declines, our interest must be progressively oriented to the prevention of morbidity in the survivors. As our study showed, in our environment

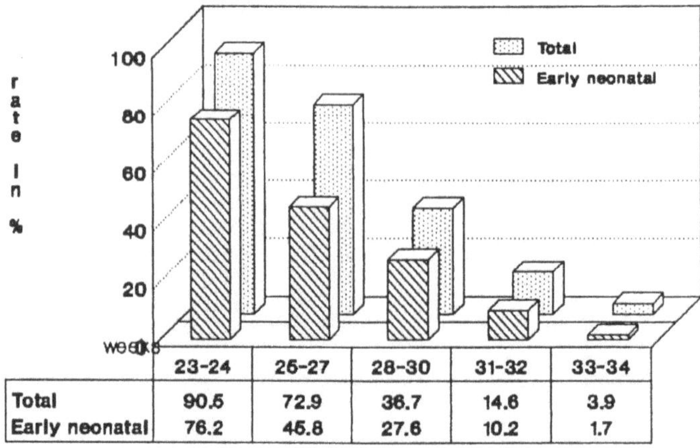

	23-24	25-27	28-30	31-32	33-34
Total	90.5	72.9	36.7	14.6	3.9
Early neonatal	76.2	45.8	27.6	10.2	1.7

Fig. 2.82. Stratified neonatal mortality rate by gestational weeks for the period 1981–1989 at the Santa Christina Hospital, Madrid (n = 39 292)

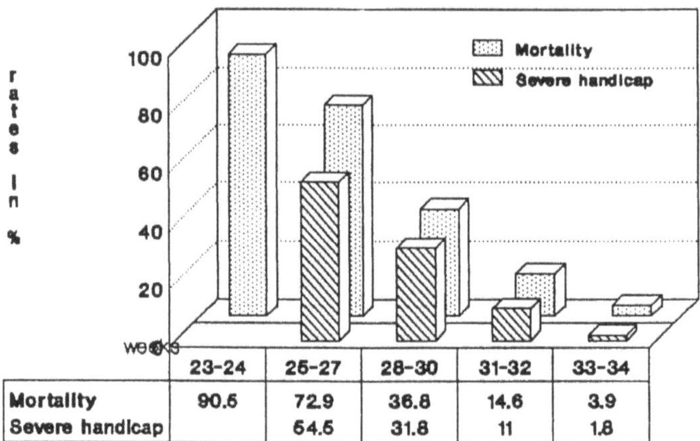

	23-24	25-27	28-30	31-32	33-34
Mortality	90.5	72.9	36.8	14.6	3.9
Severe handicap		54.5	31.8	11	1.8

Fig. 2.83. Neonatal mortality and sequelae rates by gestational weeks for the period 1981–1989 at the Santa Christina Hospital, Madrid (n = 39 292)

neonatal mortality and morbidity (defined as severely handicapped children up to the 7th year of age) followed a parallel tendency, when considering deliveries from 25 to 34 weeks (there were no survivors before 25 weeks in the period studied; Fig. 2.83). It was striking to realize that severe neurological damage may eventually hit more than 50% of the babies delivered at 25–27 weeks and more than 30% of those delivered at 28–30 weeks.

Assuming that different modes of delivery may have different consequences in the mortality and morbidity of premature births, the infants born from 1973 to 1989 weighing 500–1499 g, were classified into three categories: (1) delivered vaginally in breech presentation (brch); (2) delivered per vagina in vertex presentation (vtx), and (3) delivered by cesarean section (C/S) (Fig. 2.84).

Overall, a certain advantage was noted for cesarean section deliveries with regard to neonatal mortality (Fig. 2.84; 3rd columns from the left). If accepted like that, this observation would lead to increasing cesarean section deliveries in prematures to improve mortality. Another intriguing observation was, that when considering the incidence of severely handicapped survivors up to 7 years of age, globally considered cesarean sections during the 1980–1989 period, apparently prevented more handicapped cases than other modes of delivery, which was not the case in the period 1973–1979. These preliminary observations suggested the need for further refinement in the evaluation of our data, since it implied that the cesarean section was not always necessarily beneficial and could be even harmful to the infants.

The newborns were then classified according to the two previous criteria: age of gestation (28–30 and 31–32 weeks of gestation) and mode of delivery (from left to right in Fig. 2.84: vaginal vertex, vaginal breech, cesarean sections). But the cases delivered by cesarean section were subdivided according to the presence (+FD) or absence (−FD) of fetal distress (5th columns in Fig. 2.84) as diagnosed by cardiotocograph monitoring. This substratification in the group of cesarean sections revealed some interesting facts, enabling us to qualify some of the previous conclusions regarding the appropriateness of indiscriminately section prematures. These results are presented in Fig. 2.84.

1. When considering *pregnancies between 28 and 30 weeks* (left group in Fig. 2.84), vaginal vertex and cesarean sections deliveries (all included) had similar outcomes regarding neonatal mortality (back columns in Fig. 2.84). However, when considering severely handicapped infants (front columns, Fig. 2.84) delivered at the same intrauterine age, cesarean section *in toto* gave results similar to vaginal deliveries, but yielded definitely better results than vaginal deliveries – irrespective of the type of presentation – when cesarean section was performed with no fetal distress having occurred.
2. *The group of 31–32 weeks*, showed overall an lower neonatal mortality and morbidity than the group of 28–30 weeks. The best outcome regarding both mortality and morbidity was obtained when deliveries were performed either in vaginal vertex, or by cesarean section when no fetal distress occurred. Neonatal mortality was high in vaginal breech, in total cesarean section and in cesarean sections with fetal distress, and morbidity was low in the total cesarean section and cesarean section with fetal distress groups, and absent in vaginally delivered breeches. This low morbidity may be accounted for, at least partially, to the high mortality observed in these groups.

Summarizing results regarding this aspect of the study, we could withdraw some practical although preliminary conclusions. At 31–32 weeks of gestation, neonatal mortality is high – quite similar to that at 28–30 weeks – except when deliveries take place in vaginal vertex (best) or by cesarean section in the absence of fetal distress. Babies delivered at 31–32 weeks have a relatively low incidence of long-term handicaps, and a moderate degree of fetal distress seriously affects mortality

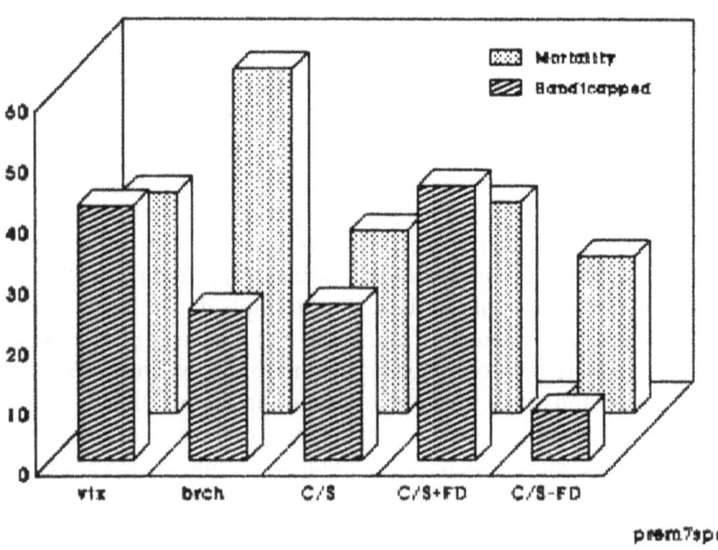

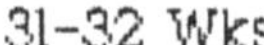

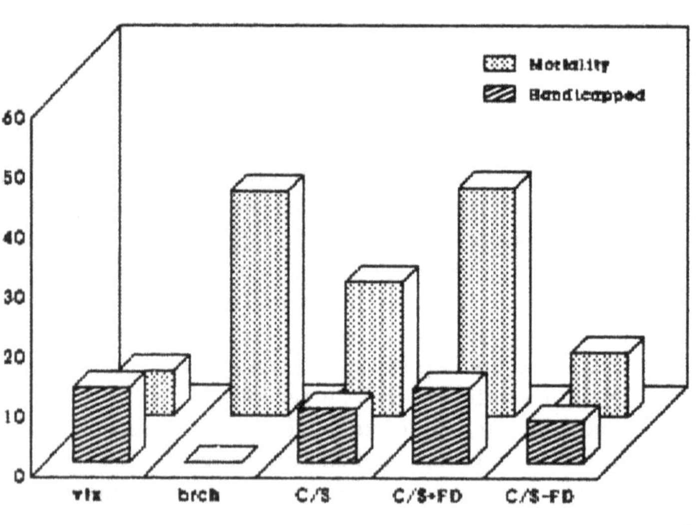

Fig. 2.84. Influence of delivery mode on morbidity and mortality for the period 1973–1989 at the Santa Christina Hospital, Madrid

but does not significantly affect the outcome of survivors. The question remains whether low morbidity exists per se or is a selective result of high mortality.

At 28–30 weeks, conclusions may be somewhat different. In this critical period, both mortality and morbidity are elevated and the best outcome in our hospital occurred with cesarean section deliveries when performed before signs of fetal distress were present. In other words, it seems justified so far to suggest that at 28–30 weeks, we should be generous in indicating cesarean sections and avoiding fetal distress.

Another important consideration in connection with prematurity is medical care costs. Based on 247 neonates delivered between 500 g and 999 g, Walker et al. in Providence, Rhode Island, USA, in 1984 reported that the costs per surviving premature at the time of discharge from the neonatal unit vary as follows: from 600 g to 699 g, where mortality was 97%, 363.000 US$ per survivor; between 700 g and 899 g (mortality about 70%) the cost per survivor is 116 000 US$; and between 900 g and 1000 g (mortality = 40%) is 41 000 US$.

It is difficult to estimate the medical care and rehabilitation costs of the survivors in the following years of their lives. At any rate, it is quite obvious that when all the above factors are taken into account, making the right decision regarding the best way to deliver premature infants can be a very difficult and risky task.

2.4.2 Vermeidung von Frühgeburten

E. Saling

Die vordringlichste Aufgabe der Pränatal- und Geburtsmedizin ist es, die Zahl sehr kleiner Frühgeborener auf ein Minimum zu senken, also diesen Teil der Frühgeburtlichkeit drastisch einzuschränken, Nur so besteht Aussicht, die Säuglingssterblichkeit und die Zahl der geschädigten Kinder weiter nennenswert zu reduzieren.

In den letzten Jahren wird in zunehmendem Maße von der aszendierenden Genitalinfektion als einem wichtigen Faktor für das Zustandekommen der Frühgeburt gesprochen. Nach unseren Erkenntnissen ist darin in der Tat die mit Abstand häufigste Ursache für eine ungewollte vorzeitige Schwangerschaftsbeendigung zu sehen.

Die *aszendierende Infektion* stellt eine der Hauptursachen für Spätaborte und Frühgeburten dar.

Man kann heute davon ausgehen, daß die entscheidenden infektiösen Prozesse am unteren Eipol stattfinden.

Pathogenese

Ein kürzlich erschienener kurzer Bericht [5] über prospektive Untersuchungen mit der Fragestellung, welchen Einfluß verschiedene Erreger auf vorzeitige Wehen, vorzeitigen Blasensprung, Frühgeburtlichkeit sowie auf Infektionen beim Neugeborenen haben, bestätigt überzeugend die hier zugrunde gelegte Pathogenese.

Im Prinzip dürften folgende Zusammenhänge eine Rolle spielen (Abb. 2.85): Ein funktioneller Defekt der Zervixbarriere und eine dadurch begünstigte Aszension von pathogenen Erregern führt zu lokalen Entzündungen und zu Prostaglandinausschüttungen, die mit großer Wahrscheinlichkeit in der Gegend des unteren Eipols stattfinden.

Es konnte gezeigt werden, daß pathogene Erreger, wie Bacteroides fragilis und Streptococcus viridans, Phospholipase A2 produzieren. Auf diese Weise wird der Arachidonsäuremetabolismus in den Amnionzellen stimmuliert und Prostaglandin gebildet [5]. Darüber hinaus ist es möglich, daß durch Leukozytenmigration, die mit einer Chorionamnionitis einhergeht, zusätzlich eine Prostaglandinbildung ausgelöst wird. Leukozyten sind auch in der Lage, die Prostaglandinsynthese durch Einwirkung von Interleukin zu induzieren [15, 16].

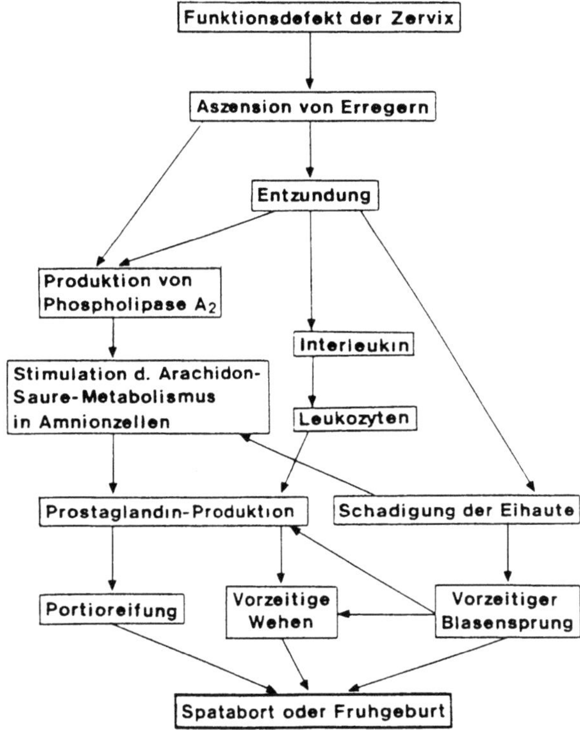

Abb. 2.85. Wahrscheinliche Zusammenhänge zwischen einer aszendierenden Infektion und der Auslösung eines Spätabortes oder einer Frühgeburt

Aszendierende Infektionen, die die Eihäute und die Dezidua erreichen, können durch Stoffwechselprodukte der Erreger lokale Gewebsveränderungen verursachen, so die Stabilität der Eihäute am unteren Eipol beeinträchtigen und durch gleichzeitige Stimulierung der Prostaglandinsynthese zum vorzeitigen Blasensprung und zu vorzeitigen Wehen führen.

Zu Beginn des vorigen Jahrzehnts, noch bevor dieser Entstehungsmechanismus als wahrscheinlich angesehen wurde, waren wir von der Bedeutung der aszendierenden Infektion überzeugt und in der Lage, den ersten konkreten Beweis dafür zu finden, daß die Blockade der Aszensionswege hervorragende Chancen bietet, Spätaborte oder Frühgeburten zu vermeiden. Es handelte sich hierbei um den 1981 von uns eingeführten und seitdem häufig angewandten frühen totalen Muttermundverschluß (FTMV), der eine hervorragende Barriere gegen bakterielle Aszensionen darstellt [17].

Während vorher Patientinnen mit sich wiederholenden Spätaborten weniger als 20% Chancen hatten, ein überlebendes Kind zu bekommen, stiegen diese Chancen nach Durchführung des frühen totalen Muttermundverschlusses in demselben Kollektiv auf über 80% [6, 18].

Da der frühe Mutermundverschluß nur für anamnestisch entsprechend belastete Patientinnen vorgesehen ist, kommt eine solche Maßnahme zur Spätabort- und Frühgeburtvermeidung für die Routinebelange der allgemeinen Schwangerschaftsvorsorge kaum in Betracht.

Basisstrategie

Unter diesen Aspekten haben wir ein Programm entwickelt, das in Zukunft helfen soll, Spätaborte und Frühgeburten besser und konsequenter zu vermeiden. Grundvoraussetzung ist, daß bei jeder Schwangerenvorsorgeuntersuchung routinemäßig eine vaginale pH-Messung erfolgt. Sie ermöglicht auf denkbar einfache Weise, zahlreiche im Risikokollektiv auftretende Störungen des vaginalen Milieus zu erfassen. Kommen noch andere gravierende, anamnestische oder diagnostische Hinweise auf eine Spätabort- oder eine Frühgeburtgefährdung hinzu, sollte man gezielt bakteriologische Untersuchungen durchführen unter Einschluß der Chlamydiendiagnostik, ferner vaginalsonographische Zervixkontrollen und CRP-Untersuchungen vornehmen. Eine von uns neu entwickelte Methode – die Eipol-Lavage – ermöglicht es, wesentlich häufiger Erreger im oberen Aszensionsbereich zu finden, als dies mit den konventionellen Abstrichmaßnahmen in Vagina und Zervix bisher möglich war.

Programm

Für die breite Routineanwendung haben wir, ausgehend von den dargestellten Erkenntnissen, ein spezielles *Frühgeburten-Vermeidungsprogramm* (*FVP*) entwickelt [19, 20].

Den 1. wichtigen Schritt in diesem Spätabort- und Frühgeburten-Vermeidungsprogramm stellt die Stufe I der Routinediagnostik dar (Abb. 2.86 oberer Teil):

Bereits im Frühstadium der Schwangerschaft, und dann möglichst bei jeder weiteren Schwangerenvorsorgeuntersuchung, ist durch eine pH-Messung zu prüfen, ob im Aszensionsbereich, besonders in der Vagina, normale – also ungestörte – Aziditätsbedingungen vorliegen und damit ein Aufsteigen von pathogenen Erregern durch die von Natur aus gegebenen Abwehrmechanismen vermieden oder zumindest behindert wird. Als Grenzwert wurde bisher ein pH-Wert von 4,5 und niedriger angesehen. Nach unseren Untersuchungen soll der pH-Wert – am Introitus vaginae gemessen – 4,2 oder weniger betragen [14], das ist × plus 1 Standardabweichung. Es soll also in der Vagina ein stark saures Milieu vorliegen.

Eine präzise und zugleich einfache Maßnahme ist, eine pH-Elektrode, die etwa kleinfingerdick ist, direkt in die Vagina, und zwar 3 cm tief, einzuführen („Introitusmessung“) und den pH-Wert am Sichtfenster des Gerätes abzulesen. Die pH-Werte schwanken geringfügig innerhalb der verschiedenen Vaginalabschnitte. Um die Messung für die hier dargestellten Routinebelange zu standardisieren, empfehlen wir am Introitus – also rund 3 cm oberhalb des Scheidengangs – zu messen.

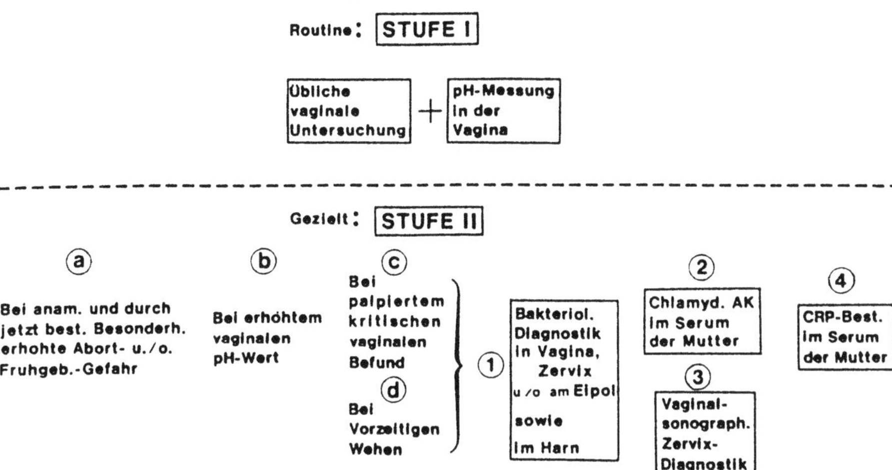

Abb. 2.86. Übersicht über die diagnostischen Maßnahmen des Fruhgeburten-Vermeidungs-Programms

Eine andere Möglichkeit ist die halbquantitative Messung des pH-Wertes mit Indikatorpapier (Spezialindikator-pH 4,0–7,0; Firma Merck, Artikel Nr. 9542).

Dieses Verfahren ist billig und einfach, aber leider nicht so genau wie die direkte Methode. Die *Indikatorpapiermethode* erfordert auch einige Übung im Beurteilen der entsprechenden Farbtöne.

Natürlich ist von einer alleinigen routinemäßigen pH-Messung nicht die Lösung des gesamten Problems zu erwarten. Diese Maßnahme ist zwar wichtig, um auf einfachste Weise konkreten Anhalt für Störungen des vaginalen Milieus zu erhalten, andererseits gibt es aszendierende Infektionsgeschehen und Frühgeburten, obwohl normale vaginale pH-Werte vorliegen. Was die vaginale Azidität betrifft, so bestehen deutliche Zusammenhänge zwischen positiven und negativen bakteriologischen Befunden zu den jeweils gemessenen pH-Werten in der Vagina. So betrugen die im hinteren Fornix gemessenen pH-Werte bei negativen bakteriologischen Befunden 4,31 plus, minus 0,55 und bei positiven bakteriologischen Befunden 4,91 plus, minus 0,73; sie lagen demnach signifikant höher [13].

Sprechen die routinemäßig erfaßten pH-Werte oder andere Fakten für eine erhöhte Gefährdung, sollte die Stufe II (Abb. 2.86, unterer Teil) unseres Spätabort- und Frühgeburten-Vermeidungsprogrammes eingesetzt werden, eine gezielte, weitergehende Infektionsdiagnostik.

Eine erhöhte Gefährdung besteht (Abb. 2.86 unten, linke Seite):

(a) bei anamnestischen Hinweisen, wenn ein oder mehrere Spätaborte oder Frühgeburten vorausgegangen sind sowie 2 oder mehr vorausgegangene Abbrüche (hier ist häufiger mit einer gestörten Zervixbarriere zu rechnen), aber auch mit der jetzigen Gravidität einhergehende belastende Faktoren allgemeiner Art, wie ungünstiger sozialer Status und/oder körperliche, geistige oder seelische Überforderung (z.B. anstrengende berufliche Tätigkeit und/oder starke familiäre Belastung), ferner bei in dieser Schwangerschaft vorliegenden Besonderheiten, wie Mehrlingsschwangerschaft - diese nimmt als Risikofaktor an Bedeutung zu -, Uterusanomalien, Uterus myomatosus, Vorliegen einer fieberhaften Erkrankung u.a.m.,

(b) bei erhöhtem vaginalem pH-Wert,

(c) bei palpiertem oder durch Spekulumeinstellung eruiertem kritischem vaginalem Portiobefund,

(d) bei kritischer vorzeitiger Wehentätigkeit.

Liegen derartige Hinweise vor, empfehlen sich gezielte diagnostische Maßnahmen (Abb. 2.86 unten, rechte Seite):

1. Kontrolle der Vaginalflora im Nativpräparat oder durch bakteriologische Untersuchungen von Abstrichen
   a) aus der Vagina,
   b) aus der Zervix, wobei hier besonders nach Chlamydien gefahndet werden soll. Eine geeignete Methode ist die Durchführung eines Immunfluoreszenztestes (IFT) oder des zuverlässigeren Enzymimmunassaytestes (EIA),
   c) in Form einer Lavage vom unteren Eipol (s. weiter unten).
   Ferner sollte eine Kontrolle erfolgen, ob pathogene Erreger im Harn nachweisbar sind.
2. Untersuchungen von Chlamydienantikörpern im Serum der Mutter (noch umstritten, ob nützlich).
3. Vaginal-sonographische Zervixbeurteilung und -ausmessung.
4. CRP-Bestimmung im mütterlichen Blut.

Zu Punkt 1:
Um an den Ort des Geschehens, nämlich an den unteren Eipol, bakteriologisch-diagnostisch näher heranzukommen, haben wir eine neue Technik entwickelt, die *Eipol-Lavage* [20]. Hierzu wird durch ein Führungsrohr (Abb. 2.87) ein dünner (Außendurchmesser 1,5 mm), steriler, gut flexibler Katheter („Ernährungssonde", wie sie bei der Intensivbetreuung Neugeborener verwendet wird) über die Zervix in den unteren Eipolbereich eingeführt. Da der Zervikalkanal oft einen gekrümmten, manchmal auch einen geknickten Verlauf aufweist, empfiehlt es sich, den Katheter beim Sondierungsversuch mehrfach zwischen den Fingern zu drehen, um sein vorderes Ende so besser den oberen Zervikalkanalbereich passieren zu lassen. Über den eingeführten Katheter werden 2 ml steriler 0,9%iger Kochsalzlösung instilliert und anschließend so viel wie möglich wieder aspiriert. Diese Lavageflüssigkeit wird bakteriologisch aufgearbeitet (Versandröhrchen mit dem für bakteriologische Untersuchungen üblichen Transportmedium).

Gelingt es bei dem 40 cm langen Katheter nicht, mindestens 0,3 ml der Kochsalzlösung (das ist mehr als der Totrauminhalt) zurückzugewinnen, empfiehlt sich ein 2. und eventuell ein 3. Versuch, mit 2 ml Kochsalzlösung die Spülung zu wiederholen.

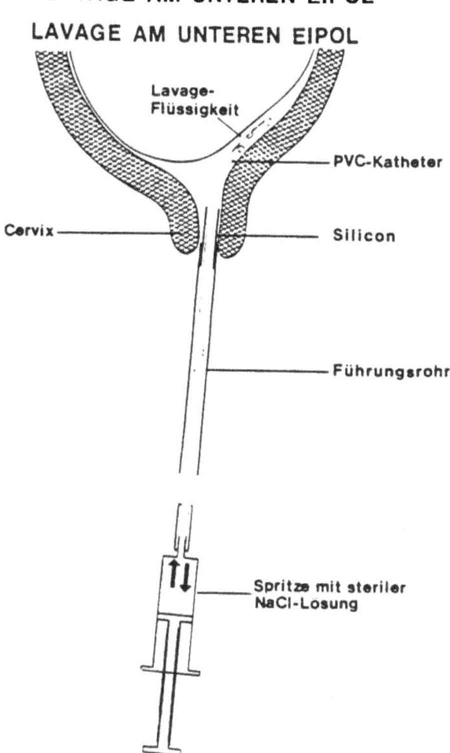

Abb. 2.87. Schematische Darstellung der Eipol-Lavage

Ergebnisse (Tabelle 2.59): In den ersten 64 Fällen fanden wir 30mal Erreger in der Eipolspülflüssigkeit, aber nur 10mal nach konventioneller Abstrichtechnik in der Vagina und in der Zervix. In 39 Fällen mit manifester Frühgeburtsymptomatik waren in 23 Fällen, also in 59%, pathogene oder fakultativ pathogene Erreger am Eipol nachweisbar, aber nur in 5 Fällen – das sind 13% – nach der konventionellen Abstrichtechnik. Allerdings handelt es sich hier auch um Fälle, in denen negative vaginal-bakteriologische Befunde vorausgegangen waren und wegen der Frühgeburtsymptomatik weiter – jetzt auch am unteren Eipol – nach Erregern gesucht wurde; das erklärt die niedrige Häufigkeit bakteriologisch positiver Befunde aus Vagina und Zervix in diesem Kollektiv (letzte senkrechte Spalte der Tabelle 2.59).

Die Eipol-Lavage stellt einen aufschlußreichen neuen Zugang dar, um bei frühgeburtgefährdeten Schwangeren Diagnostik und Therapie zu ermöglichen, aber auch, um weitere Erkenntnisse über das Infektionsgeschehen in dieser Region zu gewinnen.

Indiziert erscheint uns eine Eipol-Lavage mit anschließender bakteriologischer Untersuchung:

a) vor Durchführung eines frühen totalen Muttermundverschlusses, um zu prüfen, ob nicht bereits am Eipol eine Keimbesiedelung vorliegt, die durch systemische

Tabelle 2.59. Ergebnisse bakteriologischer Untersuchungen mittels der Eipol-Lavage in Fällen mit nur potentiellem Risiko (obere Reihe) und in Fällen mit konkret vorhandenen Symptomen eines drohenden Spätabortes oder einer drohenden Frühgeburt (mittlere Reihe)

Konkrete Symptome eines drohenden Spätabortes oder einer Frühgeburt	Gesamt	Positiver Nachweis von Erregern in der Eipollavage-Lösung	Erreger positiv in EPL und CRP ≥ 1.0 mg/dl	Positiver Nachweis von pathogen. Erregern im üblichen Vaginal oder Zervikalabstrich
Nicht vorhanden, aber potentiell erhöhtes Risiko (z.B. sich wiederholende Aborte)	n = 25	n = 7 (28%)	n = 1 (4%)	n = 5 (20%)
Vorhanden	n = 39	n = 23 (59%)	n = 15 (38%)	n = 5 (13%)
Alle Fälle	n = 64	n = 30 (47%)	n = 16 (25%)	n = 10 (16%)

antibiotische Therapie anzugehen wäre. Nach Durchführung des Verschlusses ist der untere Eipol ja nicht mehr erreichbar.

b) In allen Fällen mit Frühgeburtsymptomatik und fehlendem Erregernachweis in Vagina, Zervix oder Harn.

c) Bei schwerwiegender Frühgeburtsymptomatik, wenn ein Zeitverlust von Tagen nicht in Kauf genommen werden kann. Würde man abwarten, bis Ergebnisse vom ersten Vaginalabstrich, die oft negativ ausfallen, vorliegen und danach erst Eipol-Abstriche vornehmen, könnte dies zur Verzögerung wichtiger therapeutischer Maßnahmen führen.

Zu Punkt 2:

Die Zusammenhänge beim Vorliegen positiver Chlamydienantikörperbefunde – im besonderen von IgA – sind umstritten. Wir stehen dieser Frage pragmatisch gegenüber und meinen, daß bei klinischen Symptomen eines erhöhten Frühgeburtrisikos bereits ein Verdacht auf eine Chlamydieninfektion ausreicht, um antibiotisch zu therapieren.

Natürlich kann ein positiver IgA-Titer von einer woanders als im zervikalen Bereich stattgehabten Infektion herrühren. Dennoch wäre es leichtfertig, eine Behandlung bei vorhandener Frühgeburtsymptomatik nicht durchzuführen, nur weil Unsicherheiten über die Ursache eines positiven IgA-Befundes bestehen. Solche Maßnahmen sollte man nutzen, zumal es durchaus die Ansicht gibt, mit Erythromycin großzügig zu behandeln [10].

Zu Punkt 3:

Die *vaginal-sonographische Zervixmessung* scheint nach einer Studie unserer Mitarbeiterin E. Neumeier [17] etwas zuverlässigere Ergebnisse zu liefern als die althergebrachte vaginal-digitale Untersuchung.

Eine sonographisch gemessene Zervikalkanallänge von unter 3 cm ist als kritisch anzusehen. Bei normalem Portiopalpationsbefund von 2 cm Länge und mehr sind immerhin in 14% der Fälle vaginal-sonographisch verkürzte Zervikalkanallängen gemessen worden. Hingegen sind bei palpatorisch als kurz befundeter Portio von 1 cm Länge und weniger in 51% der Fälle, noch normale Zervikalkanallängen vaginal-sonographisch gemessen worden.

Zu Punkt 4:
Eine *CRP-Bestimmung* halten wir für indiziert, um

a) eine eventuell vorliegende Gesamtreaktion des Körpers auf eine bakteriologisch aszendierende Infektion oder auf einen Urogenitalinfekt hin zu erfassen sowie um das Ausmaß der Gesamtreaktion beurteilen zu können,
b) festzustellen, ob ein konkreter Anhalt für eine bakteriologisch nicht erfaßbare Infektion gegeben ist mit Gefahr in Richtung Frühgeburt,
c) den Infektionsverlauf sowie die Auswirkung therapeutischer Maßnahmen beurteilen und verfolgen zu können.

Amerikanische Untersucher haben zeigen können [7], wie stark der Ausgang einer Schwangerschaft mit vorzeitiger Wehentätigkeit von den CRP-Befunden der Mutter abhängt. In prospektiven Studien wurde gefunden, daß eine tokolytische Therapie unvergleichlich erfolgreicher bei Schwangeren mit CRP-negativen Befunden (< 1,0 mg/dl) verlief. Hier konnte die Schwangerschaft in 94% der Fälle fortgesetzt werden, dagegen nur bei 27% der Schwangeren mit CRP-positiven Befunden. Die Geburtsgewichte waren dementsprechend 2819 g bzw. 1325 g. Diese Ergebnisse sprechen für sich.

Wir setzen CRP-Diagnostik seit 3 Jahren ein und können solche Zusammenhänge in unserem klinischen Beobachtungsgut bestätigen [3]: Es zeigte sich, daß kleine untergewichtige Neugeborene (< 1500 g Geburtsgewicht) bei CRP-Werten von 5 mg/dl und höher 3mal so häufig vorkommen wie bei CRP-Werten unter 1 mg/dl. Auch das Alter der Frühgeborenen nach Schwangerschaftswochen war mit 35/2 signifikant höher, wenn die Mütter niedrigere CRP-Werte aufwiesen, als bei Müttern mit hohen CRP-Werten, wo das Schwangerschaftsalter der Frühgeborenen nur 32/2 betrug.

Der CRP-Anstieg ist also als dringender Warnhinweis anzusehen. Auszuschließen sind natürlich andere Ursachen, wie z.B. ein grippaler Infekt, die ebenfalls zu CRP-Anstiegen führen können.

Therapie

Die aus den gewonnenen Erkenntnissen anamnestischer und diagnostischer Art resultierenden therapeutischen Maßnahmen zur Senkung der Spätabort und Frühgeburtgefahren sind folgende (Tabelle 2.60):

1. Bei 2 und mehr vorausgegangenen Spätaborten oder Frühgeburten empfiehlt es sich, den herkömmlichen („*großen*") *frühen totalen Muttermundverschluß*

Tabelle 2.60. Übersicht der therapeutischen Maßnahmen im Rahmen des Frühgeburten-Vermeidungs-Programmes

	Risikofaktoren	Therapeutische Maßnahmen	
1.	ⓐ ≥ 2 Spätaborte oder ≥ 2 Frühgeburten in der Anamnese	Großer totaler Muttermundverschluß - wenn möglich, als früher (gr. FTMV)	
	ⓑ 1 Spätabort oder 1 chancenarmes Frühgeborenes in der Anamnese oder jede Mehrlingsschwangerschaft, sobald beginnende Risikosymptomatik existent	Kleiner totaler Muttermundverschluß - wenn möglich, als früher (kl. FTMV)	
2.	Vag. pH ≥ 4, 3 mit pH-Meter (am Introitus) Vag. pH ≥ 4, 5 mit Indik.-Papier (am Introitus)	Azidierende lokale Therapie (Lactobac. acidoph.)	
3.	Nachweis von Erregern oder Chlamyd.-AK	Lokale oder systemische antibakterielle Therapie	
4.	Krit. Zervixbefund u./o. vorz. Wehen bei erhöhten CRP-Werten, für die keine Ursache erkennbar ist	Systemische breitbandantibiotische Therapie	
5.	Kritische vorzeitige Wehentätigkeit	Tokolyse	
6.	Kritische Gesamtsituation	Lungenreife-behandlung	wenn eilig: Betamethason wenn weniger eilig: Ambroxol

(gr. FTMV) durchzuführen (Tabelle 2.60, Spalte 1a). Nach den ersten positiven Erfahrungen tendieren wir jetzt dazu, bereits nach einem Spätabort oder bereits nach einer Frühgeburt - ferner bei allen Mehrlingsschwangerschaften, auch bei nur geringer, auf einen drohenden Spätabort oder eine drohende Frühgeburt hinweisender Symptomatik - den von uns später eingeführten [18] sog. *„kleinen" Muttermundverschluß* (kl. FTMV) großzügig zu indizieren und durchzuführen (Spalte 1b). Diesem kleinen Muttermundverschluß liegen 2 bis 3 zirkuläre, den unteren Zervikalkanal völlig verschließende Nähte zugrunde, nachdem in diesem Bereich zuvor das Epithel durch Abschleifen mit einer rotierenden Drahtbürste weitgehend entfernt worden ist. Auf die äußeren 2 quer verschließenden Nahtreihen wird hier verzichtet.

Beide Arten des Muttermundverschlusses ermöglichen es, eine vollständige Barriere gegen Aszensionen zu erzielen.

2. Immer dann, wenn der vaginale pH-Wert erhöht ist - also über 4,2 pH-Einheiten (am Introitus gemessen) liegt - sollte eine Therapie mit Lactobacillus-acidophilus-Präparaten erfolgen. Diese Behandlung ist auch nach jedem Abschluß einer lokalen oder systemischen antibakteriellen Therapie indiziert.

Vaginale pH-Werte mit Lactobacillus-acidophilus-Präparaten lassen sich deutlich senken. Patientinnen mit vorzeitigen Wehen hatten vor einer solchen Therapie im hinteren Scheidengewölbe pH-Werte von 4,65 plus, minus 0,60 und nach der Therapie Werte von 4,23 plus, minus 0,43. Es konnte demnach ein deutlicher Abfall erreicht werden.

Ein ähnliches Verhalten der vaginalen pH-Werte ist auch bei Harnwegsinfektionen zu beobachten die häufig mit vorzeitiger Wehentätigkeit einhergehen. Es empfiehlt sich deshalb, jede - auch eine asymptomatische - Bakteriurie zu therapieren und anschließend den vaginalen pH-Wert, falls dieser erhöht ist, durch Applikation von Lactobacillus-acidophilus-Präparaten auf Normalwerte zu reduzieren.

3. Liegt ein Nachweis von pathogenen Erregern in der Vagina bei einer ansonsten nicht bedrohlichen Gesamtsituation vor, so kann zunächst eine *lokale Therapie* erfolgen. Candida- und Trichomadeninfektionen werden bei fehlender Frühgeburtsymptomatik zunächst grundsätzlich lokal behandelt, wobei sich nach jeder Therapie eine Applikation von Lactobacillus-acidophilus-Präparaten empfiehlt.

   In kritischen Situationen, wenn vorzeitige Wehen eingesetzt haben und/ oder ein kritischer Zervixbefund ermittelt wurde oder ein Chlamydiennachweis vorliegt, empfiehlt es sich, sofort eine *systemische antibiotische Therapie* - wenn möglich, nach einem Antibiogramm - durchzuführen.

   Letzteres gilt auch für Fälle mit positiven bakteriologischen Harnbefunden, wobei es hier keine Rolle spielt, ob auch Harnwegsbeschwerden vorliegen oder nicht.
4. Bei erhöhten CRP-Werten und fehlendem Erregernachweis in Vagina, Zervix, am Eipol und im Harn, aber bei vorzeitiger Wehentätigkeit und/oder Vorliegen eines kritischen Zervixbefundes (z.B. Zervikalkanal-Länge unter 3 mm) empfiehlt sich die *Klinikaufnahme* mit breitbandantibiotischer Therapie unter Einbeziehung von anaerobierwirksamen Antibiotika, z.B. mit Mezlocillin oder Cetofaxim.
5. Bei kritischer vorzeitiger Wehentätigkeit sollte - solange diese anhält und insbesondere, wenn eine Lungenreifetherapie noch sinnvoll erscheint - eine *Tokolyse* durchgeführt werden.

   Insgesamt ist zur Tokolyse aber zu sagen, daß sie eine überwiegend palliative Behandlung zur Frühgeburtbehandlung darstellt und kaum eine ursächliche. Die in die Tokolyse gesetzten großen Hoffnungen, diese Maßnahme wirksam als alleiniges therapeutisches Mittel zur Frühgeburtenvermeidung einsetzen zu können, dürften nach dem jetzigen Stand der Erkenntnis der Vergangenheit angehören. Gelegentliche Gaben von „Tabletten zur Wehenhemmung" (z.B. Fenoterol) allein, ohne die Infektionsursachen zu eruieren, erscheint in Anbetracht der hier dargestellten Zusammenhänge fragwürdig. Die diagnostischen und therapeutischen Aktivitäten müssen in einem möglichst frühen Stadium einsetzen.
6. Bei kritischer Gesamtsituation muß eine frühzeitige Stimulierung der fetalen Lungenreife - in akuten Fällen mit Betamethason und in weniger eiligen Fällen mit Ambroxol - erfolgen.

Tabelle 2.61. Häufigkeit untergewichtiger Kinder vor und nach Einführung des Frühgeburten-Vermeidungs-Programmes

	Vor (Jan. 87 - Dez. 88)		Nach (Jan. 89 - Dez. 90)	Signifikanz
Alle Geborenen / Geburtsgewicht in g	n = 6521		n = 6686	
< 1500	n = 133 = 2 0%	– 30% → ■	n = 96 = 1 4%	p < 0.01
1500 - 2499	n = 437 = 6 7%	+9% → ■	n = 489 = 7.3%	n.s
Total < 2500	n = 570 = 8 7%	+0% → ■	n = 585 = 8 7%	n.s

Ergebnisse

Die Auswertung über den Nutzen des beschriebenen Frühgeburten-Vermeidungsprogrammes an unserer Klinik (Tabelle 2.61) zeigt, daß die Häufigkeit der kleinen untergewichtigen Neugeborenen < 1500 g Geburtsgewicht an unserer Klinik in den Jahren 1989 und 1990, seit das Programm eingesetzt wird, signifikant reduziert werden konnte - und zwar um 30% gegenüber den beiden vorausgegangenen Jahrgängen 1987 und 1988. Die Frequenz der größeren untergewichtigen Neugeborenen von 1500 g Geburtsgewicht und mehr stieg gering an, und zwar um 9%. Die Gesamtzahl aller untergewichtigen Kinder blieb mit 8,7% gleich. Der wesentliche Fortschritt bestand also darin, daß 30% der untergewichtigen Kinder aus der kritischen Schwangerschaftsphase von < 1500 g Geburtsgewicht durch die schwangerschaftserhaltenden Maßnahmen des Programmes in eine spätere, weniger gefährliche Schwangerschaftsphase hinübergebracht werden konnten. In einer Zusammenarbeit mit 14 frauenärztlichen Praxen führte der Einsatz des Programmes zu einer Reduzierung der Zahl kleiner untergewichtiger Neugeborener um sogar 50%.

Wir haben keinen Zweifel daran, daß dieses Programm eine wichtige Grundlage für weitere Erfolge zur Senkung der Spätaborte und zur Senkung der Häufigkeit kleiner Frühgeborener im Rahmen moderner geburtsmedizinischer Bemühungen darstellt.

Literatur

1. Afshar T (in Vorb) Selbstmessung des vaginalen pH-Wertes durch die Schwangere. Dissertation, Freie Universität Berlin

2. Bejar R, Curbello V, Davis C, Gluck L (1981) Premature labor and bacterial sources of phospholipase. Obstet Gynecol 57: 473
3. Bell U (in Vorb) Die Bedeutung der CRP-Bestimmung für die Diagnostik bei aszendierenden Infektionen und drohender Frühgeburt. Dissertation, Freie Universität Berlin
4. Bennett PR, Rose MP, Myatt L, Elder MG (1987) Preterm labour stimulation of arachidonic acid metabolism in human amnion cells by bacterial products. Am J Obstet Gynecol 156: 649
5. Fischbach F (1990) Genitale Infektionen und Schwangerschaftsverlauf: In: Bolte A, Eibach HW (Hrsg) Genitale Infektionen - Infektiologische Probleme in Gynäkologie und Geburtshilfe. Steinkopff, Darmstadt
6. Giffel JM (1990) Der totale operative Muttermundverschluß. Ein neues Verfahren zur Vermeidung der wiederholten Spätaborte und Frühgeburten. Dissertation, Freie Universität Berlin
7. Handwerker SM, Tejani NA, Verma UL, Archbald F (1984) Correlatıon of maternal serum C-reactıve protein with outcome of tocolysis. Obstet Gynecol 63: 220
8. Kiecolt-Glaser JK, Fisher LD, Ogrocki P, Stout JC, Speicher CE, Glaser R (1987) Marital quality, marital disruption and immune function. Psychosom Med 49: 13
9. Kreutzmann I-M (in Vorb) pH-Messung in Vagina und Zervix in der Schwangerschaft. Dissertation, Freie Universität Berlin
10. McGregor J, French JI, Reller B, Todd JK, Madowskı EL (1986) Adjunctive erythromysın treatment for ideopathic preterm labor: results of a randomized, double-blinded, placebo-controlled trıal. Am J Obstet Gynecol 154: 98
11. Neumeier E (1991) Vaginalgraphische Darstellung der Zervix als ergänzendes Untersuchungsverfahren in der Schwangerschaft. Dissertation, Freie Universitat Berlin
12. Northway jr WH, Moss RB, Carlisle KB, Parker BR, Popp RL, Pitlick PT, Eichler I, Lamm RL, Brown RW jr (1990) Late pulmonary sequelac of bronchopulmonary dysplasia. N Engl J Med 323: 1793
13. Riedewald S, Kreutzmann IM, Heinze T, Saling E (1990) Vaginal and cervical pH ın normal pregnancy and pregnancy complicated by preterm labor. J Perinat Med 18: 181
14. Romero R, Mitchell M, Duram S (1985) A possible mechanism for premature labor in gram negative maternal infection; a monocyte product stimulates prostaglandin release by the amnion. 32nd Annual Meeting Society of Gynecological Investigation, Abstract 219
15. Romero R, Mazor M, Ying King WU, Sitori M, Oyarzun E, Mitchell MD, Hobbins JC (1988) Infection in the pathogenesis of preterm labor. Semin Perinatol 12: 4
16. Romero R, Sirtory M, Oyarzun E et al. (1989) Infection and labor V. Prevalence, microbiology and clinical significance of intraamniotic infection in women with preterm labor and intact membranes. Am J Obstet Gynecol 161: 817
17. Saling E (1981) Der frühe totale Muttermundverschluß zur Vermeidung habitueller Spätaborte und sich wiederholender Frühgeburten. Z Geburtshilfe Perinatol 185: 259
18. Saling E (1990) Der totale operative Muttermundverschluß zur Vermeidung habitueller Spätaborte und sich wiederholender Frühgeburten - Fortentwicklung der Technik, weitere Erfahrungen und Ergebnisse. In: Dudenhausen JW, Saling E (Hrsg) Perinatale Medizin. 14. Deutscher Kongreß für Perinatale Medizin, Berlin 1989, Bd. XIII. Thieme, Stuttgart
19. Saling E (1990) Zusätzliche aktuelle Maßnahmen zur Vermeidung von Spätaborten und Frühgeburten. In: Dudenhausen JW, Saling E (Hrsg) Perinatale Medizin. 14. Deutscher Kongreß für Perinatale Medizin, Berlin 1989, Bd. XIII. Thieme, Stuttgart
20. Saling E (1991) Current measures to prevent late abortion or prematurity. In: Saling E (ed) Perinatology. Nestle Nutrition Workshop Series, Vol. 26. Lecture given on May 15th, 1990. Vevey: Nestec Ltd. Raven New York
20a. Saling E, Raitsch S, Placht A, Fuhr N, Schuhmacher G (1994) Frühgeburten-Vermeidungsprogramm und Selbstvorsorge-Aktion für Schwangere. Frauenarzt 35: 84–92
21. Winkler M, Ruckhäberle K-E, Baumann L, Schröder R, Schiller E (1987) Zur klinischen Wertigkeit der Bestimmung des C-reaktiven Proteins im mütterlichen Serum bei Schwangerschaften mit drohender Frühgeburt. Zentralbl Gynäkol 109: 854

2.4.3 Frühgeburtlichkeit aus der Sicht der Perinatalerhebungen

P. Brockerhoff

Nach wie vor ist die Verhinderung der Frühgeburt ein vorrangiges Ziel der Geburtshilfe. Jung [3] hat die vorzeitige Wehentätigkeit als auslösenden Faktor für die Frühgeburt nur als „wesentliches Hauptsyndrom" im Rahmen einer komplexen Störung beschrieben, deren Spektrum von Problemen des psychosozialen Milieus bis hin zu Funktionsbeeinträchtigungen auf dem Niveau der fetoplazentaren Einheit reicht. Mortalität und vor allem Morbidität der frühen Frühgeburtlichkeit sind in zahlreichen Untersuchungen in Beziehung zu anamnestischen Risiken, befundeten Risiken im Schwangerschaftsverlauf sowie bestimmten Strategien des geburtshilflichen Managements gesetzt worden. Derartige Studien scheitern aber bei Beschränkung auf ein einziges geburtshilfliches Zentrum an den Fallzahlen, bei Multicenterstudien an der Homogenität des Datenmaterials. Die im Vergleich mit anderen westeuropäischen Nationen ausgeprägte Dezentralisierung der Geburtshilfe in Deutschland stellt ein besonderes Problem dar.

Auch wenn die Daten in den Perinatal- und Neonatalerhebungen primär im Rahmen der Qualitätssicherung gesammelt und ausgewertet werden, können sie nach Selbmann [5] auch zur Beschreibung einer perinatologischen Landschaft für spezielle Risikokollektive herangezogen werden und aufgrund ihrer großen Vielzahl von Basisdaten Beiträge zur Evaluierung der perinatologischen Versorgungssituation leisten.

Definition und Häufigkeit

Die Frühgeburt ist infolge einer verkürzten Tragzeit definiert. Legt man jedoch die WHO-Definition zugrunde, ergibt sich das Problem, daß in den Perinatalerhebungen nur in etwa 90% der Fälle ein exaktes Gestationsalter bekannt ist. Orientiert man sich statt dessen an der Gewichtsdefinition (WHO 1977), so werden hierbei wachstumsretardierte Neugeborene eingeschlossen und Frühgeburten mit einem Geburtsgewicht oberhalb der Gewichtsdefinition nicht erfaßt. Da sich mit zunehmenden Erfolgen der neonatologischen Intensivbetreuung die eigentliche klinische Problematik auf „kleine Frühgeborene" bzw. „Kinder mit sehr niedrigem Geburtsgewicht" konzentriert, wird in vielen Untersuchungen ein Geburtsgewicht von unter 1500 g als Definitionspunkt verwendet. Diese Gewichtsgrenze entspricht bei normalem Wachstum circa der 32. SSW. Auch wenn sie für die hier vorge-

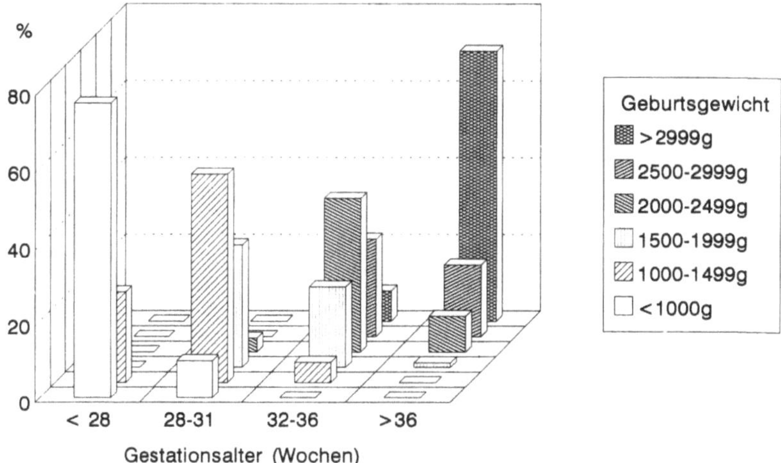

Abb. 2.88. Beziehung zwischen Geburtsgewicht und Gestationsalter bei 5300 verlegten Neugeborenen. (Neonatalerhebung Rheinland-Pfalz 1992)

stellten Analysen z.T. zugrunde gelegt wird, kann die Unschärfe dieser Definition nicht außer acht gelassen werden. Dies wird auch durch die Gegenüberstellung von Gestationsalter und Geburtsgewicht bei verlegten Neugeborenen aus der Neonatalerhebung deutlich (Abb. 2.88).

Trotz umfangreicher präventiver Bemühungen der Geburtshilfe ist die Häufigkeit von Neugeborenen mit einem Geburtsgewicht unter 1500 g in Deutschland (wie auch in den meisten westlichen Ländern) konstant um 1% geblieben [6]. Lediglich bei Neugeborenen mit einem Geburtsgewicht unter 1000 g ist im letzten Jahrzehnt ein Häufigkeitsanstieg zu beobachten [7].

Perinatale Mortalität

Insbesondere durch diese relative Zunahme der betreuten und erfaßten Neonaten mit einem Geburtsgewicht unter 1000 g ist erklärbar, daß der Anteil von Neugeborenen mit einem Geburtsgewicht unter 1500 g an der gesamten perinatalen Mortalität seit 10 Jahren konstant hoch ist (Abb. 2.89), obwohl sich die perinatale Mortalität gerade in diesen niedrigen Gewichtsklassen im gleichen Zeitraum deutlich erniedrigt hat (Abb. 2.90).

Mütterliche Risikofaktoren

Die Bedeutung psychosozialer Faktoren für die Frühgeburtlichkeit ist in zahlreichen Mitteilungen betont worden (u.a. von Spätling [6]). Der Anteil unverheira-

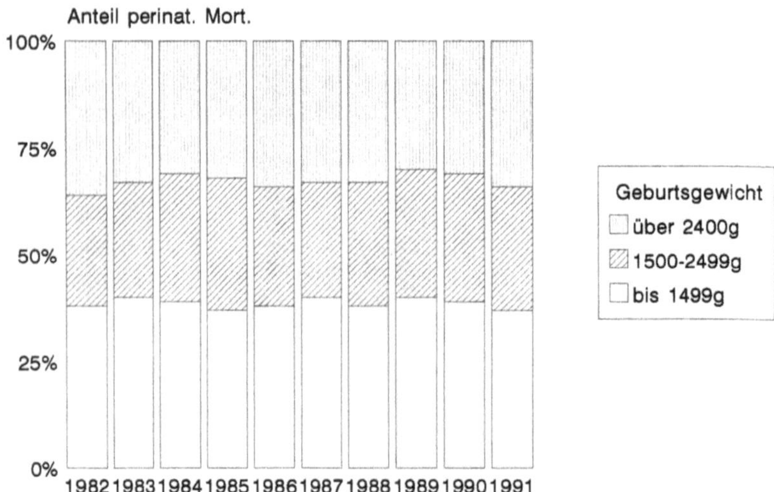

Abb. 2.89. Perinatale Mortalität in Abhängigkeit vom Geburtsgewicht in den letzten Jahren. (Bayerische Perinatalerhebung, zitiert nach Thieme [7])

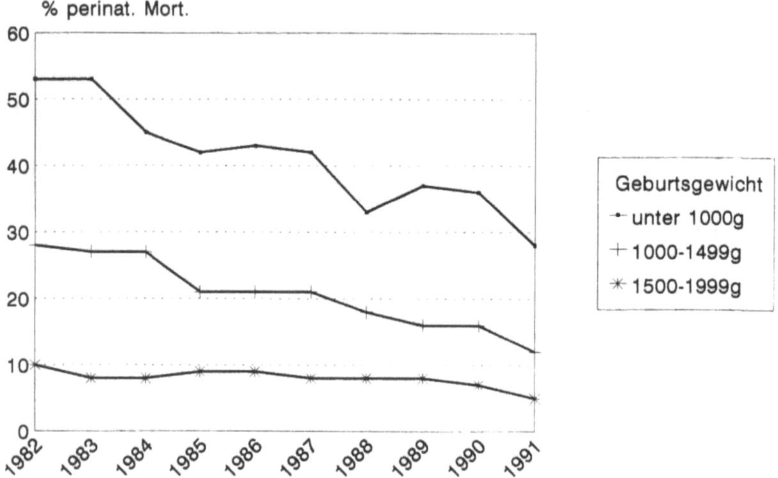

Abb. 2.90. Perinatale Mortalität in Abhängigkeit vom Geburtsgewicht in den letzten Jahren. (Bayerische Perinatalerhebung, zitiert nach Thieme [7])

teter, sehr junger Patientinnen ohne Berufsausbildung war auch in dem von uns untersuchten Kollektiv bei einem Geburtsgewicht unter 1500 g erheblich erhöht (Abb. 2.91). Auch Nikotinabusus konnte als ein wichtiger Risikofaktor bestätigt werden.

Die Untersuchung der geburtshilflichen Anamnese belegt, daß in bezug auf Frühgeburtlichkeit offensichtlich ein erhebliches Wiederholungsrisiko besteht

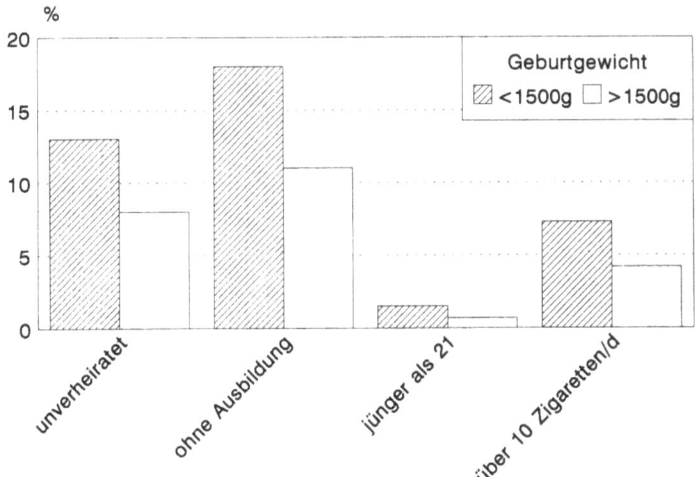

Abb. 2.91. Mutterliche psychosoziale Daten bei Geburtsgewicht unter 1500 g. (Perinatalerhebung Rheinland-Pfalz 1985–1991)

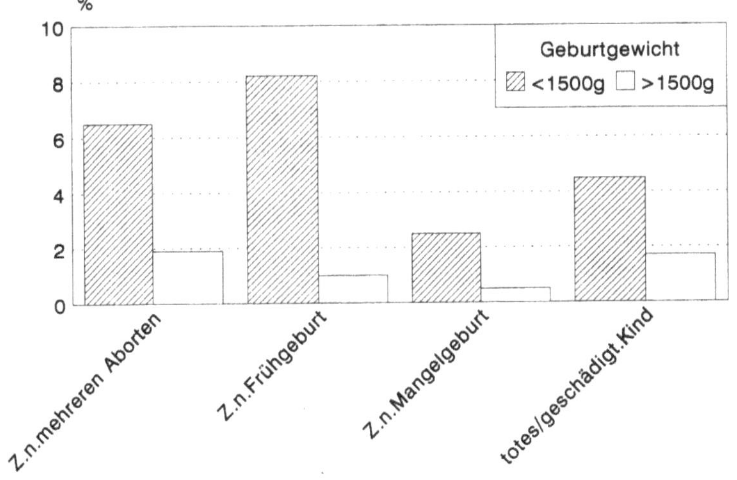

Abb. 2.92. Anamnestische Risiken bei Geburtsgewicht unter 1500 g. (Perinatalerhebung Rheinland-Pfalz 1985–1992)

(Abb. 2.92), so daß anamnestischen Daten eine vergleichsweise hohe Risikogewichtung zukommt [4].

Vorsorgeverhalten

Im Gegensatz zu diesem hohen anamnestischen Risiko lag die Qualität der Schwangerenvorsorge bei Müttern von Kindern mit einem Geburtsgewicht unter

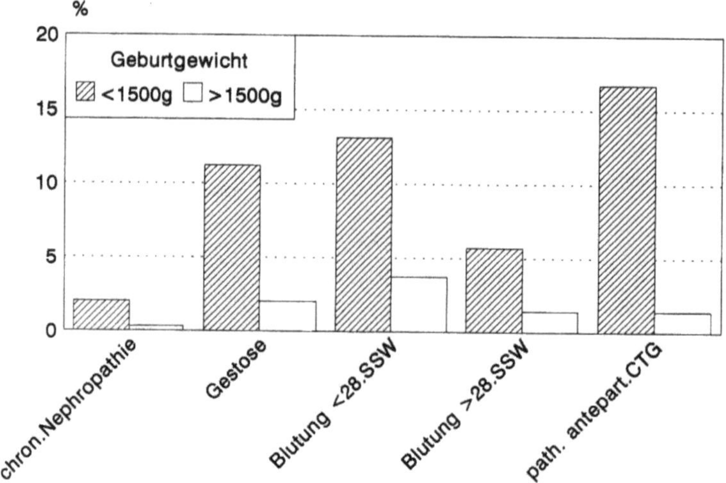

Abb. 2.93. Frühzeitigkeit und Häufigkeit von Vorsorgeuntersuchungen bei Geburtsgewicht unter 1500 g. (Perinatalerhebung Rheinland-Pfalz 1985–1991)

1500 g bezüglich Frühzeitigkeit der Vorsorge und Vorsorgedichte deutlich unter dem Standard. Dies gilt für die allgemeine Vorsorgeuntersuchung wie für Ultraschalluntersuchungen (Abb. 2.93). So ergibt sich für Mütter mit Frühgeburten insgesamt eine deutlich schlechtere Schwangerenvorsorge als im Vergleichskollektiv.

Schwangerschafts- und Geburtsrisiken

Frauen, deren Kinder unter 1500 g bei der Geburt wogen, hatten im Schwangerschaftsverlauf erheblich mehr Komplikationen als ein entsprechendes Vergleichskollektiv mit höherem Geburtsgewicht. Im Vordergrund stehen hier chronische Nephropathien, Gestosen, Blutungen und ein antepartales pathologisches CTG (Abb. 2.94).

Die infektiöse Komponente der Entstehung der Frühgeburt wird durch ein hohes Maß an vorzeitigen Blasensprüngen und Infektionen dokumentiert. Eine vorzeitige Plazentalösung sowie eine Placenta praevia stellen, wie auch bei den Untersuchungen von Kaltreider und Kohl [4], ein sehr häufig befundetes Risiko dar (Abb. 2.95).

Regionalisierung

Während sich 1985 noch die Geburten mit einem Geburtsgewicht unter 1500 g in gleichem Umfange auf geburtshilfliche Abteilungen mit unter 300 Geburten,

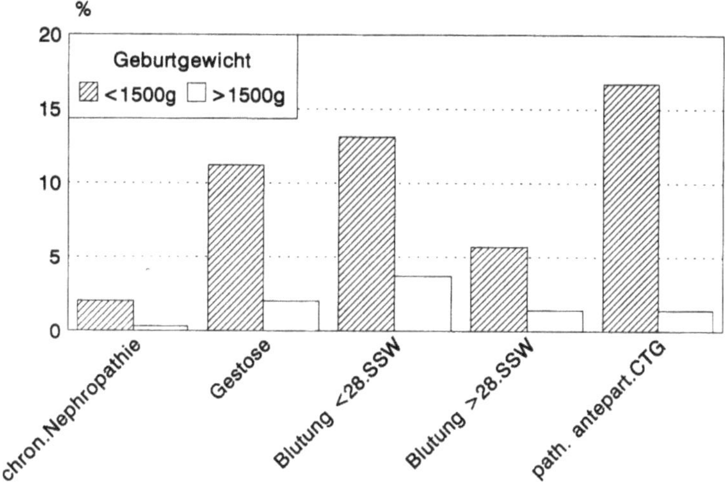

Abb. 2.94. Befundete Schwangerschaftsrisiken bei Geburtsgewicht unter 1500 g. (Perinatalerhebung Rheinland-Pfalz 1985–1991)

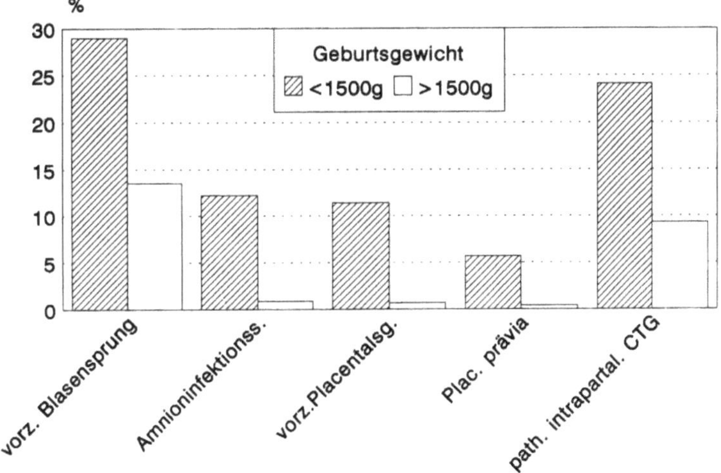

Abb. 2.95. Peripartale Komplikationen bei Geburtsgewicht unter 1500 g. (Perinatalerhebung Rheinland-Pfalz 1985–1991)

300–800 Geburten und über 800 Geburten im Jahr verteilten, ist im Laufe der letzten 8 Jahre eine deutliche Regionalisierung eingetreten. Entbindungen mit einem derartig niedrigen Geburtsgewicht werden zunehmend auf Abteilungen mit einer Geburtenzahl von über 800 Geburten pro Jahr konzentriert (Abb. 2.96). Gleichwohl erfolgt in nur 2 Dritteln aller Fälle eine Entbindung in Anwesenheit des Kinderarztes.

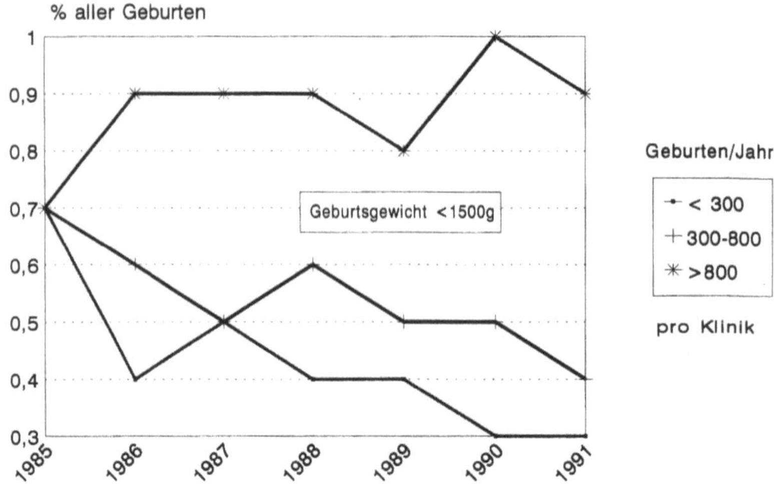

Abb. 2.96. Verteilung von Geburten mit einem Geburtsgewicht unter 1500 g auf Kliniken mit unterschiedlicher Entbindungszahl pro Jahr. (Perinatalerhebung Rheinland-Pfalz 1985–1991)

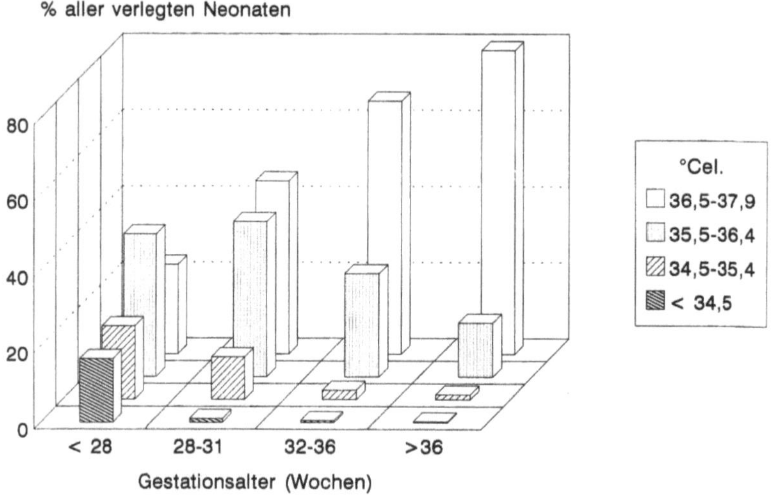

Abb. 2.97. Körpertemperatur bei Aufnahme in die Kinderklinik bei verlegten Neugeborenen in Abhängigkeit vom Gestationsalter. (Neonatalerhebung Rheinland-Pfalz 1992)

Vor der 32. SSW beträgt die Verlegungsrate in eine pädiatrische Abteilung über 90%. Etwa ein Viertel dieser verlegten Kinder erreicht die aufnehmende Kinderklinik in einem unstabilen Zustand und mit erheblich erniedrigter Körpertemperatur (Abb. 2.97). Die insgesamt stark erhöhte neonatale Morbidität dieser Kinder (Abb. 2.98) ist außer durch Störungen des Respirationssystems charakte-

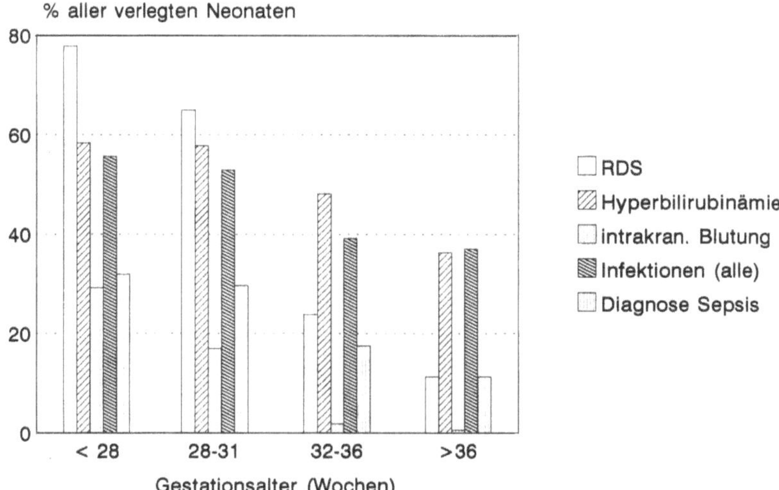

Abb. 2.98. Neonatale Komplikationen bei verlegten Neugeborenen in Abhängigkeit vom Gestationsalter. (Neonatalerhebung Rheinland-Pfalz 1992)

risiert durch ein vermehrtes Auftreten von septischen Komplikationen und intrakraniellen Blutungen, die nach der 32. Woche kaum noch oder in nur geringem Maße ins Gewicht fallen.

Schlußfolgerungen

Auch nach den Daten der Perinatal- und Neonatalerhebungen kommt der Frühgeburtlichkeit eine hohe Risikogewichtung zu, die im Hinblick auf eine Verbesserung der geburtshilflichen Leistungsstatistiken von vorrangiger Bedeutung ist. Hierzu können folgende qualitätssteigernde Maßnahmen Anwendung finden:

1. Effizientere Risikoerfassung,
2. konsequentere Anwendung diagnostischer und therapeutischer Möglichkeiten,
3. Regionalisierung von Risikogeburten.

Der technische Standard der Geburtshilfe in unserem Land muß – gemessen an der Anwendung antepartaler und intrapartaler Überwachungsmaßnahmen – im internationalen Vergleich als sehr hoch angesehen werden. Darüber hinaus belegen auch die Zahlen der Schnittentbindungshäufigkeit das Bild einer sehr interventionsaktiven Geburtshilfe. Wenn die Frühgeburtlichkeit nach wie vor zu einem der noch nicht befriedigend gelösten Probleme der modernen Geburtsmedizin gehört [1], so ist es kaum vorstellbar, daß dies auf mangelnde Möglichkeiten der prä- und peripartalen Diagnostik und Therapie zurückzuführen ist. Vielmehr ist anzunehmen, daß diese Möglichkeiten nicht konsequent genug genutzt werden. Wulf [8] konnte zeigen, daß die Inanspruchnahme der Schwangerenvorsorge gerade in den besonders gefährdeten Risikokollektiven unzureichend ist. Auch die hier vorgestellten Daten bestätigen, daß bei Schwangeren mit Frühgeburtlichkeit Vorsorgemaßnahmen bezüglich des Zeitpunkts der Erstuntersuchung wie auch der Untersuchungsdichte deutlich unter dem Vergleichsstandard liegen. Spezialauswertungen von Perinatalerhebungen zeigen, daß das Vorsorgeverhalten in erheblichem Maße von Schulbildung und Sozialstatus der Mütter beeinflußt wird. Störungen des psychosozialen Milieus, die auch ihren Niederschlag in der überdurchschnittlichen Häufigkeit von Nikotinabusus finden, bestätigen sich als wichtige Faktoren für das Entstehen von Frühgeburtlichkeit. Insbesondere für gesellschaftliche Randgruppen stellt sich die Frage nach motivationsfördernden Präventionsprogrammen, die – gemessen an den hohen Kosten der peri- und neonatalen Versorgung von Frühgeborenen – auch unter Kosten-Nutzen-Aspekten bedenkenswert erscheinen.

Die Regionalisierung von Frühgeburten wirft bei unserer stark dezentralisierten Geburtshilfe besondere Probleme auf. Die Verlaufsdaten in der Perinatalerhebung weisen hier in den vergangenen Jahren einen erfreulichen Trend im Sinne der Verlagerung von Risikogeburten an größere Kliniken auf. Die Daten der Neonatalerhebungen belegen jedoch, daß auf diesem Gebiet noch ein erheblicher Diskussions- und Behandlungsbedarf besteht.

Literatur

1. Dudenhausen JW (1994) Bedeutung Sozialer Faktoren für die Frühgeburtlichkeit. Perinatalmedizin, Bd 6. Springer, Berlin Heidelberg New York, S 117
2. Hickl EJ (1987) Zur Frage der Optimierung der geburtshilflich/pädiatrischen Versorgung von Frühgeborenen in der Bundesrepublik Deutschland. Gynäkologe 20: 41–47
3. Jung H (1975) Die Frühgeburt. Gynäkologe 8: 176–185
4. Kaltreider DF, Kohl S (1980) Epidemiology of preterm delivery. Clin Obstet Gynecol 23: 17–31
5. Selbmann HK (1993) Die Bedeutung der Perinatalerhebung für die Perinatalforschung. Gynäkologe 26: 71–75
6. Spätling L (1987) Die Frühgeburt vor der 34. SSW: Häufigkeit, Ursachen und Früherkennung. Gynäkologe 20: 4–13

6a. Stockhausen (1993) Die perinatale und neonatale Mortalität und das Personenstandsgesetz in der Bundesrepublik. Dtsch Ärztebl 90, 49: 2224–2227

7. Thieme C (1992) Geburtshilfe in Bayern – Frühgeburt: Ergebnisse der BPE in: BPE-Jahresbericht 1991, Bayerische Landesärztekammer: 91–94
8. Wulf KH (1993) Effizienz und Inanspruchnahme der Schwangerenvorsorge. Perinatal Med 5: 73–77

2.4.4 Das Personenstandsgesetz der Bundesrepublik und seine Bedeutung für die perinatale und neonatale Mortalität

H.-B. von Stockhausen

Perinatale Mortalität (Totgeburten und frühe Neugeborenensterblichkeit bis zum 7. Lebenstag) und neonatale Mortalität (Neugeborenensterblichkeit bis zum 28. Lebenstag) sowie natürlich auch die gesamte Säuglingssterblichkeit im 1. Lebensjahr sind ein wichtiges Qualitätsmerkmal für Geburtshilfe und Neonatologie. Im weitesten Sinne spiegeln diese Parameter den Stand des Gesundheitssystems einer Region oder eines ganzen Landes wider. Ranglisten der perinatalen und neonatalen Mortalität einzelner Bundesländer oder auch der wichtigsten Industriestaaten haben immer wieder zu heftigen Diskussionen über mögliche Ursachen bestehender Unterschiede geführt [3, 12]. Mittlerweile nimmt die Bundesrepublik mit einer perinatalen Sterblichkeit von 0,54% (1993) einen hervorragenden Spitzenplatz im internationalen Vergleich ein. Leider muß festgestellt werden, daß alle Mortalitätsstatistiken und insbesondere ihr Vergleich wertlos sind, solange nicht ein einheitliches Personenstandsgesetz mit genauer Definition eines Lebend- und Totgeborenen entsprechend den WHO-Empfehlungen besteht.

Die *Definition* eines Lebend- und Totgeborenen ist in der Bundesrepublik durch das Personenstandsgesetz im burgerlichen Gesetzbuch beziehungsweise im Detail durch den § 29 der Verordnung zur Ausführung des Personenstandsgesetzes in der Fassung vom 23.04.1979 geregelt:

1. Eine Lebendgeburt, für die die allgemeinen Bestimmungen über Anzeige und Eintragung gelten, liegt vor, wenn bei einem Kind nach der Scheidung vom Mutterleib entweder das Herz geschlagen oder die Nabelschnur pulsiert oder die natürliche Lungenatmung eingesetzt hat. Lebendgeborene sind in das Geburtenbuch einzutragen (§ 16 Personenstandsgesetz).
2. Hat sich keines der in Abs. 1 genannten Merkmale des Lebens gezeigt, wiegt die Leibesfrucht jedoch mindestens 1000 g, so gilt sie im Sinne des § 24 des Gesetzes als ein Totgeborenes oder in der Geburt gestorbenes Kind. Totgeborene sind in das Sterbebuch einzutragen (§ 24 und 32 Personenstandsgesetz).
3. Hat sich keines der in Abs. 1 genannten Merkmale des Lebens gezeigt, und wiegt die Leibesfrucht weniger als 1000 g, so ist die Frucht eine Fehlgeburt. Sie wird in den Personenstandsbüchern nicht beurkundet.

Was mit einer Fehlgeburt geschieht, richtet sich nach dem Bestattungsgesetz eines jeden Bundeslandes. Gemäß Art. 6, Abs. 2 des Bayerischen Bestattungsgesetzes werden Fehlgeburten nicht bestattet. Sie sind jedoch unverzüglich in schicklicher und gesundheitlich unbedenklicher Weise zu beseitigen.

Zum Zeitpunkt der Konzeption unseres heutigen Personenstandsgesetzes lag die Sterblichkeit von Frühgeborenen unter 1000 g nahe bei 100%. 1982 betrug sie in der Bundesrepublik 71,3% und 1988 nur noch 48,75% (Statistisches Bundesamt). 1992 betrug die Überlebensrate aller erfaßten Frühgeborenen mit einem Geburtsgewicht unter 1000 g in Bayern bereits 70% (Bayerische Neonatalerhebung), an verschiedenen größeren Kliniken wie auch der Würzburger Universitätsklinik erreichte sie 80% und mehr.

Trotz Abnahme der Frühgeborenensterblichkeit hat der relative Anteil der kleinen Frühgeborenen an der perinatalen und neonatalen Mortalität jedoch weltweit zugenommen [4, 6]. Dieses Phänomen ist sowohl auf eine Zunahme der absoluten Zahl der als lebend gemeldeten sehr kleinen Frühgeborenen als auch auf einen relativ noch stärkeren Rückgang der Sterblichkeit der mäßig unreifen und reifen Neugeborenen zurückzuführen. 1970 betrug der Anteil der extrem kleinen Frühgeborenen an der neonatalen Mortalität in der Bundesrepublik nur 21,4% [5]. Nach den Daten der Bayerischen Perinatalerhebung stieg dieser Anteil bis 1990 auf 47,2% und ist seitdem etwa gleichbleibend. Die Frühgeburtlichkeit insgesamt, oder besser die Zahl der als lebend gemeldeten extrem kleinen Frühgeborenen, muß heute als wichtigste Ursache der perinatalen und neonatalen Mortalität angesehen werden. Aus dieser Feststellung läßt sich zwangsläufig ableiten, daß bei unterschiedlicher Frühgeborenenrate auch die Sterblichkeit in einem Land verschieden sein muß. In der Tat konnten wir für das Jahr 1988 eine hochsignifikante Korrelation zwischen dem Anteil von Frühgeborenen unter 1000 g und der perinatalen wie auch neonatalen Sterblichkeit für die einzelnen alten Bundesländer ermitteln (Abb. 2.99). Bereits 1980 haben Lee et al. für die amerikanischen Bundesstaaten wie auch die wichtigsten Industrienationen insgesamt die gleiche Beziehung beschrieben [4]. Es ist nicht verwunderlich, daß ein Land wie Schweden mit einer besonders niedrigen Neugeborenensterblichkeit auch die geringste Frühgeborenenrate aufweist.

Eine Reihe von Möglichkeiten wird für die unterschiedlich hohe Frühgeburtlichkeit verantwortlich gemacht. So lassen sich Zusammenhänge mit dem Bruttosozialprodukt und damit dem Lebensstandard nachweisen [7]. Auch der Ehestand und die Staatsangehörigkeit können die Frühgeborenenrate beeinflussen. Besonders eindrucksvoll ist nach Daten der Bayerischen Perinatalerhebung die Beziehung zwischen Frühgeburtlichkeit und der Qualität der Schwangerschaftsvorsorge. Dennoch erklären diese Daten nur teilweise die Beziehung zwischen der Rate extrem kleiner Frühgeborener und der neonatalen Sterblichkeit.

Bei kritischer Betrachtung besteht wohl kein Zweifel darüber, daß die wichtigste Ursache für diesen Zusammenhang das Personenstandsgesetz und seine unterschiedliche Auslegung ist. So gibt es in der Bundesrepublik offiziell keine Totgeburten unter 1000 g. Fehlen bei Geburt eines so kleinen Frühgeborenen sichere Lebenszeichen, so besteht für den Geburtshelfer keine Pflicht zur Dokumentation dieses perinatalen Todesfalles. Er belastet damit auch weder die perinatale noch die neonatale Sterblichkeit. Verständlicherweise ergeben sich hieraus schwierige

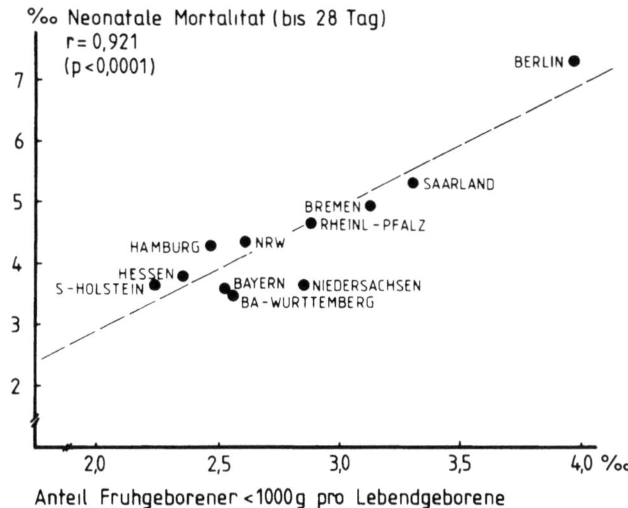

Abb. 2.99. Das Verhaltuis zwischen Frühgeborenen unter 1000 g und der perinatalen und neonatalen Sterblichkeit für die alten Bundesländer (1988)

ethische Grenzsituationen, wenn das extrem kleine Frühgeborene wohl geringe Lebenszeichen erkennen läßt, der Geburtshelfer oder Neonatologe ein Überleben jedoch für unwahrscheinlich erachtet und damit von einer intensiven Reanimation absieht. Nicht selten werden auch diese Kinder den Fehlgeburten zugerechnet. Dabei heißt es an sich im offiziellen Kommentar des Bürgerlichen Gesetzbuches von Palandt zum § 1 des Personenstandsgesetzes:

> Die Rechtsfähigkeit des Menschen beginnt mit der Geburt: vollendung der Geburt ist vollständiger Austritt aus dem Mutterleib. Lösung der Verbindung des Nabelstrangs ist nicht erforderlich. Das Kind muß bei Vollendung der Geburt leben, das heißt irgendwelche Lebenszeichen von sich geben, mag es auch dann sofort sterben. Lebensfähigkeit wird nicht gefordert, Mißbildungen sind für die Rechtsfähigkeit unerheblich. Rechtsfähigkeit endet als ganzes nur durch den Tod, mit dem sämtliche Rechte untergehen oder auf Erben übergehen.

Danach müßte also auch ein 150 g schwerer Fetus ohne jede Aussicht auf ein Überleben, dessen Herz aber nach einem Schwangerschaftsabbruch oder einem Abort in der 16. Woche noch schlägt, als lebend gemeldet werden. Man muß betonen, daß es den Verfassern dieses Kommentars nicht um eine menschlich ethische Frage ging, sondern allein um die Rechtsfähigkeit, und daß damit die Frage des Erbrechts im Vordergrund stand. Aus dieser Sicht heraus hatte der bisherige Abs. 3 des § 29 der Verordnung zum Personenstandsgesetz durchaus seine Berechtigung, da er eine überspitzte Auslegung des § 1 des Personenstandsgesetzes auf eine reale und vernünftige Basis zurückführte. In den USA besteht in einer Reihe von Bundesstaaten die Verpflichtung, alle bei Geburt lebenden Feten mit einem Gewicht unter 500 g zu dokumentieren, obwohl nach einer Untersuchung von Wilson et al. aus dem Jahre 1986 die Mortalität dieser Kinder praktisch 100% betrug [10]. In einigen Bundesstaaten wie Vermont und Delaware mit weitgehend lückenloser Dokumentation hatten bei Geburt lebende Feten mit einem Gewicht unter 500 g einen Anteil von bis zu 32% an der gesamten neonatalen Sterblichkeit. Die bekannten Gerichtsmediziner Spann und Eisenmenger haben zu diesem Problem 1985 einen wichtigen Kommentar abgegeben:

> Ob ärztliche Maßnahmen zur Lebenserhaltung eines Frühgeborenen angewandt werden müssen, hängt ausschließlich davon ab, ob aus ärztlicher Sicht bei Einsatz aller erdenklichen Möglichkeiten eine Chance zum Überleben besteht. Der Beurteilung für diese Grenzziehung ist der jeweilige Erkenntnisstand der medizinischen Möglichkeiten zur Lebenserhaltung Frühgeborener zugrunde zu legen. Der zuständige Wissenszweig, die Neonatologie, muß hier aufgrund ihrer Erfahrung Grenzen, beispielsweise bei einem bestimmten Körpergewicht, erarbeiten, unterhalb derer bisher die Entwicklung eines lebensfähigen Kindes nicht beobachtet wurde.

Bei einer Zunahme der Überlebensrate von Frühgeborenen mit einem Geburtsgewicht zwischen 500 und 1000 g in den letzten 20 Jahren von 5–10 auf 70–80% ist es überfällig, die bisherige Grenze von 1000 g für die Erfassung von Totgeburten zu registrieren. Es erscheint sinnvoll, sich der Empfehlung der WHO anzuschließen, alle Neugeborenen mit einem Geburtsgewicht ab 500 g personenrechtlich zu erfassen. Dabei ist sehr unwahrscheinlich, daß diese Grenze in absehbarer Zeit erneut verändert werden muß, da bereits Kinder zwischen 500 und 600 g einen Grenzbereich darstellen. Unter 500 g ist die strukturelle Unreife eines Feten und insbesondere der Lunge so ausgeprägt, daß eine Atmung mit suffizientem Gasaustausch nur dann möglich ist, wenn das Kind infolge einer intrauterinen Wachstumsstörung wohl zu klein, aber hinsichtlich seiner Organfunktionen deutlich reifer ist.

Geburtshelfer und Neonatologen sind sich heute einig, daß in der Bundesrepublik und allen EG-Ländern das Personenstandsgesetz an die Empfehlungen der WHO angepaßt werden muß [2]. Wiederholte Anträge und Eingaben wurden von Privatpersonen sowie von verschiedenen Fachgesellschaften der Geburtshilfe und Kinderheilkunde gemacht. Leider hat sich die Bundesregierung bisher gegenüber diesem Thema ablehnend gezeigt. Die Aktion „Regenbogen" versucht als private Initiative, die Möglichkeit zur Bestattung von unreifen Totgeburten und sogar Fehlgeburten generell zu erwirken. Mit Hilfe von Presse und Fernsehen scheint eine gewisse Bewegung in diese Frage gekommen zu sein. So haben kürzlich die Gesundheitsminister der Bundesländer gemeinsam eine Änderung des Personenstandsgesetzes in dargestellter Form empfohlen.

Literatur

1. Bassenge P, Edenhofer W, Heldrichs et al. (1982) Palandt, Bürgerliches Gesetzbuch, 41. Aufl. Becksche Verlagsbuchhandlung, München
2. Huch R, Hickel EJ, Hoehn C, Koschade E, Ramzin MS, Riegel K (1984) Die Mortalitätsstatistik beim sehr kleinen Frühgeborenen. In: Dudenhausen JW, Saling E (Hrsg) Perinatale Medizin, Band 10. Thieme, Stuttgart New York, S 112–112
3. Kubli F (1985) Eröffnungsrede als 1. Vorsitzender beim 12. Deutschen Kongreß für neonatale Medizin, 3. bis 6. 12. Berlin

4. Lee K, Paneth N, Gartner L, Pearlman M (1980) The very low-birth-weight-rate: Principal predictor of neonatal mortality in industrialized populations. J Pediatr 97: 759–764
5. Leutner R (1973) Gestorbene Säuglinge 1970 nach Körperlänge und Gewicht bei der Geburt sowie nach Todesursachen. Monatsschr Kinderheilkd 121: 559–566
6. McCormick M (1985) The contribution of low-birth-weight to infant mortality and childhood morbitity. N Engl J Med 312: 82–90
7. Obladen M (1985) Untersuchung der regionalen Frühsterblichkeit in Bezug zur Sozial- und Krankenhausstruktur. Klin Pädiatr 197: 149–151
8. Spann W, Eisenmenger W (1985) Todesdefinition - insbesondere bei Neu- und Frühgeborenen. Münch Med Wochenschr 127: 39–41
8a. Stockhausen H-B von (1993) Die perinatale und neonatale Mortalität und das Personenstandsgesetz in der Bundesrepublik. Dtsch Ärztebl 90: A_I-3312–3316 [Heft 49]
9. Wariyar U, Richmond S, Hey E (1989) Pregnancy outcome at 24–33 weeks gestation: Mortality. Arch Dis Childh 64: 670–677
10. Wilson AL, Fenton LJ, Munson DP (1986) State reporting of life births of newborns weighing less than 500 grams: Impact on neonatal mortality rates. Pediatrics 78: 850–854
11. Wulf KH (1988) Geburtshilfe im Wandel. Dtsch Ärztebl 85: 3342–3350

3 Die Überwachung der gefährdeten Schwangerschaft und Geburt

3.1 Dopplersonographie in der Geburtsmedizin. Geburtshilfliches Management bei hochpathologischen Dopplerflowbefunden

W. Schmidt und A.K. Ertan

Einleitung

Die Information über den intrauterinen Zustand des Feten stellt nach wie vor für den Geburtshelfer eine große Herausforderung dar, da der Zugang zu diesem besonderen „Patienten weitgehend verschlossen ist.

Die Kardiotokographie ist die am weitesten verbreitete Methode der fetalen Überwachung. Als Domäne des CTG gelten insbesondere intrapartale Herzfrequenzveränderungen des Feten, d.h. die fetalen Hypoxien, insbesondere deren akute Formen infolge von Wehen, bei protrahierten Geburtsverläufen und bei Nabelschnurkomplikationen.

Bei perinatologischen Fragestellungen wird die Dopplerflowuntersuchung neben der Kardiotokographie zur Überwachung bei Risikoschwangerschaften eingesetzt; sie stellt eine zusätzliche, rein funktionelle Methode dar. Während im 1. und 2. Trimenon i. allg. morphologische Kriterien (Biometrie, Fruchtwassermenge etc.) im Vordergrund stehen, kommt der funktionellen Zustandsbeurteilung des Feten ab der 28. SSW eine zunehmend größere Bedeutung zu.

Einsatzmöglichkeiten und Indikationen der Dopplerflowanalyse liegen vorrangig auf dem weiten Gebiet der Plazentarinsuffizienz:

- Intrauterine Wachstumsretardierung (JUGR),
- EPH-Gestose,
- Mehrlinge,
- Diabetes mellitus Typ I bzw. Gestationsdiabetes,
- Auffälligkeiten im Kardiotokogramm,
- fetale Herzrhythmusstörungen,
- fetale Anämie (Blutgruppeninkompatibilität),
- nichtimmunologischer Hydrops fetalis,
- Terminüberschreitung.

Nach den Ergebnissen der meisten Studien erlaubt die Dopplerflowmethode vor allem die Selektionierung von IUGR-Schwangeren. Damit steht für (eine der häufigsten) Risikoschwangerschaften ein bedeutungsvolles klinisches Instrument zur Verfügung. Eine fetale Gefährdung kann bei diesen Fällen mit hoher Zuverlässigkeit durch die Dopplerflowuntersuchung erkannt werden. Über 80%

der Fälle mit einer intrauterinen Wachstumsretardierung werden durch pathologische Dopplerflowergebnisse als richtig-positiv bestätigt.

Die Bedeutung der einzelnen Untersuchungsmethoden und ihr Zusammenhang ist Gegenstand weiterer Untersuchungen und hängt auch von den geräteseitigen Möglichkeiten und der Anwendererfahrung ab [8].

Die Inzidenz eines fehlenden (enddiastolischer Block, Zero flow) oder retrograden (Reverse flow) enddiastolischen Blutflusses wird in geburtshilflichen Hochrisikokollektiven mit etwa 3–7% angegeben. Ein Reverse flow kommt deutlich seltener (etwa 1:3 bis 1:10) vor als ein „enddiastolischer Block" mit völlig fehlendem Blutfluß [6].

Patientinnengut und Methode

In der eigenen Dopplerflowambulanz wurden im Zeitraum von Mai 1986 bis Mai 1992 insgesamt 5996 Dopplerflowuntersuchungen an 3120 schwangeren Patientinnen durchgeführt (ab 1986 UFK Heidelberg und ab September 1988 UFK Homburg/Saar).

In die Studie einbezogen wurden 92 Fälle, bei denen im Verlauf der Schwangerschaft ein sog. enddiastolischer Block (EDB) oder ein Reverse flow (RF) entweder in der fetalen Aorta oder in den Umbilikalarterien wiederholt aufgetreten war. Damit beträgt die Prävalenz eines EDB/RF im eigenen Kollektiv 3,1%.

Um die Beziehung zwischen dem Verlauf der CTG-Überwachung und den dopplersonographischen Ergebnissen bei Fällen mit hochpathologischen Dopplerflowbefunden herauszuarbeiten, wurde aus dem Patientengut der Dopplerambulanz ein Kollektiv von 66 Schwangeren detailliert untersucht.

Dabei wurde darauf geachtet, daß zum Zeitpunkt der ersten Flowmessung bereits Informationen über CTG-Registrierungen und biometrische Untersuchungen vorlagen. Die CTG-Kontrollen erfolgten überwiegend mit 8041A-Kardiotokographen der Firma Hewlett-Packard und wurden nach dem Fischer-Score ausgewertet.

Die dopplersonographischen Messungen wurden mit einem gepulsten Duplex-Scanner (ADR 5000, Kranzbühler) durchgeführt und mittels Video und Video-hard-Copy dokumentiert. Berechnet wurde die A-/B-Ratio. Die Messungen fanden in Halbseitenlage der Mutter und in Ruhephasen des Feten statt; es wurde ein High-pass-Filter von 100 Hz verwendet.

Ergebnisse

Untersuchungskollektiv

Bei 82% der untersuchten Patientinnen wurde sonographisch-biometrisch die Diagnose „IUGR" gestellt und bei 62% sonographisch ein Oligohydramnion/Anhydramnion nachgewiesen. 42 (46%) der Schwangeren wiesen eine Hypertonie

Tabelle 3.1. Beschreibung der Geburtsbefunde bei Fällen mit enddiastolischem Block/reverse flow (n = 92)

Primäre Sectiofrequenz		(78%)
Apgar 1 ≤ 6 (ohne IUFT)		(45%)
Verlegt Kinderklinik		(98%)
Geburt < 37 SSW		(85%)
Geburt < 33 SSW		(54%)
Geburtsgewicht Gesamtkollektiv	1415 g	(400 g–3860 g)
Schwangerschaftsdauer (Mittel)	32 + 3 SSW	(26 + 4–40 + 5)
Dystrophie < 10. Perc.		(86%)
< 5. Perc.		(69%)
Kongenitale Fehlbildungen (inkl. chromosomale Anomalien)		(21%)
Perinatale Mortalitat		(19%)

auf (2 Fälle mit HELLP-Syndrom), 9 Fälle (10%) mußten aufgrund einer vorzeitigen Plazentalösung durch eine Schnittentbindung entbunden werden.

Die auffälligsten Geburtsbefunde sind in Tabelle 3.1 zusammengefaßt. Die mittlere Schwangerschaftsdauer betrug 32+3 SSW, und 85% der Schwangerschaften wurden vor der 37. SSW entbunden. Die Rate an primär indizierten Schnittentbindungen lag insgesamt bei 78% (91% der lebend geborenen Kinder). Das mittlere Geburtsgewicht betrug 1415 g, 86% der Neugeborenen waren dystroph (< 5%-Perzentile: 69%).

Einen Apgar-Wert ≤ 6 wiesen nach 5 min 12%, einen arteriellen pH < 7,2 21% der Neugeborenen (jeweils ohne IUFT) auf. Die perinatale Mortalität betrug 19%. Ein Neugeborenes verstarb am 17. Tag p.p. an kardiorespiratorischer Insuffizienz. Eine Verlegung zur neonatologischen Intensiveinheit erfolgte bei 98% der lebend geborenen Kinder.

Der Zeitpunkt der Diagnose des enddiastolischen Blockes/Reverse flow lag zwischen der 25. und 41. SSW (im Mittel bei 31+5 SSW), der Entbindungszeitpunkt zwischen der 27. und 41. SSW (im Mittel bei 32+6 SSW). Dabei betrug der Abstand zwischen der pathologischen Dopplerflowuntersuchung und der Entbindung 32 min (Minimum) bis zu 34 Tage (Maximum), im Median 6 Tage.

In 19 Fällen (21%) wurden kongenitale Anomalien beobachtet. Bei etwa der Hälfte dieser Fälle handelte es sich um letale Fehlbildungen (Trisomie 18 und 13 und schwere kardiale Mißbildungen). Bei den restlichen 9 Fällen wurden Duodenalstenosen (n = 2), ein Prune-belly-Syndrom (n = 1), ZNS-Anomalien (n = 2), Trisomie 21 (n = 1) und leichtere Fehlbildungen, z.B. Kiefer-Gaumen-Spaltbildung (n = 3), festgestellt.

CTG-Verlauf im Kollektiv (n = 66) mit direktem Vergleich von CTG und Dopplerflowergebnissen

In diesem Kollektiv waren bei 80% der Fälle pathologische und bei weiteren 14% präpathologische CTG zu registrieren. Etwa 80% der Indikationen zur Schnittentbindung wurden aufgrund pathologischer ante- oder intrapartaler CTG gestellt. Beim Auftreten eines pathologischen CTG stieg die Rate der Verlegungen auf die neonatologische Intensivstation geringfügig an, die Rate an 5′-Apgar-Werten ≤ 6 stieg um ein Viertel an. Bei den Schwangerschaften mit pathologischem CTG war das Geburtsgewicht (nicht signifikant) um 180 g gegenüber dem Gesamtkollektiv erniedrigt. Die Rate an dystrophen Kindern blieb durch das Auftreten eines auffälligen CTG unbeeinflußt.

Dopplerflow in fetalen Gefäßen und CTG

Bei 43% der Patientinnen konnte der pathologische Doppler-Flow zuerst erhoben werden. Der Zeitabstand betrug im Mittel 13,9 (1–48) Tage, der Median lag bei 14 Tagen. Dieser Zeitabstand verringerte sich auf im Mittel 8 Tage, wenn im Doppler-Flow-Befund ein enddiastolischer Block zu finden war.

Bei einem Drittel (n=14/21%) war bis zur Entbindung (in dieser Gruppe 80% spontan) kein registriertes CTG pathologisch. Bei diesen Patientinnen fanden sich 2 Fälle (14,3%) mit einem enddiastolischen Block in wenigstens einem fetalen Gefäß. Dagegen wiesen bei Auftreten eines pathologischen CTG 39,4% einen enddiastolischen Block in fetalen Gefäßen auf. Tabelle 3.2 zeigt Dopplerflowbefund, Geburtsmodus und Geburtsgewicht der Feten ohne pathologischen CTG-Befund. Die maximale Zeitspanne zwischen dem ersten pathologischen Dopplerflowbefund und der Geburt betrug in dieser Gruppe im Mittel 30,6 (0–49) Tage (bei Fällen mit pathologischem CTG lag das Mittel bei 14, 7 Tagen).

Bei 26% wurde das 1. pathologische CTG zeitlich vor dem 1. pathologischen Dopplerflow registriert. Im Mittel betrug die Zeitdifferenz 9, 2 (1–37) Tage, der Median betrug 4,5 Tage. Dabei ist zu berücksichtigen, daß bei all diesen Fällen

Tabelle 3.2. Fälle ohne pathologisches CTG

Fall Nr.	Tage vom 1. path. Flow bis Geburt	Flowbefund	Geb.-Modus	SSW Geburt	Geb.-Gew. [g]	Gew.-Perc.
2	4	Block	pr sec	30	1000	–
5	49	path.	spont	40	2120	< 5
10	43	path.	spont	42	2900	< 10
18	30	path.	spont	42	2590	< 5
19	13	path.	pr sec	39	2250	< 5
24	42	path.	spont	39	2660	< 10
34	23	path.	spont	39	2500	< 5
41	26	path.	spont	39	2050	< 5
43	23	path.	pr sec	31	940	–
53	68	path.	spont	41	2870	< 10
54	43	path.	spont	40	2650	< 10
58	49	path.	spont	40	3000	< 25
60	1	Block	IUFT	29	620	–
65	1	path.	pr sec	36	1500	< 5

zum Zeitpunkt des 1. pathologischen CTG noch keine Dopplerflowuntersuchung durchgeführt worden war. Bei 9% wurden die ersten pathologischen Werte bei der Dopplerflowuntersuchung am selben Tag diagnostiziert wie bei der Kardiotokographie.

Zum Zeitpunkt des 1. pathologischen Dopplerflows war in 85% der Fälle bereits ein pathologischer Biometriebefund erhoben worden gegenüber einem Anteil pathologischer CTG von unter 38%. Zum Zeitpunkt der Geburt waren etwa 83% aller CTG und knapp 90% der Ultraschallbiometriemessungen ebenfalls pathologisch.

Diskussion

Das Auftreten eines enddiastolischen Blockes/Reverse Flow (EDB/RF) ist in der Regel mit einer sehr hohen Rate an perinatalen Problemen verbunden [1, 2, 3, 4, 5, 7, 15]. Im Vordergrund stehen die Frühgeburtlichkeit und die Dystrophie der Neugeborenen.

In 15 Fällen (16%) bildeten wiederholt hochpathologische Dopplerflowbefunde bei unauffälligem CTG-Verlauf neben anderen geburtshilflichen Auffälligkeiten die wesentliche Grundlage zur vorzeitigen Entbindung.

In diesem Zusammenhang ist zu berücksichtigen, daß bei 16% dieser Fälle mit einem hochpathologischen Dopplerbefund keines der registrierten CTG ein pathologisches Ergebnis aufwies. So konnte bei knapp einem Viertel aller Fälle mit den intrauterin verstorbenen Feten antepartal ebenfalls kein pathologisches CTG abgeleitet werden.

Die Angaben über kongenitale Anomalien bei enddiastolischem Block/Reverse flow variieren zwischen 10% und 30% [3, 11]. Die Mißbildungen waren häufig mit chromosomalen Anomalien verknüpft (z.B. Trisomie 21, 18, 13). Dies entspricht auch den hier vorgelegten Ergebnissen (Rate von kongenitalen Fehlbildungen 21%).

Die Angaben zu den Kardiotokogrammen (CTG) müssen mit anderen Maßstäben bewertet werden. Die Tatsache, daß CTG wenig prognostische Bedeutung, insbesondere keine frühzeitige, bei IUGR-Fällen aufweisen, ist durch mehrere Studien bestätigt worden [9, 12, 13]. Einer Sensitivität von unter 30% steht eine Falsch-positiv-Rate von etwa 30% gegenüber [9]. Damit ist der Einsatz des CTG als prognostisches präpartales Verfahren nicht von großem Wert. Die Bedeutung des CTG liegt eher in der schnellen und unkomplizierten Anwendung als Hinweiszeichen auf eine (insbesondere intrapartale) akute Hypoxie/Azidose des Feten. Über 80% der Indikationen zur primären Sectio caesarea wurden in dem Studienkollektiv aufgrund pathologischer antepartaler CTG vorgenommen.

Das hervorzuhebende Ergebnis der Studie ist die Tatsache, daß durch die Messung hochpathologischer Werte in der fetalen Aorta und/oder der Nabelarterie Hinweise auf komplizierte Schwangerschaften in fast 2 Drittel der Fälle bis zu mehreren Wochen früher zu gewinnen waren als mittels CTG-Monitoring.

Unter den 43 Fällen, bei denen der Flow früher die Diagnose erbrachte, waren 14, die bei allen CTG-Kontrollen nie einen pathologischen Befund zeigten. Von diesen 14 wurden nur 2 Patientinnen durch Sectio entbunden. Die anderen 29 dagegen zeigten alle im weiteren Verlauf pathologische CTG-Muster. 23 dieser Patientinnen wurden aufgrund des pathologischen antepartalen CTG per Sectio entbunden. Dies deutet darauf hin, daß die Dopplerflowuntersuchung im Falle hochpathologischer Werte unbedingt zu einer intensiven Überwachung dieser Schwangerschaften führen sollte. Zur Erfassung akut hypoxämischer Zustände als Grundlage einer Sectioentscheidung sind engmaschige CTG-Kontrollen auch aufgrund ihres weniger personalintensiven Charakters weiterhin unerläßlich.

Der pathologische Dopplerflowbefund wurde im Mittel etwa 2 Wochen vor dem 1. pathologischen CTG erhoben (Bereich 1–48 Tage). Da der 1. pathologische Dopplerflowbefund in der Regel auch der 1. dopplersonographische Befund überhaupt war, kann davon ausgegangen werden, daß sich dieses Zeitintervall noch vergrößert.

Vetter (1987) fand, daß ein pathologisches dopplersonographisches Ergebnis etwa 4 Wochen vor dem Auftreten eines abnormalen CTG zu bekommen ist [14]. Bei Fällen mit enddiastolischem Block reduziert sich dieses Intervall auf unter 3 Tage (in der vorliegenden Arbeit etwa 8 Tage). Tonge et al. (1984) fand einen Prozentsatz von 27% mit zeitlich führendem CTG [10].

Im Zusammenhang mit der Erfahrung, daß der Inter- und Intraobserver-Error bei CTG-Registrierungen im Gegensatz zu der Mehrzahl der Ultraschallbefunde und auch der Dopplerflowbefunde vergleichsweise hoch ist, zeigten sich auch Schwankungen in der klinischen Aussage im Verlauf der Flowuntersuchungen deutlich seltener als bei den CTG-Untersuchungen. Eine genaue Aussage ist wegen der Masse der CTG gegenüber wenigen Flows nicht hinreichend sicher möglich. Es kann aber vermutet werden, daß durch eine einmalige Flowuntersuchung (z.B. bei einmaliger Konsultation am perinatologischen Zentrum) die Diagnose einer Mangelversorgung auch mehrere Wochen vor der Geburt wesentlich früher zu stellen ist als durch CTG-Untersuchungen. Eine prospektive Studie, die auch unauffällige Schwangerschaften einbezieht, könnte diese Befunde erhärten.

Die Flowuntersuchung hat heute bei der Betreuung von Risikoschwangerschaften mit mangelversorgten Feten ihren festen Platz. Durch Kombination dieser Untersuchung mit dem einfacher zu handhabenden CTG erscheint eine optimale Betreuung der Schwangeren möglich. Durch die oftmals frühe Erkennung einer Risikoschwangerschaft mittels der Dopplerflowuntersuchung kann der Arzt die Patientin frühzeitig auf die Möglichkeit einer operativen Entbindung einstellen und durch häufigere CTG-Kontrollen akut hypoxämische Zustände des Feten eher feststellen.

Die hohe Rate an schwerwiegenden perinatologischen Komplikationen beim Auftreten des Befundes „EDB/RF“ macht eine Intensivierung des geburtshilflichen Managements auch bei unauffälligen CTG-Registrierungen zwingend notwendig.

Die intensive geburtshilfliche Überwachung sollte unter stationären Bedingungen erfolgen, wobei außer häufigen CTG-Kontrollen (3- bis 4mal pro Tag) die für Hochrisikofälle üblichen diagnostischen Möglichkeiten zum Einsatz kommen sollten. Über eine zusätzliche Belastung des ohnehin schlechten intrauterinen

Zustandes beim Feten durch einen Oxytocin-Belastungstest (OBT) sollte mit größter Zurückhaltung entschieden werden. Aufgrund der hohen Rate an kongenitalen Anomalien (21%) scheint uns eine schnelle genetische Abklärung nötig zu sein. Durch die Möglichkeit einer raschen Feststellung der genetischen Information mittels einer transabdominal durchgeführten Plazentese bzw. einer Chordozentese (innerhalb von 24–48 h) kann das weitere geburtshilfliche Vorgehen evtl. früh entschieden werden. Die Chordozentese ermöglicht zudem die biochemische Beurteilung des fetalen Zustandes (Bestimmung des pH, pCO_2, pO_2, HCO_3, BE, BB, Lactat etc.). Nach dem Ausschluß genetischer Auffälligkeiten ist ein konsequentes Vorgehen häufig schon bei präpathologischem CTG-Verlauf notwendig.

Zusammenfassung

Bei 92 Fällen mit der Diagnose „enddiastolischer Block" (EDB) bzw. „Reverse flow" (RF) in den fetalen Gefäßen wurden die geburtshilflichen bzw. neonatologischen Befunde zusammengestellt und ausgewertet. Die Rate von schwer dystrophen Neugeborenen (Perc. $< 5\%$) lag bei 69%. Zu einer vorzeitigen Entbindung ($\leqslant 37$ SSW) kam es in 85% der Fälle. Die perinatale Mortalität betrug 19%. Der Anteil von kongenitalen Fehlbildungen (incl. chromosomaler Anomalien) lag bei 26%. Ein diastolischer Rückfluß (reverse flow) wurde in 12 Fällen beobachtet.

Die dopplersonographischen Ergebnisse und ihre qualitative und zeitliche Beziehung zum Verlauf der CTG-Überwachung wurde an einem Kollektiv von 66 Schwangeren aus dem Patientengut der allgemeinen Dopplerambulanz detailliert untersucht.

In 21% aller Fälle mit hochpathologischem Dopplerbefund trat im gesamten Verlauf kein pathologisches CTG auf. Bei 26% der Fälle war das CTG bereits vor der 1. Doppleruntersuchung pathologisch, bei 44% war der Dopplerbefund zeitlich führend (durchschnittlich 13,9 Tage). 9% zeigten am selben Tag pathologische Muster bei der Dopplerflowuntersuchung und im CTG.

Hochpathologische Dopplerbefunde stellen somit ein relativ verläßliches und frühes Prognostikum für die Gefährdung einer Schwangerschaft dar. Insbesondere der dopplersonographische Befund „EDB" oder „RF" besitzt einen sehr hohen positiven Vorhersagewert bei gleichzeitig niedriger Sensitivität. Bei reproduzierbarem Auftreten eines EDB/RF ist ein aktives Vorgehen nach dem Ausschluß genetischer Auffälligkeiten bereits bei präpathologischem CTG-Verlauf zu erwägen, wobei alle fetalen Parameter (biophysikalisches Profil des Feten) mit in die Entscheidung einbezogen sein müssen.

Literatur

1. Brar HS, Platt LD (1988) Reverse end-diastolic flow velocity on umbilical artery velocimetry in high-risk pregnancies: an ominous finding with adverse pregnancy outcome. Am J Obstet Gynecol 159: 559–561

2. Ertan AK, Rühle W, Hettenbach A, Schmidt W (1991) Doppler-Flow-Sonographie; Fälle mit „Enddiastolischem Block". Arch Gynecol Obstet 250: 646–647
3. Hsieh FJ, Chang FM, Ko TM, Chen HY, Chen YP (1988) Umbilical artery flow velocity waveforms in fetuses dying with congenital anomalies. Br J Obstet Gynaecol 95: 478–482
4. Jouppila P, Kirkinen P (1989) Noninvasive assessment of fetal aortic blood flow in normal and abnormal pregnancies. Clin Obstet Gynecol 32: 703–709
5. Rochelson B (1989) The clinical significance of absent end-diastolic velocity in the umbilical artery waveforms. Clin Obstet Gynecol 32: 692–702
6. Rühle W, Ertan AK, Gnirs J, Schmidt W (1991) Doppler-Sonographie in der Geburtshilfe - Beitrag zum Verständnis des „Reverse Flow" in der Arteria umbilicalis. Ultraschall Med 12: 134–138
7. Schmidt W, Ertan AK, Rühle W, Ballestrem CLv, Gnirs J, Boos R (1991) Doppler-Sonographie; „Enddiastolischer Block bzw. Reverse Flow" - Perinatologische Daten und geburtshilfliches Management. In: Schmidt W (Hrsg) Jahrbuch der Gynäkologie und Geburtshilfe 1991. Biermann, Zülpich, S 99–106
8. Schmidt W, Graf von Ballestrem CL, Ertan AK, Rühle W, Gnirs J, Boos R (1991) Pathologische Doppler-Flow-Befunde und kardiotokographische Ergebnisse. Geburtshilfe Frauenheilkd 51/7: 523–531
9. Schmidt W, Hendrik J (1989) Frühgeburt und Mangelgeburt. In: Bolte A, Wolff G (Hrsg) Hochrisiko-Schwangerschaft. Steinkopff, Darmstadt, S 1–14
10. Tonge FM, Wladimiroff JW, Noordom MJ, van Kooten C (1986) Blood flow velocity waveforms in the descending fetal aorta: Comparison between normal and growth-retarded pregnancies. Obstet Gynecol 67: 851–855
11. Trudinger BJ, Cook CM (1985) Umbilical and uterine artery flow velocity waveforms ın pregnancy associated with major fetal abnormality. Br J Obstet Gyanecol 92: 666–670
12. Trudinger BJ, Cook CM, Lones L, Giles WB (1986) A comparison of fetal heart rate monitoring and umbilical artery waveforms in the recognition of fetal compromise. Br J Obstet Gynaecol 93: 171–175
13. Trudinger BJ, Giles WB, Cook CM (1985) Flow velocity waveforms in the maternal uteroplacental and fetal umbilical placental circulation. Am J Obstet Gynecol 152: 155–163
14. Vetter K (1987) Doppler-Ultraschall in der Geburtsmedizin. Ultraschall Med 2: 70–77
15. Woo JS, Liang ST, Lo RL (1987) Significance of an absent or reversed enddiastolic flow in Doppler umbilical artery waveforms. J Ultrasound Med 6: 291–297

3.2 Enddiastolischer Flußverlust und Fetal Outcome

H.J. Prömpeler, H. Madjar, Ch. Wilhelm, W. Klosa, R. Peukert, H. Schillinger und H.G. Hillemanns

Einleitung

Seit der Einführung der Dopplersonographie ist die nichtinvasive Überwachung des fetomaternalen Kreislaufes möglich [7, 8, 9]. Durch die qualitative Analyse der Flußgeschwindigkeitskurven mittels winkelunabhängiger Indizes werden Parameter wie die kardiale Funktion, die Gefäßwand-Compliance und der periphere Widerstand indirekt erfaßt [22, 31]. Durch pathologisch veränderte Flußmuster sowohl in der Aorta fetalis wie auch in der A. umbilicalis (A. umb.) kann eine drohende fetale Gefährdung erfaßt werden [12, 14, 25]. Der enddiastolische Flußverlust (EDFV) und der Reverse flow sind als hochpathologische Veränderungen des Flußmusters in hohem Maße mit intrauteriner Asphyxie, intrauterinem Fruchttod (IUFT) und perinataler Mortalität assoziiert [2, 6, 11, 18, 20, 29, 34]. Über das geeignete geburtshilfliche Management bei EDFV bestehen noch Unsicherheiten bzw. Kontroversen. Während einerseits bei EDFV die vorzeitige Entbindung empfohlen wird [27, 35], stellen z.B. Weiß und Berle (1991) [34] bei EDFV die Indikation für eine stationäre Intensivüberwachung. Nachgewiesene gute Korrelationen zwischen Blutgasanalyse und Dopplerbefunden [4, 21] lassen eine bessere Beurteilung des fetalen Zustandes erwarten. Ziel dieser Arbeit ist, anhand der Analyse von 41 Fällen mit EDFV unsere Erfahrungen darzustellen.

Patientengut und Methode

Zur Überwachung von Risikograviditäten (anamnestisches und befundetes Risiko) wurde seit 1987 die Dopplersonographie routinemäßig eingesetzt. Die dopplersonographischen Untersuchungen wurden mit einem Acuson 128 mit gepulstem Doppler durchgeführt (3,5 MHz-Sektor-Schallkopf; 3,5 MHz Dopplerfrequenz; Hochpaßfilter 100 Hz). Die Untersuchungen erfolgten in Halbseitenlage der Patientin mit leicht erhöhtem Oberkörper und bei fetaler Ruhe ohne fetale Atembewegungen. Die von Schneider et al. (1989) [30] vorgeschlagenen Untersuchungsbedingungen wurden berücksichtigt.

Es wurden die Blutflußspektren der fetalen Aorta descendens, der A. umbilicalis und der A. cerebri media analysiert und der Resistance-Index (RI) nach Pourcelot (1974) [23]: RI = A–B/A (A = max. Flußgeschwindigkeit in der Systole,

B = max. Flußgeschwindigkeit in der Enddiastole) bestimmt. Zur Bestätigung eines EDFV wurde der Befund in der fetalen Aorta und in der A. umbilicalis durch wiederholte Messungen mit mehr als 10 Herzzyklen überprüft. Ein Einfallswinkel $< 60°$ wurde obligat eingehalten. Das Dopplerfenster überdeckte die Gefäße weit.

Die Dopplerbefunde wurden mitgeteilt. Bei pathologischen Befunden wurde die Überwachung intensiviert. Bei EDFV erfolgte die stationäre Intensivüberwachung. Der Entschluß zur Sectio caesarea erfolgte entweder aus mütterlicher Indikation oder wegen drohender Asphyxie bei pathologischem CTG.

Ergebnisse

Bei 41 Patientinnen (Pat.) wurde ein EDFV diagnostiziert: 35 Einlings- und 6 (15%) Mehrlingsschwangerschaften. In 9 (22%) Fällen wurde ein Reverse flow beobachtet. Die Fälle mit EDFV und Reverse flow wurden gemeinsam ausgewertet. 21 (52%) Pat. hatten eine EPH-Gestose (7 Pat. mit Präeklampsie, 2 Pat. mit HELLP-Syndrom). Bei 14 (34%) Pat. (davon 1 Zwillings-, 1 Drillings- und 1 Vierlingsgravidität) lag die Ursache des EDFV in einer primären Plazentainsuffizienz. Eine Chromosomenaberration lag in 2 (5%) Fällen vor (Triploidie: Abruptio in der 22. SSW; Trisomie 21: Hydrops generalisatus). In einem weiteren Fall bestand ein nicht immunologischer Hydrops fetalis (NIHF) und bei 3 Zwillingsschwangerschaften ein FFTS.

In 28 (68%) Fällen konnte ein EDFV sowohl in der fetalen Aorta wie auch in der A. umbilicalis nachgewiesen werden. Nur in der fetalen Aorta trat der EDFV in 10 (24%) Fällen und nur in der A. umbilicalis, in 3 (7%) Fällen auf. In 9 Fällen konnte der Übergang zum EDFV beobachtet werden: In 5 Fällen gleichzeitig in der A. umbilicalis und fetalen Aorta, in 4 Fällen nur in der fetalen Aorta. In 4 Fällen wurde der EDFV in der fetalen Aorta vor und in 2 Fällen nach dem EDFV in der A. umbilicalis nachgewiesen.

22 (54%) Feten mit EDFV überlebten. Die Verlustraten sind in Tabelle 3.3 aufgelistet. Eine Abruptio erfolgte bei HELLP-Syndrom in der 27. SSW aus mütterlicher Indikation und eine zweite bei Triploidie in der 22. SSW. Zum Spätabort kam es bei

Tabelle 3.3. Verlustrate der Feten mit enddiastolischem Flußverlust (EDFV)

n	Gesamt 41	Einlings-SS 35	Mehrlings-SS 6 (7 F)	Plazentainsuff. 14	EPH-Gestose 21
SS-Abbruch	2	2			1
Spätabort	1		1 (2F)		
IUFT	9 (22%)	7	2	4	1
Perinat. Mort.	4 (10%)	4		1	3
Mortalität 8. Tag pp-1. LJ	3 (7%)	2	1	1	2
	19 (46%)	15 (43%)	5F (71%)	6 (43%)	7 (33%)

SS = Schwangerschaft, IUFT = intrauteriner Fruchttod, pp = postpartum, LJ = Lebensjahr, F = Fet

Tabelle 3.4. Intrauteriner Fruchttod (IUFT)

Nr.	SSW (IUFT)	Gewicht/ Percentile [%]		Ätiologie	Block- beobach- tungszeit (Tage)	Besonderheit	Bemerkung
1	29 + 5	860	< 10	Plaz. insuff.	35	Vorz. Plazentalosg.	
2	29 + 4	600	< 3	Plaz. insuff.	25		infauste Prognose
3	26 + 5	240	< 3	Plaz. insuff.	15		infauste Prognose
4	31 + 1	630	< 3	Plaz. insuff.	19		infauste Prognose
5	28 + 7	760	< 10	EPH-Gestose	8	mütterl. respirat. Insuffizienz	Sectio-Kontraindik., Reverse flow
6	30 + 2	1880	90	Trisomie 21	18	Hydrops	infauste Prognose
7	27 + 4	1425	70	NIHF	1	fet. Anamie, 2 × Ns-Punktion, intraut. Transfusion	
8	26 + 7	620	< 10	FFTS	20	Zwilling	infauste Prognose
9	22 + 6			FFTS	9	Zwilling	2. Zwilling (30 + 5 SSW) vital

NIHF = nichtimmunologischer Hydrops fetalis, FFTS = Fetofetales Transfusionssyndrom

FFTS in der 24. SSW (beide Feten mit EDFV in der fetalen Aorta). Die 9 (22%) Fälle mit IUFT sind in Tabelle 3.4 zusammengestellt. In 6 Fällen wurde auf ein aktives geburtshilfliches Eingreifen verzichtet, da die Prognose im Konsil mit den Pädiatern primär als infaust beurteilt wurde. Im Fall 5 und 7 war der IUFT unvermeidbar. Im Fall 1 hätte der IUFT in der 30. SSW retrospektiv durch einen früheren Entschluß zur Sectio caesarea verhindert werden können. 29 (71%) Schwangerschaften gelangten zur Geburt mit einem lebenden Feten. Die geburtshilflichen Daten (Tabelle 3.5) zeigen die hohe fetale Gefährdung. Von den 14 vor der 32. SSW entbundenen Feten verstarben 6 (43%) post partum. Die 4 Feten mit einem 5-min-Apgar < 7 verstarben post partum. Zwei dieser Feten hatten einen Nabelarterien-pH < 7,20. Nur von 20 der 29 Feten konnte der arterielle Nabelschnur-pH bestimmt werden. Fünf (25%) der Feten hatten einen pH < 7,20. Die 7 (17%) postpartal verstorbenen Feten sind in Tabelle 3.6 aufgelistet.

Der Zeitpunkt des ersten Nachweises des EDFV und die Dauer der Blockbeobachtung sind für die 3 Gruppen der überlebenden, der intrauterin und der post partum verstorbenen Feten in Tabelle 3.7 zusammengefaßt. Bei längerer Blockdauer überlebten relativ weniger Feten. Die Variation der beobachteten Blockdauer von 1–35 Tagen bei Feten mit IUFT macht die geringe Vorhersehbarkeit des IUFT bei EDFV deutlich (Abb. 3.1). Je früher der EDFV erstmals nachgewiesen wurde, desto schlechter war die Prognose des Überlebens: Bei Nachweis des EDFV vor der 28. SSW (9 Fälle) verstarben alle Feten, erfolgte der erste Nachweis nach der 29. SSW, überlebten alle.

Die Analyse der 14 Fälle mit Sectio caesarea vor der 32. SSW ergibt ein gleiches mittleres Gestationsalter von 28 + 6 SSW für die 6 postpartal verstorbenen Kinder bzw. von 29 + 1 SSW für die überlebenden Kinder. Beide Gruppen unterscheiden

Tabelle 3.5. Geburtsmodus und perinatologische Befunde bei Feten mit EDFV

Zur Geburt gelangte Fälle		29 (100%)
Prim. Sectio		28 (97%)
Einlings-SS (n = 25)	25	
Mehrlings-SS (n = 3)	3	
Indikation zur Sectio		
Drohende Asphyxie		28
Mütterliche Ind.		4
Frühgeburtlichkeit		
(< 32. SSW)		14 (48%)
IUGR		
(< 10. Percentile)		27 (93%)
Apgar		
(5 min: < 7)		4
Ns pH art.		
7,20–7,25		3
< 7,20		5
Mortalität post partum		7 (24%)
Bis 7. p.p. Tag	4	
Nach 7. p.p. Tag	3	

Tabelle 3.6. Postpartale Mortalität

Nr.	Überlebenszeit (Tage)	Geburt (SSW)	Gewicht [g]	Percentile [%]	Ätiologie	Blockbeobachtungszeit (Tage)	Besonderheit
1	3	29 + 6	590	<3	Präeklampsie	8	Sectio aus mütterl. u. kindl. Indikation
2	4	26 + 4	570	<10	Plaz. insuff.	3	
3	4	27 + 2	740	<10	Präeklampsie	4	
4	4	29 + 6	760	<10	EPH-Gestose	19	
5	14	30 + 3	630	<3	EPH-Gestose	14	Reversibler Reverse flow
6	18	32 + 5	390	<3	Plaz. insuff.	35	Vierling, 3 Kinder gesund
7	210	28 + 2	730	<10	EPH-Gestose	14	Bronchopulm. Dyspl. III° reversibler Reverse flow

Tabelle 3.7. Erster Nachweis des enddiastolischen Flußverlustes und Blockbeobachtungsdauer

	N	1. Nachweis des enddiastolischen Flußverlustes (SSW)	Geburt (SSW)	Blockbeobachtungsdauer (Tage)	mittleres Geburtsgewicht (g)
Intrauterin verstorben	9	25 + 5 (21 + 4 – 28 + 2)	28 + 1 (22 + 6 – 31 + 1)	17 (1–35)	880 (240–1880) 620 (240–860)*
Postpartal verstorben	7	27 + 1 (25 + 5 – 29 + 1)	29 + 1 (26 + 4 – 32 + 5)	14 (3–35)	630 (390–760)
überlebt	22	30 + 7 (27 + 4 – 37 + 4)	31 + 6 (28 + 1 – 37 + 6)	6 (1–21)	1195 (590–2200)

* ohne 2 Fälle mit Hydrops

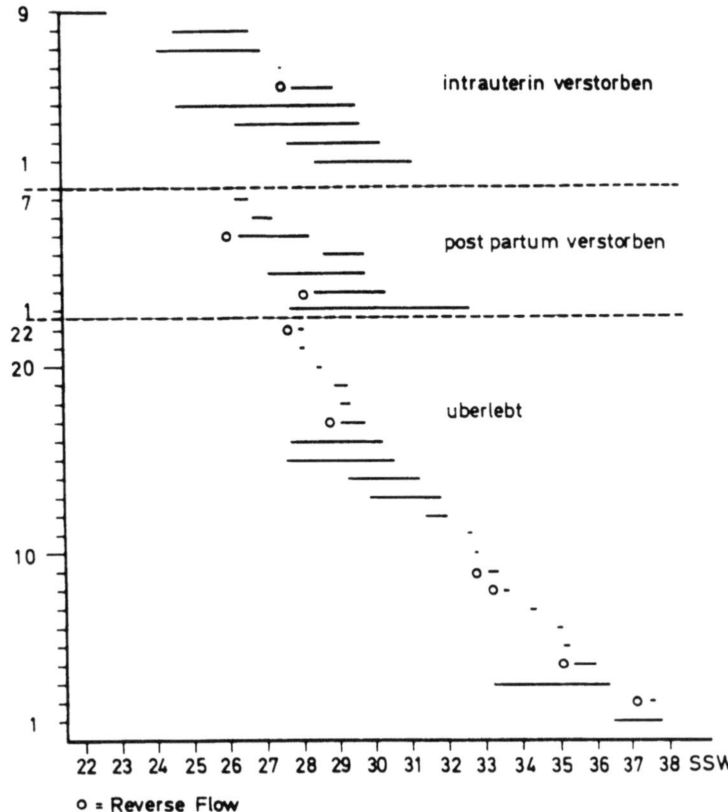

Abb. 3.1. Enddiastolischer Flußverlust: Blockbeobachtungsdauer bei 41 Feten

sich jedoch in der mittleren Blockbeobachtungsdauer: 10,3 Tage für die post partum verstorbenen und 6,5 Tage für die überlebenden Kinder.

In 9 (22%) Fällen wurde ein Reverse flow beobachtet: 8mal in der A. umbilicalis und einmal in der fetalen Aorta. In 2 Fällen konnte bei Wiederholungsuntersuchungen der Reverse flow nicht mehr nachgewiesen werden (Tabelle 3.6). Der Verlust von 3 Kindern (33%) betrifft die Fälle mit dem am frühesten beobachteten Reverse flow und der längsten Beobachtungsdauer (Tabellen 3.4 und 3.6). Die mittlere Beobachtungsdauer der überlebenden Kinder ist mit 2,3 Tagen kürzer und das mittlere Gestationsalter mit 32 + 5 SSW höher als bei der Gesamtgruppe der überlebenden Kinder (Tabelle 3.7).

Diskussion

Die Analyse von 41 Fällen mit EDFV zeigt in Übereinstimmung mit der Literatur das hohe Risikopotential bei EDFV. In Berichten von 30–69 Feten mit EDFV [2, 6, 19, 28, 34] bzw. in Sammelstatistiken mit 99–445 Fällen [17, 19, 26] wird bei eingeschränkter Vergleichbarkeit die folgende Verteilung von Risikomerkmalen angegeben: IUFT 8–19% perinatale Mortalität 18–41%, Säuglingsmortalität bis 14%, IUGR (< 10er-Percentile) 73–100%, IUGR (< 3er-Percentile) 46–70%, Frühgeburtlichkeit vor Ende der 37. SSW 76–100%, Frühgeburtlichkeit vor der 32. SSW 38–100%, Entbindung durch Sectio caesarea 32–100%, Nabelarterien-pH < 7,20 bis 30%, EPH-Gestose 48–70%, Fehlbildungen 7–22%.

Die Mehrzahl der Untersucher beschränkt sich auf die Untersuchung der Nabelarterie. Durch die kombinierte Untersuchung der A. umbilicalis und der fetalen Aorta konnten weitere 10 Fälle mit einem EDFV erfaßt werden. In 38 (93%) Fällen wurde der EDVF in der fetalen Aorta und in 31 (76%) Fällen in der A. umbilicalis nachgewiesen. Da in der fetalen Aorta der enddiastolische Fluß niedriger ist als in der A. umbilicalis, muß die Möglichkeit einer Fehlmessung beachtet werden. In den 10 Fällen mit EDFV nur in der fetalen Aorta endete die Schwangerschaft einmal als Spätabort, zwei Feten verstarben intrauterin und ein Fetus wies einen Reverse flow auf. Diese Befunde verdeutlichen die Wertigkeit der kombinierten Gefäßanalyse. Während in unserer Analyse in der fetalen Aorta in 24% gegenüber in 7% in der A. umbilicalis der alleinige Nachweis des EDFV diagnostiziert wurde, berichten Arabin et al. (1988) [2] bzw. Schmidt et al. (1991) [28] über den alleinigen Nachweis des EDFV in der fetalen Aorta in nur 13% bzw. 19% und in der A. umbilicalis in 43% bzw. 23%. Arabin et al. (1988) [2] folgern aus ihren Ergebnissen, daß der EDFV in der A. umbilicalis einen früheren Hinweis für das fetale Risiko ermöglicht als der EDFV in der fetalen Aorta. Unsere Beobachtungen in 9 Fällen, in denen der Übergang zum EDFV verfolgt werden konnte, und in 6 weiteren Fällen, in denen 4mal der EDFV in der fetalen Aorta vor dem EDFV in der A. umbilicalis nachgewiesen werden konnte, lassen eher den umgekehrten Schluß zu.

Der Zusammenhang zwischen abnehmendem enddiastolichem Fluß in der A. umbilicalis und der Widerstandserhöhung im fetoplazentaren Kreislauf wurde von verschiedenen Arbeitsgruppen [2, 10, 15, 33] durch histomorphologische Untersuchungen gezeigt. In den 35 Fällen mit Plazentainsuffizienz (21 Fälle mit und 14 Fälle ohne Gestose) ist dieser Pathomechanismus als Ursache für den EDFV anzunehmen. In 5 weiteren Fällen (3 mit FFTS und 2 mit Hydrops fetalis) dürfte eine kardiale Dekompensation ursächlich beteiligt gewesen sein [24, 35]. In 3 dieser 5 Fälle konnte der EDFV nur in der fetalen Aorta nachgewiesen werden.

Die Prognose für das Überleben war um so schlechter, je früher ein EDFV auftrat. McParland et al. (1990) [19] berichten über einen perinatalen Verlust von 12 (63%) der 19 Feten mit EDFV vor der 28. SSW. Arabin et al. (1988) [2] berichten über den Verlust von 6 (43%) der 14 Feten, bei denen der EDFV vor der 32. SSW nachgewiesen wurde. In unserer Analyse betrug der Verlust bei EDFV vor der 32 SSW 62% (16 von 26 Feten). Ohne Berücksichtigung der 9 Fälle mit IUFT, von denen 8 als unvermeidlich eingestuft wurden, betrug der Verlust 41% (7 von 17 Feten). Nur einer dieser 7 Feten hatte einen Nabelarterien-pH < 7,25.

Entsprechend den Ergebnissen von Weiss und Berle (1991) [34] lag die Acidosehäufigkeit (Nabelschnurarterien-pH < 7,20) mit 43% (3 von 7 Feten) in den Fällen mit Notsectio wegen hochpathologischem CTG innerhalb des ersten Tages nach stationärer Aufnahme höher als bei einer längeren Blockbeobachtungsdauer. In 22 Fällen konnten dopplersonographische Wiederholungsuntersuchungen (max. 6

Untersuchungen) durchgeführt werden. In keinem Fall konnte nach der Diagnose eines EDFV bei Verlaufsuntersuchungen ein positiver enddiastolischer Fluß, wie in Einzelfällen berichtet [3, 6, 13], beobachtet werden. In 2 Fällen mit Reverse flow konnte im Verlauf nur ein EDFV nachgewiesen werden. Beide Feten verstarben post partum (Tabelle 3.6). Brar et al. (1989) [6] vermuten, daß die fetoplazentare Widerstandserhöhung nicht nur durch irreversible Obliteration im plazentaren Gefäßbett, sondern auch durch reversible Spasmen kleiner muskulärer Arterien verursacht wird. Die Verlustrate bei Reverse flow wird mit 50% angegeben [5, 19]. Die mit 33% (3 von 9 Feten) niedrige Verlustrate unserer Analyse läßt sich durch das höhere Gestationsalter der überlebenden Feten mit Reverse flow erklären.

Die Analyse der Blockbeobachtungsdauer (Abb. 3.1, Tabelle 3.7) zeigt, daß eine sofortige Entbindung nach Diagnose eines EDFV, wie von Woo et al. (1987) [35] und Schaffer et al. (1990) [27] diskutiert, allein aufgrund des Dopplerbefundes nicht erforderlich ist. Nach Diagnose eines EDFV erfolgte die stationäre Intensivbetreuung. Außer der Überwachung und Therapie der zugrundeliegenden Störung (z.B. EPH-Gestose) wurden Biometrie, sonographische Fehlbildungsdiagnostik, Nabelschnurpunktion bzw. Plazentese bei Auffälligkeiten, biophysikalisches Profil, Non-Streß-Test, Wehenbelastungstest und Hormonanalysen wie HPL und E_3 zur Überwachung und zur Entscheidung herangezogen.

Die Möglichkeit, bei EDFV durch Chordozentese den Hypoxie- bzw. Acidosezustand des Feten zu bestimmen [21, 32], ergab bei wachstumsretardierten Feten eine hohe Hypoxie- und Acidoseinzidenz [21]. Die invasive Diagnostik läßt sich nicht beliebig zur Verlaufsbeobachtung wiederholen und sollte nur eingesetzt werden, wenn die Konsequenz der sofortigen Entbindung bei festgestellter Acidose auch durchgeführt wird. Ob die von Bilardo et al. (1990) [4] berichtete gute Korrelation zwischen fetalen pH und Blutgasen einerseits und Dopplerparameter andererseits eine verbesserte Überwachung und eine Entscheidungshilfe für den Entbindungszeitpunkt ermöglicht, muß abgewartet werden. Ebenso ist möglicherweise über die Differenzierung des EDFV durch den Pulsatility-Index oder durch die Relation der Blocklänge zum Herzzyklus eine Verbesserung der fetalen Zustandsdiagnostik zu erwarten [1].

Abgeleitet von den Ergebnissen sollte bei EDFV und pathologischem Wehenbelastungstest oder einem suspekten CTG (Fischer-Score < 7) ab der 32. SSW die vorzeitige Entbindung erfolgen. Die Entscheidung bei EDFV zwischen der frühen primären Sectio caesarea vor der 30. SSW mit der Gefahr der unreifebedingten postpartalen Mortalität und dem Abwarten mit der Gefahr der intrauterinen Asphyxie und des intrauterinen Fruchttodes ist schwierig und nicht generell zu lösen. Hier ist die enge Kooperation mit den Pädiatern und den Eltern notwendig, um individuell eine Entscheidung treffen zu können.

Literatur

1. Al-Ghazalı WH, Chapman MG, Rıssık JM, Allan LD (1990) The significance of absent end-diastolic flow cardiac output estımatıon ın pregnancies at high risk for placental ınsufficiency. J Obstet Gynecol 10: 271

2. Arabin B, Siefert M, Jimenez E, Saling E (1988) Obstetrical characteristics of a loss of end-diastolic velocities in the fetal aorta and/or umbilical artery using Doppler ultrasound. Gynecol Obstet Invest 25: 173
3. Beattie RB, Dornan JC (1989) Antenatal screening for intrauterine growth retardation with umbilical artery. Doppler ultrasonography. Br Med J 298: 631
4. Bilardo CM, Nicolaides KH, Campbell S (1990) Doppler measurements of fetal and uteroplacental circulations: Relationship with umbilical venous blood gases measured at cordocentesis. Am J Obstet Gynecol 162: 115
5. Brar HS, Platt LD (1988) Reverse end-diastolic flow velocity in umbilical artery velocimetry in high-risk pregnancies: an ominous finding with adverse pregnancy outcome. Am J Obstet Gynecol 159: 559
6. Brar HS, Platt LD (1989) Antepartum improvement of abnormal umbilical artery velocimetry: Does it occur? Am J Obstet Gynecol 160: 36
7. Campbell S, Griffin DR, Pearce JM, Diaz-Recasens J, Cohen-Overbeek TE, Willson K, Teague M (1983) New doppler technique for assessing uteroplacental blood-flow. Lancet 3: 675
8. Eik-Nes SW, Brubakk AO, Ulstein MK (1980) Measurement of human fetal blood flow. Br Med J 1: 283
9. Fitzgerald DE, Drumm EJ (1977) Non-invasive measurement of human fetal circulation using ultrasound: a new method. Br Med J 2: 1450
10. Giles WB, Trudinger BJ, Baird PJ (1985) Fetal umbilical artery flow velocity waveforms and placental resistance: pathological correlation. Br J Obstet Gynecol 92: 31
11. Grüßner S, Künzel W, Jovanovic V (1990) Klinische Wertigkeit von Dopplerflußmessungen in fetalen Gefäßen. Gynäkologe 23: 298
12. Gudmundson S, Marsal K (1988) Ultrasound Doppler evaluation of uteroplacental and fetoplacental circulation in preeclampsia. Arch Gynecol Obstet 243: 199
13. Hanretty KP, Whittle MJ, Rubin PC (1988) Reappearance of end-diastolic velocity in a pregnancy complicated by severe pregnancy-induced hypertension. Am J Obstet Gynecol 158: 1123
14. Hecker K, Ertl U, Spernol R, Haselbach H, Szalay S (1988) Die klinische Aussagekraft fetaler Flow-Messungen mittels gepulstem Doppler-Ultraschall. Z Geburtshilfe Perinatol 192: 10
15. Hitschold T, Weiss E, Beck T, Berle P, Lehmann S, Müntefering H (1989) Gepulste Dopplersonographie der Nabelarterie und fetoplazentarer Widerstand. Geburtshilfe Frauenheilkd 49: 1056
16. Hohenauer L (1980) Intrauterine Wachstumskurven für den Deutschen Sprachraum. Z Geburtshilfe Perinatol 184: 167
17. Loos W, Schneider KTM (1990) Der enddiastolische Flußverlust („zero flow") bei der Doppleruntersuchung der Nabelschnurarterie – eigene Ergebnisse und Review der Literatur. In: Dudenhausen JW, Saling E (Hrsg) Perinatale Medizin Bd XIII. Thieme, Stuttgart
18. McParland P, Pearce JM (1988) Review article: Doppler blood flow in pregnancy. Placenta 9: 427
19. McParland P, Steel Sh, Pearce JM (1990) The clinical implications of absent or reversed end-diastolic frequencies in umbilical artery flow velocity waveforms. Eur J Obstet Gynecol Reprod Biol 37: 15
20. Mires GJ, Patel NB, Dempster J (1990) Review. The value of fetal umbilical artery flow velocity waveforms in the prediction of adverse fetal outcome in highrisk pregnancies. J Obstet Gynecol 10: 261
21. Nicolaides KH, Bilardo CM, Soothill PW, Campbell S (1988) Absence of end-diastolic frequencies in umbilical artery: a sign of fetal hypoxia and acidosis. Br Med J 297: 1026
22. Pearce JM, Campbell S, Cohen-Overbeek T, Hacket G, Hernandez J, Royston JP (1988) Reference ranges and sources of variation for indices of pulsed Doppler flow velocity waveforms from the uteroplacental and fetal circulation. Br J Obstet Gynaecol 95: 248
23. Pourcelot L (1974) Applications cliniques de l'examen doppler. Ultrasonor doppler 34: 625
24. Reed KL, Anderson CF, Shanker L (1987) Changes in intracardiac Doppler blood flow velocities in fetuses with absent umbilical artery diastolic flow. Am J Obstet Gynaecol 157: 774
25. Rochelson BL, Schulman H, Fleischer A, Farmakides G, Barcero L, Ducey J, Winter D, Penny B (1987) The clinical significance of Doppler umbilical artery velocimetry in the small for gestational age fetus. Am J Obstet Gynaecol 156: 1223

26. Rochelson BL (1989) The clinical significance of absent end-diastolic velocity in the umbilical artery waveforms. Clin Obstet Gynaecol 32: 692
27. Schaffer H, Staudach A, Lassmann R, Steiner H (1990) Doppleruntersuchung als Indikation zur operativen Entbindung. Geburtshilfe Frauenheilkd 50: 403
28. Schmidt W, Rühle W, Ertan AK, Hettenbach A (1991) Doppler sonography and nonstress-test in cases with absent enddiastolic flow. Am J Obstet Gynaecol 164: 414
29. Schneider KTM, Loos W (1989) 10 Jahre geburtshilfliche Dopplersonographie - Entwicklung und Perspektiven. Geburtshilfe Frauenheilkd 49: 407
30. Schneider KTM (1989) Tagungsbericht der 1. Sitzung der Arbeitsgruppe: „Dopplersonographie in der Geburtshilfe", München 27.1.1989. Geburtshilfe Frauenheilkd 49: 837
31. Skidmore R, Woodcock JP (1980) Physiological interpretation of Dopplershifted waveforms: theoretical considerations. Ultrasound Med Biol 6: 7
32. Steiner H, Staudach A, Schaffer H, Lassmann R (1990) Beitrag zur klinischen Wertigkeit des diastolischen Flußverlustes in der geburtshilflichen Dopplersonographie. Geburtshilfe Frauenheilkd 50: 572
33. Weiss E, Hitschold T, Müntefering H, Berle P (1989) Dopplersonographie der Art. umbilicalis: Differenzierte Diagnostik bei der intrauterinen Mangelentwicklung. Geburtshilfe Frauenheilkd 49: 466
34. Weiss E, Berle P (1991) Klinisches Management bei Feten mit diastolischem Null- oder Negativflow der Nabelarterien: Dauer der klinischen Beobachtung und Fetal Outcome. Z Geburtshilfe Perinatol 195: 37
35. Woo ISK, Liang ST, Lo RL (1987) Significance of an absent or reversed end diastolic flow in Doppler umbilical artery waveforms. J Ultrasound Med 6: 291

3.3 Dopplerflowkontrollierte Reduktion der uterinen Perfusion. Ein quantitativer Wehenbelastungstest zur Diagnostik der plazentaren Insuffizienz

E. Weiss, E. Jung und P. Berle

Der Wehenbelastungstest stellt eine anerkannte Methode zur Messung der plazentaren Reservekapazität dar. Die Reduktion der uterinen Perfusion unter induzierten oder spontanen uterinen Kontraktionen führt zu einer Verminderung der Durchblutung des Intervillosums. Die damit verbundene temporäre Reduktion des maternalen Sauerstoffangebots bewirkt bei eingeschränkter plazentarer Leistungsreserve eine temporäre fetale Hypoxämie mit der Folge einer wehenabhängigen, meist verspäteten Dezeleration der fetalen Herzfrequenz.

Ziel dieses Belastungstests ist es nicht, die manifeste fetale Asphyxie zu diagnostizieren; dies ist durch Interpretation des Ruhe-CTG bereits möglich. Vielmehr soll die drohende Dekompensation der fetalen Sauerstoffversorgung bei noch normalem oder fraglich suspektem Ruhe-CTG prospektiv erfaßt werden. Als Nachteil ist jedoch anzuführen, daß das Ausmaß der uterinen Durchblutungsreduktion durch externe Tokometrie nicht zu quantifizieren ist. Treten Dezelerationen bereits bei leichter Reduktion der uterinen Perfusion auf, sind sie sicher als pathologisch zu bewerten. Bei sehr starker Reduktion der uterinen Perfusion müßte die Interpretation jedoch wesentlich zurückhaltender erfolgen.

Mit der gepulsten Dopplermethode ist die Darstellung und Messung des Flows der A. uterina möglich geworden. Bereits 1984 haben Fendel et al. unter Eröffnungswehen die Reduktion der uterinen Perfusion in Form einer Verminderung des diastolischen Frequenzshifts nachweisen können. Wir haben die beiden Methoden kombiniert und den Wehenbelastungstest unter kontinuierlicher Flowmessung der A. uterina durchgeführt.

Die Abb. 3.2 zeigt das Beispiel einer kontinuierlichen Registrierung des uterinen Flows während einer induzierten Wehe. Man sieht die Reduktion der enddiastolischen Flußgeschwindigkeit bis zum diastolischen Nullflow bei nur leichter systolischer Reduktion. Unter der Voraussetzung eines konstanten Winkels zwischen Gefäß und Dopplerstrahl ist die Fläche unter der Flowkurve der uterinen Perfusion proportional. Wir haben deshalb die während der Wehenbelastung auf Videoband kontinuierlich gespeicherten Flowkurven mittels eines speziellen PC-Meßsystems digitalisiert und jede dritte materne Herzaktion ausgemessen. Nimmt man das Flächenintegral zwischen den Kontraktionen als Normalwert, so kann für jede einzelne Kontraktion die relative Durchblutungsreduktion angegeben werden (ausführliche Beschreibung der Methode bei Weiss et al.). Um zusätzlich ein winkelunabhängiges Kontrollmaß und eventuelle uterine Perfusionsveränderungen

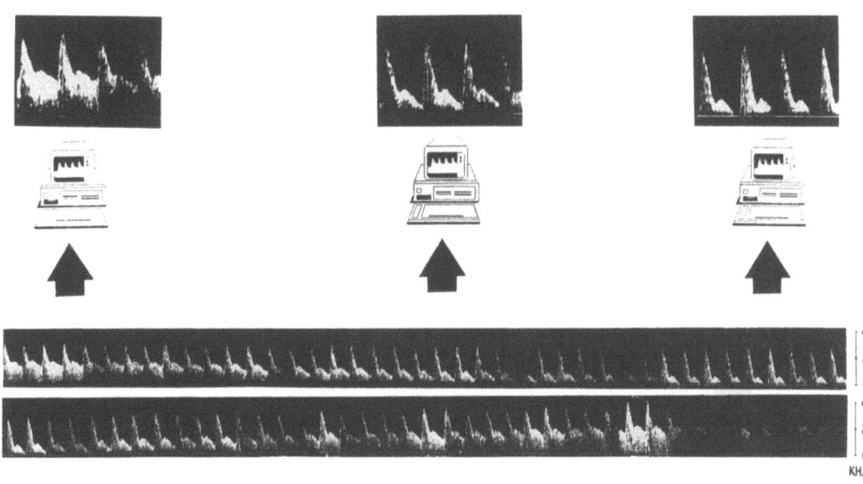

Abb. 3.2. Kontinuierliches Flowmuster der rechten A. uterina während einer induzierten Kontraktion

durch Erhöhung des uterinen Basaltonus zu erfassen, haben wir zusätzlich den Resistance-Index (RI) nach Pourcelot bestimmt.

Das Ergebnis einer derartigen Auswertung zeigt Abb. 3.3. Bei nur schlecht verwertbarer externer Tokographie führt die Wehe 2 zu einer angedeuteten Spätdezeleration bei einer uterinen Perfusionsreduktion auf etwa 30% des Ausgangswertes. Die folgenden Kontraktionen bewirken eine geringere Einschränkung der relativen uterinen Perfusion, gemessen am Flächenintegral, was auch der geringere Anstieg des RI zeigt. Die Herzfrequenz ist unbeeinflußt. Die Stimulation der mütterlichen Mamille führt anschließend zu 2 Kontraktionen mit stärkerer uteriner Reduktion und auch zu einer Spätdezeleration der FHF. Sämtliche Kontraktionen wurden von der Schwangeren nicht oder nicht als schmerzhaft empfunden, was intrauterine Druckverhältnisse unter 25 mm Hg vermuten läßt.

Das Beispiel soll auch zeigen, daß es bei der Wehenbelastung nicht das Ziel sein kann, ein hochpathologisches CTG zu provozieren. Vielmehr vermeidet die Belastung in dem hier dargestellten Grenzbereich genau diese Komplikation bei gleichzeitiger Information über die plazentare Reserve.

Wir haben derart 15 Feten durch einen dopplerflowkontrollierten Wehenbelastungstest untersucht. Die Indikationen waren in 8 Fällen ein pathologischer Nabelarterienflow und eine intrauterine Mangelentwicklung, in 4 Fällen eine intrauterine Mangelentwicklung unter der 3. Percentile bei normalem Flow, in 2 Fällen ein pathologischer Nabelarterienflow bei unauffälliger Biometrie und in einem Fall eine unklare fetale Tachykardie. War die Reduktion der uterinen Perfusion auf Werte zwischen 70 und 40% des Ausgangsniveaus vor der jeweiligen Kontraktion möglich, so konnten 9 von 11 Feten mit unauffälliger FHF ohne Zeichen einer Asphyxie entbunden werden. In 2 Fällen war bei stärkerer Wehenbelastung später doch eine auffällige FHF nachweisbar, die zur Entbindung durch Sectio führte und 4 Feten zeigten bereits bei dieser leichten Reduktion repetitive DIP II. Eine stärkere Re-

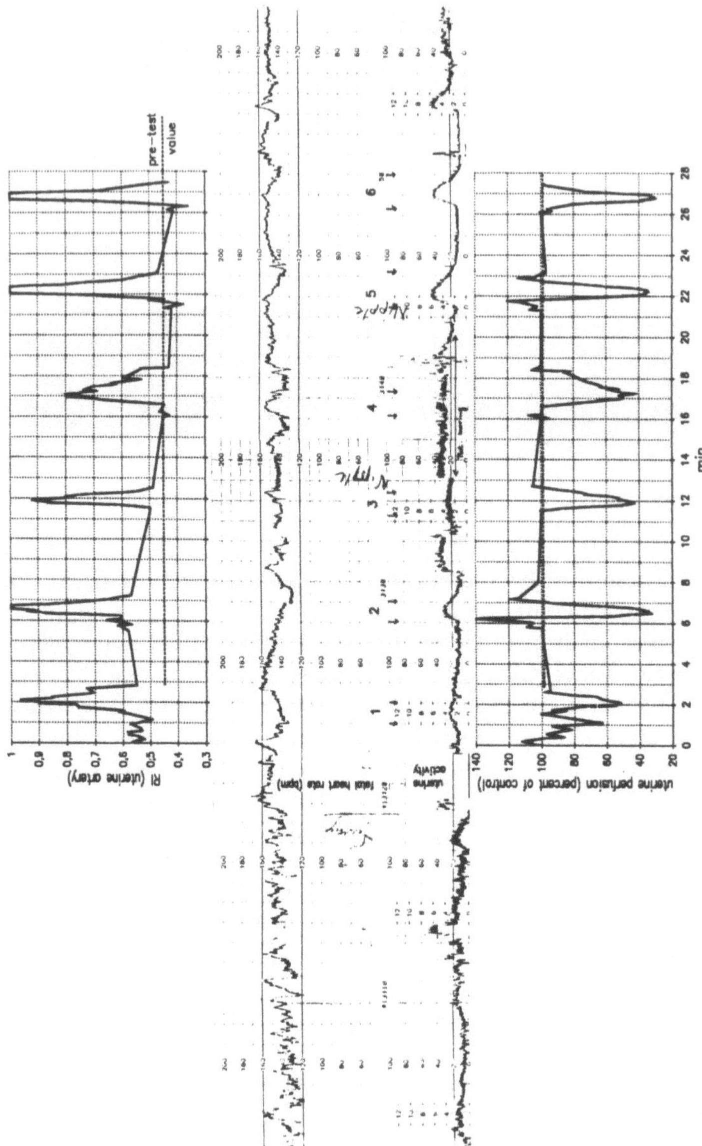

Abb. 3.3. Resistance-Index der A. uterina während eines Wehenbelastungstests (*oben*): *Mitte*: Kardiotokogramm; *unten*: relative uterine Perfusion gemessen als Flächenintegral unter der Flowkurve

duktion war bei 7 Feten zu erreichen. Hier zeigte sich, daß keine falsch-negativen Ergebnisse mehr auftraten, jedoch ein falsch-positiver Test vorlag.

Unsere Ergebnisse zeigen, daß die uterine Durchblutungsreduktion stark genug sein muß, um alle Feten mit reduzierter plazentarer Leistungsreserve sicher zu erfassen. In Abb. 3.4 ist ein derartiges Beispiel dargestellt. Man sieht, daß trotz guter externer Wehenregistrierung lediglich eine Kontraktion eine ausreichende Reduktion der uterinen Perfusion verursacht hat. Ohne Flowmessung der A. uterina wäre der Test jedoch sicher schon nach der ersten Oxytocin-Applikation als negativ bewertet und abgebrochen worden. Eine aussagefähige Kontraktion konnte jedoch erst nach erneuter nasaler Oxytocin-Applikation erreicht werden.

Die Abb. 3.5 zeigt bei einem mangelentwickelten Feten in der 34. SSW bei 2 von 3 Reduktionen der uterinen Perfusion auf unter 60% bereits Spätdezelerationen, während die Dezelerationsschwelle in Abb. 3.6 bei etwa 40% der uterinen Ausgangsperfusion liegt.

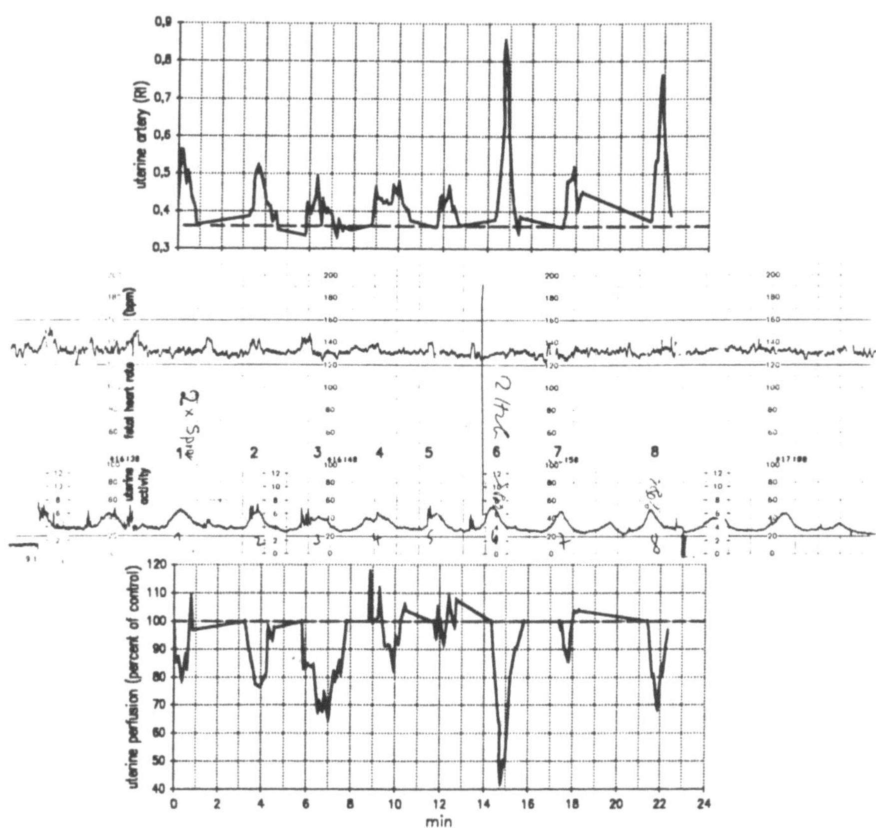

Abb. 3.4. Vgl. Abb. 3.3

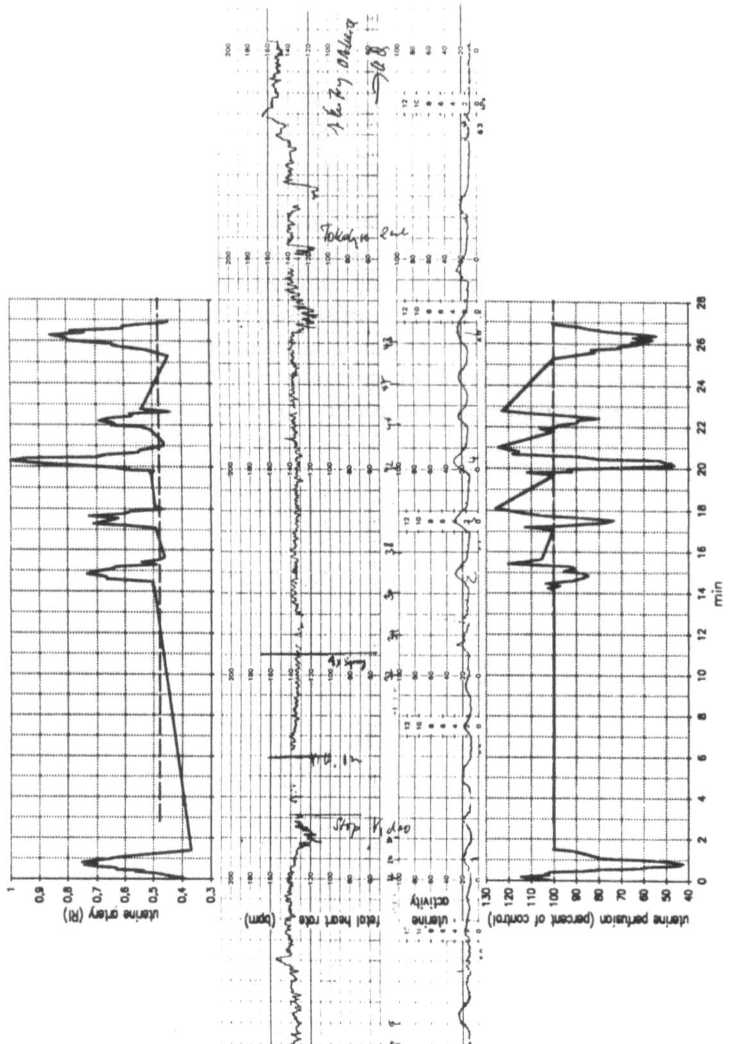

Abb. 3.5. Vgl. Abb. 3.3. und Abb. 3.4

Abb. 3.6. Vgl. Abb. 3.3–3.5

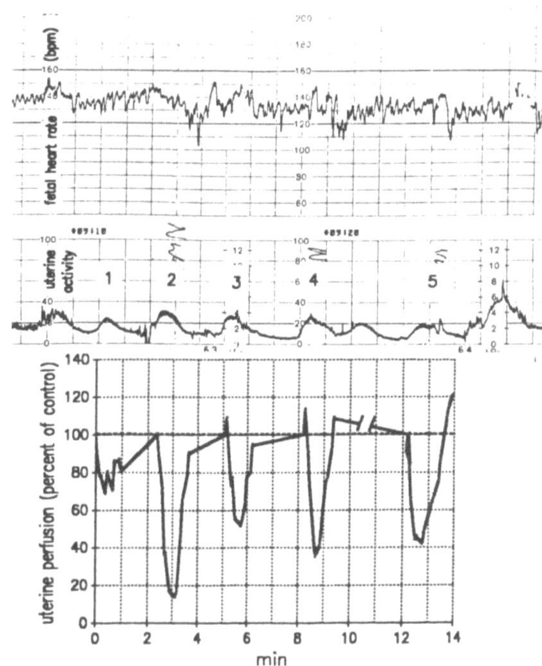

Durch den dopplerflowkontrollierten Wehenbelastungstest können jedoch auch Basaltonuserhöhungen mit langdauernder uteriner Perfusionseinschränkung besser erfaßt werden, als dies durch externe Tokometrie möglich ist. Zudem ist in Fällen, in denen die eingeschränkte plazentare Reserve bereits bekannt ist, eine definiert leichte Belastung möglich, um so, bei eventuell sehr niedrigem Gestationsalter, den optimalen Entbindungszeitpunkt festzulegen.

Der dopplerflowkontrollierte Belastungstest ist in der vorgestellten Form extrem zeitaufwendig und deshalb für die Routine nicht geeignet. Wir verwenden ihn an unserer Klinik jedoch bei Hochrisikoschwangerschaften, um so eine wertvolle Zusatzinformation über die plazentare Leistungsreserve des Feten in unser geburtshilfliches Management einbauen zu können. Die vorgestellten Ergebnisse sollten aber auch Anlaß sein, den Wehenbelastungstest ohne gleichzeitige uterine Flowmessung kritisch zu interpretieren.

Literatur

Fendel H, Fendel M, Pauen P, Liedtke H, Schonlau R, Warnking R (1984) Doppleruntersuchungen des arteriellen uterinen Flows während der Wehentätigkeit. Z Geburtshilfe Perinatol 188: 64–67

Pourcelot L (1974) Applications cliniques de l'examen Doppler transcutane. In: Peronneau P (ed) Velocimetric ultrasonor Doppler. Inserm 7–11 Octobre, pp 213–240

Weiss E, Hitschold T, Berle P (1991) Umbilical artery blood flow velocity waveforms during variable decelerations of the fetal heart rate. Am J Gynecol Obstet 164: 534–540

3.4 Das gepulste Dopplerverfahren in der Schwangerenvorsorge des niedergelassenen Frauenarztes

K.H. Felgenhauer

Vor 3 Jahren entschloß ich mich, neben CTG und Biometrie die Risikoeinschätzung meiner geburtshilflichen Patientinnen zu verbessern und deshalb Dopplersonographie einzuführen. Es erschien mir mit den modernen Geräten vom Zeitaufwand her, der in der Praxis einen wichtigen Stellenwert einnimmt, möglich, mit dem gepulsten Dopplerverfahren nahezu routinemäßig – nach Biometrie und üblicher Organdiagnostik – zusätzlich an der kindlichen Aorta, der Nabelschnur und auch (seit einem Jahr) an der A. cerebri media Messungen vorzunehmen.

Bevor eine Beurteilbarkeit pathologischer Veränderungen möglich war, hatte ich zunächst ein halbes Jahr praktisch nur Normalschwangerschaften, beginnend in der 26. SSW, gemessen. Danach erfaßte ich Risikogruppen. Kriterien waren Blutdruckerhöhung, Mehrlinge, insulinpflichtiger Diabetes, zeitliche Übertragung, Raucherinnen, Mangelentwicklung und andere. Es wurde der Resistanceindex (RI) der Nabelschnur, der Aorta, der A. cerebri media und der Pulsatility-Index (PI) der Aorta bestimmt.

Insgesamt wurden 528 Messungen an etwa 300 Patientinnen durchgeführt. Die Normalwerte entsprachen dabei jenen der Literatur, mit 2 Besonderheiten. An sich hatte ich angenommen, daß die Aorta das am einfachsten zu messende Gefäß wäre. Häufig ließ sich jedoch kein sicherer Meßwinkel anlegen, so daß diese Gruppe eine kleinere Zahl repräsentiert. Besonders in der späteren Schwangerschaft erfolgte daher oft keine Messung des RI. Bei der Messung in der A. cerebri media war auffallend, daß oft vor der 30. SSW auch bei sorgfältiger Einstellung kein enddiastolischer Fluß darstellbar war. Dabei handelte es sich um normale Schwangerschaften.

Ein „Nachteil" einer allgemeinen Frauenarztpraxis zeigt sich bei der Feststellung pathologischer Befunde. Im normalen Patientinnengut sind diese selten anzutreffen. Bei insgesamt 19 deutlichen Mangelentwicklungen nach der 34. SSW zeigten lediglich 4 eindeutig pathologische RI-Werte der Nabelschnur. Die RI-Werte in der Aorta waren weitgehend im Normbereich, z.T. niedriger als die zeitentsprechenden Mittelwerte. Alle RI-Werte in der Aorta waren im Normalbereich angesiedelt. In der A. cerebri media lag der RI-Wert bei zeitlicher Übertragung in der 42. SSW weit über dem Normbereich. Dieses Kind wies auch einen hohen RI-Wert in der Nabelschnur auf und wurde nach Einleitungsversuch und dabei pathologischem CTG durch Kaiserschnitt entbunden; es wog 2480 g. Der höchste RI wurde in der 40. SSW in der Nabelschnur und in der Aorta mit 0,85 gemessen. Dieses Kind wurde unproblematisch mit einem Geburtsgewicht von 1940 g entbunden. Alle Mangelentwicklungen waren nach der 34. SSW, da früher auftretende Mangelentwicklungen an die UFK überwiesen wurden.

Bei 10 Fällen medikamentös behandelter Hypertonien zeigten 3 Kinder auffallende RI-Werte. Am ausgeprägtesten stellten sie sich in der Aorta in der 32. SSW dar.

Die 8 Fälle rechnerischer Übertragung (42. SSW) zeigten alle niedrige RI der Nabelschnur. Nur ein Fall zeigte einen pathologisch hohen RI der Aorta.

6 Fälle mit insulinpflichtigem Diabetes zeigten keinerlei meßbare Auffälligkeiten. Der Diabetes war offensichtlich gut eingestellt.

3 starke Raucherinnen (40 Zig./Tag) zeigten alle pathologisch niedrige RI in der Nabelschnur, der Aorta und der A. cerebri media. Auch der RI der Aorta war pathologisch.

Eine Mutter mit Thalassämie zeigte bei einem Hb von 8 g% auffallend hohe RI in der A. cerebri media und in der Nabelschnur. Nach Transfusion waren die Indices wieder normal.

Nach 2jähriger Erfahrung mit der gepulsten Dopplersonographie stellt sich folgende Einschätzung der Methode dar: Die Untersuchung ist in der Praxis gut durchführbar. Der Zeitaufwand ist allerdings nicht unerheblich. Hochpathologische Schwangerschaften werden nur selten gesehen, da diese an ein geburtshilfliches Zentrum überwiesen werden müssen. Um ein Screening durchzuführen, wäre vielleicht in Zukunft eine frühere Erstuntersuchung - 25. SSW - geeignet. Direkte klinisch relevante Folgerungen wurden allein wegen Veränderungen der Dopplerparameter nicht getroffen; jedoch wurden sie immer als zusätzliche Information beachtet. Weitere Erfahrungen sind wegen der spärlichen Pathologie notwendig.

Zusammenfassung

Die Möglichkeit, mit gepulstem Dopplerverfahren in der Frauenarztpraxis die Schwangerschaftsüberwachung zu verbessern, wurde in 2jähriger Anwendung anhand der Untersuchung von über 300 Patientinnen geprüft. Es fand sich eine gute Reproduzierbarkeit der Messungen in Übereinstimmung mit der Literatur, so daß die Methode eine gute Überwachung verspricht. Allerdings ist ein nicht zu unterschätzender Zeitaufwand nötig, um eine insgesamt kleine Zahl an Risikoschwangerschaften zu erfassen.

3.5 Das Kineto-CTG. Die technische Entwicklung

J. Amtmann

Ein kurzer Blick auf die Entwicklung der Kardiotokographie von ihren ersten Anfängen in den 60er Jahren bis zu den neuesten Fortschritten zeigt auf, daß diese Methode auch nach mehr als 25 Jahren interessante Zukunftsperspektiven wie z.B. das Kineto-CTG bereithält.

Die Geschichte der Fetalüberwachung beginnt schon im 18. Jahrhundert mit dem Einsatz des Holzstethoskops (Abb. 3.7). Bis zu den ersten Geräten, die man als Kardiotokograph bezeichnen kann, mußten Geburtshelfer und Hebammen fast 2 Jahrhunderte warten. Gerät und erste Applikation einer Gemeinschaftsentwicklung von Prof. Dr. Hammacher und Hewlett-Packard nutzten anfangs die *Direkte EKG-Ableitung* und als erste externe Methode die sog. *Phonokardiographie.*

In der Folgezeit kamen als Meßmethoden die *Abdominale Elektrische Ableitung* und schließlich als besonderer Meilenstein die *Ultraschall-Herzfrequenz-Ableitung* hinzu. Die Abb. 3.8 zeigt Prinzipskizzen dieser Methoden. In der täglichen Praxis hat sich die Ultraschallmethode als diejenige mit dem größten Entwicklungspotential profiliert. Die ersten Verbesserungen fanden im Aufnehmerbereich – Stichwort *Breitstrahler* – statt. Dieser ist heute Standard der Technik (Abb. 3.9).

Die nächste Gerätegeneration brachten die 80er Jahre. *Autokorrelation* ist wohl der markanteste Begriff im Zusammenhang mit den Kardiotokographen jener Generation (Abb. 3.10). Die folgenden Entwicklungen fallen in den Bereich „Erwei-

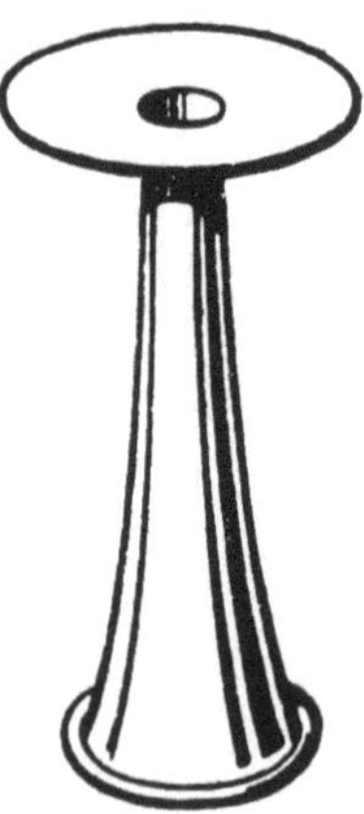

Abb. 3.7. Herztonrohr nach Pinard. [Aus: Beck L (1986) Zur Geschichte der Gynäkologie und Geburtshilfe. Springer, Berlin Heidelberg New York]

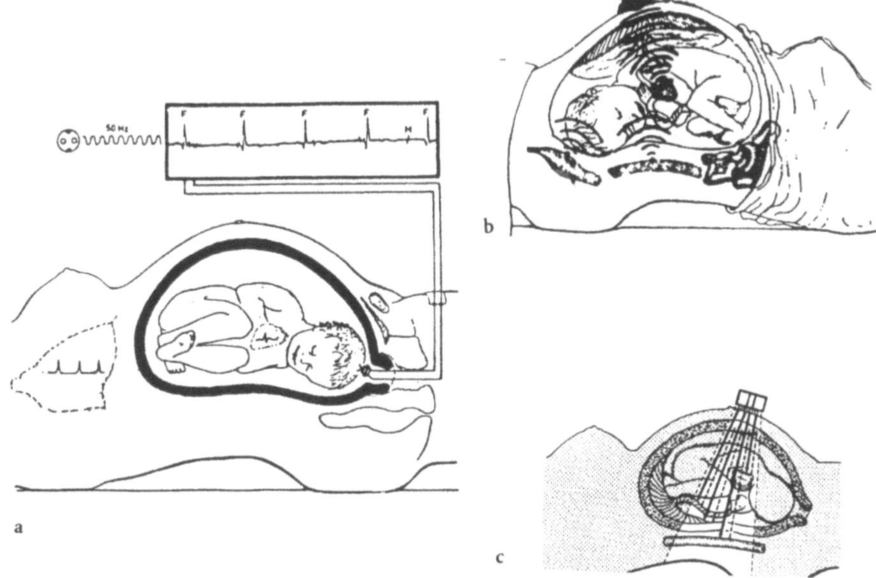

Abb. 3.8a–c. Meßmethoden zur Erfassung der fetalen Herzfrequenz. **a** Direkt-EKG, **b** Phonokardiographie, **c** Ultraschallmethode

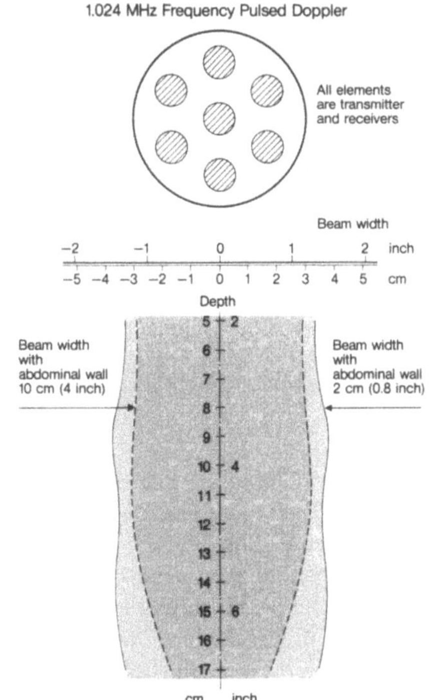

Abb. 3.9. Ultraschallbreitstrahltechnik

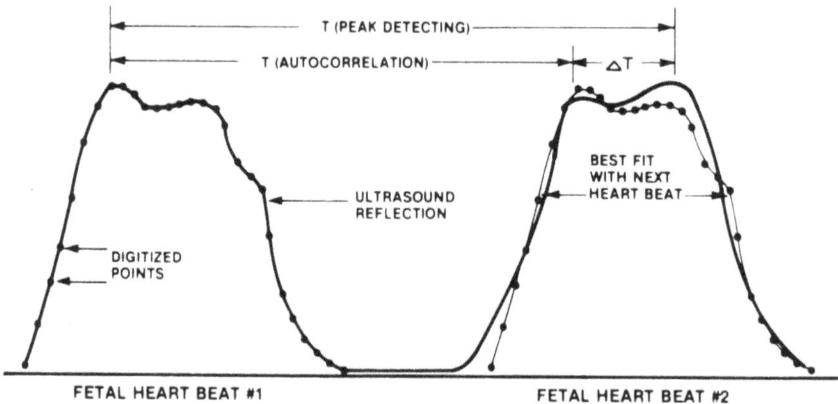

Abb. 3.10. Autokorrelation eines Ultraschallsignals

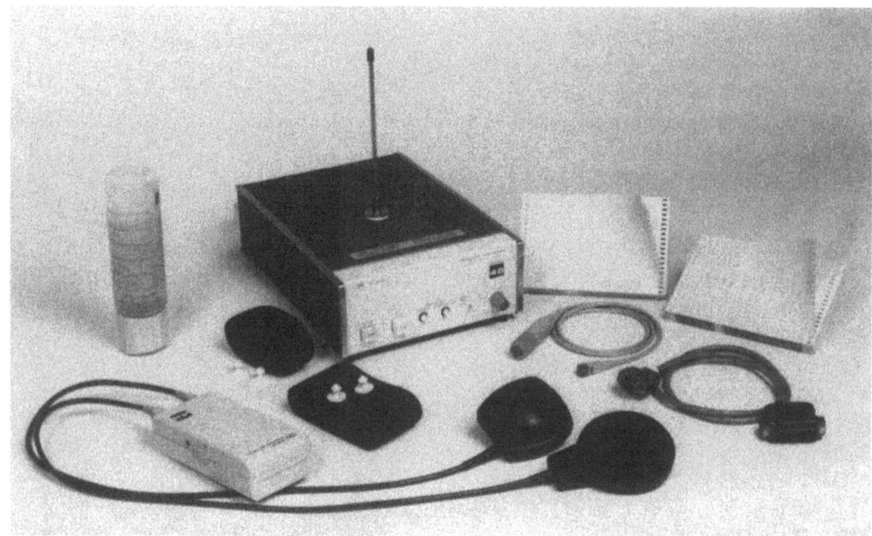

Abb. 3.11. Extern ableitende Telemetrie

terungen der Methode". Beispielhaft seien hier die invasiv und später auch extern ableitende *Telemetrie* genannt (Abb. 3.11) sowie computerunterstützte Überwachungssysteme (Abb. 3.12).

Heute ermöglichen neue Technologien völlig neue Methoden. Die gewohnte, recht einfache Applikation bleibt erhalten, ja verbessert sich sogar im Schlepptau der neuen Möglichkeiten. Die graphische Darstellung in Abb. 3.13 symbolisiert die wesentlichen Elemente für die Verbesserungen und Erweiterungen des bekannten CTG zum Kineto-CTG oder kurz K-CTG. Die technische Ausgangsbasis sind

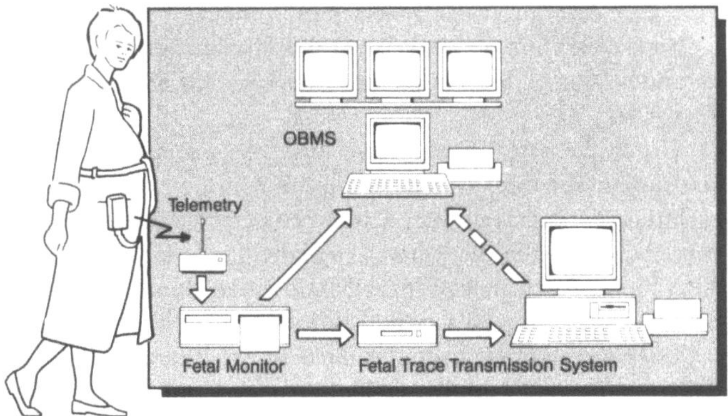

Abb. 3.12. Prinzip eines geburtshilflichen Computerüberwachungssystems

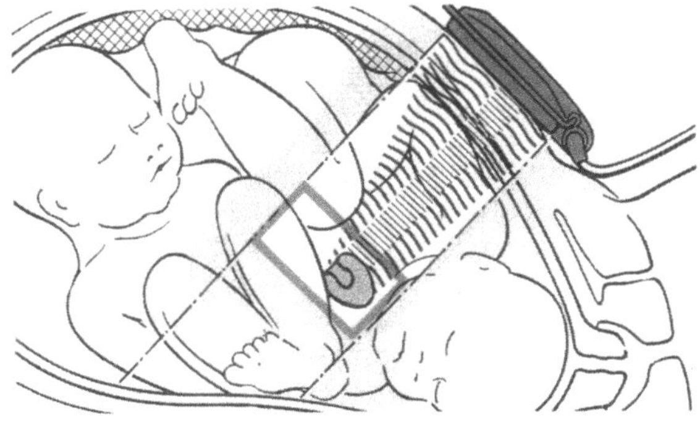

Abb. 3.13. Prinzip der Tiefenselektion zur Artefaktunterdrückung bei der fetalen Herzfrequenzüberwachung

spezialisierte Höchstleistungsschaltkreise, die eine extrem exakte Ansteuerung der Kristalle im Ultraschallaufnehmer erlauben. Die erreichte Genauigkeit liegt in der Größenordnung von Nanosekunden (Milliardstelsekunden).

Das Prinzip des gepulsten Schallstrahles wird auch hier wie gewohnt verwandt. Der wesentliche Unterschied entsteht beim Empfang des Dopplersignals. Es wird nicht wie bisher das gesamte Antwortsignal empfangen und ausgewertet. Das empfangene Dopplersignal wird vielmehr vom Empfänger proportional zur Ausdehnung des interessierenden Gebietes für eine mit der Schallaufzeit synchronisierte Zeitspanne freigegeben, die kürzer ist als die maximale Laufzeit über die gesamte Eindringtiefe. Dies entspricht einer Tiefenselektion, wie sie durch den eingerahmten Bereich um das fetale Herz dargestellt wird. Die Abb. 3.13 veranschaulicht hier den sog. „eingeschwungenen Zustand", also die Arbeitsweise der Technik nach Auffinden des fetalen Herzens. Das Suchen nach den Herztönen zu Beginn der Aufzeichnung würde sich für die Anwender jedoch recht schwierig gestalten, wenn sie mit dieser räumlich begrenzten Empfindlichkeit arbeiten müßten. Deshalb erfolgt die Tiefenselektion schrittweise vom Vollstrahl ausgehend, nachdem das fetale Herz gefunden wurde. Man kann sich dies sehr gut wie das Zoomen in der Fotografie vorstellen.

Durch die selektierte Auswertung von Signalen des fetalen Herzens, die nur aus diesem Teil des Ultraschallstrahles kommen wird einerseits das Signal zur Berechnung der Herzrate von Artefakten befreit, andererseits aber, und das gibt den Ausschlag, können die weiteren Inhalte des Schallstrahles auf andere Charakteristika hin untersucht werden, die sonst von Rauschen und Artefakten überdeckt oder so verfälscht würden, daß eine Auswertung erfolglos bleiben müßte.

Zusammengefaßt bedeutet diese Entwicklung, daß durch die Tiefenselektion des empfangenen Dopplersignals Störungen und Artefakte aus den Bereichen oberhalb und unterhalb des Feten so gut unterdrückt werden, daß eine getrennte Auswertung des Signals nach der Herzrate und anderen Phänomenen ermöglicht wird.

Das Hauptaugenmerk liegt bei diesen nun auswertbaren Signalkomponenten auf der Bewegungserkennung. Der technische Weg zum Resultat dieser aufwendigen Maßnahmen bei der Strahlsteuerung führt in Richtung Signalauswertung und Annotation.

Die Auswertung erfolgt im Prinzip nach allen meßtechnisch erfaßbaren Parametern. Diese sind:

- der Frequenzbereich des Signals,
- dessen Amplitude
- die zeitliche Länge.

Betrachten wir beispielsweise den Frequenzbereich, so liegt die Bandbreite der Signale für die Bewegungserkennung im Bereich von wenigen Hertz bis ca. 200 Hz, beinhaltet also im Normalfall auch die Signalanteile des fetalen Herzens. Da diese sehr charakteristisch sind, lassen sie sich gut separieren. Aus den anderen Anteilen ergeben sich durch geeignete Filterung und digitale Weiterverarbeitung aussagekräftige Größen für die Charakterisierung fetaler und maternaler Bewegungen.

Bewegungstypen, die sich aufgrund ihrer eigenen, stark ausgeprägten Charakteristik gut zuordnen lassen, sind:

- die fetale Atmung mit ihrem meist regulären Muster von 40–60 Zügen pro Minute,
- der fetale Schluckauf mit hohen Amplituden,
- fetale Rumpf- und Extremitätenbewegungen.

Diese sind zwar irregulär, aber durch mittelstarke Amplituden und sehr lange Zeiten im Sekundenbereich gekennzeichnet.

Wie bei allen Methoden zur Ableitung menschlicher Vitalwerte gibt es auch hier keine hundertprozentige Eindeutigkeit des Ergebnisses. So treten zum Beispiel Ähnlichkeiten zwischen maternalen Bewegungen wie Husten oder Lagewechsel und fetalen Rumpfbewegungen auf. Wie bereits angedeutet, ist durch die Tiefenselektion jedoch eine gewisse Ausblendung gegeben. Manipulationen am Ultraschallkopf können ebenfalls zu Signalmustern führen, die denen fetaler Bewegungen ähneln.

Um trotz gewisser unerwünschter Einflüsse Ergebnisse in der Größenordnung von 90% richtig detektierter Bewegungen zu erzielen, bedarf es noch einer wesentlichen Komponente, nämlich einer logischen Auswertung der Meßwerte.

Diese weitere Auswertung der ermittelten Signale erfolgt in Algorithmen, deren Entscheidungskriterien lange empirische Studien zugrunde liegen (Abb. 3.14). Die Abb. 3.14 zeigt die Verifikation der vom K-CTG ermittelten Bewegungsmuster mittels bildgebender Ultraschallsysteme. Für den Anwender resultiert aus dieser Technologie eine zusätzliche Annotation auf dem Kardiotokogramm. Durch die digitale Verarbeitung und Vorauswertung handelt es sich bei dieser nicht um eine analoge Kurve wie bei Herzrate und Wehendruck, sondern um ein quasidigitales Profil, wie in Abb. 3.15 als Ausschnitt aus einer Aufzeichnung am oberen Rand der Tokoskala erkennbar ist. Man sieht bei näherer Betrachtung unterschiedliche Ausprägungen: Die sehr kurzen, schwarzen Striche stellen kurze Bewegungen dar, die längeren Blöcke korrespondieren mit entsprechend längeren Bewegungsfolgen. Diese Form der Annotation nennen wir im Hinblick auf die durchschnittliche Monitoringzeit von mindestens 20–30 min „Bewegungsprofil". Schon an diesem kleinen Beispiel sieht man die ausgeprägte Korrelation zwischen Bewegungshäufigkeit bzw. -dauer und dem Verlauf der Herzrate.

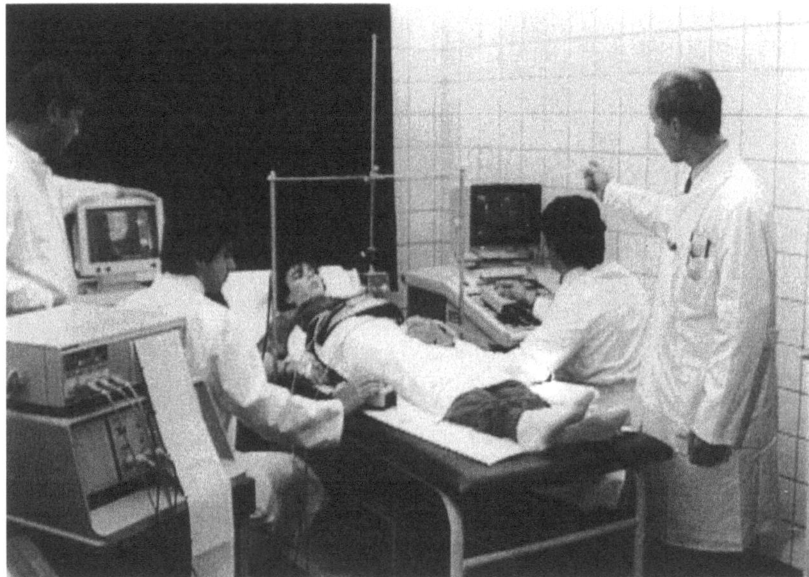

Abb. 3.14. Verifikation der Bewegungsdetektion des Kardiotokographen mittels zweier bildgebender Ultraschallsysteme

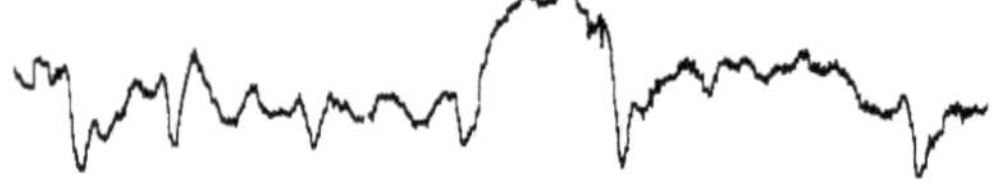

Abb. 3.15. Fetale Bewegungsannotation auf dem Kardiotokogramm (s. Abb. 3.16)

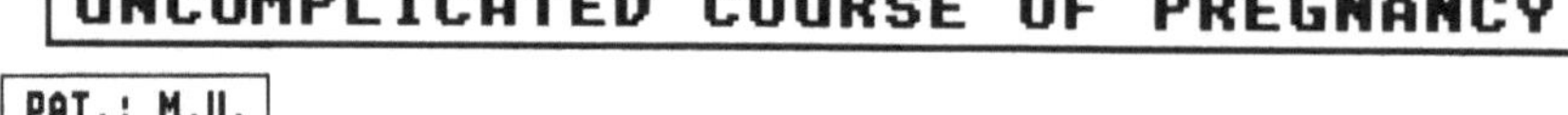

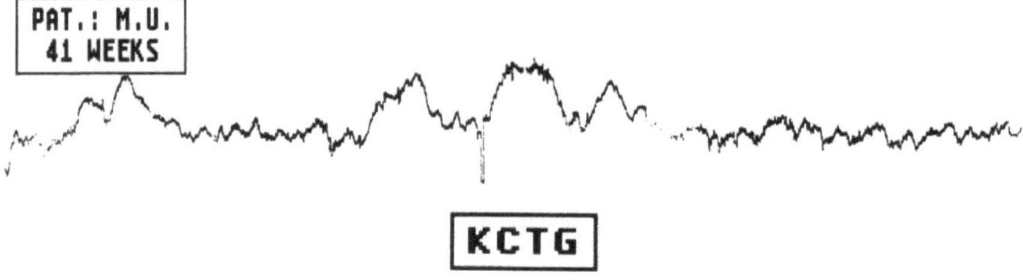

Abb. 3.16. Fetales Bewegungsprofil auf normalem Kardiotokogramm

Abb. 3.17. Kreuzkanalverifikation und Hinweis (?) auf dem Kardiotokogramm

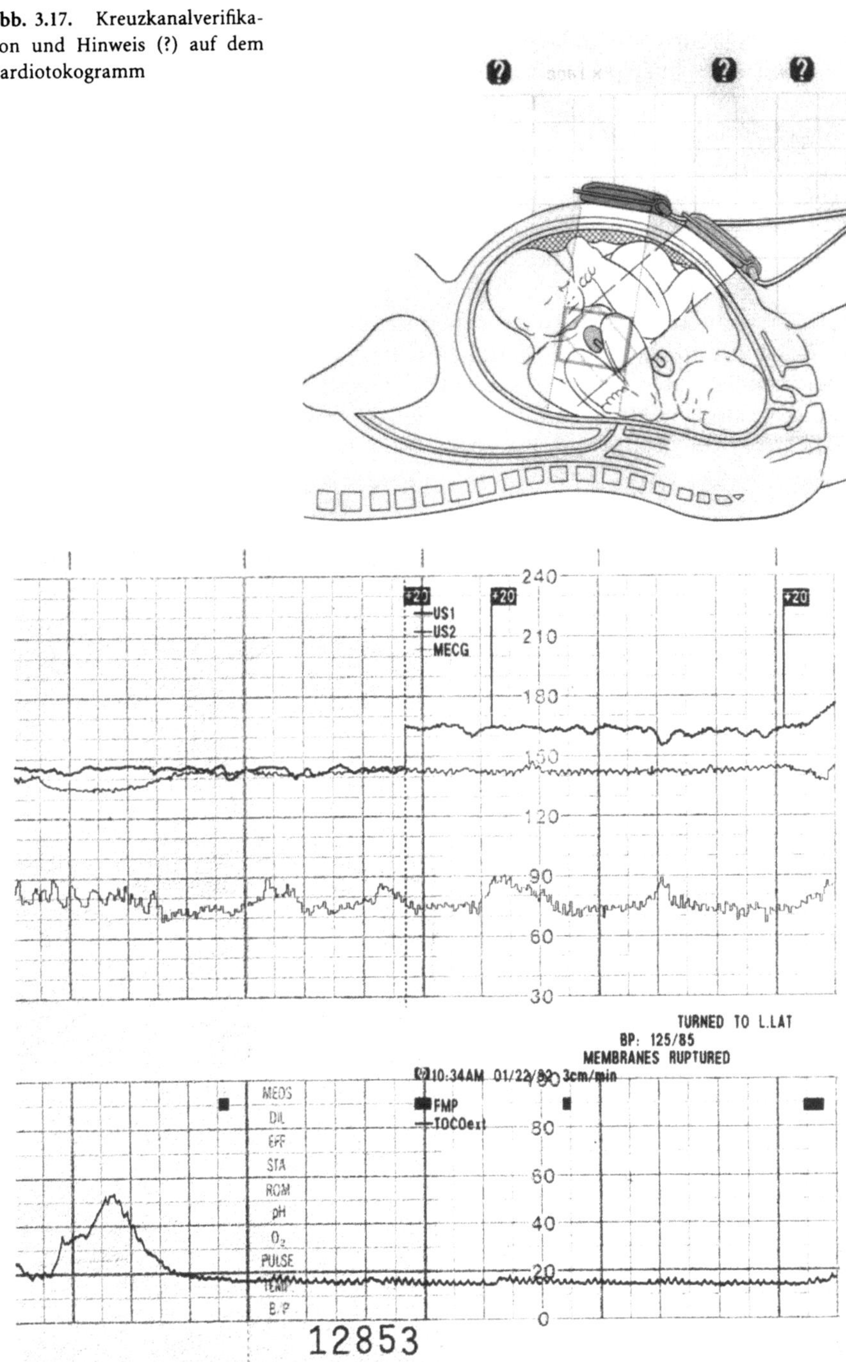

Abb. 3.18. Zwillingskardiotokogramm mit Offsetschreibung

Eine längere Aufzeichnung zeigt Abb. 3.16, ein typisches Beispiel für ein Bewegungsprofil bei komplikationslosem Verlauf. Auch hier ist die Korrelation zwischen Bewegungsprofil und Verlauf der Herzrate sehr gut erkennbar. Der auf die gezeigte Art gewonnene zusätzliche Parameter FMP („fetal movement profile"), der das CTG zum K-CTG erweitert, ist sicherlich die bedeutendste Neuerung im Bereich der Kardiotokographie seit langen Jahren. Die gleiche Technologie ermöglicht noch einige weitere Verbesserungen, die hier nur kurz angedeutet werden sollen:

Besonders die bisher problematische gleichzeitige externe Zwillingsüberwachung profitiert von der neuen Zoomtechnik. Sie ermöglicht den Einsatz identischer Transducer ohne Interferenzgefahr und, sollte eine Störung auftreten, durch Kreuzkanal-Verification die Information an den Anwender, wenn beide Kanäle nur einen der Feten erfassen (Abb. 3.17). Außerdem kann auf Wunsch die Zwillingsschreibung mit Offset durchgeführt werden, was die Interpretation wesentlich erleichtert (Abb. 3.18).

3.6 Biophysikalische Überwachungsmethoden in der Geburtshilfe unter besonderer Berücksichtigung der klinischen Bedeutung des Kinetokardiotokogramms (KCTG)

W. Schmidt und H.J. Hendrik

Einleitung

Ziel der modernen Geburtshilfe ist, neben einer möglichst komplikationslosen Entbindung, das Risiko für prä- und perinatale Komplikationen zu verringern (Birnholz 1990). Das Management von Schwangerschaft und Geburt sollte durch geeignete diagnostische und therapeutische Verfahren so optimiert werden, daß neben einer möglichst niedrigen perinatalen Mortalität vor allem auch die perinatale Morbidität deutlich reduziert wird (Schmidt u. Hendrik 1993).

Die chronische Plazentarinsuffizienz, eine intrauterine Deprivation aus anderen Ursachen, Frühgeburt und auch die meisten spezifischen fetalen Erkrankungen gehen in der überwiegenden Mehrzahl der Fälle mit *Risikofaktoren* einher (Kubli u. Schmidt 1987).

Die Erfassung solcher Risikofaktoren ist Bestandteil entsprechender Schwangerenvorsorgeprogramme, seit deren Einführung eine deutliche Verbesserung der geburtshilflichen Leistungsziffern zu beobachten ist. Trotzdem ist die Prognose der Risikoschwangerschaft bei regelmäßiger Teilnahme an den Vorsorgeuntersuchungen deutlich schlechter als bei nichtbelasteten Schwangeren (Tabelle 3.8).

Eine qualitativ hochwertige Schwangerenvorsorge kann zwar die perinatale Mortalität günstig beeinflussen, verändert aber die Neugeborenensterblichkeit nur gering, d.h., sie ist nicht bei allen Komplikationen gleichermaßen effektiv und hat insofern nur das Ziel, als Screeningmethode Risikosituationen rechtzeitig zu erkennen und zu gewichten (Wulf 1992).

Methodologisch sind die Anforderungen und Einsatzmöglichkeiten von Screeningtests und diagnostischen Tests zu unterscheiden. Während ein Screeningverfahren versucht, in einer Population von überwiegend gesunden Menschen Gruppen von Hochrisikopatienten zu identifizieren, hat ein diagnostischer Test die große Verantwortung, nach Diagnosestellung in der Regel eine therapeutische Konsequenz einzuleiten (Wald u. Cuckle 1989). So gilt z.B. ein Screeningtest mit einer Sensitivität (Erkennungsrate) von 60% als akzeptabel, während ein diagnostischer Test mindestens eine Sensitivität von 95% besitzen sollte (ibid.). In Abhängigkeit davon variiert auch die Spezifität (entspricht einer Falsch-positiv-Rate von 100%).

Eine weitere Kennziffer ist das Verhältnis von richtig-positiven Vorhersagen zur Zahl falsch-positiver Ergebnisse, welche als „positive predictive value" bezeichnet wird und im Gegensatz zu Spezifität und Sensitivität von der Prävalenz

Tabelle 3.8. Prognose der Risikoschwangerschaft bei regelmäßiger Teilnahme an den Vorsorgeuntersuchungen. (Nach Wulf 1992)

Mortalität	Gesamt	ohne Risiko	mit Risiko	(Faktor)
Neugeborenentod	0,17%	0,14%	0,90%	(6)
Totgeburt	0,21%	0,18%	0,54%	(3)
Morbidität				
Frühgeburt < 37.SSW	4,6%	4,0%	12,8%	(3)
Verlegung post partum	8,7%	7,7%	21,9%	(3)

der Erkrankung abhängig ist. Alle 3 statistischen Parameter sind notwendig, um die Güte eines Untersuchungsverfahrens zu beurteilen.

In der Geburtshilfe spielen die biophysikalischen Methoden, vornehmlich auf der Ultraschalltechnologie basierend, die Hauptrolle bei der Schwangerschaftsüberwachung. Biochemische Verfahren besitzen zur Zeit eher eine untergeordnete Bedeutung (Schindler 1992) aufgrund ihrer vergleichsweise schlechteren methodischen Qualität und ihrer Laborgebundenheit. Weitere Kriterien für die Bewertung von diagnostischen Verfahren sind deren Praktikabilität, die Kosteneffizienz und die Schnelligkeit, hiermit eine Entscheidung treffen zu können.

In einem entsprechenden Vorsorgeprogramm sollten die zur Verfügung stehenden diagnostischen Methoden so miteinander kombiniert werden, daß eine hohe Sicherheit in der Vorhersage von fetalen Gefahrenzuständen erreicht werden kann, ohne allzu große Redundanz zu besitzen. Dabei spielt es auch aus forensischen Gründen eine Rolle, ob es sich um ante- oder subpartale Gefahrenzustände handelt.

Die diagnostischen Verfahren stehen heute mehr als je zuvor unter dem Kosten-Nutzen-Druck angesichts der exorbitant gestiegenen Gesundheitskosten und deren notwendiger Reduktion. Der Konflikt zwischen öffentlichem Interesse am sparsamen Umgang mit den durch die Gemeinschaft zur Verfügung gestellten Mitteln und der Unversehrtheit des Individuums wird anläßlich der immer häufigeren Kunstfehlerprozesse neben salomonischen Entscheidungen auch eine aktuelle Bewertung der einsetzbaren Überwachungstechniken verlangen (Friedman 1986). Mittlerweile wird auch von juristischer Seite akzeptiert, daß das intrapartale CTG nicht als Goldstandard zur Diagnose einer intrapartalen Hypoxie herangezogen werden kann, da bei gleichen CTG-Mustern vollkommen unterschiedliche postpartale Verläufe resultieren können (Oehlert 1992) und Ereignisse im Zusammenhang mit der Geburt eine nur sehr untergeordnete Rolle bei der Entstehung von neuromotorischen Behinderungen spielen (Schneider 1992). Von daher ist die Bedeutung des antepartalen Monitorings bei der frühzeitigen Diagnose von pathologischen Schwangerschaftsverläufen und die Früherkennung einer fetalen Pathologie enorm gewachsen. Die verschiedenen Methoden (Tabelle 3.9) sollen vorgestellt und kritisch kommentiert werden, bevor wir unsere Erfahrungen mit Neuentwicklungen (vgl. Übersicht S. 359) vorstellen.

Tabelle 3.9. Konventionelle biophysikalische Verfahren zur Überwachung der Schwangerschaft unterteilt danach, ob sie mehr einem Screening- oder einem diagnostischen Test zuzuordnen sind

Screening	Diagnostik
1. Ultraschall	
- Gestationsalterbestimmung im 1. und 2. Trimenon	- Vitalitätsnachweis (z.B. „missed abortion")
- Fehlbildungsdiagnostik Stufe I	- Fehlbildungsdiagnostik Stufen II and III
- Plazentalokalisation	- Ausschluß Plac. praevia
- Fruchtwassermenge	- 4-Quadranten-Technik
- Bewegungsaktivität	
- lineare Biometrie zur Klärung von Wachstumsanomalien	- Erweiterte Biometrie zur Diagnose von Wachstumsstörungen
2. Invasive Diagnostik	
	- Amniozentese/Chorionzottenbiopsie 1./2. Trimenon
	- AC im 3. Trimenon zur Lungenreifediagnostik
	- Chordozentese bei V.a. fetale Anämie, Infektion
3. Dopplerflowdiagnostik	
- Continous-wave-Doppler	- Gepulster B-Bild-Doppler
- 4-Kammer-Blick	- Farbdoppler in der fetalen Echokardiographie
4. Antepartales Kardiotokogramm	
- CTG-Scoring-Systeme	- Dauer-CTG
- Non-Stress-Test (fet. Bewegung-Akzelerations-Test)	- Oxytocin-Belastungstest
- Manueller Weckversuch, Glucosestimulation, Kniebeugenbelastungstest	- Vibroakustische Stimulation
5. Intrapartales CTG	

Gestationsalterschätzung

In einer prospektiven Untersuchung an 4527 Schwangeren durch Campbell (1985) konnte nur bei 55,3% aller untersuchten Frauen eine optimale Menstruationsanamnese erhoben werden. 84,7% dieser Frauen haben innerhalb von +/− 2 Wochen um den berechneten Entbindungstermin entbunden, wohingegen 69,7% der Frauen mit unsicherer Menstruationsanamnese im gleichen Zeitraum entbanden.

Bei Messung der Scheitel-Steiß-Länge konnte das Gestationsalter unter klinischen Bedingungen ebenso gut vorhergesagt werden, wie unter der Voraussetzung einer optimalen Menstruationsanamnese. Besser jedoch als beide Methoden war die Messung des biparietalen Kopfdurchmessers zwischen der 12. und 18. SSW. Dies deckt sich mit den Ergebnissen eigener prospektiver Untersuchungen (Tabelle 3.10; Schmidt et al. 1981a; Hendrik 1988).

Ein möglichst exaktes Gestationsalter ist unabdingbar für die biometrische Diagnose der Wachstumsretardierung, die Beurteilung von anderen Testergebnissen im Vergleich zu Referenzkollektiven, für die Prognoseeinschätzung im Management von Hochrisikoschwangerschaften etc.

Tabelle 3.10. Optimaler Zeitpunkt der Gestationsalterschätzung. (Hendrik 1988)

1. Schwangersch.hälfte	2. Schwangersch.hälfte		3. Trimenon
Parameter	$\hat{SD}$	$\hat{SD}$	$\hat{SD}$
Mittl. Amnion-durchmesser	3,2 Tage	-	-
Scheitel-Steißlänge	3,7 Tage	-	-
Biparietaler Kopfdurchmesser	4,3 Tage	11,9 Tage**	14,2 Tage**
Thorakoabdominaler Querdurchmesser	5,0 Tage	12,3 Tage**	13,4 Tage**

** $p < 0,01$

Tabelle 3.11. Sensitivität und Spezifität der Routinesonographie im 2. Trimester bei der Entdeckung fetaler Fehlbildungen. (Chitty et al. 1991)

	Alle Fehlbildungen	Schwere bzw. nicht lebensfähige Fehlbildungen
Sensitivität	74,4%	82,8%
Spezifität	99,98%	99,98%

Pränatale Diagnostik von fetalen Fehlbildungen

Im Rahmen der Screeningsonographie auf fetale Fehlbildungen im 2. Trimester der Schwangerschaft konnten Chitty et al. (1991) bei einer hohen Spezifität rund 83% der schweren bzw. nicht lebensfähigen Fehlbildungen erkennen (Tabelle 3.11). Diese Angaben decken sich auch mit unseren Erfahrungen, wobei man aufgrund der Verbesserung der Gerätetechnik für die Sensitivität mittlerweile durchaus auch etwas höhere Ziffern ansetzen kann (Schmidt et al. 1985).

Fruchtwassermenge

Bereits zu Beginn der 2. Schwangerschaftshälfte wird die Fruchtwassermenge überwiegend durch die fetale Urinproduktion reguliert. Schon vor der tatsächlichen Manifestation einer intrauterinen Wachstumsretardierung werden bei Patientinnen mit einer Risikokonstellation, die zu einer Plazentarinsuffizienz führen kann (wie z.B. EPH-Gestose, Nikotinabusus), eine Verminderung der Fruchtwassermenge beobachtet (Philipson et al. 1983).

Die Beurteilung der Fruchtwassermenge im Sonogramm ist nach Jeanty u. Romero (1984) primär eine Frage der Erfahrung des Ultraschalldiagnostikers. Zudem ist zu berücksichtigen, daß bedingt durch den hohen täglichen Fruchtwasserumsatz dieser Parameter einer Dynamik unterliegt. Eine Einschränkung der Plazentaleistung kann sich allerdings wechselnd und zu unterschiedlichen Zeitpunkten einer Wachstumsretardierung als verminderte Fruchtwassermenge zeigen.

Dies führt in der Vorhersage einer intrauterinen Wachstumsretardierung durch vermindertes Fruchtwasservolumen mit Hilfe der qualitativen Beurteilung zu schlechten Kennziffern der Sensitivität (zwischen 10% und 20%) bei hoher Spezifität (100%) (Übersicht bei Divon et al. 1986). Einfache lineare Messungen des größten Fruchtwasserdepots konnten im Falle einer Fruchtwasserverminderung den intrapartalen fetalen Distress bei Fällen mit IUGR mit einer Sensitivität von 84% und Spezifität von 83% bei einem positiven prädiktiven Wert von 37% vorhersagen (Tongsong u. Srisomboon 1993). Mit Hilfe der 4-Quadranten-Technik (Rutherford et al. 1987) soll eine differenziertere Aussage über die Fruchtwassermenge gelingen. In einer eigenen prospektiven Untersuchung konnte die Sensitivität von 55% bei der rein qualitativen Beurteilung auf 69% mit Hilfe der 4-Quadranten-Technik unter Verwendung gestationsalteradaptierter Normwerte und einer Spezifität von 95% verbessert werden (Hendrik 1988).

Bewegungsaktivität

Nachlassende Kindsbewegungen und/oder abnorme Bewegungsmuster sind häufig mit einer fetalen Beeinträchtigung, einer erhöhten perinatalen Mortalität oder fetalen Fehlbildungen assoziiert (Schmidt u. Gnirs 1990). Umgekehrt gelten unauffällige Bewegungsmuster als prognostisch günstig (Schmidt et al. 1982). Eine rein qualitative Beurteilung der fetalen Bewegungsaktivität im Sonogramm konnte in einer Untersuchung an 8649 Patientinnen eine Sensitivität für Komplikationen in der Schwangerschaft bzw. unter der Geburt von 43% nachweisen, bei einer Spezifität von 94% (Abb. 3.19) (Schmidt et al. 1981b).

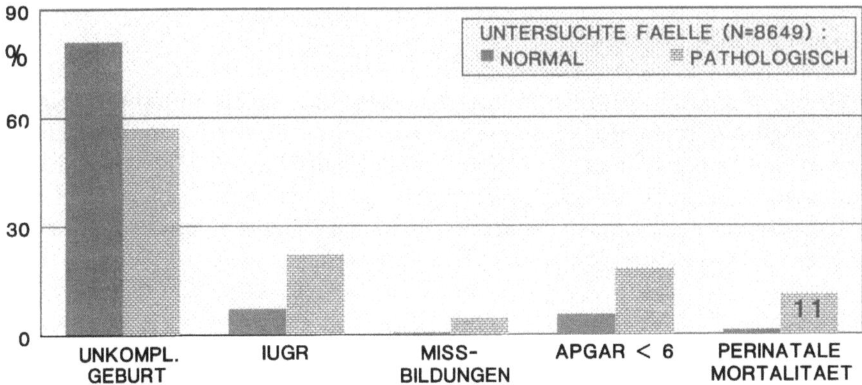

Abb. 3.19. Prospektive Untersuchung der sonographisch qualitativ beurteilten fetalen Bewegungsaktivität differenziert nach dem Schwangerschaftsausgang. (Nach Schmidt et al. 1981b)

Biometrie des Feten

Die Wachstumsretardierung als Ausdruck einer chronischen Störung der uteroplazentaren Versorgung des Feten provoziert insbesondere dann Spätschäden, wenn sie bereits früh beginnt (vor der 26. SSW), mit Fehlbildungen assoziiert ist und/oder mit einer Hypoxie assoziiert auftritt. Der antepartalen Diagnose der fetalen Wachstumsretardierung während der 2. Schwangerschaftshälfte und insbesondere im 3. Trimenon der Schwangerschaft ist größte Bedeutung zuzumessen. Sie gilt als Grundsäule des bei uns in Deutschland seit mehr als 10 Jahren eingeführten und überaus bewährten Ultraschallscreenings bei schwangeren Patientinnen.

Zu berücksichtigen ist, daß es sich beim fetalen Wachstum um eine dynamische Größe handelt. Damit hängt die Güte einer Diagnose auch vom Zeitpunkt des Wirksamwerdens einer schädigenden Noxe ab (Villar u. Bellizan 1982). Es lassen sich 3 verschiedene Typen der fetalen Wachstumsretardierung klassifizieren:

1. Frühes Eintreten eines limitierenden Faktors im ersten Trimenon führt zu einem normal proportionierten, aber zu kleinen Neugeborenen,
2. Wirksamwerden des negativen Faktors um die 30. SSW führt zu einem dysproportionierten wachstumsretardierten Neugeborenen,
3. Reduktion der uteroplazentaren Versorgung im letzten Schwangerschaftsmonat führt zu einem Abbau der Fettspeicher, was zu einem Gewichtsverlust bei erhaltener Körperlänge führt.

In Abhängigkeit von dem verwendeten Körpermaß kann die lineare Ultraschallbiometrie bei der Diagnose der IUGR eine Sensitivität zwischen 43% (biparietaler Kopfdurchmesser) und 59% (thorakoabdominaler Querdurchmesser) erzielen. Die zweidimensionale Umfangsmessung des Abdomens hat jedoch mit einer Trefferquote von 84%–95% bei einer Spezifität von 60%–72% ein wesentlich höheres diagnostisches Gewicht (Brown et al. 1987; Hendrik 1988).

Invasive pränatale Diagnostik

Die sonographisch geführte pränatale invasive Diagnostik unterliegt aufgrund der möglichen dramatischen Konsequenzen in ihrer Bewertung hinsichtlich Spezifität und Sensitivität ganz anderen Qualitätsmaßstäben. Auch wenn es nahezu unmöglich erscheint, soll die Treffsicherheit 100% betragen. Insofern fallen diese Methoden aus dem Rahmen der bereits genannten anderen biophysikalischen Verfahren und sollen hier nicht weiter diskutiert werden.

Dopplerflowdiagnostik

An vielen Kliniken wird die Dopplerflowuntersuchung neben der Kardiotokographie inzwischen in der täglichen Routine eingesetzt. Es kommen verschiedene Indices zur Bewertung der Dopplershiftkurven zur Anwendung. Bei der Fragestellung „intrauterine Wachstumsretardierung vs. Terminunklarheit" erreicht die Dopplerflowmethode bei der Diagnose der IUGR eine Sensitivität von 91% mit einer Spezifität von 86% (Schmidt et al. 1988). Nimmt man das harte Kriterium „enddiastolischer Block" oder sogar den „Reverseflow", so ist mit einer sehr hohen Rate an perinatalen Problemen zu rechnen, die sich neben der IUGR auch aus dem Problem der Frühgeburtlichkeit heraus ergeben (Schmidt et al. 1991b). Beim Problem der Überwachung bei Übertragung der Schwangerschaft kann der Dopplerflow ebenfalls sehr hilfreich sein. Bei fehlendem enddiastolischem Fluß in der Nabelschnurarterie konnte eine Sensitivität von 91% sowie eine Spezifität von 100% für die Vorhersage von fetalen Komplikationen schon in der Eröffnungsphase erreicht werden (Pearce u. McParland 1991).

Antepartales Kardiotokogramm

Die antepartale Kardiotokographie hat hinsichtlich einer frühzeitigen Vorhersage einer fetalen Wachstumsretardierung nur eine geringe Zuverlässigkeit. Einer Sensitivität von unter 30% steht eine Spezifität von ca. 70% gegenüber (Schmidt u. Hendrik 1989). Andererseits konnten fundierte Untersuchungen eine Assoziation zwischen der Anwendung des antepartalen CTG und der Verringerung der perinatalen Mortalität, speziell bei Hochrisikoschwangerschaften belegen (Platt et al. 1987). Goeschen (1992) konnte dies ebenso für Nichtrisikoschwangerschaften ermitteln. Die vor allem in den USA weit verbreitete Anwendung des antepartalen CTG als sog. „Non-Stress-Test" (NST) basiert auf der Tatsache, daß gesunde Feten bei Bewegungen Akzelerationen der Herzfrequenz produzieren, während kompromittierte Feten deutlich weniger bis keine Akzelerationen aufweisen (Ganong et al. 1987). Kombiniert wird dies häufig mit der von der Mutter registrierten fetalen Bewegungsaktivität, die ja ebenfalls ein Ausdruck des fetalen „Wohlbefindens" ist (Sadovsky et al. 1986). Die hohe Spezifität des „reaktiven" NST in der Vorhersage eines unkomplizierten Fortgangs der Schwangerschaft mit 95% bei einer allerdings niedrigen Sensitivität des „nonreaktiven" NST von unter 40% (Devoe et al. 1985) bestätigt zu Recht die Kontroverse um den Screeningcharakter dieses Untersuchungsverfahrens. Es gibt nun eine ganze Reihe anderer Gründe, warum ein NST nonreaktiv verlaufen kann:

- fetale Beeinträchtigung,
- Rückenlage der Patientin (Vena-cava-Okklusion),
- fetale Schlafphase,
- ß-Blocker
- Sedativa oder mütterliche Drogen,
- fetale Fehlbildungen (kardiovaskulär oder neurologisch).

In diesen Fällen werden Stimulationsverfahren (z.B. Oxytocin, akustisch, manuell, Glucosedrink, Kniebeugen etc.) zur weiteren Differenzierung vorgeschlagen. Da von der Mutter nur ca. 40% der tatsächlichen fetalen Bewegungsaktivität registriert werden (Schmidt et al. 1982), wurde mit dem Kinetokardiotokogramm (s. unten) eine weitaus objektivere Methode zur Erfassung des kindlichen Bewegungsverhaltens entwickelt, das zudem direkt mit der fetalen Herzfrequenz korreliert werden kann. Damit und z.B. auch mit der Dopplerflowmethode sollten bestimmte Stimulationsverfahren überflüssig werden, um pathologische CTG-Muster einfacher von Normvarianten zu unterscheiden.

Intrapartales CTG

Die kontinuierliche kardiotokographische Überwachung des Feten sub partu hat unbestritten den Vorzug, frühzeitig einen sog. „fetal distress" zu signalisieren mit entsprechenden therapeutischen Konsequenzen. Eine an 35 000 Geburten durchgeführte prospektive Studie verglich die selektive mit der kontinuierlichen Uberwachung und stellte bei gleichem „perinatal outcome" eine signifikant höhere Zahl an operativen Entbindungen in den dauerüberwachten Fällen fest (Leveno et al. 1986). Goeschen (1992) fand zwar in einer retrospektiven Untersuchung von 10234 Geburten ein umgekehrtes Zahlenverhältnis, betont aber dennoch, daß die Kardiotokographie zwar eine hervorragende Screeningmethode sei, beim Vorliegen eines pathologischen CTG sich allerdings nicht vorhersagen ließe, ob dieses Kind tatsächlich gefährdet ist oder nicht. So waren Schätzungen des kindlichen arteriellen Nabelschnur-pH aufgrund der intrapartalen CTG-Musteranalyse in 70% falsch-positiv pathologisch (Jongsma u. Nijhuis 1991).

In einer Übersichtsarbeit konnten Rosen und Dickinson (1993) zeigen, daß die Vorhersage der neurologischen Morbidität (ausgedrückt als Hirnblutung, Anfallsleiden, zerebrale Behinderung oder Langzeitentwicklungsstörung) durch das intrapartale CTG eine Sensitivität zwischen 23 und 100% und eine Spezifität von 45–100% besitzt.

Der positive prediktive Wert variiert stark, natürlich auch in Abhängigkeit von der Prävalenz des gewählten neurologischen Krankheitsbildes, erreicht aber maximal 37% und ist damit immer noch sehr niedrig.

Biophysikalisches Profil

Das biophysikalische Profil hat in den USA in den letzten 10 Jahren eine hohe Popularität als Testmethode bei zweifelhaftem oder pathologischem Basisuntersuchungsbefund von Schwangeren oder Feten gefunden (Manning et al. 1980). Mit Hilfe der Kombination von verschiedenen Variablen, z.B. der basalen Herzfrequenz des Feten, Atembewegungen und Körperbewegungen als Ausdruck unmittelbarer Vitalität sowie der Fruchtwassermenge und dem „neurologischen Tonus" als Merkmale chronischer Störungen, soll eine hinreichende Aussage über das fetale Wohlergehen ermöglicht werden. Erwartet wird, daß durch die Kombination verschiedener, teilweise unabhängiger Größen die diagnostische Qualität steigt und damit eine profundere Vorhersage über den weiteren Schwangerschafts- bzw. Geburtsverlauf getroffen werden kann. Tatsächlich ist es aber so, daß die Qualität der Vorhersage einer Totgeburt, des Auftretens von Komplikationen unter der Geburt oder einer fetalen Wachstumsretardierung zum Teil vom Typ der pathologischen Einzelvariablen und damit eher weniger von der Gesamtpunktzahl des Tests abhängt (Devoe et al. 1992). Das heißt, für eine präzise Einzelfallvorhersage ist ein aus verschiedenen Einzeltests bestehender Gesamtscore nicht präzise genug. Zudem ist die Durchführung des Profils zeitlich, personell und kostenmäßig aufwendig und teilweise durch eine subjektive Beurteilung (Fruchtwassermenge, fetaler Tonus) beeinflußbar. Ferner ist die Anwendung vor der 32. SSW noch nicht ausreichend evaluiert.

Neuere biophysikalische Verfahren

Aus den in der folgenden Übersicht genannten neueren biophysikalischen Verfahren mit bislang noch unklarem Stellenwert bei der Überwachung des Feten soll an dieser Stelle nur auf das Kinetokardiotokogramm näher eingegangen werden, an dessen Entwicklung unsere Klinik einen entscheidenden Anteil hat:

- Kinetokardiotokographie,
- computerassistierte Analyse des antepartalen CTG,
- antepartale Chordozentese zur fetalen Blutgasanalyse,
- Telemetrie und Home-Telekardiotokographie,
- sonographische Gewebsstrukturanalyse zur Diagnose der fetalen Lungenreife,
- Farbdopplerultraschall bei V.a. Nabelschnurumschlingung,
- dreidimensionale Sonographie des Feten,
- abdominales Elektromyogramm zur antepartalen Wehenregistrierung,
- intrapartale Laserspektroskopie,
- intrapartale Infrarotpulsoxymetrie des Feten.

Kinetokardiotokographie

Die Kontrolle der fetalen Bewegungsaktivität wird seit geraumer Zeit als wichtiges prognostisches Kriterium in der Betreuung von Risikoschwangerschaften angesehen. Nach mehrjährigen eigenen intensiven Entwicklungsarbeiten und in Kooperation mit der Entwicklungsabteilung für Medizinelektronik der Fa. Hewlett-Packard, Böblingen, wurde ein neues Gerät konzipiert, das im herkömmlichen Kardiotokogramm automatisch und zeitsynchron den überwiegenden Teil der fetalen Bewegungsaktivitäten registriert. Mit Hilfe dieser Registriereinheit können mit hoher Zuverlässigkeit Körper- bzw. Extremitätenbewegungen gleichzeitig mit der klinisch etablierten Kardiotokographie erfaßt und quantifiziert werden (Abb. 3.20). Der Registrieralgorithmus des „Kinetokardiotokographen“ (KCTG)

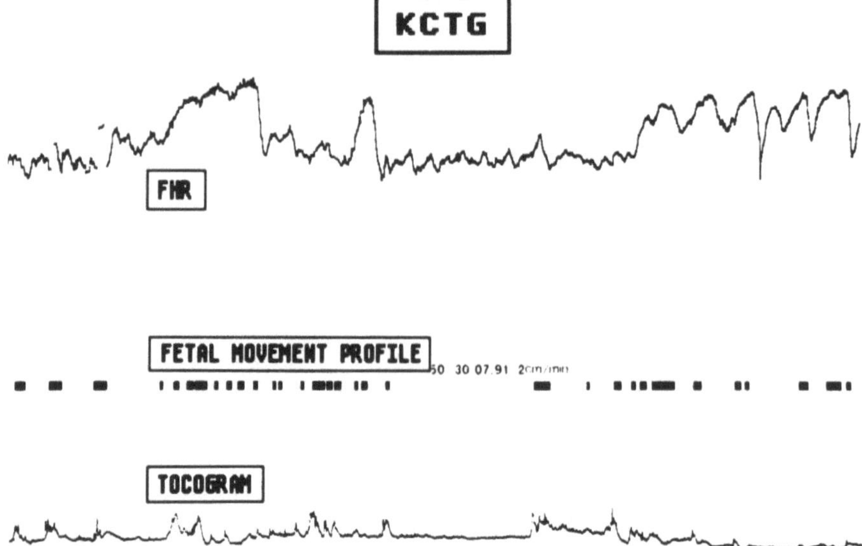

Abb. 3.20. Darstellung eines Kinetokardiotokogramms. (*FHR* Fetale Herzfrequenz. *Fetal Movement Profile* die in Blockform zusammengefaßten fetalen Bewegungscluster)

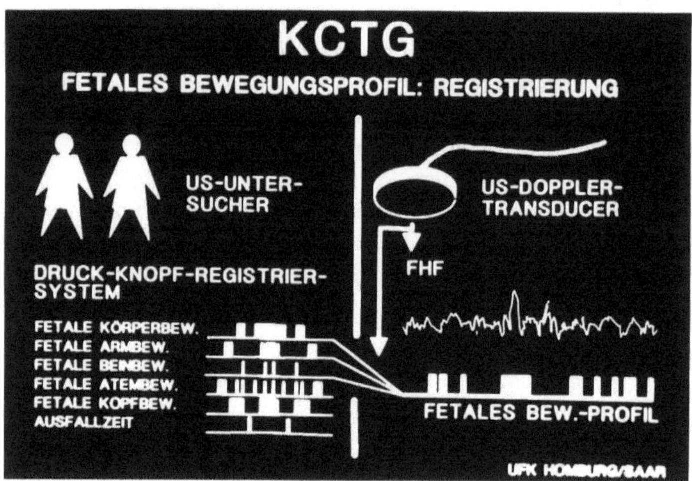

Abb. 3.21. Schema des Untersuchungsaufbaus zur Entwicklung eines Registrieralgorithmus für das KCTG

wurde an die sonographisch beobachtete und über Videoeinheit dokumentierte Bewegungsaktivität angeglichen und optimiert (Abb. 3.21).

Dabei wurde eine hohe Korrelation zwischen der sonographischen Echtzeitregistrierung der fetalen Bewegungsaktivität und der kardiotokographisch ermittelten Bewegungsartefakte erzielt (r = 0,88 - 0,91). Diese Ergebnisse waren

	unauff SS	IUGR
Beobachtungs-Min mit Bewegungsblocks	50 %	29 % (p < 0 005)
mittlere Dauer der Bewegungsblocks (s)	30	22 (p < 0 01)
Bewegungsblocks pro 30 Minuten	13	9 (p < 0 05)

Abb. 3.22. Fetales Bewegungsprofil bei unauffälligen Schwangerschaften und Fallen mit IUGR

fragl path CTG	Evaluation des fetalen Bewegungsprofiles
< 5 bpm	fetaler Tiefschlaf ohne Bewegungsaktivitat – physiologisch
> 25 bpm	fetaler Aktiv-Wach-Zustand mit lebhaften Bewegungen – physiologisch
< 120 bpm	sporadisch mit Bewegungen und Akzelerationen sporadisch ohne Bewegungen gute Fluktuation – physiologisch
> 160 bpm	fetaler Aktiv-Wach-Zustand mit lebhaften Bewegungen – physiologisch
variable Dezelerationen	sporadisch bei fetalen Bewegungen, FHF sonst unauff – physiologisch

Abb. 3.23. Evaluation der fetalen Bewegungsaktivitat bei fraglichen pathologischen Herzfrequenzmustern

unabhängig von der Lage des Feten, dem aktuellen Schwangerschaftsalter, dem Fruchtwasservolumen und dem aktuellen kindlichen Gewicht.

Besonders in Fällen mit einer intrauterinen Wachstumsretardierung konnte im Rahmen von prospektiven klinischen Untersuchungen die Bedeutung der verringerten fetalen Bewegungsaktivität bei kompromittierten Schwangerschaften nachgewiesen werden. So waren bei wachstumsretardierten Kindern die Beobachtungsminuten mit Bewegungsblocks um ein Drittel niedriger, ebenfalls die mittlere Dauer der Bewegungsblocks um ein Drittel kürzer sowie die Anzahl der Bewegungsblocks deutlich weniger als bei unauffälligen Schwangerschaften (Abb. 3.22).

Mit Hilfe der Bewegungsdarstellung konnten fragliche pathologische CTG-Muster (Abb. 3.23) in 41% als physiologische Varianten geklärt werden (Schmidt u. Gnirs 1991).

Nach Betrachtung dieser ersten Untersuchungsergebnisse und der bisherigen eigenen Erfahrungen kann gefolgert werden, daß das KCTG zu einer deutlichen Verbesserung des antepartalen Monitorings bei Hochrisikoschwangerschaften führen wird.

Ausblick und Schlußfolgerung

Durch die Einführung von neuen und zuverlässigen Untersuchungsverfahren wird die Qualität der Schwangerenvorsorge entscheidend verbessert werden können. Hier besitzen Verbesserungen der Ultraschalltechnologie eine herausragende Bedeutung. Mit Hilfe der Dopplersonographie und eines praktikablen „biophysikalischen Profils“ wird die Betreuung und Überwachung von Schwangeren neue Impulse erhalten. Es steht zudem zu erwarten, daß durch die Entwicklung von verbesserten intrapartalen Überwachungsmethoden – wie z.B. der Pulsoxymetrie – eine noch präzisere Diagnose von intrapartalen Gefahrenzuständen erreicht werden kann.

Voraussetzung dafür ist die kosteneffektive Differenzierung von Nichtrisiko- zu Risikokollektiv im Rahmen eines Screenings, ein optimierter stufenweiser Einsatz der zur Verfügung stehenden Apparatemedizin und die Zentralisation der Problemfälle.

Literatur

Brown HL, Miller JM, Gabert HA, Kissling G (1987) Ultrasonic recognition of the small-for-gestational-age fetus. Obstet Gynecol 69: 631–639

Campbell S, Warsof StL, Little D, Cooper DJ (1985) Routine ultrasound screening for the prediction of gestational age. Obstet Gynecol 65: 613–620

Chitty LS, Hunt HG, Moore J, Lobb MO (1991) Effectiveness of routine ultrasonography in detecting fetal structural abnormalities in a low risk population. Br Med J 303: 1165–1169

Devoe LD, Youssef AA, Gardner P, Dear C, Murray C (1992) Refining the biophysical profile with a risk-related evaluation of test performance. Am J Obstet Gynecol 167: 346–352

Divon MY, Chamberlain PF, Sipos L, Manning FA, Platt LD (1986) Identification of the small for gestational age fetus with the use of gestational age-independent indices of fetal growth. Am J Obstet Gynecol 155: 1197–1201

Friedman EA (1986) The obstetricians's dilemma. How much fetal monitoring and ceasarean section is enough? N Engl J Med 315: 641–643

Gagnon R, Hunse C, Bocking AD (1989) Fetal heart rate patterns in the small-for-gestational-age human fetus. Am J Obstet Gynecol 161: 779–784

Goeschen K (1992) Ante- und intrapartuale Kardiotokographie. Bedeutung und klinische Konsequenzen. Gynäkol Prax 16: 459–468

Hendrik HJ (1988) Sonographische Untersuchungen – erweiterte fetale Biometrie und semiquantitative Bestimmung der Fruchtwassermenge. Inaug Diss Med Fak Univ Heidelberg

Jeanty P, Romero R (1984) Obstetrical ultrasound. McGraw-Hill, New York

Jongsma HW, Nijhuis JG (1991) Critical analysis of the validity of electronic fetal monitoring. J Perinat Med 19: 33–37

Kubli F, Schmidt W (1987) Zustandsdiagnostik des Feten. In: Bachmann K-D, Ewerbeck H, Kleihauer E, Rossi E, Stalder G (Hrsg) Pädiatrie in Klinik und Praxis, Bd I, 2. Aufl. Fischer, Stuttgart, S 79–94

Leveno KJ, Cunningham FG, Nelson S, Roark M, Williams ML, Guzick D, Dowling S, Rosenfeld CR, Buckley A (1986) A prospective comparison of selective and universal electronic fetal monitoring in 34,995 pregnancies. N Engl J Med 315: 615–619

Manning FA, Platt LD, Sipos L (1980) Antepartum fetal evaluation: development of a fetal biophysical profile score. Am J Obstet Gynecol 136: 787–795

Oehlert G (1992) Entstehung und Bewertung von Schadensfällen in der Geburtshilfe. Der Frauenarzt 33: 129–136

Pearce JM, McParland PJ (1991) A comparison of Doppler flow velocity waveforms, amniotic fluid columns, and the Nonstress test as a means of monitoring postdates pregnancies. Obstet Gynecol 77: 204–208

Philipson EH, Sokol RJ, Williams T (1983) Oligohydramnios: clinical associations and predictive value for intrauterine growth retardation. Am J Obstet Gynecol 146: 271–278

Platt LD, Paul RH, Phelan J, Walla CA, Broussard P (1987) Fifteen years of experience with antepartum fetal testing. Am J Obstet Gynecol 156: 1509–1515

Rosen MG, Dickinson JC (1993) The paradox of electronic fetal monitoring: more data may not enable us to predict or prevent infant neurologic morbidity. Am J Obstet Gynecol 168: 745–751

Sadovsky E, Ohel G, Simon A, Aboulafia Y (1986) Decreased fetal activity in complications of pregnancy. Int J Gynaecol Obstet 24: 443–446

Schindler AE (Hrsg) (1992) Biochemische Überwachung der Schwangerschaft. Anwendung in der Überwachung von Risikoschwangerschaften und in der pränatalen Diagnostik. Enke, Stuttgart

Schmidt W, Hendrik HJ, Kubli F (1981a) Ultraschallfetometrie – die Scheitel-Steißlänge in der ersten Schwangerschaftshälfte. Z Geburtshilfe Perinatol 185: 327–335

Schmidt W, Garoff L, Heberling D, Zaloumis M, Cseh I, Haller U, Kubli F (1981b) Überwachung der fetalen Bewegungsaktivität mit Real-Time-Ultraschall und deren Bedeutung für den Schwangerschaftsverlauf. Geburtshilfe Frauenheilkd 41: 601–606

Schmidt W, Cseh I, Hara K, Neusinger J, Kubli F (1982) Die mütterliche Perzeption fetaler Bewegungen im letzten Schwangerschaftsdrittel. Geburtshilfe Frauenheilkd 42: 798–805

Schmidt W, Leucht W, Boos R, Tariverdian S, Rabe D, Walter Ch, Heberling D (1985) Sonographische Diagnostik schwerer fetaler Fehlbildungen. Geburtshilfe Frauenheilkd 45: 511–24

Schmidt W, Rühle W, Braun W, Gnirs J (1988) Doppler-Flow-Untersuchungen (Duplex-Sonographie). Differentialdiagnostische Abklärung intrauterine Wachstumsretardierung und unsicheres Schwangerschaftsalter. Geburtshilfe Frauenheilkd 48: 512–515

Schmidt W, Hendrik HJ (1989) Frühgeburt und Mangelgeburt. In: Bolte A, Wolff G (Hrsg) Hochrisiko-Schwangerschaft. Steinkopff, Darmstadt, S 1–14

Schmidt W, Gnirs J (1990) Fetale Bewegungsaktivitat und akustische Stimulation. Gynäkologe 23: 289–297

Schmidt W, Rühle W, Ertan AK, Boos R, Gnirs J (1991) Doppler-Sonographie – Perinatologische Daten bei Fällen mit enddiastolischem Block bzw. Reserve Flow. Geburtshilfe Frauenheilkd 51: 288–292

Schmidt W, Gnirs J (1991) Das KCTG – erste klinische Erfahrungen beim Einsatz des Kinetokardiotogramms. Geburtshilfe Frauenheilkd 51: 437–442

Schmidt W, Hendrik HJ (1993) Können pränatale Schäden durch den Einsatz biophysikalischer Methoden erkannt bzw. verhütet werden. Arch Gynäkol Obstet 254: 1336–1339

Schneider H (1992) Bedeutung der intrapartalen Asphyxie für die Entstehung von kindlichen Hirnschäden. Unveröffentliches Manuskript, Univ. Frauenklinik Bern/Schweiz

Tongsong T, Srisomboon J (1993) Amniotic fluid volume as a predictor of fetal distress in intrauterine growth retardation. Int J Gynecol Obstet 40: 131–134

Villar J, Belizan JM (1982) The timing factor in the pathophysiology of the intrauterine growth retardation syndrome. Obstet Gynecol Surv 37: 499–506

Wald N, Cuckle H (1989) Reporting the assessment of screening and diagnostic tests. Br J Obstet Gynaecol 96: 389–396

Wulf KH (1992) Schwangerenvorsorge – Inanspruchnahme und Effektivität. Dtsch Arztebl 89/40: 25–30

3.7 Oxykardiotokographie (OCTG)· Eine Kombination aus Kardiotokographie und fetaler Pulsoxymetrie sub partu

R. Knitza, G. Rall und S. Mainz

Einleitung

In den letzten Jahren wurde die Überwachung von Frühgeborenen und anästhesierten Patienten durch die Einführung der Pulsoxymetrie entscheidend verbessert. Pulsoxymeter zeigen die Sauerstoffsättigung des Blutes im arteriellen Gefäßsystem an, wobei die mit dem Grad der Sauerstoffbeladung sich ändernde Farbe des Blutes gemessen wird. In jüngster Zeit wurden von einigen Arbeitsgruppen Anstrengungen unternommen, das Prinzip der Pulsoxymetrie auch an Feten sub partu einzusetzen [1, 2, 4, 5].

Gerade in der Geburtshilfe hat ein derartiges Verfahren besonders große klinische Relevanz, da im Gegensatz zum postpartalen Dasein, wo das Blut mit Sauerstoff gesättigt ist, die O_2-Beladung des präduktalen arteriellen Blutes beim Feten nur etwa 60–70% beträgt [6] und damit im Bereich des steilen Teils der O_2-Bindungskurve liegt. In diesem Bereich der Kurve gehen bereits minimale Änderungen des O_2-Partialdruckes mit erheblichen Änderungen der O_2-Sättigung einher. Im Gegensatz zur transkutanen pO_2-Messung [3] bietet die Pulsoxymetrie am Feten folgende theoretische Vorteile:

- Bei einer fetalen Azidose oder Temperaturerhöhung im Rahmen eines Amnioninfektionssyndroms verschlechtert sich die O_2-Versorgung des Feten infolge einer Rechtsverschiebung der O_2-Bindungskurve (Bohr-Effekt). Dies läßt sich an einer Abnahme der O_2-Sättigung erkennen, während der pO_2-Wert konstant bleiben kann.
- Im Gegensatz zu der mechanisch empfindlichen und nur langsam auf eine Änderung der Sauerstoffversorgung ansprechenden Elektrode nach Clark, mit welcher der Sauerstoffpartialdruck meßbar ist, steht mit dem Pulsoxymetriesensor ein stabiles, sofort ansprechendes Meßsystem zur Verfügung.
- Wesentlichster Vorteil Pulsoxymetrie ist jedoch, daß nicht wie bei der pO_2-Messung der Sauerstoffpartialdruck in der fetalen Kopfhaut gemessen wird – also lediglich eine lokale Sauerstoffpartialdruckmessung im Gewebe erfolgt-, sondern vielmehr die Sauerstoffbeladung des Blutes im gesamten arteriellen System, also auch in den zum Gehirn führenden Arterien erfaßt wird.

Prinzip der fetalen Pulsoxymetrie

Die Spektralphotometrie des Hämoglobins ergibt je nach Sauerstoffbeladung (Oxyhämoglobin bzw. Desoxyhämoglobin) unterschiedliche Absorptionen, wobei in der Pulsoxymetrie üblicherweise in den Wellenlängen rot (z.B. 660 nm) und infrarot (z.B. 940 nm) gemessen wird. Die Sauerstoffsättigung, das heißt der Anteil des oxygenierten Hämoglobins am Gesamthämoglobin, läßt sich dadurch erfassen, daß man die pulssynchronen Absorptionsschwankungen mißt, die durch den rhythmischen Ein- und Ausstrom von arteriellem Blut in das Kapillarbett hervorgerufen werden. Alle konstanten Absorptionsfaktoren (Haare, Vernix, Mekonium) bleiben unberücksichtigt. Da im gesamten arteriellen Gefäßbett praktisch keine relevante O_2-Diffusion stattfindet, kann der Pulsoxymetriesensor prinzipiell überall angebracht werden. Während sich postnatal Finger, Ohrläppchen, Stirn oder Fußzehen als Applikationsort anbieten, läßt sich während der Geburt die O_2-Sättigung an der am Feten leicht zugänglichen Kopfhaut messen. Die Applikation des von den Autoren entwickelten Sensors ist einfach und entspricht der Fixierung der bekannten elektrischen Kopfschwartenelektrode. In der Stirnfläche der Elektrode sind jedoch zusätzlich zwei Leuchtdioden angebracht, die rotes bzw. infrarotes Licht emittieren, sowie eine Photodiode. Das durch das fetale Gewebe gelaufene und pulssynchron schwankende Licht trifft auf diese Photodiode, wo es in ein elektrisches Signal gewandelt und zu einem Auswertungsgerät fortgeleitet wird. Auf dem Bildschirm

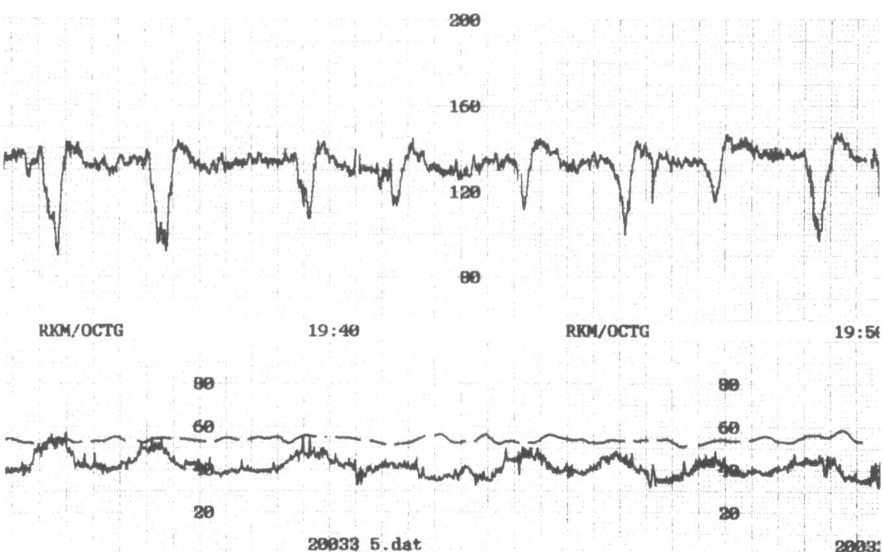

Abb. 3.24. OCTG bei externer Wehenschreibung mit leichten variablen Dezelerationen. Die Sauerstoffsättigung ist im gleichen Feld wie das Tokosignal aufgezeichnet und änderte sich unter der harmlosen Dezeleration erwartungsgemäß nicht. Während des gesamten Aufzeichnungszeitraums verlief die fetale Sauerstoffsättigung zwischen 50 und 60%

eines Personalcomputers können die mit jedem Herzschlag entstehenden plethysmographischen Signale und die daraus resultierende kontinuierliche Anzeige der O_2-Sättigung sofort abgelesen werden. Die Daten werden zudem auf einer Festplatte gespeichert und können simultan oder bei Belieben ausgedruckt werden. Ein Beispiel eines derartigen OCTG-Ausdrucks zeigt Abbildung 3.24.

Fallbeispiel

Es handelt sich um eine Patientin, bei der wegen fetaler supraventrikulärer Tachyarrhythmien eine Digitalisierung und Behandlung mit Betablockern zur fetalen Kardioversion erfolgte. Nach Normalisierung der fetalen Herzfrequenz erfolgte die Geburtseinleitung am Ende der 38. SSW. Nach elfstündiger Geburtsdauer kam es zur Spontangeburt eines vitalen Knaben, Gewicht 3650 g, Hkt 57%, pH 7,33, Apgar 9/10/10/10. Das OCTG registrierte stets störungsfrei, auch wahrend kurzdauernder Phasen tachykarder fetaler Rhythmusstörungen sub partu. Es kam dabei zu keinen Veränderungen der O_2-Sättigung.

Ausblick

Mit der Oxykardiotokographie wird in absehbarer Zeit der Hebamme und dem Geburtshelfer ein Verfahren zur Verfügung stehen, das bei einfacher Handhabung frühzeitig und zuverlässig das Ausmaß einer hypoxischen Gefährdung des Feten während der Geburt erkennen läßt. Eine wichtige Voraussetzung zum breiten klinischen Einsatz dieses Verfahrens sind derzeit noch die Erstellung von Grenzwerten, die als fetale Bedrohung angesehen werden müssen, sowie eine Kalibrierung der Methode. Die klinische Konsequenz einer OCTG-Anwendung könnte eine Reduktion bisher – retrospektiv gesehen – unnötiger operativer Entbindungen sein. Die forensischen Aspekte eines derartigen Verfahrens sind hoch einzuschätzen in einer Zeit, in der die Zahl der geburtshilflichen Kunstfehlerprozesse und dadurch auch die Versicherungsprämien geburtshilflich tätiger Ärzte drastisch ansteigen.

Literatur

1. Dassel AC, Graaff R, Aarnoudse JG, Elstrodt JM (1992) Reflectance pulse oximetry in fetal lambs. Pediatric Res 31: 266–9
2. Gardosi J, Carter M, Becket T (1989) Continuous intrapartum monitoring of fetal oxygen saturation. Lancet, Sept 16: 692–693
3. Huch A, Huch R, Rooth G (1977) Continuous transcutaneous monitoring of fetal oxygen tension during labour. Br J Obstet Gynaecol [Suppl] 84: S11–39

3a. Huch R (1995) Sauerstoffsättigung im fetalen Skalpblut – Physiologie und Pathophysiologie. PerinatalMedizin 7: 19–20

4. Knitza R, Buschmann J, Rall G (1992) Ein neues Verfahren zur kontinuierlichen Messung der fetalen Sauerstoffsättigung sub partu. Geburtshilfe Frauenheilkd 52: 319–321

4a. König V, Huch R, Huch A (1994) Wie kann ein Pulsoximeter geeicht werden? In: Knitza R (Hrsg) Hypoxische Gefährdung des Fetus sub partu. Steinkopff, Darmstadt, S 111–116

5. McNamara H, Chung DC, Lilford R, Johnson N (1992) Do fetal pulse oximetry readings at delivery correlate with cord blood oxygenation and acidemia? Br J Obstet Gynaecol 99: 735–738
6. Smith CA (1959) The physiology of the newborn (Respiration, fetal aspects; oxygen and carbon dioxide contents and tensions in umbilical cord blood). Thomas, Springfield, pp 24–33

3.8 Laserspektroskopie beim Feten während der Geburt

S. Schmidt und D. Krebs

Einleitung

Das wichtigste Ziel bei der Uberwachung des Feten ist die Früherkennung eines Sauerstoffmangels insbesondere im Bereich des Gehirns [20]. Eine direkte und kontinuierliche Erfassung der intrazellulären Sauerstoffversorgung ist aber durch keines der derzeit etablierten Verfahren gewährleistet.

Die *Kardiotokographie* wird heute von der großen Mehrheit der Geburtshelfer zur Überwachung des Feten eingesetzt [19]. Allerdings ist mit der Kardiotokographie nur eine indirekte Auskunft über die fetale Oxygenierung zu gewinnen. Die Auswertung erfolgt semiquantitativ durch die Anwendung verschiedener CTG-Scores [7, 9, 16]. Die Kardiotokographie gilt derzeit als unverzichtbare Methode zur Überwachung des Feten sub partu, wobei davon ausgegangen wird, daß ein normales CTG-Muster Ausdruck für einen gesunden Feten mit ungestörtem Säure-Basen-Haushalt ist [7]. Sie ist aufgrund der vielen falsch-positiven Befunde nur als Screening-Methode anzuwenden und bedarf der nachfolgenden Diagnostik. Die fehlende Beachtung dieses Aspektes hat dazu Anlaß gegeben, den Nutzen einer generellen, kontinuierlichen Anwendung der Kardiotokographie in Frage zu stellen [10, 27].

Es ergibt sich demnach die Notwendigkeit der zusätzlichen Überwachung von biochemischen oder biophysikalischen Parametern des Feten, die über dessen Sauerstoffversorgung Aufschluß geben können. Dabei werden wenig invasive Verfahren gesucht, die mit möglichst geringem Aufwand eine kontinuierliche Registrierung ermöglichen.

Bislang sind neben der intermittierenden *Fetalblutanalyse* (FBA) für die Situation nach dem Blasensprung die kontinuierliche Messung des *Gewebe-pH* (TpH) sowie die transkutane Messung des *Sauerstoffpartialdruckes* ($tcPO_2$) und des *Kohlendioxidpartialdruckes* ($tcPCO_2$) auf dem fetalen Skalp an größeren Kollektiven durchgeführt worden.

Die *Fetalblutanalyse* gilt heute anerkannterweise als sicherste Methode zur Erkennung des Wohlbefindens des Feten [5]. Sie ist nur nach dem Blasensprung oder nach vorhergehender Eröffnung der Fruchtblase anwendbar und konnte sich wegen des hohen Aufwandes nicht als Routineüberwachung durchsetzen.

Die TpH-Messung beim Feten sub partu wurde mit dem Ziel durchgeführt, einen Parameter des Säure-Basen-Status kontinuierlich zu erfassen. Für die

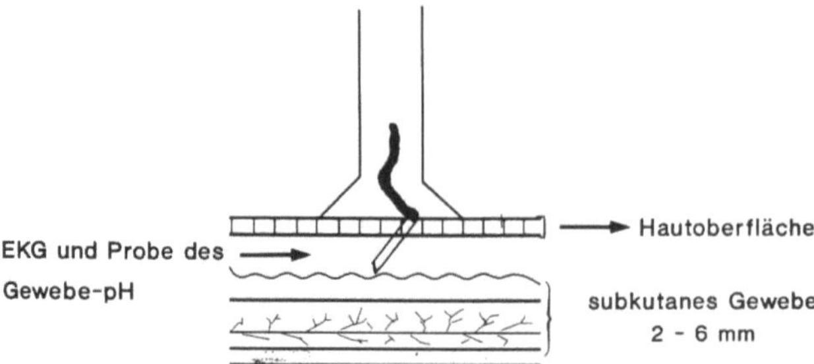

Abb. 3.25. Schematische Darstellung der Messung des Gewebe-pH. Die kombinierte Schraubelektrode für EKG und TpH wird bis in das Subkutangewebe eingebracht, um dort den pH-Wert zu messen

TpH-Messung ist eine miniaturisierte Glas-pH-Elektrode eingesetzt worden, die die TpH-Registrierung zusammen mit dem fetalen EKG-Signal ermöglicht (Abb. 3.25). Im Gegensatz dazu kann die Messung möglicherweise mit einer neuen fiberoptischen Methode bei geringerer Eindringtiefe schonender durchgeführt werden (Huch, Publikation in Vorbereitung). Hinsichtlich der Meßgenauigkeit der Methode fand Weber eine gute Übereinstimmung mit dem pH-Wert im Blut, während der TpH-Wert bei anderen Autoren bis zu 0,07 Einheiten niedriger liegt [6, 28]. Außerdem wurde eine Verzögerung der Veränderungen des TpH gegenüber dem Blut-pH von 5–15 min beobachtet [6].

Der grundsätzliche Vorteil der transkutanen Blutgasmessung ist die Tatsache, daß bei diesem Meßverfahren eine Verletzung der Haut umgangen wird. Die Elektroden für die transkutane Messung werden mittels eines Amnioskopes mit einem Klebering auf dem fetalen Skalp fixiert (Abb. 3.26).

Beim menschlichen Feten wurde die Meßgenauigkeit der $tcPO_2$-Messung durch den Vergleich des transkutanen Meßwertes mit dem PO_2 im fetalen Blut untersucht. Schneider et al. erhielten eine gute Übereinstimmung mit den Meßdaten aus der Fetalblutanalyse für einen Zeitraum von 2 Stunden [25]. Die Abweichung bei lang anhaltender $tcPO_2$-Messung wurde durch Veränderung des Gewebes im Meßareal erklärt. Andere Autoren beschreiben eine Zunahme der transkutanen arteriellen PO_2-Differenz aufgrund der Zentralisation des Kreislaufes beim fetalen Schocksyndrom [12].

Auch durch Kompression zwischen fetalem Skalp und dem knöchernen Becken bzw. den Weichteilen des Geburtskanales können die Kapillaren komprimiert werden, wodurch ein methodisch bedingter $tcPO_2$-Abfall entsteht. Desgleichen kann auch ein Caput succedaneum die Kapillardurchblutung verändern und zu unzuverlässigen Werten führen [4, 17].

Bei ersten Erfahrungen mit der transkutanen Kohlendioxydpartialdruckmessung beim Feten berichten Huch und Mitarbeiter über die im Vergleich zur $tcPO_2$-Messung bessere Erfolgsrate [11, 26]. Die Meßgenauigkeit der transkutanen Kohlendioxydpartialdruckmessung wurde in eigenen Untersuchungen durch den

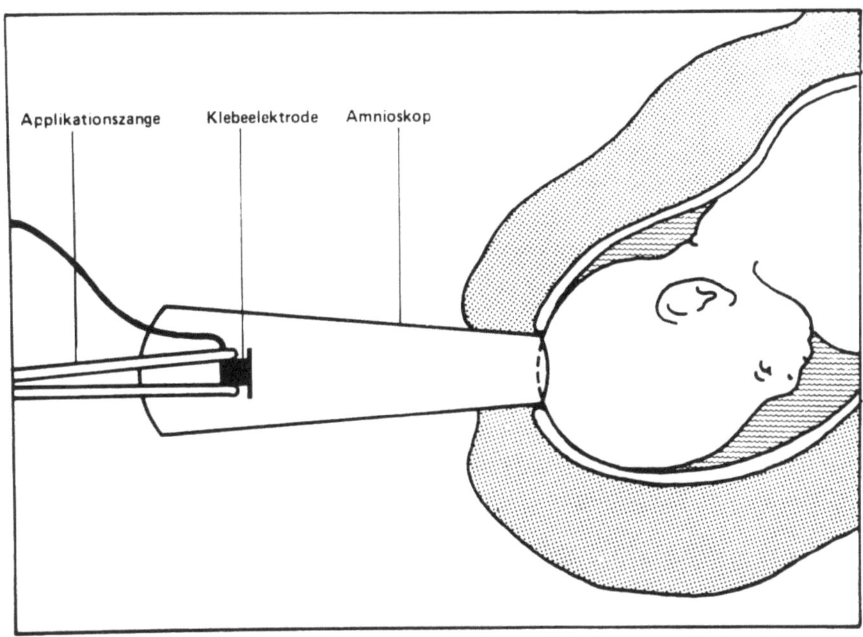

Abb. 3.26. Amnioskopische Applikationsmethode für die Elektroden der transkutanen Blutgasmessung. Da die Elektrode direkt auf der Haut aufsitzen muß, ist das Verfahren nur bei gesprungener Fruchtblase anwendbar. Im Gegensatz zur Fetalblutanalyse erfordert es jedoch nicht die Verletzung der Kopfhaut

Vergleich des transkutan gemessenen PCO_2-Wertes im fetalen Blut ermittelt. Es ergab sich für die $tcPCO_2$-Messung beim Feten während der Geburt eine signifikante Korrelation mit dem PCO_2-Wert der Fetalblutanalyse [22].

Der klinische Nutzen der $tcPCO_2$-Registrierung liegt im wesentlichen in der Möglichkeit, durch die kontinuierliche Erfassung eines biochemischen Parameters auch beim Auftreten von suspekten oder pathologischen Herzfrequenzmustern eine fetale Gefährdung auszuschließen. In der Mehrzahl der Fälle wird in dieser Situation die Notwendigkeit zur Durchführung einer Fetalblutanalyse entfallen. Zwei Nachteile des Verfahrens fallen jedoch ins Auge: Erstens ist die Eröffnung der Fruchtblase eine Voraussetzung der Messung; diese Methode kommt deshalb für die präpartuale Überwachung der Hochrisikogeburt nicht in Betracht. Zweitens besteht aufgrund des elektrochemischen Meßprinzipes eine relativ lange Reaktionszeit bei einer intrauterinen Störung.

Mit der Laserspektroskopie im nahinfraroten Bereich steht jetzt ein Verfahren zur Verfügung, das kontinuierliche und nicht-invasive Aussagen über Veränderungen von biochemischen Größen erlaubt. Im Rahmen der vorliegenden Arbeit wird über Erfahrungen beim prä- und intrapartalen Einsatz dieses Verfahrens berichtet.

Methode

Für die Laserspektroskopie kam ein Prototyp der Firma Radiometer zur Anwendung (Abb. 3.27). Hierbei handelt es sich um ein NIR-Laserspektrometer, bei dem das aus Laserdioden gewonnene Licht in definiertem Wellenlängenbereich bei 775, 805, 845 und 904 nm gepulst in eine Glasfaser eingekoppelt wird, an deren Ende das Licht über ein Prisma divergent in das biologische Medium eingestrahlt wird. Die Erfassung der Spektren erfolgt durch einen Sensor, der in definiertem Winkel zum eingestrahlten Licht appliziert wird. Die so erfaßte Lichtintensität wird durch Glasfasern zur Datenerfassungseinheit zurückgeführt (Abb. 3.27). Aus der Veränderung der optischen Dichte des durchstrahlten Gewebes in dem jeweils analysierten Wellenlängenbereich werden die relativen Veränderungen von oxygeniertem und desoxygeniertem Hämoglobin im Meßbereich kalkuliert. Darüber hinaus wird durch Analyse der Veränderungen am isobestischen Punkt für oxygeniertes und desoxygeniertes Hämoglobin die Veränderung des Blutvolumens kalkuliert [18]. Durch Analyse der Absorptionsspektren bei 805 nm wird der Verlauf der Konzentration des oxydierten Zytochroms aa_3 bestimmt und somit eine Aussage über den Redoxzustand dieses Enzyms ermöglicht. Nach Digitalisierung in einem Personal-Computer kommen die relativen Veränderungen der erfaßten Meßgrößen in ihrem zeitlichen Verlauf zur Darstellung.

Die Applikation beim Feten erfolgt mit einem modifizierten Amnioskop analog zur Applikation der Elektroden für die transkutane Blutgasmessung (Abb. 3.26). Hierbei sind die Glasfasern des Laserspektrometers bis zur Spitze des Amnioskops eingeführt (Abb. 3.28). Das Amnioskop selbst wird bei der präpartalen Messung transvaginal bis in die Nähe des fetalen Kopfes vorgeschoben. Subpartal wird das Amnioskop nach Blasensprung direkt auf den Kopf aufgelegt und in dieser Position fixiert.

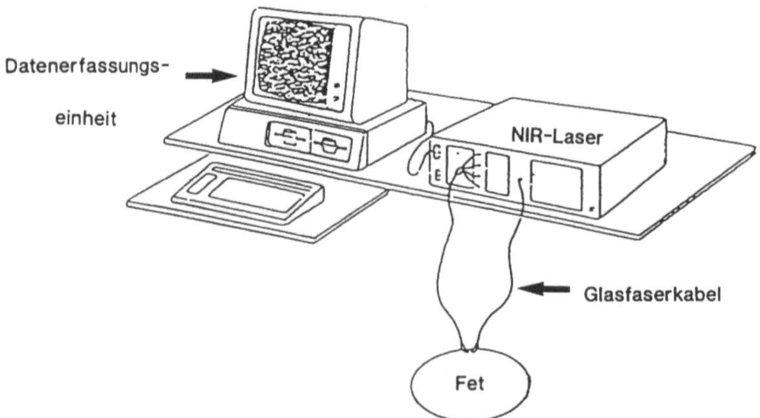

Abb. 3.27. Schematische Darstellung des NIR-Laserspektrometers (Radiometer) mit seinen einzelnen Komponenten

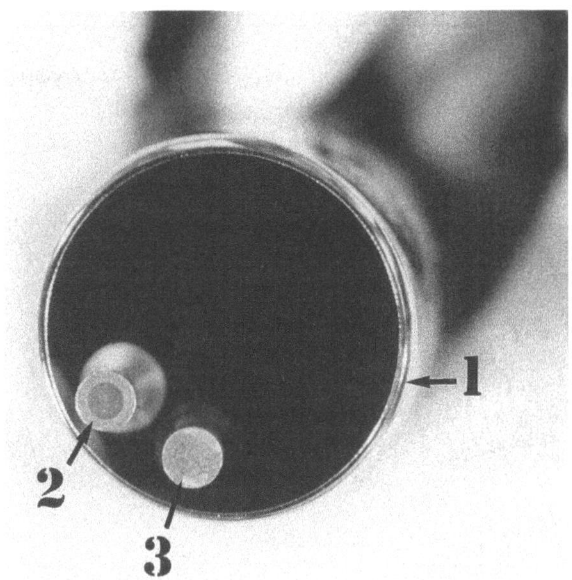

Abb. 3.28. Lasersensoren für die amnioskopische Laserspektroskopie beim Feten. Das Amnioskop (*1*) mit den beiden Glasfaserkabeln (*2,3*), die bis zur Amnioskopspitze eingebracht werden, wird vor den Muttermund gelegt. Durch das eine Glasfaserkabel (*2*) erfolgt die Einstrahlung des Laserlichtes in das Meßareal, und durch das 2. Kabel (*3*) gelangt das reflektierte Licht zur Datenerfassungseinheit

Die Laserspektroskopie kam bei 45 Patientinnen zur Anwendung. Bei Verdacht auf Plazentainsuffizienz und Vorliegen von suspekten CTG-Mustern wurden 13 I-Parae und 7 II-Parae untersucht. Die Kardiotokographie wurde mit einem Autoregulations-Kardiotokographen (HP 8040 A) durchgeführt. Die Kongruenz von wehenabhängigen Veränderungen der präpartalen Kardiotokogramme mit dem synchronen Verlauf des laserspektroskopischen Signals für Hbo_2 und Zytochrom aa_3 wurde über den Chi-Quadrat-Test analysiert.

Die subpartale Messung des Sauerstoffpartialdruckes in Blutproben aus der Fetalblutanalyse wurde auf einem halbautomatischen Blutgasanalysator (Corning 178 ph) bestimmt. Aus den zeitsynchron erhobenen Daten der Laserspektroskopie und der intermittierend gewonnenen Blutproben wurde die lineare Korrelation zwischen dem oxygenierten Hämoglobin bzw. Zytochrom aa_3 und dem Sauerstoffpartialdruck kalkuliert.

Ergebnisse

Bei 96 von uns durchgeführten Laserspektroskopien war es möglich, ein verwertbares Signal zur Kalkulation der 4 Parameter [reduziertes und oxygeniertes Hämoglobin, totales Hämoglobin (Blutvolumen) und Zytochrom aa_3] zu erhalten. Das Ergebnis der Laserspektroskopie beim amnioskopischen Vorgehen ist in

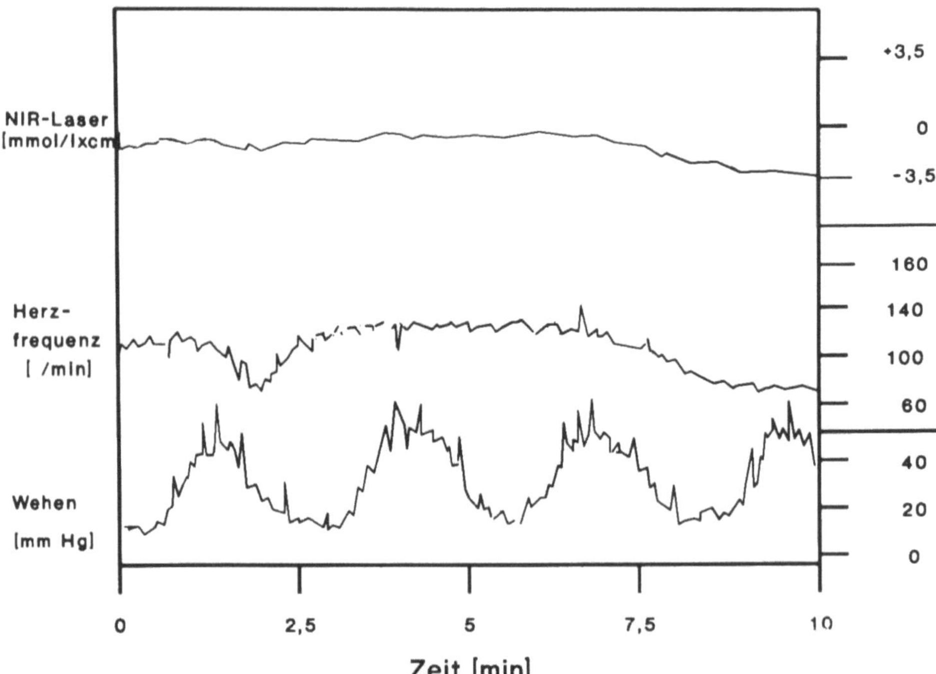

Abb. 3.29. Ergebnis der Laserspektroskopie beim amnioskopischen Vorgehen bei einer Patientin in der 36. SSW mit Verdacht auf Plazentainsuffizienz. Das CTG-Muster zeigt eine wehenabhängige, hypoxieverdächtige Veränderung. In der laserspektroskopischen Messung ist ein Abfall des HbO_2-Signals zu erkennen. Bei der nachfolgenden Sectio caesarea fand sich grünes Fruchtwasser und eine Aziditätssteigerung im Nabelschnurarterienblut mit einem pH von 7,24

Abb. 3.29 dargestellt. In dem Fallbeispiel in Abb. 3.29 wird gezeigt, wie bei suspektem CTG Muster (späten Dezelerationen) eine Veränderung der laserspektroskopisch erfaßten biochemischen Parameter erfolgt. Bei Verdacht auf Plazentainsuffizienz in der 36. SSW wurde bei der 39jährigen II-Para eine Sectio caesarea aus kindlicher Indikation durchgeführt. Intraoperativ wurde die Verdachtsdiagnose der drohenden Asphyxie durch Nachweis von grünem Fruchtwasser und einer Aziditätssteigerung im Nabelschnurarterienblut (pH 7,24) bestätigt.

Insgesamt wurde eine Analyse von 237 wehenabhängigen Perioden hinsichtlich der Kongruenz der Ergebnisse der Laserspektroskopie und der Kardiotokographie durchgeführt. Hierbei lag in 34% der Fälle ein auffälliges wehenabhängiges Herzfrequenzmuster vor. Bei unauffälligem Kardiotokogramm fanden wir lediglich in 3% der Fälle einen Abfall des HbO_2-Signals, während sich der Hinweis auf eine intrazelluläre Gasstoffwechselstörung (Abfall des Zytochroms aa_3) in weniger als 1% der Fälle ergab. Andererseits konnte bei kardiotokographischem Hinweis auf hypoxische Veränderungen in 22% der Fälle ein Abfall der Sauerstoffsättigung im Blut sowie in 15% der Fälle ein Abfall des Zytochromsignals festgestellt werden. Die

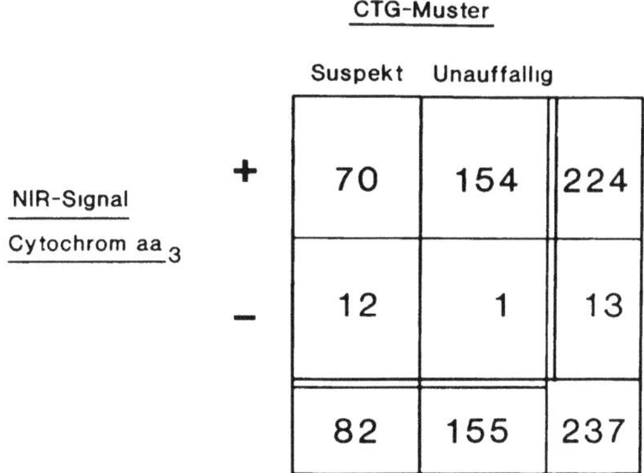

NIR-Signal Cytochrom aa_3	CTG-Muster Suspekt	CTG-Muster Unauffallig	
+	70	154	224
–	12	1	13
	82	155	237

Abb. 3.30. Analyse der Kongruenz zwischen den wehenabhängigen Veränderungen im CTG und Veranderungen des laserspektroskopischen Signals für den intrazellulären Redoxstatus (Cytochrom aa_3). $x^2 = 20{,}2$, Irrtumswahrscheinlichkeit $a = 0{,}001$

Auswertung mittels des Chi-Quadrat-Testes ergab den Nachweis eines statistisch signifikanten Zusammenhanges zwischen CTG-Befund und relativer Veränderung von HbO_2 bzw. des Zytochrom-aa_3-Signals bei einer Irrtumswahrscheinlichkeit von $a = 0{,}001$ (Abb. 3.30).

Darüber hinaus führten wir bei 7 Patientinnen subpartale Messungen mit der Laserspektroskopie durch, wobei gleichfalls das amnioskopische Verfahren gewählt wurde. Wir fanden bei dem Vergleich der Meßdaten der Laserspektroskopie mit dem aus der Fetalblutanalyse bestimmten PO_2 einen statistisch signifikanten Zusammenhang.

Die Korrelation zwischen dem laserspektroskopisch erfaßten Signal für HbO_2 des fetalen Blutes und dem PO_2-Wert aus der Fetalblutanalyse ergab eine statistisch signifikante Korrelation mit einem Korrelationskoeffizienten von $r = 0{,}96$. Der Korrelationskoeffizient zwischen Zytochrom aa_3, als Maß für den intrazellulären Redoxstatus, und dem PO_2-Wert aus der Fetalblutanalyse betrug $r = 0{,}94$.

Diskussion

Die nichtinvasive Erfassung biochemischer Parameter ist mit dem Einsatz spektroskopischer Verfahren wie der Kernspinresonanzspektroskopie (NMR) möglich. Obwohl der Einsatz zur Diagnostik beim Neugeborenengehirn prinzipiell möglich ist [2], konnte sich das Verfahren aufgrund des erheblichen apparativen, räumlichen und nicht zuletzt finanziellen Aufwandes nicht etablieren.

Es besteht jedoch durchaus ein Interesse an Verfahren, die ohne einen solchen Aufwand die Möglichkeit bieten, die intrazerebrale Situation von Kindern hinsichtlich der Sauerstoffversorgung auf nichtinvasivem und wenig belastendem Wege zu beurteilen.

Durch die Entwicklung von neuen Geräten zur Laserspektroskopie im Bereich des nahen infraroten Lichtes stehen jetzt die ersten Geräte zur nichtinvasiven Erfassung biochemischer Parameter mit diesem Verfahren zur Verfügung [18]. Nach den Vorarbeiten des Physiologen Jöbsis ist es möglich geworden, nach Entwicklung entsprechender Laserdioden die Analyse von im nahinfraroten Bereich eingestrahlten Licht zur Erfassung biologischer Größen zu nutzen [13, 14, 15]. Von besonderem Interesse ist hierbei die Möglichkeit, relative Blutvolumenveränderungen durch Bestimmung des Gesamt-Hb sowie den intrazellulären Redoxstatus durch Messung des oxydierten Zytochroms aa_3 zu registrieren. Darüber hinaus gelingt mit diesem Verfahren eine Erfassung des Sauerstoffsättigungszustandes des kindlichen Blutes.

Derzeit ist als grundsätzlicher Nachteil dieses Verfahrens festzustellen, daß aufgrund von Divergenz und Streuung des eingestrahlten Lichtes die Länge des Lichtweges nicht eindeutig bestimmt werden kann. Nach dem Lambert-Beer-Gesetz ist somit die Angabe von absoluten Konzentrationen der biologischen Parameter nicht möglich [3]. Allerdings bietet auch die Erfassung relativer Veränderungen des intrazerebralen Blutvolumens sowie auch die Bestätigung oder der Ausschluß von Alterationen der intrazellulären Sauerstoffversorgung möglicherweise Aufschluß über den kindlichen Zustand bei Verdacht auf eine intrauterine Störung.

Hinsichtlich der Bestimmung des Zytochroms aa_3 ist festzustellen, daß es sich hierbei um den für die Energieversorgung der Gehirnzellen beim Menschen entscheidenden Kofaktor der Atmungskette handelt. 99% des Energiestoffwechsels menschlicher Hirnzellen verlaufen über diese biochemische Reaktion. Im Bereich der Neonatologie konnten auf diese Weise neue Erkenntnisse über die Physiologie der Neonatalperiode erarbeitet werden [1].

In der Literatur liegen derzeit keine Ergebnisse von anderen Arbeitsgruppen über Erfahrungen mit der Laserspektroskopie beim ungeborenen Kind vor. Nach unseren eigenen Erkenntnissen scheint das Verfahren für diesen Anwendungsbereich geeignet, da die Signalqualität im Vergleich zu den Meßergebnissen am Neonaten günstig ausfällt [23]. Möglicherweise wird sich in der Zukunft auch die transabdominale Ableitung durchführen lassen. Somit wäre dann die externe Kardiotokographie durch einen abdominal aufgebrachten Sensor komplettiert.

In einer Reihe von Fällen treten pathologische Herzfrequenzmuster als falschpositive Gefahrenhinweise auf, bei denen tatsächlich keine Gefährdung der Kinder vorliegt [8]. Somit gibt die alleinige Anwendung der Kardiotokographie falschpositive Befunde, so daß dieses Verfahren lediglich als Selektionsmethode angesehen werden kann und daher der eingehenden zuverlässigen Kontrolle bedarf. Als zusätzliche Methode zur Überwachung des Feten für die präpartale Zeit wäre hier die Laserspektroskopie insofern geeignet, als sie im Falle des Vorliegens von suspekten Herzfrequenzmustern ein Diskriminator zur Erkennung falschpositiver Gefahrenhinweise sein könnte. Dieser Ausschluß würde, wie unsere Ergebnisse zeigen, in der großen Mehrzahl von auffälligen Belastungs-CTG gelingen.

In einer von unserer Arbeitsgruppe durchgeführten Tierversuchsreihe zum Thema der Belastung des fetalen Gehirns bei Nabelschnurkompression konnte laserspektroskopisch ein Abfall des oxygenierten Hb und auch ein verzögerter Abfall des Zytochroms aa_3 nachgewiesen werden (Abb. 3.31). Die registrierten Werte korrelierten gut ($r = 0{,}81$) mit den blutig gemessenen Werten für die Sauerstoffsättigung des Hb. Gleichzeitig zu den beschriebenen Veränderungen wurde ein verzögerter Anstieg des intrakraniellen Blutvolumens sowie ein Anstieg des desoxygenierten Hb beobachtet [24].

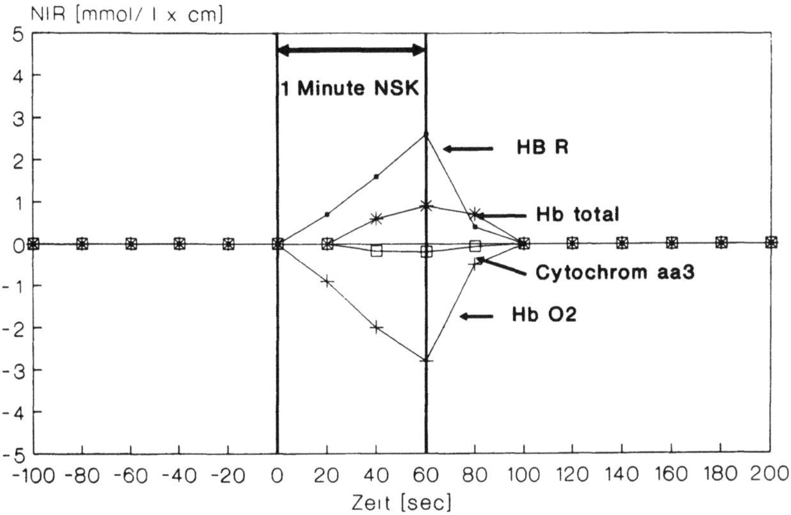

Abb. 3.31. Repräsentative Registrierung der laserspektroskopischen Parameter im Tierexperiment am Schaffeten während einer Phase der künstlich erzeugten Nabelschnurkompression

Ein weiterer Vorteil der Laserspektroskopie ist die kurze Reaktionszeit beim Auftreten akuter Komplikationen. Außerdem ist für die Durchführung der Messung weder die Eröffnung der Fruchtblase noch die Verletzung der fetalen Kopfhaut notwendig.

Da die Laserspektroskopie im nahinfraroten Bereich das „optische Fenster" biologischer Materie nutzt und mit einer Eindringtiefe von mehreren Zentimetern biochemische Parameter erfaßt, ist sie von lokalen Veränderungen im Bereich des fetalen Skalpes weitgehend unabhängig [18].

Der direkte Nachweis der laserspektroskopischen Erfassung von biochemischen Veränderungen im fetalen Blut wurde für die subpartale Zeit durch den zeitsynchronen Vergleich mit Meßdaten aus der Fetalblutanalyse geführt.

Grundsätzlich ist mit dem neuen Verfahren eine nichtinvasive Erfassung von biochemischen Parametern offensichtlich mit hinreichender Meßgenauigkeit möglich. Die Laserspektroskopie stellt potentiell eine sinnvolle Ergänzung der prä- und subpartalen Überwachung dar. Sie entspricht dem Ziel, einerseits die Sicherheit von Mutter und Kind zu verbessern und andererseits weniger traumatisierend vorzugehen.

Zusammenfassung

Für die kontinuierliche biochemische Überwachung des Feten stehen nun neben der Gewebe-pH-Messung (TpH) und der transkutanen Blutgasmessung ($tcPO_2$, $tcPCO_2$) die ersten Prototypen zur Laserspektroskopie zur Verfügung. Diese kontinuierliche und nichtinvasive Methode ermöglicht die Registrierung der relativen Veränderungen von 4 biochemischen bzw. biophysikalischen Parametern (oxy-Hb, desoxy-Hb, Blutvolumen und Zytochrom aa_3). Für die Messung wird über ein Glasfaserkabel nahinfrarotes, gepulstes Laserlicht der 4 Wellenlängen 775, 805, 845 und 904 nm in das Gewebe eingestrahlt. Die optische Dichte des Gewebes, die aus dem reflektierten Anteil des Lichtes bestimmt wird, bildet die Grundlage für die Kalkulation der relativen Veränderungen der Parameter. Das Verfahren wurde bei 45 Patientinnen angewandt. Bei Patientinnen mit präpartalen suspekten CTG-Mustern konnten in 78% keine Anzeichen einer Hypoxie in der laserspektroskopischen Messung gefunden werden. Bei einem CTG-Befund ohne Dezelerationen zeigte sich ein Abfall des Zytochroms aa_3 in weniger als 1%. Die laserspektroskopischen Messungen von oxy-Hb und Zytochrom aa_3 wurden anhand des im Fetalblut bestimmten PO_2 verifiziert. Die errechneten Korrelationen waren mit Koeffizienten von $r = 0{,}96$ und $r = 0{,}94$ statistisch signifikant.

Insgesamt stellt die Laserspektroskopie potentiell eine sinnvolle Ergänzung der prä- und subpartalen Überwachung dar, da durch ihren Einsatz möglicherweise im Falle von suspekten Herzfrequenzmustern in gefährdete und nichtgefährdete Kinder unterschieden werden kann.

Literatur

1. Brazy JE, Lewis DV, Mitnick MH, Jöbsis van der Vliet FF (1985) Noninvasive monitoring of cerebral oxygenation in preterm infants: preliminary observations. Pediatrics 752: 217–225
2. Cady EB, Dawson MJ, Hope PL et al. (1983) Non-invasive investigation of cerebral metabolism in newborn infants by phosphorus nuclear magnetic resonance spectroscopy. Lancet (14.5.1983): 1059–1062
3. Chance B, Williams GR (1955) Respiratory enzymes in oxidative phosphorylation. J Biol Chem 217: 409
4. O'Connor Mc, Hytten FE (1979) Measurement of fetal transcutaneous oxygen tension: problems and potentials. Br J Obstet Gynaecol 86: 86
5. Dudenhausen JW (1984) Fetalblutanalyse zur subpartualen Überwachung des Feten. In: Dudenhausen JW (Hrg) Praxis der Perinatalmedizin. Thieme, Stuttgart
6. Dunn LK, Redstone D, Roe HL, Steer PJ, Beard RW (1978) The relationship between tissue and arterial pH in hypercarbiac rabbits. Arch Gynecol 226: 31
7. Fischer WM (1991) Kardiotokographie. Thieme, Stuttgart
8. Goeschen K, Gruner T, Saling E (1984) Stellenwert des Hammacher-Scores und der Fetalblutanalyse bei der subpartualen Überwachung des Kindes. Z Geburtshilfe Perinat 188: 12
9. Hammacher K, de Re RB, Gaudenz R, de Grandi R (1974) Kardiotokographischer Nachweis einer fetalen Gefährdung mit einem CTG-Score. Gynäkol Rundsch: 14: 61
10. Haverkamp AD, Orleans M, Langendörfer S, McFee J, Murphy K, Thompson HE (1979) A controlled trial of the differential effects of intrapartum fetal monitoring. Am J Obstet Gynecol 134: 399
11. Huch A, Lysikiewicz A, Vetter K, Huch R (1982) Fetal transcutaneous carbon dioxide tension – promising experiences. J Perinat Med 10 [suppl 2]: 443

11a. Huch R (1995) Sauerstoffsättigung im fetalen Skalpblut – Physiologie und Pathophysiologie. PerinatalMedizin 7: 19–20

12. Jensen A, Künzel W (1980) The difference between fetal transcutaneous PO_2 and arterial PO_2 during labour. Gynecol Obstet Invest 11: 249
13. Jöbsis FF (1977) Noninvasive, infrared monitoring of cerebral and myocardial oxygen sufficiency and circulatory parameters. Science (1977) 198: 1264

14. Jöbsis FF, Keizer JH, LaManna JC et al. (1977) Reflectance spectrophotometry of cytochrome aa_3 in vitro. J Appl Physiol 43: 858–872
15. Jöbsis FF (1979) Oxidative metabolic effects of cerebral hypoxia. Adv Neurol 26: 299
16. Kubli F, Rüttgers H (1969) Kontinuierliche Registrierung der fetalen Herzfrequenz bei gleichzeitiger Wehenschreibung. I Nomenklatur, Interpretation und klinische Anwendung. Gynäkologe 2: 73
17. Löfgren O, Jacobsen L (1977) Monitoring of transcutaneous PO_2 in the fetus and mother during labour. J Perinat Med 5: 252
17a. Luttkus A (1993) Fetales O_2-Monitoring sub partu. Workshop am 4. Juni 1993, Frauenklinik des Klinikums Großhadern, München. Perinatalmedizin, 80–83
18. Rea PA, Crowe J, Wickramasinghe Y, Rolfe P (1985) Non-invasive optical methods for the study of cerebral metabolism in the human newborn: a technique for the future? J Med Eng Technol 9: 160
19. Roiner VM, Kieback DG, Buhler K (1985) Zur Frage der fetalen Uberwachung sub partu in der Bundesrepublik Deutschland. Geburtshilfe Frauenheilkd 45: 147
20. Saling E, Dudenhausen JW (1973) The present situation of clinical monitoring of the fetus during labour. J Perinat Med 1: 75
21. Saling E (1984) Pathophysiology, clinical relevance of continuous measurements of pH and, or CO_2 in the fetus. J Perinat Med 12: 234
22. Schmidt S (1988) Methodology and clinical value of transcutaneous blood gas measurements in the fetus. J Perinat Med 16: 95
23. Schmidt S, Eilers H, Lenz A, Helledie N, Krebs D (1989) Laserspectroscopy in the fetus. J Perinat Med 16
24. Schmidt S, Decleer W, Gorissen-Bosselmann S, Pringle K, Helledie N, Rolfe P, Krebs D (1990) Die Belastung des fetalen Gehirns bei Nabelschnurkompression – eine tierexperimentelle Studie mittels Laserspektroskopie Z Gebursthilfe Perinat. 194: 219–23
25. Schneider H, Huch R, Schachinger H (1979) Correlation between scalp $tcPCO_2$ and microblood samples. In: Huch A, Huch R, Lucey JF (eds) Original article series – birth defects. The national foundation march of dimes, Liss, New York 15: 235
26. Severinghaus JW, Stafford M (1978) $TcPCO_2$ electrode design, calibration and temperature gradient problems. Acta Anaesth Scand 68: 118
27. Sykes GS, Molloy PM, Johnson P, Stirrat GM, Turnbull AC (1983) Fetal distress and the condition of newborn infants. Br Med 287: 943
28. Weber T (1980) Continuous fetal pH monitoring and neonatal Apgar score. J Perinat Med 8: 158

3.9 Prenatal Development of Behavioural States

H.P. van Geijen

Definition of Behavioural State

Prechtl (1974) defined behavioural states in the newborn infant as: „distinct conditions, each having its specific properties and reflecting a particular mode of nervous functioning". Martin (1981) modified this definition somewhat „Behavioural states are constellations of certain functional patterns of behavioural and physiologic variables that are relatively stable and tend to repeat themselves". They recur not only in the same infant but also can be recognized in all healthy infants. Several variables or combinations of variables may be used to define states.

Behavioural States in the Newborn Infant

A set of definitions of states that has gained wide acceptance has been introduced by Prechtl (1968). Prechtl has employed only observable criteria and the states have been numbered 1 to 5 in order to prevent danger of premature physiologic interpretation. The criteria have been designed for term infants and cover only the basic conditions continually present during the states. The five states are distinguished on the basis of three easily observable criteria, i.e. the type of respiration, absence or presence of body movements and open or closed eyes.

- State 1 (quiet sleep): regular respiration, no movements, eyes closed
- State 2 (active sleep): irregular respiration, presence of movements, eyes closed
- State 3 (quiet awake): regular respiration, no movements, eyes open
- State 4 (active): irregular respiration, presence of movements, eyes open
- State 5 (crying): irregular respiration, presence of movements, eyes open or closed

Physiologic variables not directly observable have not been included in the definitions of state. Nevertheless, EEG patterns, heart rate patterns, eye movements and muscle tone (EMG) occur in many instances as recognizable patterns. They are considered consistent concomitants of the states. Thus, state 1 corresponds to non-rapid eye movement (non-REM) or quiet sleep with absence of eye movements and a high amplitude EEG pattern. State 2 is REM or active sleep with both rapid and slow eye movements present and a low-voltage EEG

(Martin 1981). In the term healthy newborn infant the heart rate patterns are very characteristic in both states. In state 1 there is a stable baseline with predominance of beat-to-beat variability and oscillations, while in state 2 there is periodic acceleration with body movements. The cycling patterns in the neonatal heart rate corresponding with cycling sleep states could be identified with spectral density calculations (De Haan et al. 1977; Visser et al. 1982) and with the use of quantitative indices of short-term and long-term variability (van Geijn 1980).

Fetal Behavioural States

With improving resolution capacity it became more and more attractive to determine fetal behavioural states. Since respiration is not continuously present in fetal life and the existence of open or closed eyes is hardly recognizable in the fetus, other criteria for fetal behavioural states were required than those applied for the newborn infant. Detection of eye movements in the human fetus was published by Bots and coworkers in 1981. In 1982 Nijhuis and coworkers proposed criteria for fetal behavioural states. Presence or absence of fetal eye and body movements and the heart rate pattern (HRP) were included in the state criteria. Four fetal behavioural states were defined, 1F to 4F, in analogy to the neonatal states 1 to 4.

State definitions are:

- State 1F: eye and body movements absent, HRP A
- State 2F: eye and (periodic) body movements present, HRP B
- State 3F: eye movements present, body movements absent, HRP C
- State 4F: eye and (continuous) body movements present, HRP D

The fetal heart rate patterns A to D are defined as:

- A (state 1F): Stable heart rate with a narrow oscillation bandwidth.
- B (state 2F): Oscillation bandwidth wider than pattern A, with frequent accelerations in association with movements.
- C (state 3F): Stable heart rate with a wider oscillation bandwidth than pattern A and a more regular oscillation frequency than pattern B. There are no accelerations.
- D (state 4F): Unstable heart rate pattern, showing large and long-lasting accelerations; often fused into sustained tachycardia.

This behavioural state concept has been widely accepted. Originally it was claimed that behavioural states could only be identified from 36 weeks of gestation onwards (Nijhuis et al. 1982; Arduini et al. 1986). Before 36 weeks of gestation, however, coordination among the cycling patterns of heart rate variation, eye movements and body movements is already present, suggesting a more or less gradual development of behavioural states (Visser et al. 1987; Swartjes 1990). Fetal behavioural states are also recognizable during active labour (Griffin et al. 1985). Within states there is a close relationship between movements and heart rate phenomena. In the healthy fetus, heart rate patterns are strongly influenced by type, duration and timing of movements.

Concomitant Movement

Breathing Movements

Breathing movements in the human fetus occur in a periodic fashion. They can be present or absent for several hours. The incidence of fetal breathing movements is increased after elevation of the maternal blood glucose level by a meal or by glucose administration. This effect can be demonstrated at 24–28 weeks of gestation (Nijhuis et al. 1986), 32–34 weeks of gestation (Natale et al. 1983) and at term (Roberts et al. 1980; Natale et al. 1987). Fetal breathing movements tend to decrease when labour approaches (Carmichael et al. 1984).

Fetal breathing movements modulate the fetal heart rate, which results in an increased variability (Dawes et al. 1981; van Woerden et al. 1988). Sometimes the pattern of respiratory arrhythmia can be observed (Wheeler et al. 1980). During state 1F the fetal breathing rhythm is more regular than during state 2F (Nijhuis et al. 1983).

Mouth Movements

Van Woerden and coworkers (1988) studied fetal mouth movements during behavioural states 1F and 2F. Two-hour recordings of fetal heart rate and movements were obtained from 35 near-term fetuses. Videotapes with enclosed periods 1F and 2F were replayed to record fetal mouth movements in detail.

The characteristics of mouth movements in each sleep state are summarized as follows:

	Presence in 1F	Presence in 2F
Regular mouth movement	74%	11%
Jaw opening	16%	100%
Tongue protrusion	–	58%
Yawn	11%	68%
Grimace	5%	85%

Clusters of regular mouth movement are therefore a typical phenomenon in state 1F. They are associated with the oscillations of fetal heart rate as observed in HRP A (van Woerden et al. 1988b). The onset-to-onset intervals and duration of the clusters of regular mouthing and the number and frequencies of movements within the clusters correspond with observations in the neonate. In all periods 2F, jaw opening was present, while tongue protrusion, yawns and grimaces were also observed frequently.

Epilepsy and Pregnancy

Continuous antiepileptic medication appears to have little effect on various aspects of fetal behaviour in fetuses exposed to antiepileptic medication through maternal use. Rest-activity cycles (Swartjes et al. 1991), fetal motility patterns (Swartjes et al. 1992a) and heart rate variability (Swartjes et al. 1992b) were virtually unchanged in comparison with controls.

References

Arduini D, Rizzo G, Giorlandino C, Valensise H, Dell'Aqua S, Romanini C (1986) The development of fetal behavioural states: a longitudinal study. Prenat Diagn 6: 117

Bots RSGM, Nijhuis JG, Martin CB Jr, Prechtl HFR (1981) Human fetal eye movements: detection in utero by ultrasonography. Early Hum Dev 5: 87

Carmichael L, Campbell K, Patrick J (1984) Fetal breathing, gross fetal body movements, and maternal and fetal heart rates before spontaneous labor at term. Am J Obstet Gynecol 148: 675

Dawes GS, Visser GHA, Goodman JDS, Levine DH (1981) Numerical analysis of the human fetal heart rate: modulation by breathing and movements. Am J Obstet Gynecol 140: 535

DeHaan R, Patrick J, Chess GF, Jaco NT (1977) Definition of sleep state in the newborn infant by heart rate analysis. Am J Obstet Gynecol 127: 753

Geijn HP van, Jonsma HW, Haan J de, Eskes TKAB, Prechtl HFR (1980) Heart rate as an indicator of the behavioural state. Studies in the newborn infant and prospects for fetal heart rate monitoring. Am J Obstet Gynecol 136: 1061

Griffin RL, Caron FJM, Geijn HP van (1985) Behavioural states in the human fetus during labor. Am J Obstet Gynecol 152: 828

Martin CB Jr (1981) Behavioural states in the human fetus. J Reprod Med 26: 425

Natale R, Patrick J, Richardson B (1978) Effects of maternal venous plasma glucose concentrations on fetal breathing movements. Am J Obstet Gynecol 132: 236

Natale R, Richardson B, Patrick J (1983) The effect of maternal hyperglycemia on gross body movements in human fetuses at 32–34 weeks' gestation. Early Hum Dev 8: 13

Nijhuis JG, Prechtl HFR, Martin CB Jr, Bots RSGM (1982) Are there behavioural states in the human fetus? Early Hum Dev 6: 177

Nijhuis JG, Martin CB Jr, Gommers S, Bouws P, Bots RSGM, Jongsma WH (1983) The rhythmicity of fetal breathing varies with behavioural state in the human fetus. Early Hum Dev 9: 1–7

Nijhuis JG, Jongsma HW, Crijns IJMJ, Valk IMGM de, Velden WHJ van der (1986) Effects of maternal glucose ingestion on human fetal breathing movements at weeks 24 and 28 of gestation. Early Hum Dev 13: 183–8

Prechtl HFR, Akiyama Y, Sinkin P et al. (1968) Polygraphic studies of the full-term newborn: I. Technical aspects and qualitative analysis. In: MacKeith R, Bax M (Eds). Studies in infancy. Heinemann, London (Clinics in developmental medicine 27, pp 1–21)

Prechtl HFR (1985) The behavioural states of the newborn infant (a review). Brain Res 76: 185

Roberts AB, Stubbs SM, Moony R, Cooper D, Brudenell JM, Campbell S (1980) Fetal activity in pregnancies complicated by maternal diabetes. Br J Obstet Gynecol 87: 485

Swartjes JM, Geijn HP van, Mantel R, Woerden EE van, Schoemaker HC (1990) Coincidence of behavioural state parameters in the human fetus at three gestational ages. Early Hum Dev 23: 75–83

Swartjes JM, Geijn HP van, Meinardi H, Alphen M van, Schoemaker HC (1991) Fetal rest-activity cycles and chronic exposure to antiepileptic drugs. Epilepsia 29: 358–364

Swartjes JM, Geijn HP van, Meinardi H, Woerden EE van, Mantel R (1992) Fetal motility and chronic exposure to antiepileptic drugs. Eur J Obstet Gynecol Reprod Biol 45/1: 37–45

Swartjes JM, Geijn HP van, Meinardi H, Mantel R (1991) Fetal rest-activity cycles and chronic exposure to antiepileptic drugs. Epilepsia 32/5: 722–728

Visser GHA, Carse EA, Goodman JDS, Johnson P (1982) A comparison of episodic heart rate patterns in the fetus and the newborn. Br J Obstet Gynaecol 89: 50

Visser GHA, Poelmann-Weesjes G, Cohen TMN, Bekedam DJ (1987) Fetal behavioural 30–32 weeks gestation. Pediatr Res 22: 655

Wheeler T, Murrills A (1978) Patterns of fetal heart rate during normal pregnancy. Br J Obstet Gynaecol 85: 18

Woerden EE van, Geijn HP van, Caron FJM, Valk AW van der, Swartjes JM, Arts NFT (1988) Fetal mouth movements during behavioural state 1F and 2F. Eur J Obstet Gynecol Reprod Biol 29: 97–105

Woerden EE van, Geijn HP van, Swartjes JM, Caron FJM, Brons JTJ, Arts NFT (1988) Fetal heart rhythms during behavioural state 1F. Eur J Obstet Gynecol Reprod Biol 28: 29

3.10 Endokrinologie der Schwangerschaft

M. Breckwoldt und J. Neulen

Die Fertilisation der menschlichen Oozyte vollzieht sich im ampullären Abschnitt der Tube. Nach der Verschmelzung von Ei und Samenzelle mit Bildung einer diploiden Zygote entwickelt sich durch mitotische Teilung innerhalb von 4–6 Tagen die Blastozyste. Die Implantation der Blastozyste in das sekretorisch umgewandelte Endometrium wird durch Aktivierung einer Reihe proteolytischer Enzyme und ihrer korrespondierenden Inhibitoren bewirkt (Denker 1983). Zur Zeit der Implantation lassen sich morphologisch Embryoblast- und Trophoblastelemente unterscheiden. Der Trophoblast setzt sich aus dem Zytotrophoblasten und dem Synzytiotrophoblasten zusammen. Durch rasche mitotische Teilung des Zytotrophoblasten und des Synzytiotrophoblasten kommt es zur Invasion in die Uterusmukosa und zur Kontaktaufnahme mit dem mütterlichen Kapillarsystem, aus dem sich später die hämochoreale Plazenta entwickelt. Mütterliche und kindliche Zirkulation bleiben getrennt.

Humanes Choriongonadotropin (HCG)

Bereits vor der Implantation ist die Blastozyste in der Lage HCG in kleinen Mengen zu synthetisieren. Nach der Implantation wird HCG vom Synzytiotrophoblasten in zunehmenden Mengen teilweise in die embryonale (5%), hauptsächlich aber in die mütterliche Zirkulation (95%) abgegeben. Beim HCG handelt es sich um ein Glykoprotein mit einem Molekulargewicht von 38 kD, das aus 2 nicht kovalent gebundenen Untereinheiten besteht, der nicht spezifischen α-Untereinheit mit 92 Aminosäuren und der hormonspezifischen β-Untereinheit mit 145 Aminosäuren. Verschiedene Kohlenhydratsubstituenten wie Galaktose, Mannose, N-Acetyl-Glukosamin und N-Acetyl-Neuramin-Säure machen das Gesamtmolekül aus. Entsprechend der ähnlichen chemischen Struktur von HCG und LH binden beide Moleküle an dem gleichen Rezeptor, HCG sogar mit größerer Affinität. Die α-Untereinheiten von HCG, FSH, LH und TSH sind identisch und werden am gleichen Gen kodiert. Für die hormonspezifische β-Untereinheit sind verschiedene Gene identifiziert und auf dem Chromosom 19 lokalisiert worden (Policastro et al. 1986). In der mütterlichen Zirkulation kann HCG bereits 6–8 Tage nach der Ovulation nachgewiesen werden. Zwischen der 8. und 10. SSW erreichen die HCG-Konzentrationen im mütterlichen Blut ihr Maximum mit etwa 100.000 miU/ml.

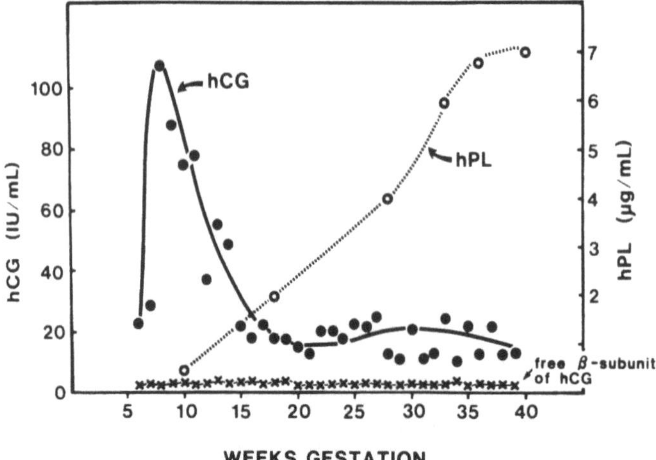

Abb. 3.32

Danach fallen die HCG-Konzentrationen wieder ab und erreichen um die 16. SSW ein Plateau von 10.000–20.000 miU/ml, das bis zum Ende der Schwangerschaft beibehalten wird (Abb. 3.32). Zur Zeit ist wenig bekannt über die Regulation des plazentaren HCG. Es gibt Hinweise, daß GnRH, das ebenfalls von Zytotrophoblasten gebildet wird, über parakrine Mechanismen in die Kontrolle der HCG-Produktion eingreift (Hsueh u. Jones 1983). GnRH ist im menschlichen Trophoblastgewebe mit biologischen und immunologischen Techniken nachgewiesen worden und ist mit dem hypothalamischen Dekapeptid identisch. Der Nachweis von GnRH-spezifischer m-RNA im Zytotrophoblasten weist daraufhin, daß der Trophoblast als Produktionsort für GnRH angesehen werden kann. Aus In-vitro-Untersuchungen mit menschlicher Plazenta geht hervor, daß der „epidermal growth factor" (EGF) sowohl die Sekretion als auch die Biosynthese von HCG stimuliert (Barnea et al. 1990). Ferner scheinen endogene Opiate wie Dynorphin stimulierend auf die HCG-Freisetzung zu wirken (Barnea et al. 1991). Unter In-vitro-Bedingungen läßt sich durch c-AMP ebenfalls die Sekretion von HCG steigern. (Kato u. Braunstein 1990).

Die physiologische Bedeutung von HCG besteht primär darin, die Funktion des Corpus luteum zu aktivieren. HCG bindet mit hoher Affinität an die LH-Rezeptoren der Lutealzellen und führt zu einer Steigerung der Biosynthese von Östradiol-17-β und Progesteron durch Aktivierung der Adenylcyclase. Eine ständig steigende Östradiol- und Progesteron-Produktion ist erforderlich, um die endometriale Sekretion, das uterine Wachstum und die Durchblutung des Uterus zu gewährleisten. Bis zur 8. SSW ist das HCG-stimulierte Corpus luteum (Corpus luteum graviditatis) die entscheidende Quelle für Östradiol und Progesteron. Zwischen der 8. und 10. SSW stellt das Corpus luteum seine Funktion allmählich ein, danach übernimmt die Plazenta bzw. die fetoplazentare Einheit die Produktion von Östrogenen und Progesteron.

Das aus dem Trophoblasten freigesetzte HCG ist wahrscheinlich auch der wichtigste Stimulus für die Testosteronsekretion aus den Leydig-Zwischenzellen des fetalen Hodens. Die maximale HCG-Bindung im fetalen Hoden wird zwischen der 15. und 20. SSW beobachtet. Die Testosteronproduktionsraten in diesem Lebensalter entsprechen puberalen Werten (Molsberg et al. 1982).

Zur Erhaltung immunologischer Toleranz in utero ist die Aktivierung von immunkompetenten Suppressorzellen in der Dezidua erforderlich. Plazentare Zellen synthetisieren eine Vielzahl von Mediatoren mit direkter immunsuppressorischer Aktivität einschließlich der Prostaglandine. PGE_2 inhibiert die Proliferation von T-Lymphozyten und deren Zytotoxizität. Darüber hinaus ist gezeigt worden, daß PGE_2 wirksam die Bildung von Interleukin-2 (IL-2) unterdrückt. Dieser Effekt führt zu einer Suppression zytokinaktivierter Zellen, so auch der „natural killer cells" (Lala 1989). Auch vom HCG wird eine direkte immunsuppressive Wirkung angenommen (Richetts u. Jones 1985). Diese Auffassung ist jedoch nicht unwidersprochen geblieben (Yagel et al. 1989). Aus In-vitro-Experimenten geht hervor, daß menschliche Embryonen im 2- und 4-Zellstadium in der Lage sind, eine Reihe von Zytokinen wie Interleukin-1 (IL-1), Interleukin-6 (IL-6), colony stimulating factor (CSF) in großen Mengen freizusetzen. Diese Zytokine sind wahrscheinlich beteiligt an der Regulation der embryonalen Entwicklung, an der Implantation und an den immunologischen Prozessen (Zolti et al. 1991).

Humanes plazentares Laktogen (HPL)

HPL ist ein Proteohormon, das aus 191 Aminosäuren besteht, mit einem Molekulargewicht von 22 kD. Das Molekül weist 2 Disulfidbrücken auf. Die chemische Struktur ist eng verwandt mit menschlichem Prolaktin und menschlichem Wachstumshormon. Immunhistochemische Untersuchungen mit spezifischen Antikörpern lassen vermuten, daß der Synzytiotrophoblast als Produktionsort für das HPL anzusehen ist. Dimere Formen von HPL sind beschrieben (Suwa u. Friesen 1969). Die biologische Halbwertszeit von HPL wurde mit 20 Minuten berechnet. 5 verschiedene Gene, die auf dem langen Arm von Chromosom 17 lokalisiert sind, sind an der Expression von HPL beteiligt. Diese Gene finden sich in unmittelbarer Nachbarschaft für die Gene, die für das Wachstumshormon kodieren (Seeburg 1982). Im Verlauf der Schwangerschaft steigt die Produktionsrate von HPL kontinuierlich an (s. Abb. 3.32). Die Plasmaspiegel von HPL korrelieren positiv mit dem Volumen der Plazenta. Im Verlauf der Schwangerschaft steigt die HPL-Produktion um das 12- bis 15fache an. Bis heute ist unklar, über welche Mechanismen die Biosynthese und Sekretion von HPL reguliert wird. Aus klinischen Untersuchungen geht hervor, daß im Hungerzustand die Produktionsrate um etw 40% abnimmt. Prostaglandine scheinen an der Regulation beteiligt zu sein, da die Gabe von PGE_2 zu einem raschen Abfall der HPL-Plasmakonzentration führt. In-vitro-Experimente mit menschlichem Trophoblastgewebe weisen darauf hin, daß Dopamin einen inhibitorischen Effekt auf die HPL-Freisetzung ausübt (Petit et al. 1990).

Die monomere Form von HPL, wie sie in der mütterlichen Zirkulation gefunden wird, hat laktogene und somatotrope Eigenschaften (Beck 1972). Es erscheint möglich, daß HPL synergistisch mit Prolaktin an der Differenzierung der Brustdrüse beteiligt ist. HPL wirkt ausschließlich im mütterlichen Organismus und stellt einen potenten lipolytischen Faktor, vergleichbar dem Wachstumshormon, dar. Die Lipolyse reflektiert sich an einem Anstieg der freien Fettsäuren im mütterlichen Plasma, die als Energiesubstrat von der Mutter verwertet werden können. Dieser glukoseeinsparende Effekt, der durch HPL ausgelöst wird, ist offensichtlich vorteilhaft für die Energieversorgung von Plazenta und Fet, da Glukose mühelos die Plazenta passieren kann. Der respiratorische Index von 1,0 beim Feten weist darauf hin, daß Glukose das ausschließliche Energiesubstrat darstellt. Die Passage von freien Fettsäuren durch die Plazenta ist begrenzt. Es gibt außerdem Hinweise, daß der Fet nur unzureichend in der Lage ist, freie Fettsäuren als Energiesubstrat zu utilisieren (Van Dayne u. Havel 1959). Die lipolytische Wirkung von HPL wird besonders deutlich bei Mehrlingsschwangerschaften mit extrem hohen HPL-Konzentrationen (Neulen u. Breckwoldt 1987). HPL führt zu einer Steigerung der peripheren Insulinresistenz, vergleichbar der Wirkung des Wachstumshormons. Dieser Effekt wird verstärkt durch die ständig ansteigende Produktion von Sexualsteroiden durch die fetoplazentare Einheit. Die Insulinresistenz wird kompensiert durch eine vermehrte Sekretion maternalen Insulins. HPL stimuliert vermutlich die Sekretion von IGF-1 aus der Dezidua sowie die entsprechenden Bindungsproteine. Das deziduale IGF-1 spielt möglicherweise eine wichtige Rolle bei der Regulation uterinen und fetalen Wachstums.

Fetoplazentare Einheit

Jenseits der 10. SSW übernimmt die Plazenta die Bildung von Progesteron. Die Plazenta ist jedoch nicht in der Lage, aufgrund ihrer Enzymexpression Progesteron de novo zu synthetisieren, sie ist auf das Angebot von entsprechenden Precursoren wie Pregnenolon angewiesen. Die Produktionsrate von Progesteron liegt zwischen 190 und 280 mg/Tag im letzten Schwangerschaftsdrittel (Lin et al. 1972). Die Plasmaprogesteronspiegel steigen im Verlauf der Schwangerschaft um mehr als das 10fache an und erreichen Werte zwischen 175 und 200 ng/ml am Termin (Abb. 3.33). Progesteron hemmt die myometrale Kontraktilität, stimuliert die sekretorische Leistung der Dezidua und supprimiert die T-lymphozyteninduzierte Zytotoxizität und trägt so zur Immuntoleranz in utero während der Schwangerschaft bei (Siiteri et al. 1977).

Die Östrogenproduktionsrate wächst während der Schwangerschaft ständig an. Gegen Ende der Schwangerschaft ist die urinäre Östriolausscheidung etwa 1000mal größer als vor der Schwangerschaft. Diese eindrucksvolle Produktionssteigerung wird durch das Zusammenwirken der fetoplazentaren Einheit erklärlich. Maternales Cholesterin wird der Plazenta und dem fetalen Kompartiment als Substrat für die Steroidbiosynthese verfügbar gemacht. Unter dem Einfluß von ACTH sezernieren die fetalen Nebennierenrinden große Mengen an Dehydroepiandrosteronsulfat, das zum Teil vom Trophoblasten nach Hydrolyse zu Östron und Östradiol

Abb. 3.33

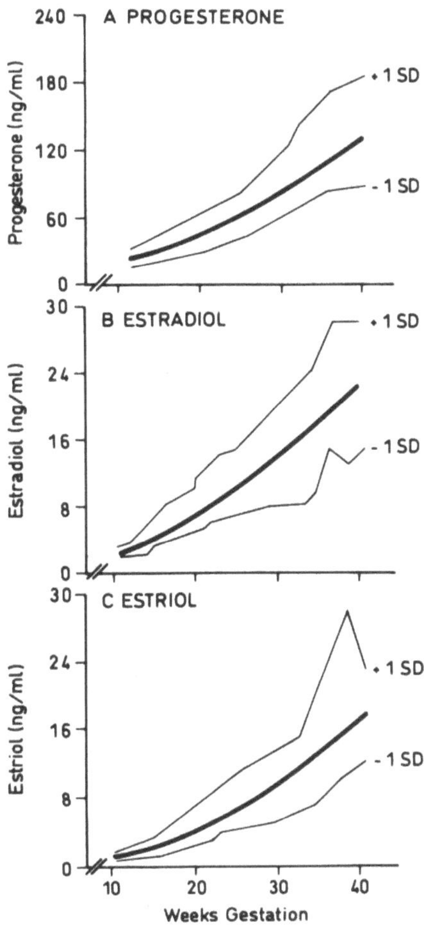

aromatisiert wird. Der größte Teil des Dehydroepiandrosteronsulfates wird jedoch in der fetalen Leber 16-α-hydroxyliert, der Plazenta zugeleitet und in den Mikrosomen der Plazenta zu Östriol aromatisiert. Die Plazenta verfügt über eine aktive Sulfatase, über eine 4,5-Isomerase, eine 3-β-ol-Dehydrogenase und ein aktives Aromatasesystem. Alle übrigen an der Steroidbiosynthese beteiligten Enzyme werden in der Plazenta nicht exprimiert. Die Produktion von Östriol ist zu über 90% abhängig von 16-α-OH-DHEA-S fetalen Ursprungs. Östradiol und Östron hingegen werden zu etwa gleichen Teilen aus mütterlichem und fetalem DHEA-S gebildet.

Die ständig steigenden Östrogenkonzentrationen sind erforderlich für das Wachstum und die Durchblutung des Uterus und somit für die Entwicklung des Feten und seinen Stoffwechsel essentiell (Rosenfeld 1984). Gegen Ende der Schwangerschaft erreicht die kindliche Nebennierenrinde ein Gewicht von 10 g und ist damit 10- bis 20mal größer in Bezug auf das Körpergewicht als beim Erwachsenen (Johannisson 1968). Gegen Ende der Schwangerschaft ist der Fet in der Lage, etwa

75% seines Cortisolbedarfs zu decken, die übrigen 25% sind mütterlichen Ursprungs (Beitins et al. 1973). Während des Transfers von mütterlichem Cortisol durch die Plazenta wird ein Großteil zu Cortison umgewandelt. Damit ist das im Feten nachweisbare Cortison nahzu ausschließlich ein Konversionsprodukt mütterlichen Cortisols.

Der zirkadiane Rhythmus der Cortisolsekretion bleibt auch während der Schwangerschaft erhalten und führt zu relativ hohen Cortisolspiegeln in der fetalen Zirkulation während der Nacht und in den frühen Morgenstunden. Dies bewirkt eine relative Suppression des fetalen Hypothalamus-Hypophysen-NNR-Systems mit herabgesetzter DHEA-S-Sekretion. Daher werden im allgemeinen morgens im Serum der Mutter niedrigere Östriolspiegel gefunden als während der Abendstunden (Breckwoldt u. Reck 1983). Da ACTH nicht die Plazentaschranke überwinden kann, wird die fetale ACTH-Sekretion teilweise durch mütterliches Cortisol reguliert. Infusion von ACTH bewirkt einen Anstieg des mütterlichen Cortisols mit einem entsprechenden Abfall der Östriolspiegel. Dexamethason führt zu einer fast vollständigen Suppression der Östriolkonzentration im mütterlichen Plasma (Reck et al. 1978). Die kontinuierlich ansteigenden Östrogenspiegel während der Schwangerschaft bewirken an der Leber eine zunehmende Synthese von cortisolbindendem Globulin. In der Folge kommt es zu einem kompensatorischen Anstieg des gesamten Cortisols, das durch die Bindung an CBG weitgehend biologisch neutralisiert wird. Daher werden in der Schwangerschaft unter physiologischen Bedingungen nie Symptome des Hypercortisolismus beobachtet.

CRF wird in steigenden Mengen im Verlaufe der Schwangerschaft von der Plazenta gebildet. Die ACTH-freisetzende Aktivität ist jedoch durch ein spezifisches CRH-bindendes Protein weitgehend reduziert (Linton et al. 1991). Dieser Befund erklärt, daß während der Schwangerschaft normale ACTH-Konzentrationen im mütterlichen Serum gemessen werden. Die Plasmaspiegel von Cortisol, Corticosteron, Desoxycorticosteron und Aldosteron steigen progressiv während der Schwangerschaft an. Der Cortisolanstieg ist jedoch nicht nur durch die gesteigerte CBG-Freisetzung aus der Leber erklärlich. Andere Faktoren wie plazentares CRH oder ACTH-ähnliche Substanzen sind vermutlich daran beteiligt (Scott et al. 1990). Der Aldosteronanstieg während der Schwangerschaft läßt sich als Kompensation auf den Progesteronanstieg interpretieren, da Progesteron an den Aldosteronrezeptor bindet und antimineralocorticoide Eigenschaften entfaltet. Aldosteron ist beteiligt an der zunehmenden Natrium- und Wasserretention während der Gestation (Carr u. Gant 1983; Oelkers et al. 1991).

Zusammenfassung

Nach Zygotenbildung im ampullären Abschnitt der Tube, Eitransport, Blastozystenbildung und Implantation in das sekretorisch umgewandelte Endometrium gilt die Schwangerschaft als klinisch etabliert. Der sich entwickelnde Trophoblast sezerniert HCG in die mütterliche Zirkulation, HCG aktiviert das Corpus luteum zur zunehmenden Biosynthese von Östradiol und Progesteron. Beide Sexualhormone sind von essentieller Bedeutung für den Erhalt der Schwangerschaft, da sie uterines Wachstum, endometriale Sekretion und Hemmung der myometrialen Kontraktilität gewährleisten. Immuntoleranz zwischen Embryo und mütterlichem Organismus wird garantiert durch ein komplexes System, das die Bildung von maskierenden Antikörpern, die Suppression von zytotoxischen Effekten und immunsuppressorische Wirkungen einschließt. Dabei spielt das Progesteron eine wichtige Rolle. Nach der Differenzierung des Embryo zum Feten zwischen der 8. und 10. SSW sezernieren fetale und mütterliche Nebennierenrinden DHEA und DHEA-S als Vorstufen für die Östrogenbildung im Trophoblasten. Die Funktion der fetoplazentaren Einheit wird durch mütterliches Cortisol moduliert. Die steigende Progesteronproduktion während der Schwangerschaft wird durch den Trophoblasten übernommen, der Pregnenolon als Substrat verwendet. Humanes plazentares Laktogen, ein spezifisches Proteohormon des Trophoblasten wirkt lipolytisch im mütterlichen Organismus, und die dabei freigesetzten Fettsäuren können von der Mutter als Energiesubstrat verwertet werden. Die gleichzeitig eingesparte Glukose kommt dem Stoffwechsel der Plazenta und des Feten zugute. HPL ist offenbar beteiligt bei der Synthese von Wachstumsfaktoren in der Dezidua, die für die Entwicklung des Feten und das Uteruswachstum bedeutsam sind. Die steigenden Östrogenkonzentrationen während der Schwangerschaft stimulieren die hepatische Synthese verschiedener Bindungsproteine wie SHBG, CBG, TBG und Angiotensinogen. Die Aldosteronproduktion steigt während der Schwangerschaft an als Folge der steigenden Progesteronproduktion und führt zu einer verstärkten Natrium- und Wasserretention.

Abschließend ein Überblick über die Normwerte von HCG, Östriol und HPL:

1. HCG	SSW	miU/ml
	4.	5– 50
	5.	40– 1000
	6.	100– 5000
	7.	600– 10000
	8.	1500– 40000
	10.	16000–100000
	12.	12000– 80000

2. Östriol	SSW	ng/ml
	28.	2,5– 6,0
	30.	2,7– 8,0
	32.	3,0– 9,0
	34.	3,3–12,0
	36.	4,5–17,0
	38.	5,8–20,0
	40.	6,0–22,0

3. HPL	SSW	ng/ml
	28.	2,2–5,0
	30.	3,1–5,2
	32.	3,2–5,6
	34.	3,9–6,0
	36.	4,3–6,8
	38.	4,0–7,5
	40.	3,5–7,5

Literatur

1. Barnea EZ, Ashkenazy, Sarne G (1991) The effect of dynorphin on placental pulsatile human chorionic gonadotropin secretion in vitro. J Clin Endocrinol Metab 73: 1093–98
2. Barnea ER, Feldmann D, Kaplan M, Morrish DW (1990) The dual effect of epidermal growth factor upon human chorionic gonadotropin secretion by the first trimester placenta in-vitro. J clin Endocrinol Metab 71: 923–28
3. Beck P (1972) Lactogenic activity of human chorionic somatomammotropin. Proc Soc Exp Biol Med 140: 183–88
4. Beitins JZ, Bayard F, Ances JG, Kowarski A, Migeon CJ (1973) The metabolic clearance rate, blood production, interconversion and transplacental passage of cortisol in pregnancy near term. Pediatr Res 7: 509–14
5. Breckwoldt M, Reck G (1983) Untersuchungen der fetoplazentaren Einheit als geburtshilfliche Entscheidungshilfe. Gynäkologe 16: 124–31
6. Carr BR, Gant NF (1983) The endrocrinology of pregnancy induced hypertension. Clin Perinatol 10: 27–47
7. Denker HW (1983) Basic aspects of ovoimplantation. Obstet Gynecol Ann 12: 15–24
8. Hsueh AJW, Jones PBC (1983) Gonadotropin releasing hormone: extrapituitary actions and paracrine control mechanisms. Ann Rev Physiol 45: 83–94
9. Johannisson E (1968) The fetal adrenal cortex in the human. Acta Endocrinol [Suppl] 58: 130
10. Kato Y, Braunstein CGD (1990) Purified first and third trimester placental trophoblasts differ in in-vitro hormone secretion. J Clin Endocrinol Metab 70: 1187–92
11. Lala PK (1989) Similarities between immunoregulation in pregnancy and malignancy: the role of PGE 2. Am J Reprod Immunol Microbiol 9: 105–10
12. Linton E, Behan DP, Saphier PW, Lowry PJ (1990) Corticotropin-releasing hormone (CRP-binding protein: reduction in the adrenocorticotropin-releasing activity in the placental but not hypothalamic CRH). J Clin Endocrinol Metab 70: 1578–880
13. Molsberg RL, Carr BR, Mendelson CR, Simpson ER (1982) Human chorionic gonadotropin binding to human fetal testes as a function of gestational age. J Clin Endocrinol Metab 55: 791–97
14. Lin TJ, Lins SL, Erlenmeyer F, Kline T et al. (1972) Progesterone production rates during the third trimester of pregnancy in normal woman, diabetic women and women with abnormal glucose tolerance. J Clin Endocrinol Metab 34: 287–97
15. Neulen J, Breckwoldt M (1987) Beeinflussung des Fettstoffwechsels durch hPL in der späten Schwangerschaft. Geburtshilfe Frauenheilkd 47: 270–273
16. Oelkers W, Berger V, Bolik A, Bahr V et al. (1991) Dihydrospirorenone, a new progesteron with antimineralocorticoid activity: effects on ovulation, electrolyte excretion and the renin aldosterone system in normal women. J Clin Endocrinol Metab 73: 837–42
17. Petit A, Guillon G, Pantaloni C, Tence M et al. (1990) An islet-activating protein-sensitive G-protein is involved in dopamine inhibition of both angiotensin-stimulated inositol phosphate production and human placental lactogen release in human trophoblastic cells. J Clin Endocrinol Metab 71: 1573–80

18. Policastro PF, Daniels-McQueen S, Carle G, Boime I (1986) A map of the hCGß gene cluster. J Biol chem 261: 5907–16
19. Reck G, Nowostawaskyj H, Breckwoldt M (1978) Effect of ACTH and dexamethason on the diurnal rhythm of unconjugatet oestriol in pregnancy. Acta Endocrinol 87: 820–27
20. Richetts RM, Jones DB (1985) Differential effect of human chorionic gonadotropin on lymphocyte proliferation induced by mitogens. J Repro Immunol 7: 225–32
21. Rosenfeld CR (1984) Consideration of the utero placental circulation in intrauterine growth. Semin Perinatol 8: 42–5
22. Scott EM, McGarrigle HHG, Lachelin GCL (1990) The increase in plasma and saliva cortisol levels in pregnancy is not due to the increase of corticosteroid binding globulin levels. J Clin Endocrinol Metab 71: 639–44
23. Seeburg PM (1982) The human growth hormone gene family. Nucleotide sequences show recent divergence and predict an new polypeptide hormone. DNA 1: 239–49
24. Siitieri PK, Febres F,Clemens LE (1977) Progesterone and maintenance of pregnancy: is progesterone nature's immunosuppressant? Ann NY Acad Sci 186: 384–93
25. Suwa S, Friesen H (1969) Biosynthesis of human placental lactogen in-vitro II. Dynamic studies of normal-term placentas. Endocrinology 85: 103–43
26. Van Duyne CM, Hvel RJ (1959) Plasma unesterified fatt acid in fetal and neonatal life. Proc Soc Exp Biol Med 1002: 599–603
27. Yagel S, Parhac RS, Lala PK (1989) Trophic effects of fist trimester human trophoblasts and human chorionic gonadotropin on lymphocyte proliferation. Am J Obstet Gynecol 160: 946–53
28. Zolti M, Ben-Rafael Z, Meirom R, Shemesk M, Binder D, Mashiack S, Apte RN (1991) Cytokine involvement in oocyte and early embryos. Fertil Steril 56: 265–72

3.11 Kernspintomographie in der Schwangerschaft

W.-D. Reinbold

Grundlagen der Kernspintomographie

Die Bildgebung mit Hilfe der Kernspintomographie beruht auf den magnetischen Eigenschaften von Atomkernen. Atome bestehen aus einem Atomkern und einer Hülle aus Elektronen. Die Atomkerne sind positiv geladen, die Elektronen negativ. Atome mit einer ungeraden Anzahl an Protonen und Neutronen haben die Eigenschaft, daß ihr Atomkern ständig um seine Achse rotiert. Diese Rotationsbewegung bezeichnet man als Spin. Folge der Rotationsbewegung der Atomkerne ist eine ständige Bewegung der auf ihnen verteilten Ladungen. Bewegte Ladungen werden immer von einem Magnetfeld begleitet, so auch im Falle dieser Atomkerne. Bei der Bildgebung mit der Kernspintomographie benutzt man die magnetischen Eigenschaften von Wasserstoffatomkernen, die nur aus einem einzelnen Proton bestehen. Gewebe besteht nun aus einer großen Anzahl von Protonen. Im Normalfall zeigen die Magnetfelder dieser Protonen in alle beliebigen Raumrichtungen. Die magnetischen Kräfte heben sich untereinander auf.

Bringt man allerdings die Protonen eines biologischen Gewebes in ein stärkeres äußeres Magnetfeld, dann richten sich die magnetischen Vektoren der einzelnen Protonen nach dem äußeren Magnetfeld aus. Sie richten sich allerdings nicht völlig parallel zum äußeren Magnetfeld aus und nehmen daher einen gewissen Winkel zur Richtung des äußeren Feldes ein, wobei sie gleichzeitig eine Rotationsbewegung um die Achse des äußeren Feldes durchführen. Diese Rotationsbewegung nennt man Präzession. Die Geschwindigkeit dieser Rotationsbewegung bezeichnet man als Präzessionssequenz oder auch als Larmorfrequenz. Sie ist von der Feldstärke des äußeren Magnetfeldes abhängig.

Die nun im äußeren Magnetfeld in einem Gleichgewichtszustand ausgerichteten Protonen können durch Zuführung von äußerer Energie aus ihrem Gleichgewichtszustand gekippt werden. Eine Hochfrequenzenergie, deren Frequenz der Präzessionsfrequenz der Protonen entspricht, wird von den Protonen aufgenommen. Folge dieser Energieaufnahme ist eine Richtungsänderung der Nettomagnetisierung. Den Winkel, um den die Nettomagnetisierung durch einen Hochfrequenzimpuls aus der Längsrichtung gedreht wird, bezeichnet man als Flipwinkel. Für die Kernspintomographie sind insbesondere Hochfrequenzimpulse wichtig, die zu einer Drehung der Nettomagnetisierung um 90°, also in die Querrichtung und um 180°, also in die Gegenrichtung führen. Diese Impulse bezeichnet man als 90°- bzw. 180°-Impulse.

Wenn die Protonen durch einen geeigneten Hochfrequenzimpuls aus der Längsrichtung in die Querrichtung gekippt werden, führen sie weitere Rotationsbewegungen um die Achse des äußeren Feldes durch, wobei sie eine elektromagnetische Wechselspannung in der Querrichtung erzeugen. Dieses elektromagnetische Signal kann mit Hilfe von Spulen von außen gemessen werden und ist die Grundlage für die Bildgebung mit der Kernspintomographie. Die Stärke dieses Signals nimmt mit der Zeit rasch ab. Ursache für die Signalabnahme sind Vorgänge, die man als Relaxation bezeichnet. Werden Protonen, in der Längsrichtung in einem Magnetfeld ausgerichtet, durch einen Hochfrequenzimpuls in die Querrichtung gekippt, kehren sie nach Abschalten des Hochfrequenzimpulses wieder in die Längsrichtung zurück. Diesen Prozeß bezeichnet man als longitudinale Relaxation. Direkt nach Einwirken eines 90° – Impulses ist die Magnetisierung in Längsrichtung „0", da alle magnetischen Vektoren in die Querrichtung zeigen. Nach Abschalten des Impulses steigt die Magnetisierung in Längsrichtung wieder an, da die Protonen wieder in ihre Gleichgewichtslage zurückkehren. Die Zeit, bis zu der 63% des Ausgangswertes der Längsmagnetisierung wieder erreicht sind, bezeichnet man als longitudinale Relaxationszeit oder auch T1-Zeit. Die T1-Zeit ist eine Gewebekonstante, die den atomaren Aufbau einer bestimmten Substanz widerspiegelt.

Mit dem Wiedereinstieg der Magnetisierung in Längsrichtung fällt natürlich die Magnetisierung in der Querrichtung ab. Die longitudinale Relaxation ist somit einer der Gründe für den Abfall des elektromagnetischen Signals, das man in der Querrichtung messen kann. Allerdings fällt dieses Signal im allgemeinen schneller ab, als durch die longitudinale Relaxation zu erklären wäre; schuld daran sind Wechselwirkungen der Protonen untereinander, die man als transversale Relaxation bezeichnet. Nach einem 90°-Impuls liegen alle magnetischen Vektoren in der Transversalebene. Auf Grund von Feldinhomogenitäten und der damit unterschiedlichen Präzessionsfrequenzen der einzelnen Protonen liegen nach einer bestimmten Zeit die magnetischen Vektoren in der Querebene zufällig verteilt, wobei sie sich dann untereinander wieder aufheben. Die von außen meßbare Magnetisierung ist dann „0". Die Zeit, bis zu der 37% des Ausgangswertes der Quermagnetisierung abgefallen sind, bezeichnet man als *transversale Relaxationszeit* oder kurz T2-Zeit. Auch die T2-Zeit einer Substanz ist eine Gewebekonstante.

Die Komponenten eines Kernspintomographen bestehen aus einem in den meisten Fällen verwandten supraleitenden Elektromagneten, einem Hochfrequenzsender, der für die Anregung der Protonen notwendige Energien mit exakter Larmorfrequenz liefert, sowie einem Hochfrequenzempfänger, der mit Hilfe von Spulen das von den Protonen ausgesandte Signal registriert. Um ein Signal räumlich zuordnen zu können, werden zusätzlich Magnetfelder, die dem äußeren Magnetfeld überlagert werden, in den 3 Raumrichtungen angeordnet. Es handelt sich hier um die Gradientenspulen. Ein Computer steuert die Aktivität der verschiedenen Komponenten des Kernspintomographen und errechnet die Bilder in Graustufen aus den empfangenen ortskodierten Signalen.

Um Bilder anzufertigen, ist es notwendig, die Protonen mehrmals anzuregen und ihr ausgesandtes Signal immer wieder zu messen. Für die Regelung des Bildkontrastes haben dabei die *Repetitionszeit* (TR) und die *Echozeit* (TE) wesentliche Bedeutung. Die Repetitionszeit bezeichnet die Zeit, die zwischen

Anregungen der Protonen vergeht. Die Echozeit ist die Zeit, die abgewartet wird, um nach Anregung der Protonen ein Signal zu messen. Gebräuchliche TR-Zeiten liegen im Bereich von 500–3000 ms, gebräuchliche TE-Zeiten bewegen sich zwischen 10 und 100 ms.

Zur Bilderzeugung werden verschiedene Impulssequenzen verwandt:

1. Bei der *Spinechosequenz* werden Protonen durch einen 90°-Hochfrequenzimpuls angeregt, nach einer bestimmten TE-Zeit wird das Signal gemessen. Nach Ablauf einer ebenfalls gewählten TR-Zeit wird die Anregung wiederholt. Durch Wahl geeigneter TR-Zeiten und TE-Zeiten kann man den Bildkontrast so beeinflussen, daß T1- bzw. T2-gewichtete Aufnahmen entstehen. Je kürzer die TR-Zeit gewählt wird, um so deutlicher werden die T1-Unterschiede des Gewebes. Je länger die TE-Zeiten gewählt werden, um so deutlicher werden die T2-Unterschiede des Gewebes, das Bild wird T2-gewichteter. Kombiniert man kurze T1-Zeiten mit kurzen TE-Zeiten (z.B. 500/25 ms), erhält man T1-gewichtete Aufnahmen, kombiniert man dagegen lange TR-Zeiten über 200 ms mit einer langen TE-Zeit über 20 ms, erhält man T2-gewichtete Aufnahmen. Verwendet man lange TR-Zeiten mit kurzen TE-Zeiten, entstehen Aufnahmen, die durch die Protonendichte eines Gewebes bestimmt werden. In diesem Fall spricht man von Protonen-gewichteten oder Spindensity-Aufnahmen.

2. Bei den *Gradientenechosequenzen* benutzt man für die Anregung der Protonen keinen 90°-Impuls, sondern eine Hochfrequenz mit einem kleineren Flipwinkel neben den zu wählenden TR- und TE-Zeiten. Im Vergleich zur Spinechosequenz ersetzt der Flipwinkel weitgehend die TR-Zeit bei der Regulation der T1-Kontraste. Je größer der Flipwinkel, um so deutlicher werden T1-Unterschiede des Gewebes dargestellt; je länger die TE-Zeit, um so deutlicher werden T2-Unterschiede des Gewebes dargestellt. T1-gewichtete Aufnahmen entstehen mit einem großen Flipwinkel (über 60°) und einer kurzen TE-Zeit (unter 20 ms). T2-gewichtete Aufnahmen entstehen unter Verwendung eines kleinen Flipwinkels ($> 30°$) und einer langen TE-Zeit (über 20 ms).

Auch mit den Gradientenechos kann man protonengewichtete Aufnahmen erstellen unter Verwendung von kleinen Flipwinkeln und kurzen TE-Zeiten.

Kontrastverhalten von biologischen Geweben

Substanzen mit kurzer T1-Zeit erscheinen im T1-gewichteten Bild hell und damit hyperintensiv, solche mit langer T1-Zeit dunkel und damit hypointensiv. Im T2-gewichteten Bild ist es umgekehrt: Substanzen mit kurzer T2-Zeit erscheinen hypointensiv und damit dunkel, solche mit langer T2-Zeit hyperintensiv und damit hell. Für die meisten biologischen Gewebe gilt, daß Substanzen mit einer langen T1-Zeit auch eine lange T2-Zeit besitzen, Substanzen mit einer kurzen T1-Zeit weisen in der Regel auch eine kurze T2-Zeit auf. Die meisten Flüssigkeiten besitzen lange T1-Zeiten (und sind damit im T1-gewichteten Bild dunkel) und lange T2-Zeiten (sind damit im T2-gewichteten Bild hell). Fett besitzt eine kurze T1-Zeit, ist damit im T1-gewichteten Bild hell, hat eine kurze T2-Zeit und erscheint damit dunkel im T2-betonten Bild. Verkalkungen und festgebundene Protonen, z.B. in der Knochenkortikalis, geben weder im T1- noch im T2-gewichteten Bild ein Signal. Auch fließendes Blut gibt in der Kernspintomographie kein Signal, da die im Blut enthaltenen Protonen, die durch einen Hochfrequenzimpuls angeregt werden, die Schicht bei der Messung verlassen haben.

Dieses Phänomen ist allerdings abhängig von der Geschwindigkeit des fließenden Blutes und der Richtung des Blutflusses in bezug zur angefertigten Schicht. Die meisten pathologischen Veränderungen gehen mit einer vermehrten Wassereinlagerung im Gewebe einher. Pathologische Veränderungen stellen sich im T1-Bild dadurch meist hypointensiver, im T2-Bild meist hyperintensiver als gesundes Gewebe dar. Läßt sich die Anatomie im T1-gewichteten Bild meistens überlegen darstellen, lassen sich die T2-Bilder zur Darstellung von pathologischen Veränderungen besser bewerten.

Indikation zur Kernspintomographie in der Schwangerschaft

Die Sonographie hat weitgehend die Röntgendiagnostik zur Beurteilung des Feten und des weiblichen Beckens ersetzt. Wie bei der Sonographie ist die Kernspintomographie eine nichtinvasive, frei von ionisierenden Strahlen durchzuführende Untersuchungsmethode, wobei multiple Schnittebenen eines zu untersuchenden pathologischen Prozesses angefertigt werden können. Im Gegensatz zur Sonographie wird die Kernspintomographie nicht von Knochen, Fettgewebe oder luftgefüllten Strukturen behindert. Es können auch tief im Becken liegende Strukturen beurteilt werden, ohne daß ein entsprechendes Schallfenster gewählt werden muß.

Obwohl bisher, trotz gründlicher Forschungsarbeiten, mögliche Nebenwirkungen durch die Kernspintomographie auf den Feten und die Schwangere nicht bewiesen werden konnten, empfiehlt das British National Radiological Protection Board, kernspintomographische Untersuchungen erst im 2. und 3. Trimenon einer Schwangerschaft durchzuführen [17]. Untersuchungen im 1. Trimenon der Schwangerschaft sind nur bei geplanter Interruptio indiziert. In den USA müssen Schwangere darauf aufmerksam gemacht werden, daß die Sicherheit der Kernspintomographie für die bildgebende Diagnostik eines Feten noch nicht bestätigt ist. Gegenwärtig sind kernspintomographische Untersuchungen während der Schwangerschaft in den USA nur bei folgenden Indikationen erlaubt [32]:

1. Forschungsvorhaben, die bei entsprechenden Ethikkommissionen abgesichert sind,
2. bei kritischen Situationen für Patientin und Fötus vor der Geburt, wenn die Sonographie versagt.

Fetale Anatomie und Pathologie

Kindsbewegungen sind mittels Sonographie ab der 10. Gestationswoche nachweisbar. Die relativ langen Regenerationszeiten für ein Kernspinbild bedingen erhebliche Artefakte durch Kindsbewegungen. Kindsbewegungen können auch durch die Lärmbelastung durch die Gradientenspulen verstärkt werden. Echoplanartechniken erlauben heute eine Bildacquisition in 64–428 ms [29]. Fastspinechosequenzen, die 3- bis 4fach schneller Bilder des Beckens regenerieren, werden mit einer neu von Hennig entwickelten Rare-Sequenz angewandt [10]. Hierbei entstehen hochqualitative T2-gewichtete Spinechobilder, die in kurzer Zeit erstellt werden können und damit auch in der Schwangerschaft mit Erfolg eingesetzt werden. [18]. Daraus resultiert eine deutlich verminderte Störanfälligkeit gegenüber Kindsbewegungen. Dies erlaubt eine exakte Beurteilung der fetalen Anatomie mit ausgezeichneten T1- und T2-gewichteten Bildern und einem guten Weichgewebskontrast. Gelegentlich werden auch Sedativa eingesetzt, um Kindsbewegungen zu reduzieren und die Uterusmuskulatur zum Erschlaffen zu bringen [35]. Um Artefakte durch die Bewegung der mütterlichen Aorta zu reduzieren, wird die Untersuchung in Linksseitenlage durchgeführt, wobei die rechte Flanke und das Becken unterpolstert werden.

Ab der 26. Woche verbessert sich die Qualität der T1-gewichteten Bilder und auch der Inversion-recovery-Bilder durch Rückläufigkeit des Fruchtwassergehaltes und der Kindsbewegungen [25]. Mit den Inversion-recovery-Bildern lassen sich sehr gut Herz und Lunge studieren [26]. Die T1-gewichteten Bilder sind besonders vorteilhaft bei der Differenzierung der Amnionflüssigkeit, die sich dunkel darstellt, und des signalintensiven Fettgewebes des Feten. In den T2-gewichteten Bildern lassen sich besonders Hirngewebe und Lungengewebe differenzieren [13, 35].

Im 3. Schwangerschaftstrimenon läßt sich das ZNS in utero am besten untersuchen [35]. Am besten lassen sich die Großhirnhemisphären, die Ventrikel und die Augen erkennen, wohingegen die Fossa posterior, das Cerebellum, der Hirnstamm weniger gut zur Darstellung kommen. Die Hirnsubstanz zeigt eine geringe Signalgebung in den T1-gewichteten Bildern und ein höheres Signal in den T2-gewichteten Bildern [21]. Die relativ langen T1- und T2-Relaxationszeiten des Hirngewebes spiegeln den hohen Wassergehalt wider. Die Myelinisierung läßt sich in den Basalganglien in der 34. Schwangerschaftswoche erstmals erkennen [26], wohingegen eine Differenzierung von grauer und weißer Substanz in utero nicht möglich ist [13]. Mit der Kernspintomographie lassen sich zahlreiche Fehlbildungen erkennen, wie Anenzephalie [36], Ventrikulomegalie [14], Dandy-Walker-Zysten [30] und Hydranenzephalie [18]. Besonders gut läßt sich auch der Spinalkanal mit der Kernspintomographie untersuchen [35].

Ab der 25. Gestationswoche kann das fetale Herz dargestellt werden [35]. Das Herz erscheint dunkel im T1-gewichteten Bild durch das Flow-void-Phänomen des bewegten Blutes. Atrium, Ventrikel und Septum wie auch die großen Gefäßstrukturen lassen sich kernspintomographisch gut demonstrieren.

Die flüssigkeitsgefüllte fetale Lunge läßt sich gut von den dunklen Gefäßstrukturen (zentral) und der Leber differenzieren [13]. Die Lungenreifung ist von der Produktion des Surfactant-Faktors abhängig. Der Surfactant-Faktor enthält Phosphorlipide, es kommt damit zu einer Änderung des Relaxationsverhaltens mit Verkürzung der T1- und T2-Zeiten. Hier könnte die Kernspintomographie ein wichtiges Hilfsmittel als Indikator für die Lungenreife darstellen [20].

Im Abdomen werden im 3. Schwangerschaftstrimenon zahlreiche, bis 1 cm große signalintensive Herde im T1- und T2-gewichteten Bild nachweisbar [25]. Diese Herde entsprechen einer normalen Akkumulation von Fettgewebe und Mekonium im fetalen Abdomen. Die Leber, insbesondere auch ihr Eisengehalt, läßt sich im letzten Trimenon gut darstellen. Von besonderer Bedeutung ist der Nachweis von angeborenen Zwerchfelldefekten [38] und von Bauchwanddefekten [35].

Der fetale Genitourethraltrakt läßt sich nur bei pathologischen Veränderungen differenzieren. Hier imponieren insbesondere Hydronephrosen [36] und die Harnblase, wenn sie mit Urin prall gefüllt ist.

Im letzten Trimenon lassen sich am muskuloskelettalen System sowohl Muskelverbände wie Kortikalis, Spongiosa, Epiphysenknorpel und subkutanes Fettgewebe differenzieren [13, 35].

Eine Störung des fetalen Fettgewebes kann kernspintomographisch durch die Quantifizierung des subkutanen Fettgewebes bestimmt werden [7, 28]. Die Kernspintomographie zeigt sich dabei der Sonographie überlegen [28]. Der Fötus legt ab der 27. Schwangerschaftswoche Fettreserven an mit einer schnellen Zunahme des Fettgewebes bis zur 32. Woche. Bis zum Geburtstermin kommt es dann nur noch zu einer langsamen Zunahme der subkutanen fetalen Fettschicht. Die Fettschichtmessung mittels Kernspintomographie ermöglicht, zwischen konstitutionell großen und kleinen Feten und Feten mit pathologischem Wachstumsmuster zu unterscheiden [7]. Große Feten von diabetischen Müttern konnten auf Grund der enormen Dicke des subkutanen Fettgewebes identifiziert werden [26]. Fettdickemessungen werden auch erfolgreich eingesetzt zur Bestimmung des Optimums für den Geburtstermin bei Diabetikerinnen [27]. Zwischen der Länge, der Breite, dem Querdurchmesser, dem Volumen des Uterus und dem Geburtsgewicht besteht nur eine mäßige Korrelation. Eine bessere Korrelation besteht zwischen dem fetalen Querdurchmesser und dem Geburtsgewicht bei Kindern innerhalb von 2 Wochen ante partum [26].

Im T1-gewichteten Bild läßt sich sehr gut die Amnionflüssigkeit gegenüber dem Feten und der Plazenta differenzieren [5, 13]. Da die Amnionflüssigkeit ein Indikator für die Nierenfunktion in der 2. Hälfte der Schwangerschaft wird, ist die MR-Spektroskopie der Amnionflüssigkeit zur Beurteilung des fetalen Zustandes herangezogen worden. Dabei wird Amnionflüssigkeit MR-spektroskopisch untersucht. Es konnten dabei Störungen in der ZNS-Reife mit einer fetalen Azidose korreliert werden [8].

Mütterliche Anatomie und Pathologie

Die Kernspintomographie ermöglicht auf Grund ihrer hohen Auflösung und ihren Möglichkeiten, Bilder multiplanar zu rekonstruieren, ausgezeichnete Aussagen über die Größe des Uterus, seine Form, über die Uteruswand. Die glatten Muskelzellen des Myometriums zeigen eine relativ lange T1-Zeit. Daraus resultiert eine geringe Signalintensität im T1-gewichteten Bild, die im T2-gewichteten Bild deutlich ansteigt [15].

Uterusleiomyome können unter der Schwangerschaft wachsen, sich nekrotisch umwandeln und die Kontraktionsfähigkeit des Uterus beeinflussen. Bei entsprechend ungünstiger Lage im unteren Uterinsegment können sie den Geburtsvorgang und auch den Ausstoß der Plazenta negativ beeinflussen [11]. Im Gegensatz zu der Sonographie sind mittels Kernspintomographie Leiomyome auch an der Hinterwand des Uterus leicht zu erkennen [37]. Die Zervix kann kernspintomographisch unabhängig vom Füllungszustand der Harnblase – im Gegensatz zur Sonographie – beurteilt werden [15]. Dabei kann insbesondere die Position des inneren und äußeren Zervixmundes, die Relation der Zervix zur Plazenta und zum unteren Uterinsegment und zum Fötus selbst beurteilt werden. Während der Schwangerschaft erfährt die Zervix kernspintomographisch deutliche Veränderungen [15]. Die im T2-gewichteten Bild signalintensive zentrale Zone wird dicker durch Proliferation der endozervikalen Mukosa. Die äußere, weniger intensive Zone der Zervix im T2-gewichteten Bild wird prominenter, allerdings auch weniger genau zu differenzieren, da das Bindegewebe vermehrt Wasser einlagert.

Die Kernspintomographie kann durchaus in Ergänzung zur Sonographie bei der Diagnostik von Ovarialtorsion, von Blutung und Ruptur innerer Organe, aber auch bei der Diagnostik von Corpus-luteum-Zysten herangezogen werden [4, 37].

Für die Beurteilung von ektopen Schwangerschaften ist der transvaginale Ultraschall in Verbindung mit erhöhten HCG-Werten die Methode der Wahl [12]. Beim Auffinden seltener Formen von ektopen Schwangerschaften ist die Kernspintomographie hilfreich. So lassen sich insbesondere intrauterine ektope Schwangerschaften im Kernspin überlegen diagnostizieren [9].

Schwangere klagen häufig über Rückenschmerzen. Eine Protrusion des Anulus fibrosus oder eine Hernierung des Nucleus pulposus können mittels Kernspintomographie eindeutig differenziert werden. Während der Schwangerschaft kommt es zu einer verminderten Signalgebung des Bandscheibengewebes ohne Höhenminderung [2]. Während der Schwangerschaft erfahren die Bandscheiben erhebliche Signalveränderungen auf Grund eines geänderten Wasserhaushaltes. Vor einer therapeutischen Intervention sollte allerdings der Kernspinbefund exakt mit den klinischen Beschwerden der Schwangeren korreliert werden.

Während der Schwangerschaft ändert sich auch der Kalksalzgehalt des Skeletts. Die transitorische Osteoporose bei Schwangeren ist selten und manifestiert sich vorwiegend im Bereich der Hüftgelenke. Diese Erkrankung kann kernspintomographisch eindeutig auf Grund des geänderten Knochensignals im Schenkelhals differenziert werden [19].

Plazenta

Die Plazenta kann ab der 12. Gestationswoche als lokale Verdickung entlang des Gestationssackes gesehen werden. Mit dem Schwangerschaftsfortgang wächst die Plazenta und wird dicker. Mit Ende des 4. Monats hat sie ihre endgültige Dicke erreicht, wogegen die Ausdehnung in der Zirkumferenz des Uterus bis ins 3. Trimenon fortschreitet [40]. Bei Rhesusinkompabilität, Diabetes mellitus oder Anämie ist die Plazenta vergrößert. Bei Müttern mit Präeklampsie kann die Plazenta kleiner als im Normalbefund sein. Das Plazentagewebe zeigt eine hohe Signalintensität auf T2-gewichteten Spinechobildern. Auf T1- oder Inversion-recovery-Bildern erscheint die Plazenta signalarm, allerdings gering signalreicher als das Myometrium. Spiralarterien, die das mütterliche Blut an die Plazenta heranführen und an der Plazentabasis enden - wie auch die Venen im Endometrium - können kernspintomographisch sichtbar gemacht werden. Verkalkungen lassen sich demgegenüber kernspintomographisch nur mit Gradientenechosequenzen nachweisen.

Die Placenta praevia läßt sich am besten sonographisch erfassen. Bei Patientinnen, bei denen der untere Rand der Placenta nicht sicher sonographisch einsehbar ist, empfiehlt sich hier eine kernspintomographische Abklärung, insbesondere, wenn die unterschiedlichen Formen einer Placenta praevia differenziert werden müssen [22]. Die Diagnose einer Placenta praevia percreta ist meist intraoperativ zu stellen. Die Kernspintomographie erlaubt hier ante partum eine genaue Diagnose dieses Krankheitsbildes [31].

Bei der exakten Beurteilung eines Chorioepithelioms erweist sich die Kernspintomographie als ein überlegenes Untersuchungsverfahren, wobei Infiltrationsgrad, Vaskularisationsgrad und Proliferationsverhalten exakt bestimmt werden können [16]. Ovoplastenstörungen, wie die Blasenmole, das Chorioadenoma destruens oder das Choriokarzinom lassen sich mittels MR gut erfassen [1]. Klinisch wird eine Blasenmolenschwangerschaft bei schwerer Präeklampsie innerhalb von 24 Wochen bei einem zu großen Uterus oder bei einer Blutung im 1. Trimenon angenommen [37]. Laborchemisch findet sich eine Erhöhung des Beta-HCG [41]. Einblutungen können sehr gut im T1-gewichteten Bild kernspintomographisch differenziert werden anhand der hohen Signalintensität des Blutes. Die Kernspintomographie zeigt sehr gut das infiltrative Wachstum eines Choriokarzinoms in das Myometrium. Kernspintomographisch kann auch der Therapieerfolg gut dokumentiert werden. Das Chorioangion läßt sich ebenfalls als Gefäßmalformation kernspintomographisch gut erfassen [37].

Pelvimetrie

Die Kernspintomographie gestattet erstmals die direkte Bestimmung der geburtshilflichen Beckenmaße ohne Verwendung ionisierender Strahlen. Obwohl in den USA seit 1984 nur noch in 2% vor der Geburt pelvimetriert wird, werden bildgebende Verfahren, wie konventionelles Röntgen, Computertomographie und Ultraschall für die Pelvimetrie bei einem Mißverhältnis zwischen der Größe des Feten und der des Geburtskanals herangezogen [34].

Ante partum sind folgende Indikationen angebracht:

1. Zum Ausschluß einer Beckenmalformation, kongenitaler oder auch traumatischer Genese,

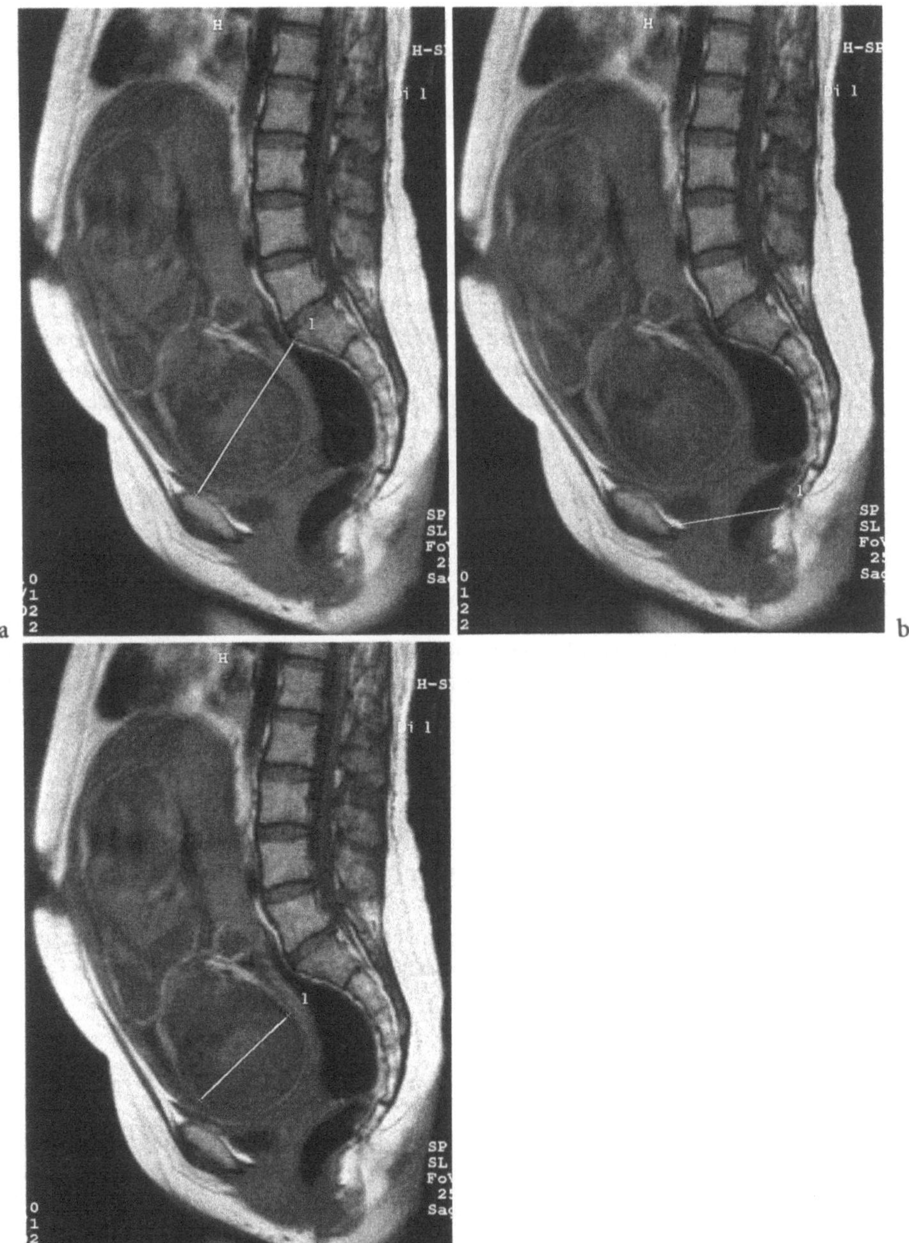

Abb. 3.34a–d. Pelvimetrie (T1, SE, Multi-slice, Multi-echo-Technik). **a** Die Conjugata vera: Kürzester Abstand zwischen Symphyse und Promontorium. **b** Der Beckenausgang: Symphyse – Os coccygeum. **c** Biparietaler Durchmesser. **d** Querer Durchmesser in der Schicht der Beckeneingangsebene gemessen

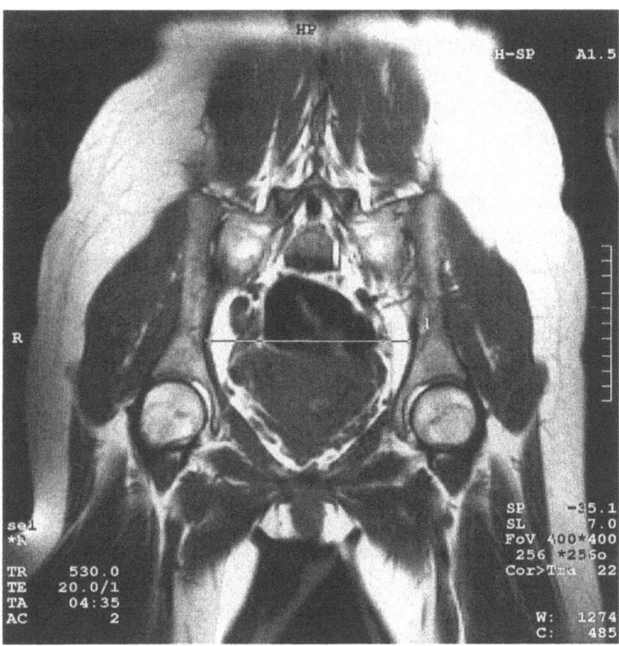

Abb. 3.34d

2. zum Ausschluß eines kephalopelvinen Mißverhältnisses,
3. zur Klärung der Frage des Entbindungsmodus bei Beckenendlage, wenn das im Ultraschall geschätzte fetale Gewicht mehr als 3500 g beträgt.

Die Patientin wird auf dem Rücken liegend in der Ganzkörperspule mit leicht angewinkelten Knien gelagert. Die Mitte der Spule wird ca. 5 cm oberhalb der Symphysenoberkante plaziert, was in der Höhe etwa der Mitte der Beckeneingangsebene entspricht. Nach einem orientierenden koronaren Schnellbild werden zunächst median sagittale Schichten durch das Becken gelegt, aufgenommen wird eine T1-gewichtete Spinechomehrschichtensequenz. In der Schicht, die die Medianebene am besten repräsentiert (dies ist am Spinalkanal zu erkennen), wird die Conjugata vera als kürzester Abstand zwischen Symphyse und Promontorium bzw. Kreuzbein ermittelt (Abb. 3.34a). Analog wird der Beckenausgang von der Symphyse bis zum Übergang S 5/Os coccygeum bestimmt (Abb. 3.34b). Bei entsprechender Stellung des kindlichen Kopfes kann auch der biparietale Durchmesser gemessen werden (Abb. 3.34c). Die zweite T1-gewichtete Spinechosequenz mit 7 Scheiben wird parallel zur Beckeneingangsebene transversokoronar gelegt, so daß das Scheibenpaket die Symphyse komplett und etwa die obere Hälfte des Kreuzbeines erfaßt. Die resultierenden Schichten erlauben die Ausmessung des Beckeneingangsquerdurchmessers, die Bestimmung der Conjugata vera in einer 2. Ebene, die Abschätzung des retrosymphysären Winkels und die Beurteilung der Beckeneingangsform (Abb. 3.34d). Die sagittale Schnittführung entspricht der Aufnahme nach Guthmann-Dyroff, die koronare Übersichtsaufnahme der Röntgenaufnahme nach Martius. Bei der Plazierung des Cursors muß jeweils darauf geachtet werden, daß die signallose Kortikalis nicht mitgemessen wird, sondern die Meßpunkte im Übergang von der Kortikalis zum Fettgewebe plaziert werden. Routinemäßig werden die beiden Spinechosequenzen unmittelbar nacheinander durchgeführt und die Beckenmaße anschließend an einer Auswertekonsole bestimmt. Vergleichsuntersuchungen am Phantom mittels konventioneller Röntgenaufnahmen nach Guthmann und Martius sowie MRT-Untersuchungen zeigen eine sehr gute Übereinstimmung [24].

Computerisierte kernspintomographische Auswertungsverfahren werden heute herangezogen, um den Geburtsvorgang zu simulieren. Hierbei kann die Dynamik des Geburtsvorganges mit möglichen Verformungen sowohl der Geburtswege als auch des Geburtsobjektes simuliert werden, wobei die statischen Informationen aus der Kernspintomographie mit den dynamischen biomechanischen Analysen kombiniert werden [39].

Eklampsie

Die Kernspintomographie hat sich als besonders nützlich bei der Diagnostik von Veränderungen des zentralen Nervensystems bei Eklampsie und Präeklampsie herausgestellt. Arterieller Hochdruck und disseminierte transitorische Verschlüsse der kleinen Hirngefäße verursachen kleine Herde eines Hirnödems, die sich überall, insbesondere im Hirnstamm, aber auch parietookzipital, subkortikal in der weißen Substanz nachweisen lassen. Die Veränderungen befallen vorwiegend kortikale Strukturen und die tiefe graue und weiße Substanz. Neuropathologische Studien ergeben bei der Eklampsie mit Störungen im ZNS fibrinoide Nekrosen der kleinen Gefäße, hypoxisch-ischämische Hirnläsionen, ein fokales oder diffuses Hirnödem und Blutungen unterschiedlicher Größe und Lokalisation [33]. Vasospasmen im Zusammenhang mit erhöhtem intraarteriellem Blutdruck spielen die entscheidende Rolle bei der Entstehung einer zerebralen Ischämie in der Eklampsie. Bestehen diese Vasospasmen über längere Zeit, können daraus auch entsprechende zerebrale Infarkte resultieren [23]. Die Herde imponieren in der Kernspintomographie im T2-gewichteten Bild als hyperintens bei normalem T1-Signal. In aller Regel bilden sich die kernspintomographischen Veränderungen komplett zurück. Die Rückbildung dieser Herde muß als Rückbildung eines reversiblen zerebralen ischämischen Herdes bzw. Ödems angesehen werden. Herde, die eingeblutet sind, bilden sich nicht mehr zurück [33]. Die Differentialdiagnose einer Sinusvenenthrombose kann ebenfalls kernspintomographisch problemlos abgeklärt werden [6]. Parietookzipitale Herde verursachen eine kortikale Erblindung, die allerdings meist temporär ist [3].

Literatur

1. Barton JW, McCarthy SM, Kohorn EJ, Scoutt LM, Lange RC (1993) Pelvic MR imaging findings in gestational trophoblastic disease, incomplete abortion and ectopic pregnancy: are they specific? Radiology 186: 163–168

2. Bishop E, Cefalo R (1983) Signs and symptoms of pregnancy. Lippincott, Philadelphia, pp 78–81
3. Duncan R, Hadley D, Bone I et al. (1989) Blindness in eclampsia CT and MR imaging. J Neurol Neurosurg Psychiatry 52: 899–902
4. Fleischer A (1978): Differential diagnosis of pelvic masses by gray scale sonography. AJR 31: 469
5. Foster MA et al. (1983) Fetal imaging by nuclear magnetic resonance: a study in goats. Radiology 149: 193–195
6. Fredriksson K, Lındvall O, Ingemarsson I, Astedt B, Cronqvist S, Holtas S (1989) Repeated cranial computed tomographic and magnetic resonance imaging scans in two cases of eclampsia. Stroke 20: 547–553
7. Garden AS, Weindling M, Griffith RD, Martın PA (1991) Assessment of fetal well-being with magnetıc resonance J Perınat Med 19: 435–448
8. Gıllies RJ et al. (1985) Hıgh resolutıon proton NMR spectroscopy of human amniotıc fluıd. Abstracts of Society of Magnetıc Resonance. In: Medicine fourth annual meeting, London, (August) pp 789–790
9. Ha HK, Jung JK, Kang SJ, Nam Koong SEN, Kim SJ, Kım JY, Shirin KS (1993) MR imaging in the diagnosis of rare forms of ectopic pregnancy AJR 160: 1229-1232
10. Henning J, Naureth A, Friedburg H (1986) Rare ımaging: a fast imagıng method for clinical MR. Magn Reson Med 3: 823–833
11. Lev-Toaff AS, Coleman BG, Arger PH, Mıntz MC, Arenson RL, Toaff ME (1987) Leiomyomas ın pregnancy: sonographic study Radiology 164: 375–380
12. Mahoney BJ (1985) Sonographic evaluation of ectopic pregnancy J Ultrasound Med 4: 221–228
13. McCarthy SM (1985) Obstetrical magnetıc resonance imaging: fetal anatomy Radiology 154: 427–432
14. McCarthy SM, Filly RA, Stark DD, Callen PW, Golbus MS, Mricak H (1985) Magnetic resonance imaging of fetal anomalies in utero: early experience AJR 145: 677–682
15. McCarthy SM, Stark DD, Filly RA, Callen PW, Hrıcak H, Higgins CB (1985) Obstetrical magnetic resonance imaging: maternal anatomy Radiology 154: 421
16. Mırich DR, Hall JT, Kraft WL, Santamaria M, Charnsangavej C (1988) Metastatic Adnexal Trophoblastic Neoplasm: Contribution of MR Imaging J Comp Ass Tomo 12: 1061–67
17. National Radiological Protection Board (1983) Revised guidelines on acceptable limits of exposure during nuclear magnetic clinical imaging. Br J Radiol 56: 974–977
18. Nghiem HV, Herfkens RJ, Francis JR, Sommer FG, Jeffrey RB, LiKCP, Steiner RM, Glover GH (1992) The pelvıs: T2-weighted Fast-Spin-Echo MR imaging. Radiology 185: 213–217
19. Peer D, Kusstatscher M, Delucca A, Psenneer K (1991) Transitorische Osteoporose in der Schwangerschaft: Diagnose mittels MRI. Geburtshilfe Frauenheilkd 51: 659–660
20. Possmayer F (1982) The prenatal lung. In: Jones C (ed) The biochemical development of the fetus and neonate. Elsevier, Amsterdam, pp 287–328
21. Powell MC, Worthington BS (April 1986) MRI: a new milestone in modern OB care. Diagn Imaging: 86–91
22. Powell MC, Buckley J, Price H, Worthington BS, Symonds EM (1986) Magnetic resonance imaging and placenta previa. Am J Obstet Gynecol 154(3): 565–568
23. Raps EC, Galetta SL, Broderick M, Atlas SW (1993) Delayed peripartum vasculopathy: cerebral eclampsia revisited. Ann Neurol 33: 222–225
24. Sigmund G, Bauer M, Henne K, De Gregorio G, Wenz W (1991) Technik der kernspintomographischen Beckenmessung in der Geburtshilfe. Fortschr Röntgenstr 154 4: 370–374
25. Smith FW, Kent C, Abramovıch DR, Sutherland HW (1985) Nuclear magnetic resonance imaging: a new look at the fetus. Br J Obstet Gynecol 92: 1024–1033
26. Smith FW, Sutherland HW (1986): Short T1 inversion recovery (STIR) imaging in human pregnancy, Magn Reson Imaging 4: 137
27. Smith FW (1985) The potential use of nuclear magnetic resonance imaging in pregnancy. J Perinat Med 13: 265–276
28. Stark DD, McCarthy SM, Filly RA, Callen PW, Hricak H, Parer JT (1985) Intrauterine growth retardation: evaluation by magnetic resonance: work in progress. Radiology 155: 425–427

29. Stehling MK, Houseman AM, Ordidge RJ, et al. (1989) Whole-body echo-planar UR imaging at 0,5 tesla. Radiology 170: 257–263
30. Thickman D, Mirtz M, Mennubi M, Kressel HJ (1984) MR imaging of cerebral abnormalities in utero. J Comput Assist Tomogr 8(6) : 1058–1061
31. Thorp JM, Councell RB, Sandridge DA, Wiest HH (1992) Antepartum diagnosis of placenta previa percreta by magnetic resonance imaging. Obstet Gynecol 80: 506–508
32. U.S. Food and Drug Administration (1988) Magnetic resonance diagnostic device: panel recommendation and report on petitions for MR reclassification. Fed Reg 53: 7575
33. Vandenplas O, Dive A, Dooms G, Mahien P (1990) Magnetic resonance evaluation of severe neurological disorders in eclampsia. Neuroradiology 32: 47–49
34. Villforth JC (1985) Medical radiation protection: a long view. AJR 145: 1114–1118
35. Weinreb JC, Lowe TW, Cohen JM, Kutler M (1985) Human fetal anatomy: MR imaging. Radiology 157: 715–720
36. Weinreb JC, Lowe TW, Santos-Ramos R, Cunningham FG, Parkey R (1985) Magnetic resonance imaging in obstetric diagnosis. Radiology 154: 157–161
37. Weinreb JC, Brown CE, Lowe TW, Cohen JM, Erdman WA (1986) Pelvic masses in pregnant patients: MR and US imaging. Radiology 159: 717–724
38. Williamson RA, Weiner CP, Yuh WTC, Abu-Yousef MM (1989) Magnetic resonance imaging of anomalous fetuses. Obstet Gynecol 73: 952
39. Wischni KA, Nalepa E, Lehmann KJ, Wentz KU, Georgi M, Melchert F (1993) Zur Prävention des menschlichen Geburtstraumas. Die computergestützte Simulation des Geburtsvorganges mit Hilfe der Kernspintomographie und der Finiten-Element-Analyse. Geburtshilfe Frauenheilkd 53: 35–41
40. Yiu-Chui Y, Chiu L (1982) Sonographic features of placental complications of pregnancy. AJR 138: 879
41. Yuen BH (1977) Plasma beta-subunit human chorionic gonadotropin assay in molar pregnancy and choriocarcinoma. Am J Obstet Gynecol 127: 711–712

4 Das Management der gefährdeten Schwangerschaft

4.1 Geburtserleichterung

L. Quaas

Einleitung

Anfang dieses Jahrhunderts wurden unter dem Einfluß des psychologischen und psychosomatischen Denkens in der Medizin in verschiedenen Ländern und unabhängig voneinander geburtsvorbereitende und geburtserleichternde Methoden entwickelt. So unterschiedlich das Vorgehen war, so hatten sie alle ein gemeinsames Ziel: den Verlauf von Schwangerschaft und Geburt so beschwerdefrei und komplikationslos wie möglich zu gestalten. Im Mittelpunkt aller Bemühungen steht die Reduzierung von Angst und Schmerz.

Schwangerschaftsgymnastik

In Deutschland wurde nach 1946 insbesondere in Freiburg mit der Schwangerschaftsgymnastik begonnen. Die Idee einer klinischen Gymnastik für Schwangere war insofern sensationell, weil in der damaligen Zeit körperliche Aktivitäten in der Schwangerschaft im Sinne von Sport und Gymnastik undenkbar waren. Zu Beginn war die Schwangerschaftsgymnastik nicht, wie häufig falsch interpretiert, als Geburtsvorbereitungsgymnastik konzipiert, sondern sie sollte auf schwangerschaftsbedingte Beschwerden Einfluß nehmen. So sollte durch gezielte Übungen der venöse Rückstrom unterstützt, eine Überdehnung der Bauchmuskulatur verhindert und der Kreislauf stabilisiert werden. Das bewegungstherapeutische Vorgehen zeigte dann später auch Auswirkungen auf die Geburt und das Wochenbett. Die Gebärenden erlebten ihre Geburt leichter und erholten sich schneller im Wochenbett. Aufgrund der positiven Erfahrungen mit der Schwangerschaftsgymnastik wurde diese Anfang der 60er Jahre durch H. Krahmann mit der Einführung des Schwangerschaftsschwimmens erweitert.

Geburtsvorbereitungsgymnastik

1948 ist in den USA die Geburtsvorbereitungsgymnastik von Heardman entwickelt worden. Sie wurde später in viele Geburtsvorbereitungsverfahren integriert. Im Unterschied zur Schwangerschaftsgymnastik wird bei den Übungen die lange

Rückenmuskulatur, die Bauchdeckenmuskulatur und auch die Beckenbodenmuskulatur besonders trainiert. Ziel ist es, eine entspannte Gebärhaltung zu erreichen. In der russisch-französischen Psychoprophylaxe wurde, wie auch von dem englischen Geburtshelfer G. Dick-Read, die Geburtsvorbereitungsgymnastik abgelehnt. In der Krankengymnastik wird den geburtsvorbereitenden Übungen ein positiver Effekt für die vegetative Umschaltung, eine Besserung der reflektorischen Abwehrspannung bei Wehenbeginn und des in den Rücken ausstrahlenden Schmerzes zugetraut. Einzelne, geburtsvorbereitende gymnastische Übungen sollten auch weiterhin Elemente in der Geburtsvorbereitung darstellen, jedoch nicht mehr als alleiniges Verfahren gelten.

Autogenes Training

Als autogenes Training wird die Erlernung einer Selbstumschaltung bezeichnet, die durch bewußte, eigene Zuwendung auf das Endosensorium gekennzeichnet ist. Bei physischer und psychischer Ruhe wird in eigener Selbstkonzentration zunächst die Schwere und später die Wärme der Extremitäten sowie des übrigen Körpers erfühlt. Werden die Schwere- und Wärmeübung sowie die innere Einstellung zur Atmung des autogenen Trainings beherrscht, so ist die dadurch erzielte körperliche und seelische Entspannung eine wesentliche Hilfe zur Senkung des Geburtsschmerzes. Die von allen Schwangeren erlernbare Methode erfordert jedoch einen Übungswillen und ein fortlaufendes Training. Hierdurch fühlen sich viele Schwangere überfordert. Auch empfiehlt sich die alleinige Anwendung des autogenen Trainings zur Geburtsschmerzerleichterung nicht, vielmehr sollte dies in ein System der Geburtsvorbereitung eingebaut werden, welches durch Aufklärung, krankengymnastische Übungen und Atmungstechniken sowie nach Möglichkeit durch Gruppengespräche ergänzt wird.

Progressive Relaxation

Von Jacobsen wurde 1948 die systematische Methodik der Entspannung der Muskulatur entwickelt. Hierbei wird die Muskulatur in verschiedenen Schritten (Extremitäten, Atmung, Stirn, Augen, Sprechorgan) entspannt. Im Unterschied zum autogenen Training handelt es sich bei der fortschreitenden Relaxation um ein systematisches, körperliches Üben an einzelnen Muskelgruppen, ohne auf die gesamte oder vegetative Entspannung umzuschalten. In seiner ursprünglichen Form wird das Verfahren heute bei der Geburtsvorbereitung nicht angewandt, weil es zu zeitraubend ist und auch nicht die besonderen Ziele der Geburtsvorbereitung erfüllt. Allerdings kann der methodische Ansatz der progressiven Relaxation in einem abgekürzten Verfahren benutzt werden, um die physisch-muskuläre Entspannung zu erleben.

Meditationsmethoden

Verschiedene Formen der asiatischen Meditation gehören in Europa nicht zu den Methoden der Geburtserleichterung, auch wenn in der Laienliteratur häufig Yogaübungen zur Abschaltung des Geburtsschmerzes empfohlen werden. Alle Meditationsmethoden bedingen eine Veränderung der Atmung. Die Atemübungen in Selbstversenkung mit möglicher Analgesie sind jedoch eigentlich nur bei Beherrschung religiös-ethischer Vorschriften möglich und auch in Indien von Schwangeren bisher noch nicht in größerem Ausmaß angewandt worden. Dagegen scheint der Einsatz des Hata-Yoga-Systems mit Atemübungen, Diätvorschriften, einer Hydrotherapie und philosophischer Meditation möglich zu sein. Hierbei ist jedoch nicht direkt eine Schmerzerleichterungsmethode eingeschlossen.

Hypnose

In Europa gehört die Hypnose zur ältesten, nicht medikamentösen Methode der Geburtserleichterung. Sie wurde bereits zu Beginn des 19. Jahrhunderts in Frankreich angewandt und ist seitdem in Europa zwar von wenigen Ärzten, aber doch mit gutem Erfolg weiterentwickelt worden. Möglich ist die Narkohypnose unter der Geburt, bei der ein leichtes, medikamentöses Narkotikum zusätzlich eingesetzt wird. Weiterhin möglich sind die posthypnotische Geburtsanalgesie, der posthypnotische Tiefschlaf und die Wachhypnose, bei der es sich eigentlich um eine suggestive Relaxation handelt. Die Autohypnose kann mit dem autogenen Training verglichen werden, da auch hier ein Zustand der Selbstversenkung erreicht werden muß, indem Suggestivformeln von Schmerzlosigkeit eingeübt werden. Unter der Geburt kann dann durch die Selbstwiederholung dieser Formeln eine hypnotische Analgesie erzielt werden.

Vorgeburtliche Übungen zur Geburtserleichterung – Kombinationsverfahren

Die bisher genannten Methoden der Geburtserleichterung werden gegenwärtig, mit Ausnahme der Hypnose, nicht isoliert zur Geburtserleichterung eingesetzt. Vielmehr handelt es sich bei der heutigen Geburtsvorbereitung um eine Kombination von Aufklärung, Atemtechnik, Entspannungs- und Gymnastikübungen. Das älteste dieser Kombinationsverfahren stellt das von G.D. Read entwickelte Konzept dar.

Die psychologische Geburtsschmerzerleichterung nach G.D. Read

G.D. Read hat in seinen Büchern „Natural childbirth“ (1933) und „Childbirth without Fear“ (1945) in eindrucksvoller Weise die Zusammenhänge zwischen Angst, Spannung und Schmerz aufgezeigt und Anleitungen zur Durchbrechung dieses schmerzfördernden Circulus vitiosus gegeben.

Mit der Entwicklung verschiedener Formen der Anästhesie seit Beginn dieses Jahrhunderts wurden die Formen der medikamentösen Analgesie auch zunehmend im Kreißsaal eingesetzt, die Entwicklung ging hierbei so weit, daß die natürliche Gebärfähigkeit der Frau in Frage gestellt wurde. Im Gegensatz dazu wollte G.D. Read der Schwangeren und Gebärenden deutlich machen, daß auch ohne Anästhesie bei körperlicher Entspannung und positiver Einstellung zur Geburt eine nahezu schmerzfreie Entbindung erreicht werden kann. Die Basis seines Konzeptes bildet das Angstspannungschmerzsyndrom, das der Ausgangspunkt aller psychophysischen Fehlsteuerungen ist. Die Schmerzen während der Geburt werden vor allem auf Ängste der Gebärenden zurückgeführt, die psychologisch und soziokulturell begründet sind. Werden diese Ängste überwunden, so kann der physiologische Vorgang der Geburt natürlich erlebt werden. Die Prinzipien der Geburtsvorbereitung von Read sind: Aufklärung über die Geburtsvorgänge, Entspannungsübungen und eine Atemschulung. Ebenso bedeutsam war für ihn die psychologische Geburtsleitung durch die Hebamme und den Arzt, in der auch suggestive Momente deutlich werden. Ziel seiner Methode ist es, das Vertrauen der Schwangeren und Gebärenden zu sich selbst so weit zu kräftigen, daß sie die Entbindung ohne Furcht und Voreingenommenheit erleben kann.

In der Nachfolge von G.D. Read wurden bei Übernahme seiner Prinzipien unterschiedliche Übungsanleitungen entwickelt. In Deutschland hat die Tübinger Methode nach Lukas und Roemer Verbreitung gefunden. Hierbei wird in der Regel nach Abschluß der 24. Schwangerschaftswoche zunächst in 3 Einzelstunden über die Grundzüge der psychologischen Geburtserleichterung, die weibliche Anatomie und die physiologischen Veränderungen in der Schwangerschaft sowie die fetale Entwicklung und dann über den Geburtsvorgang einschließlich der Schmerzbewältigung gesprochen. Nach den 3 Aufklärungsvorträgen im größeren Kreis findet dann die weitere Geburtsvorbereitung in kleinen Gruppen mit geburtsvorbereitender Gymnastik, Atemschulung und Entspannungsübungen statt. Zusätzlich können in Gruppengesprächen von Schwangeren Ängste untereinander besprochen werden, oder es können Gespräche mit schon entbundenen Frauen über deren Geburtserfahrungen erfolgen. Bewährt hat sich auch der Besuch des Kreißsaales sowie die Kontaktaufnahme mit den entbindenden Ärzten und Hebammen. Diese Form der kombinierten Geburtsvorbereitung hat in der Bundesrepublik und in den angelsächsischen Ländern eine weite Verbreitung gefunden.

Die geburtshilfliche Psychoprophylaxe des Geburtsschmerzes

Bei der geburtshilflichen Psychoprophylaxe nach Velvovsky, Nikolajev und Lamaze geht es darum, dem Geburtsschmerz auf psychischem Wege zuvorzukommen. In Rußland wurde seit Mitte dieses Jahrhunderts in Anlehnung an die Pawlowsche Reflexlehre eine Vorbereitung auf die Geburt propagiert, bei der durch direkte und indirekte Suggestionen bedingte Reflexe geschaffen werden sollen, die ein „positives zerebrales Geburtszentrum“ entwickeln würden. Durch die verbale Aktivierung der Hirnrinde sollen negative Schmerzimpulse an der kortikalen Wahrnehmung gehemmt werden.

Die Vermittlung der geburtshilflichen Psychoprophylaxe geschieht in 3–6 Sitzungen. Zunächst erfolgt eine körperliche und gynäkologische Untersuchung und eine genaue psychologische Anamnese. In Gesprächen wird nach den Ursachen der Geburtsangst gefragt; Ziel ist es, in einem Abschlußgespräch die positive Einstellung zur Geburt zu erreichen. Nach dem Einzelgespräch werden dann in Gruppensitzungen der Geburtsvorgang dargestellt, die Eröffnungsperiode und die dabei zu erwartenden Empfindungen besprochen und ihre Abwehr im Sinne der Pawlowschen Reflextheorie erörtert. Zusätzlich erlernen die Schwangeren eine rhythmische Atmung, die während der Wehe vertieft wird und der Schmerzstillung dient. Weitere Methoden der Schmerzstillung sind die leichte Massage des Unterleibes im Rhythmus des Atmens und der Druck auf die Spina iliaca anterior superior und auf die Musculi rhomboidei bei verzögerter Eröffnung des Muttermundes.

Weiterentwicklung der Psychoprophylaxe

Das Kombinationsverfahren der usprünglich reinen Schulung und Verbalsuggestion ist durch Lamaze und Vellay weiterentwickelt worden. Nicht der theoretische Hintergrund der Pawlowschen Reflexlehre, sondern die aktive Mitarbeit der Schwangeren und Gebärenden wurde in den Vordergrund gestellt. Hinzugefügt wurden ein neuromuskuläres Training, eine forcierte Frequenz der Atmung und die nasale Sauerstoffzufuhr. Von Bedeutung ist bei dieser Form der Psychoprophylaxe auch die straffe Organisation und methodische Schulung des gesamten Kreißsaalpersonals. Die Zuwendung und Betreuung der Schwangeren durch die Hebamme und den Arzt wurden stärker als bei der Methode nach Read intensiviert, weil die geforderte Selbstkonzentration und aktive innere Haltung der Gebärenden nur durch eine konsequente Leitung und Führung möglich ist. Hierdurch wird die Gebärende vom Wehenschmerz abgelenkt.

Während in Rußland das Verfahren der Psychoprophylaxe zunehmend weniger eingesetzt wird, hat sich dieses in Frankreich und in den französisch sprechenden Ländern in verschiedenen, modifizierten Formen durchgesetzt. Eine medikamentöse Schmerzerleichterung wird nicht abgelehnt, aber nur bei etwa 20% der Gebärenden für erforderlich gehalten.

Weitere Kombinationsverfahren

Besonders in Norditalien wird das „respiratorio autogeno training“ (RAT) zur Geburtsvorbereitung eingesetzt, bei dem die Entspannungsübungen auf eine ganzheitliche Umschaltung ausgerichtet sind. Es handelt sich um eine Mischung von Entspannungsübungen, Autohypnose und Atemübungen. Die Gymnastik spielt nur eine geringe Rolle.

In Spanien wurde die Sophrorelaxation (verbale Sophrologie) entwickelt. Hierbei wird durch ein Tonband und Kopfhörer in 3 Sitzungen die Entspannung vermittelt und dies der Gebärenden in der Eröffnungsperiode nochmals vorgespielt. Zusätzlich wird mit Stereoklangelementen gearbeitet, die eine Entspannung bei der Gebärenden hervorrufen sollen.

Sanfte Geburt

Bei der „sanften Geburt" nach Leboyer und Odent handelt es sich nicht, wie häufig fälschlich angenommen wird, um eine Methode der Geburtserleichterung. Die beiden französischen Mediziner stellen das Geburtserlebnis des Kindes in den Vordergrund. Der Übergang vom intrauterinen zum extrauterinen Leben soll möglichst schonend erfolgen. Das Wort „sanft" bezieht sich nicht auf die Mutter, sondern ausschließlich auf das Erleben des Kindes.

Psychologische Geburtsleitung

Neben den geschilderten Methoden der Geburtsvorbereitung hat auch die ärztliche Führung der Gebärenden einen wichtigen Einfluß auf das Schmerzerleben. Die Erfahrung, daß Gebärende sich noch nach vielen Jahren an Worte des Geburtshelfers erinnern, verdeutlicht, daß das richtige Wort zur richtigen Zeit tiefgreifende Wirkung haben kann. Je mehr der Geburtshelfer sich ein Bild von der Gebärenden machen kann und je mehr er ihre Vorstellungen über den Geburtsverlauf und die Geburt zu verstehen sucht, um so besser wird seine psychologische Hilfe sein. Jede Geburt wird damit zu einem individuellen, einzigartigen Erlebnis, nicht nur für die Gebärende, sondern auch für den betreuenden Arzt. Voraussetzung ist das Ernstnehmen der Schwangeren, das Zuhören, die gefühlsmäßige Zuwendung, das Ausstrahlen von Vertrauen und Ruhe. Auf einem vertrauensvollen Verhältnis von Geburtshelfer und Gebärender basiert auch die Suggestion, die die wichtigste, kurzpsychotherapeutische Einwirkung unter der Geburt darstellt. Sie wird häufig angewandt, auch wenn dies nicht immer bewußt geschieht. Die Suggestion dient der Angstminderung und der Schmerzlinderung. Völlige Schmerzlosigkeit zu suggerieren, wie es früher in der Psychoprophylaxe geschah, ist nicht möglich.

Wesentlich für die psychologische Geburtsleitung ist auch die Begleitung der Geburt durch den Ehemann oder Partner, die heute nahezu allgemein üblich ist.

Geburtserleichternde Verfahren und Geburtsart

Zur Ausschaltung der Wehenschmerzen stehen zahlreiche Verfahren der Anästhesie, der Analgesie und der Hypalgesie zur Verfügung. Unterschiedliche Frauen haben unterschiedliche Vorstellungen von ihrer Geburt. Sie entscheiden sich mehr für psychologische, aber auch mehr für anästhesiologische geburtserleichternde Möglichkeiten. Psychologische und pharmakologische Geburtserleichterung stellen keine sich gegenseitig ausschließenden Alternativen dar, sie gehen vielmehr Hand in Hand, ergänzen und potenzieren sich. Von der heutigen Geburtshilfe wird erwartet, daß sie zu einem angstfreien, schmerzarmen, komplikationslosen und beglückenden Geburtserlebnis verhelfen kann (D. Richter).

Mit der medikamentösen Geburtserleichterung wird nicht die Ursache der Gebärstörung behandelt. Wenn überhaupt, ist das eher im Rahmen der Geburtsvorbereitung möglich. Mit der medikamentösen Geburtserleichterung können wir lediglich symptomatisch einen gestörten Geburtsablauf zu „normalisieren" versuchen. An erster Stelle steht ohne Zweifel die psychosomatische Geburtsführung. Wirken sich trotzdem noch Angst und Verspannung störend auf den Geburtsverlauf aus, so werden die Dämpfung bzw. Beseitigung des Geburtsschmerzes auf zwei grundsätzlich verschiedenen Wegen erreicht: einmal durch zentral, d.h. in der Kortex und im thalamolimbischen System angreifende Medikamente; zum anderen durch Lokalanästhetika, mit denen die Schmerzleitungsbahnen auf dem Wege vom Schmerzursprung in der Gebärmutter und dem Beckenbodenbereich zum Rückenmark blockiert werden.

Leitungsanästhesie zur Geburtserleichterung

Die verschiedenen Formen der Leitungsanästhesie gehören heute zu den verantwortbaren Methoden der Schmerzausschaltung unter der Geburt, die als nicht lebensnotwendige Anästhesieform, die auch ihre Risiken hat, weithin zur Geburtserleichterung angewendet wird. Bei den Frauen, die sich auf die Geburt verantwortungsvoll vorbereiten, gibt es zu einem großen Teil eine ablehnende Einstellung gegenüber der Leitungsanästhesie, wobei die Angst vor Komplikationen und der Wunsch nach einer natürlichen Geburt die entscheidenden Argumente sind. Wenn der Gebärenden hingegen bekannt ist, daß in einer geburtshilflichen Abteilung zu jeder Zeit eine solche Leitungsanästhesie durchgeführt werden kann, entscheiden sich viele Frauen – wie dies Bräutigam, Klöck und Timmermann u.a. überzeugend nachweisen konnten – unter dem Einfluß des Geburtsschmerzes zu der Leitungsanästhesie. Immer sollte die endgültige Entscheidung für die Anästhesie abhängig gemacht werden von der Intensität des bei der Geburt erlebten und erlittenen Wehenschmerzes. Bei erhöhter mütterlicher Verspannung und dadurch auch kindlichem Risiko kann die Situation z.B. mittels Periduralanästhesie günstig beeinflußt werden. Die Vorteile der Leitungsanästhesien liegen auch in der besseren Versorgung des Feten, insbesondere bei plazentarer Insuffizienz, und in der Umgehung der Allgemeinnarkose bei operativer Geburtsbeendigung und dadurch erfülltem Geburtserlebnis der Mutter. Periduralanästhesie wie auch der Pudendusblock haben sich als große Bereicherung der Geburtserleichterung, ebenso auch als eine für das Kind schonende Geburtsbeendigung bewährt.

Viele erfahrene Geburtshelfer glauben es verantworten zu können, Gebärenden auf ihren Wunsch hin, nach mündlicher und schriftlicher Information über die

Risiken der Methode, die Leitungsanästhesie zu ermöglichen. Geburtsvorbereitungskurse sind jedoch auch für die Geburtsleitung unter Lumbalanästhesie keineswegs überflüssig.

Die lumbale Reflextherapie und die Zervixaktivierung

Odent hatte eine in seiner chirurgischen Praxis erworbene, für Ureterkrisen wirksame, dann bei Lumbalschmerzen unter der Geburt indizierte lumbale Reflextherapie beschrieben und erklärt. Die aktuelle Technik besteht in der intrakutanen Einspritzung einer Mischung von aqua dest. mit ein wenig Lokalanästhetikum im Angulus costolumbalis beider Seiten, mit Bildung einer Quaddel von der Fläche eines Fingernagels. Die genaue Lokalisierung ist wichtig und entspricht einem Spezialpunkt in der Akupunktur, dem Yao Yan. Die Kreuzschmerzen während der Eröffnungsperiode und die allgemeine Agitation der vollsymptomatischen Zervixdystokie verschwinden in den allermeisten Fällen, wie Irrmann und andere zeigen konnten.

An der Peripherie kann man eine reflexwirkende Aktion bevorzugen, wie die beschriebene lumbale Reflextherapie, aber auch Aurikolotherapie oder andere reflexwirkende Stimulierungen aus der Akupunktur. Kreuzschmerzen und das Verhalten der Zervix sind miteinander verbunden. Die Beeinflussung beider Phänomene durch eine Reflextherapie zeigt, daß es sich um ein funktionelles Geschehen handelt, das sich in Form eines schmerzauslösenden Spasmus der 20% Muskelfasern der oberen Zervixregion ausdrückt.

Zur Ausschaltung bzw. zur Minderung der Wehenschmerzen in der Eröffnungsperiode wird auch die Elektroanalgesie angewendet. Die elektrische Stimulation erfolgt paravertebral. Die Stimulation wird in der Eröffnungsperiode, bei guter Wehentätigkeit, begonnen und bis zum Ende der Geburt durchgeführt. Wie Kupka et al. zeigen konnten, wird durch eine derartige transkutane Nervenstimulation eine völlige Schmerzfreiheit unter der Geburt nicht unbedingt zu erzielen sein. Zur zusätzlichen Unterstützung von spasmolytischen und analgetischen Maßnahmen werden derartige Methoden zur Geburtserleichterung zunehmend angewendet.

Literatur

Übersichtsarbeiten und zusammenfassende Darstellungen

Heardman H (1948) A way to natural childbirth. Williams & Wilkins, Baltimore

Hillemanns HG, Steiner H, Richter D (1982) Die humane, familienorientierte und sichere Geburt. Thieme, Stuttgart

Jacobsen E (1948) Progressive Relaxation. University of Chicago Press, Chicago

Kline M, Guze H (1955) Self-hypnosis in childbirth. J clin exp Hypnos 3: 1389

Krahmann H (1976) 10 Jahre Schwangerschaftsschwimmen. Krankengymnastik 28: 203–204

Krahmann H, Steiner H (1992) Krankengymnastik in Geburtshilfe und Frauenheilkunde, 2. Aufl. Pflaum, München

Lamaze F (1956) Qu'est-ce que l'accouchement sans douleur par la méthode psychoprophylactique? Rev Nouv Méd (Paris) 7: 61–84

Leboyer F (1988) Geburt ohne Gewalt, 5. Aufl. Kösel, München
Lukas KH (1968) Die psychologische Geburtserleichterung. Schattauer, Stuttgart
Lukas KH, Roemer H (1985) Die Bedeutung der Gruppentherapie für die psychologische Geburtsvorbereitung. In: Mehrdimensionale Diagnostik und Therapie (S 165). Thieme, Stuttgart
Nikolajew AP (1953) Die Grundprinzipien und Wege der Schmerzausschaltung bei der Geburt. Volk & Gesundheit, Berlin
Prill HJ (1963) Geburt in Hypnose. Anasthesist 12: 87
Read GD (1933) Natural Childbirth. Heinemann, London
Read GD (1945) Childbirth without Fear. Heinemann, New York
Roemer H (1967) Methoden der Geburtserleichterung. In: Käser O et al. (Hrsgg) Gynäkologie und Geburtshilfe, Band II, Schwangerschaft und Geburt, S 631–684. Thieme, Stuttgart
Schultz IH (1970) Das autogene Training, 13. Aufl. (16. Aufl. 1979). Thieme, Stuttgart
Stauber M (1992) Psychosomatische Geburtshilfe und Gynäkologie. In: Kaser O et al. (Hrsgg.) Gynakologie und Geburtshilfe, Band I, Teil 2. Thieme, Stuttgart
Vellay P (1972) Painless labour: A french method. In: Howells JG (ed) Modern Perspectives in Psycho-Obstetrics, p 328. Oliver & Boyd, Edinburgh
Velvovsky JZ (1972) Psychoprophylaxis in obstetrics – a soviet method. In: Howells JG (ed) Modern perspectives in psycho-obstetrics. Oliver & Boyd, Edinburgh

Weiterführende Literatur

Albrecht H, Strasser K (1982) Indikation zur Periduralanästhesie in der Geburtshilfe, Einfluß auf den Geburtsverlauf, den Feten und das Neugeborene. In: Beck L, Albrecht H (Hrsgg) Analgesie und Anästhesie in der Geburtshilfe, 2. Aufl. Thieme, Stuttgart
Banerjee T (1980) Effect of Yogic Asanas in Obstetrics and Gynaecology. 6th International Congress of Psychosomatic Obstetrics and Gynaecology, Berlin
Beck L (1968) Geburtshilfliche Anästhesie und Analgesie. Thieme, Stuttgart
Beck L, Martin K (1969) Über das Risiko beim parazervikalen Block in der Geburtshilfe. Geburtshilfe Frauenheilkd 29: 961
Beck L, Martin K, Rathgen GH, Schwethelm R (1969) Experimentelle Untersuchungen uber die Einwirkung des parazervikalen Blocks auf das Neugeborene. Arch Gynäk (Kongreßbericht) 207: 214
Beck L (1972) Zur Anwendung der Analgetika unter der Geburt. In: Jung H (Hrsg) Methoden der pharmakologischen Geburtserleichterung und Uterus-Relaxation. Thieme, Stuttgart
Beck L, Ahnefeld FW, Dick W, Finster M, Foldes F, Hickl FJ, Hochuli E, Potthoff S, Strasser K (1973) Analgesie und Anästhesie im Kreißsaal. Geburtshilfe Frauenheilkd 33: 837
Beck L, Potthoff S (1976) Zusammenfassende Ubersicht über die praktische Anwendung der medikamentösen Analgesie bei der Geburt. Gynäkologe 9: 223–227
Beck L, Potthoff S (1981) Medikamente zur Geburtserleichterung. In: Käser O, Friedberg V, Ober KG, Thomsen K, Zander J (Hrsgg) Gynäkologie und Geburtshilfe, Bd. II/2. Thieme, Stuttgart
Beck L, Potthoff S, Molinski H (1982) Psychopharmaka in der Geburtshilfe und Gynäkologie. In: Haase H-J (Hrsg) Therapie mit Psychopharmaka und anderen seelisches Befinden beeinflussenden Medikamenten. Schattauer, Stuttgart
Beck L, Albrecht H (1982) Analgesie und Anasthesie in der Geburtshilfe. Thieme, Stuttgart
Beckett AH, Taylor JE (1967) Blood concentrations of pethidine and pentazocine in mother and infant at time of birth. J Pharm Pharmacol 19: 505
Bibring GL (1959) Some considerations of the psychological process in pregnancy. Psychoanal study of the child 14: 113
Bing E (1971) Die Lamaze-Methode. Schroder, Hamburg
Bonica JJ (1978) Obstetric analgesia and anaesthesia. Springer, Berlin
Bonica JJ (1980) Obstetric Analgesia and Anaesthesia. World Federation of Societies of Anaesthesiologists, Amsterdam
Brautigam HH (1982) Sanfte Geburt und Schmerzausschaltung – Ein Widerspruch? In: Hillemanns HG, Steiner H, Richter D (Hrsgg) Die humane, familienorientierte und sichere Geburt. Thieme, Stuttgart

Buxton CL (1962) A Study of Psychophysical Methods for Relief of Childbirth Pain. Saunders, Philadelphia

Chertok L, Langen D (1968) Psychosomatik der Geburtshilfe. Hippokrates, Stuttgart

Crawford JS (1978) Principles and Practice of Obstetric Anaesthesia. Blackwell, Oxford

Cretius K, Schwalm H (1967) Quelques recherches sur la biochimie de l'utérus humain. Bull Soc Royale Belge de Gyn Obst 37: 85–100

Dick W, Falk M, Traub E, Knoche E (1977) Klinische Untersuchungen zur medikamentösen Geburtserleichterung mit intravenösen Applikationen von Dehydrobenzperidol und Pethidin. Geburtshilfe Frauenheilkd 37: 800

Engineer S, Zindler M, Anheimer W (1972) Vergleichende Untersuchungen von Pentazocine und Pethidin bezüglich der Analgesie und der Atemdepression. In: Janzen R, Keidel WD, Herz A, Steichele C (Hrsgg) Schmerz. Thieme, Stuttgart

Drähne T, Werner Ch (1982) Sophrologie – ein Geburtsvorbereitungskurs für besonders ängstliche Paare. In: Hillemanns HG, Steiner H, Richter D (Hrsgg) Die humane, familienorientierte und sichere Geburt. Thieme, Stuttgart

Ewy D, Ewy R (1979) Die Lamaze-Methode. Goldmann, München

Günther H, Kohlrausch L, Teirich-Leube H (1966) Krankengymnastik in der Frauenheilkunde. Fischer, Stuttgart

Hertz DG, Molinski H (1981) Psychosomatik der Frau. Springer, Berlin

Irrmann M (1981) Zervixfaktor und Reflextherapie. In: Weidinger H (Hrsg) Der Geburtsschmerz und seine Beeinflussung – Alternativen zu pharmakologischen Methoden. Symposium Budapest. Wissenschaftliche Information Milupa 7,3: 73–94

Irrmann M (1982) Geburtsschmerzen und -schwierigkeiten: Einsicht in ihre Mechanismen – Richtlinien für Behandlung und Vorbeugung. In: Hillemanns HG, Steiner H, Richter D (Hrsgg) Die humane, familienorientierte und sichere Geburt. Thieme, Stuttgart

Jacobson E (1928) Progressive Relaxation. University of Chicago Press, Chicago

Jacobson E (1954) Relaxation methods in labor. Am J Obstet Gynaecol 67: 1035

Janov A (1974) Das befreite Kind. Fischer, Frankfurt

Jung H (1964) Untersuchungen zur Wirkungs-Quantität von Valium am Uterus. Fortschr Geburtsh Gynäk 19: 70

Kjellrup M (1980) Bewußt mit dem Körper leben, Spannungsausgleich durch Eutonie. Ehrenwirth

Klaus MH, Kennell JH (1976) Maternal-infant bonding. Mosby, Saint Louis

Klöck FK, Timmermann J (1982) Leitungsanästhesie in der Geburtshilfe. In: Hillemanns HG, Steiner H, Richter D (Hrsgg) Die humane, familienorientierte und sichere Geburt. Thieme, Stuttgart

Krohne H (1975) Angst und Angstverarbeitung, Kohlhammer, Stuttgart

Kupka K, Rummel W (1982) Geburtserleichternde Verfahren und Geburtsarten. In: Hillemanns HG, Steiner H, Richter D (Hrsgg) Die humane, familienorientierte und sichere Geburt. Thieme, Stuttgart

Laborit H (1980) L'inhibition de l'action. Masson, Paris

Leboyer F (1974) Der sanfte Weg ins Leben. Geburt ohne Gewalt. Desch, München

Lehr V (1978) Eltern-Kind-Beziehung in der ersten Lebenszeit. Z Geburtsh Perinat 182: 317–330

Liebault F (1891) Therapeutique suggestive. Paris

Meinrenken H, Rüther K, Stockhausen H (1976) Transvaginale Leitungsanästhesien und ihre Anwendung. Gynäkologe 9: 193–198

Melzack R, Wall PD (1962) On the nature of cutaneous sensory mechanisms. Brain 65: 331–356

Mitchell I (1971) Wir bekommen ein Baby. Rowohlt, Hamburg

Molinski H (1970) Die Auswirkungen von Ärger auf den Geburtsverlauf. Z psychosom Med Psychoanal 16

Molinski H (1972) Die unbewußte Angst vor dem Kind. Kindler, München

Molinski H (1975) Gesprächsführung bei Schwangerschaftskonflikten. Dtsch Ärztebl 46: 3183

Nassauer M (1921) Die schmerzlose Geburt. Münch med Wschr 68: 1354

Nikolajew AP (1946) Grundriß und Theorie der Schmerzausschaltung bei der Geburt. Volk & Gesundheit, Berlin

Odent M (1975) La réflexothérapie lombaire: efficacité dans le traitement de la colique néphrétique et en analgésie obstétricale. Nouv Press Méd 4: 188

Odent M (1978) Die sanfte Geburt. Kösel, München

Pedersen H, Finster M (1982) Perinatale Pharmakologie. In: Beck L, Albrecht H (Hrsgg) Analgesie und Anästhesie in der Geburtshilfe. Thieme, Stuttgart

Perrez M, Schenkel H, Stauber M (1978) Eine experimentelle Untersuchung zur psychologischen Geburtsvorbereitung. Z Geburtsh Perinat 182: 149

Poettgen H (1971) Die Integration des autogenen Trainings in der geburtshilflichen Psychoprophylaxe. Geburtshilfe Frauenheilkd 31: 150–155

Potthoff S (1973) Pudendusanästhesie. In: Analgesie und Anästhesie im Kreißsaal. Geburtshilfe Frauenheilkd 33: 844

Potthoff S (1980) Medikamentöse Geburtserleichterung – Auswirkungen auf Mutter, Fet und Neugeborenes. Milupa: Schwestern-Information IV

Prill HJ (1981) Methoden der Geburtserleichterung. Psychologische bzw. nicht-medikamentöse Methoden. In: Kaser O, Friedberg V, Ober KG, Thomsen K, Zander J (Hrsgg) Gynakologie und Geburtshilfe, Bd. II/2. Thieme, Stuttgart

Potthoff S, Beck L (1982) Geburtserleichternde Verfahren und Geburtsart. In: Hillemanns HG, Steiner H, Richter D (Hrsgg) Die humane, familienorientierte und sichere Geburt. Thieme, Stuttgart

Prill HJ (1956) Methoden psychischer Geburtsschmerzerleichterung. Zschr Gebh Gynäk 146: 211

Prill HJ (1965) Das Autogene Training in der Geburtshilfe und Gynäkologie. In: Schultz JH (Hrsg) Das Autogene Training. Correlationes Psychosom. Thieme, Stuttgart

Prill HJ (1966) Schmerzbeeinflussung durch Autogenes Training in der Geburtshilfe. Psychother Psychosom 14: 429

Prill HJ (1979) Psychosomatik und Psychopathologie der Schwangeren, Gebärenden und Mutter. In: Martius G (Hrsg) Hebammenlehrbuch. Thieme, Stuttgart

Prill HJ (1981) Methoden der Geburtserleichterung. Psychol. bzw. nichtmedikamentöse Methoden. In: Käser O, Friedberg V, Ober KG, Thomsen K, Zander J (Hrsgg) Gynäkologie und Geburtshilfe, Bd. II/2. Thieme, Stuttgart

Prill HJ (1957) Erfahrungen mit dem autogenen Training bei funktionellen Schwangerschaftsbeschwerden. Med Klinik 52

Prill HJ (1982) Sinn und Unsinn der vorgeburtlichen Ubungsverfahren. In: Hillemanns HG, Steiner H, Richter D (Hrsgg) Die humane, familienorientierte und sichere Geburt. Thieme, Stuttgart

Read GD (1933) Natural childbirth. Heinemann, London

Read GD (1944) Childbirth without fear. Heinemann, New York

Rey E, d'Athis P et al. (1979) Pharmacokinetics of Clorazepate in Pregnant and Non-Pregnant Women. Europ Clin Pharm 15: 157–180

Richter D (1978) Schwangerschaft und Sexualität. I. Teil. Diagnostik 11: 423–425

Richter D (1978) Schwangerschaft und Sexualität. II. Teil. Diagnostik 11: 487–489

Richter D (1978) Möglichkeiten der vorgeburtlichen Übungsverfahren und der Nachsorge in der Praxis. Dtsch Hebammenzeitschrift 9

Richter D (1980) Geburtsvorbereitung – eine präventiv psychologische Aufgabe. Familienorientierte Geburtshilfe, Therapiewoche 30: 612

Richter D (1982) Psychologische Geburtserleichterung. In: Beck-Albrecht (Hrsg): Anästhesie und Analgesie in der Geburtshilfe. Thieme, Stuttgart

Richter D (1982) Geburtsvorbereitung: Präventiv-psychohygienische Aufgabe familienorientierter Geburtshilfe. In: Hillemanns HG, Steiner H, Richter D (Hrsgg) Die humane, familienorientierte und sichere Geburt. Thieme, Stuttgart

Roth F (1953) Schmerzlose Geburt durch Psychoprophylaxe. Thieme, Stuttgart

Rubin M (1974) Manuel d'acupuncture fondamentale. Mercure de France

Schick AR, Dellenbach P et al. (1977) Etude de l'activité d'un anxiolytique administré par voie intraveineuse au cours de l'accouchement et de ses effets sur la fréquence cardiaque foetale. Rev Fr Gyn Obst 72: 155–160

Schindler S (1973) Methoden der pränatalen und perinatalen Psychologie. In: Graber-Kruse (Hrsg): 98–104

Shnider SM, Moya F (1974) The Anaesthesiologist, mother and newborn. Williams & Wilkins, Baltimore

Schultze-Rhonhoff G (1923) Zum Kapitel Hypnosegeburten. Zbl Gynäk 47: 476

Sophrologie et medicin de demain. Editions du signal, Lausanne 1979
Stauber M (1982) Psychohygienische Forderungen an die heutige Geburtshilfe. In: Hillemanns HG, Steiner H, Richter D (Hrsgg) Die humane, familienorientierte und sichere Geburt. Thieme, Stuttgart
Stauber M (1986) Psychosoziale Aspekte der Schwangerenberatung. In: Künzel W, Wulf K-H (Hrsgg) Die normale Schwangerschaft: Klinik der Frauenheilkunde und Geburtshilfe, Band 4. Urban & Schwarzenberg, München
Stockvis B (1979) Lehrbuch der Entspannung. Hippokrates, Stuttgart
Strasser K (1980) Lumbale Periduralanästhesie in der Geburtshilfe. Urban & Schwarzenberg, München
Strasser K, Albrecht H (1982) Die lumbale Peridural-, die Kaudal- und die Spinal-Anästhesie. In: Beck L, Albrecht H (Hrsgg) Analgesie und Anästhesie in der Geburtshilfe. Thieme, Stuttgart
Tatzel E (1892) Eine Geburt in Hypnose. Z Hypnotismus 1: 245
Vellay H, Vellay E (1956) Témoignages sur l'accouchement sans douleur par la méthode psychoprophylactique. Du Seuil, Paris
Velvovsky IZ (1953) Erfahrungen mit der psychoprophylaktischen Methode zur Schmerzausschaltung bei der Geburt. In: Schmerzausschaltung bei der Geburt. Volk & Gesundheit, Berlin
v. Oettingen K (1921) Geburten im hypnotischen Dammerschlaf. Münch med Wschr 68: 265
von Matthiessen H, Beck L (1982) Transvaginale Leitungsanästhesien. In: Beck L, Albrecht H (Hrsgg) Analgesie und Anästhesie in der Geburtshilfe. Thieme, Stuttgart
v. Schrenk-Notzing A (1892) Geburt in Hypnose. Z Hypnotismus 1: 49
Werner Ch, Drähne A (1982) Wie lassen sich die Ideen der „natürlichen" und „sanften" Geburt mit den Forderungen der Perinatologie verbinden? In: Hillemanns HG, Steiner H, Richter D (Hrsgg) Die humane, familienorientierte und sichere Geburt. Thieme, Stuttgart
Wiesenhüter E (1979) Lehrbuch der Entspannung. Hippokrates, Stuttgart

4.2 Neue Wege bei der Betreuung schwangerer Diabetikerinnen

B. Westin

Vorgeschichte

Vor ca. 100 Jahren wurde in der ganzen medizinischen Weltliteratur nur über etwa 20 Fälle von schwangeren Diabetikerinnen berichtet (Duncan 1883). Zu dieser Zeit war Diabetes eine Erkrankung, die ihren eigenen Verlauf nahm. Die Prognose war für Mutter und Kind in den meisten Fällen infaust. Mit Hilfe einiger Tabellen und Übersichten möchte ich diese historische Vorgeschichte erläutern.

Während der Prä-Insulin-Ära (Tabelle 4.1) war die Konzeptionsfrequenz sehr niedrig und die maternale und perinatale Mortalität sehr hoch (Olofsson 1986).

Da man in der Früh-Insulin-Ära (Tabelle 4.2) keine genauen Blutzuckerkontrollen durchführte, war die Konzeptionsfrequenz immer noch viel niedriger und die maternale und perinatale Mortalität immer noch viel höher als in der Gesamtbevölkerung (Olofsson 1986; Westin 1989).

Diese fehlenden Blutzuckerkontrollen waren für viele Probleme in der Neonatalperiode verantwortlich, nämlich:

kongenitale Defekte,
Frühgeburten,
Geburtsasphyxie,
Hypoglykämie,
Makrosomie.

Klassifizierung

Nach dem Erscheinen der Abhandlung von Pedersen (1952) hatte man langsam ein besseres Verständnis für genaue metabolische Kontrollen:

Makrosomie:

- Maternale Hyperglykämie,
- fetale Hyperglykämie,
  Hyperplasie von Langerhans-Inseln,
  Hyperinsulinismus (Zuwachsfaktor),
- Überernährung,
  Zuwachsakzeleration.

Tabelle 4.1. Prä-Insulin-Ära. (Olofsson 1986)

Konzeptionsfrequenz	2–5%
Mütterliche Mortalität	40–50%
Lebendgeborene	≤ 50%

Tabelle 4.2. Früh-Insulin-Ära (1933–1939). (Olofsson 1986; Westin 1989)

	Bei Diabetes der Mutter [%]	Total population [%]
Konzeptionsfrequenz	10–15	85
Mütterliche Mortalität	7–14	0,1
Lebendgeborene	45–52	96

Tabelle 4.3. Modifizierte Klassifikation nach White (1965)

White-Klasse	Alter bei Erkrankungsbeginn		Krankheitsdauer in Jahren	Retinopathie	Therapie
A	Jedes		Jede	–	Diät
AB	Jedes		Jede	–	Insulin Während Schwangerschaft
B	<20	und	<10	–	Insulin
C	10–20	oder	10–20	–	Insulin
D	<10	oder	>20	+	Insulin
F	Jedes		Jede	Proliferation und/oder Nephropathie	Insulin

Hinzu kam eine bessere Zusammenarbeit zwischen Geburtshelfern, Pädiatern und Internisten. In Schweden haben im allgemeinen die Pädiater die Internistenrolle übernommen. Die modifizierte Diabetesklassifizierung nach White (1965) geht aus Tabelle 4.3 hervor. Die Klassen A und AB entsprechen dem nichtinsulinpflichtigen und dem insulinpflichtigen Gestationsdiabetes. Diese Klassifizierung wurde um den Begriff der „prognostic bad signs during pregnancy“ (PBSP) erweitert:

Prognostisch ungünstige Zeichen (PBSP):

- Pyelonephritis,
- Präkoma oder Azidose,
- Hypertonie,
- mangelnde Kooperation.

Wird das Schema nach White um die „prognostisch ungünstigen Zeichen“ ergänzt, so kann man wesentlich bessere Aussagen hinsichtlich der perinatalen Mortalität machen (Tabelle 4.4).

Tabelle 4.4. Perinatale Mortalität unter Berucksichtigung der Klassifikation nach White und der prognostisch ungunstigen Zeichen. (Pedersen et al. 1974)

White-Klasse	Perinatale Mortalität mit PBSP [%]	Perinatale Mortalität ohne PBSP [%]
A	14, 3	3, 0
B	19, 1	3, 8
C	29, 4	9, 0
D	25, 2	10, 5
F	37, 5	30, 8

Tabelle 4.5. Metabolische Kontrollen in der Frühschwangerschaft

Meßwerte	Metabolische Korrelate	Diabetes	Kontrollen	P-Wert
HbA_{1C} [%]	Maternale Hyperglykamie Mißbildungen	8,8	6,0	<0,001
Hydroxybutyrat (mmol L)	Teratogener Effekt	0,09	0,05	<0,001
C-Peptid >0,10 (nmol L)	Maternale Insulin-produktion	32%	100%	<0,001

Tabelle 4.6. Biochemische Meßwerte in der Frühschwangerschaft unter Berücksichtigung des fetalen Outlet bei Diabetes

Fetales Outlet	Verteilung [%] n = 207	HbA_{1C} [%]	Hydroxy-buturat (mmol/L)	C-Peptid >10 [%] (nmol/L)
Fetus bzw. Kind				
unauffällig	88,9	8,6	0,08	87,9
Mißbildung	3,9	11,0–11,3	0,11–0,14	1,5
Fehlgeburt	7,2	10,0	0,11	10,6

Metabolische Kontrollen in der Frühschwangerschaft

Wie in Tabelle 4.5 gezeigt wird, haben HbA_{1c}, Hydroxybutyrat und C-Peptid eine gewisse metabolische Korrelation. Die Korrelation besteht zwischen HbA_{1c} und Ketonkörpern in bezug auf Fehlgeburten und Mißbildungen (Tabelle 4.6). Nach der Diskriminantenanalyse besitzt nur HbA_{1c} Prädiktionswert (Hansen, 1985). Diese Aussage wird durch Tabelle 4.7 bestätigt.

Tabelle 4.7. Maternale Hba_{1c}-Werte in der Frühschwangerschaft unter Berucksichtigung des fetalen Outlet bei Diabetes

Material	HbA_{1C} im 1. Trimenon		
	< 9,0	9,0–10,9	≥11
Verteilung [%]	55,1	33,3	11,6
Mißbildungen [%]	0,0	4,8	26,0
Fehlgeburten [%]	3,5	8,7	21,0

Tabelle 4.8. Durchschnittliche Blutzuckerkonzentration bei diabetischer Schwangerschaft (1974–1980)

Trimenon	n	Blutzucker mmol L	Mindestens 70% < 5,0 mmol L
1	45	5,9	16%
2	66	4,9	44%
3	85	4,2	71%

Tabelle 4.9. Vergleichende Blutzuckerkontrolle (32–36 SSW)

Materneller Ausfall	Prospektive, randomisierte Studie	
	Im Krankenhaus SSW 32–36 (n = 46)	"Monitoring" zu Hause (n = 54)
Blutglukose Mittelwert mmol/L	6,0	5,9
Dauer der Schwangerschaft, SSW	38,0	38,1
Hypertension Präeklampsie	11%	13%
Hospitalisierung wegen Komplikationen		19%

Blutzucker und Selbst-Monitoring

Die durchschnittliche Blutzuckerkonzentration von genau kontrollierten Schwangeren geht aus Tabelle 4.8 hervor. Im 3. Trimenon haben die meisten Schwangeren fast normale Blutwerte. Tabelle 4.9 zeigt, daß die Selbstkontrolle der Blutzuckerwerte zu Hause gleiche Werte ergibt wie die Kontrolle im Krankenhaus.

Fetales Outlet

Das „fetale outlet" bei selbstkontrollierten Blutzuckerwerten ist fast identisch mit den Ergebnissen, wie man sie unter klinischer Kontrolle erhält (Tabelle 4.10). Daraus geht auch hervor, daß in beiden Gruppen jeweils die Frühgeburtenfrequenz etwa 10% und die perinatale Mortalität etwa 2% betragen. Die Diskriminantenanalyse zeigt, daß nur das Gestationsalter von signifikanter Bedeutung ist (Tabelle 4.11).

Fruchtwasseranalysen

Die durchschnittliche C-Peptidkonzentration war dieselbe, unabhängig davon, ob Phosphatidyl-Glycerol (PG) meßbar war oder nicht. Das C-Peptid korreliert mit dem Kindsgewicht (Tabelle 4.12). Das Ergebnis der Lungenreifetests im Verhältnis zur neonatalen Morbidität bei genau überwachten Diabetikern ist in Tabelle 4.13

Tabelle 4.10. Fetales Outlet: Blutzuckerkontrolle zu Hause im Vergleich zur Kontrolle im Krankenhaus

Fetales Outlet	Prospektive, randomisierte Studie	
	Im Krankenhaus SSW 32–36 (n = 46)	Monitoring zu Hause (n = 54)
Schwere Mißbildungen	7%	2%
Maladaptation der Lungen	11%	10%
Symptomatische Hypoglykämie < 1,7 mmol/L	0%	4%
Erythrozytosis Htk > 70%	11%	9%
Bilirubinämie > 300 μmol/L	7%	14%
Nutritionsprobleme	24%	20%
Pflege in Kinderabteilung Medianwert	2,8 Tage	2,7 Tage
Spontane Frühgeburt	11%	9%
Perinatale Mortalität	2,2%	1,9%

Tabelle 4.11. Zustand der Mutter und des Kindes im Verhältnis zu schwerer, perinataler Morbidität

Zustand	Keine Morbiditat (n = 35)	Schwere Morbidität (n = 28)
Dauer von Diabetes	8 Jahre	14,5 Jahre
Gestationsalter	38,1 SSW	37,1 Jahre
Frühgeburt	19%	54%
Kaiserschnitt	35%	68%
Hypertension	8%	40%
Geburtsgewicht (g)	3 410	2 930

Tabelle 4.12. C-Peptid und Phosphatidylglycerol im Fruchtwasser bei genau kontrollierten diabetikerinnen (n = 35/36–37 SSW)

White-Klasse	Kinds-Gewicht	C-Peptid (nmol/L)	PG positiv
AB	3 557	0,43	43%
B-D	3 448	0,51	50%
F	2,595	0,32	0%

Tabelle 4.13. Ergebnis von Lungenreifetests in der 37. SSW im Verhältnis zur neonatalen Morbidität in der 39. SSW bei genau kontrollierten Diabetikerinnen

Übereinstimmende Lungenreifetests (Nilblau u. PG)	Anzahl	Neonatale Morbidität
Reife Lungen	21	10
Unreife Lungen	14	0

Tabelle 4.14. „Non-Stress-test" (NST) Innerhalb einer Woche vor der Geburt bei diabetischer Schwangerschaft. (Olofsson 1986)

Fetale/Neonatale Periode	Prädiktion Normaler NST [%]	Spezifität [%]	Prädiktion Pathol NST [%]	Sensitivität [%]
Intrapartum CTG	80,6	89,3	40	25
1 min-Apgar	90,9	81,4	23,8	41,7
Atemnotsyndrom	76,9	80,6	20	16,7
Hypoglukämie Hypokalzämie Bilirubinämie	85,9	80,7	20	26,7

angegeben. Der prädiktive Wert der Lungenreifetests ist vernachlässigbar, wenn die schwangere Diabetikerin genau überwacht wird.

„Non-Streß-Test" und Ultraschall im 3. Trimenon

Ein Oxytocin-Streßtest bietet keine Vorteile gegenüber einem Non-Streß-Test (Olofsson 1986) und sollte nur in selektiven Fällen angewandt werden. Aus Tabelle 4.14 geht hervor, daß der Prädiktionswert und die Spezifität eines normalen Non-Streßtests relativ hoch sind. Der Voraussagewert bei pathologischem Testergebnis ist schlecht. Abgesehen von der Bestimmung der fetalen Gewichtszunahme und des „fetale biophysical profile" mit Ultraschall ist noch die Kombination von

Tabelle 4.15. Doppler Sonographie Real-time - Ultraschall bei diabetischer Schwangerschaft. (Olofsson 1986)

Nabelschnur	Diabetes	Kontrolle	Klinische Bedeutung
Venöser Blutfluß SSW 29 (ml/min/kg)	149,9	119,7	Akzelerierter Zuwachs des Feten
Arterie Pulsindex SSW 39	0,94	0,82	Erhöhter Gefäßwiderstand in Plazenta "fetal distress"

Pulsed-Doppler und Real-time-Ultraschall für die Überwachung der diabetischen Schwangerschaft von klinischer Bedeutung (Tabelle 4.15).

Beta-Blocker-Anwendung bei schwangeren Diabetikerinnen mit Hypertonie

An einer Gruppe schwangerer Diabetikerinnen mit Hypertonie wurde die Wirkung selektiver Beta-1-Blocker beobachtet. Jede Patientin führte ihre Kontrollen selbst durch. Die Resultate hinsichtlich der Blutzuckerhomöostase und der Wirkung auf den fetalen Herzrhythmus sind im folgenden zusammengefaßt:

Glukose Homöostase	-	keine Einwirkung,
Insulinbedarf	-	unverändert,
fetaler Basalrhythmus	-	vermindert,
Akzelerationsamplitude	-	vermindert,
„fetal distress“	-	wahrscheinlich erhöht.

Perinatale und kindliche Mortalität bis zum 1. Lj.

Die Mortalität während der ersten 2 Lebensjahre bei 87 diabetischen Schwangerschaften (1974–1980) geht aus folgender Übersicht hervor (Olofsson 1986):

Perinatale Mortalität	1,1% (0,9%)
Neonatale Mortalität (28 Tage)	2,3%
Kindermortalität (1 Jahr)	4,6% (1,8%)
Mißbildungen (2 Jahre)	2,5%

Kindermortalität ist der beste „follow-up“-Index
(50% Mißbildungen)
(%) = Totalpopulation

Tabelle 4.16. Sozioökonomischer Gewinn bei Selbstmonitoring. (Hanson 1985)

Ausfall	Im Krankenhaus	Selbstmonitoring
Mittlere Pflegedauer im III. Trimenon	39 Tage	2 Tage
Medianes Gestationsalter	38,0 SSW	39,3 SSW

Man sieht, daß die kindliche Mortalität nach 2 Jahren den besten Aussagewert bezüglich der Prognose ergibt. Zur Hälfte beruht diese Mortalität auf kongenitalen Mißbildungen. Die Mißbildungsfrequenz ist relativ gering.

Sozioökonomischer Vorteil bei Selbstkontrolle

Die mittlere Pflegedauer im Krankenhaus und die Dauer des stationären Aufenthaltes von schwangeren Diabetikerinnen, die sich selbst kontrollieren, geht aus Tabelle 4.16 hervor. Durch Selbstkontrolle könnte man durch Reduzierung der Krankenhaustage mehr als 22000 DM pro Patientin einsparen.

Empfehlungen zur Schwangerenvorsorge bei Diabetes

Niedrige HbA_{1c}-Werte in der perikonzeptionalen Periode unter genauer Blutzuckerkontrolle bis zur 8. SSW vermindern signifikant die Frequenz kongenitaler Anomalien (Fuhrman et al. 1983). Unsere Empfehlungen bezüglich der perikonzeptionalen Periode:

1. Kontrazeption
   Cu-IUD
   Orale Kontrazeptiva
2. Medizinische Untersuchung
   Nierenfunktion
   Harnkultur
   Ophtalmoskopie
   Lipidmuster, HbA_{1C}
3. Genaue metabolische Kontrolle
   Konzeptionszeit
   HbA_{1C}
   Selbst-Monitoring
   Diät 7,6 MJ (1800 kcal/Tag)
   2–4 Insulininjektionen/Tag

Prävalenz und therapeutische Maßnahmen während des 1. Trimenons werden im folgenden aufgeführt.

1. Prävalenz 1/300
2. Hospitalisierung 2 Tage
   Erneute medizinische Untersuchung
   HbA_{1C}
   U.S. Gestationsalter
   Insulin 3–4/Tag
   Diät 7,6 MJ/Tag
   Selbst-Monitoring von Blutzucker
   4 Nüchternmeßwerte/Tag
   (3–5 mmol/L)

Es schließen sich die Maßnahmen während des 2. und 3. Trimenons an.

1. Selbstmonitoring von Blutzucker
   4 Nüchternmeßwerte/Tag (3–5 mmol/L)
2. Telefonkontakt jede Woche
3. Fürsorgevisite jede 4. Woche bis SSW 20, jede 2. Woche SSW 21–30, jede Woche SSW 31–38
4. Ophtalmoskopie alle 2 Monate
5. Nierenfunktion, Harnkultur, HbA_{1C}
6. Lipidmuster
7. Ultraschall jede 2. Woche ab SSW 28
8. CTG
   jede Woche SSW 32–34, danach 2mal/Woche

Um allergische Reaktionen möglichst zu vermeiden, sollte immer Humaninsulin zur Anwendung kommen. Bei unkomplizierter Schwangerschaft erstrebt man die Spontanentbindung. Bei komplizierter Schwangerschaft wird unabhängig vom Gestationsalter entbunden.

Unkomplizierte Schwangerschaft:

1. Spontanentbindung,
2. Oxytozininduktion SSW 40–41 (reife Zervix),
3. Morgendosis von Insulin halbiert,
4. 5,5% Glukoseinfusion,
5. Blutglukose jede Stunde,
6. CTG kontinuierlich.

Komplizierte Schwangerschaft:

Entbindung unabhängig vom Gestationsalter.

Die Betreuung von Mutter und Kind nach der Entbindung sollte nach folgendem Schema ablaufen:

Mutter

3 Blutglukose am ersten Tag,
präschwangere Dosen von Insulin;

Kind

Pädiatrische Untersuchung,
Blutzucker nach 1, 12 und 24 h,
Hb-Bestimmung,
frühes Stillen,
neonatale Intensivüberwachung in
ausgewählten Fällen.

Wegen des hohen Risikos für persistierenden Diabetes ist eine engmaschige Kontrolle in der Postpartalphase notwendig. Prävalenz, Diabetesrisiko sowie Indikationen für die Insulinanwendung bei Schwangerschaftsdiabetes werden anschließend zusammengefaßt:

Prävalenz: 3%
Diabetesrisiko post partum: 10–25%
Screening: OGTT nach WHO, 75 g Glukose,
kapillare Glukose nach 2 h > 9 mmol/L
oder ab 30. SSW Nüchternblutzucker > 4,9
oder bei nicht nüchtern > 6,5 mmol/L
Diät: 7,6 MJ (1800 kcal)
Insulinbedarf: Nüchtern-Blutglukose > 5,0 mmol/L,
postprandial (1,5 h.) > 9,0 mmol/L
„*follow up*" wegen Diabetesrisiko:
Diät
Obesitas zu vermeiden
Blutdruckkontrollen
Lipidmuster
nicht rauchen

Literatur

1. Duncan JM (1983) On puerperal sepsis. Trans Obst Soc (London) 24: 256
2. Fuhrman K, Reither H, Semmler K et al. (1983) Prevention of congenital malformation in infants of insulin-dependant diabetic mothers. Diabetes Care 6: 219
3. Hanson U (1985) Diabetes and pregnancy. Impact of blood glucose control and obstetrical managemant on fetal and neonatal outcome. – Thesis, Stockholm. Snabbtryck, Stockholm
4. Olofsson P (1986) Improved care in diabetic pregnancy. – Thesis. Lund Team offset, Malmö
5. Pedersen J (1952) Diabetes and pregnancy. Blood sugar of newborn infants during fasting and glucose-administration. – Thesis. Dan Sci Press Ltd, Copenhagen
6. Pedersen J, Mölsted-Pedersen L (1965) Prognosis of the outcome of pregnancies in diabetics. A new classification. Acta Endocrinol 50: 70
7. Pedersen J, Mölsted-Pedersen L, Andersen B (1974) Assessors of fetal perinatal mortality in diabetic pregnancy. Diabetes 23: 302
8. Persson B, Lunell NO (1984) Diabetes mellitus. In: Perinatal medicine Gentz, Persson, Westin, Zetterström (eds) Praeger Publ., New York
9. Westin B (1978) Praxis und Effizienz der Schwangerenvorsorge. III Bremen Perinatol. Fortbild Sem Milupa 4: 6

10. Westin B (1989) Die mütterliche Mortalität - eine unbeachtete Tragödie. In: Hillemanns HG, Schillinger H (Hrsg) „Das Restrisiko gegenwärtiger Geburtshilfe“, Kap. I, 9, Springer, Berlin Heidelberg New York Tokyo
11. White Priscilla (1965) Pregnancy and diabetes. Medical aspects. Med Clin North Am 49: 1015

4.3 Bedeutung der Dopplersonographie bei Diabetes und Schwangerschaft

S. Leodolter

Einleitung

Wie in anderen Industriestaaten auch, war in Österreich während der letzten 20 Jahre eine deutliche Verbesserung der geburtshilflichen Ergebnisse zu registrieren. Lag die perinatale Mortalität 1970 noch über 30‰, so betrug sie 1990 6,8‰ (Abb. 4.1).

Dieses beachtenswerte Ergebnis darf jedoch nicht darüber hinwegtäuschen, daß in der Perinatologie immer noch ein beträchtliches Restrisiko besteht (Hillemanns u. Schillinger 1989). Eine wichtige Hilfestellung im Bestreben diese Restrisiken zu evaluieren geben die im Rahmen von Perinatalerhebungen erstellten Risikokataloge. Dabei zeigt sich, daß bestimmte mütterliche Erkrankungen nach wie vor ein hohes fetales Risiko beinhalten (Tabelle 4.17). Eine herausragende Position nehmen dabei mütterliche Kohlehydratstoffwechselstörungen (KH-STW) ein. Insgesamt muß damit gerechnet werden, daß bis zu 1% aller Schwangeren eine insulinpflichtige KH-STW-Störung aufweisen. Der Prozentsatz an Patientinnen, bei denen eine KH-STW-Störung nachweisbar ist, die kein Insulin, aber eine spezielle Diät erfordert, liegt zwischen 1 und 2% (Weiss 1987).

Es ist notwendig, Konsequenzen zu ziehen:

1. KH-STW Störungen müssen in der Schwangerschaft rechtzeitig erkannt werden.
2. Ein entsprechendes geburtshilfliches Management ist vorzusehen.
3. Eine Zentralisierung dieser Fälle in wenigen, speziell mit dieser Problematik befaßten geburtshilflichen Abteilungen sollte erfolgen.

Die Chancen für Kinder diabetischer Mütter haben sich in den letzten Jahren deutlich gebessert, doch finden sich im Vergleich zu den Kindern stoffwechselgesunder Mütter immer noch bestimmte Risiken. Neben den unter dem Begriff „Fetopathia diabetica" zusammengefaßten, fetalen Zustandsbildern kommt es in diesem Risikokollektiv immer wieder zu nicht erklärbaren Fällen von intrauterinem Fruchttod. Die kindlichen Verluste treten trotz eines engmaschigen und aufwendigen geburtshilflichen Betreuungskonzeptes, unter Einsatz aller konventionellen perinatologischen Überwachungsmethoden, plötzlich und völlig unerwartet ein. Diese Tatsache ließ nach einer sensitiveren Überwachungsmethode suchen; sie scheint in der perinatalen Dopplersonographie gefunden worden zu sein (Marhold u. Leodolter 1989).

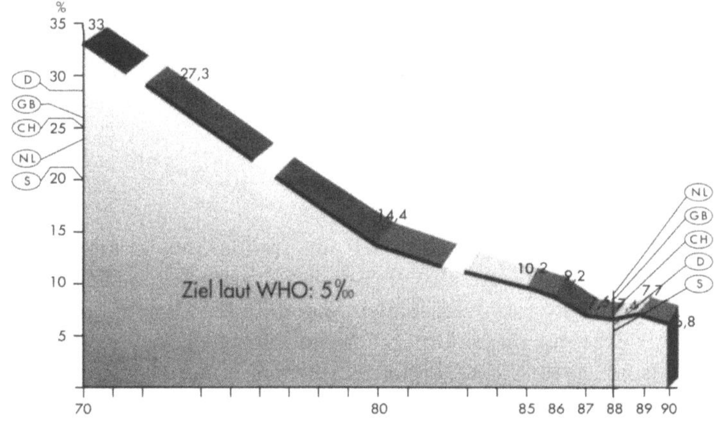

Abb. 4.1. Perinatale Mortalität (PNM) in Österreich zwischen 1970 und 1990

Tabelle 4.17. Das Geburtenrisiko bei verstorbenen Kindern im Vergleich zum Gesamtkollektiv (bezogen auf 40.695 Schwangerschaften). Hessische Perinatalstudie 1986. (Nach Künzel W, in Hillemanns u. Schillinger 1989)

Geburtsrisiken	Risikohäufigkeit bei verstorbenen Kindern n = 267	Mortalität pro Risiko
VORZEITIGE PLAZENTAABLÖSUNG	12,0 %	13,22 %
FRÜHGEBURT	38,2 %	5,69 %
AMNIONINFEKTIONSSYNDROM	6,0 %	4,92 %
DIABETES MELLITUS	**2,2 %**	**3,97 %**
Mehrlingsschwangerschaft	6,7 %	3,88 %
Nabelschnurvorfall	0,7 %	3,57 %
PLAZENTAINSUFFIZIENZ	9,7 %	2,33 %
FIEBER UNTER DER GEBURT	1,9 %	2,45 %
Uterusruptur	1,5 %	2,35 %
Beckenendlage	18,9 %	2,66 %
Rh-Inkompatibilität	0,7 %	2,02 %
GESTOSE-EKLAMPSIE	6,0 %	1,37 %
Placenta praevia	0,7 %	1,40 %

Material und Methode

In einer prospektiven Untersuchung wurden die bei insgesamt 61 insulinpflichtigen Diabetikerinnen erhobenen dopplersonographischen Befunde ausgewertet. Die Patientinnen wurden wöchentlich zur Doppleruntersuchung bestellt. Keine dieser 61 Schwangeren wies außer der insulinpflichtigen KH-STW-Störung eine weitere Pathologie auf; man kann in diesem Zusammenhang also von einem Normalkollektiv von Schwangeren mit insulinpflichtigem Diabetes mellitus sprechen. Es galt zu überprüfen, ob die für ein nicht diabetisches Krankengut erstellten Normkurven auch für Schwangerschaften mit insulinpflichtiger KH-STW-Störung Gültigkeit hätten.

Die Untersuchungen erfolgten unter Einsatz der gepulsten Dopplersonographie, zur Auswertung der Dopplerkurven wurden Pulsatilitätsindex (PI) und Resistance-Index (RI) herangezogen.

Ergebnisse

Phase 1 unserer Studie beinhaltete die Evaluierung der uteroplazentaren und fetoplazentaren Perfusion, also die dopplersonographische Erfassung der Arkadenarterien der Mutter und der fetalen A. umbilicalis (Abb. 4.2).

Als Ergebnis dieser Untersuchung zeigte sich, daß der Mittelwert der Widerstandsindizes für die Aa. arcuatae bei einem sonst etwa gleichförmigen Verlauf bei den Patientinnen mit KH-STW-Störung doch um Wesentliches über der Standardkurve lag (Abb. 4.3). Es besteht also bei den KH-STW-Patientinnen im Bereich des uteroplazentaren Strombettes ein deutlich erhöhter Perfusionswiderstand, gleichzusetzen mit einer Minderdurchblutung der Plazenta von mütterlicher Seite her.

Eindrucksvolle Ergebnisse erbrachten auch die Dopplerbefunde für die Nabelarterie. Während im nichtdiabetischen Kollektiv der Widerstand in der A. umbilicalis mit zunehmender Schwangerschaftsdauer sinkt, zeigte sich bei den Feten von Patientinnen mit KH-STW-Störung ein völlig anderes Bild, nämlich eine Zunahme des Strömungswiderstandes, hinweisend auf eine Minderperfusion der Plazenta auch von der fetalen Seite her (Abb. 4.4).

Zusammenfassend läßt sich für die uteroplazentare und fetoplazentare Perfusion sagen, daß bei Patientinnen mit insulinpflichtiger KH-STW-Störung eine deutliche Minderdurchblutung vorliegt, es also während des letzten Schwangerschaftsdrittels zu einer zunehmenden Plazentainsuffizienz sowohl von mütterlicher als auch von fetaler Seite her kommt.

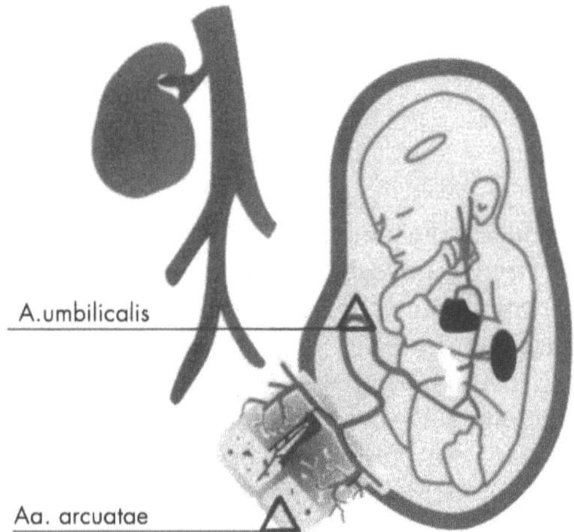

Abb. 4.2. Dopplersonographische Erfassung der Aa. arcuatae der Mutter und der fetalen A. umbilicalis

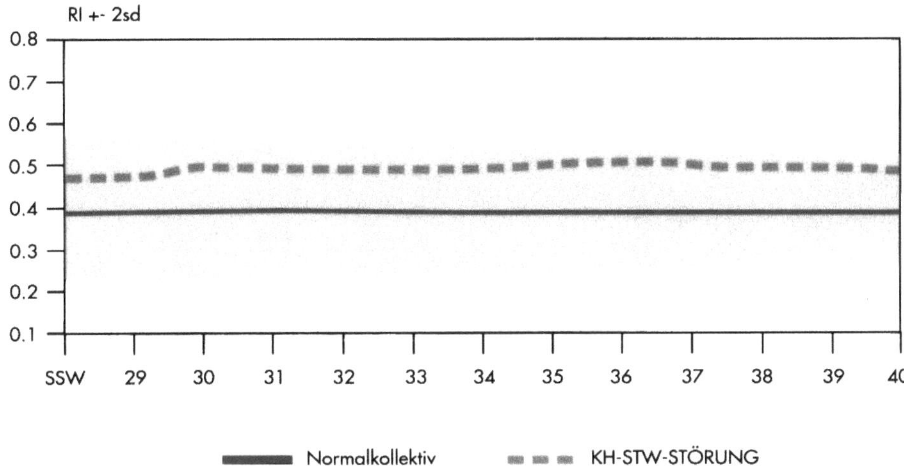

Abb. 4.3. Aa. arcuatae: Normalkollektiv und Patientinnen mit KH-STW-Störung

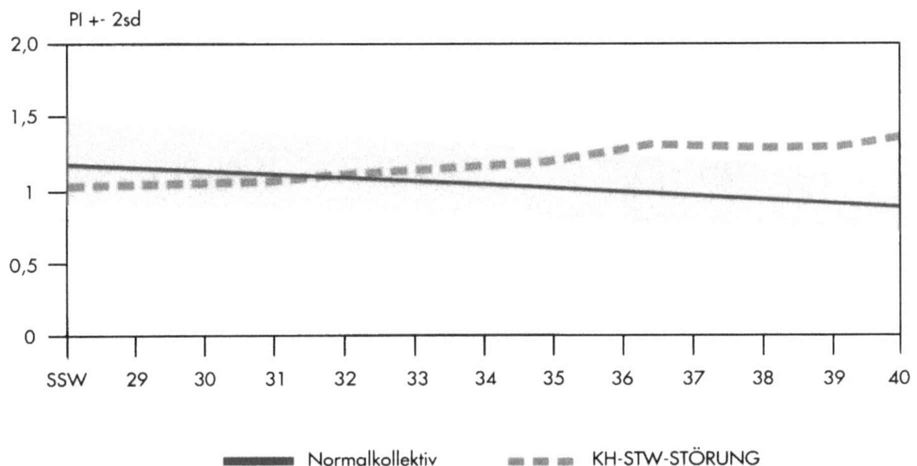

Abb. 4.4. A. umbilicalis: Normalkollektiv und Patientinnen mit KH-STW-Störung

Phase 2 unserer Untersuchung galt den fetalen Gefäßen, im besonderen der fetalen Aorta und der fetalen A. carotis interna (Abb. 4.5). Die über diesen beiden Stromgebieten des Feten aufgezeichneten dopplersonographischen Befunde können nun einerseits isoliert gesehen werden. Von besonderer Bedeutung ist aber auch eine Gegenüberstellung der errechneten Flow-Indizes in den beiden Gefäßen zueinander. Der bei bestimmten Risikozuständen auftretende sog. Brain-sparing-Effekt (Saling 1966) ist dopplersonographisch charakterisiert durch eine relative

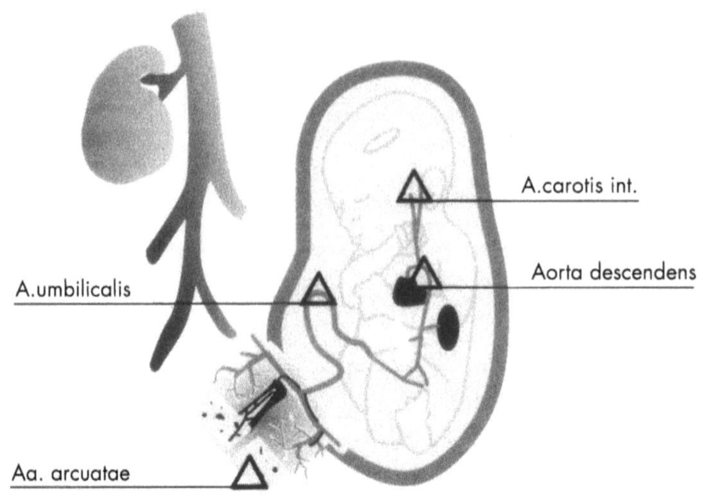

Abb. 4.5. Dopplersonographische Erfassung der fetalen Aorta und fetalen A. carotis interna

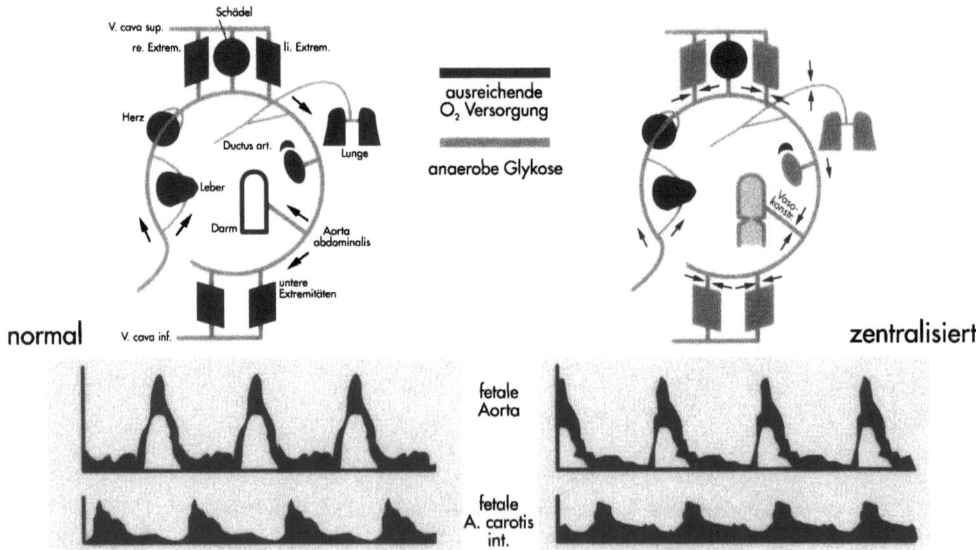

Abb. 4.6. Brain-sparing-Effekt. (Nach Schaffer KH, Dissertation, LKA Salzburg 1988)

Erhöhung der diastolischen Frequenz in der A. carotis interna, bei gleichzeitiger Erniedrigung des diastolischen Flusses in der fetalen Aorta (Abb. 4.6).

Bei Schwangerschaften mit diabetischer STW-Lage war nun, als Reaktion auf die Zunahme der Plazentainsuffienz im Verlauf des 3. Trimenons, eine deutliche Zentralisation des fetalen Kreislaufes zu registrieren. Die Befunde ergaben eine ausgeprägte Widerstandserhöhung in der fetalen Aorta (Abb. 4.7) bei gleichzeitiger, ebenso ausgeprägter Widerstandserniedrigung in der A. carotis interna (Abb. 4.8).

Eine Korrelation der Perfusionsergebnisse von fetaler Aorta und fetaler A. carotis interna zueinander im Sinne der Berechnung einer Ratio zwischen Aorta und Karotis erbrachte ein besonders eindrucksvolles Ergebnis. Es zeigte sich für unser Stoffwechselkollektiv ab der 33. SSW ein kontinuierlicher Anstieg dieser Ratio, hinweisend auf die schon vorher erwähnte, über das normale Maß weit hinausgehende zunehmende Zentralisation des fetalen Kreislaufes (Abb. 4.9).

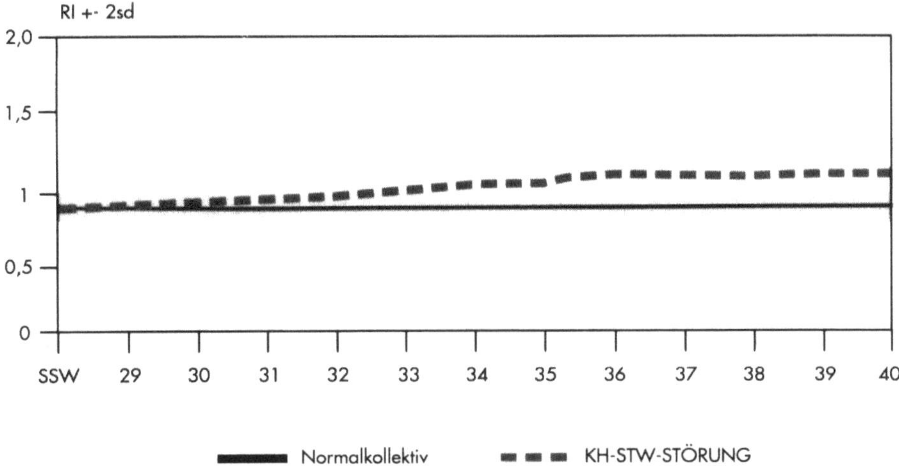

Abb. 4.7. Fetale Aorta: Normalkollektiv und Patientinnen mit KH-STW-Störung

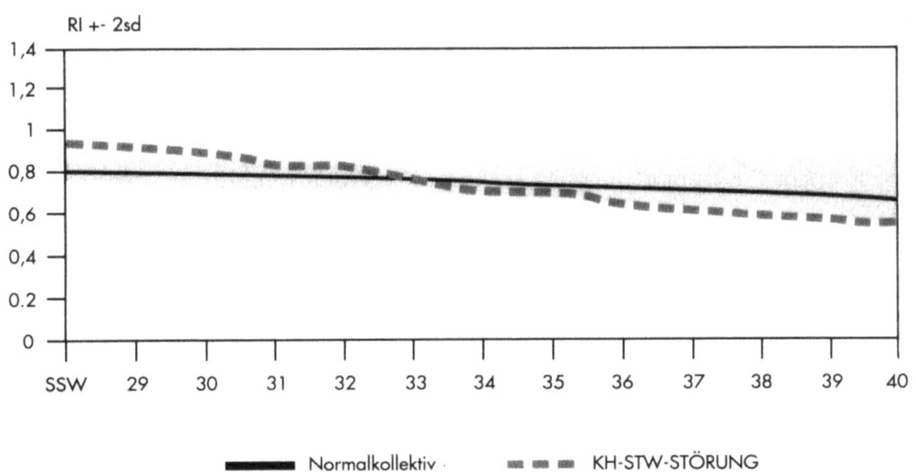

Abb. 4.8. A. carotis interna: Normalkollektiv und Patientinnen mit KH-STW-Störung

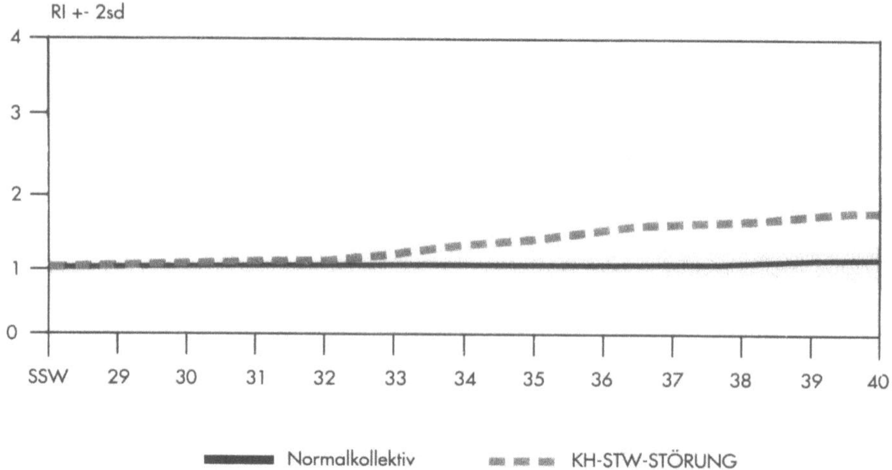

Abb. 4.9. A-/C-Ratio: Normalkollektiv und Patientinnen mit KH-STW-Störung

Trotz der Verbesserung der geburtshilflichen Ergebnisse bei Schwangeren mit insulinpflichtiger KH-STW-Störung insgesamt ist festzuhalten, daß heute der fetalen Morbidität der Kinder aus diesem Risikokollektiv immer noch ein ganz wesentlicher Stellenwert zukommt. In diesem Sinne sollte der Umstand, daß nämlich ab etwa der 33. SSW die A-/C-Ratio bei den Kindern im Vergleich zum Normalkollektiv so drastisch ansteigt, zu denken geben. Es stellt sich die Frage, ob nicht die derzeit bestehende Ansicht, daß auch bei Fällen mit KH-STW-Störung ein möglichst später Entbindungszeitpunkt für den Feten am besten und deshalb auch anzustreben ist, z.B. relativiert werden muß. Unsere Ergebnisse lassen den Schluß zu, daß ein früherer Entbindungszeitpunkt geeignet wäre, die Rate an fetaler Morbidität bei diesem Risikokollektiv zu senken.

Diese Frage wird allerdings weitere Flußuntersuchungen notwendig machen, wobei neben der bei insulinpflichtigen Diabetikerinnen wichtigen Registrierung der großen mütterlichen Gefäße vor allem auch die farbkodierte, dopplersonographische Erfassung kleiner fetaler Gefäße in Zukunft von Bedeutung sein wird.

Literatur

1. Hillemanns HG, Schillinger H (Hrsg) (1989) Das Restrisiko gegenwärtiger Geburtshilfe. Springer, Berlin Heidelberg New York Tokyo
2. Marhold W, Leodolter S (1989) Perinatale Doppler-Ultraschall-Diagnostik, eine praxisnahe Darstellung. Enke, Stuttgart (Bücherei des Frauenarztes 32)
3. Saling E (1966) Das Kind im Bereich der Geburtshilfe. Thieme, Stuttgart
4. Weiss PAM (Hrsg) (1987) Kohlehydratstoffwechselstörungen und Schwangerschaft. Maudrich, Wien Probleme der perinatalen Medizin 15

4.4 Epilepsie und Schwangerschaft

R. Steldinger

Die Epilepsie ist die häufigste therapiebedürftige neurologische Erkrankung in der Schwangerschaft. Die Prävalenz von Epilepsie bei schwangeren Frauen beträgt 5–8 auf 1000 Schwangerschaften [2].

Generalisierte Krampfanfälle anderer Ursache, wie z.B. im Rahmen einer Eklampsie, sind viel seltener als die bei genuiner Epilepsie, müssen aber differentialdiagnostisch immer abgeklärt werden.

Die Fortführung der medikamentösen Anfallsprophylaxe während der Schwangerschaft ist unumstritten. Allerdings konnte trotz jahrzehntelanger Erfahrung mit Antiepileptika das Risiko für ein Kind bei intrauteriner Exposition mit einem bestimmten Antiepileptikum nicht eindeutig bestimmt werden. Deshalb wurden in den vergangenen 15 Jahren weltweit 7 prospektive Studien zu diesem Problem durchgeführt – von diesen allerdings nur 3 mit parallelen Kontrollen und davon nur eine mit zusätzlichen Referenzkollektiven (Berlin).

Epilepsieverlauf

In etwa der Hälfte der Fälle kommt es während einer Schwangerschaft zu keiner Veränderung der Anfallsfrequenz (Grand-mal-Anfälle); in je etwa einem Viertel der Fälle steigt oder fällt die Anfallsfrequenz. Bei den Patienten mit steigender Anfallsfrequenz fand *Schmidt* [4] zu 2 Dritteln eine sog. Non-Compliance oder Schlafentzug als Ursache. Als weitere Faktoren werden pharmakokinetische Veränderungen in der Schwangerschaft diskutiert:

- Abfall der Plasmakonzentrationen von Antiepileptika durch verminderte intestinale Resorption;
- Zunahme des Verteilungsvolumens;
- Veränderung der Proteinbindung durch relativen Abfall von Albumin;
- beschleunigter Turn-over in der Metabolisierung der Medikamente durch Anstieg der hepatischen und renalen Clearance.

Schwangerschaftsverlauf

Es gibt potentielle Abortus-Risiken oder Gefahren für die Fetalentwicklung durch Grand-mal-Anfälle, die allerdings in prospektiven Studien bisher nicht bestätigt wurden. Grand-mal-Anfälle unter der Geburt können zu einer kurzfristigen fetalen Bradykardie führen. Diese seltenen Situationen wurden bisher 2mal aus Helsinki [5] und 5mal aus Berlin [6] berichtet. Aus kindlicher Indikation heraus wurde zur Sicherheit meistens die Geburt durch Sectio eingeleitet, obwohl die fetale Gefährdung nur passager war. Ansonsten fanden weder die Helsinki-Gruppe noch die Berliner Gruppe eine Beziehung von Grand-mal-Anfällen während der Schwangerschaft zu irgendeiner geburtshilflichen Komplikation.

Schwangerschaftsbedingte Erkrankungen wie Blutungen, vorzeitige Wehen, Abortus bzw. Frühgeburt und Gestosen treten bei Frauen mit Epilepsie nicht signifikant häufiger auf. Trotzdem werden Frauen mit Epilepsie und Antiepileptika viel häufiger durch Sectio entbunden. Diese erhöhte Sectio-Rate muß von den Geburtshelfern kritisch hinterfragt werden, da bisher keine Beziehung von Sectio-Indikationen zur Epilepsie oder zur Antiepileptika-Gabe gefunden wurde.

Das bedeutendste Risiko für Kinder epileptischer Mütter ist die erhöhte perinatale Mortalität. Diese war in der Berliner Gruppe mit 1,7 bzw. 2,3% 2- bis 3mal höher als im Vergleich zu den Daten aus den Perinatalerhebungen. Dieser Trend ist auch durch 2 statistisch hinreichend große Untersuchungen aus den USA [3] und Norwegen [1] bestätigt worden.

Neugeborenenperiode

Intrauterin Antiepileptika-exponierte Kinder haben ein erhöhtes Risiko für eine Wachstumsretardierung. Dieses Risiko ist für die einzelnen Antiepileptika unterschiedlich.

Phenytoin-, Valproinat- und Carbamazepin-exponierte Kinder zeigen im allgemeinen eine unauffällige körperliche Entwicklung. Für Primidon-exponierte Kinder konnte gezeigt werden, daß mit steigender Primidon-Dosis die Geburtsmaße abnehmen. Für Phenobarbital-Mono- und -Kombinationstherapien konnte ebenfalls belegt werden, daß mit steigenden Phenobarbitalserumspiegeln die Körpermaße der exponierten Kinder abnehmen. Die signifikante „Untermaßigkeit" dieser Kinder wurde noch bis zum 3. Lebensjahr weiter beobachtet.

Kinder von epilepsiekranken Frauen ohne medikamentöse Therapie und von anfallskranken Vätern nehmen eine unauffällige intrauterine Entwicklung. Bisher konnte keine wesentliche Beziehung zwischen Epilepsietyp und kindlicher Entwicklung gefunden werden. Allerdings scheint es sowohl bei behandelten als auch bei unbehandelten epilepsiekranken Müttern eine Tendenz zu niedrigen Körpermaßen der Neugeborenen zu geben, wenn Grand-mal-Anfälle während der Schwangerschaft vorkamen.

Intrauterin Antiepileptika-exponierte Kinder sind in der Neugeborenenperiode häufiger sediert und haben eine Tendenz zu erhöhter Hyperexzitabilität. Hämorrhagien der Neugeborenen infolge eines Mangels an Vitamin-K-abhängigem Prothrombinkomplex werden gehäuft beobachtet. Deshalb sollte der Mutter prophylaktisch in den letzten Wochen der Schwangerschaft und dem Neugeborenen dann post partum Vitamin K verabreicht werden.

Entwicklung der Kinder

Mikrozephale Kinder von behandelten anfallskranken Frauen zeigen im Alter von 6 und 8 Monaten signifikant häufiger motorische Auffälligkeiten als andere Kinder. Im Alter von 4 Jahren können dystrophe, minderwüchsige und mikrozephale Kinder psychomotorisch und neurologisch auffällig werden. Diese Kinder haben auch häufiger kleinere Organanomalien. Diese Befunde werden aber nicht nur bei Kindern von anfallskranken Frauen, sondern auch generell bei anderen „untermaßigen" Kindern aus niedrigen sozialen Gruppen beobachtet.

Was speziell die Entwicklung einer Epilepsie angeht, haben Kinder von Frauen mit Epilepsie ein doppelt so großes Risiko wie Kinder von Vätern mit Epilepsie. Diese familiär gehäufte Epilepsie ist in der Regel relativ leicht und gut zu behandeln.

Mißbildungen

Größere Mißbildungen, wie Herzfehler, Lippen-Kiefer-Gaumen-Spalte und Neuralrohrdefekte, kommen bei Kindern von Müttern mit Epilepsie mit oder ohne Therapie 2- bis 3mal häufiger als erwartet vor. Kinder von Vätern mit Epilepsie weisen eine doppelt so hohe Mißbildungsrate auf. Kleinere Anomalien – wie kraniofaziale Dysmorphien und Hyperplasie von Nägeln und Endphalangen der Finger und Zehen – werden bei Kindern, die intrauterin Antiepileptika-exponiert waren, signifikant häufiger als in anderen Gruppen registriert. Diese Feststellung gilt vor allem für Valproinat- und Kombinationstherapien. Das erhöhte kindliche Mißbildungsrisiko scheint insgesamt aber weniger mit der intrauterinen Antiepileptikaexposition als mit der Grundkrankheit verbunden zu sein.

Die Mehrzahl harmloser kleiner Anomalien (kraniofazial und an den Endphalangen von Fingern und Zehen) entsteht wahrscheinlich nicht medikamentenspezifisch, sondern allgemein teratogen; sie werden häufig im späteren Leben nicht mehr beobachtet.

Bei einem Teil der Wachstumsretardierungen kann es sich um die Ausprägung eines Mißbildungssyndroms handeln, das mit einer deutlich ungünstigeren Prognose für die postpartale körperliche, psychomotorische und mentale Entwicklung verbunden ist.

Empfehlungen und Folgerungen [7]

1. Keine schwangere Frau sollte unnötig mit Antiepileptika behandelt werden. Epilepsiekranke Frauen sollten ihre Schwangerschaften planen. Sind sie schon mehrere Jahre anfallsfrei, sollte vor geplanter Schwangerschaft versucht werden, die Antiepileptika abzusetzen.
2. Es gibt keine Gründe, bekannte Antiepileptika wie Phenobarbital oder Phenytoin durch neuere Präparate zu ersetzen, für die es keine ausreichenden Erfahrungen in der Schwangerschaft gibt. Das Absetzen von Antikonvulsiva während

der Schwangerschaft kann Anfälle auslösen und zu Schäden für Mutter und Kind führen.

3. Wahrscheinlich gibt es keine schädlichen Effekte des Stillens bei antiepileptischer Therapie der Mutter.

Insgesamt haben anfallskranke Schwangere, die antiepileptisch behandelt werden müssen und Kinderwunsch haben, eine ca. 90%ige Chance, ein gesundes Kind zu gebären. Voraussetzung für die gute Betreuung der schwangeren Anfalls-Patientin ist die gute Kommunikation von Neurologen, Geburtshelfern, Anästhesisten und Kinderärzten.

Literatur

1. Bjerkedal T (1982) Outcome of pregnancy in women with epilepsy. Norway 1967–1978. Gestational age, birth weight and survival of the newborn. In: Janz D, Bossi L, Dahn M, Helge H, Richents A, Schmidt D (Hrsg.): Epilepsy, Pregnancy and the Child, S. 175–178. Raven Press, New York
2. Hiilesmaa VK (1982) A prospective study on maternal and fetal outcome in 139 women with epilepsy. Academic Dissertation, University Helsinki
3. Nelson KW, Ellenberg JH (1984) Maternal seizure disorder, outcome of pregenancy, and neurological abnormalities in the children. Neurology 32: 1247–1254
4. Schmidt D et al. (1983) Change of seizure frequency in pregnant epileptic women. J Neurol Neurosurg Psychiat 46: 751–755
5. Teramo K et al. (1979) Fetal heart rate during a maternal grand mal epileptic seizure. J Perinat Med 7: 3–6
6. Zemke B: (1989) Intrapartuale Kardiotokographie bei Epilepsie. Dissertation, Freie Universität Berlin 1989
7. Steldinger R (1991) Epilepsie und Schwangerschaft. Münch Med Wochenschr 133: 12

4.5 Fetomaternale Transfusion: Risiko der Sensibilisierung und Prophylaxe

A. du Bois, H. Lorbeer, R. Rasenack und J.W. Siebers

Einleitung

Fetomaternale Transfusionen – d.h. Übertritt von fetalem Blut in den mütterlichen Kreislauf – werden bei etwa 50% aller Schwangerschaften [1] und bei 50–65% aller Geburten [2, 3, 4] berichtet. Dies erscheint unabhängig von der mütterlichen Blutgruppe. Eine klinische Bedeutung erreicht jedoch nur ein geringer Teil dieser fetomaternalen Transfusionen.

Bei Transfusionen von mehr als 25 ml fetalen Blutes – sog. Makrotransfusionen – besteht eine Gefährdung des Kindes durch eine Volumenmangelanämie. Diese kann im Einzelfall zum intrauterinen Fruchttod (IUFT) führen [5]. Bei einer Untersuchung von 119 Patientinnen mit IUFT wurde bei 4 Patientinnen (3,4%) eine fetomaternale Transfusion als Ursache angenommen [6].

Bei Transfusionen kleinerer Blutmengen – sog. fetomaternale Mikrotransfusionen – kann es bei entsprechender Blutgruppenkonstellation zur Sensibilisierung der Mutter gegen kindliche Blutgruppenantigene kommen. Sensibilisierungen findet man hauptsächlich gegen das Antigen „D“ aus der Gruppe der Rhesusfaktoren. Prinzipiell ist aber eine Sensibilisierung auch gegen andere Blutgruppenmerkmale möglich (Tabelle 4.18).

Eine Sensibilisierung gegen Rhesusantigene ist nicht in jedem Fall einer fetomaternalen Transfusion zwischen rhesuspositivem Kind und rhesusnegativer Mutter zu erwarten, sondern hängt von der Menge und der Frequenz der Transfusionen ab [7, 8, 9, 10]. Eine zwischen Mutter und Kind bestehende ABO-Inkompatibilität scheint einen gewissen protektiven Effekt bezüglich einer Sensibilisierung im Rhesussystem zu besitzen [1, 11].

Klinisch relevant wird eine erfolgte Sensibilisierung meistens erst bei einer erneuten Schwangerschaft mit gleicher Rhesuskonstellation. Es sind jedoch auch Fälle mit Antikörperbildung während der ersten Schwangerschaft beschrieben. Dies gilt sowohl für Schwangerschaften mit kompliziertem Verlauf [17, 18] als auch für unkomplizierte Schwangerschaften [12, 13, 14, 15]. Anhand von Antikörperbefunden schlossen die Autoren auf eine wahrscheinliche fetomaternale Transfusion und forderten auch bei unkomplizierten Schwangerschaften rhesusnegativer Mütter eine generelle antenatale Anti-D-Prophylaxe. Diesen Ergebnissen wird in der Änderung der Mutterschaftsrichtlinien vom 22.6.90 Rechnung getragen [16].

Tabelle 4.18. Antikörperbefunde bei 123 sensibilisierten Schwangeren. (UFK Freiburg 1975–87)

Antigen	Pat.
D	104
D+C	8
C	1
E	2
c	2
e	1
Kell	5

Wir untersuchten in unserer prospektiv angelegten Studie das Ausmaß fetomaternaler Transfusionen bei Schwangerschaften mit unkompliziertem und kompliziertem Verlauf unter der Fragestellung, ob sich beide Gruppen bezüglich des Risikos für eventuelle Sensibilisierungen unterscheiden.

Patienten und Methode

Es wurden jeweils 1ml EDTA-Blut von 1204 Schwangeren, die in der UFK Freiburg oder dem St. Josefskrankenhaus Offenburg betreut wurden, auf fetomaternale Transfusionen untersucht. Die Blutentnahmen fanden im I., II. und III. Trimenon bei unkomplizierten Schwangerschaften statt. Außerdem wurde bei Schwangeren mit EPH-Gestose, mit vorzeitigen Wehen, einem vorzeitigen Blasensprung, vaginalen Blutungen unklarer Genese (v.a. Abortus-imminens-Blutung), Diabetes mellitus oder anderen Begleiterkrankungen (Asthma bronchiale, Thrombosen, Tumoren) sowie mit sonographisch gesicherter Placenta praevia, partieller vorzeitiger Plazentalösung oder einem Hydrops fetalis in dem jeweiligen Schwangerschaftsalter Blut zur Untersuchung abgenommen.

Die Proben wurden von einer erfahrenen Untersucherin angefärbt und nach standardisierter Methode analysiert. Die verwendete Färbetechnik nach Kleihauer u. Betke und ihre Modifizierung nach Nierhaus u. Betke sind hinreichend beschrieben [19, 20]. Die entsprechenden Lösungen stehen als Fertig-Kit zur Verfügung (Testkombination „fetales Hämoglobin", Boehringer GmbH). Die Auswertung orientiert sich an der Originalmethode nach Lorbeer u. Schneider [21]. Dieses Vorgehen hatte sich bei früheren Untersuchungen mit definiertem Einschwemmvolumen bei freiwilligen Testpersonen als hinreichend genau erwiesen [22].

Ergebnisse

Patientencharakteristika

Im Rahmen dieser Untersuchung konnten HbF-Bestimmungen von 990 Schwangeren ausgewertet werden. Nicht berücksichtigt wurden 38 Mehrlingsgraviditäten und 176 Patientinnen, bei denen eine Punktion der Fruchthöhle vorausgegangen war. Diese Patientinnen wurden gesondert untersucht. Bei 667 Schwangeren (67,4%) lag eine komplikationslose Einlingsgravidität vor. Bei 323 Schwangeren waren zum Zeitpunkt der Probenentnahme Komplikationen aufgetreten. 58 Patientinnen hatten eine EPH-Gestose, 73 vorzeitige Wehen, bei 67 Patientinnen wurde ein vorzeitiger Blasensprung beobachtet. Bei 46 Patientinnen war es zu einer Blutung unklarer Genese gekommen. Bei 20 Patientinnen war sonographisch eine Placenta praevia (13mal) oder eine vorzeitige partielle Plazentalösung (7mal) diagnostiziert worden. Bei 15 Patientinnen lag ein Diabetes mellitus und bei 28 Patientinnen andere Begleiterkrankungen vor. Bei 7 Patientinnen war ein stumpfes Bauchtrauma oder eine äußere Wendung bei BEL-Gravidität erfolgt. Bei 9 Patientinnen war ein Hydrops fetalis diagnostiziert worden.

Ergebnisse der HbF-Bestimmung bei Schwangerschaften mit unkompliziertem Verlauf

Bei den 667 komplikationslosen Schwangerschaften fanden sich in 466 Fällen (70%) keine fetalen Zellen im mütterlichen Blut. Bei 159 Patientinnen fanden wir HbF-Werte < 0,01‰. Sensibilisierungsfähige fetomaternale Transfusionen wurden bei 42 Patientinnen (6%) beobachtet. Bei 3 Frauen kam es zu Transfusionen mit HbF-Werten > 1‰ (Abb. 4.10). Bezüglich des Schwangerschaftsalters zeigten sich Unterschiede im Ausmaß der fetomaternalen Transfusionen (Tabelle 4.19). Im I. Trimenon wurden in diesem Kollektiv keine sensibilisierungsfähigen Transfusionen

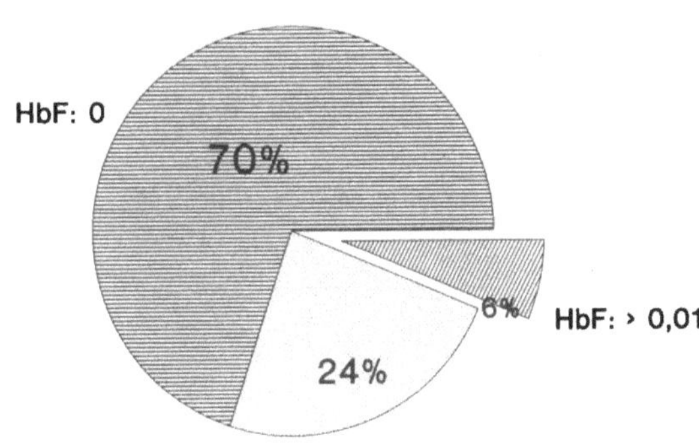

Abb. 4.10. HbF (n = 667 Pat. ohne Komplikation). HbF (‰) - normale Schwangerschaft

Tabelle 4.19. HbF - Befunde (‰) bei unkompliziertem Schwangerschaftsverlauf (n = 667 Patientinnen)

HbF	I. Trim.	II. Trim.	III. Trim.	Gesamt [%]
– 0,01	20	66	539	625 (94)
> 0,01	0	6	36	42 (6)
Gesamt	20	72	575	667 (100)

beobachtet. Im II. und III. Trimenon ergab sich mit 8% respektive 6% eine nahezu gleich große Häufigkeit fetaler Einschwemmungen. Aufgrund der größeren Probenanzahl in den beiden letzten Schwangerschaftsdritteln entspricht der Wert von 6% sensibilisierungsfähiger Transfusionen dem Wert im Gesamtkollektiv.

Ergebnisse der HbF-Messung bei Schwangerschaften mit kompliziertem Verlauf

EPH-Gestose

Bei 58 Patientinnen, die zum Zeitpunkt der Probenentnahme eine EPH-Gestose entwickelt hatten, wurde das Ausmaß der fetomaternalen Transfusionen bestimmt. Die Anzahl der sensibilisierungsfähigen Einschwemmungen unterscheidet sich mit 3,5% – respektive 4,5% bei alleiniger Betrachtung des III. Trimenons – nicht signifikant von der bei unkompliziertem Schwangerschaftsverlauf (Tabelle 4.20). In keinem Fall fand sich eine Makrotransfusion.

Vorzeitige Wehen

Bei 73 Patientinnen bestanden vorzeitige Wehen zum Zeitpunkt der Probenentnahme. Nur in einem Fall fand sich eine Einschwemmung in sensibilisierungsfähigem Ausmaß.

Vorzeitiger Blasensprung

Bei 67 Patientinnen wurde zum Zeitpunkt dieser Untersuchung ein vorzeitiger Blasensprung diagnostiziert. Bei 5 Patientinnen (7,5%) – respektive 9% bei ausschließlicher Betrachtung des III. Trimenons – wurden HbF-haltige Erythrozyten in sensibilisierungsfähiger Menge beobachtet (Tabelle 4.21). Dieser Wert liegt über dem bei unkomplizierten Schwangerschaften und erreicht bei ausschließlicher Betrachtung des III. Trimenons mit $p < 0,05$ statistisches Signifikanzniveau.

Tabelle 4.20. HbF – Befunde ($^{o}{}_{oo}$) bei Gestose (n= 58)

HbF	II. Trim.	III. Trim.	Gesamt [%]
– 0,01	11	45	56 (96,5)
> 0,01	0	2	2 (3,5)
Gesamt	11	47	58 (100)

Tabelle 4.21. HbF – Befunde ($^{o}{}_{oo}$) bei vorzeitigem Blasensprung (n = 67 Pat.)

HbF	II. Trim.	III. Trim.	Gesamt [%]
– 0,01	11	51	62 (92,5)
> 0,01	0	5	5 (7,5)
Gesamt	11	56	67 (100)

Vaginale Blutungen unklarer Genese

Bei 46 im Rahmen dieser Studie untersuchten Schwangeren traten vaginale Blutungen auf. Bei 39 Patientinnen handelte es sich hierbei um Abortus-imminens-Blutungen im I. und II. Trimenon der Gravidität. Bei 4 Patientinnen (8,7%) zeigten sich Einschwemmungen fetaler Erythrozyten in sensibilisierungsfähiger Menge (Tabelle 4.22). Bemerkenswert ist die Tatsache, daß auch im I. Trimenon klinisch relevante Transfusionen bei dieser Gruppe beobachtet wurden.

Statistisch drückt sich dieser Trend nicht signifikant aus. Dies liegt wohl in der Fallzahl beider Gruppen (20 Patientinnen im I. Trimenon einer unkomplizierten Schwangerschaft vs 21 Patientinnen im I.Trimenon mit Abortus-imminens-Blutung) begründet.

Placenta praevia und partielle Plazentalösung

Bei 13 Patientinnen mit Placenta praevia und bei 7 Patientinnen mit vorzeitiger partieller Plazentalösung wurden HbF-Werte im mütterlichen Blut bestimmt. Bei einer Patientin fand sich eine sensibilisierungsfähige Transfusion bereits im II. Trimenon. Eine Makrotransfusion wurde nicht beobachtet.

Trauma und äußere Wendung

Bei 4 Patientinnen kam es im Schwangerschaftsverlauf zu einem stumpfen Bauchtrauma (Sturz, Verkehrsunfall), und bei 3 Patientinnen wurde eine äußere Wendung bei BEL-Gravidität durchgeführt. Bei keiner Patientin konnte nach dem Ereignis eine klinisch relevante fetomaternale Transfusion festgestellt werden.

Begleiterkrankungen

Bei 15 Patientinnen *lag ein Diabetes mellitus* in graviditate zum Zeitpunkt der Blutentnahme vor. Nur bei einer Patientin wurde eine klinisch relevante fetomaternale Transfusion im III. Trimenon beobachtet. Bei keiner der 28 Patientinnen mit anderen Begleiterkrankungen wurde eine klinisch relevante fetomaternale Transfusion beobachtet.

Hydrops fetalis

Bei 9 Patientinnen wurde sonographisch die Diagnose eines Hydrops fetalis gestellt. In 2 von 9 Fällen (22,2%) wurde eine fetomaternale Transfusion mit HbF-Werten $> 0,1‰$ gemessen. Eine Makrotransfusion konnte nicht beobachtet werden.

Tabelle 4.22. HbF - Befunde (‰) bei vaginalen Blutungen unklarer Genese (n= 46 Pat.)

HbF	I. Trim.	II. Trim.	III. Trim.	Gesamt [%]
– 0,01	19	17	6	42 (91,3)
> 0,01	2	1	1	4 (8,7)
Gesamt	21	18	7	46 (100)

Diskussion

Die Daten von 990 Patienten wurden im Rahmen dieser Untersuchung ausgewertet. Unsere Daten betreffs des Ausmaßes der fetomaternalen Transfusionen während der Schwangerschaft fallen mit 30% (alle meßbaren HbF-Werte) deutlich niedriger aus als sie von Schneider et al. [1] mit 50% berichtet werden. Betrachtet man nur die klinisch relevanten Einschwemmungen fetaler Erythrozyten, finden wir in 6% der unkomplizierten Graviditäten HbF-Werte $> 0,01‰$.

Die meisten bisher veröffentlichten Untersuchungen schätzen retrospektiv das Ausmaß der fetomaternalen Transfusionen anhand der gefundenen Sensibilisierungen (Messung irregulärer Antikörper). In unserer Untersuchung wurden alle Fälle mit stattgefundener fetomaternaler Transfusion anhand der HbF-Bestimmungen diagnostiziert. Somit wurden auch die Patienten, bei denen es trotz eines Blutkontaktes nicht zu einer Sensibilisierung gekommen war, erfaßt. Unsere Ergebnisse geben daher ein Maß für das *potentielle* Sensibilisierungsrisiko und liegen erwartungsgemäß über den in der Literatur mitgeteilten Werten stattgefundener Sensibilisierungen, die Schneider mit 0,2–0,6% [23] und Bowman u. Chown mit 2% aller rhesusnegativen Schwangeren angeben [13,14].

Bisher kennen wir keine Diskriminierung zwischen Schwangeren, die aufgrund von fetomaternalen Transfusionen sensibilisiert werden, und solchen, bei denen es trotz des Nachweises HbF-haltiger Zellen nicht zu Sensibilisierung kommt. Daher müssen wir das potentielle Sensibilisierungsrisiko von 6% aller unkomplizierten Schwangerschaften ernst nehmen.

In unserer Studie untersuchten wir 323 Patientinnen, deren Schwangerschaft durch Komplikationen oder Begleiterkrankungen belastet wurde. Bei Betrachtung des Gesamtkollektives konnte kein statistisch signifikanter Unterschied ($p < 0,05$) gegenüber dem Kollektiv mit unkompliziertem Schwangerschaftsverlauf bezüglich des Vorkommens der fetomaternalen Transfusionen festgestellt werden.

In der Literatur wird ein erhöhtes Risiko für fetale Bluteinschwemmungen in den mütterlichen Kreislauf bei EPH-Gestose, vorzeitigen Wehen und Placenta praevia angegeben [17]. Diese Angaben konnten in unserer Untersuchung nicht bestätigt werden.

Rose et al. [18] beschreiben ein erhöhtes Risiko fetomaternaler Transfusionen bei Traumata. In unserer Untersuchung konnten wir bei 9 Patientinnen keine einzige klinisch relevante Einschwemmung beobachten.

Ein erhöhtes Maß fetomaternaler Transfusionen fand sich bei vorzeitigem Blasensprung und Blutungen in der Schwangerschaft. Bei Vorliegen eines vorzeitigen Blasensprungs fand sich bei 7,5% der Patientinnen eine relevante fetomaternale Transfusion. Vergleicht man die im III. Trimenon gefundenen Werte mit denen bei unkompliziertem Schwangerschaftsverlauf, so erreicht der Unterschied Signifikanz ($p < 0,05$).

Bei Patientinnen mit vaginalen Blutungen, bei denen klinisch und sonographisch keine Ursache eruierbar war, fand sich in 8,7% eine klinisch relevante fetomaternale Transfusion. Im Vergleich zu der Gruppe mit unkompliziertem Schwangerschaftsverlauf zeigt dieses Ergebnis einen Trend an, der jedoch keine statistische Signifikanz erreicht. Aufgrund der geringen Fallzahl im I.Trimenon darf dieses Ergebnis jedoch nicht überinterpretiert werden und keine falsche Sicherheit vortäuschen. Bemerkenswert erscheint der Befund, daß in dieser Gruppe auch im I.Trimenon in 2 Fällen ein HbF-Wert $> 0,01‰$ beobachtet wurde. Wir behandelten mit der Standarddosis Anti-D (Partobulin, Immuno). Diese Patientinnen sind mit einer Anti-D-Gabe in der 28./29. SSW nicht ausreichend geschützt. Unseres Erachtens sollte bei jeder rhesusnegativen Patientin mit einer vaginalen Blutung oder einem Blasensprung auch vor der 28.SSW eine Anti-D-Prophylaxe durchgeführt werden. In unserer Untersuchung fanden wir in diesen Gruppen keine Makrotransfusionen, so daß die Standarddosis von 250–330 μg Anti-D ausreichend erscheint.

Beim Hydrops fetalis fanden wir bei 2 von 9 Patienten einen HbF Wert $> 0,01‰$. Da bei keiner Patientin eine Makrotransfusion nachgewiesen werden konnte, könnte eine subakute oder chronische fetomaternale Transfusion mit folgender fetaler Anämie für den Hydrops fetalis verantwortlich gewesen sein. Bei 7 Patientinnen konnten keine HbF-haltigen Zellen im Mutterblut nachgewiesen werden, so daß eine nichttransfusionsbedingte Ursache für den Hydrops fetalis verantwortlich gewesen sein muß. Wenn keine eindeutige Ursache des Hydrops fetalis gefunden werden kann, sollte u.E. bei den betroffenen Schwangeren ein Kleihauer-Betke-Test zur Erkennung einer fetomaternalen Transfusion und ein Coombs-Test zum Ausschluß einer bereits erfolgten Sensibilisierung durchgeführt werden. Bei einer Makrotransfusion (HbF $> 0,05‰$) ist die Anti-D-Dosis entsprechend dem Befund anzupassen.

Zusammenfassend können wir unsere Befunde wie folgt darstellen: Bei unkomplizierten Schwangerschaften kommt es bei 6% der Patientinnen zu einer klinisch relevanten fetomaternalen Transfusion. Diese tritt in der Regel im II. oder III. Trimenon auf. Bei 24% der Patientinnen sind Spuren fetalen Hämoglobins nachweisbar (HbF $< 0,01‰$).

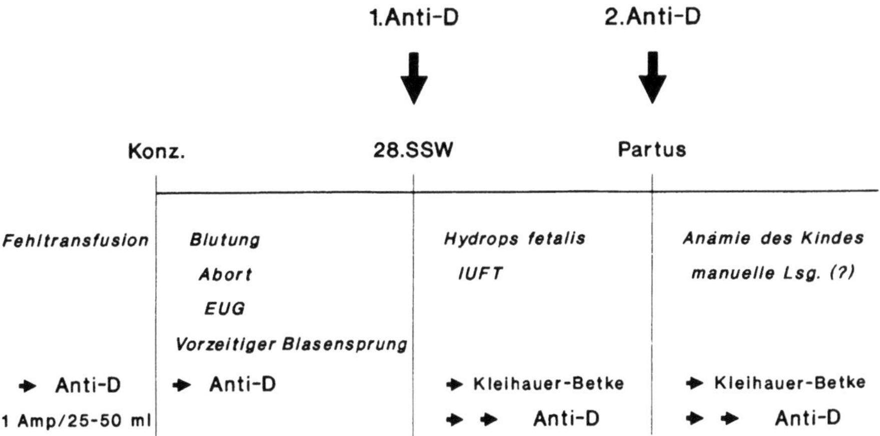

Abb. 4.11. Risikoorientierte Anti-D-Prophylaxe

Bei EPH-Gestose, vorzeitigen Wehen, Placenta praevia, vorzeitiger partieller Plazentalösung, Diabetes mellitus in graviditate, stumpfem Bauchtrauma oder äußerer Wendung traten bei unserer Untersuchung keine vermehrten fetomaternalen Transfusionen auf.

Bei vorzeitigem Blasensprung und vaginaler Blutung unklarer Genese (v.a. Abortus imminens) besteht ein erhöhtes Risiko für die Einschwemmung fetaler Erythrozyten in den mütterlichen Kreislauf. Dies gilt besonders auch für das 1. Trimenon der Schwangerschaft. In diesen Fällen sollte eine generelle Anti-D-Prophylaxe bei rhesusnegativen Frauen auch vor der 28.SSW durchgeführt werden.

In nahezu einem Viertel der beobachteten Patientinnen mit Hydrops fetalis kam es zu klinisch relevanten fetomaternalen Transfusionen. Bei diesen Patientinnen sollte zum Ausschluß einer Makrotransfusion ein Kleihauer-Betke-Test durchgeführt werden und gegebenenfalls eine dosisadaptierte Anti-D-Gabe erfolgen.

Die Empfehlungen zu einer risikoadaptierten Anti-D-Prophylaxe, wie sie sich unserer Meinung nach heutzutage darstellt, Sind in Abb. 4.11 zusammengefaßt.

Literatur

1. Schneider J et al. (1973) Festtagsbericht Rh-faktor negativ. Zur Prophylaxe der Rh-Sensibilisierung. Gemeinschaftsstudie 1965–75. Boldt, Boppard
2. Bömelburg T (1987) Chronische fetomaternale Makrotransfusion. Geburtshilfe Frauenheilkd 47: 425–429
3. Briese V, Plesse R (1984) Fetomaternale Makrotransfusion mit schwerer fetaler Anämie. Zentralbl Gynäkol 106: 1387–1391
4. von Criegern T, Gille J (1981) Schwere intrauterine Anämie des Feten durch fetomaternale Transfusion. Geburtshilfe Frauenheilkd 41: 52–54
5. Chown B (1954) Anaemia from bleeding of the fetus into the mother's circulation. Lancet 1: 1213
6. Laube DW, Schauberger CW (1982) Fetomaternal bleeding as a cause for „unexplained" fetal death. Obstet Gynecol 60: 649–651
7. Welsch H (1967) Antikörperbefunde nach Schwangerschaften mit Rh-Konstellation. Arch Gynäkol 204: 239
8. Schellong G, Schneider J (1973) Morbus haemolyticus neonatorum. In Urbasckek B (Hrsg) Blutgruppenkunde. Med Verlagsgesellschaft, Marburg
9. Pollack W et al. (1971) Studies on Rh-prophylaxis. Relationship between doses of anti-Rh and size of antigenic stimulus. Transfusion 11: 333–339
10. Prevention of Rh-sensitization. (1971) WHO Techn Rep Ser 7: 468
11. Schneider J (1972) Die Prophylaxe der Rhesus-Sensibilisierung mit Anti-D, zehn Jahre nach Beginn der ersten Untersuchungen. Z Geburtshilfe Perinat 176: 2–16
12. Chown B (1968) Rhesus-immunization. Br Med J 2: 694
13. Bowman JM et al. (1978) Rh-isoimmunization during pregnancy: antenatal prophylaxis. Can Med Assoc J 118: 623–627
14. Chown B (1970) Prevention of Rh-immunization: some failures and the possibility of overcoming them. Ann Ost Ginec [Suppl] 29
15. Bartsch FK, Schneider J (1973) Ursachen für Mißerfolge der Anti-D-Prophylaxe post partum. Sensibilisierungen vor Verabreichung von Immunglobulin-anti-D. Geburtshilfe Frauenheilkd 33: 806–815
16. KV Vereinigung (1990) Bekanntmachung der KV Bundesvereinigung zur Änderung der Mutterschaftsrichtlinien. Dtsch Ärztebl 37: B-1940
17. Behrens O et al. (1985) Aktueller Stand der Empfehlungen zur Rhesus-Prophylaxe mit Anti-D. Ellipse 12 5: 41–43

18. Rose PG et al. (1985) Fetomaternal hemorrhage following trauma. Am J Obstet Gynecol 153: 844–847
19. Kleihauer E, Braun H, Betke K (1957) Demonstration von fetalem Hämoglobin in den Erythrozyten eines Blutausstriches. Klin Wochenschr 35: 637–639
20. Nierhaus K, Betke K (1969) Methode der Anfärbung und Darstellung von HbF in Erythrozyten. Klin Wochenschr 46: 47
21. Lorbeer H, Schneider J (1965) Der quantitative Nachweis von HbF-Zellen in einem Blutausstrich. Ärztl Lab 11: 313–319
22. Wangermann W (1967) Untersuchungen zur Prüfung der Genauigkeit einer Zählmethode für die HbF-Zellen in der Praxis. Dissertationsschrift, Med. Fak. Univ. Freiburg
23. Schneider J (1971) Tagungsbericht IV. Arbeitstagung zur Prophylaxe der Rhesus-Sensibilisierung mit Immunglobulin-anti-D. Geburtshilfe Frauenheilkd 31: 493–522 (1971)

4.6 Ätiologie der Rhesusinkompatibilität

R. Rasenack und J.W. Siebers

Die Rhesusinkompatibilität wird durch die Einschwemmung kindlicher Erythrozyten – die andere antigene Eigenschaften besitzen als die der Mutter – in den mütterlichen Kreislauf verursacht. Hierdurch wird im mütterlichen Organismus eine Antikörperbildung ausgelöst. Besitzen die kindlichen Erythrozyten bei folgenden Schwangerschaften dieselben Antigene, so können die mütterlichen spezifischen Antikörper diaplazentar auf das Kind übergehen und dort zur Hämolyse führen.

Vor 30 Jahren wurde die Anti-D-Prophylaxe durch Preisler u. Schneider in Deutschland [5] fast gleichzeitig mit Finn u. Clarke in England [2] und Freda u. Gorman in den USA [3] eingeführt. Diese Maßnahme führte zu einer dramatischen Reduktion der Rhesusinkompatibilität, was von Schneider bereits vor 20 Jahren beschrieben wurde [7].

Herauszufinden, ob eine weitere Abnahme der Sensibilisierungen zu beobachten ist und welche Ursache eine noch später auftretende Antikörperbildung hat, war Ziel dieser Studie. Hierzu wurden retrospektiv Patientinnen untersucht, bei denen seit 1975 in der Universitäts-Frauenklinik Freiburg wegen einer Blutgruppeninkompatibilität eine Amniozentese durchgeführt worden war.

Tabelle 4.23 ist eine Aufstellung über das Vorkommen des Morbus haemolyticus fetalis (Mhf) an der Univ.-Frauenklinik Freiburg.

Die 1. Spalte umfaßt einen 10-Jahres-Zeitraum von 1975–84, die 2. Spalte von Januar 1985 bis September 1991, d.h. die letzten 6 2/3 Jahre. Die letzte Spalte ist die Summe beider Zeiträume. Während dieser Periode von 16 2/3 Jahren wurden 162 Schwangerschaften mit Mhf betreut, das entspricht etwa 10 pro Jahr. Eine Abnahme der Häufigkeit war in unserem Kollektiv nicht zu beobachten, was am ehesten durch eine verstärkte Einweisung gefährdeter Frauen in die Zentralklinik bedingt ist.

Von den 7 an Mhf verstorbenen Kindern haben 2 Mütter die intrauterine Transfusion (IUT) abgelehnt, einmal war das hydropische Kind vor der geplanten intrauterinen Transfusion abgestorben. Einmal wurde bei fetalem Hydrops und bestehenden Wehen auf die Transfusion verzichtet. Von 3 intrauterin transfundierten Kindern starb eines an einer Graft-versus-host-Reaktion am 21. Lebenstag, ein anderes an einer nicht zu beherrschenden metabolischen Azidose und das dritte intrauterin bei bestehendem Hydrops in der 29. SSW. Insgesamt wurden in diesem 10-Jahres-Zeitraum bei 13 Patientinnen 37 IUT vorgenommen.

Tabelle 4.23. Morbus haemolyticus fetalis an der Univ.-Frauenklinik Freiburg

	1975–1984	1985–1991	Σ
Schwangerschaften	92	70	162
Patientinnen	86	62	148
Amniozentesen	295	175	470
Perinatal gest.Kinder	12	5	17
- davon an Mhf	7	2	9
Intrauterine Transf.	37	20	57

Tabelle 4.24. Morbus haemolyticus fetalis, sensibilisierendes Antigen

Antigen	1975–1984	1985–1991	1975–1991
D	80	50	130
C	1	0	1
D + C	6	8	14
E	1	2	3
c	0	5	5
e	0	2	2
Kell	4	2	6
Lewis	0	1	1

Im aktuellen 6 2/3-Jahreszeitraum wurden 20 IUT an 8 Patientinnen durchgeführt.

Die Zusammenstellung der sensibilisierenden Antigene zeigt, daß außer dem stärksten Antigen, dem D, auch alle anderen Faktoren im Rhesussystem sowie Antigene gegen Kell und Lewis vorgekommen sind. In der Literatur vor 1980 wie bei Schellong [6] machen die nicht-D-bedingten Erythroblastosen nur 2% aus. 1975–1984 war dieser prozentuale Anteil auf 7%, 1985–1991 sogar auf 17% angestiegen. Da die Anti-D-Prophylaxe nur die Sensibilisierung gegen den Faktor D verhindern kann, ist diese Verschiebung erklärlich.

Die Ursachen der Sensibilisierung gegen Faktor D sind in Tabelle 4.25 zusammengestellt.

Die versäumte Anti-D-Gabe nach der Geburt eines Rh-positiven Kindes steht zahlenmäßig im Vordergrund. In den letzten 6 3/4 Jahren handelte es sich dabei um Frauen, bei denen die Blutgruppe falsch als rhesuspositiv angegeben worden war (3mal) oder um Patientinnen (18mal), die im Ausland geboren hatten (ehem. UdSSR, Rumänien, Libanon), wo eine Anti-D-Prophylaxe immer noch nicht generell durchgeführt wird.

Die Sensibilisierung durch eine Geburt trotz Anti-D-Prophylaxe hat in den vergangenen Jahren relativ zugenommen. Sie ist durch eine vermehrte Einschwemmung fetaler Erythrozyten in den mütterlichen Kreislauf bedingt. Als Ursache kommen a) eine verstärkte fetomaternale Transfusion, erkenntlich durch eine Anämie des Neugeborenen, und b) operative geburtshilfliche Maßnahmen, zu denen auch

Tabelle 4.25. Morbus haemolyticus fetalis, Ursachen der Sensibilisierung gegen D

Sensilbisierung durch	1975–1984	1985–1991	Σ
Geburt(en) ohne Anti-D-Gabe	51	21	72
Geburt(en) mit Anti-D-Gabe	6	12	18
Abort(e) ohne Anti-D-Gabe	5	15	20
Abort(e) mit Anti-D-Gabe	1	0	1
Falsche Bluttransfusion	15	3	18
1. Gravidität	3	4	7
Σ	81	55	136

das Kristellern gehört, in Frage. Die vermehrt eingeschwemmten fetalen Erythrozyten werden durch die Standarddosis von 300 μg Anti-D nicht abgefangen, da diese nur in der Lage ist, 25–30 ml fetales Blut zu neutralisieren. Durch eine Erhöhung der Anti-D-Dosis in den oben genannten Fällen sollte in Zukunft die Sensibilisierung verhindert werden können.

Die Sensibilisierung nach Fehlgeburten betrifft vor allem Frauen, die Schwangerschaftsabbrüche im Ausland durchführen ließen.

Die Fehltransfusion als Sensibilisierungsursache ist hoffentlich nur noch eine seltene Ausnahme.

Der kleine Anteil von Frauen, bei denen die Sensibilisierung bereits in der ersten Schwangerschaft eingetreten ist, läßt sich möglicherweise mit der generellen Anti-D-Prophylaxe bei allen rhesusnegativen Schwangeren verhindern. In Kanada [1] und Skandinavien [4] wird diese Maßnahme seit Jahren propagiert, in der Bundesrepublik Deutschland ist sie seit 1990 durch die Mutterschaftsrichtlinien vorgeschrieben. Der Erfolg dieser Änderung bleibt abzuwarten. Es muß befürchtet werden, daß die generelle antepartale Anti-D-Gabe bei sehr großem Aufwand nur zu einer minimalen Reduktion von Sensibilisierungen führt, zumal sie für einige Schwangerschaftsereignisse zu spät kommt. Auf jeden Fall sollte die Anti-D-Prophylaxe in der Schwangerschaft auch vor der 28. SSW bei einer erhöhten Einschwemmungswahrscheinlichkeit für fetale Erythrozyten (z.B. nach pränataler Diagnostik oder Blutung) durchgeführt werden.

Literatur

1. Bowman JM, Pollock J (1983) Rh immunization in Manitoba: progress in prevention and management. Can Med Assoc J 129: 343–345
2. Finn R, Clarke CA, Donohoe WTA, McConnell RB, Sheppard PM, Lehane D, Kulke W (1961) Experimental studies on the prevention of Rh haemolytic disease. Br Med J 1: 1468–1490
3. Freda VJ, Gorman JG, Pollack W (1963) Successfull prevention of sensitization to Rh with experimental anti-Rh gamma-globulin antibody preparation. Fed Proc 22: 374
4. Herman M, Kjellman M, Jungren CL (1979) Antenatal prophylaxis of Rh immunization with 250 μg anti-D immunoglobulin. Acta Obstet Gynecol Scand [Suppl] 124: 4–12

5. Preisler O, Schneider J (1963) Versuche, die Sensibilisierung Rh-negativer Frauen durch Antikörperhaltige Seren zu verhindern. Geburtshilfe Frauenheilkd 24: 124–131
6. Schellong G (1976) Hämolytische Neugeborenen-Erkrankung durch Blutfaktoren-Unverträglichkeit außerhalb der Rh(D) – und ABO-Inkompatibilität. Dtsch Med Wochenschr 101: 1591–1597
7. Schneider J (1972) Die Prophylaxe der Rhesus-Sensibilisierung mit Anti-D, zehn Jahre nach Beginn der ersten Untersuchungen. Z Geburtshilfe Perinat 176: 2–16

4.7 Die vorzeitige Plazentalösung. Klinische Beobachtungen an der Universitäts-Frauenklinik Freiburg in den Jahren 1939–1990

W. Kleine und E. Giese

Einleitung

Die vorzeitige Plazentalösung gehört zu den akuten Ereignissen in der Geburtshilfe. Sie ist definiert als partielle oder vollständige Lösung der regelrecht lokalisierten Plazenta vor der Geburt des Kindes. Dies führt abhängig von der Größe der gelösten Plazentahaftfläche zur akuten intrauterinen Asphyxie des Feten bis hin zum intrauterinen Fruchttod. Die klassischen Symptome wie Blutung und schmerzhafter Uterustonus treten stets akut auf, während Hinweiszeichen, die sich aus dem Verlauf der Schwangerschaft ableiten lassen, fehlen. Assoziationen zur Gestose/Präeklampsie und zum vorzeitigen Blasensprung sind bekannt; im Einzelfall läßt sich das Risiko allerdings nicht vorhersagen [1, 3, 6, 9, 10, 20]. Neben der akuten Gefährdung des Kindes ist stets auch eine Gefährdung der Mutter gegeben. Durch das sich bildende retroplazentare Hämatom kann es zur Aktivierung des mütterlichen Gerinnungssystems kommen, so daß sich eine disseminierte intravasale Koagulopathie (DIC) entwickelt [5, 14, 22]. Dies kann einerseits über eine Verbrauchskoagulopathie zu unstillbaren Blutungen, andererseits zu Organnekrosen, z.B. zum Nierenversagen, führen.

In den vergangenen Jahrzehnten hat sich die intrauterine Überwachung des Feten durch die Sonographie und die Kardiotokographie (CTG) erheblich verbessert. Schwangerschaftskomplikationen, wie die schwere Gestose, sind durch konsequente Vorsorge seltener. Die Einführung von Prostaglandinen hat die Eröffnung der Zervix und die Entleerung des Uterus auf natürlichem Wege zu jedem Zeitpunkt der Schwangerschaft ermöglicht. Und schließlich ist das Verständnis über die Zusammenhänge von Gerinnungsstörungen im Rahmen einer Verbrauchskoagulopathie gewachsen und hat Möglichkeiten einer gezielten Therapie eröffnet [11].

Vor diesem Hintergrund soll der Frage nachgegangen werden, inwieweit sich Klinik und Prognose des Krankheitsbildes der vorzeitigen Plazentalösung im Verlauf der vergangenen 50 Jahre geändert haben. Der folgenden Betrachtung liegen Dissertationen zugrunde, die die an der Universitäts-Frauenklinik Freiburg beobachteten vorzeitigen Plazentalösungen von 1939–1949 [L. Bayer 1950], von 1949–1964 [W. Gierer 1968] und von 1965–1990 [B. Porten 1992] analysiert haben.

Ergebnisse

Häufigkeit

In den vergangenen 50 Jahren wurde eine vorzeitige Lösung bei etwa 0, 5% aller Geburten beobachtet (Tabelle 4.26). Die scheinbar abnehmende Häufigkeit von 0,5% auf 0,39% ist statistisch nicht signifikant. So liegt die Häufigkeit im letzten 10-Jahres-Intervall von 1981–1990 bei 0,45% (55/12018). Dieser relativ konstante Anteil entspricht Angaben der Literatur von 1,3% [7] bis 0, 4% [8, 9, 10, 12, 17] und weist darauf hin, daß es sich in der Regel um ein akutes Ereignis handelt, das durch Vorsorgemaßnahmen nicht ausreichend erfaßt werden kann.

Anamnese und klinisches Bild

Das durchschnittliche Alter der Patientinnen betrug etwa 28 Jahre und war in allen 3 Beobachtungszeiträumen annähernd gleich (vgl. Tabelle 4.26). Eine Bevorzugung dieses Krankheitsbildes insbesondere bei älteren Patientinnen, wie dies von einzelnen Autoren genannt wird, konnten wir nicht beobachten [8, 17]. Auch die Parität scheint von untergeordneter Bedeutung zu sein. Es ergibt sich eine annähernd gleiche Verteilung zwischen Erst- und Mehrgebärenden. Der Anteil der Erstgebärenden lag zwischen 39% und 52%, während der der Mehrgebärenden zwischen 48% und 61% lag. Statistisch ergeben sich hier keine signifikanten Differenzen. So läßt sich die Beobachtung einzelner Autoren nicht bestätigen, die eine vorzeitige Plazentalösung vorwiegend bei Mehrgebärenden beschrieben [12, 17]. Die Frage nach der Ursache einer vorzeitigen Plazentalösung läßt sich auch am vorliegenden Kollektiv nicht befriedigend beantworten. Es ist auffallend, daß in allen 3 Zeiträumen

Tabelle 4.26. Häufigkeit, anamnestische und klinische Daten von Patientinnen mit vorzeitiger Plazentalösung. (UFK Freiburg 1939–1990)

	1939–1949[a]	1949–1964[b]	1965–1990[c]
Häufigkeit	0,5% (44/8894)	0,56% (148/26356)	0,39% (179/46352)
Parität			
Primiparae	52%	39%	42%
Multiparae	48%	61%	58%
Alter in Jahren	29,4 (18–41)	28,6 (16–47)	28,9 (16–42)
Ursache	43% Gestose 18% Trauma 39% unbekannt	39% Gestose 8% Trauma 53% unbekannt	31% Gestose 5% Trauma 64% unbekannt
SS-Alter			
25.–28. SSW	4 (9%)	18 (12%)	32 (18%)
29.–35. SSW	11 (25%)	43 (29%)	65 (36%)
36.–40. SSW	29 (66%)	87 (59%)	82 (46%)

[a] L. Bayer, [b] W. Gierer, [c] B. Porten

die Hälfte der Patientinnen eine unauffällige Anamnese und einen unauffälligen Schwangerschaftsverlauf bis zum Ereignis aufwiesen. Das so häufig beschriebene Trauma als auslösendes Ereignis wurde nur in 18–5% beschrieben. Eine bedeutende Rolle spielt allerdings die Gestose, die bei bis zu 43% der Patientinnen mit einer vorzeitigen Lösung zu beobachten war. Dies findet sich auch in der Literatur bestätigt [1, 10, 12]. Sexton et al. (1950) geben das Risiko einer vorzeitigen Lösung bei einer Patientin mit einer Gestose 8 mal höher an als bei einer Schwangeren ohne Gestosesymptomatik. Bei 40547 Geburten berichten sie über 476 Fälle einer vorzeitigen Plazentalösung. Sie teilten die Geburten in Patientinnen mit und ohne Gestose auf und fanden bei Patientinnen ohne Gestose eine Häufigkeit von 0, 7% vorzeitiger Plazentalösungen gegenüber 5, 47% bei Patientinnen mit einer Gestose.

Das Schwangerschaftsalter zum Zeitpunkt der vorzeitigen Lösung ist nicht nur für die Entscheidung des ärztlichen Handelns, sondern vor allem für die Prognose des Kindes von entscheidender Bedeutung. Die Tabelle 4.26 zeigt, daß in den Jahren 1939–1949 zwei Drittel der Schwangerschaften als reif bezeichnet werden mußten, 9% waren mit einem Schwangerschaftsalter zwischen der 25. und 28. Woche extrem unreif. Diese Proportionen haben sich im Verlauf der Jahrzehnte geringgradig verschoben. So liegen im letzten Beobachtungszeitraum 18% vor der 29. SSW, 36% in der 29–35. SSW und 46% jenseits der 36. SSW. Diese Verschiebungen sind möglicherweise auf eine regelmäßigere Schwangerenvorsorge und den Einsatz der Sonographie zurückzuführen. Denn obwohl das Schwangerschaftsalter, in dem das Ereignis eintritt, geringer ist, wird sich die fetale Prognose verbessern.

Geburtsmodus und Prognose

Die rasche Entbindung gilt als Therapie der Wahl bei der vorzeitigen Plazentalösung [7, 16]. Ein abwartendes Verhalten ist nur bei extremer Unreife des Kindes und einer partiellen Lösung ohne akute fetale Gefährdung zu diskutieren [21]. Obwohl lange bekannt war, daß die Geburtsdauer für die Prognose des Kindes entscheidend ist, wurde von der Entbindung durch Kaiserschnitt relativ selten Gebrauch gemacht, wohl wegen des seinerzeit zu erwartenden höheren Risikos für die Mutter (Tabelle 4.27). Um die aktuellen Entwicklungen besser zu charakterisieren, wurde der 3. Beobachtungszeitraum von 1965–1990 zweigeteilt. Der Zeitraum von 1981–1990 soll die aktuellen Ergebnisse besser verdeutlichen (vgl. Tabelle 4.27). Die Häufigkeit des jeweiligen Entbindungsmodus hat sich umgekehrt, indem nun zwei Drittel der Patientinnen mit vorzeitiger Lösung durch Kaiserschnitt entbunden wurden und nur noch ein Drittel vaginal gebar.

Die kindliche Mortalität ist in den letzten 10 Jahren drastisch gesunken und liegt bei 24%, während sie in den Jahrzehnten vorher nur langsam von 69% auf 57% rückläufig war. Daß dies nicht allein auf den Entbindungsmodus zurückzuführen ist, sondern vor allem auf die bessere neonatologische Versorgung, zeigt folgendes: In den Jahren 1939–1949 verstarben alle 21 Kinder mit weniger als 2000 g Geburtsgewicht. In den Jahren 1949–1964 lag die perinatale Mortalität der 86 Kinder unter

Tabelle 4.27. Geburtmodus und Prognose bei der vorzeitigen Plazentalösung. (UFK Freiburg 1939–1990)

	1939–1949[a] n = 44	1949–1964[b] n = 148	1965–1989[c] n = 124	1981–1990[c] n = 55
Geburtsmodus				
vaginal	39 (88%)	131 (89%)	84 (68%)	18 (33%)
Sectio caesarea	5 (12%)	17 (11%)	40 (32%)	37 (67%)
Kindliche Mortalität	31/45[d] (69%)	94/153[d] (61%)	75/131[d] (57%)	14/58[d] (24%)
ante partum	23	57	53	8
intra partum	–	9	6	4
post partum	8	28	16	2
Mütterliche Mortalität	0	3 (2%)	1 (0,5%)	0

[a] L. Bayer, [b] W. Gierer, [c] B. Porten; [d] geborene Kinder inkl. Gemini

2500 g Geburtsgewicht bei 80% und 1965–1980 bei Kindern mit einem Geburtsgewicht unter 1500 g bei 74%.

Die mütterliche Mortalität betrug in allen 3 Beobachtungszeiträumen maximal 2%. Insgesamt verstarben 4 Mütter, von denen 2 wegen einer Afibrinogenämie bzw. einer nicht beherrschbaren Gerinnungsstörung nach Sectio caesarea verstarben. Zwei weitere Mütter verstarben an irreversiblem Nierenversagen zu einer Zeit, als eine Hämodialyse noch nicht routinemäßig eingesetzt werden konnte. – Die fetale Prognose hängt vor allem vom Ausmaß der vorzeitigen Lösung ab. Neben dem dramatischen Bild der vollständigen Lösung gibt es auch Formen, die völlig symptomlos verlaufen; post partum findet sich dann an der Plazenta ein älteres Hämatom [7, 16]. Um die verschiedenen Fälle miteinander vergleichbar zu machen, wurde von Page et al. 1954 eine Einteilung der vorzeitigen Plazentalösung in Schweregrade beschrieben:

Grad 0: Klinisch symptomlos, die Diagnose wird erst bei Besichtigung der Plazenta post partum gestellt. Die kindliche Mortalität ist erhöht.

Grad I: Mäßig starke vaginale Blutung mit oder ohne einen leichten Tetanus uteri. Die kindliche Mortalität ist deutlich erhöht.

Grad II: Schmerzhafter Tetanus uteri mit stärkerer vaginaler Blutung ohne hämorrhagischen Schock. Das Kind ist stark gefährdet, in vielen Fällen schon bei der Aufnahmeuntersuchung abgestorben.

Grad III: Starke intrauterine und vaginale Blutung mit hämorrhagischem Schock. Tetanus uteri („Holzuterus"), druckschmerzhaftes Abdomen. Das Kind ist abgestorben.

Entsprechend diesem Schema wurden die in den Jahren 1965–1990 beurteilten Fälle aufgeteilt unter besonderer Berücksichtigung des letzten Jahrzehntes (Tabelle 4.28). Hier wird eine Zunahme der geringeren Schweregrade 0 und I von 46% auf 66% und vor allem eine drastische Abnahme des Stadiums III von 44% auf 18%

Tabelle 4.28. Schweregrad der vorzeitigen Plazentalösung. (UFK Freiburg 1965–1990)

Grad (nach Page)	1965–1980 n = 124	1981–1990 n = 55
0	22 (18%)	15 (27%)
I	35 (28%)	21 (39%)
II	13 (10%)	9 (16%)
III	53 (44%)	10 (18%)

beobachtet. Diese Verschiebung der Stadien hin zu den günstigeren Fällen mag auf eine engmaschigere Schwangerenbetreuung und einen großzügigeren Einsatz und mehr Erfahrung im Ultraschall zurückzuführen sein. Dieser Rückgang ist aber auch in nicht unerheblichem Ausmaß für die bessere kindliche Prognose verantwortlich zu machen.

Diskussion

Der Rückblick über Klinik und Prognose der vorzeitigen Plazentalösung im Verlauf der vergangenen 50 Jahre am Beispiel der UFK Freiburg zeigt, daß sich an der Häufigkeit dieses Ereignisses in der Schwangerschaft wenig geändert hat. Es ist ein diskreter, aber nicht signifikanter Rückgang zu verzeichnen. Dies macht deutlich, daß man über die Ätiologie und Genese dieses Krankheitsbildes immer noch zu wenig Kenntnis hat. Der häufig beschriebene Zusammenhang mit der Gestose wurde bei knapp der Hälfte der Patientinnen beobachtet, auch dies ziemlich unverändert im Verlauf der Jahrzehnte. Die hieran geknüpften Vermutungen über Hypertonie, Rigidität der Gefäße und Infarkte größeren Ausmaßes als Ursache der vorzeitigen Lösung lassen sich nicht sichern. Problematisch bleibt, daß es für mehr als die Hälfte der Fälle keine faßbare Ursache gibt und daß Patientinnen und Arzt überraschend mit diesem Ereignis konfrontiert werden [19]. Dies macht die Beantwortung der Frage nach prophylaktischen Maßnahmen schwierig. Es konnte gezeigt werden, daß bei der intensiveren Schwangerenvorsorge des letzten Jahrzehnts und mit den Möglichkeiten einer exakteren Ultraschallbeurteilung die vorzeitige Plazentalösung in einem früheren Stadium des Krankheitsbildes erfaßt wird [15]. Denn der Anteil an fortgeschritteneren Stadien der Plazentalösungen hat deutlich abgenommen. Dies mag zur Verbesserung der Prognose beigetragen haben.

Die Therapie der vorzeitigen Plazentalösung in den letzten 10 Jahren hat die Chancen für Mutter und Kind entscheidend verändert. Am überkommenen Prinzip der raschen Entbindung bei Lebensfähigkeit des Kindes hat sich wenig geändert. Allerdings tritt der Kaiserschnitt als Entbindungsmodus in dieser Situation in den Vordergrund. Dieses aktive Vorgehen hat die Prognose der Kinder verbessert, ohne das mütterliche Risiko zu erhöhen. So hat das bessere Verständnis der Zusammenhänge einer Verbrauchskoagulopathie diese lebensbedrohliche Komplikation in den Hintergrund treten lassen. Durch differenzierte Analysen des Gerinnungssystems und gezielte Substitution von Gerinnungsfaktoren kann eine diffuse Blutungsneigung beherrscht werden [11, 13]. Gefürchtete Spätkomplikationen wie Nierenversagen oder Schocklunge können durch geeignete intensivmedizinische Maßnahmen heute erfolgreich behandelt werden. Bei intrauterinem Fruchttod wurde in den vergangenen 10 Jahren kein Kaiserschnitt mehr durchgeführt. Dies stellt für die Mutter ein unnötiges Risiko dar, da mit Hilfe der Prostaglandine der Uterus jederzeit auf natürlichem Wege entleert werden kann. So wird der Patientin ein zusätzliches Trauma erspart und die Integrität des Uterus erhalten. Bei extremer Unreife des Feten kann auch ein konservatives Vorgehen mit Ruhigstellung und Tokolyse vertreten werden, solange sich keine Asphyxiezeichen finden und eine intensive Beobachtung gewährleistet ist [21].

Die retrospektive Analyse zeigt den erheblichen Fortschritt der Therapie und Prognose der vorzeitigen Plazentalösung. Doch sollte die perinatale Mortalität von 24% Motivation genug sein, sich weiterhin mit diesem Krankheitsbild zu beschäftigen, insbesondere sich um Fragen der Ätiologie und Prophylaxe zu bemühen.

Literatur

1. Abdella TN, Sibai BM, Hays JM, Anderson GD (1984) Relationship of hyptertensive disease to abruptio placentae. Obstet Gynecol 63: 365–70
2. Bayer L (1950) Über die vorzeitige Lösung der normal sitzenden Placenta. (Anhand von 44 Fällen der Freiburger Univ.-Frauenklinik aus den Jahren 1939–1949). Dissertation, Med. Fakultät Albert-Ludwigs-Univ. Freiburg i.Br.
3. Gennser G, Karegard M (1987) Incidence and recurrence rate of abruptio placentae in Sweden. Obstet Gynecol 69: 280–1
4. Gierer W (1968) Untersuchungen über die Häufigkeit der „Vorzeitigen Lösung der normal sitzenden Plazenta“ an der Universitäts-Frauenklinik Freiburg (1949–1964). Dissertation, Med. Fakultät Albert-Ludwigs-Univ. Freiburg i.Br.
5. Gilabert J, Estelles A, Aznar J, Galbis M (1985) Abruptio placentae and disseminated intravascular coagulation. Acta Obstet Gynecol Scand 64: 35–9
6. Gonen R, Hannah E, Milligan JE (1989) Does prolonged preterm premature rupture of the membranes predispose to abruptio placentae? Obstet Gynecol 74: 347–50
7. Hurd WW, Miodovnik M, Hertzberg V, Lavin JP (1983) Selective management of abruptio placentae: a prospective study. Obstet Gynecol 61: 467–73
8. Kaaregard M, Gennser G (1986) Incidence and recurrence rate of abruptio placentae in Sweden. Obstet Gynecol 67: 523–8
9. Knab DR (1978) Abruptio placentae – an assessment of the time and method of delivery. Am J Obstet Gynecol 52: 625–9
10. Krohn M, Voigt L, McKnight B, Daling JR, Starzyk P, Benedetti TJ (1987) Correlates of placental abruption. Br J Obstet Gyanecol 94: 334–340
11. Kuhn W, Graeff H (1977) Gerinnungsstörungen in der Geburtshilfe. Thieme, Stuttgart
12. Lowe TW, Cunningham FG (1990) Placental abruption. Clin Obstet Gynecol 33: 406–13
13. Monteiro AA, Inocencio AC, Jorge CS (1987) „Placental abruption“ with disseminated intravascular coagulopathy in the second trimester of pregnancy with fetal survival. Case report. Br J Obstet Gynaecol 94: 811–812

14. Olah KS, Gee H, Needham PG (1988) The management of severe disseminated intravascular coagulopathy complicating placental abruption in the second trimester of pregnancy. Br J Obstet Gynaecol 95: 419–422
15. Oosterhof H, Aarnoudse JG (1991) Placental abruption preceded by abnormal flow velocity waveforms in the uterine arteries. Case report. Br J Obstet Gynaecol 98: 225–226
16. Page EW, King EB, Merrill JA (1954) Abruptio placentae: dangers of delay in delivery. Obstet Gynecol 3: 385–393
17. Paterson MEL (1979) The aetiology and outcome of abruptio placentae. Acta Obstet Gynecol Scand 58: 31–35
18. Porten B (1992) Die vorzeitige Plazentalösung. Ein Krankheitsbild im Wandel? Beobachtungen der UFK Freiburg 1965–1991. Dissertation, Med. Fakultät Albert-Ludwigs-Universität Freiburg i. Br.
19. Pritchard JA et al. (1970) Genesis of severe placental abruption. Am J Obstet Gynecol 108: 22–27
20. Sexton LI et al. (1950) Premature separation of the normally implanted placenta. Am J Obstet Gynecol Jan 1950: 13–24
21. Sholl JS (1987) Abruptio placentae: Clinical management in non-acute cases. Am J Obstet Gynecol 156: 40–51
22. Vintzileos AM, Campbell WA, Nochimson DJ, Weinbaum PJ (1987) Preterm premature rupture of the membranes: a risk factor for the development of abruptio placentae. Am J Obstet Gynecol 156: 1235–1238

4.8 Striae gravidarum. Bedeutung für die Schwangerschaft. Ergebnisse einer Untersuchung an 1213 Schwangeren

S. Weinschenck

Einleitung

Striae gravidarum sollen nach gynäkologischen wie dermatologischen Literaturangaben bei bis zu 90% der Schwangerschaften auftreten [5, 8, 10, 11]. Sie sollen häufiger bei bestimmten Rassen [5], bei Pyknikerinnen [3, 8] oder bei älteren Erstgebärenden [3, 8] vorkommen. Aus der neueren Zeit liegen keine exakten epidemiologischen Untersuchungen vor. Über die Ätiologie ist wenig bekannt; möglicherweise spielen der mütterliche Kortikoidspiegel und die mechanische Belastung der Haut eine Rolle [2, 5, 9]. Über die Bedeutung prophylaktischer Maßnahmen gegen Striae bestehen gegensätzliche Auffassungen [4, 6, 7, 13, 14]. Für den Geburtshelfer von Interesse sind Beobachtungen [6, 10], in denen über einen Zusammenhang von Striae gravidarum mit einer erhöhten Rate geburtsmechanischer Komplikationen berichtet wird, Untersuchungen, die modernen biostatistischen Kriterien jedoch nicht genügen.

Die vorliegende Studie soll verläßliche epidemiologische Daten liefern sowie die Frage beantworten, ob bei Frauen mit Striae mit erhöhten Schwangerschafts- oder Geburtskomplikationen zu rechnen ist, ob also Striae gravidarum einen geburtshilflichen Risikofaktor darstellen.

Patientengut und Methoden

Im Zeitraum von Januar 1989 bis Mai 1990 wurden detaillierte Fragebogen über Art, Ausmaß und Zeitpunkt des Auftretens von Striae gravidarum an alle 2411 Mütter, die an unserer Klinik entbanden, verteilt. 1307 davon waren Erstparae, 1213 Mütter waren Erstparae ab der 37. SSW mit Einlingsschwangerschaften.

- Striae in dieser Schwangerschaft: ja/nein
- Wo begannen sie (Körperregion) ?
- Lokalisationen jetzt?[a] (Zeichnung)
- Welche Maßnahmen haben Sie dagegen ergriffen?[a]
- Striae in früheren Schwangerschaften?

[a] Daten noch nicht verfügbar

Tabelle 4.29. Befunderhebung über Striae durch Arzt oder Hebamme zum Zeitpunkt der Geburt

Erstpara	Mehrpara	Befund
Keine Striae	Keine Striae	0
Wenige neue Striae	Viele alte Striae und/oder wenige neue Striae	1
Viele Striae	Viele neue Striae	2

- Lokalisationen damals? Im Vergleich zu jetzt?
- Bestanden Striae vor den Schwangerschaften?
- Finden sich Frauen mit Striae in der Verwandtschaft?[a]
- Stoffwechselerkrankungen (Diabetes, Cushing)?

Das geburtshilfliche Spektrum unserer Klinik entspricht laut der badenwürtt. Perinatalerhebung [1] einem durchschnittlichen Krankengut eines Krankenhauses der Maximalversorgung, die soziale Herkunft der Patientinnen bewegt sich eher in der oberen Mitte.

Zusätzlich zum Fragebogen wurden von Arzt oder Hebamme zum Zeitpunkt der Geburt ein aktueller Befund über das Ausmaß der Striae erhoben (Tabelle 4.29).

Alle Daten wurden anonymisiert und mittels des Statistikprogrammes SASS™ im Institut für Biometrie und Statistik der Universität Freiburg ausgewertet.

Ergebnisse

Erfassungsquoten und Qualität des Datenmaterials

Die Rücklaufquote der Fragebögen war 92%. Die „objektive“ Befunderhebung durch Hebamme und Arzt erfaßte 95,4% der Mütter. Selbst- und Fremdbeurteilung unterschieden sich nicht signifikant (Abb. 4.12).

Häufigkeit von Striae gravidarum

Nur rund 11% aller Mütter (Erst- und Mehrgebärende, $\geq$ 37. SSW) in unserem Krankengut litten unter starken Striae, weitere 19% hatten leichte Striae, 63% überhaupt keine Schwangerschaftsstreifen (keine Angaben bei 7%). Unterteilt nach Parität, fanden sich bei Erstgebärenden 14%, bei Mehrgebärenden 7% neu aufgetretene ausgeprägte Striae (Abb. 4.13).

Vorkommen von Striae gravidarum

Es wurde eine Stichprobe aus der Gesamtstichprobe ausgewählt: Geburten am Termin ($>$ 36 abgeschlossene SSW) von Erstgebärenden mit Einlingen. Ziel dieser

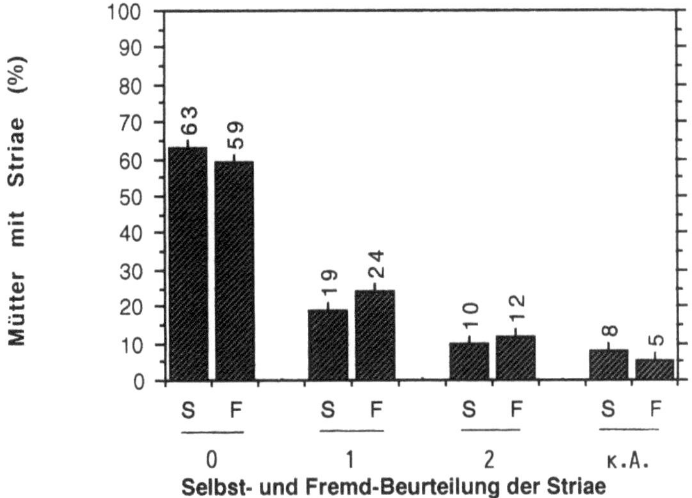

Abb. 4.12. Selbst- (S) und Fremdbeurteilung (F) von Striae: 0 = Keine, 1 = wenige, 2 = viele Striae, k.A.: keine Angaben

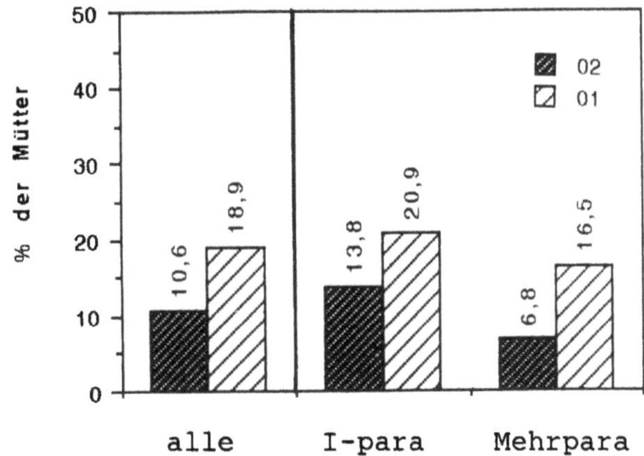

Abb. 4.13. Häufigkeit von Striae bei Erst- und Mehrgebärenden >36. SSW: 01 = wenige, 02 = viele Striae

Beschränkung war eine homogene und damit eindeutig zu interpretierende Patientinnengruppe.

Altersabhängigkeit

Bei jüngeren Müttern fanden sich deutlich häufiger Striae gravidarum als bei älteren (Abb. 4.14). Beachtenswert ist, daß die Häufigkeit nahezu linear mit dem Alter der Mutter bei Geburt abnimmt. Diese Abhängigkeit fand sich auch bei Mehrgebärenden.

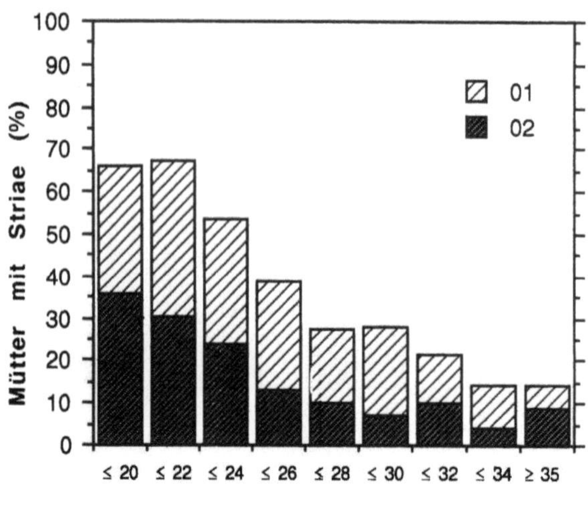

Abb. 4.14. Häufigkeit von Striae in Abhängigkeit vom Alter (Erstgebärende mit Einlingsgeburten >36. SSW): 01 = wenige, 02 = viele Striae

Korrelation mit dem Gewicht und der Gewichtszunahme in der Schwangerschaft

Ein hohes Gewicht vor der Schwangerschaft korreliert ebenso eng mit dem Auftreten von Striae gravidarum wie ein hohes Endgewicht (Abb. 4.15a, b). Komplexer erscheint der Zusammenhang mit der Gewichtszunahme im Verlauf der Schwangerschaft (Abb. 4.15c): Wir finden hierbei eine nichtlineare (sigmoide) Beziehung, die für den Einfluß mehrerer unabhängiger Faktoren sprechen könnte.

Korrelation mit dem Sozialstatus

Bei im Durchschnitt etwas besser gestellten Frauen, erkennbar an der gewählten Pflegeklasse, fanden sich weniger Striae (Abb. 4.16). Hier ist allerdings das unterschiedliche Durchschnittsalter der beiden Gruppen zu berücksichtigen. Schlüsselt man die beiden Gruppen nach dem Alter auf, bleibt dieser Zusammenhang weiterhin erkennbar (Abb 4.17).

Nationalität

Ausländerinnen hatten signifikant häufiger Striae gravidarum als deutsche Frauen (Abb. 4.18). Auch hier wäre ein Altersunterschied als Erklärung möglich. Aufgeschlüsselt nach dem Alter (Abb. 4.19) zeigt sich zwar wieder die bereits oben beschriebene Alterskorrelation, es bestehen jedoch auch jetzt noch Unterschiede in der Striaehäufigkeit zwischen Frauen unterschiedlicher Herkunft, aber gleichen Alters.

Weitere Faktoren

Sie werden z. Zt. noch ausgewertet. Hierzu zählen

a) der Einfluß erblicher Disposition (Vorkommen bei Mutter und Schwester),
b) Vorkommen von Striae mit und ohne Prophylaxe,
c) Vorkommen bei Mehrparae in Abhängigkeit von früher aufgetretenen Striae.

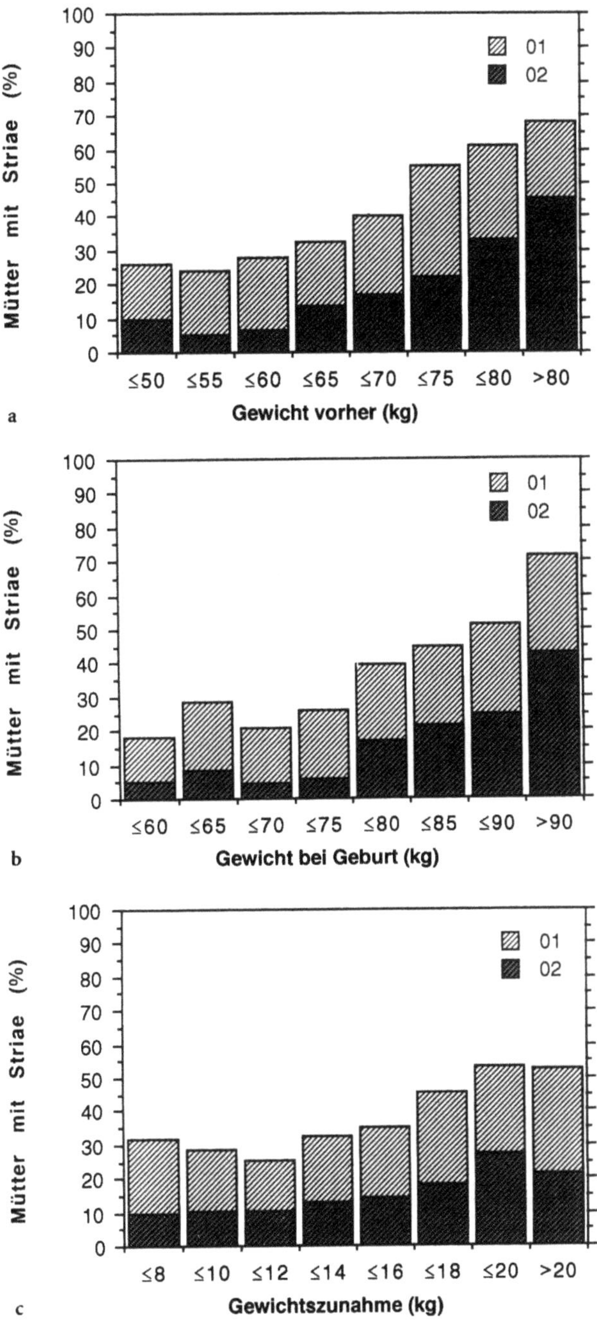

Abb. 4.15a–c. Häufigkeit von Striae in Abhängigkeit vom Gewicht vor dem und am Ende der Schwangerschaft sowie in Abhängigkeit von der Gewichtszunahme in der Schwangerschaft (Erstgebärende mit Einlingsgeburten > 36 SSW): 01 = wenige, 02 = viele Striae

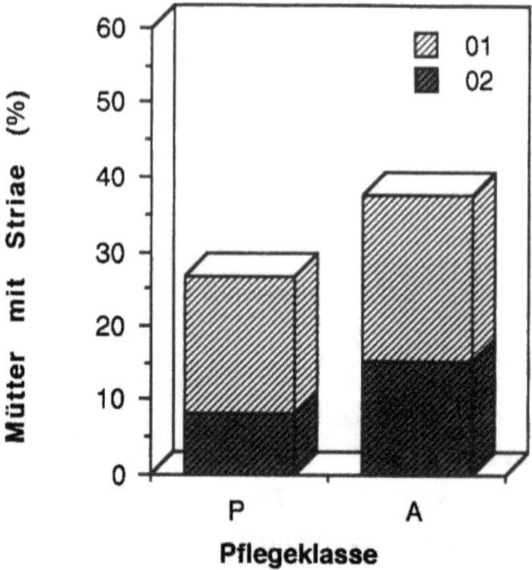

Abb. 4.16. Häufigkeit von Striae in Abhängigkeit von der Pflegeklasse: P = Private, A = Allgemeine Pflegeklasse (Erstgebärende mit Einlingsgeburten > 36. SSW); 01 = wenige, 02 = viele Striae

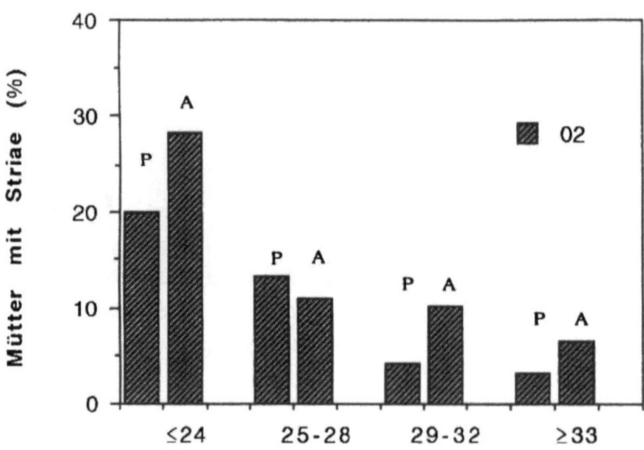

Abb. 4.17. Häufigkeit von Striae in Abhängigkeit von Pflegeklasse und Alter: P = Private, A = Allgemeine Pflegeklasse (Erstgebärende mit Einlingsgeburten > 36. SSW); Abszisse: Alter in Jahren; 02 = viele Striae

Bedeutung von Striae für Schwangerschaft und Geburt

Eine Analyse, die die Komplexität der Daten veranschaulicht, zeigt die Abb. 4.20a: der Zusammenhang von Striae gravidarum mit der Dauer der Schwangerschaft. Es findet sich eine Korrelation der Striaehäufigkeit mit der Tragdauer. Die durchschnittliche Tragdauer von Müttern mit Striae unterscheidet sich signifikant von derjenigen ohne Striae (Abb. 4.20b).

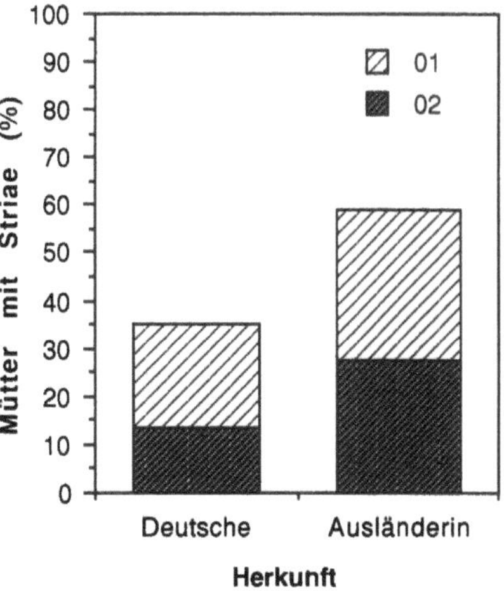

Abb. 4.18. Häufigkeit von Striae in Abhangigkeit von der Nationalitat (Erstgebarende mit Einlingsgeburten > 36. SSW)

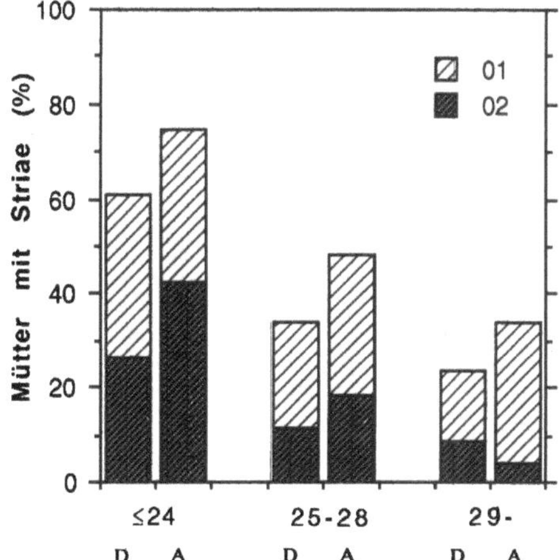

Abb. 4.19. Häufigkeit von Striae in Abhängigkeit von Nationalitat und Alter (Erstgebärende mit Einlingsgeburten > 36. SSW): 01 = wenige, 02 = viele Striae, D = deutscher, A = ausländischer Herkunft

Stellen Striae gravidarum einen geburtshilflichen Risikofaktor dar?

Erstparae mit ausgeprägten Striae entbinden häufiger per Sectio, insbesondere nahezu doppelt so häufig mittels sekundärer Sectio, als Mütter ohne Striae (Abb. 4.21). Nahezu identisch sehen die Graphiken für die Gestosefrequenz und für die Häufigkeit der Plazentainsuffizienz aus (Daten nicht abgebildet). Umgekehrt scheinen vorzeitige Wehen seltener zu sein. Das durchschnittliche Gewicht der Neugeborenen ist bei Müttern mit starken Striae signifikant höher als bei Müttern ohne Striae (Abb. 4.22).

Es könnte sein, daß sehr junge, schwerere und sozial niedriger gestellte Mütter mit schwereren Neugeborenen per se mit einer höheren Sectiofrequenz belastet sind. Das Merkmal „Striae" stellte dann nur einen gemeinsamen Nenner dar, der

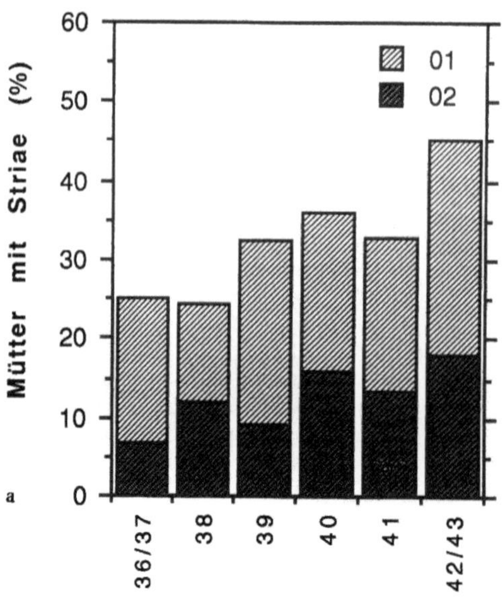

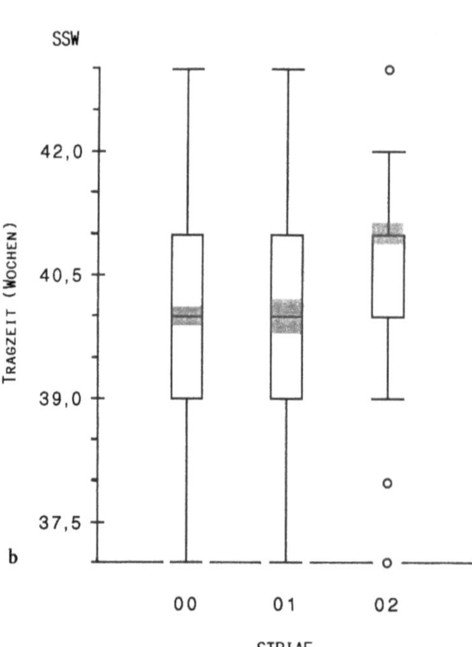

Abb. 4.20. **a** Häufigkeit von Striae in Abhängigkeit von der Schwangerschaftsdauer (Erstgebärende, Einlingsgeburten, > 36. SSW). **b** Tragzeit in Abhängigkeit vom Striaebefund. Boxplot mit Angabe der 10., 25., 50., 75. und 90. Perzentile sowie des 95%-Vertrauensbereichs (schraffiert), $p < 0{,}001$: 00 = keine, 01 = wenige, 02 = viele Striae

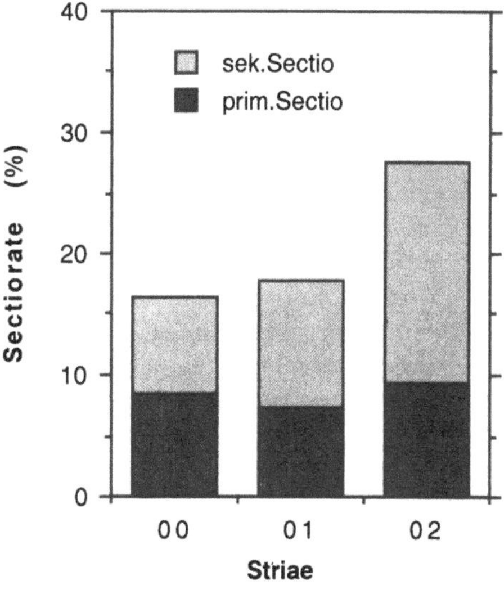

Abb. 4.21. Sectiohäufigkeit in Abhängigkeit vom Striaebefund (Erstgebärende mit Einlingsgeburten > 36. SSW): 00 = keine, 01 = wenige, 02 = viele Striae

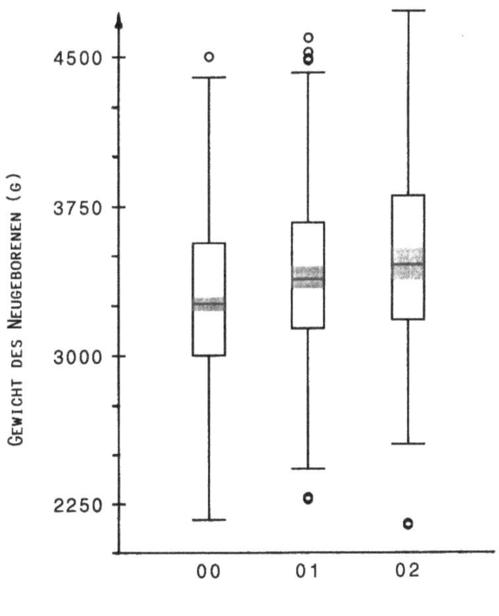

Abb. 4.22. Kindsgewicht und Striaebefund (Erstgebärende mit Einlingsgeburten > 36. SSW). Boxplot mit Angabe der 10., 25., 50., 75. und 90. Perzentile sowie des 95%-Vertrauensbereichs (schraffiert), p < 0,001: 00 = keine, 01 = wenige, 02 = viele Striae

bei diesen Frauen ebenfalls überdurchschnittlich häufig vorkommt und für sich genommen noch kein Risikofaktor ist.

Zur Klärung dieser Fragen sind multivariate Regressionsanalysen erforderlich. Ebenfalls noch Gegenstand der Untersuchung sind die Zusammenhänge mit weiteren geburtshilflichen Merkmalen wie dem kindlichen Geschlecht, der kindlichen Morbidität (Apgar, Astrup), der Häufigkeit von Lageanomalien, Dammrissen usw.

Diskussion

Striae gravidarum gehören seit dem Altertum zu den Zeichen einer stattgehabten Schwangerschaft. Ihre Ätiologie ist nach wie vor ungeklärt. Heute scheint Ihr Auftreten geringer geworden zu sein. Die Häufigkeit von Striae gravidarum wurde über einen Zeitraum von eineinhalb Jahren an über 2400 Müttern analysiert. Dies ist die erste große epidemiologische Untersuchung über Striae gravidarum.

Die Häufigkeit von ausgeprägten Striae gravidarum beträgt bei Erstparae nur 10%, leichtere Formen finden sich bei weiteren knapp 20%; über 60% der Mütter hatten überhaupt keine Striae. Diese Daten stehen im Gegensatz zur älteren Literatur, die bis zu 50% [3, 4], ja sogar in der Mehrzahl bis zu 90% Striae angaben [7, 8, 10, 11], wobei erstmalig zwischen unterschiedlichen Ausprägungsgraden differenziert wurde.

Das Auftreten von Striae gravidarum korreliert mit bestimmten körperlichen und sozioökonomischen Merkmalen. Hierzu zählen – im Gegensatz zu früheren Angaben [3, 8] – in erster Linie ein jugendliches Alter bei der ersten Schwangerschaft. Weitere Kennzeichen, in Übereinstimmung mit früheren Beobachtungen [3], sind ein geringerer Sozialstatus und ein höheres Gewicht vor der Schwangerschaft sowie eine überdurchschnittliche Gewichtszunahme.

Der den Geburtshelfer interessierende Ausgangspunkt für die vorliegende Studie waren in der älteren geburtshilflichen Literatur [6, 10] geäußerte Behauptungen, daß Frauen mit Striae unter einer höheren Rate geburtsmechanischer Komplikationen in Form von verzögerten Austreibungsphasen, Querlagen, Wehenschwächen und Nabelschnurvorfällen litten. Dies würde einen gemeinsamen pathophysiologischen Mechanismus voraussetzen, der einerseits zu Striae, andererseits zu Schwierigkeiten bei der Geburt führte. Der Volksmund spricht hier gerne von „Bindegewebsschwäche".

Die Überprüfung der statistischen Korrelation zwischen Striae einerseits und der Häufigkeit von Geburtskomplikationen andererseitst ergab: Das Vorhandensein von Striae steht bei Erstgebärenden von Einlingen am Termin in einem Komplexzusammenhang mit ungünstigen Schwangerschaftsverläufen (mehr Gestosen und Plazentainsuffizienzen), ungünstigeren Geburtsverläufen (höhere sekundäre Sectiofrequenz), verlängerter Schwangerschaftsdauer und erhöhtem Kindsgewicht.

Erste Analysen legen die Vermutung eines eigenständigen Risikofaktors nahe. Weitere aufwendige Datenanalysen werden Aufschlüsse über besonders gefährdete Untergruppen oder über mögliche ursächliche Zusammenhänge erbringen, ebenso über die Möglichkeit einer Prophylaxe von Striae in der Schwangerschaft [4, 6, 7, 13, 14].

Striae gravidarum müssen nach den hier vorgelegten Ergebnissen als geburtshilflicher Risikoindikator gewertet werden, der im geburtshilflichen Management Beachtung finden sollte.

Zusammenfassung

Striae gravidarum sollen nach der älteren Literatur in bis zu 90% der Schwangerschaften auftreten. Über ihre Ätiologie und Prophylaxe ist wenig bekannt. Striae seien mit einer erhöhten Rate geburtsmechanischer Komplikationen assoziiert.

Fragebögen über Art, Ausmaß und Zeitpunkt des Auftretens von Striae wurden an 2411 Mütter von Januar 1989 bis Mai 1990 verteilt. Die Rücklaufquote war 92%. Gleichzeitig wurden von Arzt oder Hebamme bei der Geburt ein Befund über das Ausmaß der Striae erhoben (Erfassung 95,4%). Nur rund 10% der Mütter in unserem Krankengut litten unter starken Striae, weitere 19% hatten leichte Striae, 63% überhaupt keine Schwangerschaftsstreifen. Mütter mit Striae unterschieden sich hochsignifikant von den übrigen Müttern durch eine höhere Gewichtszunahme, höheres Anfangs- und Endgewicht, deutlich geringeres Durchschnittsalter, und niedrigeren Sozialstatus. In geburtshilflicher Hinsicht fanden sich eine längere Tragzeit, doppelt soviele sekundäre Sectiones, weniger vorzeitige Wehen, aber mehr Plazentainsuffizienzen und Gestosen. Beim Neugeborenen fand sich ein signifikant höheres durchschnittliches Geburtsgewicht.

Das Auftreten von Striae gravidarum korreliert mit bestimmten körperlichen und sozioökonomischen Merkmalen und steht in einem Komplexzusammenhang u.a. mit ungünstigen Geburtsverläufen, verlängerter Schwangerschaftsdauer und erhöhtem Kindsgewicht.

Literatur

1. Baden-Württembergische Perinatalerhebung, Freiburg i.Br. (1989)
2. Cretius K (1981) Veränderungen des mütterlichen Organismus. In: Käser O, Friedberg V u.a. (Hrsg) Gynäkologie und Geburtshilfe Bd II/1, 2. Aufl. Thieme, Stuttgart,
3. Davey CMH (1972) Factors associated with the occurrence of striae gravidarum. J Obstet Gynecol Br Cwlth 79: 1113–1114
4. Flegel H (1983) Dermatologische Erkrankungen. In: Kyank H, Beller F K (Hrsg) Erkrankungen während der Schwangerschaft, 4. Aufl. Thieme, Stuttgart
5. Hauser W (1958) Striae cutis atrophicae. In: Gottron HA Schönfeld W (Hrsg) Dermatologie und Venerologie, Bd II/2, Thieme, Stuttgart
6. Hinrichsmeyer D (1966) Dehnungsstreifen in der Schwangerschaft, Verhütungsmöglichkeit und -notwendigkeit? Landarzt 16: 710–713
7. Martius H (1948) Lehrbuch der Geburtshilfe, 1. Aufl. Thieme, Stuttgart
8. Mauss H-J (1971) Striae gravidarum – Prophylaxe als Therapie. Zentrabl Gynäkol 37: 1273–1278
9. Poidevin LOS, Sydney MB (1959) Striae gravidarum, their relation to adrenal cortical hyperfunction. Lancet II: 436
10. Puder H (1965) Die Behandlung der Striae gravidarum. Med. Welt 13: 650
11. Scoggins RB (1979) Skin changes and diseases in pregnancy. In: Fitzpatrick TB, Eisen AZ (eds) Dermatology in general medicine, 2nd ed, McGraw Hill, New York
12. Stosiek U, Butzer M Geburtshilfliches Programm des Diakonissen-Krankenhauses Karlsruhe (unveröffentlicht)
13. Strakosch W (1965) Vorbeugung und Behandlung von Striae. Der Landarzt 16: 686
14. Zimmermann P, Paul E (1987) Kann die Bildung von Striae vermieden werden? Gynäkologe 20: 185

4.9 Prostaglandine und Gestose

L. Quaas und H.P. Zahradnik

Physiologische Schwangerschaftsveränderungen und Prostaglandine

Der mütterliche Organismus erfährt im Verlauf der Schwangerschaft zahlreiche Veränderungen, die auf die Bedürfnisse des heranwachsenden Kindes ausgerichtet sind und von der fetoplazentaren Einheit gesteuert werden. Im Herz-Kreislauf-System nimmt das Blutvolumen um etwa 50% (Plasmavolumen 1000–15000 ml, Erythrozytenvolumen 150–300 ml) zu. Das Herzminutenvolumen wird um etwa 35% gesteigert, gleichzeitig sinkt der periphere Gefäßwiderstand um 40%. Im Zusammenhang damit erhöhen sich im renalen System der renale Plasmafluß und die glomeruläre Filtrationsrate um 30–50% [5, 6]. Dies bedingt eine gesteigerte Harnsäure-Clearance und eine Senkung der Plasmaretentionswerte (Tabelle 4.30). Die Umstellung des Herz-Kreislauf- und des renalen Systems auf die Bedürfnisse der Schwangerschaft ist mit einer gesteigerten Aktivität des Renin-Aldosteron-Systems korreliert. So wurde im mütterlichen Plasma ein mehrfacher Anstieg der Reninaktivität und der Reninkonzentration in Niere, Chorion und Myometrium gemessen [6]. Auch die Angiotensin-II-Plasmakonzentrationen sind erhöht, die Plasma-Aldosteron-Werte sind im Vergleich zur Nichtschwangeren um den Faktor 6 gesteigert.

Die bisher dargestellten physiologischen Schwangerschaftsveränderungen lassen sich zusammengefaßt mit den Begriffen *Hypotension* und *Hyperreninämie* kennzeichnen. Sowohl für die Hypotension mit einem Absinken vor allem des diastolischen Blutdrucks im 2. Trimenon als auch für die Hyperreninämie sind Prostaglandine von entscheidender Bedeutung. Charakteristische Eigenschaften der Prostaglandine sind deren Produktion am Wirkort, die kurze Halbwertszeit von Sekunden bis Minuten, die fehlende Speicherung im Gewebe und ihre Synthesehemmung durch Acetylsalicylsäure und nichtsteroidale Antiphlogistika. Wie in allen biologischen Systemen können auch im Prostaglandinsystem die einzelnen Prostaglandine in Agonisten und Antagonisten unterteilt werden. Die Wirkung von Prostaglandin E_2 (PGE_2) wird durch Prostaglandin F 2a (PGF 2a) antagonisiert, die von Prostacyclin (PGI_2) durch Thromboxan A_2 (TXA_2). So wirken PGE_2 und vor allem PGI_2 auf die glatte Muskulatur relaxierend, während PGF 2a und TXA_2 immer eine konstriktorische Wirkung ausüben. Die Übersicht zeigt die für die physiologischen Schwangerschaftsveränderungen und die Entstehung der Gestose bedeutsamen Prostaglandine PGE_2, PGI_2 und TXA_2.

Tabelle 4.30. Physiologische Schwangerschaftsveranderungen. Niere

	Harnstoff [mg%]	Kreatinin [mg%]	Harnsaure [mg%]
Nicht schwanger	13,1 ± 3,0	0,67 ± 0,14	4,8 ± 1,2
Schwanger	8,7 ± 1,5	0,46 ± 0,13	2,7 ± 0,6
Grenzwerte (SS)	12,0	0,8	3,6 (5, 0)

Prostaglandin E_2 (PGE_2)
Vorkommen: Niere, Uterus, Seminalplasma
HWZ: 1,5 Min. (65% bei 1. Lungenpassage)
Wirkung: Gefäße • Vasodilatation
Thrombozyten • schwache Aggregationshemmung
Niere • Natriurese, Diurese
Myometrium • Relaxation, Kontraktion
Zervix • Reifung, Erweichung

Prostacyclin (PGI_2)
Vorkommen: Gefäßendothel, Niere, Uterus, Leukozyten
HWZ: 3 Min. (keine Inaktivierung in der Lunge)
Wirkung: Gefäße • Vasodilatation
Thrombozyten • Aggregationshemmung
Niere • Reninfreisetzung Myometrium • Relaxation
(Zytoprotektion • Herz, Lunge, Magen, Plättchen)

Thromboxan A_2 (TXA_2)
Vorkommen: Thrombozyten, Lunge, Milz
HWZ: 0,5 Min.
Wirkung: Gefäße • Vasokonstriktion
Thrombozyten • Aggregation
Lunge • Bronchokonstriktion

Insbesondere die in zahlreichen Untersuchungen nachgewiesene Steigerung der mütterlichen und auch fetalen PGI_2-Synthese erklärt die in der Schwangerschaft physiologische Hypotension und Hyperreninämie mit einer Zunahme des Plasmavolumens und Hemmung der Angiotensin-II-Aktivität im mütterlichen Gefäßsystem (Abb. 4.23). Im fetalen Gefäßsystem wirkt Angiotensin II, wie verschiedene Untersucher zeigen konnten, nicht vasokonstriktorisch, sondern eher dilatatorisch [6, 16, 18].

Pathologische Schwangerschaftsveränderungen (Gestose) und Prostaglandine

Die Ätiologie der Gestose, der „Erkrankung der Theorien“ ist noch weitgehend ungeklärt. Bezeichnend hierfür ist die verwirrende Vielfalt der Bezeichnungen für diese Schwangerschaftserkrankung. Die Society for the Study of Hypertension in

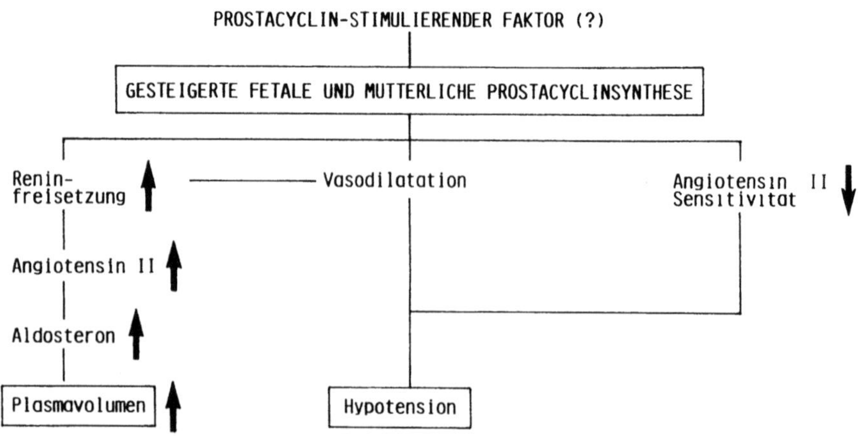

Abb. 4.23. Physiologische Schwangerschaftsveränderungen und Prostaglandine

Pregnancy (SSHIP) hat 1986 eine international verbindliche Nomenklatur vorgestellt. Demnach handelt es sich um eine Gestationshypertension, wenn im Verlauf der Schwangerschaft der diastolische Blutdruck auf Werte von 90 mm Hg oder mehr ansteigt, um eine Gestationsproteinurie, wenn der Eiweißverlust im 24-h-Urin 0,3 g/l oder mehr beträgt. Bei gleichzeitiger Hypertonie und Proteinurie wird von gestationsproteinurischer Hypertension gesprochen. Hierfür ist auch die Bezeichnung Präeklampsie anerkannt. Für die schwere, von Krampfanfällen begleitete Form der Gestose gilt nach wie vor die Bezeichnung Eklampsie (vgl. Kap. 2.3.3).

Gestose (SSHIP 1986)
Gestationshypertension (diast. $\geq$ 90 mmHg)
Gestationsproteinurie (24-h Urin $\geq$ 0,3 g/l)
Gestationsproteinurische Hypertension ≙ Präeklampsie Eklampsie

In der neuen Nomenklatur und Einteilung der Gestose werden im Unterschied zu der bei uns üblichen Bezeichnung EPH-Gestose mit der Symptomentrias Ödeme, Proteinurie und Hypertonie nur die beiden letzteren berücksichtigt. Dies geschah deshalb, weil der alleinigen Entwicklung von Ödemen in der Schwangerschaft (früher E-Gestose) keine pathologische Bedeutung zuerkannt werden kann; diese stellen vielmehr als Schwangerschaftsödeme eine physiologische Reaktion ohne Krankheitswert dar.

Während die ungestörte Schwangerschaft durch eine Hypotension, Hämodilution und Hyperreninämie gekennzeichnet ist, werden im Gegensatz dazu bei der Schwangeren mit einer Gestose eine Hypertension, Hämokonzentration (Hämatokrit größer als 36%) und eine Hyporeninämie gefunden. Damit korreliert die in zahlreichen Untersuchungen übereinstimmend erniedrigt gemessene Bildung von PGE_2, PGI_2, Renin und Aldosteron und die gesteigerte Angiotensin-II-Sensitivität der Gestosepatientin, wie sie im Angiotensin-II-Belastungstest nachgewiesen werden kann [8, 17, 20, 22]. Von der Mehrzahl der Untersucher konnte neben der erniedrigten PGI_2-Synthese im mütterlichen Venenblut und Urin und in den Nabelschnurgefäßen, der Plazenta und im Fruchtwasser bei Gestosepatientinnen auch eine gesteigerte TXA_2-Bildung nachgewiesen werden. Übereinstimmend wurde in fast allen Studien eine signifikante Erniedrigung des PGI_2-/TXA_2-Quotienten im Vergleich zur Normalschwangeren gefunden (Literaturübersicht bei [6]).

In eigenen Untersuchungen konnten wir ebenfalls hochsignifikant erniedrigte Konzentrationen von PGE_2 und PGI_2 im Urin von Schwangeren mit einer Gestationshypertension nachweisen [7].

Der eigentliche Grund für die verminderte vaskuläre PGI_2-Synthese und erniedrigte renale PGE_2-Bildung bei Schwangeren mit einer Gestose ist immer noch weitgehend unklar. Disponierend wirken die Primiparität und immunologische Faktoren sowie bei Primi-wie Mehrparae mütterliche vaskuläre, renale und endokrine Vorerkrankungen.

Im Unterschied zur ultima causa der Gestose wird die Pathogenese dieser Erkrankung zunehmend klarer. Im Mittelpunkt des pathogenetischen Geschehens steht die Maladaptation des uteroplazentaren Gefäßsystems. Hierbei spielen sicher immunologische Faktoren eine wesentliche Rolle. Während normalerweise in den ersten Schwangerschaftswochen eine ungehinderte Trophoblastzellinvasion in die mütterlichen Deziduagefäße und Spiralarterien stattfindet, die zu einer Erweiterung der uterinen Gefäße mit Auflösung der muskuloelastischen Gefäßmedia und Verlust der autonomen Gefäßregulation (Vasokonstriktion) führt, wird bei der Schwangeren, die später eine Gestose entwickelt, diese Einwanderung von Trophoblastzellen durch die immunologische Abwehr blockiert. Als Resultat bleibt das enge Segment in den Spiralarterien erhalten, und es kommt zur Ablagerung von Immunkomplexen in den Deziduagefäßen [2, 9, 13]. Dies wiederum bedingt eine suboptimale uteroplazentare Perfusion, Endothelschäden und eine Verminderung der vaskulären PGI_2-Synthese. Hierdurch sinkt der PGI_2/TXA_2-Quotient. Die pathologisch gesteigerte Thrombozytenaggregation steigert weiterhin die TXA_2-Freisetzung, diese führt wiederum zur Vasokonstriktion und Thrombozytenaggregation. Die gestörte PGI_2-Synthese bewirkt eine verminderte Reninfreisetzung und gesteigerte Angiotensin-II-Sensitivität; die Folge sind die Maladaptation des mütterlichen Organismus an die Bedürfnisse der Schwangerschaft mit Vasokonstriktion, Hypertension und Hämokonzentration. Durch TXA_2 und die Endothelläsion wird zusätzlich das Gerinnungssystem im Sinne einer chronisch progredienten Verbrauchskoagulopathie mit einem Verbrauch von Thrombozyten und Gerinnungsfaktoren (Faktor 8) aktiviert. Die Veränderungen im Prostaglandin-, Renin-Aldosteron- und Gefäßsystem führen letztendlich zu Organmanifestationen, so an der Niere zur Proteinurie und Oligurie, im ZNS zur Prä- und Eklampsie, in der Leber zu disseminierten Nekrosen bis hin zum Vollbild eines akuten HELLP-Syndroms mit Hämolyse, erhöhten Leberenzymen und Thrombozytopenie.

Aus der klinischen Erfahrung ist bekannt, daß die vermutlich immunologisch bedingte genuine Gestose fast ausschließlich bei der Primipara auftritt. Bei der Mehrpara handelt es sich in der Regel um eine Pfropfgestose, die sich auf eine vorbestehende Erkrankung aufpfropft. Die Maladaptation des uteroplazentaren

Gefäßsystems ist hier durch die vorbestehende renale (Glomerulopathie), vaskuläre (Kollagenose) oder andere Autoimmunerkrankung bedingt und hat letztendlich auch die pathogenetischen Folgen, wie sie in Abbildung 4.24 zusammengestellt sind.

In neuerer Zeit weisen erste Untersuchungen darauf hin, daß möglicherweise auch eine andere Gruppe von Eikosanoiden, die Leukotriene als Lipoxygenaseprodukte für die Entwicklung einer Gestose verantwortlich sind. So entspricht die Wirkung von Leukotrienen deutlich den bei der Gestose beschriebenen Veränderungen.

Wirkung von Leukotrienen (Lipoxygenaseprodukte):
- Hemmung der Prostazyklinsynthese,
- Vasokonstriktion,
- erhöhte Gefäßpermeabilität,
- Hämokonzentration.

Insbesondere die pathologisch gesteigerte Gefäßpermeabilität mit der akuten Entwicklung generalisierter Ödeme bis hin zum manifesten Lungenödem könnte auf die Bildung von Leukotrienen zurückgeführt werden (s. Abb. 4.24). Aufgrund der schwierigen Nachweismethoden wird es jedoch noch einige Zeit dauern, bis gesicherte Erkenntnisse über die Bedeutung der Leukotriene für die Manifestation der schweren Gestose vorliegen.

Die Kenntnisse über die Bedeutung der Prostaglandine für die Physiologie und Pathophysiologie der Schwangerschaft lassen verschiedene *therapeutische Ansätze* für die Prophylaxe der Entstehung und Behandlung einer Gestose zu.

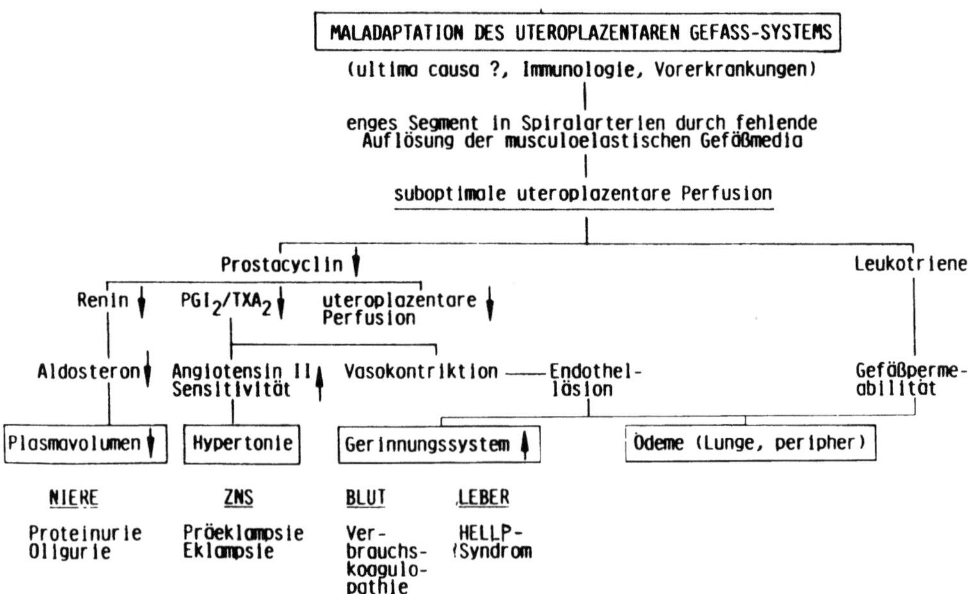

Abb. 4.24. Pathologische Schwangerschaftsveränderungen (Gestose) und Prostaglandine

Gestose: Therapeutische Ansätze:

- Substitution von PGI_2,
- TXA_2-Rezeptorblockade,
- TXA_2-Synthesehemmung,
- Zyklooxygenasehemmung in Thrombozyten durch Low-dose-ASS.

Sie zeigen aber auch die derzeitigen Grenzen therapeutischer Möglichkeiten. Die Infusion synthetischen Prostazyklins zur Behandlung der Präeklampsie hat sich nicht bewährt. Zwar wurde der mütterliche Blutdruck gesenkt, die fetale Versorgung aber angesichts der thrombotischen Gefäßverschlüsse nicht verbessert [4, 10, 12].

Die prophylaktische Gabe von PGI_2 ist angesichts der erheblichen Nebenwirkungen nicht zu rechtfertigen. Da die Imbalance von PGI_2 und TXA_2 im Mittelpunkt des gegenwärtigen pathogenetischen Konzepts für die Entwicklung einer Gestationshypertension und Präeklampsie steht, konzentrieren sich die derzeitigen therapeutischen Ansätze auf die Hemmung der TXA_2-Wirkung und -Synthese. Versuche mit TXA_2-Rezeptorblockern (Pinan-TXA_2, 13-Azaprostansäure) wurden wegen vielfältiger Nebenwirkungen aufgegeben [14, 22]. Die Gabe von TXA_2-Synthesehemmern wie Dazoxiben blieb wegen der unzureichenden Spezifität dieser Substanz erfolglos. Hinzu kommt als mögliche Komplikation die diaplazentare Beeinflussung der Funktion fetaler Thrombozyten.

Ein inzwischen vielversprechender Ansatz zur Prävention der Gestationshypertension scheint die Zyklooxygenasehemmung durch niedrig dosierte Gaben von Acetylsalicylsäure (ASS) zu sein [1, 15, 21]. Die Empfindlichkeit der Plättchenzyklooxygenase gegenüber ASS ist beim Erwachsenen wie beim Feten um ein Vielfaches höher als die der Endothelzyklooxygenase. Als Folge davon kommt es im Vergleich zur endothelialen PGI_2-Synthese zu einer stärkeren Hemmung der TXA_2-Bildung in den Thrombozyten. Bei niedriger Dosierung von ASS (1 mg/kg KG) kommen systemische Nebenwirkungen nicht vor. Schon durch die orale Gabe von 20 mg ASS konnte eine signifikante Senkung des Serum-TXA_2 erreicht werden [15]. Bei solch niedrigen Dosierungen ist ASS durch die Resorption im Pfortaderkreislauf und der Hydrolisierung während der Leber- und Lungenpassage im peripheren Blut nicht mehr nachweisbar.

Nach den bisher vorliegenden klinischen Studien kann zur Prophylaxe der Entwicklung einer Gestationshypertension und Präeklampsie eine ASS von 50 mg/Tag empfohlen werden. Hierdurch wird auch bei einem erhöhten Plättchenumsatz eine wirksame Hemmung der Thrombozyten-TXA_2-Synthese erreicht. Da die Low-dose-ASS-Gabe zur Prävention der Gestoseentstehung dient, stellt sich die Frage, bei welchen Schwangeren die prophylaktische Behandlung möglichst frühzeitig ab der 16. SSW vorgenommen werden soll. Eine Klärung dieser Frage wird von den Ergebnissen einer bereits eingeleiteten europäischen Multicenter-Studie bis 1996 erwartet. Die bisher vorliegenden Studienergebnisse rechtfertigen bereits jetzt schon die prophylaktische Gabe bei Risikopatientinnen. Dies betrifft Schwangere mit vorbestehender Hypertension und Nierenerkrankung, wiederholter Gestationshypertension in aufeinanderfolgenden Schwangerschaften, wiederholtem Auftreten von Spätabort, intrauterinem Fruchttod, fetaler Mangelentwicklung, Plazentainsuffizienz sowie Schwangere mit Autoimmunerkrankungen wie Lupus erythematodes.

Auch bei einer Primipara mit einer Erhöhung des mittleren arteriellen Blutdrucks im 2. Trimenon (MAP II) auf Werte von über 90 mmHg sollte die ASS-Prophylaxe in Erwägung gezogen werden.

Zusammenfassung

Im Verlauf der Schwangerschaft erhöht sich das Blutvolumen um etwa 50%, auch der renale Plasmafluß und die glomeruläre Filtrationsrate werden um 30–50% gesteigert. Die Zunahme des Blutvolumens korreliert mit einer Vasodilatation und einem Absinken des Blutdrucks im 2. Trimester. Für diese physiologische Hypotension, Expansion des Plasmavolumens und gesteigerte Nierenfunktion spielen Prostaglandine, so das Prostazyklin und Prostaglandin E_2, eine entscheidende Rolle. Im Unterschied zu der schwangerschaftsinduzierten Synthesesteigerung dieser Prostaglandine wurden bei Schwangeren mit einer Gestose erniedrigte Prostaglandinkonzentrationen im mütterlichen Blut, Urin, Nabelschnurgefäßen, Plazenta und Fruchtwasser festgestellt. Hierdurch kommt es zu einem Ungleichgewicht der gegensätzlich wirkenden Prostaglandine Prostazyklin und Prostaglandin E_2 einerseits und Thromboxan andererseits. Aus dem Überwiegen der Thromboxanwirkung resultieren die klinischen Symptome der Gestose mit Hypertension, Hämokonzentration und pathologischer Nierenfunktion. Auf die im Mittelpunkt des pathogenetischen Konzepts der Gestose stehenden Imbalance von Prostazyklin und Thromboxan konzentrieren sich die gegenwärtigen therapeutischen Ansätze zur Prävention der Schwangerschaftshypertension. Ergebnisse über eine erfolgreiche Hemmung der Thromboxansynthese durch eine Low-dose-Prophylaxe mit Aspirin (100 mg/Tag) liegen bereits vor.

Literatur

1. Beaufils M, Uzan S, Donsimoni R, Colau JC (1985) Prevention of pre-eclampsia by early antiplatelet therapy. Lancet 1: 840
2. Brosens I, Robertson B, Dixon HG (1967) The physiological response of the vessels of the placental bed to normal pregnancy. J Pathol Bacteriol 93: 569
3. Ferris TF (1982) Toxemia and hypertension. Medical complications during pregnancy. In: Ferris TF, Burrow GN (eds) Saunders, Philadelphia, p 25
4. Fidler J, Bennett MJ, Swiet de M (1980) Treatment of pregnancy hypertension with prostacyclin. Lancet 11: 31
5. Friedberg V (1970) Die physiologischen Veränderungen des mütterlichen Organismus. Gynäkologe 3: 53
6. Friedman SA (1988) Preeclampsia: a review of the role of prostaglandins. Obstet Gynecol 71: 122
7. Gaillard T, Schäfer W, Casper F, Seufert R, Zahradnik HP, Friedberg V (1989) Bestimmung von 6-keto-PGF1a, PGE2 und TXB2 im Urin von Gestosepatientinnen mittels HPLC und RIA. Ber Gyn 126: 498
8. Gant NF, Daley GL, Chand S (1973) A study of angiotensin II pressor response throughout primigravid pregnancy. J Clin Invest 52: 2682
9. Gille J (1979) Immunologie und Gestose. Organisation Gestosis, Basel

10. Jouppila P, Kirkinen P, Koivula A (1985) Failure of exogenous prostacyclin to change placental and fetal blood flow in preeclampsia. Am J Obstet Gynecol 151: 661
11. Karlberg BE, Ryden G, Wichman K (1984) Changes in the reninangiotensin-aldosterone and kallikrein-kinin systems during normal and hypertensive pregnancy. Acta Obstet Gynecol Scand [Suppl] 118: 17
12. Lewis PJ, Shepherd GL, Ritter J (1981) Prostacyclin and preeclampsia. Lancet 1: 599
13. Moll W, Nienartowicz A, Hees H, Wrobel KH, Lenz A (1988) Blood flow regulation in the uteroplacental arteries. Trophoblast Res 3: 83
14. Niedner W (1989) Aktuelle Aspekte zur Hypertension in der Schwangerschaft. Gyne 5: 132
15. Reilly JA, Fitzgerald JA (1987) Inhibition of thromboxan formation in vivo and ex vivo: implications for therapy with platelet inhibitory drugs. Blood 69: 180
16. Speroff L, Haning RV, Levin RM (1977) The effect of angiotensin II and indomethacin on uterine artery blood flow in pregnant monkeys. Obstet Gynecol 50 (1977) 611
17. Stuart MJ, Sunderji SG, Yambo T (1981) Decreased prostacyclin production: a characteristic of chronic placental insufficiency syndromes. Lancet 1: 1126
18. Terragno NA, Terragno DA, Pacholczyk D (1974) Prostaglandins and the regulation of uterine blood flow in pregnancy. Nature 249: 57
19. Ylikorkala O, Jouppila P, Kirkinen P (1984) Maternal thromboxane, prostacyclin, and umbilical blood flow in humans. Obstet Gynecol 63: 677
20. Ylikorkala O, Pekonen F, Viinikka L (1986) Renal prostacyclin and thromboxane in normotensive and preeclamptic pregnant women and their infants. J Clin Endocrinol Metab 63: 1307
21. Wallenburg HCS, Dekker GA, Makovitz JW (1986) Low-dose aspirin prevents pregnancy-induced hypertension and preeclampsia in angiotensin-sensitive primigravidae. Lancet 1: 1
22. Walsh SW (1985) Preeclampsia: an imbalance in placental prostacyclin and thromboxane production. Am J Obstet Gynecol 152: 335

4.10 Management der Tokolyse

L. Quaas und H.G. Hillemanns

Wird eine neue Methode oder Therapieform in der Medizin eingeführt, so lassen sich im Verlauf der klinischen Anwendung häufig drei typische Phasen beobachten. Zunächst die Periode der Euphorie und hohen Erwartungen, dann die der kritischen Ernüchterung bis hin zur Ablehnung und schließlich, wenn sich die Methode oder Therapieform etabliert hat, die einer realistischen Einschätzung.

Auch die Entwicklung der Tokolyse in den beiden letzten Jahrzehnten ist durch diesen Ablauf charakterisiert. Die Substanzen, mit denen eine Wehenhemmung möglich ist, sind in der folgenden Übersicht aufgeführt.

Tokolytisch wirksame Substanzen:

Alkohol	Gestagene
Betamimetika	Inhalationsnarkotika
Kalziumantagonisten	Relaxin
Magnesium	Sedativa
Prostaglandinantagonisten	Spasmolytika

Von diesen haben Betamimetika die größte Bedeutung und eine weltweite klinische Anwendung gefunden. Die Anfangsphase der Tokolyse mit Betastimulatoren in den 70er Jahren war durch euphorische Erwartungen geprägt. In ersten Publikationen wurde über eine erfolgreiche Wehenhemmung in über 90% berichtet. Daran knüpfte sich die Hoffnung, eines der großen Probleme der Geburtshilfe, die Frühgeburt, letztendlich lösen zu können. Daß diese Hoffnung unrealistisch war, hat die Entwicklung der letzten 10 Jahre eindeutig bewiesen. Seit der Einführung der Tokolyse mit Betamimetika ist die Rate der Frühgeburten nicht wesentlich gesenkt worden. Es muß auch gefragt werden, ob es nicht bereits im Ansatz verfehlt war, das Problem der Frühgeburt durch die Beseitigung ihres Symptoms vorzeitiger Wehen zu lösen zu versuchen. So wurden auch in der Phase der Ernüchterung Stimmen laut, die der Tokolyse mit einem Betamimetikum jegliche klinische Bedeutung absprachen.

In zahlreichen prospektiv randomisierten Vergleichsuntersuchungen wurde aufgrund des fehlenden statistischen Nachweises einer Senkung der Frühgeburtenrate der Wert einer Tokolyse mit Betastimulatoren negiert. Auch die jüngste Untersuchung der Canadian Preterm Labor Investigators Group kommt zu diesem Ergebnis [1].

Neben der negativen Bewertung des Behandlungserfolges wurden in der Phase der kritischen Ernüchterung auch zunehmend die Nebenwirkungen und Gefahren einer Tokolyse mit Betamimetika deutlicher. So behandelte eines der ersten zu diesem Thema ausgerichteten Symposien bereits 1976 in Freiburg die kardialen Probleme bei der Tokolyse [2]. Neben kardialen Komplikationen wurde über die Entwicklung eines mütterlichen Lungenödems unter der tokolytischen Behandlung teilweise mit letalem Ausgang berichtet. Diese schwerste Komplikation der betamimetischen Behandlung wurde in Deutschland von mehreren Arbeitsgruppen untersucht und konnte auch in ihrer Pathogenese weitgehend geklärt werden [3]. Anhand dieser Untersuchungen konnten die Risikofaktoren für die Entstehung von Lungenödemen ermittelt werden.

Risikofaktoren für die Entstehung von Lungenödemen:
- gesteigerte parenterale und orale Flüssigkeitszufuhr,
- gesteigerte Wasserretention im 3. Schwangerschaftstrimenon,
- Paramedikation von Glukokortikoiden, Prostaglandin- oder Kalziumantagonisten,
- zusätzliche Schwangerschaftsfaktoren wie Mehrlinge, Hydramnion, schwangerschaftsinduzierte Hypertonie.

Weiterhin wurden hierdurch wirksame Maßnahmen für die Prävention dieser Komplikation geschaffen. Auch an der UFK Freiburg waren in der Anfangsphase der Tokolyse 2 schwere mütterliche Lungenödeme aufgetreten. In der Folgezeit wurde anhand der genaueren pathophysiologischen Kenntnis nach Möglichkeiten zu einer Antagonisierung der unerwünschten Nebenwirkungen bei der Behandlung mit Betamimetika gesucht. Hierbei konnte in experimentellen und klinischen Studien die Wirksamkeit einer Begleittherapie mit den sog. kardioselektiven Betablockern nachgewiesen werden [4].

Tokolyse mit Betamimetika – Begleittherapie:
Beta-1-Blocker Metoprolol (Beloc)
Dosierung: Perfusor 3 ml/h (= 3 mg/h),
nach 2 h 6 ml/h (= 6 mg/h),
am 3. Tag Umstellung auf orale Gabe 3 mal 100 mg/Tag.

Seit der Einführung dieser Begleittherapie, die inzwischen fest etabliert ist, wurde in keinem Fall ein mütterliches Lungenödem beobachtet. Auch die übrigen bekannten Nebenwirkungen der Tokolyse mit Betastimulatoren lassen sich durch diese Begleitmaßnahme weitgehend reduzieren.

Gründe für die nicht erreichte Senkung der Frühgeburtenrate durch die Tokolyse

Vorzeitige Wehen sind nicht die Ursache einer drohenden Frühgeburt, sondern deren Symptom. Die Hemmung vorzeitiger Wehen stellt daher keine kausale, sondern nur eine palliative Therapie dar. Es ist unbestritten, daß durch Betamimetika eine wirksame Wehenhemmung erreicht werden kann. Die palliative Maßnahme der Wehenhemmung kann zu einer Tragzeitverlängerung mit Erreichung eines höheren Gestationsalters führen. Dies kann im Einzelfall eine höhere Überlebenschance des Frühgeborenen bedeuten. Abhängig von den Ursachen der Frühgeburt kann aber auch eine Verlängerung der Lebenszeit in utero zu einer schlechteren Überlebenschance für das Neugeborene führen. In Kenntnis der unterschiedlichen Ätiologie der Frühgeburt und angesichts der Erfolge der neonatologischen Intensivmedizin hat sich das Management der Tokolyse geändert. Die erfolgreiche Zusammenarbeit zwischen Geburtshelfern und Neonatologen hat zu einer strengen Indikationsstellung der Tokolyse geführt. An die Stelle der Tokolyse ist die frühzeitige Entbindung bei fetaler Gefährdung getreten.

Tokolyse – Gründe für die nicht erreichte Senkung der Frühgeburtenrate:
- frühzeitige Entbindung bei fetaler Gefährdung,
- keine Tokolyse bei vorzeitigem Blasensprung,
- Rezeptor-down-Regulation bei Betastimulation,
- Tokolyse nur bis zur 34. SSW,
- kausale Therapie durch Tokolyse nicht möglich.

Eine der wesentlichen Ursachen fetaler Gefährdung ist die frühzeitige, chronisch progrediente oder akute Plazentainsuffizienz. Aufgrund der verbesserten geburtshilflichen Überwachungsmethoden kann hier im Einzelfall über den richtigen Entbindungszeitpunkt entschieden werden.

In den letzten Jahren ist vor allem die Bedeutung einer aszendierenden Infektion für die Entstehung einer Frühgeburt erkannt worden [5]. Von einigen Autoren wird der weitaus überwiegende Anteil von Frühgeburten auf ein infektiöses Geschehen zurückgeführt. Das Infektionsproblem kann nicht durch palliative Maßnahmen wie eine Wehenhemmung, sondern nur durch die gezielte Prophylaxe gelöst werden. Der durch die Infektion bedingte oder durch die Komplikation einer Infektion bedrohte vorzeitige Blasensprung stellt daher eine Kontraindikation für die Tokolyse dar (vgl. Kap. 2.4.2).

Weitere Gründe für die signifikant nicht faßbare Senkung der Frühgeburtenrate durch die Tokolyse stellen die nachlassende Wirkung der Betastimulation (Tachyphylaxie) aufgrund einer Rezeptor-down-Regulation und die Beschränkung der Tokolyse auf ein Gestationsalter unterhalb von 34 Wochen dar. Der entscheidende Gesichtspunkt ist jedoch der, daß durch die Tokolyse – abgesehen von der ursächlichen Annahme einer erhöhten neuromuskulären Erregbarkeit – eine kausale Therapie nicht möglich ist (vgl. Abschnitt 2.4).

Indikation der Tokolyse

Hat nach der Phase der Euphorie und der sich anschließenden Ernüchterung die Tokolyse mit Betastimulatoren keine geburtshilfliche Bedeutung mehr oder läßt sich bei realistischer Einschätzung noch eine gesicherte Indikation zur Tokolyse stellen? Sind die im Tokogramm nachweisbaren Kontraktionen bei noch unreifem Zervixscore schon Anlaß für eine tokolytische Behandlung oder erst bei einer Zunahme des Zervixscores?

Die Unterscheidung zwischen Kontraktionen and zervixwirksamen Wehen ist oft schwierig und der subjektiven Beurteilung unterworfen. Da sichere Kriterien für eine Tokolyse bei einer noch ursächlich unklaren drohenden Frühgeburt fehlen, kann hier nur auf die individuelle Erfahrung zurückgegriffen werden.

Dies bedeutet jedoch nicht, daß die Bedeutung der Tokolyse gänzlich der individuellen Bewertung unterliegt. Einer unkritischen Befürwortung wie Ablehnung der Tokolyse stehen durch zahlreiche Studien ermittelte Daten entgegen.

Gesichert ist, daß durch die Tokolyse mit Betastimulatoren eine drohende Frühgeburt mit hoher Wahrscheinlichkeit („odds ratio“) um 24 h und auch noch um 48 h verhindert werden kann (Tabelle 4.31). Ein mit geringerer Wahrscheinlichkeit günstiger Effekt auf die Häufigkeit von Geburten vor der 37. Woche kann anhand dieser Daten ebenfalls angenommen werden. Statistisch nicht signifikant ist der Einfluß der Tokolyse auf die Häufigkeit eines Atemnotsyndroms, die perinatale Mortalität und die Erzielung eines Geburtsgewichts von über 2500 g.

Bei realistischer Einschätzung kann also festgestellt werden, daß durch die Tokolyse mit hoher Wahrscheinlichkeit eine kurzfristige Wehenhemmung erreicht werden kann. Die oben gestellte Frage nach der Indikation der Tokolyse kann damit beantwortet werden. Eine Tokolyse ist dann indiziert, wenn eine kurzfristige Wehenhemmung geburtshilflich sinnvoll ist. Sinnvoll ist die „Nottokolyse“, die bei einer fetalen Gefahrensituation einen Zeitgewinn bis zur operativen Entbindung darstellt. Sinnvoll ist es, den durch die Tokolyse erreichten Zeitgewinn für notwendige diagnostische Maßnahmen oder den Transport der Schwangeren in ein Perinatalzentrum zu nutzen.

Basis des geburtshilflichen Managements der Tokolyse ist die in den letzten 20 Jahren gewonnene Erkenntnis, daß durch die Wehenhemmung mit Betamimetika Ursachen und Häufigkeit der Frühgeburten nicht beeinflußt werden können, daß aber durch den durch die Tokolyse erst möglichen Zeitgewinn die Chancen eines durch Unreife oder durch intrapartale Asphyxie gefährdeten Neugeborenen erheblich verbessert werden können.

Tabelle 4.31. Tokolyse mit Betamimetika. Ergebnisse von 16 placebokontrollierten randomisierten Studien

	ODDS-Ratio
Geburt = 24 h	0,29
Geburt = 48 h	0,59
Geburt = 37. SSW	0,71
Gewicht = 2500 g	0,75 (n.s.)
RDS	1,07 (n.s.)
perinat. Mort.	0,96 (n.s.)

Zusammenfassung

Die anfänglich in die Tokolyse mit Betamimetika gesetzten hohen Erwartungen zur Bewältigung des Frühgeburtenproblems haben sich nicht erfüllt. So kann durch die Wehenhemmung auch nur das Symptom der drohenden Frühgeburt, nicht aber deren Ursache behandelt werden. Nach der Phase der Ernüchterung, die angesichts der Nebenwirkungen dieser Therapie bis zu ihrer völligen Ablehnung führte, kann jetzt der Stellenwert der Tokolyse innerhalb der Perinatalmedizin klar definiert werden. Die Pathogenese möglicher Komplikationen bei der Behandlung mit Betastimulatoren und deren wirksame Antagonisierung ist experimentell und klinisch gründlich untersucht worden. Bei Beachtung der Risikofaktoren ist heute eine weitgehend gefahrlose Anwendung für Mutter und Kind möglich. Allgemein anerkannt ist, daß durch Betamimetika eine wirksame Kontraktionshemmung erreicht werden kann. Damit ist dem Geburtshelfer die Möglichkeit gegeben, bei fetalen Gefahrenzuständen und der drohenden Frühgeburt durch eine kurz- oder längerfristige Wehenhemmung Zeit für andere erforderliche geburtshilfliche Maßnahmen zu gewinnen. Basis des geburtshilflichen Managements der Tokolyse ist die in den letzten 20 Jahren gemachte Erfahrung, daß durch die Wehenhemmung mit Betastimulatoren Ursachen und Häufigkeit der Frühgeburten nicht beeinflußt werden können, daß aber durch den durch die Tokolyse erst möglichen Zeitgewinn die Chancen eines durch Unreife oder durch intrapartale Asphyxie gefährdeten Neugeborenen erheblich verbessert werden können.

Literatur

1. The Canadian Preterm Labor Investigators Group (1992) Treatment of preterm labor with the beta-adrenergic agonist ritodrine. N Engl J Med 327: 308–312
2. Hillemanns HG, Trolp R (1978) Kardiale Probleme bei der Tokolyse. Enke, Stuttgart
3. Grospietsch G (1990) Nebenwirkungen der betamimetischen tokolytischen Therapie bei der Mutter und Möglichkeiten der Antagonisierung. In: Jung H, Hermer M (Hsg) Tokolyse und Betamimetika. Steinkopff, Darmstadt, S 35–53
4. Ablad B, Heidenreich J, Irmer M, Jung H (1981) Betablockade und Tokolyse. Witzstrock, Baden-Baden
5. Petersen EE (1992) Aszendierende Infektionen. Perinatalmedizin 4: 91–92

4.11 Geburtseinleitung

L. Quaas und H.G. Hillemanns

Jede Geburtseinleitung setzt eine klar definierte geburtshilfliche Indikation voraus, wobei der Reifezustand der Zervix zu berücksichtigen ist. Bei unreifer Zervix stellt die Anwendung von Prostaglandinen heute die Methode der Wahl dar.

Methoden der Geburtseinleitung:

mechanisch: Dehnung des inneren Muttermundes,
Ablösung des unteren Eipols (stripping of membranes),
Amniotomie;

Wehenmittel: Oxytocin,
Prostaglandin E_2.

Zu einer Geburtseinleitung gehört die Amniotomie, deren zeitliche Durchführung der Erfahrung und dem Ermessen des Geburtshelfers obliegt. Die früher viel geübte Lösung des unteren Eipols („stripping of membranes") wurde vorübergehend wegen der potentiellen Infektionsgefahr als kontraindiziert angesehen, eine Befürchtung, die sich nicht bestätigt hat; die Methode hat sich durchaus als vorteilhaft erwiesen.

Auf dem ersten Freiburger Kolloquium im September 1976 wurden bereits die verschiedenen Methoden der Geburtseinleitung und deren Management ausgezeichnet dargestellt [1]. Im folgenden sollen daher nur neuere Aspekte der Anwendung von Oxytocin und Prostaglandinen erörtert werden.

Anwendung von Oxytocin

Folgende Vorraussetzungen sind für die Anwendung von Oxytocin zur Geburtseinleitung erforderlich:

1. Intravenöse Applikation mittels einer Infusionspumpe;
2. Überwachung durch Kardiotokographie;
3. Anwesenheit von qualifiziertem Personal;
4. leichte Erreichbarkeit des Geburtshelfers bei Auftreten von Komplikationen.

Die intravenöse Verabreichung von Oxytocin wurde Ende der 50er Jahre in England eingeführt. Die Notwendigkeit für diese Applikationsform ergibt sich aus der sicheren Steuerbarkeit. Die kurze Halbwertszeit hat nach Unterbrechung der Infusion das schnelle Ende der Oxytocin-Wirkung zur Folge. Infolgedessen kommen andere, schlechter steuerbare Anwendungsformen, wie die i.m.-Applikation, sublinguale oder intranasale Gabe, nicht in Frage.

Eine kontinuierliche Kardiotokographie ist notwendig, um rechtzeitig eine uterine Hyperaktivität oder einen Gefahrenzustand für den Feten zu erkennen.

Als qualifiziert sind Mitarbeiter einzustufen, die klinische Erfahrung im Umgang mit Oxytocin und ausreichende Kenntnisse in der Beurteilung der Kardiotokographie aufweisen. In den Vereinigten Staaten sind dies vorwiegend „obstetrical nurses", in Europa neben dem Geburtshelfer ausschließlich Hebammen.

Dringend ist darauf hinzuweisen, daß die Indikation zur Oxytocin-Gabe nur vom Arzt gestellt werden kann und dieser auch die Dosierung anzugeben hat. Ein Arzt muß auch im Falle einer Unklarheit oder gar einer Komplikation leicht erreichbar sein. Außerdem ist festzuhalten, daß nur der Geburtshelfer für die Oxytocin-Einleitung veranwortlich ist. Schließlich muß die Patientin über die Notwendigkeit und die Indikation zur Weheninduktion aufgeklärt werden.

Vorgehen und Dosierungsrichtlinien gehen aus der folgenden Übersicht hervor.

Geburtseinleitung mit Oxytocin:
Maximaldosis: 20–40 mE/min (90% reagieren auf Dosis von weniger 16 mE/min),
Kardiotokographie: fetale Herzfrequenz, Wehenfrequenz, Basaltonus (bei „fetal distress" und uteriner Hyperaktivität Infusion sofort beenden).

Aus Untersuchungen zur Wehenstimulierung sind die Dosierungsempfehlungen für Oxytocin hervorgegangen.

Dosisrichtlinien for Oxytocin:
Initial: 0,5–1,0 mE/min,
Erhöhung: um 1–2 mE/min in 30- bis 60minütigen Intervallen,
Erhaltung: 4 mE/min über 1–2 h,
Reduktion: bei einer Muttermundweite von 5–6 cm.

Danach zeigen sich sowohl für Erstgebärende als auch für Mehrgebärende signifikant bessere Ergebnisse, wenn geringere Dosissteigerungsraten für Oxytocin erforderlich waren.

Wie aus Tabelle 4.32 hervorgeht, ist bei gepulster Verabreichung von Oxytocin im Vergleich zur kontinuierlichen Infusion eine Dosisreduktion zu erreichen. Bei dieser Methode wird beginnend mit 1 mlE/ Stoß alle 8 min über einen Zeitraum von 10 s Oxytocin gepulst gegeben und dann die Dosis in 24minütigen Intervallen bis zum Erreichen einer adäquaten Uterusaktivität verdoppelt. Demgegenüber erfolgt die kontinuierliche Oxytocin-Infusion mit einer Anfangsdosis von 1 mE/min; diese Dosis wird dann alle 20 min um 1 mE/min bis zum Auftreten einer regelmäßigen Wehentätigkeit erhöht. Die geburtshilflichen Ergebnisse dieser beiden Verfahren sind in Tabelle 4.32 zusammengefaßt [2].

Tabelle 4.32. Pulsatile vs. kontinuierliche Oxytocin-Applikation. (Nach randomisierter Untersuchung von Cummiskey et al. 1989)

Kriterien	Gepulste Oxytocin-Appl.	Kontin. Oxytocin-Appl.
Beginn Oxy-Appl. bis Geburt	n.s.	n.s.
Beginn Oxy-Appl. bis regelm. Wehen	n.s.	n.s.
Schmerzmedikation	n.s.	n.s.
PDA	n.s.	n.s.
Dysfunktionelle Wehentatigkeit	n.s.	n.s.
Mittl. Oxy-Dosis	2,1 ± 0,4	4,1 ± 0,4
Gesamt Oxy-Dosis	130 ± 332	1803 ± 302

Komplikationen

Die gefährlichsten Komplikationen der Oxytocin-Einleitung ergeben sich aus einem Wehensturm mit der Gefahr der Uterusruptur oder einer Dauerkontraktion, die eine fetale Hypoxie zur Folge haben kann. Von einer Uterusruptur sind besonders Multiparae betroffen, wobei als auslösende Ursache nicht unbedingt eine zu hohe Oxytocin-Dosis angeschuldigt werden kann. Diese Tatsache unterstreicht die Notwendigkeit einer sorgfältigen Überwachung von Mutter und Kind bei einer medikamentös induzierten Geburtseinleitung. Dies gilt auch für die Anwendung von Oxytocin im Falle einer sekundären Wehenschwäche, die ebenfalls streng indiziert, sachgemäß durchgeführt und intensiv überwacht werden sollte.

Im Hinblick auf die weltweite Anwendung von Oxytocin zur Geburtseinleitung ist es zuweilen verwunderlich, wie gering die pharmakologischen Kentnisse der Geburtshelfer über dieses potente Wehenstimulans sind.

Zusammenfassend läßt sich für die Geburtseinleitung mit Oxytocin feststellen:

- Das Oktapeptid Oxytocin gehört auch seit der Ära der Prostaglandine nach wie vor zu den weltweit am häufigsten eingesetzten Wehenmitteln zur Geburtseinleitung. Vorteilhaft ist die relativ kurze Halbwertszeit von ca. 10 min.
- Eine niedrig dosierte Zufuhr von Oxytocin unterscheidet sich hinsichtlich ihrer Effizienz nicht signifikant von einer hochdosierten.
- Eine Gleichgewichtsreaktion in bezug auf die Plasmaspiegel für Oxytocin ist bei gegebener Wirkstoffdosis im allgemeinen nach ca. 40 min erreicht.
- Eine hohe Oxytocin-Dosis verdoppelt das Risiko einer Uterusruptur, auch wenn die Wirkstoffzufuhr unterbrochen bzw. beendet wird.
- Bei Notwendigkeit einer Unterbrechung der Oxytocin-Applikation oder Reduzierung der Oxytocin-Dosis verlängert sich die Zeitdauer bis zur Geburt.
- Bei geringen Steigerungsraten für Oxytocin zur Auslösung einer effizienten Wehentätigkeit ist der Gesamtverbrauch an Oxytocin signifikant niedriger.

- Die pulsatile Applikation von Oxytocin ist hinsichtlich der perinatalen Ergebnisse der kontinuierlichen Oxytocin-Infusion gleichwertig, jedoch werden signifikant niedrigere Wirkstoffdosen bis zur Geburtsbeendigung benötigt.

Geburtseinleitung mit Prostaglandinen

Die Anwendung von Prostaglandinen (PG) in der Geburtshilfe sollte im Hinblick auf die differenten Wirkungen der Substanzen auf den Gesamtorganismus medizinisch begründet sein, d.h. durch die Beendigung der Schwangerschaft sollte ein besseres perinatales Ergebnis für Mutter und Kind erreicht werden als durch eine abwartende Haltung. Auch bei einer normalen, unkomplizierten Schwangerschaft am Termin kann die Geburtseinleitung gerechtfertigt sein. Dies kann durch Amniotomie ohne oder mit anschließender Gabe von Oxytocin geschehen. Eine Weheninduktion ist auch durch die intrazervikale Gabe eines Prostaglandin E_2-Gels oder durch die Einlage einer Prostaglandin E_2-Vaginaltablette möglich. Die fehlende Tropfinfusion hat hierbei den Vorteil der größeren Mobilität für die Gebärende. Diese als „programmierte Geburt" bezeichnete Geburtseinleitung zum günstigsten Zeitpunkt und unter besten Voraussetzungen ermöglicht gleichzeitig die optimale perinatale Überwachung von Mutter und Kind.

Als weitere Indikationen für eine Geburtseinleitung durch Prostaglandine sind zu nennen:

- Terminüberschreitung, Übertragung,
- vorzeitiger Blasensprung,
- Plazentainsuffizienz
- EPH-Gestose,
- Diabetes mellitus,
- Rh-Sachverhalt.

Bei Hinweisen auf eine Plazentainsuffizienz sollte zunächst das antepartuale CTG abgewartet werden. Ergeben sich Anhaltspunkte für eine fetale Gefährdung (z.B. Spontandezeleration), sollte auf die Applikation von PG verzichtet werden. Bei Patientinnen mit vorzeitigem Blasensprung, bei denen innerhalb von 6 h keine muttermundwirksamen Wehen eintreten, sollte die Zeit zur Zervixreifung genutzt werden und nach diesem Intervall am besten PGE_2-Gel intrazervikal verabreicht werden. Nach eigenen Untersuchungsergebnissen liegen bisher keine Hinweise dafür vor, daß durch die lokale PG-Applikation eine erhöhte Infektionsmorbidität induziert wird.

Vom geburtshilflichen Standpunkt aus ist die Anwendung von PG in allen Situationen kontraindiziert, die keine vaginale Entbindung erlauben (z.B. Placenta praevia, relatives Mißverhältnis). Nach den Produktinformationen der Herstellerfirmen für PG gilt auch der Zustand nach Sectio caesarea als Kontraindikation. Umfangreiche klinische Studien haben gezeigt, daß bei entsprechend intensiven Erfahrungen im Umgang mit der PG-Anwendung auch bei Zustand nach Sectio eine erfolgreiche vaginale Geburtsbeendigung ohne signifikante Erhöhung der

Uterusrupturrate erreichbar ist. Aus der gutachterlichen Tätigkeit ist jedoch bekannt, daß der Geburtshelfer bei Komplikationen mit forensischen Konsequenzen rechnen muß.

Für die Geburtseinleitung *durch PG* sollten daher folgende Voraussetzungen bei Zustand nach Sectio erfüllt sein:

1. Erfahrungen im Umgang mit PG zur Geburtseinleitung,
2. kontinuierliche kardiotokographische Überwachung,
3. Möglichkeiten zur intensivmedizinischen Überwachung der Patientin,
4. Geburtseinleitung in Sectiobereitschaft,
5. Verzicht auf eine Periduralanästhesie (Schmerzsymptomatik),
6. Vermeidung von Überstimmulierung des Uterus (Notfalltokolyse bereithalten!).

Letzlich muß der Geburtshelfer in jedem Einzelfall den Nutzen der PG-Anwendung gegen das damit verbundene Risiko abwägen.

Welche Applikationsformen für PG stehen dem Geburtshelfer zur Verfügung?

Der Vorteil der intravenösen *PGE_2-Tropfinfusion* liegt in der guten Steuerbarkeit, die Nachteile liegen in der Immobilisierung der Patientin, dem häufigen Auftreten von Infusionsphlebitiden sowie in der dosisabhängig unterschiedlich hohen Rate gastrointestinaler Nebenwirkungen, so daß lokalen Applikationsformen der Vorzug gegeben werden sollte. Eine Indikation für die PGE_2-Infusion sehen wir in der Behandlung der sekundären, auf Oxytocin refraktären Wehenschwäche, bei der mit PG noch in 68% der Fälle eine vaginale Entbindung erreicht und eine Sectio außer in Einzelfällen vermieden werden kann.

Bei geburtsunreifer Zervix (Bishop-Score unter 5) stellt die intrazervikale Gabe von 0,5 mg *PGE_2-Gel* die Methode der Wahl zur Geburtseinleitung dar. Bei unzureichender Wirkung (z.B. Verbesserung des Bishop-Scores um <3 Punkte) sollte die PG-Gelapplikation nach 6 h ggf. ein 3. Mal wiederholt werden. Danach empfiehlt es sich, auf alternative Verfahren der medikamentösen Geburtseinleitung (z.B. Oxytocin i.v.) überzugehen.

Das Spektrum uteriner Reaktionen auf die intrazervikale PGE_2-Gelgabe reicht von unregelmäßigen Kontraktionen, die nach ca. 2 h in eine regelmäßige Wehentätigkeit übergehen können, über tachyfrequente Kontraktionsmuster mit Erhöhung des Basaltonus bis hin zum rapiden Anstieg des intrauterinen Drucks im Sinne einer Dauerkontraktion innerhalb der 1. Stunde nach PG-Applikation. Daher sollte eine kardiotokographische Überwachung unmittelbar nach der Gelapplikation über einen Zeitraum von 2 h erfolgen.

Die intrazervikale PGE_2-Gelapplikation führt in über 80% der Fälle innerhalb von 6 h zu einer Verbesserung des Bishop-Scores um mindestens 3 Punkte, bei unreifer Zervix wird innerhalb von 24 h in Abhängigkeit von der Parität bei 74–96% der Patientinnen eine vaginale Entbindung erreicht [3].

Uterine Überstimulierungen mit gleichzeitigen Herztondezelerationen treten nach eigenen Untersuchungsergebnissen in 3–5% der Fälle auf. Keinesfalls sollten

PGE_2-Gel und Oxytocin gleichzeitig oder in kurzem zeitlichen Abstand (<6 h) voneinander verabreicht werden.

Seit 1985 vom BGA zugelassen und im Handel erhältlich sind die 3 mg-*PGE_2-Vaginaltabletten*, die – entsprechend den Anwendungsrichtlinen des BGA-bei reifer Zervix (Bishop-Score >5) eine effiziente Methode zur Geburtseinleitung darstellen. Bei dieser Indikationsstellung darf im Falle unkomplizierter Schwangerschaft in 80–96% der Fälle mit einer vaginalen Entbindung innerhalb von 24 h gerechnet werden, ohne daß eine erhöhte fetale Acidosemorbidität befürchtet werden muß. Bei unreifer Zervix (Bishop-Score <5) liegt die Erfolgsrate der Methode allerdings nur bei ca. 55–60%/24 h, und die Häufigkeit fetaler Acidosen ist gegenüber der Anwendung bei geburtsreifer Zervix deutlich erhöht.

Klinisch relevante uterine Kontraktionen treten meist nach 2 h, nicht selten aber auch erst 5–7 h post applicationem ein. Dementsprechend sollte die Kardiotokographie nach 2 h, spätestens aber dann, wenn die Patientin Kontraktionen verspürt, durchgeführt werden. In diesem Zusammenhang ist bei zunächst unzureichend erscheinender Wirkung der Tablette sowohl vor einer zu häufigen Applikationsfrequenz (<6 h) als auch vor einer Dosissteigerung/Applikation oder einer intrazervikalen Plazierung der Vaginaltablette zu warnen, da hierdurch gefährliche Überstimulierungen des Uterus mit fetaler Hypoxie induziert werden können. Bei korrekter Anwendung soll die Rate uteriner Überstimulierungen nur 1–3% betragen; in diesen Fällen ist die Tablette unverzüglich aus der Scheide zu entfernen und ggf. eine vorübergehende intravenöse Tokolyse einzuleiten.

Hinsichtlich der Wirksamkeit bestehen bei reifer Zervix am Geburtstermin keine relevanten Unterschiede zwischen der Geburtseinleitung durch die PGE_2-Vaginaltablette und der durch intravenöse Oxytocin-Infusion. Die Vorteile der Vaginaltablette gegenüber der Oxytocin-Infusion liegen in dem einfacheren Applikationsmodus – und dementsprechend in dem geringeren personellen und technischen Aufwand – sowie in der besseren Bewegungsfreiheit der Patientin ohne Notwendigkeit zu einer kardiotokographischen Dauerüberwachung. Als Nachteil ist vor allem der schwer abschätzbare Wirkungseintritt bei Anwendung der PGE_2-Vaginaltablette zu sehen. Hinzu kommt, daß evtl. uterine Überstimulierungen nach Applikation der Vaginaltablette schwerer beherrschbar sind als bei intravenöser Oxytocin-Infusion.

Im Hinblick auf das substanzspezifische Risiko der PG ist vor einer sorglosen Applikation der Substanzen zu warnen. Unabdingbare Voraussetzungen für eine verantwortungsbewußte Anwendung von PG zur Geburtseinleitung sind:

1. ausreichende Kentnisse über die Wirkung von PG auf den Uterus und den Gesamtorganismus,
2. die Beachtung der Kontraindikation und Anwendungsrichtlinien,
3. die Möglichkeit einer adäquaten Überwachung von Mutter und Kind,
4. die Beherrschung etwaiger PG-induzierter Komplikationen (z.B. uterine Überstimulation).

Zusammenfassung

Die Geburtseinleitung gehört heute zum Standard der Perinatalmedizin. Die als „programmierte Geburt“ bezeichnete Weheninduktion zum günstigsten Zeitpunkt und unter besten Voraussetzungen ermöglicht die optimale perinatale Überwachung von Mutter und Kind. Zur Geburtseinleitung stehen dem Geburtshelfer neben der einfachen Amniotomie verschiedene differenzierte Methoden zur Verfügung. Zu den am häufigsten angewandten Wehenmitteln gehört nach wie vor Oxytocin.

Bei gepulster Verabreichung kann im Vergleich zur kontinuierlichen Infusion eine Dosisreduktion erreicht werden. Die Anwendung von Oxytocin setzt einen geburtsreifen Zervixbefund voraus. Bei unreifer Zervix stellt die Anwendung von Prostaglandin E_2 heute die Methode der Wahl dar.

Literatur

1. Hillemanns HG, Steiner H (1978) Die programmierte Geburt. Thieme, Stuttgart 1978
2. Cummiskey KC, Gall SA, Dawood M (1989) Pulsatile administration of Oxytocin for augmentation of labor. Obstet Gynecol 74: 869–875
3. Kieback DG, Zahradnik HP, Quaas L (1986) Clinical evaluation of endocervical prostaglandin-E2-triacetin-gel for preinduction cervical softening in pregnant women at term. Prostaglandins 32: 81–85
4. Kongreß und Symposium Prostaglandine und Geburtseinleitung (1994) Perinatalmedizin 6: 109–116
5. Kongreß und Symposium Prostaglandine und Geburtseinleitung (1995) Perinatalmedizin 7: 3–18

5 Krebs und Schwangerschaft

5.1 Schwangerschaft und Krebs. Die Dringlichkeit der Früherfassung

M. Hilgarth

Die Dringlichkeit dieses Themas wird dadurch deutlich, daß in weit fortgeschrittener Schwangerschaft immer wieder invasive Karzinome zufällig entdeckt werden, so z.B. bei Anlegen einer Cerclage. Auch wir verfügen noch in den letzten Jahren in unserem Einzugsgebiet über eindrucksvolle Fälle dieser Art mit Nichterkennung von Zervixkarzinomen in der Frühgravidität. Dagegen ist es heute medizinisches Basiswissen, daß ein invasives Karzinom der Cervix uteri bei gegebenem diagnostischem Standard und bei Anwendung der etablierten Krebsvorsorgeregeln Folge ungenügender Früherkennung und -erfassung ist und somit vermeidbar wäre.

Häufigkeit

Die Inzidenzen präinvasiver und invasiver Läsionen der Cervix uteri sind in der Gruppe der Nichtschwangeren und Schwangeren gleich. Die Häufigkeiten atypischer Zytologiebefunde während der Schwangerschaft variieren in der Literatur. Sie werden durchschnittlich mit einer Rate von 3% angegeben. Eine retrospektive 20-Jahresstudie an 4000 Frauen von Jakob (1986 [6]) ergab, daß bei den Frauen, die routinemäßig durch Zytologie und Kolposkopie sowie mit gezielten Knipsbiopsien aus den verdächtigen Bezirken untersucht worden waren, ein suspekter kolposkopischer Befund bei 110 Frauen (2,75%) gefunden wurde. Histologisch fanden sich CIN I und CIN II (zervikale intraepitheliale Neoplasie) bei 83,6% dieser 110 Frauen; CIN III wurde in 10,9% und ein invasives Karzinom in 5,4% dieser Fälle festgestellt. Die Prävalenzraten lagen somit bei 2,3% für CIN I und CIN II, bei 0,3% für CIN III und 0,15% für das invasive Karzinom der Zervix.

Wichtig ist, daß unter den 12 Fällen mit CIN III ein *negativer* zytologischer Befund in 25%, also doch in 1/4 der Fälle vorlag! Diese sog. falsch-negativen zytologischen Befunde, auf die wir schon 1981 [2] hingewiesen haben, sind inzwischen weltweit bestätigt worden. Sie geben zu denken und sind von hoher Bedeutung für das Management.

Rückblick auf die Entwicklung der Diagnostik

Zwar hatte Hinselmann 1930 in Deutschland die Kolposkopie eingeführt. Sie wurde auch da und dort benutzt, von einer systematischen Krebsfrüherkennung konnte jedoch bis Ende der 50er Jahre nicht die Rede sein. Mit Verzögerung, bedingt durch den 2. Weltkrieg, kam erst 1950 die Zytodiagnostik nach Deutschland, und sie wurde seit Mitte der 50er Jahre vereinzelt an Zentren versuchsweise eingeführt. 1971 erst wurde dann die zytologische Vorsorgeuntersuchung Pflichtleistung der Kassen und somit einigermaßen flächendeckend in Deutschland eingesetzt. Lange vor Einführung dieser für die Frauen nun kostenlosen, von der Kasse getragenen Krebsvorsorgeuntersuchung wurde an bedeutenden Zentren die zytologische Untersuchung zur Krebsfrüherfassung klinisch und wissenschaftlich eingesetzt, unabhängig vom Alter, der Parität oder dem Zeitpunkt der Schwangerschaft. Es galt für uns in diesen Anfangsjahren abzuklären, welche Veränderungen im zytologischen Bild schwangerschaftsspezifisch auftraten und wie sich diese fraglichen Krebsvorstufen nach Ablauf der Schwangerschaft und nach dem Wochenbett weiterentwickelten oder aber rückbildeten. Die zunehmende differentialzytologische Erfahrung und die in diesen vielen Jahren gewonnenen Erkenntnisse über die gute Korrelation von Differentialzytologie und -histologie sowie die bedeutsame Zuhilfenahme der Kolposkopie – also die Kombination dieser 3 wichtigsten diagnostischen Verfahren – führten zu klaren Erkenntnissen über die Beziehung zwischen Schwangerschaft und Krebsentstehung an der Cervix uteri und damit zu fundierten Richtlinien in bezug auf die Verlaufskontrolle und Therapie.

Bis zur Mitte der 70er Jahre war die Konisation die einzig vertretbare Methode für Diagnostik und Therapie der Krebsvorstufen in der Schwangerschaft. In den letzten 15 Jahren hat sich diese Einstellung gewandelt. Man tendiert heute mehr zu einer konservativen, d.h. organ- und funktionserhaltenden, vor allem auch die Entwicklung des Kindes berücksichtigenden Therapie – auf der Basis optimaler Abklärung der Befunde, diskutiert im Expertengespräch von Kolposkopiker, Zytologen und Histologen, dies im prätherapeutischen Konsilium, im Rahmen der sog. Dysplasiesprechstunde.

Wer heute aufgrund eines zytologischen Verdachtsbefundes, z.B. der Gruppe III oder der Gruppe III D, d.h. einer minimalen zervikalen intraepithelialen Neoplasie CIN I, sei es auf der Basis einer abnormen Metaplasie, sei es auf der Basis eines HPV-Infektes mit fraglich leichter Dysplasie – ohne weitere diagnostische Abklärung mittels Kolposkopie oder gezielter Histologie – sofort konisiert und damit den Erhalt der Gravidität gefährdet, begibt sich in die Nähe eines Kunstfehlers im Sinne unnötiger Überbehandlung und riskiert hierdurch einen Kunstfehlerprozeß.

Diagnostische Methoden

Die diagnostischen Methoden zur Früherkennung des Zervixkarzinoms bzw. seiner Vorstufen auch in der Schwangerschaft sind vor allem die folgenden:

die Differentialkolposkopie, die Differentialzytologie, die gezielte kolposkopisch dirigierte Knipsbiopsie und evtl. eine sehr erfahrene behutsame endozervikale Kürettage an der schwangeren Zervix. Mit diesen Methoden kann die in der Schwangerschaft durchaus oft schwierige Diagnose gestellt werden und das im von uns für essentiell erachteten prätherapeutischen Konsilium etablierte weitere Vorgehen ermittelt werden.

Prätherapeutisches Konsilium

Verdachtsfall
Auffälliger makroskopischer und/ oder Kolposkopiebefund und/ oder positiver oder zweifelhafter PAP-Befund.
Fragestellung
Wo an der Ekto- bzw. Endozervix liegt welche Läsion (Schweregrad) in welcher Ausdehnung vor?
Methoden
Differentialzytologie (Abstrichkontrollen!)
Differentialkolposkopie
Kolposkopisch gezielte Knipsbiopsien
Endozervikale Kürettage
1. Ziel
Ausschluß eines invasiven Karzinoms.
Wenn kein invasives Karzinom vorliegt
2. Ziel
Welches differenzierte individuelle therapeutische Vorgehen soll im Einzelfall gewählt werden?
Welche Läsion liegt vor (CIN I°–III° = Dysplasie leichten, mittleren, schweren Grades/Carcinoma in situ?)
Ist die Läsion an der Ektozervix völlig überschaubar?
Ist die Ausdehnung der Läsion an der Ektozervix nicht zu umfangreich (50% der Portiooberfläche)?
Reicht die Läsion wirklich nicht in den Zervikalkanal hinein?
Ist die Plattenepithel-Zylinderepithelgrenze an der Ektozervix gut überschaubar?
Ist die Patientin psychisch stabil und für die Nachsorge zuverlässig?

Wenn Voraussetzung gegeben:	Wenn nicht:
Kryotherapie / Lasertherapie möglich	Konisation oder Hysterektomie

Kolposkopie

Mit der Kolposkopie kann gewöhnlich die präzise Lokalisation sowie die Ausdehnung des atypischen Befundes auch in der Schwangerschaft bestimmt werden und vor allem das Atypiemaximum für eine zytologisch gezielte Entnahme bzw. für eine kolposkopisch dirigierte Knipsbiopsie ausgewählt werden. Wir, ebenso wie Townsend et al. [10], konnten nachweisen, daß eine Kolposkopie durch den Experten eine Diagnostik durch Konisation in über 85% der verdächtigen zytologischen Befunde im Ablauf der Schwangerschaft vermeidet.

Die Muttermundsregion und die Portio der Schwangeren sind für die kolposkopische Untersuchung, vor allem in der Frühgravidität, gut geeignet, da physiologisch die Muttermundslippen durch den Turgor, durch das Schwangerschaftsödem evertiert sind und sich somit die epithelialen Verhältnisse im Bereich der Epithelgrenze dem Betrachter gut darbieten. Das Schwangerschaftsödem, die Hyperämie, die Lividität sowie die dadurch entstehenden Niveaudifferenzen bedingten bei 2/3 aller Mehrgebärenden und bei etwa 90% aller Erstgebärenden signifikante metaplastische Bezirke an der Portiooberfläche, kolposkopisch eindrucksvoll zu erfassen, wie wir und auch Singer [8, 9] vielfach mitteilten. Auch Humanpapillomavirus-(HPV-)assoziierte essigweiße Bezirke sind in der Gravidität nicht selten. Aufgrund dieser zahlreich vorhandenen metaplastischen Veränderungen erscheint die Zervix – worauf Ostergaard [7] besonders hinwies – in der Schwangerschaft im kolposkopischen Bild eher abnorm bis atypisch im Vergleich zur Zervix von Nichtschwangeren. So wird eine zervikale intraepitheliale Neoplasie häufig höhergradig befundet, also überdiagnostiziert, als dem tatsächlichen, d.h. dem histologischen Zustand entspricht. Neben dem starken Ödem bewirkt die stärkere Kapillarzeichnung, das gröbere Kapillarmuster im Vergleich zu Nichtschwangeren ein „grundähnliches" Bild i.S. der Punktierung, also die Gefahr einer Interpretation als CIN III. Die kolposkopische Methode hat sich vor allem in der Hand des erfahrenen Untersuchers in Kombination mit der gezielten Zytologie in der Schwangerschaftsvorsorge und Krebsabklärung bewährt. Hacker [1] untersuchte über 1000 kolposkopische Befunde während der Schwangerschaft und konnte zeigen, daß bei einer kombinierten Untersuchung mit Kolposkopie und Zytologie eine Treffsicherheit von 99% vorlag. Nicht ein einziges invasives Karzinom wurde übersehen. Die Kolposkopie, die Zytologie, die gezielte Knipsbiopsie und evtl. eine sehr erfahrene endozervikale diagnostische Kürettage sind in kombinierter Anwendung in der Lage, die diagnostische Konisation mit ihrer Gefährdung der Schwangerschaft zu erübrigen.

Wenige unklare Fälle, vor allem, wenn das atypische Epithel mit der Epithelgrenze weit innerhalb der Endozervix liegt, erfordern jedoch weiterhin unbedingt die Konisation. Derartige unvollständige, kolposkopisch und zytologisch nicht abzuklärende Befunde sind bei schwangeren Patientinnen jedoch außerordentlich selten, vor allem bei Patientinnen mit atypischer Zytologie. Diese differenzierte Diagnostik erfordert aber größte Sorgfalt vor allem auch im Sinne der Differentialkolposkopie mit intensiver langdauernder Essiganwendung und vor allem einen erheblichen Zeitaufwand. Verdachtsfälle aus der Schwangerschaftsroutinesprechstunde müssen in jedem Falle in der Spezialsprechstunde, d.h. in der Dysplasiesprechstunde, ganz spezielle der intensiven Abklärung und Entscheidung zugeführt werden.

Es muß abschließend noch einmal nachdrücklich betont werden, daß, wenn an der Ektozervix kein Äquivalent für den zytologisch verdächtigen Befund, vor allem bei wiederholten zytologischen immer wieder verdächtigen Abstrichen, vorliegt, die Konisation auch in der Schwangerschaft zur Klärung und vor allem zum Ausschluß eines invasiven Karzinoms unbedingt durchgeführt werden muß.

Zytologie

Die diagnostische Bedeutung und die diagnostischen Kriterien im zytologischen Abstrich der Graviden sind identisch mit der zervikalen intraepithelialen Neoplasie (CIN) außerhalb der Schwangerschaft. Aufgrund der hormonellen Umstellung kommt es aber während der Schwangerschaft zu zytomorphologischen Veränderungen im Bereich der Zervix, die differentialzytologische Schwierigkeiten verursachen können (Hillemanns 1972; Schneider 1985). Neben einer unspezifischen Hyperplasie sowohl des Plattenepithels wie auch des Zylinderepithels der Zervix kommt es vor allem zu subepithelialem Stromaödem mit schwer beurteilbarer Basalis, somit zur Problemsituation in den Fällen früher Stromainvasion oder Mikrokarzinom (St. Ia1 oder St. Ia2) (Hillemanns 1990). Auch zytodiagnostisch führt das Zell- und Kernödem häufig zu einer Höherstufung in der Bewertung der CIN-Diagnostik.

Das Zervixkarzinom in der Schwangerschaft wird nicht selten übersehen, da manche Portioveränderungen, auch Blutungen, als natürlich und „schwangerschaftsbedingt" gedeutet werden und die gerade hier unbedingt notwendige Zytodiagnostik und Kolposkopie versäumt wird. Die Neoplasien der Cervix uteri bieten beim Zusammentreffen mit Schwangerschaft besondere Probleme. Noch mehr als sonst müssen die individuellen Gegebenheiten einer jeden Patientin, vor allem auch in einem mit der Patientin und dem Vater des Kindes zu führenden sorgfältigen Gespräch, gewichtet werden, das die Interessen von Mutter und Kind ausführlich abwägt. Es erscheint uns wichtig, noch einmal darauf hinzuweisen, daß die prospektive zytologische Beurteilung der Abstriche in der Gravidität eine große Erfahrung des Diagnostikers verlangt, ebenso eine optimale Entnahmetechnik des Klinikers. Die Konsequenzen einer Überbewertung sind oft schwerwiegend, und unnötige Interventionen im Vergleich zur Verkennung ernster Befunde kommen weitaus häufiger vor.

Management und Ausblick

Ein Zervixkarzinom in Deutschland sollte heute bei Einhaltung der Vorsorgeregeln seitens der Patientin und des Arztes vermeidbar sein. Die gynäkologische Untersuchung muß bei jeder Frau, ganz gleich wie alt sie ist und aus welchem Grunde sie zum Gynäkologen kommt, auch Vorsorgeuntersuchung sein, vor allem auch in der Schwangerschaft!

Kolposkopie und Zytodiagnostik sind immer durchzuführen und auch durchführbar. Der Mutterpaß sollte gleichzeitig Vorsorgepaß sein mit zwei entsprechenden Untersuchungsspalten über Kolposkopie und Zytologie im 1. Trimenon. Diese Untersuchungen sind obligat.

Der Verdachtsfall gehört in das „Dysplasiezentrum" zur adäquaten Abklärung (Differentialkolposkopie, -zytologie, gezielte Histologie) und damit zur Auswahl der stadiengerechten individualisierten Therapie. Das Austragen einer Schwangerschaft ohne Konisation erscheint auch bei schwerer Dysplasie und auch im gegebenen Falle bei Carcinomata in situ vertretbar. Voraussetzung sind ein überschaubarer Befund an der Ektozervix, sind engmaschige differentialkolposkopische und differentialzytologische wiederholte Kontrollen, vor allem eine subtile Entnahmetechnik und eine entsprechende Erfahrung. Unter allen Umständen muß ein invasives Karzinom durch die genannten Methoden ausgeschlossen werden. Der zweifelhafte Befund muß, wenn er auch im prätherapeutischen Konsilium zweifelhaft bleibt und nicht weiter abzuklären ist, in der Schwangerschaft konisiert werden. Ein invasives Karzinom wird durch eine stadiengerechte große Therapie behandelt. Hierbei sollten selbstverständlich die Schwangere und ihr Partner in die Entscheidungsfindung über das Vorgehen miteingebunden werden und das vorhandene Restrisiko mittragen, besonders dann, wenn die Radikaloperation bis zur Lebensreife des Kindes hinausgeschoben werden könnte.

Bei konsequenter Befolgung dieser Richtlinien, vor allem aber der hochdifferenzierten Krebsvorsorgeuntersuchung bei jeder Schwangerschaft, speziell im 1. Trimenon, lassen sich invasive Zervixkarzinome sicher vermeiden, ebenso aber auch die so gefährdenden und häufigen Überbehandlungen von Minimalbefunden.

Literatur

1. Hacker NF et al. (1982) Carcinoma of the cervix associated with pregnancy. Obstet Gynecol 58: 735
2. Hilgarth M, Schultz R (1981) Ursachen und Ausmaß falsch negativer Befunde in der gynäkologischen Krebsvorsorge. Frauenarzt 5: 324
3. Hillemanns HG, Limburg H (1972) Dysplasie, Carcinoma in situ, Mikrokarzinom. In: Handbuch der speziellen pathologischen Anatomie und Histologie, Bd 7/IV. Springer, Berlin Heidelberg New York, 726–860, 785–790
4. Hillemanns HG (1990) Das Stadium Ia - Mikrokarzinom der Cervix uteri gestern und heute. In: Teufel G, Pfleiderer A, Ladner HA (Hrsg) Therapie des Zervixkarzinoms. Springer, Berlin Heidelberg New York Tokyo, S 99–170
5. Hinselmann H (1930) Die Àtiologie, Symptomatologie und Diagnostik des Uteruskarzinoms. Veith/Stöckel, Handbuch der Gynäkologie, Bd 6/I, 3. Aufl. Bergmann, München S 845
6. Jakob CA, Guglielminetti A, Balparda JC et al. (1986) Cervical neoplasia in pregnancy – a 20 year retrospective study. Cervix 4: 39
7. Ostergard DR (1979) The effect of pregnancy on the cervical squamocolumnar junction in patients with abnormal cervical cytology. Am J Obstet Gynecol 134: 759

7a. Schneider V (1985) Cytology in pregnancy. Teaching slide sets in cytology. Tutorials of cytology. CHICNCO, pp 1–28

8. Singer A (1975) The uterine cervix from adolescence to the menopause. Br J Obstet Gynaecol 82: 81
9. Singer A (1976) The cervical epithelium during pregnancy and the puerperium. In: Jordan JA, Singer A (eds) The cervix. Saunders, London, p 105
10. Townsend DC, Ostergard DR Ostergard DR Mishell DR et al. (1970) Abnormal Papanicolaou smears: evaluation by colposcopy, biopsy, and endocervical curettage. Am J Obstet Gynecol 108: 429

5.2 Krebs und Schwangerschaft. Diagnostisch-operatives Management

S. Heinzl

Die Inzidenz von zervikaler intraepithelialer Neoplasie III wird während der Schwangerschaft mit 1:767 oder 1,3/1000 angegeben; beim invasiven Zervixkarzinom beträgt sie 1:2205 oder 0,45/1000. Diese Zahlen entstammen einer Literaturzusammenstellung von Hacker und sind vor allem im angelsächsischen Bereich gewonnen worden [8]. An der Universitäts-Frauenklinik Basel konnten bei deutlich geringerer Fallzahl andere Häufigkeiten gefunden werden, nämlich 1:339 bzw. 2,9 /1000 bei CIN und 1:10500 bzw. 0,1/1000 bei invasiven Karzinomen.

Wegen dieser hohen Inzidenz an prämalignen Veränderungen erscheint die zytologische Untersuchung der Zervix uteri am Anfang jeder Schwangerschaft indiziert [10, 12]. Besteht der Verdacht auf eine zervikale intraepitheliale Neoplasie, so sollte weiter abgeklärt werden, wobei man stufenweise vorgehen sollte. Zuerst wird die Zytologie unter kolposkopischer Sicht nochmals gezielt abgenommen [6, 9]. Daran sollte sich eine differentialkolposkopische Untersuchung anschließen, wobei zu berücksichtigen ist, daß wir in der Schwangerschaft eine meist veränderte Portio sehen. Änderungen finden wir im Oberflächenepithel sowie im Stroma. Die Portio ist viel voluminöser, viel stärker durchblutet und hat dadurch eine intensive Rötung. Meist ist die Sekretmenge deutlich vermehrt. Die Plattenepithel-Zylinderepithelgrenze ist in der Regel gut zu sehen. Oft begegnen wir großen, metaplastischen Bezirken. Wegen der verbesserten Durchblutung kommt es in der Schwangerschaft zu einer Vermehrung und Vergrößerung der Stromapapillen. Viele dieser Papillen besitzen deutlich sichtbar zur Oberfläche verlaufende Kapillarschlingen [5, 11]. Diese Gefäßveränderungen während der Schwangerschaft finden wir nicht nur an der Zervix, sondern auch im Bereich der Vagina. Bei der Beurteilung der zervikalen intraepithelialen Neoplasie gelten aber dieselben Kriterien wie außerhalb der Schwangerschaft. Finden wir dann bei der kolposkopischen Untersuchung einen solchen suspekten Herd, so wird er in der Regel biopsiert. Wenn alle 3 Befunde – aus Zytologie, Kolposkopie und Biopsie – vorhanden sind, so empfiehlt sich ein Vorgehen, wie es in Abb. 5.1 dargestellt ist [10].

Besteht kein Verdacht auf Invasion, so genügt eine Überwachung der Schwangerschaft mittels Zytologie und Kolposkopie. Besteht der geringste Verdacht auf eine Invasion, so muß sich eine Konisation zur Diagnosesicherung anschließen. Beim invasiven Karzinom muß eine weitere Abklärung zur Stadieneinteilung durchgeführt werden. Ist eine zervikale intraepitheliale Neoplasie nachgewiesen, kann dann in der Folge die Schwangerschaft bzw. die Geburt ohne weiteres

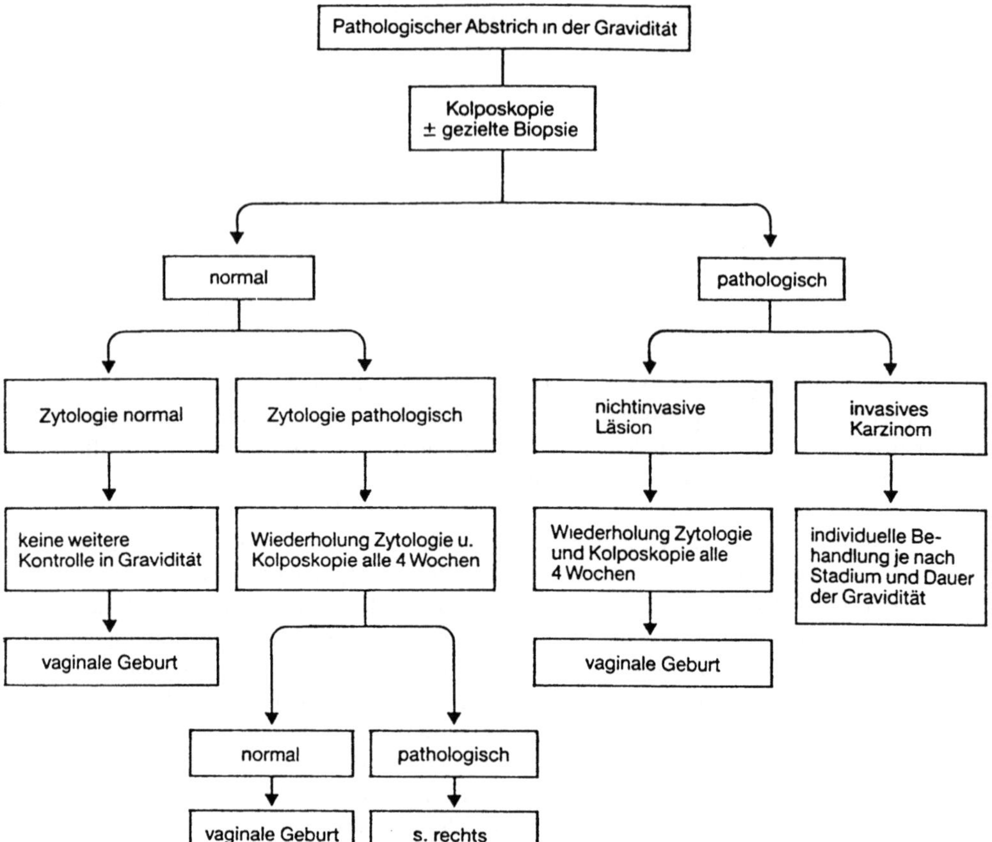

Abb. 5.1. Vorgehensweise bei Feststellung einer zervikalen intraepithelialen Neoplasie während der Schwangerschaft. (Nach de Pedrillo [6])

abgewartet werden und die Abklärung 6 Wochen danach nochmals wiederholt werden. Dabei fällt auf, daß sich eine nicht geringe Zahl zervikaler intraepithelialer Neoplasien regressiv verhält. In der Literatur wird die Regressionsrate zwischen 13 und 70% angegeben [3]. Diese Zahlen liegen deutlich über jenen außerhalb einer Schwangerschaft. Die Ursachen dafür sind vielfältig. Häufig wird das Geburtstrauma mit Schädigung des Epithels als Grund für die Regression angegeben. Bei unseren 62 Fällen war immerhin bei 28 Frauen nachher kein pathologisches Epithel mehr nachzuweisen.

Häufig geben die zusätzlich vorhandenen kondylomatösen Läsionen bzw. HPV-Infektionen Anlaß zur Sorge. Es ist wegen der veränderten Immunitätslage möglich, daß sich die HPV-Infektion stärker ausbreitet [4, 12]. Andererseits wiederum verschwinden diese Veränderungen auch nach der Geburt recht häufig. Die frühere Empfehlung zur primären Sectio bei HPV-Infektion wegen der möglichen Stimmbandpapillome kann heute nicht mehr aufrechterhalten werden [11, 13]. Untersuchungen zeigten, daß das Risiko nämlich viel geringer ist als vorerst veranschlagt. Man nimmt heute an, daß höchstens ein Kind pro Tausend infizierter Schwangerer an einem Stimmbandpapillom erkrankt [13].

Besteht jedoch ein Verdacht auf Invasion, so muß auch während der Schwangerschaft die Konisation durchgeführt werden. Wenn möglich, empfiehlt es sich, die Konisation nach der 13. SSW durchzuführen. Wegen der günstigen anatomischen Verhältnisse genügt in der Regel ein flacher Konus, um die Läsion zu entfernen. Abortbestrebungen nach Konisation sind seltener, wenn die Manipulation gering gehalten wird. Insgesamt sind die Komplikationen nach Konisation jedoch häufiger, insbesondere Frühgeburtsbestrebungen und Dystokien während der Geburt. Donegan gibt eine Größenordnung von 20–33% an [7].

Invasive Karzinome können in der Schwangerschaft, wie bereits erwähnt, sehr selten entdeckt werden. Die klinische Beurteilung ist manchmal schwierig, da die oft auftretende Blutung bei stark entzündlich veränderter Portio ein Karzinom vortäuschen kann [8]. Eine negative Beeinflussung des Zervixkarzinoms durch die Schwangerschaft wird nach heutigem Wissensstand nicht angenommen.

Das Vorgehen bei Stadium I und II des Zervixkarzinoms entspricht bei kindlicher Unreife demjenigen außerhalb der Schwangerschaft. Ist das Kind lebensfähig, wird nach abdominaler Schnittentbindung die Radikaloperation unter Mitnahme der Lymphknoten angeschlossen. Der vaginale Entbindungsversuch wird wegen der Gefahr einer Tumorverschleppung bzw. schwerer Blutung nicht empfohlen. Bei fortgeschrittenen Stadien ist die Strahlentherapie indiziert. Problematisch bleibt die Situation im späten 2. Trimenon bei einem noch nicht lebensfähigen Kind. Hier ist individuell zu entscheiden, inwieweit die Lebensfähigkeit des Kindes abgewartet werden kann oder ob operiert werden muß . Die Prognose der Erkrankung richtet sich nach dem Stadium der Erkrankung (Tabelle 5.2). Unterschiede werden auch angegeben bezüglich der Entdeckung während der Schwangerschaft. Postpartal werden die ungünstigsten Überlebensraten registriert (Tabelle 5.3). Hacker relativiert diese Ergebnisse jedoch, indem er darauf hinweist, daß sie von unterschiedlichen Untersuchern und bei unterschiedlichen Therapien zustande kamen. Auch ist die 5-Jahres-Überlebensrate ungünstiger als bei Nichtschwangeren. Untersuchungen von Baltzer zeigen, daß bei schwangeren Patientinnen vermehrt ein Tumoreinbruch in Blut- und Lymphgefäßen nachzuweisen war [1, 2, 8].

Tabelle 5.2. Zervixkarzinom und Gravidität. 5-Jahres-Überlebensrate. (Nach Hacker 1981)

Stadium	%	9. Annual report
Ib	74,5	78,1
II	47,8	57,0
III	16,2	31,0
IV	-	7,8
Alle	49,2	55,0

Tabelle 5.3. Zervixkarzinom und Gravidität. 5-Jahres-Überlebensrate nach Dauer der Schwangerschaft. (Nach Hakker 1981)

1. Trimester	68,6
2. Trimester	62,7
3. Trimester	51,7
Post partum	46,3
Total	51,3

Abschließend ist festzuhalten, daß prämaligne Zervixläsionen zunehmend festzustellen sind. Läßt sich keine Invasion nachweisen, so kann ohne weiteres gewartet und nach beendeter Schwangerschaft weiter abgeklärt werden. Besteht der Verdacht auf Invasion, so muß eine Konisation Klarheit bringen. Handelt es sich um ein invasives Karzinom, empfiehlt sich die stadiengerechte Behandlung unter Berücksichtigung der Schwangerschaftsdauer.

Literatur

1. Pettersson V (1982) Annual report XIX. FIGO
2. Baltzer J, Ober KG, Zander J (1980) Komplikationen bei 1092 erweiterten abdominalen Krebsoperationen mit obligatorischer Lymphonodektomie. Geburtshilfe Frauenheilkd 40: 1
3. Burghardt E (1972) Histologische Frühdiagnose der Zervixkarzinoms, Thieme, Stuttgart
4. Caniels B, Hammans W (1992) CIN und Schwangerschaft, ein zwanzigjähriger Rückblick. Geburtshilfe Frauenheilkd 52: 139
5. Cartier R (1985) Atlas of colposcopy. Karger, Basel
6. De Petrillo AD, Townsend DE, Morrow CP (1975) Colposcopic evaluation of the abnormal Papanicolaou test in pregnancy. Am J Obstet Gynecol 121: 441
7. Donegan WL (1983) Cancer and pregnancy. Cancer J Clin 33: 194
8. Hacker NF (1982) Carcinoma of the cervix associated with pregnancy. Obstet Gynecol 59: 735
9. Heinzl S (1982) Diagnostik und Therapie der CIN. Habilitationsschrift, Universität Basel
10. Heinzl S (1991) Erkrankungen der Zervix. In: Martius G (Hrsg) Therapie in Geburtshilfe und Gynäkologie Bd II, 2. Aufl. Thieme, Stuttgart
11. Heinzl S (1990) Kolposkopie in der Schwangerschaft. Arbeitstagung AG Zervixpathologie und Kolposkopie, Freiburg
12. Hellberg D (1987) Conservative management of abnormal smears during pregnancy. Acta Obstet Gynecol Scand 66: 195
13. Schneider V (1990) Zytologie in der Schwangerschaft Arbeitstagung AG Zervixpathologie und Kolposkopie, Freiburg

5.3 Chemotherapie und Schwangerschaft

A. du Bois, K. Gerner, W. Vach, U. Aisslinger und H.G. Meerpohl

Einleitung

Maligne Erkrankungen treten bei Frauen im reproduktionsfähigen Alter nur relativ selten auf. In Freiburg wurde in einem Zeitraum von 10 Jahren (1980–1989) bei insgesamt 247 Frauen im Alter zwischen 20 und 35 Jahren ein Malignom diagnostiziert. Lediglich bei 20 Patientinnen bestand zum Zeitpunkt der Diagnose gleichzeitig eine Schwangerschaft. Damit errechnet sich eine Koinzidenz von Schwangerschaft und Malignom von 0,07% für den genannten Beobachtungszeitraum in Freiburg. Diese Daten stimmen mit epidemiologischen Daten in der Literatur überein (Tabelle 5.4) [27, 41, 44, 50, 52]. Eine medikamentöse Tumortherapie in der Schwangerschaft ist nur sehr selten erforderlich. Tritt allerdings eine solche Situation ein, dann ist dies ein vielschichtiges Problem, sowohl für die Patientin und deren Familie als auch für den behandelnden Arzt. Im folgenden soll anhand eigener als auch in der Literatur mitgeteilter Erfahrungen ein Entscheidungsmodell entwickelt werden, welches dem behandelnden Arzt in Anpassung an die therapeutischen Optionen und das jeweilige Schwangerschaftsalter Richtlinien für eine optimale Therapieempfehlung an die Hand geben möchte.

Aus experimentellen Daten sowie aus klinischen Beobachtungen ist bekannt, daß Chemotherapeutika neben ihrer zytotoxischen Wirkung auch ein mutagenes und kanzerogenes Potential besitzen. Weiterhin können sie schädigende Wirkung auf Organsysteme hervorrufen (z.B. Knochenmark). Eine Exposition gegenüber Zytostatika in utero birgt akute Risiken in sich sowie die Möglichkeit von Spätschäden für den Feten. Bei den akuten Risiken sind vor allem Fehlbildungen (in Abhängigkeit vom Gestationsalter bei Beginn der Chemotherapie), Frühgeburtlichkeit, Wachstumsretardierung, Abort und Organtoxizität zu bedenken. Auch Spätschäden, die erst im Laufe der weiteren Entwicklung des Kindes oder in der nachfolgenden Generation in Form von Sterilität oder Teratogenität auftreten können, sind denkbar.

Eine Schädigung in utero ist wahrscheinlich im wesentlichen von der Konzentration des Zytostatikums im fetalen Kreislauf abhängig. Hierzu stehen nur Daten aus wenigen Untersuchungen zur Konzentration von Zytostatika im fetalen Kreislauf oder in der Amnionflüssigkeit zur Verfügung [8, 14, 17, 26, 32, 45, 49].

Neben der direkten Wirkung von Zytostatika auf den Feten sind auch indirekte Wirkungen und Folgen zu beachten. Hier ist besonders an die Frühgeburt-

Tabelle 5.4. Schwangerschaft und Malignom - epidemiologische Daten

	NPL Diagnose Frauen (20–35 J.)		NPL und Gravidität	
	Saarland 1980–88 %	Freiburg 1980–89 %	Freiburg 1980–89 %	Literatur[1] %
Zervix	17,3	22,7	25	52–64
Mamma	22,4	22,3	20	8–15
Ovar	6,1	21,1	10	6–10
Lymphom, Leukämie	12,5	16,6	25	7–15
Sonstige	41,7	17,3	25	15–25
Alle (n)	375	247	20	40–359
			0,07	0,02–0,07
			% der Schwangerschaften	

[1] Haas JF (1984) Int J Cancer 34; Pepe G et al. (1989) Giorn It Oncol 2/3

lichkeit zu denken, die z.B auf der Basis einer Infektion bei Leukopenie der Mutter auftreten kann. Im Einzelfall ist es oft schwierig tumorbedingten Einflüsse auf den mütterlichen Organismus von therapiebedingten Einflüssen abzugrenzen.

Klinische Beobachtungen bei Chemotherapie in der Schwangerschaft

Fehlbildungen

Zytostatika sind im Tierversuch teratogen. Bei diesen Experimenten wurden jedoch sehr unterschiedliche Dosierungen gewählt und häufig eine intraperitoneale Applikation der Medikamente durchgeführt. Eine Vergleichbarkeit zur klinischen Situation ist daher nur sehr begrenzt gegeben [53].

Bei einer Durchsicht der Literatur der letzten 12 Jahre fanden wir 286 publizierte Kasuistiken [1, 3–7, 10–25, 28–40, 42, 43, 45, 46, 48, 49, 51, 54–58], in denen über eine Applikation von Zytostatika in der Schwangerschaft berichtet worden ist. Bei 32 von 286 Patientinnen (12%) wurden Fehlbildungen bei lebendgeborenen Kindern beschrieben. Die spontane Fehlbildungsrate liegt im Vergleich dazu bei ca. 3% [31]. Berücksichtigt man das Gestationsalter, in dem die Chemotherapie durchgeführt wurde, zeigen sich deutliche Unterschiede. Eine Chemotherapie im 1. Trimenon führt zu einer Fehlbildungsrate von 15–20%, während bei einer Therapie im 2. und 3. Trimenon keine erhöhte Fehlbildungsrate beobachtet worden ist. Kombinationstherapien scheinen verglichen mit Monotherapien nicht mit einem erhöhten Fehlbildungsrisiko belastet zu sein (s. Tabelle 5.5). Abgesehen vom „Aminopterin-Syndrom" (kranielle Dysostosen, Hypertelorismus, Ohranomalien, Mikrognathie) werden keine weiteren Fehlbildungssyndrome nach Chemotherapie beschrieben [38].

Tabelle 5.5. Chemotherapie in der Schwangerschaft - Fehlbildungen

	1. Trimenon	2./3. Trimenon	Σ
Monotherapie	26/145 (18%)	1/73 (1,4%)	27/218 (12,4%)
Kombinationstherapie	3/18 (17%)	2/50 (4%)	5/68 (7,4%)
Σ	29/163 (18%)	3/123 (2,4%)	32/286 (12%)

Organtoxizität

Die häufigste Organtoxizität beim Kind nach intrauteriner Zytostatikaexposition ist die Myelosuppression. Bei einer Chemotherapie im 2./3. Trimenon der Schwangerschaft wird diese bei 15–30% der Kinder beobachtet [46]. Kasuistisch wurden Herzmuskelnekrosen nach Daunorubicin-Therapie [47] und Alopezie kombiniert mit einem Innenohrschaden nach Cisplatin-Therapie [45] beschrieben.

Frühgeburtlichkeit und intrauterine Wachstumsretardierung (IUGR)

Aus unserer Zusammenstellung von Patientinnen mit einer Chemotherapie im 2./3. Trimenon der Schwangerschaft ergibt sich eine Frühgeburtsrate von 48%. 28% der lebendgeborenen Kinder zeigten eine intrauterine Wachstumsretardierung mit einem Geburtsgewicht unterhalb der 25. Perzentile. In anderen Literaturzusammenstellungen wird der Anteil der IUGR mit bis zu 40% und der Anteil der Frühgeburten mit bis zu 45% angegeben [9,38,46]. Inwieweit eine IUGR auf die Chemotherapie zurückgeführt werden kann, ist unklar, da auch bei ausschließlich operativer Therapie eines Malignoms in graviditate ein erhöhter Anteil mangelentwickelter Kinder zu beobachten ist. Bei der Assoziation von Frühgeburtlichkeit und Chemotherapie ist ebenso zu bedenken, daß bei vielen Patientinnen die Geburt bei Lebensfähigkeit des Kindes zu einem für die Mutter günstigen Zeitpunkt (z.B. Remissionsphase) eingeleitet wird, um die kumulative Zytostatikadosis für das Kind so gering wie möglich zu halten.

Insgesamt ist bei einer Koinzidenz von Malignom und Schwangerschaft mit einem erhöhten Risiko für IUGR und Frühgeburtlichkeit zu rechnen. Diese Risiken werden durch die Anwendung einer Chemotherapie in der Schwangerschaft erhöht.

Späteffekte

Die Daten bezüglich Reproduktionsverhalten, intellektueller und körperlicher Entwicklung sowie einer möglichen Schädigung germinativer Zellen nach Chemotherapieexposition in utero lassen eine selbst vorläufige Bewertung nicht zu.

Es wird von 2 Geburten gesunder Kinder bei Müttern, die in utero einer Chemotherapie ausgesetzt waren, berichtet [2, 46].

In Kasuistiken werden sowohl intellektuelle als auch körperliche Retardierung bei Kindern nach In-utero-Exposition mit Chemotherapie beschrieben [46]. Bei den betroffenen Patientinnen waren aber jeweils noch begleitende Risikofaktoren wie Frühgeburtlichkeit und IUGR vorhanden, so daß eine monokausale Zuordnung nicht möglich ist.

Zur Beantwortung der Frage nach Späteffekten nach Chemotherapieexposition in utero sind dringend weitere Analysen und Langzeitbeobachtungen erforderlich.

Empfehlungen

Das Vorgehen bei einem Malignom in der Schwangerschaft muß für jede Patientin individuell festgelegt werden. Dabei sollten Onkologen, Geburtshelfer, Pädiater und gegebenenfalls Ärzte der tangierten Spezialdisziplinen (z.B. Hämatologe, Radiotherapeut, Chirurg etc.) in die Entscheidungsfindung miteinbezogen werden. Die Therapieplanung und die Definition der Therapieziele sollten offen und ausführlich mit dem betroffenen Paar besprochen werden und eine psychologische und soziale Beratung empfohlen werden. Bei der Entscheidungsfindung sollten folgende Faktoren berücksichtigt werden: Stadium und Prognose der Erkrankung, Allgemeinzustand der Patientin, therapeutische Optionen, Schwangerschaftsalter und Dringlichkeit des Kinderwunsches sowie die Fertilitätschance nach durchgeführter Therapie.

Ist eine Heilung oder deutliche Verbesserung der Erkrankung der Mutter mit Hilfe einer Chemotherapie möglich, so sollte diese ohne Verzögerung in der optimalen Dosierung durchgeführt werden. Ist eine Heilung unwahrscheinlich oder die Bedeutung der Chemotherapie für den weiteren Krankheitsverlauf ungewiß, so ist im Einzelfall eine Verzögerung des Therapiebeginns möglich. Auch Therapiekompromisse im Sinne einer weniger toxischen Therapie sind denkbar. Eine Dosismodifikation ist theoretisch möglich, in ihrer Bedeutung für das fetale Risiko jedoch nicht abschätzbar. In jedem Fall muß das therapeutische Vorgehen dem Schwangerschaftsalter angepaßt werden.

1.–20. SSW

Kurativer Therapieansatz
Aufgrund des erhöhten Fehlbildungsrisikos (15–20%) muß mit der Patientin zunächst ein Schwangerschaftsabbruch aus eugenischer Indikation diskutiert werden. Wird ein solches Vorgehen abgelehnt, kann alternativ (bei erhöhtem Risiko) ohne Verzögerung eine Chemotherapie begonnen werden. Mögliche Fehlbildungen, die unter der Chemotherapie auftreten, können durch engmaschige ultrasonographische Überwachung der Schwangerschaft in einem spezialisierten Zentrum vor der 24. SSW erkannt und weiter abgeklärt werden. Unter diesen Voraussetzungen ist gegebenenfalls zu einem späteren Zeitraum noch ein Schwangerschaftsab-

bruch möglich. Das Risiko, eine Fehlbildung durch Ultraschall nicht zu erkennen, muß mit den Eltern besprochen werden.

Palliativer Therapieansatz
Wenn sich die Eltern gegen einen Schwangerschaftsabbruch und sofortigen Therapiebeginn entscheiden, ist im Einzelfall eine Therapieverzögerung bis zum Abschluß der Organogenese möglich. Die weitere Schwangerschaft muß in einem Zentrum intensiv überwacht werden. Das Risiko, welches durch die Therapieverzögerung entsteht, muß mit den Eltern sorgfältig besprochen werden.

20–32. SSW

Kurativer Therapieansatz
Eine Chemotherapie kann ohne Verzögerung begonnen werden. Die Hauptrisiken für die Schwangerschaft sind Frühgeburtlichkeit, IUGR und Organtoxizität. Deshalb sollte die weitere Schwangerschaft intensiv in einem perinatologischen Zentrum überwacht werden. Die geplante Entbindung sollte bei Lebensfähigkeit des Kindes und gutem Allgemeinzustand der Mutter angestrebt werden. Besonderes Augenmerk ist auf eine mögliche chemotherapieinduzierte Myelosuppression beim Kind und der Mutter zu richten. Eine Lungenreifungsbehandlung kann gegebenenfalls pränatal durchgeführt werden.

Palliativer Therapieansatz
Wenn bei dem Ehepaar der Wunsch nach größtmöglicher Sicherheit für das Kind überwiegt, so kann im Einzelfall von oben diskutierter Strategie abgewichen und die Therapie bis zur Lebensfähigkeit des Kindes verzögert werden. Nach Lungenreifungsbehandlung und Entbindung kann dann mit der Therapie begonnen werden. Die Risiken einer Therapieverzögerung müssen mit dem Paar intensiv besprochen werden.

32. SSW und älter

Ist zum Zeitpunkt der Diagnose eines Malignoms das Schwangerschaftsalter schon so weit fortgeschritten, daß der Fet lebensfähig ist, empfiehlt es sich, zunächst die Entbindung anzustreben. Die Therapie kann dann im Wochenbett begonnen werden. Vom Stillen muß wegen fehlender Daten betr. Übergang von Zytostatika in die Muttermilch abgeraten werden.

Zusammenfassung

Die vorliegende Zusammenstellung soll die Entscheidungsfindung bei Koinzidenz von Malignom und Schwangerschaft erleichtern. Verbindliche Empfehlungen können aber nicht gegeben werden, da die vorliegenden Daten das nicht zulassen. Es erscheint uns daher dringend geboten, unverzüglich ein Register zur Erfassung aller Patientinnen mit Malignomen in der Schwangerschaft in der BRD zu etablieren. Nur besser validierte Daten über Verlauf und Risiko von Schwangerschaft und Malignom werden uns in die Lage versetzen, in Zukunft unseren Patientinnen besser abgesicherte Therapieempfehlungen geben zu können. Langzeitbeobachtungen der geborenen Kinder und Kindeskinder sind erforderlich, um eventuelle Späteffekte einer Chemotherapie in der Schwangerschaft beurteilen zu können.

Literatur

1. Alegre A, Chunchuretta R, Rodriguez-Alarcon J, Cruz E, Prada M (1982) Successful pregnancy in acute promyelocytic leukemia. Cancer 49: 152–153
2. Andrieu JM, Ochoa-Molina ME (1983) Menstrual cycle, pregnancies and offspring after MOPP therapy for Hodgkin's disease. Cancer 52: 435–438
3. Awidi AS, Tarawneh MS, Shubair KS, Issa AA, Dajani YF (1983) Acute leukemia in pregnancy: report of five cases treated with a combination which included a low dose of Adriamycin. Eur J Cancer Clin Oncol 19: 881–884
4. Bartsch HH, Meyer D, Teichmann AT, Speer CP (1988) Treatment of promyelocytic leukemia during pregnancy. Blut 57: 51–54
5. Berrebi A, Schattner A, Mogilner BM (1983) Disseminated Burkitt's lymphoma during pregnancy. Acta Haematol 70: 139–140
6. Blatt J, Mulvihill JJ, Ziegler JL, Young RC, Poplack DG (1980) Pregnancy outcome following cancer chemotherapy. Am J Med 69: 828–832
7. Blatt J, Bleyer WA (1989) Late effects of childhood cancer and its treatment. In: Pizzo AP, Poplack DG (eds). Principles and practice of pediatric oncology. Saunders, Philadelphia, pp 1003–1025
8. Boike GM, Deppe G, Young JD et al. (1989) Chemotherapy in a pregnant rat model: Mitomycin-C. Gynecol Oncol 34: 187–190
9. Boros SJ, Reynolds JW (1977) Intrauterine growth retardation following third-trimester exposure to busulfan. Am J Obstet Gynecol 129: 111–112
10. Burnier AM (1982) Letter. Am J Obstet Gynecol 143: 42–43
11. Cantini E, Yanes B (1984) Acute myelogenous leukemia in pregnancy. South Med J 77: 1050–1052
12. Carcassonne Y, Dodemant P, Favre R (1981) Hodgkin's disease and pregnancy. Acta Haematol 66: 67–68
13. Christman JE, Teng NNH, Lebovic GS, Sikic BI (1990) Delivery of a normal infant following Cisplatin, Vinblastine and Bleomycin (PVB) chemotherapy for malignant teratoma of the ovary during pregnancy. Gynecol Oncol 37: 292–295
14. D'Incalci M, Sessa C, Colombo N (1982) Transplacental passage of Cyclophosphamide. Cancer Treat Rep 66: 1681–1682
15. Daly H, McCann SR, Hanratty TD, Temperley IJ (1980) Successful pregnancy during combination chemotherapy for Hodgkins' disease. Acta haemat 64: 154–156
16. Dara P, Slater LM, Armentrout SA (1981) Successful pregnancy during chemotherapy for acute leukemia. Cancer 47: 845–846
17. Doll DC, Ringenberg QS, Yarbo JW (1989) Antineoplastic agents and pregnancy. Semin Oncol 16: 337–346
18. Du Bois A, Runge M, Schmidt J, Hillemanns HG (1990) Disseminiertes, hochmalignes Non-Hodgkin-Lymphom (NHL) und Schwangerschaft: Polychemotherapie im 2. und 3. Trimester. Geburtshilfe Frauenheilkd 50: 405–409
19. Engert A, Lathan B, Cremer R, Seeber S, Schulte M, Diehl V (1990) Non-Hodgkin Lymphom und Schwangerschaft. Med Klin 85: 734–738

20. Falkson HC, Simson IW, Falkson G (1980) Non-Hodgkin's Lymphoma in pregnancy. Cancer 45: 1676–1682
21. Fassas A, Kartalis G, Klearchou N, Tsatalas K, Sinacos Z, Mantalenakis S (1984) Chemotherapy for acute leukemia during pregnancy: five case reports. Nouv Rev Fr Hematol 26: 19–24
22. Feliu J, Juarez S, Ordoñez A, Garcia-Paredes ML, Gonzales-Baron M, Montero JM (1988) Acute leukemia and pregnancy. Cancer 61: 580–584
23. Garcia V, San Miguel J, Borrasca AL (1981) Doxorubicin in the first trimester of pregnancy. Ann Intern Med 94: 547
24. Garg A, Kochupillai V (1985) Non-Hodgkin's lymphoma in pregnancy. South Med J 78: 1263–1264
25. Gondo H, Hamasaki Y, Nakayama H et al. (1990) Acute leukemia during pregnancy: Association with immune-mediated thrombocytopenia in mother and infant. Acta Haematol 83: 140–144
26. Grohard P, Akbaraly JP, Saux MC et al. (1989) Passage transplacentaire de la doxorubicine. J Gynecol Obstet Biol Reprod 18: 595–600
27. Haas JF (1984) Pregnancy in association with a newly diagnosed cancer: a populationbased epidemiologic assessment. Int J Cancer 34: 229–235
28. Haerr RW, Pratt AT (1985) Multiagent chemotherapy for sarcoma diagnosed during pregnancy. Cancer 56: 1028–1033
29. Jacobs C, Donaldson SS, Rosenberg SA, Kaplan HS (1981) Management of the pregnant patient with Hodgkins disease. Ann Intern Med 95: 669–675
30. Jacobs AJ, Marchevsky A, Gordon RE, Deppe G, Cohen CJ (1980) Oat cell carcinoma of the uterine cervix in a pregnant woman treated with cis-Diamminedichloroplatinum. Gynecol Oncol 9: 405–410
31. Kalter H, Warkany J (1983) Congenital malformations: etiologic factors and their role in prevention. N Engl J Med 308: 424–431
32. Karp GI, v. Oeyen P, Valone F et al. (1983) Doxorubicin in pregnancy: possible transplacental passage. Cancer Treat Rep 67: 773–777
33. King LA, Nevin P, Williams PP, Carson LF (1991) Treatment of advanced epithelial ovarian carcinoma in pregnancy with Cisplatin-based chemotherapy. Gynecol Oncol 41: 78–80
34. Malfetano JH, Goldkrand JW (1990) Cis-Platinum combination chemotheraphy during pregnancy for advanced epithelial ovarian carcinoma. Obstet Gynecol 75: 545–547
35. Malone JM, Gerhenson DM, Creasy RK, Kavanagh JJ, Silva EG, Stringer CA (1986) Endodermal sinus tumor of the ovary associated with pregnancy. Obstet Gynecol 68: 86S–89S
36. Mulvihill JJ, McKeen EA, Rosner F, Zarrabi MH (1987) Pregnancy outcome in cancer patients: experience in a large cooperative group. Cancer 60: 1143–115
37. Murray CI, Reichert JA, Anderson J, Twiggs LB (1984) Multimodal cancer therapy for breast cancer in the first trimester of pregnancy. JAMA 252: 2607–2608
38. Nicholson HO (1968) Cytotoxic drugs in pregnancy. Review of reported cases. J Obstet Gynecol Br Cwlth 75: 307–312
39. Parente JT, Amsel M, Lerner R, Chinea F (1988) Breast cancer associated with pregnancy. Obstet Gynecol 71: 861–864
40. Patel M, Dukes IAF, Hull JC (1991) Use of hydroxyurea in chronic myeloic leukemia during pregnancy: a case report. Am J Obstet Gynecol 165: 565–566
41. Pepe F, Pepe G, Guarnuto V, Insanguine G, Bianca G, Garozzo G (1989) Cancero e gravidanza. Studio retrospettivo sulla frequenza in 57.393 parti. Giorn It Oncol 2–3: 77–79
42. Pizzuto J, Aviles A, Noriega L, Niz J, Morales M, Romero F (1980) Treatment of acute leukemia during pregnancy: presentation of nine cases. Cancer Treat Rep 64: 679–683
43. Plows CW (1982) Acute myelomonocytic leukemia in pregnancy: report of a case. Am J Obstet Gynecol 143: 41–43
44. Potter JF, Schoeneman M (1970) Metastasis of maternal cancer to the placenta and fetus. Cancer 25: 380–388
45. Raffles A, Williams J, Costeloe K, Clark P (1989) Transplacental effects of maternal cancer chemotherapy. Case report. Br J Obstet Gynaecol 69: 1099–1100
46. Reynoso EE, Shepherd FA, Messner HA, Farquharson HA, Garvey MB, Baker MA (1987) Acute leukemia during pregnancy: The Toronto Leukemia Study Group experience with long-term follow-up of children exposed in utero to chemotherapeutic agents. J Clin Oncol 5: 1098–1106

47. Schaison G, Jacquillat C, Auclerc G, Weil M (1979) Les risques feto-embryonnaires des chimothérapies. Bull Cancer 66: 165–170
48. Schapira DV, Chudley AE (1984) Successful pregnancy following continuous treatment with combination chemotherapy before conception and throughout pregnancy. Cancer 54: 800–803
49. Schleuning M, Clemm C (1987) Chromosomal aberrations in a newborn whose mother received cytotoxic treatment during pregnancy. N Engl J Med 317: 1666–1667
50. Schrage R. Krebsregister Baden-Württemberg 1985–1986. Krebsverband Baden-Württemberg e.V. Stuttgart
51. Sigler E, Varon D, Lugassy G, Skurnik Y, Borenstein R, Berrebi A (1988) Favorable outcome in T-cell acute lymphoblastic leukemia with mediastinal mass during pregnancy. Am J Med 85: 125–126
52. Statistisches Amt des Saarlandes. Morbidität und Mortalität an Bösartigen Neubildungen im Saarland 1982–1988. Jahresbericht des Saarländischen Krebsregisters. Saarbrücken 1984–1991, Bd. 125, 129, 133, 137, 14
53. Sweet DL, Kinzie J (1976) Consequences of radiotherapy and antineoplastic therapy for the fetus. J Reprod Med 17: 241–246
54. Taylor G, Blom J (1980) Acute leukemia during pregnancy. South Med J 73: 1314–1315
55. Turchi JJ, Villasis C (1988) Anthracyclines in the treatment of malignancy in pregnancy. Cancer 61: 435–440
56. Webb GA (1980) The use of hyperalimentation and chemotherapy in pregnancy: a case report. Am J Obstet Gynecol 137: 263–266
57. Wiesner-Bornstein R, Niesen M, Grobe-Einsler R, Schulte-Holtey M (1983) Zytostatika-Therapie bei Morbus Hodgkin in der Schwangerschaft. Geburtshilfe Frauenheilkd 43: 373–376
58. Willense PHH, van der Sude R, Sleijfer DT (1990) Combination chemotherapy and radiation for stage IV breast cancer during pregnancy. Gynecol Oncol 36: 281–284

6 Operative Geburtshilfe

6.1 Cerclage und Cerclagepessar

L. Quaas

Einleitung

Die Zervixcerclage stellt eine einfache und schnell auszuführende Operation dar. Sie erfuhr im Laufe von 40 Jahren mehrfache Modifizierungen und eine ständig erweiterte Indikationsstellung. Bei strenger Indikationsstellung ist der operative Zevixverschluß nur bei einer echten zervikalen Insuffizienz mit den Kriterien einer Erweiterung des inneren Muttermundes und eines direkt oder sonographisch sichtbaren Fruchtblasenprolapses gerechtfertigt. Die echte Insuffizienz der Zervix, mit einer Häufigkeit von 1–2%, führt unbehandelt nahezu immer zum Abort bzw. zur Frühgeburt und stellt klinisch eine Notfallsituation dar. Bei Betrachtung der Inzidenz der Cerclage bei erweiterter Indikationsstellung finden sich demgegenüber stark differierende Angaben zwischen 1% und 25%, mit einem Mittel von 6% [6, 11, 12].

Angesichts der Häufigkeit der operativen Cerclagen und des immer noch hohen Anteils der Frühgeborenensterblichkeit an der perinatalen Mortalität stellt sich die Frage nach der Effizienz einer solchen Behandlung, d.h. der möglichen Verhinderung von Spätaborten und Frühgeburten. Trotz zahlloser Untersuchungen ist die Wirksamkeit dieses operativen Verfahrens immer noch umstritten. Ist der Erfolg einer Behandlungsmethode nicht sicher erwiesen, müssen deren Risiken wie Verletzung der Fruchtblase, mögliche Blutungen, Gewebsnekrosen durch starke Einschnürung und Infektionen der Zervix mit Folge von Chorionamnionitis, vorzeitigen Wehen und vorzeitigem Blasensprung, um so ernster bewertet werden. Eine kritische Analyse weist auf die Überschätzung der Erfolge der prophylaktischen Cerclage im Vergleich zu den möglichen Risiken hin. Wird dies unterstellt, wirft sich die Frage nach einer hinsichtlich der Effizienz gleichwertigen, aber risikoärmeren Behandlungsmethode auf.

Methode

Angeregt durch die präventive Behandlung mittels Stützpessaren [14] und eines von Arabin entwickelten Standardmodells erfolgte die Verwendung eines solchen Pessars seit 1986 bei Indikationen entsprechend denen einer prophylaktischen und therapeutischen Cerclage. Verfügbar zur klinischen Anwendung sind in bezug auf

Schalenhöhe, Außen- und Innendurchmesser verschiedene Pessargrößen, wobei das Standardpessar eine 17 mm hohe Schale mit einem Außendurchmesser von 65 mm aufweist. Die innere Öffnung von 32 mm fixiert die Zervix. Die unterschiedlichen Pessargrößen mit Höhenmaßen von 21, 25 und 30 mm und Innendurchmessern bis 35 mm erlauben eine individuelle Anpassung an die jeweilige anatomische Situation von Zervix und Vagina (Abb. 6.1).

Das von Steiner und Quaas modifizierte Modell eines gelochten Pessars (Modell ASQ) gewährleistet unter Erhaltung der Wandspannung einen effektiveren Abfluß des physiologisch auftretenden Fluors und diagnostische Abstrichentnahmen hinter dem Pessar (Abb. 6.2). Das Pessar wird mit seiner konvexen Seite nach kranial hin eingelegt. Das Einlegen kann unter ambulanten Bedingungen und ohne Narkose bei Beachtung der üblichen Asepsis erfolgen. Unter Spreizung der Labien mit einer Hand wird mit der anderen Hand das biegsame Pessar aus hautfreundlichem Silikonkautschuk zusammengedrückt und mit der Wölbung nach oben hin in die Vagina eingeführt. Das Pessar gleitet ins Scheidengewölbe unter Einstellung der Portio in der zentralen Öffnung, wobei diese die in das Pessar eingestülpte Zervix umgreift. Anschließend erfolgt eine Überprüfung der korrekten Lage des Pessars mittels Spekulumeinstellung.

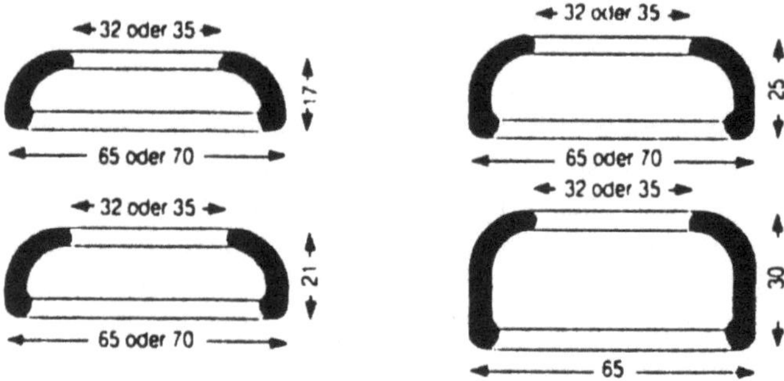

Abb. 6.1. Modellgrößen Cerclagepessar

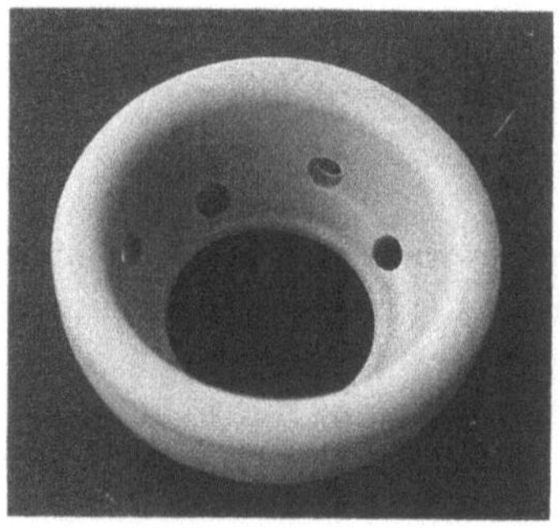

Abb. 6.2. Cerclagepessar n. Dres. Arabin, Steiner, Quaas. Modell ASQ

Diagnostische Maßnahmen vor Einlage des Pessars sind die Spekulumeinstellung und die vaginale Abstrichuntersuchung, im Einzelfall auch eine bakterielle Kultur sowie Festlegung des „pelvic scores". Daneben erfolgt (unter Studienbedingungen) eine sonographische Untersuchung zur Objektivierung und Dokumentation des Muttermundbefundes bzw. Situation der Fruchtblase [17, 20]. Im Verlauf der Schwangerschaft werden eine routinemäßige Spekulumeinstellung zur Beurteilung der Pessarlage und Abstrichentnahmen zur Verlaufskontrolle durchgeführt. Während der Liegezeit sollte möglichst jegliche digitale vaginale Kontrolle vermieden werden. Weiter ist auf Kohabitation zur Kontaminationsprophylaxe des vaginalen Milieus zu verzichten.

Nach Erreichen der 36. SSW wird das Cerclagepessar ambulant unter Herausdrücken der Portio mit dem Zeigefinger aus der zentralen Öffnung bei Umfassen des Pessars hakenförmig von innen nach lateral herausgezogen und entfernt.

Ergebnisse

Durch Einsatz des Cerclagepessars konnte die Häufigkeit der operativen Cerclage von 3,2% im Jahr 1985 auf unter 1% innerhalb von 4 Jahren gesenkt werden, wobei die Indikationen zur prophylaktischen (n = 85) wie auch therapeutischen (n = 82) Pessarbehandlung denen der vorangegangenen Jahre entsprachen (Tabelle 6.1). Nach anfänglicher Zurückhaltung wurde auch bei 7 Patientinnen mit Eröffnung des inneren Muttermundes und prolabierter Fruchtblase jenseits der 28. Woche auf die Notfallcerclage verzichtet und eine alleinige Pessarbehandlung unter stationärer Überwachung durchgeführt. Bei 5 Patientinnen verlief die weitere Schwangerschaft ungestört. In einem Fall kam es bei liegendem Cerclagepessar 3 Tage nach dem Einlegen zur Progression des Fruchtblasenprolapses. Nach einer Notfallcerclage wurde erneut ein Pessar eingelegt [9, 10].

89% (n = 155) aller Pessarträgerinnen erreichten ein Gestationsalter von mehr als 35 Wochen. 9 Schwangere gaben eine Beeinträchtigung des Befindens durch Druckgefühl an. Durch Pessarwechsel auf ein Pessar mit Schalenhöhe 17–21 mm konnten die Beschwerden beseitigt werden. Bei der überwiegenden Zahl behandel-

Tabelle 6.1. Indikation für Pessareinlage

	n
vs. prophylaktische Cerclage (Zustand nach Spätabort, Frühgeburt, Mehrlinge)	85
vs. therapeutische Cerclage (Zustand nach Konisation, Zervixrisse, vorzeitige Reifung)	82
vs. Notfallcerclage (innerer Muttermund eröffnet, Fruchtblase sichtbar)	7

Tabelle 6.2. Behandlungsergebnisse

	n	%
Empfinden unbeeinträchtigt	165	95
Physiologische Keimflora unverändert	148	85
Fluor albus verstärkt	97	56
Pessarentfernung nach der 36. SSW	155	89
Pessarentfernung erschwert	9	5
Vorzeitige Wehen	14	8
Vorzeitiger Blasensprung	5	3

ter Frauen (56%) zeigte sich ein über die schwangerschaftsphysiologische Sekretion hinausgehender Fluor albus. Im Einzelfall entleerten sich bei der Spekulumeinstellung bis zu 50 ml. Dies stellt nach unserer Beobachtung die einzige Nebenwirkung der Behandlung dar. Die Akzeptanz der Therapie durch die Schwangere wurde durch diese Tatsache jedoch nicht gemindert (Tabelle 6.2).

In keinem Falle kam es bei physiologischem Ausgangsbefund der Vaginalflora nach der Pessareinlage zu einer pathologischen Besiedelung der Vagina. Bei 26 Patientinnen fand sich ein rezidivierender vaginaler und zervikaler pathologischer Keimbefund. Hierzu gehörten Gardnarella, Bacteroides, Streptokokken Gruppe B, Candida albicans und Trichomonaden. In dieser Gruppe kam es bei 5 Patientinnen zu einem vorzeitigen Blasensprung. Bei pathologischem Keimnachweis wurde abhängig vom Keimbefund eine lokale oder systemische antibiotische Therapie durchgeführt. Die Entfernung des Pessars nach Erreichen der 36. SSW gelang trotz ödematös geschwollener Portio meist problemlos. Erschwert war die Lösung des Pessars bei 9 Patientinnen durch eine ausgeprägte Umschnürung (Paraphimose der Portio) und eine Fixierung durch Festsaugen im hinteren Scheidengewölbe. Letzteres konnte durch die Modifikation des gelochten Pessars weitgehend beseitigt werden. In keinem Falle war eine Pessarlösung in Narkose notwendig. Bei 9 Patientinnen war im Verlauf der Schwangerschaft ein Pessarwechsel erforderlich. Eine pessarbedingte Läsion von Vagina oder Portio wurde nicht festgestellt. Ebenso traten keine Kontraktionen nach Entfernung des Cerclagepessars auf.

Diskussion

Eine Senkung der Frühgeburtenrate durch erweiterte Indikation der Zervixcerclage konnte bei Vergleich der statistischen Daten der Perinatalerhebungen der Länder nicht festgestellt werden, so daß sich die Frage nach der Effektivität dieser Behandlungsmethode stellt. Nur wenige prospektiv randomisierte Studien beschäftigen sich mit dieser Thematik, wobei sie zur Klärung der Frage der Indikation und Notwendigkeit einer Cerclage wenig beitragen, bedingt durch die Problematik der

Definition der Zervixinsuffizienz und der Auswahl und Vergleichbarkeit der untersuchten Kollektive. Ein gesicherter Zusammenhang zwischen Muttermundbefund und Frühgeburtenrate konnte daher bisher nicht nachgewiesen werden [11]. Diskutiert wird in mehreren Untersuchungen die fehlende absolute Notwendigkeit für eine Verschlußoperation bei vorzeitiger Reifung und Eröffnen der Zervix. Fraglich ist die Ansicht, daß der innere Muttermund vor Geburtsbeginn in der Regel noch verschlossen sei bzw. bereits Wochen vor der Geburt eine Eröffnung des Zervikalkanals möglich sei. So weisen mit einer doppelt so hohen Häufigkeit 27,4% der Mehrgebärenden in einem Kollektiv von 299 Schwangeren ohne Risiko in der 28.–32. Woche eine Zervixdilatation von 2–3 cm auf ohne erhöhte Inzidenz der Frühgeburtlichkeit. Ähnliche Ergebnisse zeigen auch andere Untersuchungen ohne signifikante Unterschiede in der Frühgeburtenrate [7, 8].

Aus der Tatsache des fehlenden Nachweises der Notwendigkeit einer Zervixcerclage ist dem möglichen Risiko dieser Operation vermehrte Beachtung zu schenken. So zeigen mehrere Arbeiten eine erhöhte Rate an Chorionamnionitis und Zervizitis bei der operativen Cerclage. Untersuchungen von Robrecht fanden eine Frühgeburtenrate im Cerclagekollektiv von 24,6%, davon 8,6% vor der 34. SSW. Die Häufigkeit des vorzeitigen Blasensprungs lag bei Schwangeren mit Cerclage bei 21%, im Vergleich zur Kontrollgruppe 7,6%. Signifikant erhöht waren auch Zervixrisse mit 4,9% (Kontrollkollektiv 1,8%). Dem operativen Eingriff mit Verletzungen des zervikalen Drüsenfeldes, der Manipulation an der Zervix, dem Faden oder dem Cerclageband wird die Ursache für die auffallend hohe Häufigkeit eines vorzeitigen Blasensprungs bei Schwangeren mit Cerclage zugeschrieben. Aufgrund der In-Frage-Stellung dieses Kausalzusammenhangs von anderen Autoren sind diese Aussagen nur mit Vorsicht zu verwerten (vgl. Abschn. 2.4).

Auf der Basis dieser Ergebnisse und unserer Erfahrungen ist es sinnvoll, eine risikoärmere und weniger aufwendige Methode des Zervixverschlusses zu wählen. Geeignet erscheint hierzu das von Arabin entwickelte und modifizierte gelochte Pessar mit seiner anatomischen Anpassungsmöglichkeit aufgrund der Flexibilität des Materials bei guter Akzeptanz durch die Schwangere, der verbesserten Abflußmöglichkeit des physiologisch auftretenden Fluors einschließlich der erweiterten diagnostischen Abstrichentnahme und der einfachen Handhabung bei ambulanter Einlage und Entfernung des Pessars. Es zeigten sich weder Traumatisierung von Zervix und/oder Vagina noch infektiöse Komplikationen. Neben der Umschnürung der Portio in der zentralen Pessaröffnung und neben einer ödematösen Verlängerung und Rekonfiguration der Zervix bietet die Funktion als Stützpessar einen zusätzlichen Effekt (Abb. 6.3).

Trotz der in dieser Untersuchung angewendeten Pessartherapie bei manifester Zervixinsuffizienz mit sichtbar prolabierter Fruchtblase bei 7 Schwangeren nach der 28. SSW und Verlängerung der Gestationsdauer bis über die 36. SSW bzw. um 2–3 Wochen soll die Indikation zum operativen Vorgehen bei Fruchtblasenprolaps damit nicht in Frage gestellt werden.

Kontraindikationen zur Pessareinlage stellten neben Infektionen der Vagina und Zervix ein Nachweis vorzeitiger Wehen und vorzeitigen Blasensprungs, schließlich die prolabierende Fruchtblase vor der 28. Woche dar.

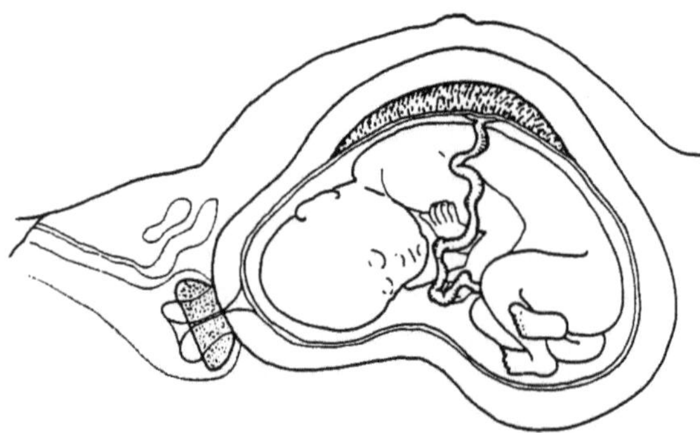

Abb. 6.3. Korrekte Lage des Cerclagepessars in situ

Zusammenfassung

Das Cerclagepessar stellt aufgrund seiner hohen Effizienz, seiner einfachen Anwendung und fehlenden Nebenwirkungen wie auch unter Kosten-Nutzen-Aspekten eine vorteilhafte Alternative zur operativen prophylaktischen und therapeutischen Cerclage dar. Der operative Eingriff kann damit wenigen ausgewählten Fällen vorbehalten bleiben.

Literatur

1. Aarnoudse JG, Huisjes HJ (1979) Complications of cerclage. Acta Obstet Gynecol Scand 58: 256–257
2. Berg D (1989) Zervixinsuffizienz. Diagnostik durch Ultrasonographie und therapeutische Konsequenzen. Gynákologe 22: 150–156
3. Döring GK (1965) Unsere Erfahrungen in der Behandlung der Zervixinsuffizenz mit der Shirodkar-Operation. Geburtshilfe Frauenheilkd 25: 412–420
4. Dubouloz P, Maye D, Beguin F (1980) Cerclage et infections. Etude clinique et therapeutique. J Gynecol Obstet Biol Reprod 9: 671–674
5. Floyd WS (1961) Cervical dilatation in the mid-trimester of pregnancy. Obstet Gynecol 18: 380
6. Hägele D, Zahn B, Berg D (1985) Bewirkt die erweiterte prophylaktische Indikationsstellung zur Zervixcerclage eine Erhöhung der Geburtskomplikationen? -Eine statistische Analyse über direkte und indirekte Komplikationen der Cerclage mit Hilfe der Bayerischen Perinatalerhebung von 1978–1980. Z Geburtshilfe Perinatol 189: 217–222
7. Höckel M, Krämer S, Lippold R (1987) Vorzeitige Zervixreifung: Operative oder konservative Therapie? Arch Gynecol Obstet 242: 683–685
8. Parikh M, Mehta AC, Mehta M(1961) Internal cervical os during the second half of Pregnancy. J Obstet Gynaecol, Br. Cmwlth 68: 818
9. Quaas L, Herchenhahn E, Hillemanns HG (1988) Die unblutige Cerclage- Das Arabin Pessar zur Behandlung der Cervixinsuffizenz, in: Dudenhausen JW, Saling E (Hrsg.) Perinatale Medizin, Bd. XII, Thieme Stuttgart, 229–230
10. Quaas L, Steiner M, De Gregorio G, Hillemanns HG (1990) Das Arabin-Cerclage-Pessar anstelle der operativen Cerclage. Gynäkol Praxis 14: 641–651

11. Robrecht D, Steiner H, Hillemanns HG (1979) Anamnese und Schwangerschaftsverlauf in einem Cerclagekollektiv. Eine vergleichende Untersuchung. Geburtshilfe Frauenheilkd 39: 649–655, 747–755
12. Robrecht D, Hillemanns HG, Steiner H (1979) Notfall-Cerclage. Definition, technisches Vorgehen und Prognose. Geburtshilfe Frauenheilkd 39: 869–874
13. Schaffner F, Schanzer SN (1966) Cervical dilatation in the early third trimester. Obstet Gynecol 17: 130
14. Seyfahrt K (1978) Unblutige Cerclage mit Stützpessaren zur Prophylaxe und Therapie der Frühgeburt. Zentralbl Gynäkol 100: 1566–1570
15. Stöckli A (1961) Die operative Behandlung der isthmocervicalen Insuffizienz. Geburtshilfe Frauenheilkd 21: 737
16. Ulbrich R (1983) Zervixveränderungen in der Schwangerschaft. In: Grospietsch E, Kuhn W (Hrsg): Tokolyse mit Betastimulatoren. Thieme, Stuttgart
17. Varma TR, Patel RH, Pillai U (1987) Ultrasonic assessment of cervix in at risk patients. Int J Gynaecol Obstet 25: 25
18. Vitsky M (1968) Pessary treatment of the incompetent cervical os. Obstet Gynecol 31: 732–733
19. Wimhöfer H (1969) Die Zervixinsuffizienz. Arch Gynäkol 207: 201–208
20. Zemlyn S (1991) The length of the uterine cervix and its significance. J Clin Ultrasound 9: 267–269

6.2 Der totale operative Muttermundverschluß

J.M. Giffei

Habituelle Spätaborte und frühe Frühgeburten mit chancenlos unreifem Kind stellen auch in der modernen Geburtsmedizin ein noch unbefriedigend gelöstes Problem dar. Vor dem Hintergrund der heutigen Neugeborenenintensivmedizin erscheint es sogar als wachsendes Problem, da die kleinen Patienten, die wir noch vor wenigen Jahren als Spätabort bezeichneten, heute für Tage oder Wochen mit fraglicher Prognose die Intensivstationen belegen.

Nachdem über Jahrzehnte eine konstitutionsbedingte Zervixschwäche als Ursache für die vorzeitige Eröffnung des Muttermundes angesehen wurde, hat es nicht an Vorschlägen gefehlt, diese Zervixinsuffizienz operativ zu korrigieren.

Die Zervixnaht, seit Shirodkar [8] Cerclage genannt, konnte weder in der ursprünglich von Shirodkar angegebenen Operationsmethode noch in den zahlreichen Modifikationen in ihrer Wirksamkeit überzeugen. Noch 1982 konnte Berg [1] anhand von 11 000 Cerclagefällen der bayerischen Perinatalerhebung eine Wirksamkeit der Methode bei anamnestischer Indikation nicht nachweisen.

Ausgehend von den geringen Erfolgen dieser Methode und der klinischen Beobachtung, daß ein Großteil der Spätaborte und Frühgeburten mit den Zeichen einer Infektion abläuft, richtete Saling 1981 seine Aufmerksamkeit auf die Prävention der aufsteigenden Infektion der Zervix. Die Richtigkeit dieser Überlegung wird durch die Arbeiten von Romero und die Ergebnisse von Vogel bestätigt. Romero konnte in einem Drittel der Fälle mit vorzeitigen Wehen eine intraamniale Infektion nachweisen [3]. Vogel fand bei histologischen Untersuchungen an Plazenten von Spätaborten bis 24/ + 0 SSW in 62% und bei Frühgeborenen unter 1500 g noch in 48,6% Zeichen einer Infektion [10].

Saling griff das 1961 von Szendi [9] vorgeschlagene Verfahren des vollständigen operativen Muttermundverschlusses auf blutigem Wege unter neuen Gesichtspunkten auf. Während Szendi diese Methode als ultima ratio zur Verlängerung der Schwangerschaft bei bereits in Gang befindlichem Abort oder Frühgeburt, d.h. bei schon eröffnetem Zervikalkanal, vorschlägt, entwickelte Saling das Verfahren zur prophylaktischen Maßnahme aus anamnestischer Indikation zum frühen totalen operativen Muttermundverschluß (FTMV) [4, 6] (s. Kap. 2.4.2).

Mit dieser Methode soll einer Infektion der Zervix vorgebeugt werden. Demnach ist die Indikation für den Eingriff eine ausschließlich anamnestische. Zunächst wurden mindestens 2 Spätaborte oder frühe Frühgeburten in der Anamnese gefordert. Nach den inzwischen vorliegenden Erfahrungen mit der Beherrschbarkeit der

Komplikationen dieses Eingriffes halten wir in Einzelfällen den FTMV schon nach einem Spätabort oder einer Frühgeburt mit nicht überlebendem Kind für indiziert.

Der Eingriff soll so früh in der Schwangerschaft durchgeführt werden, daß die Operationswunde möglichst vor dem Schwangerschaftsalter abgeheilt ist, in dem in der Anamnese die Spätaborte bzw. Frühgeburten auftraten. Weiterhin soll die Zervix noch möglichst unbeeinflußt von irgendwelchen drohenden Abort- oder Infektionsgeschehen sein. Daher sehen wir als günstigsten Zeitpunkt die 12. SSW an.

Vorbereitende Maßnahmen

Zur Vorbereitung der Operation gehört eine umfassende Fahndung nach einer bereits vorhandenen Infektion oder Kontamination der Zervix mit allen zur Verfügung stehenden Mitteln wie bakteriologischem Abstrich, Differentialblutbild, CRP-Bestimmung und evtl. der neuerdings von Saling angegebenen Methode der Eipollavage zur Keimgewinnung [7]. Gegebenenfalls muß präoperativ eine systemische Antibiotikabehandlung durchgeführt werden.

Um die eigentliche Operation in weitgehend keimarmem Milieu durchführen zu können, wird über 24 h vor dem Eingriff bis 24 h nach dem Eingriff die Spülung der Vagina über einen Katheter mit einer schleimhautverträglichen Desinfektionslösung durchgeführt. SALING verwandte hierzu eine verdünnte PVP-Jodlösung. Wegen der Problematik einer Jodanwendung in der Schwangerschaft verwende ich jetzt mit gleichem Erfolg eine 0,05%ige Hexetidin-Lösung.

Operationstechnik

Die Zervix wird zunächst möglichst hoch bei 3 und bei 9 Uhr mit Kugelzangen gefaßt. Um eine weitgehende Blutleere zu erhalten, wird sie oberhalb der Kugelzangen abgebunden. Hierzu wurde ein spezielles Instrument entwickelt [5], das mittels einer arretierbaren Schlinge aus Stahldrahtgeflecht den früher verwandten dicken Seidenfaden ersetzt.

Um den beabsichtigten vollständigen Verschluß des Muttermundes zu erreichen, muß das Epithel an der Portio und im distalen Anteil des Zervikalkanals vollständig abgetragen werden. Hierzu wird zunächst mit dem Skalpell eine zirkuläre Inzision mit der einer Konisation entsprechenden Schnittführung angelegt. In der Anfangszeit haben wir das innerhalb dieser Markierung liegende Epithel von außen nach innen mit dem Skalpell abpräpariert. Dieses Präparationsverfahren ist mühsam, zeitaufwendig und wenig gewebeschonend.

Zurückbleibende Epithelinseln sind der Grund für ein später unvollständiges Verheilen oder eine Rekanalisierung des Muttermundverschlusses. Aus diesem Grunde sind wir seit mehreren Jahren zu einer Entfernung des Epithels mittels Schleiftechnik übergegangen. Zur Anwendung kommt eine handelsübliche, akkubetriebene Antriebsmaschine mit biegsamer sterilisierbarer Antriebswelle. Als

Schleifinstrument wird eine Drahtbürste aus Messing mit 1 cm Durchmesser benutzt. Besonders gut gelingt mit der Drahtbürste die Entfernung des Epithels im distalen Anteil des Zervikalkanals, früher immer ein Problem. Die Gefahr der Verletzung der Fruchtblase durch ein versehentliches zu hohes Vordringen mit der Drahtbürste besteht wegen des vollständigen proximalen Verschlusses durch die Drosselungsschlinge nicht.

Nach Entfernung aller Schleifreste werden zunächst 2 oder 3 zirkuläre Nähte im Zervikalkanal gelegt, soweit proximal beginnend wie möglich.

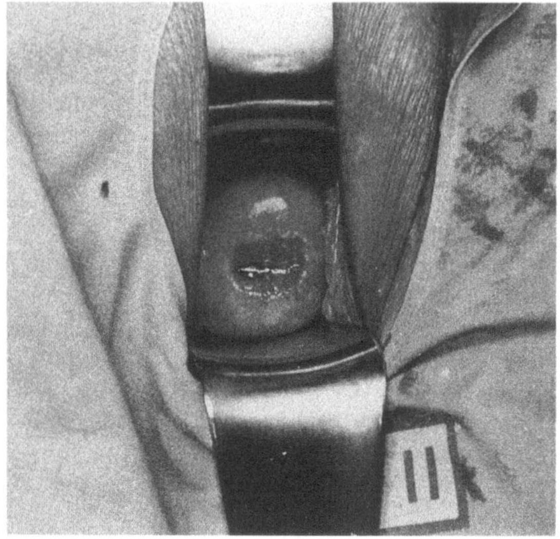

Abb. 6.4. Portio vor der Operation

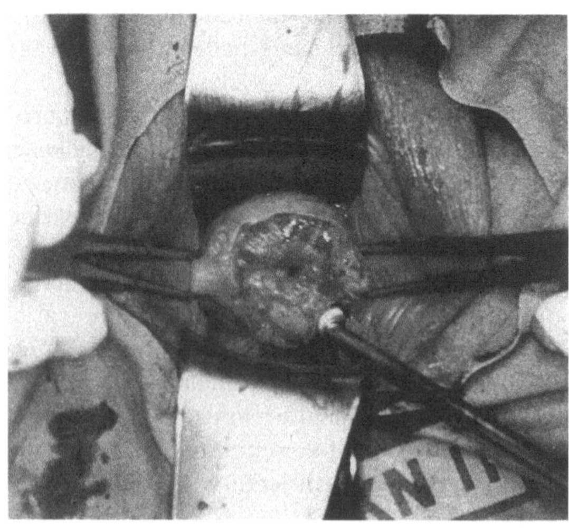

Abb. 6.5. Portio nach Desepithelialisierung

Dann erfolgt der zweischichtige quere Verschluß mit zunächst einer Reihe versenkter Einzelknopfnähte, darüber eine Reihe den Wundrand adaptierender Einzelknopfnähte. Zur guten Blutstillung ist ein geringer Abstand dieser Nähte notwendig. Als Nahtmaterial benutzen wir für die zirkulären Nähte wegen der abbruchsicheren festen Nadel Vicryl 0 mit der Nadel UR-6. Für die queren Nahtreihen wird ein monofiler resorbierbarer Faden in Form von PDS 2/0 benutzt.

Nach Beendigung der postoperativen Scheidenspülung wird zur Unterstützung des Wiederaufbaus der normalen Vaginalflora ein Döderlein-Präparat verabreicht. Der eigentliche Heilungsvorgang dauert erfahrungsgemäß mindestens 3 Wochen (Abb. 6.4–6.7).

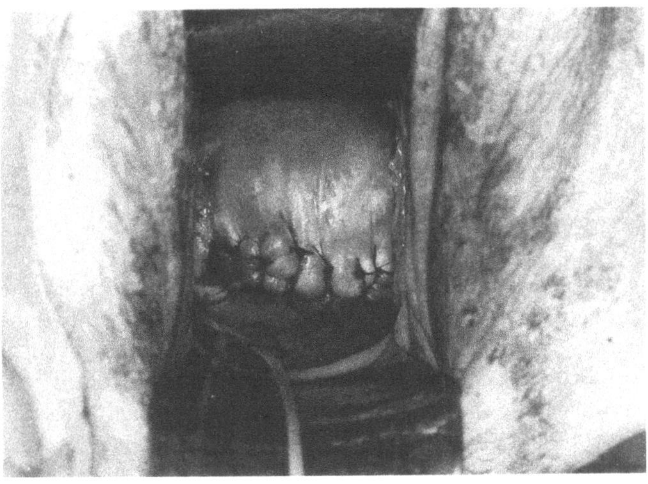

Abb. 6.6. Portio am Ende der Operation

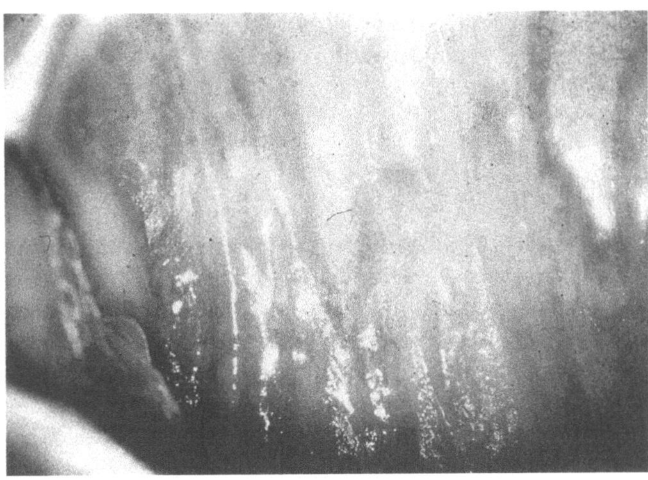

Abb. 6.7. Portiooberfläche 6 Wochen nach der Operation, reizlose Vernarbung

Maßnahmen zum Geburtszeitpunkt

In einer Vielzahl der Fälle wird durch den Druck der einsetzenden Wehen der Zervikalkanal vom inneren Muttermund her trichterförmig eröffnet, so daß eine Sprengung der Operationsnarbe am äußeren Muttermund häufig mit der Kornzange oder gar mit dem Finger gelingt. Andernfalls wird in Infiltrationslokalanästhesie eine Inzision mit dem Skalpell oder der Schere durchgeführt. Dies geschieht in jedem Falle 2 Wochen vor dem errechneten Termin.

Ein Aufpräparieren des Zervikalkanales bis zur Fruchtblase, wie wir es in der Anfangsphase durchgeführt haben, hat sich als nicht notwendig erwiesen. Im Gegenteil bringt es ein unnötiges Blutungsrisiko mit sich.

Nach der Geburt wird in jedem Falle eine Einstellung der Zervix zur Inspektion vorgenommen, um evtl. aufgetretene Zervixrisse zu versorgen.

Im Wochenbett epithelialisiert sich die Portiooberfläche überraschend schnell und vollständig, so daß bei der Nachuntersuchung 6 Wochen post partum in der Regel keinerlei Defekte mehr sichtbar sind.

Komplikationen

Die weitaus häufigste Komplikation war das postoperative Auftreten von Kontraktionen. 68% der Patientinnen benötigten postoperativ eine tokolytische Behandlung, zumeist in oraler Form, in einigen Fällen jedoch auch intravenös.

Schwerwiegende Komplikationen traten in Form von Hämatom- und/oder Empyembildung innerhalb der ersten 3 Wochen nach der Operation in 5 Fällen (3,4%) auf. Klinisches Leitsymptom war jeweils die starke, kaum beeinflußbare Wehentätigkeit. Sonographisch konnte in allen Fällen ein großer raumfordernder Prozeß oberhalb der Zervixnaht dargestellt werden. Die Naht mußte geöffnet werden, der Abort ließ sich nicht aufhalten. Die Entstehung eines Empyems in 4 Fällen konnte nur für einen Fall als sekundäre Infektion eines postoperativ entstandenen Hämatoms gesichert werden. Die Genese der Hämatome als Folge mangelhafter Blutstillung bei der Operation oder als uterine Blutung anderer Ursache muß ebenfalls offen bleiben.

Ergebnisse

Die Tabelle 6.3 gibt eine Übersicht über die Ergebnisse von 148 operativen Muttermundverschlüssen. Es handelt sich um 127 Patientinnen, bei 19 von ihnen wurde die Operation mehrfach in aufeinanderfolgenden Schwangerschaften vorgenommen. Als „Erfolg“ wird ein letztendlich überlebendes Kind bezeichnet, als „Mißerfolg“ ein Abort oder ein post partum verstorbenes Kind.

Als Erfolg konnten wir 110 überlebende Kinder verzeichnen (74,3%). In 38 Fällen (25,7%) endete die Schwangerschaft mit einem Mißerfolg: 28mal kam es zum Abort (18,9%), und 10mal verstarb das lebend geborene Kind post partum. 9 dieser Kinder

Tabelle 6.3. Zusammenfassung der Ergebnisse von 148 mit operativem MM-Verschluß behandelten Schwangerschaften

Aufschlüsselung derErgebnisse	Erfolge	Mißerfolge	Reife Neugeborene	Prämature uberlebend	Prämature nicht überlebend	Aborte
1. Alle operativen MM-Verschlüsse	74,3%	25,7%	55,4%	18,9%	6,8%	18,9%
n = 148	110	38	82	28	10	28
2. Fruher TMV	82,9%	17,1%	65,8%	17,1%	4,3%	12,8%
n = 117	97	20	77	20	5	15
3. Spater TMV	41,9%	58,1%	16,1%	25,8%	16,1%	41,9%
n = 31	13	18	5	8	5	13

wurden bei einem Schwangerschaftsalter von weniger als 28 Wochen geboren, 1 Kind verstarb in der 35. SSW im Verlauf einer zu spät diagnostizierten vorzeitigen Lösung der Plazenta.

Das vorgestellte Kollektiv unterscheidet sich von einem Vergleichskollektiv der Klinik signifikant durch das höhere Lebensalter der Patientinnen, durch die höhere Frühgeburtsrate von 25,5% und die entsprechend höhere Rate (23,2%) von Geburtsgewichten unter 2 500 g. Keine signifikanten Unterschiede zum Vergleichskollektiv konnten in der Rate der wachstumsretardierten Kinder, im Zustand der Neugeborenen nach Apgar-Score und Aziditätsstatus sowie im Entbindungsmodus gefunden werden.

Gemäß der erläuterten Zielsetzung sollte der Muttermundverschluß bei noch unbeeinträchtigter Zervix erfolgen. Das ist im vorliegenden Kollektiv jedoch nicht immer gelungen, zumeist durch späte Überweisung der Patientinnen. Das Kollektiv wird deshalb in frühe und späte Operationen unterteilt. Die Einteilung erfolgte nach einem modifizierten Bishop-Score der Zervix [2], der präoperativ erhoben wurde. Fälle mit mehr als 4 Punkten im Score wurden als späte Operationen (später TMV) eingestuft. Die signifikanten Unterschiede in den Erfolgsraten von 82,9% bei den frühen Operationen gegen 41,9% bei den späten Operationen belegen die Richtigkeit der Überlegungen zur Wirkungsweise der Methode als effektiv vorbeugende Maßnahme zur Verhinderung der aszendierenden Infektionen.

Die 127 Frauen unseres Kollektivs gaben vor den mit dem Muttermundverschluß behandelten Schwangerschaften insgesamt 501 durchgemachte Schwangerschaften an. Davon wurden 65 durch Abruptio beendet (13%). Von den übrigbleibenden 436 gewünschten Schwangerschaften wurden 76 (17,4%) erfolgreich mit überlebendem Kind beendet. Als Mißerfolg (Abort oder verstorbenes Kind) endeten 360 (82,6%) der Schwangerschaften. Trotz berechtigter Kritik an der Vergleichbarkeit jetzt behandelter mit vorausgegangenen Schwangerschaften soll die

Umkehrung der Erfolgs- bzw. Mißerfolgsrate im Vergleich mit den frühen Muttermundverschlüssen zeigen, daß der frühzeitig durchgeführte totale operative Muttermundverschluß eine wirksame Methode zur Vermeidung der wiederholten Spätaborte und Frühgeburten darstellt.

Literatur

1. Berg D, Hägele D, Zahn B (1982) Senkt die großzügig indizierte Cerclage die Frühgeburtenrate? In: Frühgeburt. Amberger Symposium. Milupa, Wissensch Inf 8/7: 187
2. Giffei JM, Saling E (1974) First results and experiences with our prematurity and dysmaturity prevention program (PDP-Program). J Perinat Med 2: 45
3. Romero R, Mazor M (1988) Infection and preterm labor. Clin Obstet Gynecol 31: 553
4. Saling E (1981) Der frühe totale Muttermundverschluß zur Vermeidung habitueller Aborte und Frühgeburten. Z. Geburtshilfe Perinatol 185: 259
5. Saling E, Lescinski R (1989) Schlingeninstrument zur Blutstillung bei operativen Eingriffen an der Portio. Z Geburtshilfe Perinatol 193: 241
6. Saling E (1991) Der totale operative Muttermundverschluß zur Vermeidung habitueller Spätaborte und sich wiederholender Frühgeburten - Fortentwicklung der Technik, weitere Erfahrungen und Ergebnisse. In: Dudenhausen JW, Saling E (Hrsg) Perinatale Medizin Bd XIII. Thieme, Stuttgart
7. Saling E (1992) Current measures to prevent late abortion or prematurity. 26th Workshop held in Berlin 1990. In: Saling E (ed) Perinatology. (Nestlé Nutrition Workshop Series Vol. 26. Nestec, Ltd., Vevey) Raven, New York
8. Shirodkar VHA (1955) A new method of operative treatment for habitual abortion in the second trimester of pregnancy. Antiseptic 52: 299
9. Szendi B (1961) Vollständiges Zusammennähen des äußeren Muttermundes auf blutigem Wege zur Verhinderung von vorgeschrittenen Abortus und Frühgeburten. Zentralbl Gynäkol 83: 1083
10. Vogel M (1992) Atlas der morphologischen Plazentadiagnostik. Springer, Berlin Heidelberg New York Tokyo

6.3 Episiotomie – Dammriß

H.A. Hirsch

Häufigkeit

Über die Anfänge der Episiotomie ist wenig bekannt; sie fand im 18. Jahrhundert Eingang in die klinische Geburtshilfe [19, 22] und entwickelte sich im Laufe des 19. Jahrhunderts allmählich zu einer etablierten Methode [2, 17, 21]. Zunächst wurde sie nur bei „extrem schweren Geburten" empfohlen [22]. Später galten folgende Indikationen:

- drohender Dammriß,
- Notwendigkeit einer raschen Geburtsbeendigung,
- vaginaloperative Geburten.

Die starke Zunahme der Episiotomiefrequenz erfolgte Anfang dieses Jahrhunderts, zuerst in den USA, nachdem die Empfehlungen von De Lee [4], die Beckenausgangszange und damit die Episiotomie prophylaktisch anzuwenden, immer mehr akzeptiert wurden.

In den europäischen Ländern wurde diese Entwicklung der USA unterschiedlich übernommen. In England stiegen die Episiotomieraten bis zu 90% [1], in den Niederlanden lagen sie bei 8% [5]. In der BRD zeigen die Episiotomieraten eine breite Streuung (Tabelle 6.4); sie sind in den Universitätskliniken am höchsten und in den Privatkliniken am niedrigsten. Bei Hausgeburten werden wesentlich weniger Episiotomien gemacht. Nach Angaben niedergelassener Hebammen gibt es so niedrige Raten wie 2%. Werden keine oder wenige Episiotomien angelegt, so steigt die Anzahl spontaner Einrisse am Damm, in der Vagina und an den Labien. Die Frequenz dieser Risse liegt zwischen 50 und 70% [13, 25].

Für und wider die Episiotomie

Für die Episiotomie werden traditionsgemäß eine Reihe von Vorteilen genannt, die zum Teil bewiesen sind, zum Teil jedoch nur auf überkommenen Meinungen und Überlegungen beruhen.

Unbestritten ist, daß durch einen Dammschnitt der Geburtsweg und damit die Austreibungsperiode verkürzt wird. Diese Tatsache kommt vor allem bei Erstgebärenden zum Tragen und ist dann von Nutzen, wenn aus kindlicher oder

Tabelle 6.4. Häufigkeit der Episiotomie in der Bundesrepublik Deutschland. (Aus [13])

	Anzahl der Abteilungen	Häufigkeit der Episiotomie [%]	
Universitätskliniken	15	71,7	(55–90)
Größere städtische Krankenhäuser	68	65,5	(45–99)
Kreiskrankenhäuser	84	58,5	(25–85)
Privatkliniken	38	56,1	(10–90)

mütterlicher Indikation eine rasche Geburtsbeendigung erwünscht ist. Inwieweit eine solche Verkürzung bei genereller Anwendung der Episiotomie von Vorteil ist, ist zumindest nicht bewiesen.

Unbestritten ist auch, daß für vaginale geburtshilfliche Operationen – vor allem bei Erstgebärenden – die Erweiterung eines engen Introitus erforderlich ist. Dazu gehören nicht nur Zangen- und Vakuumentbindungen, sondern auch Bekkenendlagen oder andere pathologische Situationen, wie z.B. die Schulterdystokie.

Unbestritten ist weiterhin, daß eine glatte Schnittwunde an günstiger Stelle des Damms, d.h. in der Mittellinie, technisch leichter und kosmetisch besser versorgt werden kann, als bizarr verlaufende und zerfranste Rißwunden, die gelegentlich verzweigt sind und an verschiedenen Stellen des Geburtskanals auftreten können. Die ungünstigen Klitorisrisse kommen bei rechtzeitiger ausgedehnter Episiotomie und guter Geburtsleitung sehr selten vor.

Die Episiotomie wurde auch empfohlen, um einen Dammriß III. oder IV. Grades zu vermeiden. Tatsächlich kommen aber Zerreißungen des M. sphincter ani und Einrisse der Rektumvorderwand ohne Episiotomie nicht häufiger vor als mit Episiotomie [24, 30, 33]. Dammrisse III./IV. Grades sind bei medianer Episiotomie am häufigsten, aber auch bei mediolateraler Schnittführung nicht seltener als ohne Episiotomie [27]. Andererseits sind Dammrisse III. und IV. Grades keineswegs eine solche Katastrophe, wie sie früher angesehen wurden, vorausgesetzt allerdings, daß sie adäquat operativ versorgt werden [9, 10]. Risse durch den Sphinkter und in das Rektum hinein, die ohne Episiotomie oder bei medianer Episiotomie entstehen, verlaufen meist in der Mittellinie und sind viel besser zu nähen als Sphinkterrisse bei der unsymmetrischen mediolateralen Episiotomie, bei der es viel schwieriger ist, die Enden des Sphinkters aufzufinden und sie auf Stoß zu vereinigen.

Das Argument, daß ein Dammschnitt besser heilt als ein Dammriß, ist unbewiesen. Im Gegenteil, es hat sich gezeigt, daß Dammrisse I.–III./IV. Grades, die ohne Episiotomie entstanden sind, ebenso gut heilen wie mediane Episiotomien und wesentlich besser als mediolaterale (Tabelle 6.5). Auch andere Autoren fanden nach Dammrissen im Vergleich zur Episiotomie eine bessere Wundheilung [3], weniger Schmerzen im Wochenbett [1] und später weniger Beschwerden bei der Wiederaufnahme des Verkehrs [16, 23].

Ein weiteres Argument für den Dammschnitt ist die Deszensusprophylaxe. Die Ansicht, durch eine Episiotomie ließen sich später auftretende Senkungszustände des Beckenbodens mit Harninkontinenz vermeiden, wurde durch einige ältere Untersuchungen bestätigt [27], durch einige neuere nicht [30]. Die

Tabelle 6.5. Komplikationsloser Heilungsverlauf von Episiotomien und Dammrissen (Universitäts-Frauenklinik Tübingen 1982–1986). (Aus [13])

	Anzahl der Geburten	Damm ohne Komplikationen* geheilt [%]
Mediane Episiotomie	1124	94,1
Komplette Perineotomie	180	94,4
Mediolaterale Episiotomie	853	80,4
Dammrisse I.–III. Grades (ohne Episiotomie)	119	93,3

* Sugillationen, Infektionen, Wunddehiszenz, Sekundarnaht

Widersprüche lassen sich zur Zeit nicht klären. In einer kürzlich veröffentlichten tonometrischen Untersuchung war zwischen Art und Ausmaß der Verletzung des Damms und der Erschlaffung der Beckenbodenmuskulatur ein Jahr nach der Geburt kein Zusammenhang feststellbar [11]. Die Funktion der Beckenbodenmuskulatur war um so besser, je intensiver die Frauen körperliche Übungen bzw. Sport betrieben.

Als Nachteile der Episiotomie ergeben sich folglich eine höhere Rate an Dammrissen III. und IV. Grades zumindest bei der medianen Episiotomie, häufiger Wundheilungsstörungen bei mediolateraler Episiotomie, häufiger Schmerzen im Wochenbett und danach – jedenfalls bei der mediolateralen Episiotomie. Bei einer Untersuchung mittels Fragebogen gaben 48 von 250 Frauen (19,2%) mit medianer Episiotomie oder kompletter Perineotomie und 32 von 106 Frauen (30,2%) mit mediolateraler Episiotomie an, nach der Entlassung aus der Klinik noch Schmerzen beim Sitzen gehabt zu haben, im Gegensatz zu 5 von 111 Frauen (4,5%) ohne Episiotomie [23]. Schmerzen bei Wiederaufnahme des Verkehrs nach der Geburt wurden nur von 8% der Erstgebärenden ohne Episiotomie angegeben, dagegen bei 47% bzw. 46% mit medianer bzw. mediolateraler Episiotomie [23].

Als Folge der Durchtrennung des Sphinkters und des Rektums kann Stuhl- und Windinkontinenz auftreten. Wie häufig diese von den Betroffenen oft verschwiegenen Komplikationen vorkommen und wie lange sie bestehen bleiben, läßt sich bei den wenigen Untersuchungen und damit noch widersprüchlichen Ergebnissen nicht beurteilen. Gelegentlich entsteht die anorektale Inkontinenz auch nach Geburten ohne Episiotomie [23, 26]. Nach Dammrissen III. und IV. Grades, die trotz mediolateraler Episiotomie aufgetreten sind, scheint diese Komplikation besonders häufig zu sein [12, 15]. Bei der genannten Fragebogenerhebung in Tübingen klagten 22% und 18% der Frauen mit Episiotomie, aber auch 14% ohne Episiotomie über vorübergehenden unwillkürlichen Abgang von Winden. Relativ häufig kam es im Wochenbett zum unwillkürlichen Abgang von Stuhl: 8% bei medianer und kompletter Perineotomie, 6,6% bei mediolateraler Episiotomie und 0,9% ohne Episiotomie. Fast alle dieser Veränderungen normalisierten sich von selbst in kurzer Zeit. Länger als 6 Monate bestand nur bei 3 von 250 Frauen (0,8%) mit medianer Episiotomie und kompletter Perineotomie und bei 2 von 106 Frauen (1,9%) mit mediolateraler Episiotomie gelegentlich Stuhlinkontinenz.

Schnittführung bei Episiotomie

Die Frage lautet: mediane oder mediolaterale Episiotomie? Die *Vorteile der medianen Episiotomie* sind die maximale Erweiterung des Geburtskanals, Durchtrennung des Damms in der bindegewebigen Raphe der Mittellinie, wobei keine größeren Gefäße und Nerven und wenige Muskeln durchtrennt werden und dadurch im Vergleich zur mediolateralen Episiotomie eine geringere Blutung und weniger oft Hämatome auftraten. Die Wundflächen sind symmetrisch; sie lassen sich deshalb leichter und besser adaptieren und heilen auch besser als der schräg verlaufende Schnitt der mediolateralen Episiotomie, die oft bis in den Levatormuskel hineinreicht (Tabelle 6.6; vgl. Tabelle 6.5). Aus diesen Gründen treten im Wochenbett und danach wesentlich weniger Schmerzen auf, und das kosmetische Ergebnis der median verlaufenden und kaum sichtbaren Narbe ist eindeutig besser.

Die Nachteile der medianen Episiotomie sind die durch den Anus begrenzte Erweiterungsfähigkeit. Reicht der Raumgewinn bis zum M. sphincter ani nicht aus, so zerreißt der Sphinkter und oft auch die Rektumvorderwand. Dammrisse III. und IV. Grades kommen bei 0,5–24% der medianen Episiotomien vor. Durchschnittlich sind es etwa 5% [27]. Um einen drohenden Sphinkterriß zu vermeiden, gibt es 2 Möglichkeiten: entweder verlängert man den Schnitt zur Seite um den Sphinkter herum, oder man durchtrennt den Sphinkter und nötigenfalls auch die Rektumvorderwand. Bei der Umschneidung des am Ende der Austreibungsperiode oval ausgezogenen Sphinkters besteht die Gefahr, ihn tangential anzuschneiden (zu kappen), was gewöhnlich nicht bemerkt wird und eine Schwächung des Sphinkters zur Folge hat. Die bessere Lösung ist deshalb die vorbeugende scharfe Durchtrennung des Sphinkters. Dadurch entstehen an diesem Ringmuskel glatte, symmetrische Schnittflächen, die sich leichter und besser vereinigen lassen als die zerfransten Enden des zerrissenen Sphinkters. Die komplette Perineotomie heilt im Wochenbett ebenso gut wie die mediolaterale Episiotomie (vgl. Tabelle 6.5). Eine besondere Behandlung im Wochenbett oder eine Verlängerung des stationären Aufenthalts nach der Geburt sind nicht erforderlich. Als Spätergebnis findet man im Vergleich zur medianen Episiotomie ohne Sphinkterläsion eine etwas höhere Rate an Rektovaginalfisteln, jedoch eine deutlich geringere als bei Dammrissen III. und IV. Grades (Tabelle 6.7). Es gibt jedoch auch größere Serien mit medianer Episioto-

Tabelle 6.6. Komplikationen im Wochenbett nach Geburten mit Episiotomien und Dammrissen ohne Episiotomie (Universitäts-Frauenklinik Tübingen 1982–1986). (Aus [13])

	Mediane Episiotomie (n = 1124) %	Komplette Perineotomie (n = 180) %	Mediolaterale Episiotomie (n = 853) %	Keine Episiotomie (Dammrisse I. bis III. Grades) (n = 116) %
Sugillation	6	7	19	1
Infektion	0,2	0	1,4	1
Dehiszenz	0,1	0	1,4	1
Fieber	0,4	1,1	0,6	0
Antibiotika	0,3	0,6	1,1	0

Tabelle 6.7. Häufigkeit geburtshilflicher Fisteln. (Aus [14])

Sammelstatistik von 17 Publikationen 1948 bis 1974		
Mediane Episiotomie	24 / 46 247	(0,05 %)
Komplette Perineotomie	4 / 945	(0,4 %)
Dammrisse III/IV. Grades	18 / 2 113	(0,9 %)
Tübingen 1976 bis 1990		
Mediane Episiotomie	3 / 6 467	(0,05 %)
Komplette Perineotomie	3 / 856	(0,35 %)
Dammrisse III./IV. Grades	3 / 82	(3,7 %)

mie und folgenden Dammrissen III./IV. Grades, bei denen keine Rektovaginalfisteln beobachtet wurden [10, 20].

Die *mediolaterale Episiotomie hat den Vorteil,* daß sie in gerader Schnittrichtung zur Seite erweiterungsfähig ist, wonach allerdings nicht selten nach Anschneiden eines Levatorschenkels ein defekter Beckenboden entsteht. Dammrisse III. und IV. Grades treten seltener auf als bei der medianen Episiotomie (0–9% im Vergleich zum 0–25%) [27]; sie entstehen gewöhnlich an der Seite des Sphinkters und sind besonders schwer zu nähen, da sich der laterale Stumpf des zerrissenen Sphinkters meist nach dorsal hinter den Anus retrahiert und schwer auffindbar ist.

Weitere Nachteile der mediolateralen Episiotomie sind eine schlechtere Wundheilung, häufiger Hämatome, Infektionen und Schmerzen im Wochenbett und oft ein schlechteres anatomisches, kosmetisches und funktionelles Heilungsergebnis als bei der medianen Episiotomie (vgl. Tabelle 6.5 und 6.6).

Nahtmaterial und Nahttechnik

Absorbierbare synthetische Fäden haben in den letzten Jahren auch in der Geburtshilfe zunehmend natürliche Fäden, insbesondere Catgut und Chromcat, ersetzt. Die entscheidenden Vorteile sind bessere Verträglichkeit durch geringere Gewebsreaktion und eine größere Reißfestigkeit, weshalb wesentlich dünnere Fäden benützt werden können [28, 29]. Synthetische resorbierbare Fäden aus Polyglykolsäure und Polyglaktin verursachen weniger Schmerzen als Catgut oder Chromcatgut (Literatur bei [13]). Für die Naht der Episiotomie verwenden wir folgende Fadenstärken:

- Labienrisse: 4/0 oder 5/0,
- Scheidenhaut und tiefe Schichten des Damms: 3/0,
- Rektum, M. sphincter ani externus und Haut des Damms: 4/0.

Zum Verschluß von Episiotomie und Dammrissen kommen Einzelknopfnähte und die einfache fortlaufende überwendliche Naht zur Anwendung. Die fortlaufende überwendliche Naht hat gegenüber den Einzelknopfnähten folgende Vorteile:

- gleichmäßiger, gut dosierter Zug und Druck im Gewebe; dadurch weniger Beeinträchtigung der Gewebsdurchblutung;

- weniger Knoten, dadurch weniger Nahtmaterial im Gewebe;
- Zeitgewinn.

Der Nachtteil der fortlaufenden Naht ist, daß sie das Gewebe eher stranguliert, wenn es postoperativ anschwillt und die Naht zu fest angezogen ist. Aus diesem Grunde sollte bei der fortlaufenden Naht in enger Stichfolge beidseits der Wundränder möglichst viel Gewebe gefaßt und der Faden möglichst wenig angezogen werden, d.h. nur so viel, daß sich die Wundränder gerade berühen [6].

Rechtsfragen bei der Episiotomie

Mit Episiotomie und Dammrissen haben sich in den letzten Jahren auch die Gerichte befaßt. Streitgegenstand waren Sphinkterverletzungen bei und trotz Episiotomie, Armplexusschädigung beim Kind bei Schulterdystokie ohne Episiotomie und Unterlassen der Episiotomie bei Beckenendlagengeburt Erstgebärender [8]. Eine gesonderte Aufklärung und ausdrückliche Einholung der Einwilligung der Schwangeren zur Vornahme einer medizinisch indizierten Episiotomie ist nach Gaisbauer [8] nicht erforderlich, weil es sich hierbei um einen geburtshilflichen Standardeingriff handelt und die Schwangere mit dem Abschluß des Behandlungsvertrages (konkludent) ihr Einverständnis hierzu erklärt. Einen entgegenstehenden Willen müßte sie deutlich zum Ausdruck bringen. Diese Auffassung, die sich auf ein Gerichtsurteil aus dem Jahre 1988 [18] stützt, hat zur Voraussetzung, daß die Schwangere erfahrungsgemäß mit einem Dammschnitt rechnet. Im Zweifelsfall sollte auch für den Dammschnitt eine ausdrückliche Einwilligung der Schwangeren eingeholt werden [8]. Weissauer [31] empfiehlt hierfür geburtshilfliche Einwilligungsformulare zu verwenden, in denen expressis verbis erwähnt wird, daß Nebeneingriffe erforderlich werden können, zu denen vor allem der Dammschnitt gehört.

Zusammenfassung

Aus den bisher vorliegenden Daten ergibt sich, daß die Vorteile der Episiotomie keineswegs so eindeutig sind, daß sich eine großzügige oder gar routinemäßige Anwendung rechtfertigen ließe. Vielmehr empfiehlt sich eine gewisse Zurückhaltung und ein individuelleres Vorgehen je nach den räumlichen Verhältnissen und der Beschaffenheit des Gewebes. Bei einem solchen Vorgehen muß allerdings eine Anzahl von Dammrissen in Kauf genommen werden, die sich aber bei adäquater Versorgung in ihrer Heilung und den späteren Folgen nicht von der Episiotomie zu unterscheiden scheinen. Andererseits sollte, wenn eine Episiotomie gemacht wird, durch die Wahl einer günstigen Schnittführung und einer optimalen Nahttechnik eine möglichst gute Wundheilung mit wenig Beschwerden und ein gutes kosmetisches Ergebnis gewährleistet sein.

Literatur

1. Buchan PC, Nicholls JA (1980) Pain after episiotomy – a comparison of two methods repair. J R Col Gen Pract 30: 297
2. Credé zitiert nach Wilcox
3. Cogan R, Edmonds EP (1977) The unkindest cut. Contemp Obstet Gynecol 9: 55–59
4. DeLee JB (1920) The prophylactic forceps operation. Am J Obstet Gynecol 1: 34
5. Ettner FM (1976) Study of obstetrics, 1975: with data and details of a working physicians' home OB service. In: Stewart L, Stewart D (eds) Safe alternatives in childbirth. National Association of Parents and Professionals for Safe Alternatives in Childbirth (NAPSAC), Chapel Hill, NC, Vol 1, pp 37–66
6. Everette WG (1970) Suture materials in general surgery. Prog Surg 8: 15–37
7. Flew JDS (1944) Episiotomy. Br Med J 2: 620
8. Gaisbauer R (1991) Der Dammschnitt im Spiegel der Rechtsprechung. Der Frauenarzt 32: 509–510
9. Glasenapp KH (1973) Mediane contra mediolaterale Episiotomie, ein Vergleich. Geburtshilfe Frauenheilkd 33: 737–742
10. Glosemeyer H, Stockhausen H (1978) Mediolaterale Episiotomie oder mediane Episiotomie? Geburtshilfe Frauenheilkd 38: 34–37
11. Gordon H, Logue M (1985) Perineal muscle function after childbirth. Lancet II: 123
12. Haadem K, Ohrlander S, Lingman G (1988) Long-term ailments due to anal sphincter rupture caused by delivery – a hidden problem. Eur J Obstet Gynecol Reprod Biol 27: 27–32
13. Hirsch HA (1989) Episiotomie und Dammriß. Thieme, Stuttgart
14. Hirsch HA (1991) Obstetric fistula in developed countries. 13th World Congress of Gynaecology and Obstetrics, Singapore, Sept 15–20
15. Tsager-Sally L (1986) Episiotomy repair-immediate and long-term sequelae. A prospective randomized study of three different methods of repair. Br J Obstet Gynaecol 93: 420–425
16 Kitzinger S, Walters R (1981) Some women's experiences of episiotomy. National Childbirth Trust, London
17. Küstner O (1893) Jahresbericht. Fortschr Geburtshilfe Gynäkol 6: 636
18. Landgericht Gießen: Urteil vom 6.7.88–1 S 190/88
19. Michaelis zitiert nach Flew
20. O'Leary JL, O'Leary JA (1965) The complete episiotomy. Analysis of 1224 complete lacerations, sphincterotomies, and episiproctotomies. Obstet Gynecol 25: 235–240
21. v. Ott D (1896) Über den falschen Conservatismus bei Dammschutz und uber die Behandlung alter Scheidendammrisse. Monatsschr Geburtshilfe Gynaekol 3: 164
22. Ould F (1742) Treatise of Midwifery. Nelson and Connor, Dublin p 145
23. Rageth JC, Buerklen A, Hirsch HA (1989) Spatkomplikationen nach Episiotomie. Z Geburtshilfe Perinatol 193: 133–137
24. Shino P, Klebanoff MA, Carcy JC (1990) Midline episiotomies. More harm than good? Obstet Gynecol 75: 765–770
25. Sleep A, Grant A, Garcia J, Elbourne D, Spencer J, Chalmers I (1984) West Berkshire perineal management trial. Br Med J 289: 587–590
26. Snooks SJ, Henry MM, Setchell M, Swash M (1984) Injury to the innervation of the pelvic floor sphinter musculature in childbirth. Lancet II: 546–550
27. Thacker SB, Banta HD (1983) Benefits and risks of episiotomy. An interpretative review of the English language literature 1860–1980. Obstet Gynecol Surv 38: 322–338
28. Thiede A (1982) Biologische Wertigkeit der Nahtmaterialien. In: Thiede H, Hamelmann H (Hrsg) Moderne Nahtmaterialien und Nahttechniken in der Chirurgie. Springer, Berlin Heidelberg New York
29. Thiede A, Engmann R, Lünstedt B (1986) Nahtverfahren in der Chirurgie. Beilage zu Mittl Dtsch Ges Chir 2
30. Thorp Jr JM, Bowes Jr WA (1989) Episiotomy: can its routine use be defended? Am J Obstet Gynecol 160: 1027–1030

31. Weissauer W (1979) Das Dammschnitturteil des Bundesgerichtshofs. Gynäkol Praxis 3: 581–90
32. Wilcox RW (1885) The operation of episiotomy. NY Med J 42: 176
33. Wilcox LS, Strobino DM, Baruffi G, Dellinger Jr WS (1989) Episiotomy and its role in the incidence of perineal lacerations in a maternity center and a tertiary hospital obstetric service. AM J Obstet Gynecol 160: 1047–1052

6.4 Beckendiagnostik bei Mißverhältnis

G. de Gregorio, M. Bauer und H.G. Hillemanns

Einführung

Das Thema Beckendiagnostik hat in den letzten Jahren an Aktualität gewonnen. Dabei sind jedoch deformierte Becken, z.B. als Folge einer Rachitis, heute selten. Ihr Anteil betrug in einem Kollektiv mit Kaiserschnitten aufgrund relativen Mißverhältnisses in den Jahren 1970–1987 an der Universitäts-Frauenklinik Freiburg gerade eben 0,5%. Auch „Riesenkinder" (> 4500 g) waren in diesem Untersuchungskollektiv nur in 2,9% zu finden [6]. Dennoch stieg der Anteil von Kaiserschnitten wegen Mißverhältnisses im genannten Zeitraum von 1,2% auf 4% aller Geburten an. Jeder fünfte Kaiserschnitt wird heute unter dieser Indikation durchgeführt. Man findet immer häufiger die Situation: grenzwertige Beckenmaße – normal großes bis kräftiges Kind.

In diesem Grenzbereich basiert die geburtshilfliche Entscheidung – vaginale Entbindung oder prophylaktischer Kaiserschnitt? – auf der quantitativen Analyse durch Biometrie des Kindes, vor allem aber durch die *Pelvimetrie.* Sie wird eingesetzt bei Beckenendlage und bei Schädellage. Die Darstellung der komplexen Probleme, der Indikationen und Empfehlungen der Standardkommission die *Beckenendlage* betreffend, wird an anderer Stelle abgehandelt. Die Beckenmessung ist hier ein wichtiger Teilaspekt für die Geburtsstrategie. Diese Untersuchung bezieht sich auf die *Pelvimetrie bei Schädellage.* Die Pelvimetrie bei Schädellage wird nicht selten kritisch beurteilt, charakterisiert durch das lapidare Statement: Die beste Pelvimetrie bei Schädellage ist der „trial of labor" – der Versuch der Spontangeburt (TOL).

Methoden der Pelvimetrie

Folgende Methoden der Pelvimetrie stehen zur Verfügung:

- Anamnese,
- klinische Untersuchung
- radiologische Pelvimetrie
  (z.B. Guthmann-Martius, Borell-Fernström),
- NMR-Pelvimetrie,
- sonographische Pelvimetrie.

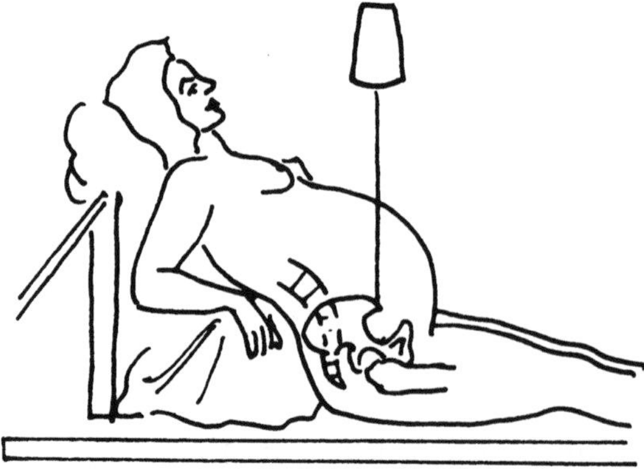

Abb. 6.8. Sitzaufnahme nach Martius

Hier ist zunächst die Anamnese von Bedeutung. Die komplikationslose Spontangeburt eines normal großen Kindes am Endtermin spricht für normale Beckenverhältnisse. Die klinische Untersuchung impliziert die äußere Beckenmessung mit dem Beckenzirkel, die vaginale und rektale Beckenaustastung und den Zangenmeister-Handgriff zur Beurteilung der Relation zwischen vorangehendem Teil und Becken. Gebräuchliche radiologische Methoden sind die Pelvimetrie nach Guthmann und Martius (Abb. 6.8, Sitzaufnahme nach Martius und seitliche Aufnahme nach Guthmann) oder die Pelvimetrie nach Borell und Fernström [2] (Abb. 6.9). Die letztere erlaubt eine bessere Beurteilung des Beckenausgangs, wobei nach Westin in Schweden Beckenausgangsprobleme 12mal häufiger sind als Beckeneingangsprobleme [12]. In unserem bereits erwähnten Sectiokollektiv aus den Jahren 1970–1987 wurden jedoch 85% der sekundären Kaiserschnitte wegen Geburtsstillstandes im Beckeneingang durchgeführt, nur 15% wegen Geburtsstillstand in Beckenmitte oder -ausgang [6]. Die Computertomographie und Kernspintomographie erlauben neben der Darstellung des knöchernen Beckens auch die Betrachtung der Weichteile; NMR hat den zusätzlichen Vorteil der fehlenden Strahlenbelastung. Beide Methoden haben jedoch den Nachteil des größeren Aufwandes (s. Kap. 3.11). Auch sonographische Methoden zur Pelvimetrie werden beschrieben [8], haben jedoch noch keinen Eingang in die klinische Routine gefunden.

Bewertung der Pelvimetrie

Bei der Bewertung der Methoden der Beckendiagnostik stellen sich 2 prinzipielle Fragen.

1. Wie präzise sind pelvimetrische Methoden, gemessen am Goldstandard?
   Hier entzündet sich die Diskussion bereits am Begriff Goldstandard. Sicher ist die Röntgenpelvimetrie die exakteste Methode zur Beurteilung des knöchernen Beckens. Eine Umfrage nach Lundh aus Schweden [7], bei der pelvimetrische Röntgenbilder 48 Radiologen zur Beurteilung vorgelegt wurden, ergab bei

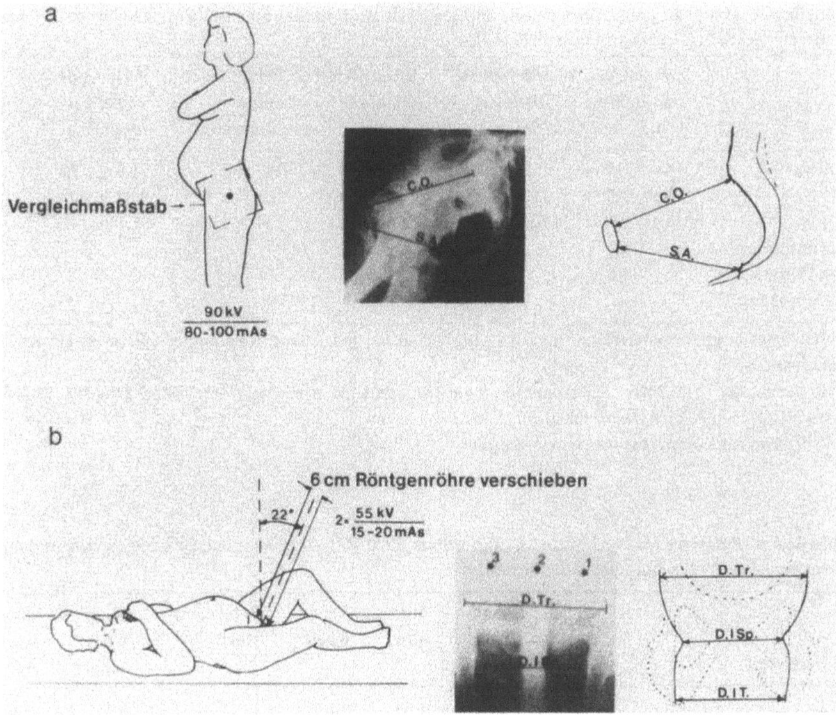

Abb. 6.9. Röntgenpelvimetrie nach Borell u. Fernström. (Aus Hillemanns HG, Schillinger H (Hrsg) (1989) Das Restrisiko gegenwärtiger Geburtshilfe. Springer, Berlin Heidelberg New York Tokyo)

einem Drittel der Patienten eine Über- oder Unterschätzung von mindestens 4 mm, bei 3% über 10 mm. Eine Studie von van Loon [11] (Tabelle 6.8) zeigt einen signifikanten Unterschied zwischen prä- und postpartalen Werten. Schließlich werden die Weichteile durch die Radiographie nicht erfaßt.

2. Welche prognostische Bedeutung haben pelvimetrische Daten für den Verlauf der Geburt?

Ad 1 Präzision der Methode:

a) *Vergleich Klinische Pelvimetrie – Röntgenpelvimetrie*: Tabelle 6.9 zeigt einen Vergleich zwischen äußerer und radiologischer Beckenmessung, die wir an 222 Fällen durchführten. Generell erkennt man eine nur geringe Korrelation mit deutlichen Über- und Unterschätzungen. Für die queren Maße ließen sich jedoch Schwellenwerte angeben, unter denen mit einer Verengung des queren Beckendurchmessers unter 12,5 cm zu rechnen war. Diese Werte betrugen für die Distantia spinarum 22 cm, für die Distantia cristarum 25 cm und für

Tabelle 6.8. Means of pelvic dimensions and angles, including SD and significance levels of differences between means*. (Nach van Loon 1990 [12])

	Obstetric conjugate (cm)	Interspinal distance (cm)	Intertuberal distance (cm)	Pelvic inlet angle (degrees)	Pelvic aperture angle (degrees)
MRI-1	14.08 ± 0.66	11.27 ± 0.45	11.04 ± 0.99	137 ± 15	91.8 ± 13
MRI-2	13.64 ± 0.46	11 14 ± 0 42	10.97 ± 0.87	136.8 ± 15	90.3 ± 14
X-ray	13.42 ± 0.75	10.62 ± 0 50	11.84 ± 0.87	134 ± 15.5	91.5 ± 13.5
Combination A	0.05	–	–	–	–
Combination B	0.05	0.01	0.01	–	–
Combination C	–	0.01	0.05	–	–

Pelvic inlet angle: Obstetric conjugate - Lumbar spine; Pelvic aperture angle: Obstetric conjugate - Sacral spine.

MRI-1, Antepartum; *MRI-2*, postpartum; *x-ray*, postpartum; *Combination A*, MRI-1 - MRI-2; *Combination B*, MRI-1 - X-ray; *Combination C*, MRI-2 - X-ray.

* Wilcoxon rank-sum test for paired samples.

Tabelle 6.9. Relatives Mißverhältins (UFK Freiburg 1970–87). Vergleich der äußeren Beckenmessung (Beckenzirkel und radiologische Pelvimetrie)

Differenzen	Durchschn.	Std.-abw.	Korr.-Koeff.	Schwellenwert	Max. Überschätz.	Max. Unterschätz.
Conj. ext.-c.v.rad (cm)	9,27	1,85	0,175	-	5,5	5,8
dto., jedoch für c.v. < 10,5 cm	9,3	1,85	0,175	-	5,5	3,8
Dist. spin.-q (cm)	11,3	2,0	0,36	22	6,7	4,5
dto. für q < 12,5 cm	11,3	2,0	0,245	22	6,7	4,5
Dist. crist.-q (cm)	14,5	2,0	0,268	25	5,9	6,5
dto. für q < 12,5 cm	14,55	1,9	0,17	25	5,9	5,5
Dist. troch.-q (cm)	18,6	2,1	0,37	28	6,7	5,6
dto. für q < 12,5 cm	18,5	2,0	0,13	28	6,5	5,5

q=Diameter transversus (radiol.)

die Distantia trochanterica 28 cm. Keine gute Korrelation und keine Schwellenwerte ergaben sich für die Conjugata externa. Auch der Versuch der Beurteilung der Conjugata vera im Vergleich radiologischer Messung und Austastung war wenig erfolgreich (Tabelle 6.10).

b) *Vergleich Röntgen – NMR*: Tabelle 6.11 zeigt die vergleichende Messung an einem knöchernen Beckenphantom durch NMR und Röntgen. Tabelle 6.12 zeigt die Abweichung von Röntgen- und NMR-Untersuchungen für die Conjugata vera und den queren Beckeneingangsdurchmesser bei 10 Patientinnen. Es ergab sich eine durchschnittliche Abweichung von + 2 mm zugunsten der NMR.

Tabelle 6.10. Relatives Mißverhältnis (UFK Freiburg 1970–87). Beziehung der c.v. und Erreichbarkeit des Promontoriums

	c.v.rad < 11 cm	c.v.rad > 11 cm
Promontorium erreicht	44	23
Promontorium nicht erreicht	38	75

Tabelle 6.11. Geburtshilfliche Beckenmessung: Vergleich Röntgen/MRI am Phantom (alle Angaben in mm)

	Phantom	Rontgen	MRI
Conjugata vera obstetrica:	110	110	110
Differenz zum Phantom	-	±0	±0
Beckenausgang sagittal:	115	115	115
Differenz zum Phantom	-	±0	±0
Beckeneingang quer:	134	131	135
Differenz zum Phantom	-	−3	+1

Tabelle 6.12. Geburtshilfliche Beckenmessung: Vergleich Röntgen/MRI bei 10 Patientinnen nach operativer Entbindung (Angaben in mm)

	Conjugata vera			Beckeneingang quer		
	Rö.	Differenz	MRI	Ro.	Differenz	MRI
1. C.H.	120	1	121	118	0	118
2. H.I.	121	2	123	121	1	122
3. H.S.	132	1	131	135	0	135
4. L.V.	121	4	125	118	5	123
5. M.M.	128	5	133	125	2	127
6. M.H.	129	5	124	115	1	116
7. P.R.	106	2	108	104	4	108
8. P.S.	120	1	119	123	3	126
9. T.M.	113	2	115	116	2	118
10. V.D.	120	1	121	116	4	112
Differenz in Mittel:		~ 2 mm			~2 mm	

Ad 2 Prognostische Bedeutung:

Tabelle 6.13 zeigt Normwerte für die radiologische Beckenmessung, angegeben von Borell [1]. Hierbei müssen jedoch anthropologische Veränderungen berücksichtigt werden. Eine Arbeit von Dudenhausen [4] zeigt eine Zunahme der Conjugata vera im Vergleich zu Normwerten aus der älteren Literatur, bei etwa gleichen queren Beckenmaßen – eine Tendenz also zum längsovalen Becken. Vergleicht man die

Tabelle 6.13. Pelvimetrie. Normwerte für radiol. Beckenmessung. (Nach Borell u. Fernström 1981 [1])

Conj. vera obstet.	11,0
Diam. transversus	13,0–13,5
Sagitt. Beckenausgang	11,5

Tabelle 6.14. Relatives Mißverhältnis (UFK Freiburg 1970–87)

Röntgenmaße			
	Mittel	Std. abw.	Bereich
Conj. vera	11,2	1,2	7,8–15,2
Beckenmitte	12,25	1,1	8,1–14,5
Beckenausgang	10,25	1,2	7,0–13,5
Querer Durchm.	11,95	0,9	9,0–14,7
1. schräger Durchm.	11,0	0,8	9,0–13,4
2. schräger Durchm.	11,1	0,85	9,0–13,4

Tabelle 6.15. Pelvimetrie und TOL. Beckenmaße

	Spontan	Sek. Sectio
	Median (min - max)	
Conj. vera obstet.	12,0 (10,6–12,9)	12,2 (10,2–13,5)
Diam. transversus	12,5 (11,3–14,1)	12,2 (10,5–13,6)
Sagitt. Beckenausgang	11,0 (9,8–12,8)	10,6 (9,6–12,0)

Normwerte mit den Durchschnittswerten der Beckenmaße unseres Sectiokollektivs [6] (Tabelle 6.14) mit der Indikation „Mißverhältnis", so erkennt man deutliche Differenzen für alle Maße. Vergleicht man andererseits in einem Kollektiv von klinisch „knappen" Becken die Maße der Frauen, die nach „trial of labor" spontan gebaren, und der Frauen, die durch Sectio entbunden wurden, so sind diese Unterschiede nicht mehr nachweisbar (Tabelle 6.15). Normwerte sind also gut für die Anthropologen, nicht jedoch für die Entscheidung des Geburtshelfers. Bei der Bewertung von Einzeldaten ist äußerste Vorsicht geboten. Um das letztere Problem zu umgehen, können auch mehrere Maße kombiniert werden.

Tabelle 6.16 aus einer Arbeit von Westin [13] zeigt Normwerte, Grenzwerte und pathologische Werte für eine Kombination von Beckenausgangsdaten, ermittelt durch die radiologische Pelvimetrie nach Borell und Fernström. Waren die Maße verengt, so fand Floberg [5] eine längere Geburtsdauer, eine häufigere Oxytocin-Applikation und eine höhere Frequenz operativer Entbindungen. Weitere Versuche sind die Bildung sog. „pelvic indices", z.B. nach Colcher-Sussmann [3] oder Mengert [9], die ebenfalls mehrere Daten des Beckens kombinieren.

Den Extremfall stellen mathematische Algorithmen von Yamazaki [13] dar, Vorstufe eines Computer-Algorithmus, mit dem eine Geburtssimulation vorge-

Tabelle 6.16. Pelvimetrie. Werte von Beckenausgangsdaten. (Nach Westin 1989 [13])

Outlet measures in cm	Mean	Borderline	Danger
Interspinal	10,5	9,5- 8,5	8,0
Intertubar	11,5	10,5-10,0	9,5
Sagittal	12,0	10,5- 9,5	9,0
Sum of outlet	33,5	31,5-29,5[a]	<29,5[b]

[a] Borderline sum of outlet: 20% infant death or handicap

[b] < 29,5 sum of outlet: 50% infant death or handicap

Tabelle 6.17. NMR-Pelvimetrie (UFK Freiburg 1989-91)

Indikation	n
Hochstehender Kopf am ET	28
V.a. Beckenanomalie/enges Becken	25
V.a. Mißverhältnis	13
Z.n. Sectio	13
Großes Kind/großer Kopf	11
Z.n. schwerer Geburt	5
Bekannte Beckenanomalie	2
Sonstiges	2

nommen werden könnte. In naher Zukunft kann man ein Computerprogramm erwarten, in dem alle kindlichen und mütterlichen Daten eingegeben werden, an Hand derer dann der Verlauf der Geburt vorausberechnet wird.

Welche Möglichkeiten bietet die präpartale NMR?

Wir haben während der Jahre 1989–1990 bei 60 Frauen kurz vor oder unter der Geburt eine NMR zur Beurteilung des Beckens und des Verhältnisses kindlicher Kopf – Becken durchgeführt. Tabelle 6.17 zeigt die Indikation für die Durchführung der NMR. Bei 11 dieser Frauen wurde unabhängig vom präpartalen Befund eine primäre Sectio caesarea vorgenommen, in 49 Fällen jedoch ein „trial of labor" (TOL) durchgeführt. Tabelle 6.18 zeigt die Ergebnisse dieses „trial of labor" in Abhängigkeit von der durch die präoperative Untersuchung gestellten Prognose. Der positive Voraussagewert der NMR betrug 0,6, der negative lag mit 0,75 etwas besser. Wenn auf Grund der Kernspintomographie ein normaler Geburtsverlauf vorhergesagt wird, so tritt dieser also in 3/4 dieser Fälle tatsächlich auch ein. Der sinnvolle Einsatz der präpartalen Pelvimetrie wird deutlich in einer Arbeit von Nielsen u. Hökegard [10]. Sie führten bei Patientinnen im Zustand nach Kaiserschnitt ein „trial of labor", in der 1. Phase ohne Hinzuziehung einer Röntgenpelvimetrie, in einer 2. Phase unter Berücksichtigung der Daten einer Röntgenpelvimetrie, durch. Die Ergebnisse zeigt Tabelle 6.19. Wichtig ist, daß durch den Einsatz der präpartalen Röntgenpelvimetrie

Tabelle 6.18. Pelvimetrie. Ergebnisse des TOL

	Geburt Spontan	Sekundäre Sectio	Σ
NMR normal	30	9	39
NMR pathol.	4	6	10
	34	15	49

Posit. Vorhersagewert: 0,6
Negat. Vorhersagewert: 0,75

Tabelle 6.19. Einsatz der Pelvimetrie. TOL im Z.n. Sectio. (Nach Nielsen u. Hökegard 1985 [10])

	TOL [%]	Davon spontan [%]	Sek. Resectio [%]
Ohne Rö.-Pelvimetrie	62	68 (= 42% aller)	32
Mit Rö.-Pelvimetrie	43	94 (= 41% aller)	6

das Risiko für Mutter und Kind durch Abnahme der sekundären Notkaiserschnitte gesenkt werden konnte, ohne daß die Erfolgsrate des „trial of labor" bezogen auf das Gesamtkollektiv abgenommen hätte.

Praktisches Vorgehen

Die Abb. 6.10 und 6.11 zeigen unsere Empfehlung für einen sinnvollen Einsatz der Röntgenpelvimetrie bei Erst- und Mehrgebärenden.

Zusammenfassung

Das wichtige Prinzip moderner Geburtsmedizin ist die prophylaktische Erkennung von Risiken. Die Methoden der Pelvimetrie sind bei intelligentem Einsatz in der Lage, Gefahren zu erkennen und damit das Risiko für Mutter und Kind zu verringern. Die Bedeutung dieser Maßnahme wird durch zukünftige Entwicklungen verstärkt werden (Übergang des Beckens von Quer- zu Längsovalität, Möglichkeit der stärkeren Vererbung ungünstiger Beckenformen durch den großzügigen Einsatz des Kaiserschnittes, kindliche Akzeleration) [8](s. Kap. 6.13). Wichtig ist, daß die klinischen Untersuchungsmethoden, deren Risiko und Aufwand am geringsten sind, weiterhin zum Standard geburtshilflicher Ausbildung und Anwendung gehören. Nur der auch hier Erfahrene wird in der Gesamtschau aller anamnesti-

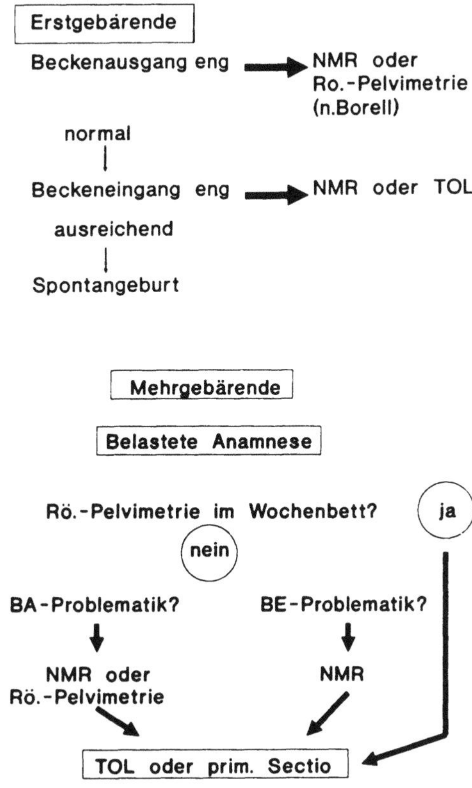

Abb. 6.10. Praktisches Vorgehen: Erstgebärende

Abb. 6.11. Praktisches Vorgehen: Mehrgebärende

schen, klinischen und radiologisch-pelvimetrischen Befunde und Methoden die richtige Entscheidung treffen können.

Literatur

1. Borell U, Fernström I (1981) Das weibliche Becken. In: Käser O et al. (Hrsg) Gynäkologie u. Geburtshilfe Bd II 1. Schwangerschaft und Geburt 1. Thieme, Stuttgart
2. Borell U, Fernström I (1981) Geburtshilfliche Rontgendiagnostik In: Käser O et al. (Hrsg) Gynäkologie u. Geburtshilfe, Bd II 1, Schwangerschaft und Geburt 1. Thieme, Stuttgart
3. Colcher AE, Sussman W (1944) A practical technique for röntgenpelvimetry with a new positioning. Am JR 51: 207–214
4. Dudenhausen JW, Pfammatter T, Marincek B, von Schulthess GK, Huch A (1989) Pelvimetrie durch Magnetresonanz-Tomographie. Geburtshilfe Frauenheilkd 49: 477–480
5. Floberg J, Belfrage P, Ohlsen H (1987) Influence of the pelvic outlet capacity on fetal head presentation at delivery. Acta Obstet Gynecol Scand 66: 127–130
6. Löffler R (1991) Das relative Mißverhältnis als Indikation zur Sectio in den Jahren 1970–1987. Inauguraldissertation, Albert-Ludwigs-Universität Freiburg
7. Lundh C, Lindmark G, Wilbrand H (1986) Rehability of radiographic pelvimetry. Acta Obstet Gynecol Scand 65: 411–416

8. Wischnik A, Lehmann KJ, Zahn K, Georgi M, Melchert F (1992) Veränderungen der pelvinen Anatomie in 8 Jahrzehnten - Computertomographische Untersuchungen zu geburtshilflich relevanten Beckenmaßen. Z Geburtshilfe Perinatol 196: 49–54
9. Meinel K, Issel EP, Watzek H (Hrsg) (1991) Geburtshilfliche und gynäkologische Ultraschalldiagnostik. Kap. 10.2.: Pelvimetrie. Thieme, Leipzig, S 120
10. Mengert WF (1948) Estimation of pelvic capacity. JAMA 138: 169–175
11. Nielsen TK, Hökegard K-H, Moldin PG (1985) X-Ray pelvimetry and trial of labor after previous Cesarean section. A prospective study. Acta Obstet Gynecol Scand 64: 485–490
12. Van Loon AJ, Mantingh A, Thijn CJP, Mooyaart EL (1990) Pelvimetry by magnetic resonance imaging in breech presentation. Am J Obstet Gynecol 163: 1256–1260
13. Westin B (1989) Röntgenologische Pelvimetrie. In: Hillemanns HG, Schillinger H (Hrsg) Das Restrisiko gegenwärtiger Geburtshilfe. Springer, Berlin Heidelberg New York Tokyo, S 404
14. Yamazaki HK (1983) A mathematical approach to problems of cephalopelvic disproportion at the pelvic inlet. Am J Obstet Gynecol 147: 25

6.5 Prospektive Geburtshilfe am Beispiel der Beckenendlage

N.K. Schöndorf

Einleitung

Die klassische Geburtshilfe war von ihren Anfängen bis in die 2. Hälfte unseres Jahrhunderts in erster Linie ein Handwerk, das sich ganz konkret mit dem mechanischen Problem der Geburt beschäftigte: Wie kommt dieses Kind jetzt bei dieser Frau unbeschadet aus dem Mutterleib ans Tageslicht? Oder: Wie kann die unter der Geburt gefährdete Mutter von diesem Kind befreit werden? Handlungsbedarf ergab sich erst mit dem Beginn der Geburt. Helfende war zuerst und meist ausschließlich die Hebamme. Nach ärztlicher Geburtshilfe wurde erst gefragt, wenn durch eine Komplikation der natürliche Ablauf der Geburt unterbrochen war und dem Kind akute Gefahr drohte.

Geburtshilfe - insbesondere ärztliche Geburtshilfe - war eine Interventionsmedizin, die aus Zuwarten und Reagieren auf vorgegebene Situationen bestand. Der heroische Aspekt dieser Notfallmedizin prägt immer noch die Vorstellung von Geburtshilfe in weiten Kreisen der Bevölkerung. Diese Situation aus dem 19. Jahrhundert galt bis über die Mitte des 20. Jahrhunderts, auch wenn die handwerklichen Mittel - wie Kaiserschnitt und Narkosetechniken - entscheidende Verbesserungen erfuhren.

Erst seit etwa 20 Jahren erleben wir einen Wandel: die Entwicklung der Ultraschalldiagnostik und der Kardiotokographie parallel zur Einführung der gesetzlichen Schwangerenvorsorge haben es ermöglicht, drohende Gefahren für das Kind im Mutterleib frühzeitig zu erkennen und durch rechtzeitiges Handeln kritischen Situationen zuvorzukommen. Aus der *reagierenden* Geburtshilfe wurde eine *prospektiv agierende* Geburtsmedizin, deren primäres Ziel nicht die Beherrschung, sondern die Vermeidung von Notfällen ist.

Prospektive Geburtshilfe

Prospektive Geburtshilfe - darunter verstand Bickenbach (1963, zit. in [11]) die „Vorausschau zu erwartender Komplikationen“. Das bedeutet für uns heute: gezieltes Suchen nach den Risiken, Beurteilung der Risikoausprägung, Gewichtung der Einzelrisiken in einer Geburtsprognose, Festlegung des Vorgehens bis zum nächsten Entscheidungspunkt, Vorgabe der Zeitspanne bis dahin und Festlegung der dann wieder anstehenden Alternativen.

Risikoselektion, Risikoquantifizierung und Abwägung der Einzelrisiken, schließlich die risikoangepaßte Betreuung und Geburtsleitung auf der Basis einer validen Geburtsprognose mit entsprechender Entbindungsplanung sind die Elemente dieser prospektiven Geburtshilfe (Abb. 6.12). Auch die „programmierte Geburt“ (Hillemanns) hatte die Intention einer prospektiven Geburtshilfe, wobei jedoch die prognostische Unsicherheit des natürlichen Geburtsablaufes Anlaß zu einem aktiven Management mit elektiver Einleitung am Termin bei geburtsreifer Zervix war [14, 16]. Döring et al. [10] beschrieben eine prospektive Geburtsleitung bei Beckenendlage im Sinne einer primären und präventiven Sectio caesarea bei Vorliegen definierter Risiken. Künzel [28, 29] unterscheidet die *prospektive Geburtsleitung* mit primärer Sectio von der exspektativen Geburtsleitung mit dem Ziel der vaginalen Geburt und der Möglichkeit der frühzeitigen sekundären Sectio bei gestörtem Verlauf.

Unser Ziel heute ist es, die prädiktive Sicherheit der modernen Diagnostik für ein kontrolliertes Zulassen des natürlichen Geburtsablaufes auszunutzen. Primäre Sectio bei vorbestehenden Risiken, sekundäre Sectio bei Verlaufsstörungen oder die gelungene vaginale Entbindung sind gleichermaßen vorgesehene Behandlungsformen einer prospektiven Geburtsmedizin.

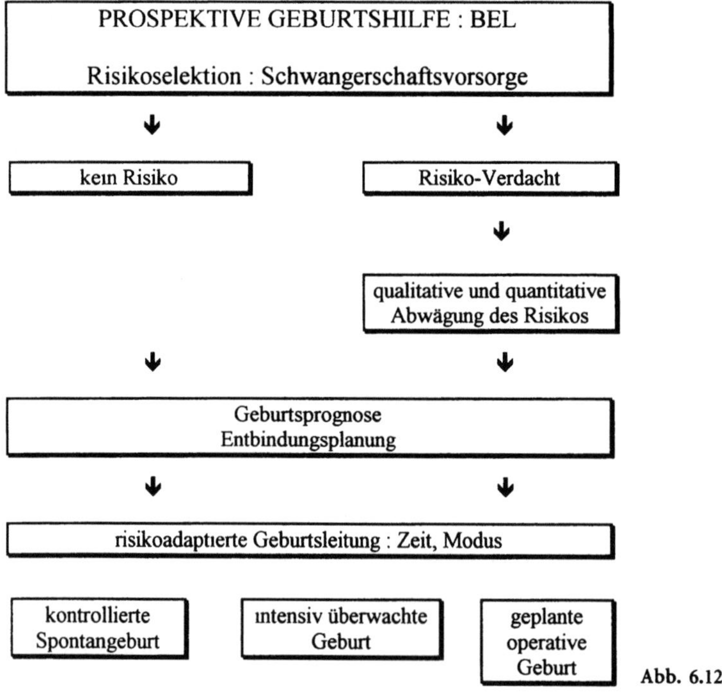

Abb. 6.12

Risiken der Beckenendlage

Die Beckenendlage ist eine Risikosituation, die gegenüber der normalen Schädellage durch eine Reihe typischer Komplikationsmöglichkeiten belastet ist [5, 19, 21, 42]. Wir kennen dafür fetale, plazentare, materne und geburtsdynamische Faktoren als Ursachen:

a) fetale Risiken:
   - Frühgeburt,
   - Dystrophie,
   - Mißbildung;

b) materne Risiken:
   - Konstitutionsanomalie (enges Becken),
   - Uterusanomalie,
   - höheres Alter;

c) plazentare Risiken:
   - Oligohydramnion,
   - Placenta praevia,
   - Plazentainsuffizienz,
   - vorzeitige Lösung;

d) geburtsdynamische Risiken:
   - vorzeitiger Blasensprung,
   - Nabelschnurvorfall,
   - protrahierte Eröffnungsphase,
   - protrahierte Austreibungsphase,
   - verlängerte terminale Hypoxie,
   - operative Kindsentwicklung.

Frühgeburtlichkeit, Dystrophie und Mißbildungen als *fetale Ursachen* sind bei Beckenendlagen 2- bis 4mal häufiger als bei Schädellagen. Dies sind lageunabhängig die Kinder mit der höchsten Gefährdung durch Hypoxie und Trauma und mit dem höchsten Risiko intrakranieller Blutungen. *Bei den Müttern* sind Konstitutionsmerkmale (z.B. enges Becken) oder Uterusanomalien als mögliche Ursache der Lageanomalie zu beachten. Das mittlere Alter der „Beckenendlagenmütter" liegt etwas über dem Durchschnitt der „Schädellagenmütter". *Plazentare Risiken*, die bei der Beckenendlage häufiger vorkommen, sind: Oligohydramnion – oft Hinweis auf eine Fehlbildung –, Insertionsanomalien – z.B. die Placenta praevia –, Plazentainsuffizienz und vorzeitige Plazentalösung.

Von zentraler Bedeutung für den Ablauf der vaginalen Geburt sind die *geburtsdynamischen Risiken*. So findet sich häufiger ein vorzeitiger Blasensprung, und – damit in Zusammenhang – ein Nabelschnurvorfall etwa 5mal häufiger als bei Schädellagen. Durch die geringere Weheninduktion und die verminderte Dehnungskraft des kleineren und weicheren vorangehenden Teils ist die Eröffnungsphase verlängert. Die Schienung des Rumpfes durch hochgeschlagene Beine erschwert die notwendige Biegung des Rumpfes im Knie des Geburtskanals und verlängert die Austreibungsphase. Schließlich ist die terminale Hypoxie der Durchtrittsphase verlängert, da es früher zu einer Kompression der Nabelschnur kommt. Eine mehr oder minder augedehnte geburtshilfliche Manipulation mit operativen Risiken für Mutter und Kind ist deshalb fast regelmäßig erforderlich.

Eigenes Vorgehen bei Beckenendlage

In unserer Klinik erfolgt seit 1983 die Betreuung der Beckenendlagengeburt nach einem standardisierten und genau festgelegten Vorgehen, das sich im wesentlichen an der Literatur der vorausgehenden 5 Jahre orientiert [5, 7, 19, 25, 30, 42, 48]. In Abwägung der Risiken [17, 35, 45] wird die äußere Wendung nach Saling u. Müller-Holve (1975) in unserer Klinik nicht durchgeführt.

Wir haben verschiedene Phasen oder Zeitpunkte definiert, in denen situationsabhängig besondere Entscheidungen gefordert werden (Tabelle 6.20). Bereits in der Schwangerenvorsorge sollte bei Persistenz einer Beckenendlage über die 30. SSW eine intensive Ultraschalldiagnostik zum Ausschluß oder Nachweis von Mißbildungen erfolgen. Vor und unter der Geburt sind phasentypische Risiken in

Tabelle 6.20. Prospektive Entscheidungsfindung in der Betreuung der BEL

Zeitpunkte	Kriterien	Maßnahmen
> 30. SSW	Ultraschall-Anatomie	Perinatalzentrum (Konsil Kinderchirurg?)
38.–40. SSW	Entbindungsplanung	– Primäre Sectio vor Termin – Zuwarten, vaginale Entbindung möglich
Geburtsbeginn	Vorzeitiger Blasensprung? „Pelvic Score" VT-Einstellung (Fußlage?) CTG	– Primäre Sectio – Zuwarten (Zeitvorgabe!)
Über Termin	„Pelvic Score" CTG (Stress-, Non-stress-Test) Compliance	– Primäre Sectio – Priming – Zuwarten (Zeitvorgabe!)
Eröffnungsphase	Stress-CTG Geburtsdynamik (Geburtsfortschritt ./. Zeit ./ Wehenstärke)	– Sekundäre Sectio – PDA – Oxytocin – Zuwarten
Muttermund vollständig, Preßbeginn	Stress-CTG – Geburtsdynamik (VT tritt tiefer?)	– Aufforderung zum Pressen – Oxytocin – Sek. Sectio – evtl. Tokolyse

einer Art *Checkliste* abzufragen; Entbindungsplanung und Geburtsleitung werden schrittweise durch zeitlich terminierte Entscheidungen festgelegt.

Die wichtigste Vorentscheidung über den anstehenden Entbindungsmodus, insbesondere für eine primäre Sectio fällt im Rahmen der *antepartalen Entbindungsplanung.*

Sectioindikationen bei BEL:

Primäre Sectio:
- Schätzgewicht $\leq$ 2500 g, ($\geq$ 4000 g),
- Plazentainsuffizienz, Dystrophie,
- kephalopelvines Mißverhältnis, enges Becken,
- evtl. nichtletale Mißbildungen,
- Übertragung ohne Zervixreifung,
- fehlende Compliance, neurotische Ängste.

Sekundäre Sectio:
- persistierende Fußlage bei Wehenbeginn oder Blasensprung,
- pathologisches intrapartales CTG,
- zervikale oder uterine Dystokie,
- fehlender Steißeintritt bei vollständigem MM.

Antepartale Entbindungsplanung bei BEL:
- Ausschluß vorbestehender mütterlicher oder kindlicher Risiken;
- Ultraschall: Lage, Haltung, VT, Biometrie (Schätzgewicht), Anatomie, Plazenta (-Sitz, -Reife), evtl. Doppler;
- Terminfestlegung;
- CTG, Non-stress-Test;
- klinische und radiologische Pelvimetrie (CT);
- Beckenaustastung (Chef-Untersuchung);
- Sectiovorbereitung, Labor, EKG;
- Anästhesiekonsil, Aufklärung (PDA);
- abschließendes Planungsgespräch (Compliance, Zeitvorgaben).

Sie erfolgt idealerweise 8–10 Tage vor dem Termin, *nach* Senkung des Leibes bei beginnender Zervixreifung, *vor* spontanem Wehenbeginn. Wir machen dies im Rahmen einer 2tägigen stationären Aufnahme. Dabei erfolgt neben der strengen Sichtung auf mütterliche oder kindliche anamnestische Risiken hin eine ausführliche Ultraschalldiagnostik zur Beurteilung von Lage, Haltung und Stellung des vorangehenden Teiles, Biometrie des Kindes mit Gewichtsschätzung, Ausschluß von Mißbildungen, Lokalisation und Ultraschallstruktur der Plazenta. Besondere Bedeutung bezüglich Sicherheit des Gestationsalters, kindlicher Ernährungssituation und prospektiver Funktionsreserve der Plazenta hat die Beurteilung der Biometriekurve aus den Ultraschallwerten der Schwangerschaftsüberwachung. Weiterhin erfolgt eine klinische und radiologische Pelvimetrie (CT), wobei die metrischen Parameter nur im Zusammenhang mit dem klinischen Tastbefund durch den erfahrensten Geburtshelfer beurteilt werden können (vgl. Kap. 6.4).

Im Rahmen einer Sectiovorbereitung erfolgt ein anästhesiologisches Konsil mit ausführlicher Aufklärung, insbesondere über die Möglichkeit der Periduralanästhesie, die wir auch für die vaginale Entbindung in der Eröffnungsphase großzügig indizieren [8].

Große Bedeutung hat das abschließende Planungsgespräch mit der Schwangeren (wenn möglich mit dem Partner). Es werden die Entscheidungszeitpunkte und -kriterien erläutert und die Denkweise des Geburtshelfers dargestellt. Dieser wiederum informiert sich dabei über die psychische Situation bzw. über die spezifischen Ängste der Frau vor der Entbindung. Mehr noch als bei jeder normalen Geburt ist die Führung einer Schwangeren in eine Beckenendlagenentbindung nur in einem auf beidseitiger Überzeugung beruhenden Vertrauensverhältnis möglich. Dem widerspräche eine vaginale Entbindung gegen inneren Widerstand genauso wie eine Sectio „auf Wunsch". Neurotische Ängste oder fehlende Compliance sind eine Kontraindikation für die vaginale Entbindung.

Weitere Zeitpunkte, zu denen das Vorgehen überprüft werden muß, sind der *Geburtsbeginn* mit regelmäßigen Wehen oder Blasensprung, die *Terminüberschreitung*, der *Ablauf der Eröffnungsphase* und die *Situation vor Preßbeginn*. Entscheidungskriterien sind jetzt das CTG (obligate Überwachung!), die Beschaffenheit der Zervix, deren Änderung in der Zeit sowie die Einstellung und Bewegung des vorangehenden Teiles bzw. das Tiefertreten des Steißes. Eine ungünstige Beurteilung der jeweils anstehenden nächsten Geburtsphase beendet das konservative Vorgehen zungunsten der sofortigen Schnittentbindung, für die alle Vorbereitungen getroffen sind. Grundsätzlich verhalten wir uns mit aktiven Maßnahmen in der Leitung der Eröffnungsperiode zurückhaltend.

Geburtsleitung der BEL bei vaginaler Entbindung:

- Konservative Leitung der Eröffnungsperiode (Oxytocin und Amniotomie zurückhaltend),
- Sectiobereitschaft,
- kontinuierliche CTG-Überwachung,
- PDA bei guten Wehen und Muttermundöffnung von ca. 5 cm,
- Austreibungsphase mit Anästhesist und Neonatologe,
- Entwicklung in PDA (Preßfähigkeit!), Vollnarkose oder sofortiger Narkosebereitschaft (Sekundenbereitschaft),
- Ziel: unterstützte Spontangeburt in orasthininduzierter Austreibungswehe (Thiessen).

Fehlendes Tiefertreten des Steißes bei vollständigem Muttermund ist auch nach Abschluß der Eröffnungsperiode noch eine Indikation zur sekundären Sectio, da ein Mißverhältnis zu vermuten ist. Die Extraktion als Notfallintervention ist wegen der mit ihr verbundenen hohen Gefährdung des Kindes unbedingt zu vermeiden. Bei der Beurteilung der Eintrittsdynamik kommt dem untersuchenden Geburtshelfer zugute, daß gerade bei reifen, kräftigen Kindern der dem Kopf an Umfang nicht mehr sehr verschiedene Steiß ein ganz ähnliches Verhalten zeigt wie der Kopf bei

Schädellage. Für die vaginale Geburtsbeendigung sind entsprechende Vorhaltungen zu treffen: die Anwesenheit von Anästhesist, Neonatologe und erfahrenem Geburtshelfer ist obligat. Die Austreibungsphase wird aktiv mit Oxytocin unterstützt. Für die Kindsentwicklung wird eine schonende Manualhilfe nach Bracht oder besser die assistierte Spontangeburt nach Thiessen [51] angestrebt.

Ziel dieses abgestuften Managements ist die Selektion der leichten und in ihrer Dynamik harmonisch ablaufenden Geburten für eine vaginale Entbindung.

Eigene Studie (Matched-pairs SL:BEL)

Zur Beurteilung der eigenen Situation haben wir in einer retrospektiven Studie 154 konsekutive Beckenendlageneinlingsgeburten aus der Zeit von 1983 bis 1988 einer gleich großen, zufällig ausgewählten Zahl von Schädellagengeburten gegenübergestellt [46, 47]. Die Paarbildung erfolgte nach mütterlicher Parität und kindlichem Gewichtskriterium.

Es ergaben sich bezüglich mütterlicher und kindlicher Konstitutionsmerkmale 2 ausgewogene Kollektive (Tabelle 6.21). Das mittlere Alter der Beckenendlagenmütter lag erwartungsgemäß geringfügig höher als bei den Schädellagen. Die Gruppengröße ist bei den einzelnen Merkmalen unterschiedlich, da in dieser retrospektiven Studie die dokumentierte Information unterschiedlich vollständig ist. Beachtenswert ist ein hoher Anteil von rund 20% Frühgeburten (definiert nach Gewicht < 2500 g) in beiden Kollektiven.

Tabelle 6.21. BEL-Studie Saarlouis, matched pairs

Konstitution der Mütter

	BEL n	$\overline{X}$	SL n	$\overline{X}$	Sign.
Alter Jahre	154	27,2	154	26,2	(+)
Gewicht kg	142	73,18	128	72,17	Ø
Größe cm	107	164,4	82	164,2	Ø
Parität[a]	154	1,58	154	1,58	Ø

Konstitution der Kinder

	BEL n	$\overline{X}$	SL n	$\overline{X}$	Sign.
BIP cm	147	9,3	121	9,2	Ø
Thorax q. cm	142	9,2	117	9,1	Ø
Schätzgewicht g	138	2918,4	109	2886,0	Ø
Tragzeit (SSW)	154	38,5	154	38,6	Ø
Realgewicht[a]	154	2941,7	154	2992,8	Ø

[a] Kriterium für Paarbildung

50% der Beckenendlagenkinder wurden durch Sectio entbunden gegenüber 20% der Schädellagenkinder (Tabelle 6.22). Auffallend ist ferner, daß der Unterschied sich nur bei den primären Sectiones findet, während die sekundären Kaiserschnitte annähernd gleich häufig vorkommen.

Wie erging es den Kindern? Die mittleren Apgar-Werte nach einer und nach 5 min waren bei Beckenendlagekindern signifikant schlechter als bei Schädellagen (Tabelle 6.23). Hier ist zu berücksichtigen, daß bei den Schädellagenkindern die Apgar-Bewertung in der Regel durch den Geburtshelfer erfolgte, bei den Beckenendlagen jedoch durch den Pädiater. Bei Betrachtung der Acidosemorbidität findet sich für diesen Unterschied keine Analogie. Die Blutgasanalyse aus der Nabelschnurarterie zeigte keinen signifikanten Unterschied bei den Meßwerten von pH (Abb. 6.13), pO_2, pCO_2 und Basenüberschuß(= BE). Ein geringer Vorteil zugunsten der Beckenendlagekinder findet sich bei den Bikarbonatwerten. Perinatal verstarben 6 der Beckenendlagekinder entsprechend einer Mortalität von 3,9% gegenüber einem Kind aus der Schädellagegruppe (entsprechend 0.6%). Vier

Tabelle 6.22. BEL-Studie Saarlouis, matched pairs

Entbindungsmodus

	BEL n	%	SL n	%
Vag. Entbindung	77	50	123	79,9
Sectio	77	50	31	20,1
- primär	67	43,5	22	14,3
- sekundär	10	6,5	9	5,8

Tabelle 6.23. BEL-Studie Saarlouis, matched pairs

Fetal-Outcome, Apgar

	BEL $\bar{X}$	± SD	SL $\bar{X}$	± SD	Sign.
Apgar 1 min	7,4	2,1	8,0	1,8	++
Apgar 5 min	8,95	1,7	9,35	1,2	+
Apgar 10 min	9,59	1,2	9,76	0,7	Ø

Fetal-Outcome, Astrup

	BEL $\bar{X}$	± SD	SL $\bar{X}$	± SD	Sign.
pH	7,25	0,1	7,25	0,1	Ø
pO_2 mmHG	22,80	12,1	21,76	13,3	Ø
pCO_2 mmHg	48,66	10,9	46,23	11,0	(+)
H_2CO_3 mVal/l	20,61	3,4	19,83	3,2	+
BE mVal/l	− 6,46	3,7	− 7,05	4,1	Ø

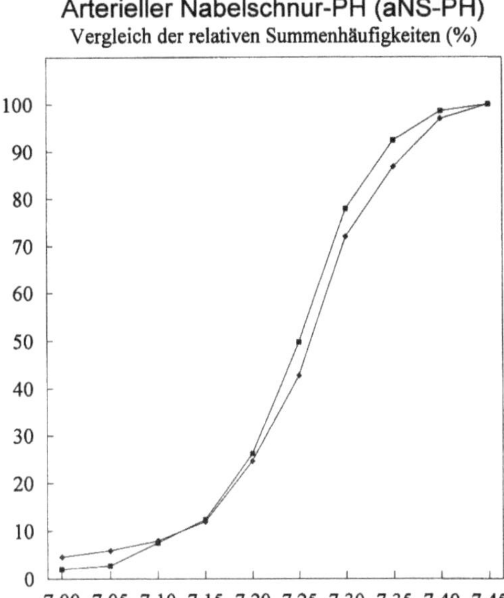

der Beckenendlagekinder wogen weniger als 750 g, 2 Kinder mit einem Gewicht über 1000 g hatten nicht mit dem Leben vereinbare Mißbildungen. Das eine verstorbene Kind der Schädellagegruppe wog unter 1000 g. So ist die bereinigte perinatale Mortalität in beiden Kollektiven gleich Null.

Diskussion

Sectioindikation und Frühgeburtlichkeit

Die Leitung der Beckenendlagengeburt wird immer noch kontrovers diskutiert. Für die alten Geburtshelfer war die absichtliche Herbeiführung einer Beckenendlage – die „Wendung auf den Steiß" – eine wichtige Möglichkeit zur Geburtsbeendigung im Gefahrenfall. Bumm [6] empfahl noch 1922 die prophylaktische Wendung auf den Steiß mit anschließender Extraktion beim engen Becken(!) 2. Grades.

Die Fortschritte der Medizin nach dem letzten Weltkrieg führten durch eine drastische Senkung der mütterlichen Mortalität zu einer Neubewertung der Risiken. Angesichts der bei Beckenendlagen 5- bis 10mal höheren perinatalen Mortalität wurde von Wright 1959 [56] erstmals die Forderung nach einer generellen Sectioentbindung für Beckenendlagenkinder erhoben. Insbesondere Kubli [30] empfahl die systematische Schnittentbindung bei allen reifen Kindern als sicherste und einfachste Art, das fetale geburtsmechanische Risiko bei Beckenendlagen zu vermeiden.

Die Vorstellung von der Dominanz des mechanischen Problems „Kopf-Becken“ als Ursache der kindlichen Asphyxie führte in den 70er Jahren zu einer erheblichen Ausweitung der Sectioindikation bei reifen Kindern, so z.B. bei Erstgebärenden, während die vaginale Entbindung als Möglichkeit eher für kleine Kinder angesehen wurde [1, 44, 50].

So kranken viele Untersuchungen zum Entbindungsmodus der Beckenendlage an der Verschiedenheit der verglichenen Gruppen: die Kollektive der Sectiokinder bestehen mehrheitlich aus den reifen, kräftigen Kindern, während im Kollektiv der vaginalen Entbindung mehr die unreifen, kleinen und schwächlichen Kinder zu finden sind mit dem dann erwartungsgemäß schlechteren „fetal outcome“ [27]. Auch der von Zatuchni u. Andros 1967 [58] angegebene prognostische Index zur Risikoabschätzung für die Geburtsleitung reifer Beckenendlagenkinder favorisierte die frühen Schwangerschaftsalter und die kleinen Kindsgewichte für eine vaginale Entbindung. Interessanter für die prognostische Risikoeinschätzung ist der Beckenendlageindex von Westin [55], weil darin neben pelvimetrischen Parametern geburtsdynamische Faktoren berücksichtigt werden und gerade reife und normalgewichtige Kinder für eine vaginale Entbindung begünstigt werden.

Es besteht heute mehrheitlich die Forderung nach einer generellen Schnittentbindung gerade der kleinen Kinder unter 2000–2500 g [2, 10, 13, 52], obwohl einzelne Autoren auch in diesen Gewichtskategorien keine Vorteile für die Kinder durch die abdominale Entbindung gefunden haben [24]. Die Belastung der perinatalen Mortalität durch den hohen Anteil an untergewichtigen, unreifen Kindern ist das eigentliche Problem der Beckenendlage. Zahlreiche neuere Arbeiten zeigen, daß nach Ausschluß dieser Hochrisikogruppe bei reifen Kindern und günstiger Lage (vollkommene Beckenendlage, keine Fußlage) die Kinder von der abdominalen Entbindung nicht mehr profitieren [1, 4, 7, 9, 26, 38, 39, 53].

Widersprechende Erfahrungen aus einem Entwicklungsland [36] bestätigen nur die Tatsache, daß die moderne perinatologische Infrastruktur eine Vorraussetzung für konservatives Entbindungsverhalten ist.

Bezüglich der Frühmorbidität durch Hirnblutungen konnten Jensen et al. [22] aktuell über eine prospektive hirnsonographische Reihenuntersuchung von Neugeborenen berichten. Sie fanden bei reifen Kindern in Beckenendlage, die zu 55% vaginal entwickelt wurden, keine Erhöhung des Hirnblutungsrisikos, weder gegenüber Kindern, die aus Beckenendlage durch Sectio geboren wurden, noch gegenüber Spontangeburten aus Schädellage.

In unserer eigenen Studie zur Acidosemorbidität im Nabelschnurarterienblut war zwischen Beckenendlagekindern und Kindern aus Schädellage gleicher Gewichtskategorie und gleicher mütterlicher Parität kein Unterschied festzustellen. Ähnliche Ergebnisse werden auch in der Literatur berichtet [23, 34, 49]. Bezüglich der frühkindlichen Entwicklung und neurologischen Spätmorbidität liegen sorgfältige Untersuchungen vor, die Unterschiede in Abhängigkeit vom vaginalen oder abdominalen Entbindungsmodus verneinen. Offensichtlich ist die Beckenendlage an sich ein Risikofaktor, nicht aber die vaginale oder abdominale Entbindungsform [18, 20, 40, 52, 54].

Empfohlene Kaiserschnittfrequenz und derzeitiger Trend

Die meisten Autoren finden optimale Ergebnisse für die Kinder bei einer Sectiorate von 30–50%. Mit höheren Kaiserschnittquoten konnte keine Verbesserung für die Kinder mehr nachgewiesen werden, wohl aber eine signifikante Verschlechterung der mütterlichen Morbidität [11, 15, 33, 37].

O'Driscoll u. Foley konnten eindrucksvoll zeigen, daß die Reduzierung der perinatalen Mortalität ganz allgemein nicht auf die steigenden Sectioraten zurückzuführen waren, sondern vielmehr auf den Aufschwung der perinatologischen Diagnostik und Therapie [12].

Unter Berücksichtigung dieser Literaturergebnisse erschien 1984 der Bericht der Standardkommission „Beckenendlage" der Deutschen Gesellschaft für Perinatale Medizin mit einer übersichtlichen Darstellung der Risiken der BEL, der Selektionskriterien für eine vaginale Entbindung und Empfehlungen zur Geburtsleitung [3]. Es ist konsequent, aber leider die Ausnahme, wenn aus großen Kliniken seit 1980 bzw. 1984 wieder von einem Anstieg der vaginalen Entbindungen bei Beckenendlage von zuvor 10–15% auf 40–45% berichtet wird [32, 38, 39].

Die ansteigende Linie der tatsächlichen Sectiofrequenzen wurde von diesen Empfehlungen nicht beeinflußt. Betrachtet man sich die Kaiserschnitthäufigkeit bei Beckenendlageeinlingen im Saarland von 1985 bis 1990 (Abb. 6.14), dann sieht

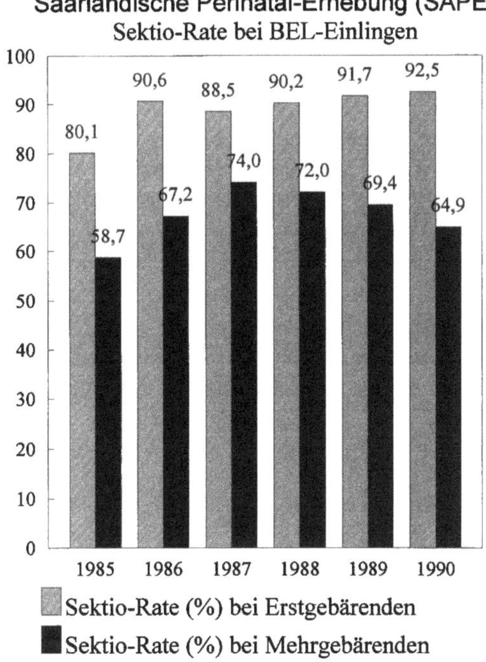

Abb. 6.14

man, daß die Entscheidungen über den Entbindungsmodus – zumindest bei Erstgebärenden – zunehmend zugunsten der Schnittentbindung gefällt werden. Ob bei den Mehrgebärenden sich 1987 eine Trendwende abzeichnete, kann bei dem relativ kleinen Geburtengut des Saarlandes noch nicht beurteilt werden. Über ähnliche Entwicklungen berichten Zander et al. [57] aus dem Material der bayerischen Erhebung und Künzel von einem bundesweiten Vergleich 1987 [28]. Die Sectio entwickelt sich damit immer mehr zur de facto generellen Entbindungsmethode der Beckenendlage, unabhängig von der Reife des Kindes oder der Parität der Mutter. Offensichtlich kann die verbesserte prädiktive Aussagekraft unserer antepartalen Diagnostik den Verlust an geburtshilflich-handwerklicher Erfahrung nicht wettmachen. Auch die Rechtsprechung der letzten Jahre in Schadensfällen von Beckenendlagekindern ist nicht geeignet, den Geburtshelfer zu ermutigen, sich für die wesentlich aufwendigere konservative Geburtsleitung zu entscheiden. Die Entwicklung in unserem Land läuft parallel zur Situation in den USA [41].

Fazit

1. Die Besonderheit der Beckenendlagengeburt ergibt sich weniger aus der Lageanomalie selbst als aus der Häufung begleitender Risiken. Diese Risiken können in der Mehrzahl bereits vor der Geburt erfaßt und prognostisch verwertet werden. Die so erstellte Geburtsprognose ermöglicht eine Entbindungsplanung mit elektiver Festlegung des Entbindungsmodus. Die Vorentscheidung für eine vaginale Entbindung wird zu festgelegten Entscheidungszeitpunkten überprüft und nur bei günstiger Beurteilung der anstehenden nächsten Geburtsphase beibehalten. Die Beckenendlagengeburt ist damit eine Modellsituation einer prospektiven Geburtshilfe bei bekannter Risikosituation.
2. Bei konsequenter Vorbereitung und strikter Überwachung besteht für die Kinder aus Beckenendlage gegenüber der Geburt aus Schädellage kein erhöhtes Risiko. Der Preis für diese Sicherheit ist eine erhöhte Sectiorate um 50%, die zu Lasten der Mutter geht.
3. Eine weitere Erhöhung der Sectiorate über 50% entsprechend einem landesweiten Trend ist nicht gerechtfertigt, es sei denn im Rahmen einer allgemeinen Indikationserweiterung für Schnittentbindungen auch für Schädellagen, deren Nutzen allerdings erst noch nachzuweisen wäre.
4. Vielmehr sollte es Aufgabe der Zukunft sein, durch Verbesserung der prädiktiven Diagnostik, die im Vergleich zur Schädellage immer noch hohe Sectiorate bei Beckenendlage vor allem bei Erstgebärenden ohne Sicherheitsverlust weiter zu senken.

Zusammenfassung

Die Betreuung der Beckenendlage hat in den vergangenen 20 Jahren einen 2fachen Wandel erfahren:

1. Durch die Verbesserungen von Antibiose, Anästhesie und operativer Technik wurde das mütterliche Risiko bei Kaiserschnitt so gesenkt, daß es vertretbar wurde, für die risikobelastete Steißlagengeburt die generelle Schnittentbindung zu fordern.

2. Die seit den 70er Jahren sich entwickelnde moderne Perinatalmedizin hat unabhängig von Entbindungsmodalitäten eine dramatische Verbesserung der perinatalen Mortalität und neonatalen Morbidität erreicht. Durch bessere Diagnostik kann die abdominale Schnittentbindung gezielt den besonders gefährdeten Kindern vorbehalten werden, während gesunde reife Kinder ohne Nachteile gegenüber Kindern in Schädellage ebenfalls vaginal entbunden werden können. Eigene Untersuchungen zur Acidosemorbidität (art. NS-pH) zeigten übereinstimmend mit der Literatur keine Unterschiede zwischen Schädellage- und Beckenendlagekindern, wenn diese mit einer Sectiofrequenz um 50% entbunden wurden.

Anhand der Beckendendlage als überwachungsintensiver Aufgabe des Geburtshelfers kann modellhaft moderne prospektive Geburtshilfe dargestellt werden, deren Grundsätze nicht nur für die Geburten aus Steißlage, sondern für alle Geburten gelten.

Literatur

1. Altmann P, Eklund-Grell K, Kucera H, Reinold E (1975) Zum klinischen Management bei Beckenendlagen. Geburtshilfe Frauenheilkd 35: 608
2. Auerbach M, Hielscher K, Müller K, Thieme R, Eggers H (1979) Der Einfluß der prophylaktischen Sectio caesarea bei Beckenendlagen auf die perinatale Sterblichkeit. Zentralbl Gynäkol 101: 237-245
3. Berg D, Albrecht H, Dudenhausen JW et al. (1984) Bericht der Standardkommission „Beckenendlage". Geburtshilfe Frauenheilkd 44: 406-408
4. Bowes WA, Taylor ES, O'Brien M, Bowes C (1979) Breech delivery: evaluation of the method of delivery on perinatal results and maternal morbidity. Am J Obstet Gynecol 135: 965
5. Brenner WE (1978) Breech presentation. Clin Obstet Gynecol 21: 511
6. Bumm E (1922) Grundriss zum Studium der Geburtshilfe. Bergmann, München
7. Collea JV (1980) Current management of breech presentation. Clin Obstet Gynecol 23: 525
8. Confino E, Ismajovich B, Rudick V, David MP (1985) Extradural analgesia in the management of singleton breech delivery. Br J Anaesth 57: 892-895
9. De Crespigny LJC, Pepperell RJ (1979) Perinatal mortality and morbidity in breech presentation. Obstet Gynecol 53: 141
10. Döring GK, Hossfeld CG (1974) Ergebnisse der prospektiven Geburtsleitung bei 500 Einlingsgeburten aus Beckenendlage. Geburtshilfe Frauenheilkd 34: 436
11. Döring DK, de Sousa Gerbert AI (1988) Zum Wandel der Beckenendlagenentbindung. Geburtshilfe Frauenheilkd 48: 150-154
12. O'Driscoll K, Foley M (1983) Correlation of decrease in perinatal mortality and increase in ceasarean section rates. J Am Coll Obstet Gynecol 61: 1
13. Duenholter JH, Wells EC, Reisch JS, Santos-Ramos R, Jiminez JM (1979) A paired controlled study of vaginal and abdominal delivery of the low birthweight breech fetus. Obstet Gynecol 54: 310
14. Goeschen K (1977) Die programmierte Beckenendlagengeburt. Geburtshilfe Frauenheilkd 37: 311-316
15. Green JE, McLean F, Smith PL, Usher R (1982) Has an increased cesarean section rate for term breech delivery reduced the incidence of birth asphyxia, trauma and death? Am J Obstet Gynecol 142: 643

16. Hillemanns HG, Steiner H (1978) Die programmierte Geburt. 1. Freiburger Kolloquium September 1976. Thieme, Stuttgart
17. Hochuli E (1977) Kritik zur äußeren Wendung in Terminnähe bei Beckenendlage. Z Geburtshilfe Perinatol 181
18. Hochuli E, Dubler O, Bornhauser E, Schoop E (1977) Die kindliche Entwicklung nach vaginaler und abdominaler Entbindung bei Beckenendlagen. Geburtshilfe Frauenheilkd 37: 4–11
19. Hochuli E, Käch O (1981) Die Beckenendlage. Geburtshilfe Frauenheilkd 41: 23
20. Huchcroft SA, Wearing MP, Buck CW (1981) Late results of cesarean and vaginal delivery in cases of breech presentation. CMAJ 125: 726
21. Husslein H, Seidl A (1980) Die regelwidrige Geburt, Beckenendlage. In: Schwalm H, Döderlein G, Wulf KH (Hrsg) Klinik der Frauenheilkunde. Bd 2. Urban & Schwarzenberg, München, S 38–57
22. Jensen A, Klingmüller V, Künzel W, Sefkow S (1992) Das Hirnblutungsrisiko bei Früh- und Reifgeborenen. Geburtshilfe Frauenheilkd 52: 6–20
23. Karl C, Jung H, Peters M (1982) Perinatale Mortalität und Azidosemorbidität bei Entbindung aus Beckenendlage und Schädellage. Z Geburtshilfe Perinatol 186: 196–199
24. Karp LE, Doney JR, McCarthy T, Meis PJ, Hall M (1979) The premature breech: Trial of labor or cesarean section? Obstet Gynecol 53: 88
25. Kolmorgen K, Seidenschnur G, Rißmann M (1975) Kritische Anmerkung zur Geburtsleitung und perinatalen Mortalität bei Beckenendlagen-Einlingsgeburten. Zentralbl Gynäkol 97: 1426–1434
26. Kouam L, Miller EC (1980) Zum Problem der perinatalen Mortalität bei Beckenendlagenkindern mit Geburtsgewichten über 2500 g. Zentralbl Gynäkol 102: 1375–1382
27. Krause W, Daute K-H, Thiele G, Fuhrmeister E-M, Burgmeier J, Donczyk J, Michels W (1984) Morbiditätsuntersuchungen bei Beckenendlagenkindern nach vaginaler und abdominaler Geburt, bezogen auf reife und untergewichtige Kinder. Z Geburtshilfe Perinatol 188: 80–86
28. Künzel W (1989) Sektio bei Beckenendlage – aus Sicherheit oder aus Furcht vor Komplikationen? Gynäkologe 22: 205–210
29. Künzel W, Kirschbaum M (1990) Beckenendlage, Quer- und Schräglage. In: Wulf K-H, Schmidt-Matthiesen H (Hrsg) Klinik der Frauenheilkunde und Geburtshilfe, Bd 7/I. Urban Schwarzenberg, München
30. Kubli F (1975) Geburtsleitung bei Beckenendlagen. Gynäkologe 8: 48
31. O'Leary JR (1979) Vaginal delivery of term breech. Obstet Gynecol 53: 341
32. Lelle RJ, Goeschen K, Wichmann D, Schneider J (1989) Retrospektive Analyse von 663 Entbindungen aus Beckenendlage der Jahre 1976 bis 1985. Z Geburtshilfe Perinatol 193: 268–175
33. Lewis BV, Seneviratne HR (1979) Vaginal breech delivery or cesarean section. Am J Obstet Gynecol 134: 615
34. Luterkort M, Marsal K (1987) Umbilical cord acid-base state and Apgar score in term breech neonates. Acta Obstet Gynecol Scand 66: 57–60
35. Luyet F, Schmid J, Maroni E, Duc G (1976) Massive feto-maternal transfusion during external cephalic version. Arch Gynäkol 221: 273–275
36. Mahomed K, Seeras R, Coulson R (1990) Breech delivery of infants weighting more than 2000 grams: a case controlled retrospective analysis of 751 patients. Int J Gynaecol Obstet 32: 111–115
37. Mann LT, Gallant JM (1979) Modern management of breech delivery. Am J Obstet Gynecol 134: 611
38. Mecke H, Weisner D, Riedel H-H (1988) Perinatale Mortalität bei Beckenendlage-Kindern in Abhängigkeit vom Geburtsmodus. Geburtshilfe Frauenheilkd 48: 41–46
39. Mecke H, Riedel H-H, Weisner D, Semm K (1989) Die Beckendenlage – primäre Sektio oder vaginale Entbindung? In: Hillemanns HG, Schillinger H (Hrsg) Das Restrisiko gegenwärtiger Geburtshilfe. Springer, Berlin Heidelberg New York Tokyo
40. Nelson KB, Ellenberg JH (1986) Antecedents of cerebral palsy. N Engl J Med 315: 81–86
41. Porreco RP (1990) Meeting the challenge of the rising cesarean birth rates. Obstet Gynecol 75: 133–136
42. Ramzin MS, Stamm H (1981) Beckenendlage. In: Käser O, Friedberg V, Ober KG, Thomsen K, Zander J (Hrsg) Gynäkologie und Geburtshilfe, 2. Aufl, Bd.II. Thieme, Stuttgart
43. Rosen MG, Debanne S, Thompson K, Bilenker RM (1985) Long-term neurological morbidity in breech and vertex births. Am J Obstet Gynecol 151: 718–720

44. Rupek R, Feldmann HU, Tenhaeff D (1972) Zur abdominalen Schnittentbindung bei Erstgebärenden mit Beckenendlage. Z Geburtshilfe Perinatol 176: 139
45. Saling E, Müller-Holve W (1975) External cephalic version under tocolysis. J Perinat Med 3: 115
46. Schöndorf NK, Schmitt D (1989) Mütterliche und kindliche Situation bei Beckenendlagen- und Schädellagengeburten nach prospektiver Entbindungsplanung. Ergebnisse einer Matched-pairs-Studie. Berichte Gynäkologie Geburtshilfe 126: 520–521
47. Schöndorf NK, Gräber S, Schmitt D (in Vorbereitung) Vergleichende Untersuchungen zur Einlingsgeburt aus Schädellage und aus Beckenendlage nach prospektiver Entbindungsplanung der Beckenendlage-Geburten.
48. Selbmann HK, Brach M, Höfling HJ, Jonas R, Schreiber MA, Überla K (1977) Münchner Perinatal-Studie 1975. Deutscher Ärzte-Verlag, Köln
49. Socol ML, Cohen L, Depp R, Dooley SL, Tamura RK (1988) Apgar scores and umbilical cord arterial pH in the breech neonate. Int J Gynaecol Obstet 27: 37–43
50. Stark G, Kurz M, Nieland D, Wiesinger G, Meister H (1978) Erfahrungen mit der Sectio bei Beckenendlagen. Dtsch Ärztebl H.17: 1015–1018
51. Thiessen P (1974) Die einphasige gestützte Spontangeburt als Fortschritt der Geburtsleitung bei Beckenendlagen. Therapiewoche 8: 836
52. Weissman A, Blazer S, Zimmer EZ, Jakobi P, Paldi E (1988) Low birthweight breech infant: short-term and long-term outcome by method of delivery. Am J Perinatol 5: 289–292
53. Westgren M, Dolfin T, Halperin M, Milligan J, Shennan A, Svenningsen NW, Ingemarsson I (1985) Mode of delivery in the low birth weight fetus. Delivery by cesarean section independent of fetal lie versus vaginal delivery in vertex presentation. Acta Obstet Gynecol Scand 64: 51–57
54. Westgren LM, Ingemarsson I (1988) Breech delivery and mental handicap. Baillieres Clin Obstet Gynaecol 2: 187–194
55. Westin B (1989) Röntgenologische Pelvimetrie. In: Hillemanns HG, Schillinger H (Hrsg) Das Restrisiko gegenwärtiger Geburtshilfe. Springer, Berlin Heidelberg New York Tokyo
56. Wright RC (1959) Reduction of perinatal mortality and morbidity in breech delivery through routine use of cesarean section. Obstet Gynecol 6: 758
57. Zander J, Holzmann K, Selbmann HK (1989) Materialien aus der bayerischen Perinatalerhebung zur Problematik der Sectiofrequenz. Geburtshilfe Frauenheilkd 49: 328–336
58. Zatuchni, GI, Andros GJ (1967) Prognostic index for vaginal delivery in breech presentation at term. Am J Obstet Gynecol 98: 854

6.6 Gibt es Neues in der operativen Geburtshilfe?

W. Stoll

Die gestellte Frage läßt sich rasch beantworten: Nein! Im Gegenteil, die Zahl der operativen Geburtsverfahren nimmt stetig ab, das Operationsspektrum ist enger geworden, wir haben bald nur noch Kaiserschnitte! Allerdings liegt einiges verschüttet, das wieder gehoben werden sollte, und in dieser Optik ist die hier dargelegte Standortbestimmung zu verstehen.

An vielen Kliniken stellt die *Sectio caesarea* den häufigsten geburtshilflichen Eingriff dar. Manchenorts hält die Sectiofrequenz in etwa die Waage mit der Häufigkeit vaginal-operativer Verfahren bei der Schädellage, Zangen- und Vakuumgeburten zusammengefaßt, und nur selten dürften die Zangen- und Vakuumentbindungen in ihrer Häufigkeit der Anwendung den Kaiserschnitt übertreffen.

Bei der Entbindung der Kinder aus *Beckenendlage* hat sich in jüngerer Vergangenheit eine deutliche Bevorzugung des abdominal-operativen Weges ergeben, und aufgrund neuester Analysen aus verschiedenen Perinatalerhebungen dürfte dieser Trend weiter anhalten. Wenn die vaginale Entbindung eines Kindes in Beckenendlage noch angestrebt wird, liegt die Zielsetzung ganz klar in einem möglichst spontanen Geburtsablauf.

Schließlich bleiben operative Verfahren bei der *Geburt des 2. Zwillings*, die bekannterweise mancherlei Überraschungssituationen in sich birgt, zu erwähnen. Hier können noch Wendungsoperationen allenfalls mit nachfolgender Extraktion des Kindes zum Tragen kommen.

Damit ist im wesentlichen das heutige Spektrum geburtshilflicher Operationen abgesteckt. Auf die Episiotomie wird im Rahmen dieser Darstellung nicht eingegangen.

Sectio caesarea

Die aus den USA mitgeteilten Frequenzen liegen derzeit bei 25%. Die Arbeitsgemeinschaft Schweizerischer Frauenkliniken weist für das Jahr 1990 eine Frequenz von 12,8% aus, im eigenen Haus liegen wir bei 10%. In reaktiver Weise ist nun weltweit die Diskussion in Gang gekommen, wie man die Häufigkeit der Schnittentbindungen stabilisieren und, wenn möglich, senken könnte. Bemerkenswert ist der Tatbestand, daß rückläufig gemeldete Sectiozahlen in der Regel mit einer restriktiveren Handhabung der Indikation „Dystokie“, in vielen

Statistiken die häufigste Indikationsstellung, einhergehen. Zweifelsohne kommt bei dieser Indikation das unmittelbare Engagement von Hebamme und Geburtshelfer unter dem Titel „Geduld" am meisten zum tragen. Das Spektrum der Einwirkungsmöglichkeiten geht weit, nämlich von der technisch perfekten Periduralanästhesie bis hin zum scheinbar Banalen, wie zeitgemäße Geburtsvorbereitung, Entspannungsmassage, Auflegen warmer Kompressen auf die Kreuzregion, Positionswechsel mit Bevorzugung der Vertikalen u.a.m. Die Bereitschaft, die klinische Geburtshilfe in dieser Richtung zu erweitern, ist im übrigen eine wirkungsvolle Maßnahme gegen gefährliche Verlockungen zur Hausgeburt.

Dem Kaiserschnitt kommt wohl das Prädikat zu, die berühmteste aller Operationen zu sein. Seine Spuren verlieren sich in den Anfängen der Menschheitsgeschichte und in der Mythologie. Auch heute noch vermag uns der Eingriff zu faszinieren und auch zu motivieren, unsere Technik stetig zu perfektionieren. Als echter Fortschritt ist seine Durchführung in *Periduralanästhesie* anzusprechen. Die Frau hört und sieht ihr eben entbundenes Kind. Wir vertreten die Auffassung, daß dem Gatten gestattet wird, seine Frau durch die Operation zu begleiten und die Geburt seines Kindes mitzuerleben. Ohne Zweifel ist der postoperative Verlauf für die in Periduralanästhesie operierte Frau leichter.

Kernstück der Operation sind die Uterotomie und deren Naht. Bis in unsere Zeit hinein stehen diese beiden Schritte zur Debatte. Im allgemeinen wird der Uterus im isthmischen Bereich quer eröffnet. In traditioneller Weise erfolgt nach der Querinzision der Plica vesico-uterina, dem Abpräparieren der Blase und der Stichinzision des isthmischen fibromuskulären Gewebes unter Einbeziehung des Amnions das Aufreißen der Uteruswunde nach beiden Seiten zu mit den hakenförmig eingeführten Zeigefingern.

Dieser groben Methode muß heute das differenziertere *amnionerhaltende* Vorgehen gegenübergestellt werden, wie es 1988 von Hillemanns sehr schön beschrieben wurde [3]. Dabei wird die isthmische Öffnung durch sorgfältige, scharf geführte Präparation über der stehenden Fruchtblase bzw. über dem vordrängenden Kindsteil geschaffen. Anstelle der Stichinzision werden die Muskelfasern an der durch Palpation festgestellten dünnsten Stelle mit dem Skalpell in querer Richtung geritzt, wobei diese, bedingt durch die Wandspannung, leicht auseinanderweichen. Als vorerst kleine Blase erscheint das Amnion. Nach vorsichtigem Lösen der Eihäute digital und durch spreizende Bewegungen der behutsam eingeführten Schere wird die Präparation nach beiden Seiten zu ergänzt, bis sich schließlich die pralle Fruchtblase breit vorwölbt. Häufig gelingt es, den geschlossenen Fruchtsack mit zarter Hand aus dem unteren Uterinsegment herauszulösen und mit dem durch die Eihäute durchscheinenden vorangehenden kindlichen Teil vor die Bauchdecken zu luxieren. Spätestens mit der Entwicklung der Schultern oder des Rumpfes reißt der Fruchtsack ein. Selbstverständlich bringt dieses Vorgehen vor allem den unreifen und mangelversorgten Kindern großen Gewinn. Wenn die Fruchtblase bereits gesprungen ist, erfolgt die Präparation in analoger Weise über dem vorangehenden Kindsteil.

In den 60er und 70er Jahren zeichnete sich an den meisten Zentren ein Wechsel vom mehrreihigen (schichtweisen) zum einreihigen (alle Schichten umfassenden)

Wundverschluß ab. Einhelligkeit dürfte darin bestehen, die Dezidua nicht mitzufassen. Unterschiedlich sind die Meinungen, ob die Naht atraumatisch fortlaufend oder durch Einzelknopfnähte geführt werden soll. Für das erste spricht die zügige Vorgehensweise, dagegen sprechen die durch den Fadenzug sich werfenden Wundränder. Der Vorteil der Einzelknopfnähte liegt in der Möglichkeit der exakten Adaptierung der Wandschichten. Bei deutlich fibröser Struktur der äußeren Wandschicht bringt die Stichführung nach Donati ein sehr schönes Resultat.

Kleine unreife Kinder bis zu einem geschätzten Gewicht von 1500 g dürften von der eigentlich klassischen isthmo-zervikal-korporalen Längsschnittführung profitieren. Das kleine vulnerable Neugeborene kann unvergleichlich leichter und damit atraumatischer entbunden werden, dies ganz einfach deshalb, weil in diesen Fällen das untere Uterinsegment für das Anlegen eines Querschnittes, besonders wenn das Kind in Beckenendlage liegt, völlig ungenügend entfaltet ist. Anzumerken bleibt hier nur, daß diese Sectioentbindung nicht als Anfängeroperation betrachtet werden darf.

Nachdem die Anwendung von *Klammergeräten* (Stapler) in der gastrointestinalen Chirurgie eine weite Verbreitung gefunden hat, erfolgte deren Erprobung auch bei der Sectio caesarea. Obwohl bestechende Ansätze zu erkennen waren, bestehen gegen deren routinemäßige Anwendung Vorbehalte [5].

Forceps- und Vakuumextraktion

Für die vaginale operative Entbindung mit Zange oder Saugglocke müssen *Vorbedingungen* erfüllt sein. Im wesentlichen wird die vollständige Eröffnung des Muttermundes verlangt, und die Leitstelle des kindlichen Kopfes sollte auf Bekkenboden oder nur wenig darüber stehen. Nur wenn wir sicher sind, daß unsere vaginale Operation zum Ziel führt, beginnen wir sie – im Zweifelsfalle lieber noch eine späte Sectio caesarea! Wir haben großen Respekt vor sog. „Trialeingriffen", auch wenn sie im Operationssaal durchgeführt werden. Erhebliche Traumatisierungen von Mutter und Kind sind bei diesen Versuchen kaum zu vermeiden.

Für die Indikationsstellung zur vaginal-operativen Geburtsbeendigung beachten wir mit Sorgfalt die *Geburtsdynamik*. Bewegt sich der Kopf während der Wehe und während des Pressens? Tritt er tiefer? Rotiert er dabei? Welche Haltung und welcher Stand liegen überhaupt vor? Handelt es sich allenfalls um eine Deflexionshaltung? Bei den Deflexionshaltungen ist die Distanz zwischen Leitstelle und funktionierendem Planum wesentlich größer. Wenn die Zange eingesetzt wird, muß diese also höher greifen. Der Zug muß zu Beginn der Operation stark fußbodenwärts gerichtet sein, damit der Kopf nicht an der Symphyse ansteht.

Wir bevorzugen für die vaginal-operative Entbindung den *Forceps* und arbeiten mit der Kielland-Zange. Ihre Handhabung ist leicht, insbesondere das Einführen der Zangenblätter. Das Gleitschloß gestattet eine gute Beweglichkeit und eine leichte Anpassung an die geburtsmechanischen Gegebenheiten. Zudem gelingt eine evtl.

nötige Rotation recht gut. Gewiß kommt es aber weniger auf den Zangentypus an als vielmehr auf die Ausbildung und die Erfahrung des Operateurs!

Eine Forcepsoperation muß eine gewisse „Eleganz" aufweisen. Auch in unserer geburtsmechanisch spröden Zeit müssen dem Geburtshelfer die mechanischen Prinzipien des Kopfdurchtrittes aus den verschiedenen Ständen und Haltungen geläufig sein. Das Instrument soll virtuos geführt werden. „Branche gauche à la main gauche, à gauche la première; tout doit être gauche, sauf l'accoucheur" hat Charles Pajot 1882 gesagt. Was nützt am Ende eine frühzeitige Hypoxiediagnose, wenn dann aufgrund geburtsmechanischer Ignoranz Zeit verlorengeht und zudem massive Traumata gesetzt werden?

Dreihundert Jahre nach der Erfindung der geburtshilflichen Zange wurde in den 50er Jahren unseres Jahrhunderts das instrumentelle Arsenal der Geburtshilfe durch die *Saugglocke* erweitert. Es gab Stimmen, die die Einführung dieses neuen Verfahrens als Rückschritt bezeichneten. Die Gefahr, daß die Technik der Forcepsentbindung nicht mehr gepflegt würde, war offensichtlich.

Heute gilt die Vakuumglocke allgemein als Instrument der Wahl für die assistierte Spontangeburt, und zwar wegen der verminderten Traumatisierung der mütterlichen Gewebe. Einen gewissen Fortschritt hat die Einführung von Silikon-Gummi-Vakuumapplikatoren gebracht. Es stehen 2 verschiedene Größen mit Durchmessern von 6,5 bzw. 5,5 cm zur Verfügung. Der Applikator ist aus einem Stück gefertigt, so daß das Zusammensetzen des Gerätes entfällt. Die Vorteile dieser Glocken liegen wegen ihrer Verformbarkeit im leichten Einführen, in der wenig stark ausgeprägten Chignonbildung am kindlichen Kopf und in der verminderten Traumatisierung der kindlichen Kopfhaut. Schürfringe, wie sie sich bei der Anwendung von Metallglocken ergeben, bilden sich kaum. Auch das Lösen des Applikators nach Aufhebung des Unterdruckes erfolgt bei der Silikon-Gummi-Glocke leichter. Nachteilig ist, daß gegenüber der Metallglocke die maximale Zugkraft kleiner angesetzt werden muß.

Bei einer kindlichen Notsituation entbinden wir aus Zeitgründen per forcipem und nicht mit der Vakuumglocke. Die Vakuumextraktion eines frühgeborenen Kindes gilt wegen der Vulnerabilität des Kopfes als kontraindiziert. Vorsicht ist geboten, die Saugglocke bei Deflexionshaltungen anzuwenden wegen der Traumatisierung des Gebietes der großen Fontanelle.

Es ist wertvoll, wenn der Geburtshelfer beide Instrumente, Zange und Vakuumglocke, zur Verfügung hat. Mit zunehmender Erfahrung wird er sich in der Regel vermehrt der Zange bedienen.

Vaginale Entbindung bei Beckenendlage

Im Jahre 1984 erschien der umfassende und ausgewogene Bericht der von der Deutschen Gesellschaft für Perinatale Medizin eingesetzten Standardkommission „Beckenendlage" [1]. Die wichtigsten Punkte dieses Berichtes sind im folgenden zusammengefaßt.

Schnittentbindung empfohlen bei:
- Frühgeborenen 28–34 Schwangerschaftswochen,
- Kindern über 3500 g,
- Kindern in reiner Fußlage,
- Zusatzrisiken;

Empfehlungen bei anvisierter vaginaler Geburt:
- Mißverhältnis ausschließen,
- lückenlose kardiotokographische Überwachung,
- großzügige Indikation zur sekundären Sectio,
- wenn immer möglich: Entwicklung nach Bracht bzw. Thiessen
- Narkosebereitschaft,
- kompetente Reanimation.

Die Forderung, die vaginale Geburt (und nicht die Sectio!) sorgfältig zu indizieren, dürfte den derzeitigen Konsensus recht gut reflektieren. Man ist auch gut beraten, die werdenden Eltern möglichst frühzeitig in umfassender Weise über die besonderen Aspekte der Geburt aus Beckenendlage zu informieren. An unserer Klinik wird dem Wunsche der werdenden Mutter bei der Entscheidungsfindung zum Geburtsmodus ein großer Stellenwert beigemessen. Schnittentbindungen und vaginale Geburten verhalten sich bei uns bei der Beckenendlage je hälftig.

Wenn die vaginale Entbindung ins Auge gefaßt wird, liegt das Ziel in der Entbindung nach Bracht, das heißt in einem möglichst wenig traumatisierenden Geburtsmodus. Allerdings stellen wir fest, daß unter diesem Begriff recht Unterschiedliches verstanden wird.

Im Mai 1938 zeigte E. Bracht aus Berlin auf dem Internationalen Kongreß in Amsterdam einem Film über die Behandlung der Steißlage. Dieser Vorschlag fand die Zustimmung vieler kompetenter Fachvertreter. Sein Prinzip bestand darin, den physiologischen Ablauf der Steißlagegeburt nicht zu stören, sondern ihn vielmehr noch zu unterstützen [2]. Gerade an diesem Punkt entzündete sich dann später eine Auseinandersetzung mit *P. Thiessen* aus Freiburg [6].

Bracht empfahl, mit seinem Handgriff – wie er schrieb – die physiologische Lordose beizubehalten, die so glücklich zusammengefügte Walzenform der Frucht einschließlich aller Extremitäten fest zusammenzuhalten und ihr die ganz zweifellos intendierte Rotation um die Symphyse, entgegen dem Moment der Schwerkraft, zu ermöglichen. Für die 2. Phase des Geburtsablaufes, das heißt für den Durchtritt der Schultern und des Kopfes, empfahl Bracht die Einleitung eines Chloroformrausches oder in klinischen Verhältnissen einer intravenösen Kurznarkose, wobei er häufig auch Oxytocin verabreichte. Eine dritte Hand schließlich hätte von außen „nachzudrängen“ (Abb. 6.15). Es kommt zum Ausdruck, daß sich das Bracht-Prinzip der typischen zweiphasigen Manualhilfe alter Tradition anlehnte.

Sein Gegner Thiessen kritisierte „die geballte Faust“, die von außen her auf den kindlichen Kopf zu drücken hätte. Auch Thiessen hält sich an das Prinzip der möglichst getreuen Nachahmung der Spontangeburt. Und in dieser Optik kritisierte er Bracht weiter, weil mit seinem Handgriff die Schultern im queren Durchmesser durch den geradeovalen Beckanausgang zu treten haben, wo doch bei ungestörtem

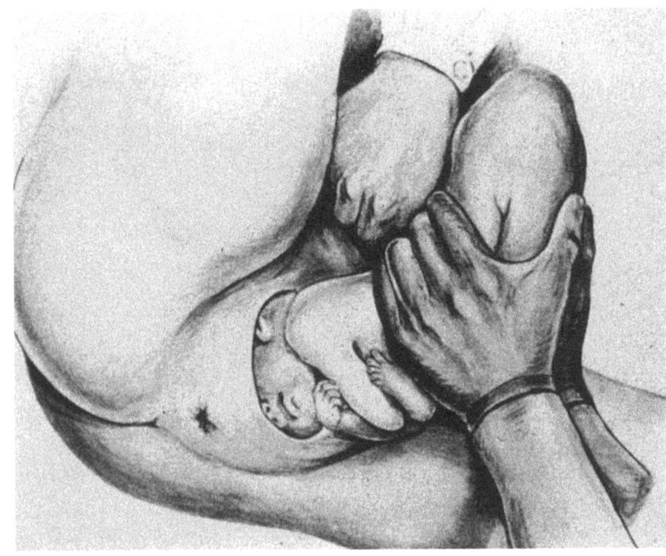

Abb. 6.15. Entwicklung des Kindes nach Bracht [2]

Geburtsablauf der Rücken nach Austritt des Steißes nach vorne dreht, um dann wieder zur Seite zu rotieren bei der Geburt der Schultern. Bracht würde also wie bei einer Manualhilfe vorzeitig aktiv und unphysiologisch ins Geburtsgeschehen eingreifen.

Wichtiger als die Diskussion um den Austritt der Schultern scheint uns Thiessens Postulat, bei der Beckenendlage die Geburt *einzeitig* oder *einphasig*, das heißt in einer einzigen Presswehe, ablaufen zu lassen. Er sprach von „Herausleiten", verzichtete auf jede Art von Narkose oder Rausch, um die volle Wehenkraft zu erhalten. Er unterstrich auch, daß er diesen Vorschlag bereits 1931 artikuliert hätte.

Gerade diese Einzeitigkeit, die vollständige Geburt des Kindes in einer einzigen Wehe anzustreben, ist ja auch heute unser Ziel. Sollen wir jetzt von „Bracht" oder von „Thiessen" sprechen?

Thiessen empfahl, den Steiß vorerst durchschneiden zu lassen, um ihn sofort mit einer Kompresse zurückzuhalten, und die Frau hecheln zu lassen (Abb. 6.16). Mit dieser Taktik schaffte er eine optimale Ausgangsposition für die letzte Wehe, die auch er mit Oxytocin unterstützte. Gemäß den erwähnten geburtsmechanischen Prinzipien wird dann der kindliche Körper geboren, allein die vis a tergo war für Thiessen ausschlaggebend. Der Kopf folgt ohne Faustdruck von außen, nach Belieben könnte dabei der völlig ungefährliche Handgriff nach Veit-Smellie angewandt werden [5, 6].

Unser Vorgehen besteht darin, den Damm im Zuge der Preßwehen möglichst weit dehnen zu lassen. Wir legen eine Pudendus- oder ausgedehnte Dammanästhesie an, spätestens zu diesem Zeitpunkt erhält die gebärende Frau über eine Tropfinfusion auch Oxytocin. Spät, erst wenn wir erkennen, daß der Steiß gleich

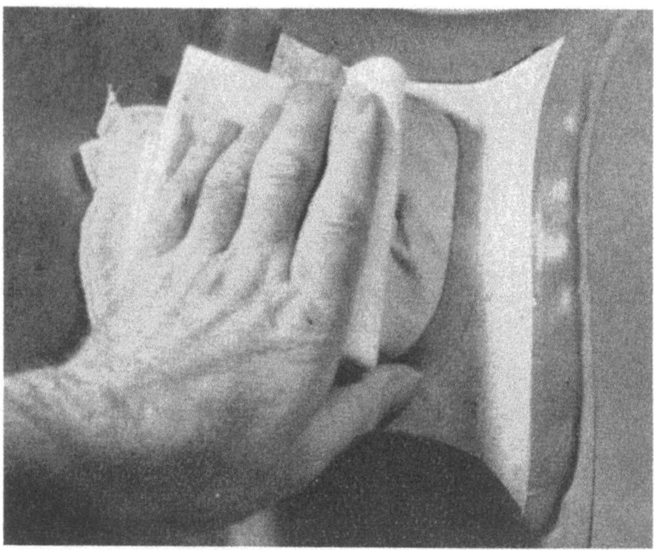

Abb. 6.16. Entwicklung des Kindes nach Thiessen. Der in der Vulva stehende Steiß wird zurückgehalten

durchschneiden würde, legen wir eine breite Episiotomie an. Wenn wir die Entlastung des höchst angespannten Dammes im Anfluten der Wehe vornehmen, stehen die Zeichen günstig für eine vollständige Geburt des Kindes in dieser letzten Preßwehe. Wir halten dabei die Fruchtwalze in der von Bracht empfohlenen Weise. Großzügig bedienen wir uns des Handgriffes nach Veit-Smellie. Jeder Druck von oben ist verboten. Immer steht der einsatzbereite Anästhesist am Kopfende des Bettes. Alles ist bereitgestellt für die primäre Reanimation des Neugeborenen. Nur selten sind wir gezwungen, die Arme im Sinne der Manualhilfe allenfalls noch in Narkose zu lösen.

Wesentlich scheint uns, Engpässe, die zu eingreifenderen manuellen Aktivitäten als eben dargelegt zwingen würden, auszuweichen. Dazu sind bei kontinuierlicher kardiotokographischer Überwachung des Feten in steter Weise die Geburtsdynamik und die physischen und psychischen Kräfte der gebärenden Frau prospektiv einzuschätzen. Man muß in ungewisser Situation den Mut haben, auch bei schon weit fortgeschrittenen Geburtsstadien die sekundäre Sectio caesarea vorzunehmen.

Die Geburt des 2. Zwillings

Von dieser eben dargelegten Linie abweichend ist die Geburt des 2. Zwillings zu betrachten. Wie liegt das Kind? und Wie geht es ihm? sind die beiden Fragen, die der Geburtshelfer unmittelbar nach der Entbindung des 1. Zwillings zu beantworten hat. Eine mögliche Querlage kann in diesen Augenblicken, da der Uterus

Abb. 6.17. Handgriff der Justine Siegemundin [nach Pschyrembel W, Dudenhausen JW (1989) Praktische Geburtshilfe. de Gruyter, Berlin]

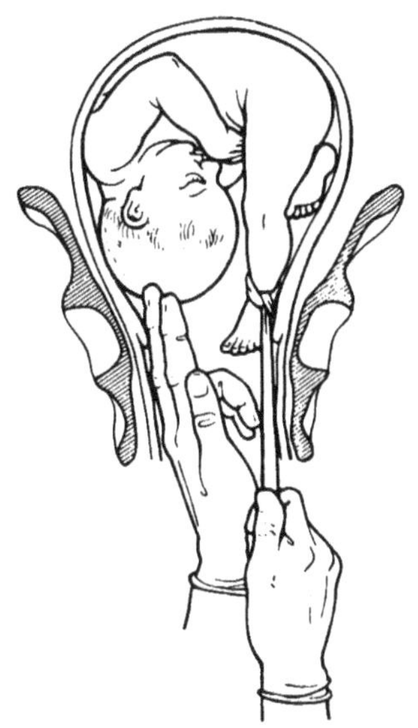

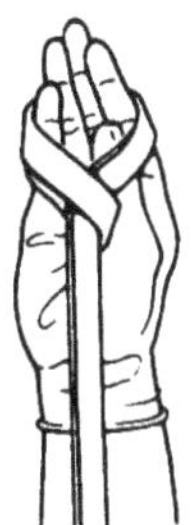

noch relativ schlaff ist, häufig äußerlich gewendet werden. Gelingt dies nicht, wird die Wendung innerlich, und zwar in tiefer Narkose vorgenommen. Die dem Steiß gegenüberliegende Hand geht in den Uterus ein, der andere Arm umgreift weit schützend den Uterus. Die Fußdiagnose ergibt sich durch das Fassen des würfelförmigen Calcaneus. Sorgfältig am Fuß ziehend und mit der äußeren Hand den Kopf hochschiebend wird die Wendung vollzogen und das Kind bei den ja schon offenstehenden und narkosebedingt schlaffen Geburtswegen extrahiert.

Stellt sich für den 2. Zwilling eine perakute Gefährdung ein, z.B. durch einen Nabelschnurvorfall oder das Lösen der Plazenta, muß seine sofortige Entbindung erfolgen. Liegt eine Beckenendlage vor, wird wie beschrieben extrahiert. Befindet sich das Kind in Schädellage und steht der Kopf noch über dem Beckeneingang, kommt der Handgriff nach Justine Siegemundin, beschrieben 1690, zur Anwendung (Abb. 6.17). In jedem Gebärsaal, wo Zwillingsgeburten übernommen werden, muß sofort greifbar eine einfache sterile Stoffschlinge zur Verfügung stehen. Die bauchseitige Hand geht mit der Schlinge in den Uterus ein, wieder stützt der andere Arm den Uterus. Der angeschlungene Fuß wird gehalten und sanft tiefer gezogen, während die primär äußere Hand nun von innen den Kopf sorgfältig nach oben schiebt. In tiefer Narkose ist dieses Vorgehen für das Kind ungefährlich. Wir haben noch nie eine Schnittentbindung beim 2. Zwilling vorgenommen.

Hier stellt sich die Frage, wie und wo junge Kollegen sich diese operativen Fähigkeiten aneignen können. Zum ersten muß in einer Ausbildungsklinik die Bereitschaft bestehen, das geburtshilflich-operative Spektrum breit zu halten und die Technik mit großer Sorgfalt zu pflegen. Abstriche an der Sicherheit für Mutter und Kind dürfen dabei niemals in Kauf genommen werden. Neben der wohl abgewogenen

Indikationsstellung gibt dafür die leichte und schöne Operationstechnik Gewähr. Stetes Üben an Phantomen ist unabdingbar. Aber die Meisterschaft dürfte nur zu erreichen sein, wenn äußerer Druck zur Arbeit am Phantom zwingt. Vielleicht braucht es dazu Semester um Semester von Studenten, die an den Universitätskliniken und Lehrkrankenhäusern von den Oberärzten in geburtshilflicher Operationstechnik auf ein Examen hin ausgebildet werden müssen. Das war früher der Fall. Die in hohem Maße Profitierenden waren dabei die geforderten Oberärzte!

Literatur

1. Berg D (1984) Bericht der Standardkommission „Beckenendlage". Geburtshilfe Frauenheilkd 44: 406–408
2. Bracht E (1965) Zur Beckenendlage-Behandlung. Geburtshilfe Frauenheilkd 25: 635–637
3. Hillemanns HG (1988) Zur Operationstechnik der Schnittentbindung. Eine präparative primär das Amnion erhaltende Schnittentbindungsmethode. Geburtshilfe Frauenheilkd 48: 20–28
4. Stoll W (1989) Sectio caesarea mit der Klammer (Stapler) technik. Gynäkol prax 13: 447–451
5. Stoll W (1992) Operative Geburtshilfe heute, eine Standortbestimmung. Gynäkol prax 16: 55–64
6. Thiessen P (1964) Die eigene Geburtsleitung bei Beckenendlage und ihr Gegansatz zur Schul- oder Lehrauffassung. Geburtshilfe Frauenheilkd 24: 661–682

6.7 Zur operativen Technik des Kaiserschnittes

K. Martin

Im *Atlas der gynäkologischen* Operationen von Käser, Iklé und Hirsch heißt es über die Sectio:

> Heute ist die Operationstechnik standardisiert, einfach und leicht erlernbar und stellt bei guter Narkose in der Regel keine besonderen Anforderungen an den Operateur [10].

Diese Behauptung scheint für die Sectiotechnik *nicht* zuzutreffen. Gerade aber dort, wo Rückblick und Ausblick das Motto sind, ist eine Standortbestimmung wichtig, um zu überprüfen, ob man bei Beibehaltung eines über Jahrzehnte erprobten Managements noch im Trend ist oder ob die neueren Erkenntnisse unmerklich an einem vorbeigegangen sind.

Im folgenden soll nun auf die Einzelheiten der Kaiserschnittoperation eingegangen werden, wie sie sich dem Operateur in chronologischer Reihenfolge bei der Operation ergeben.

Schnittführung

Der *Hautschnitt* erfolgt in der Regel durch den suprapubischen Faszienquerschnitt nach Pfannenstiel. Dieser sollte aus kosmetischen Gründen nicht zu klein und nicht zu tief angelegt werden, da es sonst wegen des Platzmangels durch die erschwerte Entwicklung zu einer Traumatisierung des Kindes kommen kann. Der Längsschnitt ist aus kosmetischen Gründen weniger zu empfehlen. Er neigt 8mal häufiger zu Dehiszenzen, und auch der Zeitgewinn bei einer eiligen Sectio ist zumindest beim geübten Operateur zu vernachlässigen [14].

Nach Eröffnung der Bauchdecken stellt sich die Frage, ob man im weiteren extra- oder intraperitoneal vorgehen soll.

Die *extraperitoneale Sectio* ist heute eine Rarität. Der Vorteil soll darin liegen, daß Peritonitis oder Ileus seltener sind. Diesen Vorteil erkauft man sich jedoch beim prävesikalen oder supravesikalen Vorgehen mit einer schlechteren Übersicht und operationstechnischen Schwierigkeit, wobei es zudem häufiger zur Verletzung der Nachbarorgane kommt. So werden in 3% der Fälle Blasenläsionen beschrieben, in 0,25% Ureterläsionen und in 1% schwere Blutungen.

In 10–15% der Fälle kommt es zu einer unfreiwilligen Eröffnung des Peritoneums. Das Anlegen eines sog. „peritonealen Fensters“ zur Kontrolle der Blasenpräparation ist widersinnig, da hierdurch der eigentliche Zweck des extraperitonealen Vorgehens verfehlt wird [5].

Nun zur *Uterotomie*: Hier ist im allgemeinen der isthmische Querschnitt die Methode der Wahl. Nach Inzision mit dem Skalpell wird die stumpfe Erweiterung nach beiden Seiten mit dem Zeigefinger empfohlen. Bei Platzmangel kann der Schnitt bogenförmig nach oben erweitert werden [3]. Der korporale Längsschnitt gehört im allgemeinen der Vergangenheit an. Er bietet sich lediglich bei nachfolgender Uterusexstirpation oder bei gleichzeitiger Tubenligatur an. Diskutiert wird heute jedoch der isthmische Längsschnitt bei Frühgeburten, die sog. Trachelotomie [6]. Diese Form der Uterotomie ist jedoch nicht unumstritten. Die Schnittführung ist anatomisch begrenzt, wenn sie nicht in einen korporalen Längsschnitt übergeht. Hirsch empfiehlt diesen isthmokorporalen Längsschnitt, der 12–15 cm lang ist und von der Harnblase fast bis zum Fundus uteri reicht, bei Schwangerschaften unter der 32. Woche bzw. einem geschätzten Kindsgewicht unter 1500 g, wenn das untere Uterinsegment für einen ausreichend großen Querschnitt nicht breit genug ist [4].

In bezug auf die perinatale Mortalität und Morbidität hat sich jedoch gezeigt, daß auch bei kleinen Frühgeborenen eine vaginale Entbindung möglich ist, zumal Sectiokinder häufiger an einem Respiratory-distress-Syndrom erkranken und ein Vorteil der Sectio gegenüber der vaginalen Entbindung nur bei Beckenendlagen mit einem Gewicht zwischen 1000 und 1500 g gesehen wird.

Durch einen höheren isthmischen Querschnitt, wie ihn bereits Ober u. Käser empfohlen haben, erzielt man mehr Platz, wobei *Wulf* [17] in der neuesten Auflage der *Kirschner'schen Operationslehre* die t-förmige Erweiterung nach kranial empfiehlt, da hierdurch der Raumgewinn größer ist als durch Längsschnitt. Welche Schnittführung man beim kleinen Frühgeborenen auch wählt, sicher ist, daß diese Operation in die Hand des erfahrenen Operateurs gehört, wobei dieser Faktor bestimmt wichtiger ist als die Schnittführung selbst.

Allgemein wird empfohlen, die Fruchtblase möglichst zu erhalten, da hierdurch die Verletzungsgefahr für das Kind geringer ist. *Hillemanns* bevorzugt das Vorluxieren des Kindes bei erhaltener Fruchtblase – ein Vorgehen, welches mit der vaginalen Geburt in der „Glückshaube" vergleichbar ist – und bezeichnet diese Methode als „*Amnionsectio*".

Das Wesentliche seiner Methode ist die präparatorische, immer quere Aufsplitterung (= Eröffnung), fasergerecht über der noch stehenden Fruchtblase. Dies erfolgt am Ort der höchsten Spannung, meist isthmisch, bei noch nicht ausgebildetem Isthmus – wie bei Frühgeburten – durchaus isthmokorporal. Ohne störende Kontraktur liegen ausreichende Raumbedingungen vor, einmal für sehr große Kinder und Mehrlinge, zum anderen zur schonendsten Extraktion von Risikokindern und kleinen Mangel- und Frühgeborenen. Die Schnittöffnung ist unter Spannung des stehenden Amnions oft besonders blutarm. Eine Verletzung des Kindes wird durch die optisch geführte Amniotomie vermieden. Unkontrollierte Risse in Richtung Zervix, Scheide, Blase oder Uterinagefäße sind weitgehend ausgeschlossen [7].

Als weitere seltene Variante der Schnittführung wird der isthmische Spiralschnitt nach Schmelik u. Suk beschrieben, der einen Raumgewinn von etwa 20% erzielen soll.

Als weitergehender Eingriff sei der Vollständigkeit halber noch die Sectio nach Porro [16] erwähnt, d.h. die suprazervikale Uterusexstirpation nach isthmischem Querschnitt und schließlich die *Hysterektomiesectio*.

Sie stellt für den geübten Operateur in der Regel kein allzu großes Problem dar, ja, das Präparieren der einzelnen Schichten gelingt häufig sogar leichter, und die gute Elevierbarkeit des Uterus stellt einen weiteren Vorteil dar. Durch die geänderte Topographie im Zervixbereich und durch die starke Vaskularisation können jedoch Schwierigkeiten auftreten. In Berichten aus den USA über 1200 Fälle werden in 10% urologische Komplikationen und in 30% stärkere Blutungen angegeben, so daß dieser Eingriff eigentlich nur bei strenger Indikation zu vertreten ist, wie etwa bei Uterusruptur, starken Blutungen, septischen Herden und Karzinomen, eventuell noch bei ausgedehnten Myomen, nicht aber als Alternative zur Tubenligatur oder als Karzinomprophylaxe [1].

Nun zurück zur Sectiotechnik. Allgemein gelingt die *Entwicklung* des Kindes leicht, in etwa 3% können jedoch erhebliche Schwierigkeiten auftreten. Als Hilfsmittel werden angeführt: das kurze Zangenblatt oder der Löffel, das Hochschieben des Kopfes durch einen Assistenten von vaginal her oder, auf Vorschlag von Ewelbauer, die Verwendung der kleinen Vakuumglocke, um hier besonders bei dünn ausgezogenem Uterinsegment Platz zu sparen.

Empfiehlt Käser noch das Entfernen von Plazenta- und Eihautresten mit der Kürette und die Erweiterung des Muttermundes auf 1–2 Qf. vor Verschluß der Uteruswunde, so führen einige nur noch den einen oder anderen dieser Eingriffe durch oder beschränken sich nur auf die digitale Austastung des Cavum uteri, während andere auf diese Maßnahme gänzlich verzichten.

Wir führen die generelle Kürettage durch, um sicher zu sein, daß keine Plazentareste oder Eihautreste in utero verbleiben, und wir erweitern auch den Zervikalkanal, um einen Lochialstau zu vermeiden, da dieses keinen erhöhten operativen Aufwand bedeutet, manche postoperative Komplikationen jedoch dadurch vermieden werden können.

Nahttechnik

Nach Kehrer [11] ist es Aufgabe der Naht, „einen sicheren und dauerhaften Verschluß der Uterushöhle und ihrer Sekrete von dem großen Peritonealraum herbeizuführen“. Auch Zweifel sagte 1887: „Die Uterusnaht ist der Punkt, von dem der Erfolg abhängt“.

Heute geht im allgemeinen der Trend zur einschichtigen Naht. Histologische, hysterographische, tierexperimentelle und statistische Untersuchungen haben gezeigt, daß sowohl die Wundheilung als auch die anatomisch korrekte Rekonstruktion, ohne Stufen- und Nischenbildung im seitlichen Profil und spätere Belastbarkeit durch weitere Schwangerschaften und Geburten, bei einschichtiger Naht die besten Ergebnisse bringen [9].

Empfohlen werden 5–8 nicht zu straff geknüpfte, extramuköse Einzelknopfnähte aus resorbierbarem Material der Stärke 0 oder 2–0. Darüber folgt eine resorbierbare fortlaufende Naht des Peritoneums mit Fäden der Stärke 2–0 oder 3–0, wobei die sog. Muskelfaszie mitgefaßt werden soll, um das Entstehen von Hohlräumen zu vermeiden. Bei einschichtiger fortlaufender Muskelnaht soll die Gefahr der Nachblutung größer sein. Weisen die meisten Autoren darauf hin, daß man die Schleimhaut möglichst nicht mitfassen soll, so legt Hirsch [4] die Naht bei isthmokorporalem Längsschnitt auch durch das Endometrium. Wulf [18] empfiehlt den zweischichtigen Verschluß des Uterus aufgrund einer besseren Blutstillung und Infektionsprophylaxe – wie wir ihn auch durchführen, ohne bisher Nachteile erlebt zu haben.

Nahtmaterial

Es war bis vor einiger Zeit üblich, Naturprodukte zu verwenden wie Seide, Catgut, Zwirn oder Metalldrähte. Heute hat sich das synthetische Nahtmaterial allgemein durchgesetzt. Beim Nahtmaterial ist die Resorptions- bzw. Absorptionszeit wichtig, d.h. die Zeit, in der der Faden 50% seiner Festigkeit verliert, und die Zerfalls- bzw. Auflösungszeit. So liegt die Resorptionszeit für Catgut bei 8 Tagen, für Chromcatgut und für Polyglykolsäure wie Dexon und Vicryl bei 3 Wochen. Die Auflösungszeit für Catgut beträgt 30 Tage, für Chromcatgut 60 Tage und für Polyglykolsäure 80–120 Tage. Im Zeitalter des synthetischen Nahtmaterials ist es erstaunlich, daß eine 1985 von Ethicon durchgeführte Umfrage ergab, daß im Bereich der Gynäkologie der Marktanteil beim Catgut noch 60% betrug.

Fadenstärke

Was die Fadenstärke anbelangt, so findet es Nockemann [15] erstaunlich, daß größere Fadenstärken als metric 4 (= alte Fadenstärke 1) nahezu ausschließlich von Gynäkologen und Urologen benutzt werden, ohne daß hierfür ein überzeugender Grund vorliegt. Seiner Ansicht nach ist der Faden der beste, der mit der geringsten Stärke noch eine Wundheilung ermöglicht.

In den meisten Operationslehren und Veröffentlichungen fehlen jedoch präzise Angaben über Nahtmaterial und Fadenstärke. Dabei stellt die exakte Naht einen äußerst wichtigen Punkt für den operativen Erfolg dar. Wir verwenden Nahtmaterial aus Polyglykolsäure mit einer Fadenstärke von 00 bis 1.

Hautnaht

Der Operateur durchtrennt das Gewebe schichtweise und soll es auch schichtweise wieder verschließen. Für die Hautnaht wird die intrakutane Naht mit atraumatischer Faden-Naht-Kombination der Stärke 4–0 empfohlen. Bei einer Hautwunde kommt es schon nach der Wundsetzung zu starken Epithelproliferationen. Die Epithelzellen überbrücken und verschließen die Hautwunde nach 24–48 h. Es tritt keine Gewebsflüssigkeit mehr aus, und eine Infektion von außen ist unter normalen

Bedingungen ausgeschlossen. Damit erübrigt sich auch ein Verband, der lediglich eine feuchte Kammer schafft.

Auch die Naht stellt ein komplexes Geschehen dar, wobei neben Nahttechnik und Nahtmaterial, Knotentechnik und Gewebsreaktion die Erfahrungen des Operateurs eine entscheidende Rolle spielen.

Geburtsleitung nach vorangegangener Sectio

Eine immer wieder diskutierte Frage ist die Geburtsleitung nach vorangegangener Sectio. Diese Frage ist heute im Zeitalter der zunehmenden Sectiofrequenz von großer Bedeutung. So liegt die Sectiofrequenz in Deutschland bei ca. 15%, und in den USA ist sie von 1970 von 5,5% bis zum Jahre 1987 auf 24,4% angestiegen, wobei sie in einzelnen Kliniken sogar über 50% beträgt, so daß man von einer „Kaiserschnittepidemie“ spricht. Es ist verwunderlich, daß aus juristischen oder welchen Gründen auch immer hier ein aggressiv-operatives Vorgehen bei allgemein zunehmender Tendenz zur Defensivmedizin - aus nämlichen Gründen - besteht.

Trifft heute noch die 1916 von Cragin [2] geäußerte Meinung zu, die besagt: „Once a cesarean section, always a cesarean section“? Diese Forderung entstand damals aus der Furcht vor einer Narbenruptur. Die Häufigkeit der Narbenruptur wird in der Literatur mit 0,6–12,7% angegeben [12].

Hierbei haben wir es mit einem Definitionsproblem zu tun, wobei wir unterscheiden müssen zwischen der kompletten Ruptur, der gedeckten Ruptur und schließlich den Nahtdehiszenzen unterschiedlichen Grades, die bei der vaginalen Austastung entdeckt werden und ohne Therapie komplikationslos heilen. Die mütterliche Mortalität bei Narbenruptur liegt unter 1‰.

Bei gleichbleibender Indikation, wie dem engen Becken, ist die Resectio obligatorisch, das gleiche gilt für den Zustand nach Längsschnitt, obwohl Studien mit größeren Fallzahlen fehlen. Eine großzügige Indikation zur Resectio sollte bei protrahiertem Geburtsverlauf und bei anderen rupturbegünstigenden Komplikationen erfolgen. Die Verkürzung der Austreibungsperiode durch Forzeps- oder Vakuumextraktion ist nicht sinnvoll, da in dieser Geburtsphase die Rupturgefahr geringer ist als in der Eröffnungsperiode. Die obligatorische Resectio, wie sie von einigen Geburtshelfern vor allen Dingen in den USA gefordert wird, ist abzulehnen, da sich auch hierdurch die Narbenruptur nicht ganz vermeiden läßt, wie wir es von Rupturen am wehenlosen Uterus kennen.

Literaturangaben geben einheitlich eine Frequenz von ca. 50% vaginaler Entbindungen nach Sectio an, wobei die Frequenz in der Hamburger Perinatalstatistik mit 54% nahezu gleichgeblieben ist. In unserer Klinik beträgt die Frequenz vaginaler Entbindungen nach Sectio 64%.

Die früher gefürchtete Uterusruptur stellt heute kein dramatisches Ereignis mehr dar, und es sind sogar Spontangeburten nach Uterusruptur beschrieben, ebenso wie Spontangeburten nach 3–4 vorangegangenen Kaiserschnitten.

Bei der Frage der Geburtsleitung nach Sectio muß letztlich jeder Geburtshelfer selbst die Entscheidung für sich persönlich und für seine Klinik treffen, wobei

Ausbildung und Erfahrung, operative Fähigkeiten und die äußeren Bedingungen mitentscheidend sind.

Zacherl hat 1955 gesagt: „Wirkliche Geburtshilfe ist eine große Kunst und weil diese Kunst schwierig ist, ist es leichter, ein guter *Caesarist* als ein guter *Geburtshelfer* zu sein". Der dominierende forensische Gesichtspunkt, die „forensische Indikation", tritt demgegenüber heute ganz in den Vordergrund und wird an anderer Stelle diskutiert.

Nachtasten

Bei der Frage des obligatorischen Nachtastens nach vaginaler Entbindung bei Zustand nach Sectio sind die Meinungen ebenfalls geteilt. Meistens wird eine generelle Kontrolle der Sectionarbe empfohlen.

Wehenmittelgabe nach Sectio

Ein weiterer Diskussionspunkt ist die Wehenmittelgabe bei Zustand nach Sectio. Bei sehr sorgfältiger Überwachung bestehen keine Bedenken, wobei das im Dauertropf verabreichte, gut steuerbare, synthetische Oxytocin in kleinen Dosen allgemein als Mittel der Wahl angesehen wird. Eine Akuttokolyse sollte jedoch jederzeit möglich und vorbereitet sein.

Schmerzerleichterung bei Zustand nach Sectio

Immer wieder wird die Frage diskutiert, inwieweit eine Periduralanästhesie zur Schmerzausschaltung bei Zustand nach Sectio vertretbar ist. Allgemein ergibt sich aus dem Studium der Literatur, daß eine Periduralanästhesie auch bei Zustand nach Sectio oder anderen Operationen am Uterus möglich ist, vorausgesetzt jedoch, daß eine sorgfältige Überwachung durchgeführt wird.

Antibiotikaprophylaxe

Die generelle Antibiotikaprophylaxe bei Sectio ist umstritten, und die Ergebnisse der Studien über eine perioperative Antibiotikaprophylaxe sind widersprüchlich.

Die beste Infektionsprophylaxe sind eine atraumatische Operationstechnik, gute Blutstillung, sparsame Anwendung von Elektrokoagulation und ausreichende Wunddrainage.

Allgemein wird eine risikobezogene Prophylaxe empfohlen, und zwar bei Blasensprung über 12 h, bei protrahierter Geburt über 12 h sowie bei gehäuften vaginalen Untersuchungen, internen Druckmessungen, intern abgeleitetem CTG und auffälligem Fruchtwasser. Dadurch konnte nach einer Zusammenstellung von

Hirsch [8] in 96% der Fälle eine signifikante Abnahme fieberhafter Verläufe, in 79% eine Abnahme von Endometritiden, in 35% von Wundinfektionen und in 35% von Harnwegsinfektionen festgestellt werden. Allgemein werden Zephalosporine in einer Dosis von 3 mal 2 g gegeben, beginnend nach der Abnabelung. Eine Prophylaxe länger als 16 h bringt keinerlei Nutzen.

Im Vorwort der *Geburtshilflich-perinatologischen Operationen* von Martius findet man das Zitat von Charles Kettering (1776–1858): „Wenn Du etwas so machst, wie Du es seit 10 Jahren gemacht hast, dann sind die Chancen groß, daß Du es falsch machst" [13].

Dieses Zitat trifft für viele operative Maßnahmen auch im Bereich der Frauenheilkunde zu. Betrachtet man die Entwicklung der Sectiotechnik in den letzten Jahrzehnten, so kann man feststellen, daß sich hier offenbar keine dramatischen durchgreifenden Änderungen ergeben haben. Jedoch tragen die zahlreichen, wenn auch „feinen" Verbesserungen auf jeder der hier dargestellten Stufen dieses menschlich so bedeutsamen Eingriffes ohne Zweifel wesentlich mit bei zur so eindrucksvollen Leistungsteigerung der perinatalen Medizin in den letzten 40 Jahren.

Literatur

1. Barclay DL (1976) Elective cesarean hysterectomy, 5 year comparation with cesarean section. J Obstet Gynecol 124: 900
2. Cragin EB (1916) Conservatism in obstetrics. NY Med Soc 104
3. Durfee R (1972) Low classic cesarean section. Postgrad Med 51: 219
4. Goretzki K, Dannecker G, Dietl J, Hirsch HA (1967) Vergleich zwischen isthmo-korporalem Längsschnitt und isthmischem Querschnitt bei Sectio der frühen Frühgeburt. XI. Akademische Tagung deutschsprechender Hochschullehrer in der Gynäkologie u. Geburtshilfe, Innsbruck 1967 (unveröffentlicht)
5. Hanson H (1978) Revival of extraperitoneal cesarean section. Am J Obstet Gynecol 130: 102
6. Harley JMG (1980) Caesarean section. Clin Obstet Gynaec 73: 529
7. Hillemanns HG (1988) Zur Operationstechnik der Schnittentbindung. Eine präparative primär das Amnion erhaltende Schnittentbindungsmethode. Geburtshilfe Frauenheilkd 48: 20–28
8. Hirsch HA, Neeser E (1984) Zur Wirksamkeit der perioperativen Antiobiotika-Prophylaxe bei Hysterektomien und abdominalen Schnittentbindungen. Geburtshilfe Frauenheilkd 44: 8
9. Hueter K, Greul H, Rupp M (1969) Statistische und hysterographische Untersuchungen zur Frage der Narbendehiszenz nach Kaiserschnitten. Z Geburtshilfe Gynäk 29: 219
10. Käser O, Ikle FA, Hirsch HA (1983) Atlas der gynäkologischen Operationen. Thieme, Stuttgart
11. Kehrer FA (1882) Über ein modifiziertes Verfahren beim Kaiserschnitt. Arch Gynäk 19: 177
12. Martin K (1971) Geburtsverletzungen. Der Gynäkologe 4: 33
13. Martius G (1986) Geburtshilflich-perinatologische Operationen. Thieme Stuttgart
14. Mowat J, Bonnar J (1971) Abdominal wound dehiscence after cesarean section. Br Med J II: 256
15. Nockemann PF (1975) Die chirurgische Naht. Thieme, Stuttgart
16. Porro E (1876) Della amputatione utero-ovarica come complemento di taglio cesareo. Fat. mil. ricerca
17. Wulf KH (persönliche Mitteilung)
18. Wulf KH (1990) Operative Entbindungsverfahren: Amdominale Schnittentbindung. In: Physiologie und Pathologie der Geburt I (Klinik der Frauenheilkunde und Geburtshilfe 7/I, S 266)

6.8 Sectio caesarea: Indikationen, Techniken, Komplikationen

H.A. Hirsch

Sectiofrequenz

Die Sectiofrequenz ist in den letzten 2 Jahrzehnten weltweit angestiegen [24]. Das trifft auch für die Universitäts-Frauenklinik Tübingen zu (Abb. 6.18). In Tübingen scheint sich die Sectiofrequenz jedoch in den letzten 6 Jahren zwischen 17% und 18% eingependelt zu haben. Im Jahre 1990 betrug sie 17,1%. Die landesweite Sectiorate betrug laut Perinatalerhebung im Jahre 1990 15,1% in Baden-Württemberg und 16,2% in Bayern.

Indikationen

Unter den Indikationen nehmen Beckenendlagen und „fetal distress" die 1. Stelle ein. Die Resectio (Zustand nach vorausgegangener Sectio) kommt erst danach, im Gegensatz zu den USA, wo diese Indikation alle anderen überragt und vor allen anderen die hohe Sectiorate bedingt [17, 24] (Tabelle 6.24).

Neben den 4 Hauptindikationen gibt es einige seltene Indikationen, die ebenfalls zur steigenden Sectiofrequenz beitragen. Dazu gehören das HELLP-Syndrom, kleine Frühgeborene, höhergradige Mehrlinge, der 2. Zwilling, Kinder mit Hy-

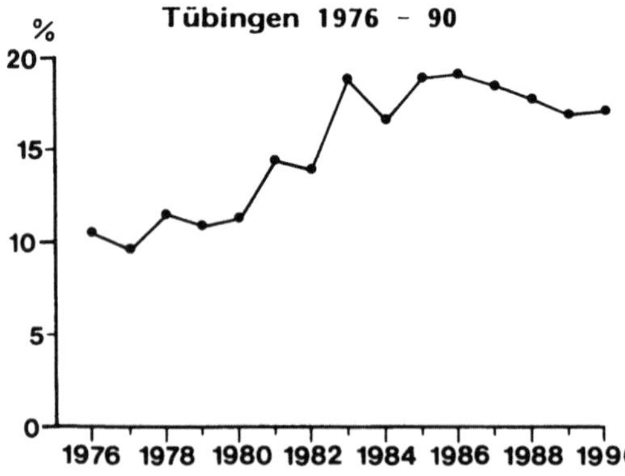

Abb. 6.18. Sectiofrequenz an der Universitäts-Frauenklinik Tübingen von 1976–1990

Tabelle 6.24. Sectioindikationen an der Universitäts-Frauenklinik Tübingen und landesweit in den USA [17]

	Tübingen 1990 [%]	USA 1988 [%]
Beckenendlage	4,6	2,5
„Fetal distress"	4,3	2,3
Zustand nach Sectio	3,2	9,0
Mißverhältnis	2,0	7,6
Andere	3,0	3,3
Insgesamt	17,1	24,7

drozephalus, Spina bifida, Omphalozele und Gastroschisis sowie Herpes genitalis mit Virusausscheidung. Durch kurzfristige Behandlung mit Aciclovir läßt sich nach Stray-Pedersen [23] die Schnittentbindung bei Schwangeren mit HSV-Ausscheidung vermeiden, ohne daß das Kind infiziert wird. Eine fragliche Indikation für eine Schnittentbindung sind kleine Frühgeborene; in Tübingen haben die kleinen Frühgeborenen unter 31 SSW und retardierte Kinder unter 1500 g an allen Schnittentbindungen einen Anteil von 10%. In den letzten Jahren wurden zwischen 90 und 95% aller Frühgeborenen von 25–30 SSW durch Sectio entbunden. Zu den fraglichen Indikationen gehören auch Zwillinge, bei denen der 2. Zwilling nicht in Schädellage liegt [1], das Amnioninfektionssyndrom, Uterusnarben nach Myomektomie, Metroplastik und Uteruslängsschnitt bei Sectio und manche abdominale Operationen wie z.B. die Nierentransplantation.

Komplikationen

Mortalität und Letalität

Die Müttersterblichkeit nach Sectio liegt etwa 2- bis 4mal höher als nach vaginalen Geburten [20]. Man muß jedoch zwischen Todesfällen in zeitlichem Zusammenhang mit der Schnittentbindung (Mortalität) und Todesfällen durch die Schnittentbindung (Letalität) unterscheiden [26]. In Tübingen verstarb im Zeitraum von 1982 bis 1990 bei 3635 Schnittentbindungen eine Wöchnerin mit Marfan-Syndrom am 7. postoperativen Tag infolge Ruptur eines Aortenaneurysmas. Dieser Todesfall muß zur Sectiomortalität gezählt werden. Vergleichszahlen aus diesem Zeitraum zeigt Tabelle 6.25.

Infektiöse Komplikationen

Infektiöse Komplikationen nach Schnittentbindung sind etwa doppelt so häufig wie die übrigen Komplikationen, wie die folgende Übersicht zeigt.

Tabelle 6.25. Mortalität und Letalitat nach Sectio

	Mortalität [pro 1000]	Letalität [pro 1000]
Schweiz 1983–1986 [13]	0,39	0,31
Bayern 1983–1989 [26]	0,5	0,2
Tübingen 1982–1990	0,27	0
	(1/3 635)	(0/3 635)
Tübingen 1976–1981	2,8	2,1
	(4/1 451)	(3/1 451)

Komplikationen nach 2747 Schnittentbindungen (Universitäts-Frauenklinik Tübingen 1983–1989):

Fieber > 38°C, ⩾ 2 Tage 4,8%,
postoperative Infektionen 9,8%,
nichtinfektiöse Komplikationen 5,2%.

Nur etwa die Hälfte der Infektionen verläuft fieberhaft (Temperatur von 38°C und mehr 2 Tage lang oder mehr). Patientinnen mit postoperativen Harnweginfektionen oder abdominalen Wundinfektionen stehen der Häufigkeit nach an 1. Stelle, wie unsere Erfahrungen zeigen.

Infektionen nach 2747 Schnittentbindungen (Universitäts-Frauenklinik Tübingen 1983–1989):
Harnweginfektionen 4,0%,
abdominale Wundinfektionen 2,5%,
Endomyometritis 1,5%,
Phlebitis 0,8%,
Atemweginfektionen 0,5%,
andere 0,6%.

Es besteht meist kein Fieber oder nur eine kurzfristige Temperaturerhöhung. Von größerer klinischer Bedeutung sind die Infektionen des Uterus; diese werden mit dem Begriff Endomyometritis zusammengefaßt und entstehen vor allem durch das Gewebstrauma der Uterotomie und durch Hämatome um die Uterotomie. Auch „Fieber unklarer Genese“ – sie macht gut die Hälfte der febrilen Standardmorbidität aus – beruht zum Teil auf einer sonst symptomlosen uterinen Infektion.

Postoperative Infektionen werden durch eine kurze perioperative Antibiotikaprophylaxe aus 1–3 Dosen eines Antibiotikums auf etwa die Hälfte reduziert [10] (Tabelle 6.26). Wir benutzen dazu 1 g Cefoxitin i.v. intraoperativ nach Abklemmen der Nabelschnur, 6 h postoperativ und 12 h postoperativ.

Tabelle 6.26. Komplikationen [%] nach 2635 Schnittentbindungen mit und ohne Antibiotikaprophylaxe. (Universitäts-Frauenklinik Tübingen 1983–1989)

	Antibiotikaprophylaxe	
	keine	3 Dosen
Fieber > 38° C, > 2 Tage	9,1	3,3
Postoperative Infektionen	14,3	7,2
Nichtinfektiöse Komplikationen	3,3	4,3

Tabelle 6.27. Nichtinfektiöse Komplikationen nach 2747 Schnittentbindungen. (Universitäts-Frauenklinik Tübingen 1983–1989)

	n	%
Bluttransfusionen	54	2,0
Nachblutung/Hämatom	42	1,5
Wundheilungsstörung	16	0,6
Hysterektomie	10	0,4
Paralytischer Ileus	7	0,3
Andere	12	0,4

Nichtinfektiöse Komplikationen

Die Rate der nichtinfektiösen Komplikationen nach Sectio betrug in den Jahren 1983–1989 in Tübingen 5,2%. Sie bestehen zum überwiegenden Teil (68%) aus Bluttransfusionen, Nachblutungen und Hämatomen (Tabelle 6.27). Nach Literaturangaben beträgt die Häufigkeit von Bluttransfusionen bei Kaiserschnitt 1–6% [20]. Bei 2747 Schnittentbindungen in Tübingen mußte 10mal (0,4%) der Uterus wegen nicht stillbarer Blutungen, einer Infektion oder wegen Myomen entfernt werden.

Technik

Hautinzision

Für die Schnittführung bei der Eröffnung des Abdomens sind bei der Schnittentbindung 2 Gesichtspunkte von Interesse: Der Zeitaufwand, der dafür benötigt wird, und die Größe des Zugangs.

In der Regel wird der kosmetisch günstige Pfannenstielquerschnitt gewählt. Der untere Medianschnitt ist dann angezeigt, wenn eine besonders schnelle Entbindung erforderlich ist. In einer finnischen Untersuchung waren bei Längsinzision 56% der Kinder innerhalb von 4 min entbunden, dagegen nur 28% beim Pfannenstielquerschnitt [25]. In einer anderen Untersuchung [3] zeigte sich eine Korrelation zwischen der Länge der Hautinzision und der Schwierigkeit bei der Entbindung der

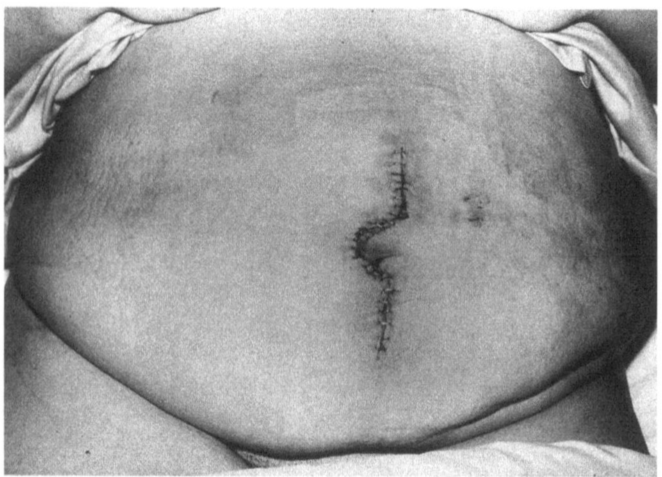

Abb. 6.19. Periumbilikaler Längsschnitt am Termin bei adipöser Patientin von 160 kg mit Fetthängeschürze

Kinder. Beim Querschnitt wurde eine Länge von 15 cm als adäquat empfunden. Weitere Indikationen für einen medianen Längsschnitt der Haut sind besondere Blutungsneigung, z.B. beim HELLP-Syndrom, und extreme Adipositas. Bei sehr adipösen Bauchdecken mit Hängeschürze hat sich der periumbilikale Längsschnitt bewährt (Abb. 6.19), der infolge der Verschiebung der Bauchdecken nach kaudal in etwa über dem unteren Uterinsegment zu liegen kommt [7].

Inzision des Uterus

Bei der Uterotomie hat der isthmische Querschnitt den sog. klassischen (korporalen) Längsschnitt seit langem völlig verdrängt. Die seltenen Ausnahmen, bei denen ein Uteruslängsschnitt noch bevorzugt wird, sind Querlage des Kindes, frühe Frühgeburt, bei der das untere Uterinsegment noch nicht genügend entwickelt ist, Myome, die so lokalisiert sind, daß sie einen isthmischen Querschnitt unmöglich machen, eventuell höhergradige Mehrlinge, und Situationen, in denen feststeht, daß der Uterus bei der Schnittentbindung entfernt werden muß [21].

Der Vorteil des Querschnitts gegenüber dem Längsschnitt besteht darin, daß der Uterus entlang dem Muskelfaserverlauf eröffnet wird, wobei nur ein geringer Anteil der Muskelfasern durchtrennt wird. Als Folge davon kommen Narbenrupturen bei späteren Schwangerschaften und Geburten viel seltener vor als beim Uteruslängsschnitt: 0,1–1% vs. 2–6% [8]. Asymptomatische („stumme") Narbenrupturen wurden in einer älteren prospektiven Untersuchung sogar bei 18% der Längsschnittnarben gefunden [19]. Auch rupturieren Längsschnittnarben häufiger schon vor Wehenbeginn während der Schwangerschaft als Querschnittnarben [5, 15, 16]. Bei der Beurteilung dieser älteren Untersuchungen ist jedoch zu berücksichtigen, daß sich seit ihrer Veröffentlichung vieles geändert hat, was die Wundheilung beeinflußt und somit wahrscheinlich auch die Festigkeit der Uterusnarben: modernes Nahtmaterial, Kenntnisse über atraumatisches Operieren und Antibiotikaprophylaxe und -behandlung. Aufgrund dieser Überlegungen wurde kürzlich in einer prospektiven Untersuchung mit dem Ziel, die Sectiofrequenz zu senken, bei allen Geburten nach Schnittentbindung die vaginale Entbindung angestrebt, ohne Rücksicht auf die Art der vorausgegangenen Uterusinzision [17], während sonst nach Uteruslängsschnitt durchweg die erneute Schnittentbindung empfohlen wird [2, 22].

Stellt sich nach querer isthmischer Inzision des Uterus heraus, daß die Größe der Inzision für eine atraumatische Extraktion des Kindes nicht ausreicht, so muß sie erweitert werden. Dabei bieten sich 2 Möglichkeiten an, nämlich eine bogenförmige Erweiterung nach der Seite oder eine zusätzliche Längsinzision in der Mitte (Abb. 6.20a–c). Nur die Längsinzision reicht in allen Fällen aus und ist auch leichter anzulegen und zu versorgen als die bogenförmige Erweiterung zur Seite, bei der trotzdem die Gefahr besteht, die Uterinagefäße an der Uteruskante zu verletzen.

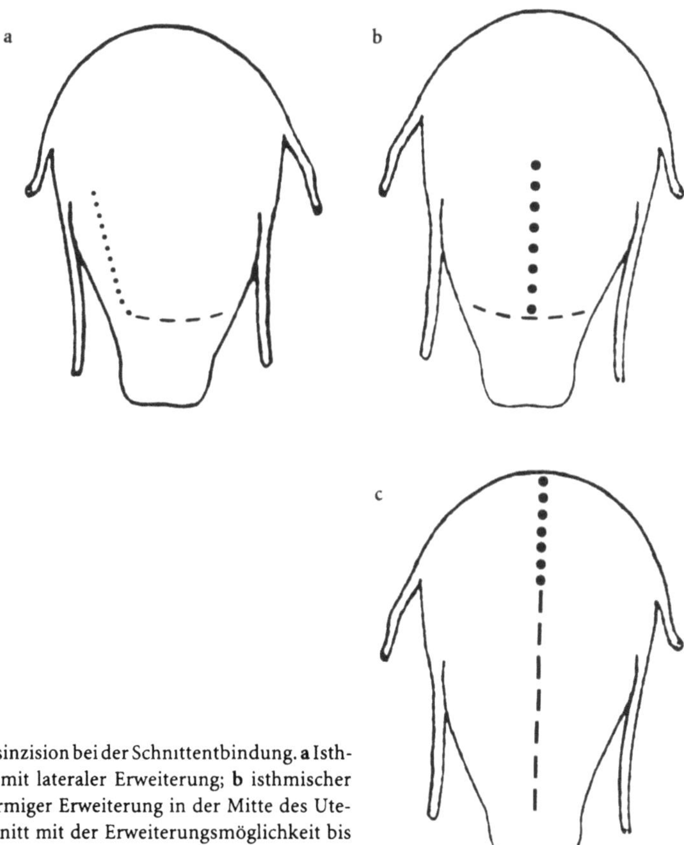

Abb. 6.20a–c. Uterusinzision bei der Schnittentbindung. **a** Isthmischer Querschnitt mit lateraler Erweiterung; **b** isthmischer Querschnitt mit T-förmiger Erweiterung in der Mitte des Uterus; **c** Uteruslängsschnitt mit der Erweiterungsmöglichkeit bis über den Fundus hinaus

Aus diesem Grunde bevorzugen wir von vornherein den Uteruslängschnitt, wenn nach Eröffnung des Abdomens vorauszusehen ist, daß der Querschnitt nicht ausreicht. Das kommt vor allem bei kleinen Frühgeburten unter 31 SSW und bei kleinen retardierten Kindern vor (Abb. 6.21). Von 1983 bis 1990 wurden 185 frühgeborene Kinder unter 31 SSW oder Kinder unter 1500 g mit Uteruslängsschnitt entbunden; das ergibt einen Anteil von 57% an allen Schnittentbindungen dieses Schwangerschaftsalters. Die Vorteile der uterinen Längsinzision sind die unbegrenzte Erweiterungsfähigkeit nach oben, nötigenfalls über den Fundus uteri hinaus (Abb. 6.22),

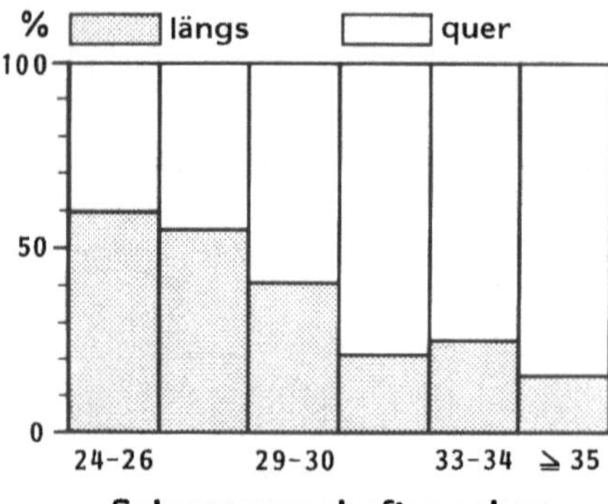

Abb. 6.21. Relative Häufigkeit von Uteruslängs- und -querschnitt bei kleinen Fruhgeborenen in Abhängigkeit vom Schwangerschaftsalter

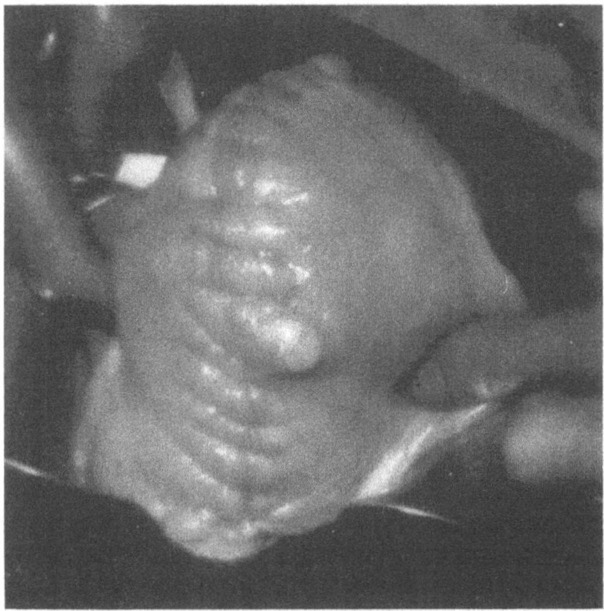

Abb. 6.22. Uteruslängsschnitt bis über den Fundus bei einem stark retardierten Frühgeborenen von 495 g im Alter von 27 + 2 SSW

Tabelle 6.28. Mütterliche Komplikationen [%] nach Sectio bei Frühgeburten vor der 32. SSW und Kindern unter 1500 g. (Universitäts-Frauenklinik Tübingen 1983–1990)

	Uterus-querschnitt (n = 185)	Uterus-längsschnitt (n = 140)
Postoperative Infektionen	13,5	15,7
Andere Komplikationen	10,3	11,4
Fieber > 38° C, > 2 Tage	6,5	6,4

und das sichere Vermeiden von Verletzungen großer Gefäße. Die Nachteile dieser Inzision sind die Gefahr der Blasenverletzung, die größere Schwierigkeit bei der Naht der Uterotomie und der Peritonealisierung der Naht sowie die Gefahr einer Narbenruptur bei nachfolgenden Geburten. Stößt man bei der Längsinzision des Uterus auf die Plazenta, so wird sie rasch mit dem Finger so weit gelöst, bis man die Eihäute erreicht. Nötigenfalls muß die Plazenta ganz gelöst oder perforiert werden.

Die Behauptung, nach Uteruslängsschnitt treten häufiger Infektionen auf [8], konnten wir in Tübingen (Tabelle 6.28) wie auch andere Autoren [4, 27] nicht bestätigen. Unabhängig von der Art der Uterotomie waren jedoch in Tübingen sowohl postoperative Infektionen als auch nichtinfektiöse Komplikationen, insbesondere stärkere Blutungen und Bluttransfusionen, bei Frühgeburten häufiger als bei Geburten am Termin [18].

Eine andere Methode, kleine Frühgeborene schonend zu entbinden, ist die von Hillemanns [9] empfohlene sog. Amnionsectio, wobei bei der Eröffnung des Uterus die Fruchtblase möglichst lange erhalten bleibt. Dadurch wird die vorzeitige Kontraktion der Uterusmuskulatur verhindert, die die Extraktion des Kindes erheblich erschweren kann. Auch wir verwenden diese Methode, wenn immer möglich.

Extraktion des Kindes

Das wichtigste für eine schonende Extraktion des Kindes ist, sich Zeit zu lassen. Der Zeitgewinn bei einer hastigen Extraktion ist minimal und auch dann bedeutungslos, wenn eine rasche Entbindung erforderlich ist. Wir versuchen, den vorangehenden Teil des Kindes möglichst raumsparend aus dem Becken herauszuheben. Häufig benutzen wir dazu ein Blatt der kleinen Sectiozange (Abb. 6.23). Ist der vorangehende Teil schon tief in das kleine Becken eingetreten, so lassen wir ihn durch eine Hilfsperson so weit hochschieben, bis er von oben gut erreichbar ist. Nicht selten muß dazu der Uterus vom Anästhesisten mit einem Betamimetikum relaxiert werden.

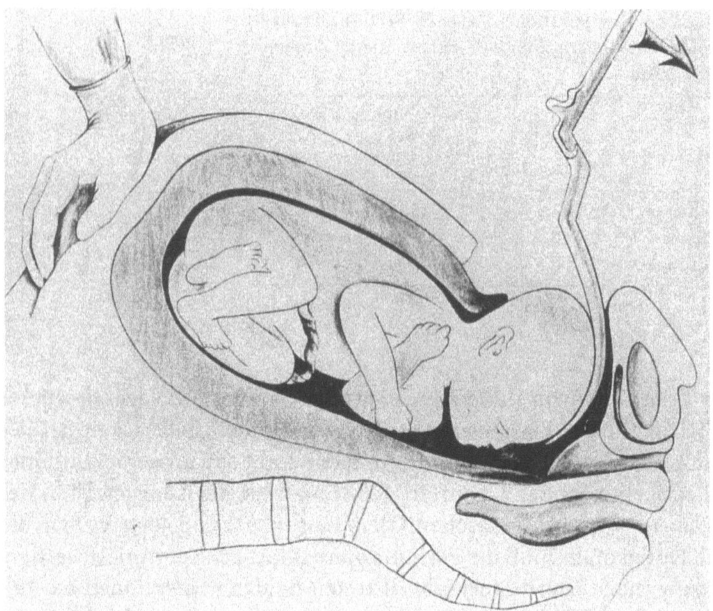

Abb. 6.23. Herausheben des kindlichen Kopfes mit einem Blatt der kleinen Sectiozange

Naht der Uterotomie

Bei der Versorgung der Uterotomie nach Sectio bestehen folgende Anforderungen:

- geringer Blutverlust,
- keine Nachblutung,
- keine Toträume,
- geringe Gewebstraumatisierung.

Um den Blutverlust möglichst gering zu halten, komprimieren wir routinemäßig die Uterotomiewunde mit einem feuchten Bauchtuch, sobald das Kind geboren ist, nach Lösen der Plazenta und während der Naht der Uterotomiewunde (Abb. 6.24, 6.25). Die Uterusnaht wird heute noch sehr unterschiedlich durchgeführt: mit Einzelknopfnähten oder als fortlaufende Naht, einreihig, mehrreihig, allschichtig oder getrennt nach Schichten. Die mehrreihige und mehrschichtige Naht der Uterotomie - das Anheften des viszeralen (Blasen-)Peritoneums zählt dabei nicht - wird allerdings zunehmend verlassen [21]. Wir glauben, daß die einreihige fortlaufende überwendliche Allschichtnaht den genannten Anforderungen am besten entspricht (Abb. 6.26). Sie benötigt wenig Zeit und wirkt gut hämostatisch. Um die Durchblutung des Gewebes nicht durch Strangulation zu beeinträchtigen, müssen die einzelnen Stiche weit vom Wundrand entfernt (etwa 1,5 cm) und in enger Reihenfolge (etwa 1 cm) gesetzt werden [6]. Wichtig ist, daß der Faden dabei nur wenig

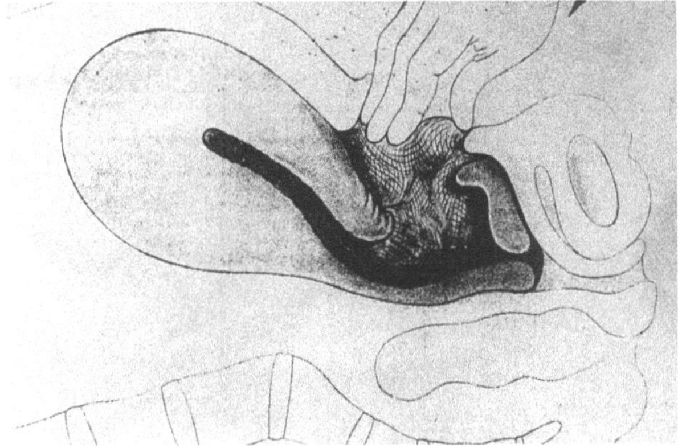

Abb. 6.24. Kompression der Uterotomiewunde mit einem feuchten Bauchtuch. [Aus 11]

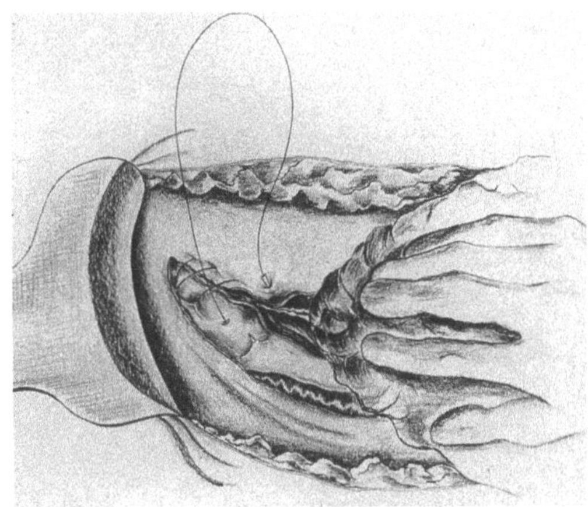

Abb. 6.25. Kompression der Uterotomiewunde mit einem feuchten Bauchtuch während der Naht

angezogen wird, d.h. nur so viel, daß sich die Wundränder berühren ohne daß sie eingeschnürt werden.

Bei der Allschichtnaht der Uterotomiewunde versuchen wir, das Endometrium auszusparen, soweit es sich dazu anbietet. Gelingt das nicht mühelos - so fast immer bei den Ecknähten -, dann wird das Endometrium großzügig mitgefaßt. Daß dadurch eine Endometriose der Narbe entsteht, ist offensichtlich sehr selten. Wir haben diesbezügliche Komplikationen nie gesehen.

Für die genannte Nahttechnik verwendeten wir früher Chromkatgut, dann Dexon oder Vicryl, Fadenstärke 0, und seit einigen Jahren PDS oder Maxon, Fadenstärke 2/0 [12]. Die guten Gleiteigenschaften der monofilen Fäden traumatisieren das empfindliche Muskelgewebe des Uterus beim Durchziehen am wenigsten und erlauben, die Spannung der fortlaufenden Naht gleichmäßig so zu

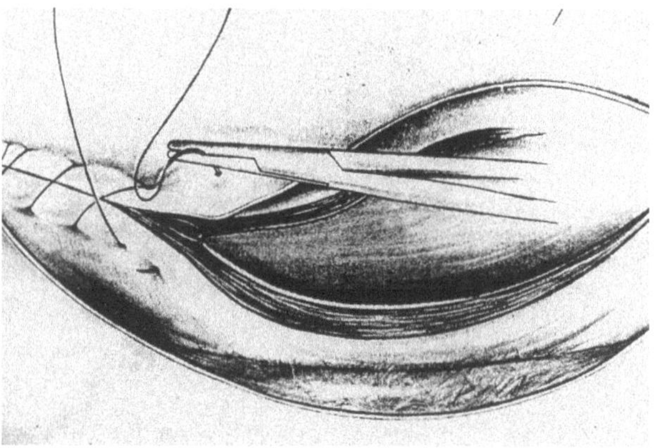

Abb. 6.26. Einreihige fortlaufende überwendliche Allschichtnaht der Uterotomie

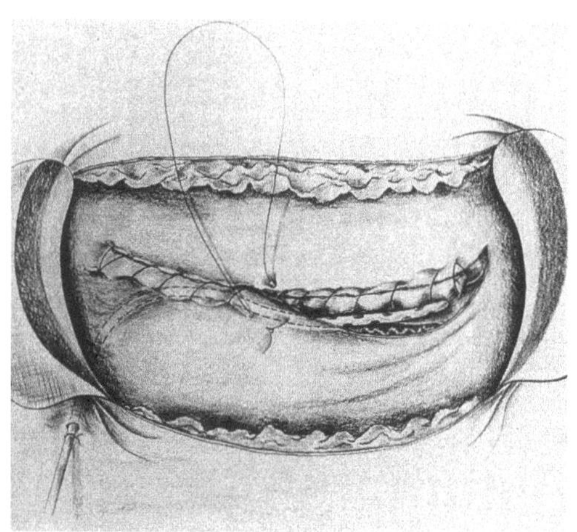

Abb. 6.27. Saugdrainage zwischen Uterus und Harnblase. [Aus 11]

dosieren, daß die Blutung steht, ohne das Gewebe zu strangulieren. Ist das Wundgebiet nach der Uterotomie nicht völlig bluttrocken, so legen wir zwischen Uterus und Harnblase einen Saugdrain ein (Abb. 6.27). Das viszerale Peritoneum heften wir mit einer fortlaufenden überwendlichen Naht mit PDS oder Maxon (Fadenstärke 3/0) locker an die Schnittränder der sog. Uterusfaszie, die dadurch noch einmal adaptiert werden (Abb. 6.28). Dabei versuchen wir bei jedem Stich so viel Peritoneum zu fassen, daß der Totraum zwischen Uterus und Blase möglichst weit reduziert wird.

Die Uteruslängsschnittwunde verschließen wir mit derselben Nahttechnik wie den Uterusquerschnitt. Wir versuchen nicht, das Blasenperitoneum hochzuziehen, um die Uterusnaht völlig zu bedecken, sondern fixieren es dort, wo es am Uterus vorher gelöst wurde (Abb. 6.29). Persistiert eine Sickerblutung aus dem nichtperi-

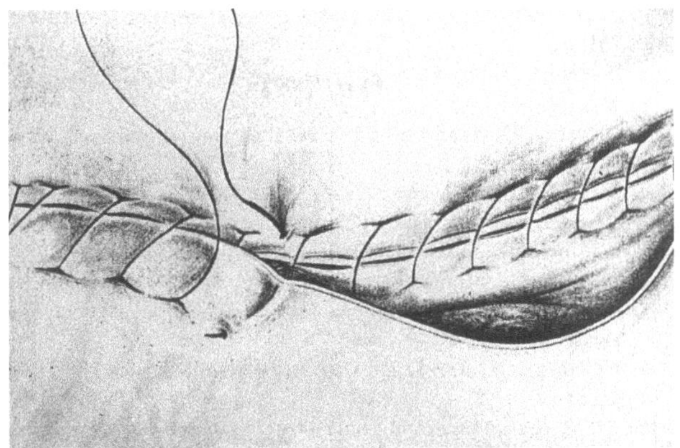

Abb. 6.28. Fortlaufende überwendliche Naht des viszeralen Peritoneums („Blasenperitoneum") unter Mitfassen der Schnittränder der sog. Uterusfaszie

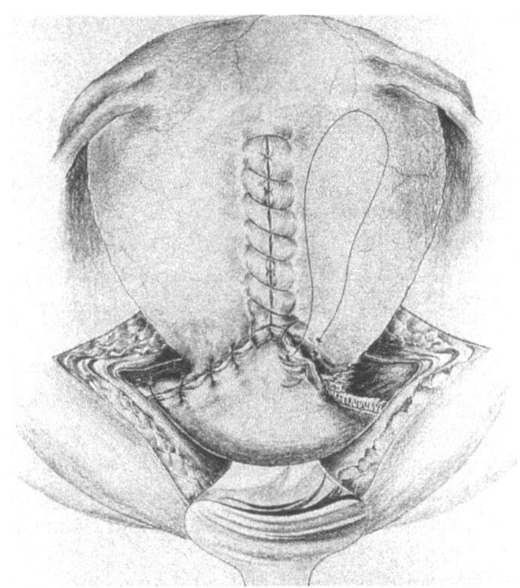

Abb. 6.29. Fixieren des viszeralen Peritoneums am Uterus bei Uteruslangsschnitt. [Aus 18]

tonealisierten Teil der Längsschnittnaht, so legen wir für 24 h einen Saugdrain in die Excavatio vesicouterina und eventuell einen weiteren in den Douglas-Raum.

Literatur

1. Adams DM, Chervenak FA (1990) Intrapartum management of twin gestation. Clin Obstet Gynecol 33: 52–60
2. The American College of Obstetricians and Gynecologists (1982) Guidelines for vaginal delivery after a cesarean child birth. The American College of Obstetricians and Gynecologists, Washington (DC)

3. Ayers JWT, Morley GW (1987) Surgical incision for cesarean section. Obstet Gynecol 70: 706–708
4. Blanco JD, Gibbs RS (1980) Infections following classical cesarean section. Obstet Gynecol 55: 167–169
5. Donnelly JP, Franzoni KT (1964) Uterine rupture. A 30-year survey. Obstet Gynecol 23: 774–777
6. Everette WG (1970) Suture materials in general surgery. Progr Surg 8: 15–37
7. Greer BE, Cain JM, Figge DC, Shy KK, Tamimi HK (1990) Supraumbilical upper abdominal midline incision for pelvic surgery in the morbidly obese patient. Obstet Gynecol 76: 471–473
8. Halperin ME, Moore DC, Hannah WJ (1988) Classical versus lowsegment transverse incision for preterm caesarean section: maternal complications and outcome of subsequent pregnancies. Br J Obstet Gynaecol 95: 990–996
9. Hillemanns HG (1988) Zur Operationstechnik der Schnittentbindung. Geburtshilfe Frauenheilkd 48: 20–28
10. Hirsch HA (1985) Prophylactic antibiotics in obstetrics and gynecology. Am J Med 78 [suppl 6B]: 170–6
11. Hirsch HA (1988) Die postoperative Wundinfektion und ihre Verhütung durch Operationstechnik, Wahl des Nahtmaterials und Antibiotikaprophylaxe. In: Ludwig H, Almendral AC, Hirsch HA, Mall-Häfeli M (Hrsg) Festschrift Prof. Dr. Otto Käser. Schwabe, Basel, pp 45–71
12. Hirsch HA, Niehues U (1988) Mütterliche Morbidität nach Sektio: Einfluß von Infektionskontrolle und Antibiotikaprophylaxe. Geburtshilfe Frauenheilkd 48: 1–7
13. Hochuli E, Benz J, Litschgi M, Marti WK (1987) Geburtshilflich-gynäkologische Datenerhebung zur Qualitätskontrolle und Beantwortung gesundheits- und standespolitischer Fragen. Geburtshilfe Frauenheilkd 47: 829–837
14. Käser O, Iklé FA, Hirsch HA (1995) Atlas der gynäkologischen Operationen, 5. Aufl. Stuttgart, Thieme
15. Keeping JD, Jorrison J, Chang AMZ (1980) Classical caesarean section in preterm deliveries. Aust N Z J Obstet Gynaecol 20: 103–5
16. Meehan FP, Magani IM (1989) True rupture of the caesarean section scar (a 15 year review, 1972–1987). Eur J Obstet Gynecol Reprod Biol 30: 129–135
17. Myers SA, Gleicher N (1988) A successful program to lower cesarean-section rates. N Engl J Med 319: 1511–1516
18. Neeser E, Niehues U, Hirsch HA (1988) Mütterliche Morbidität nach Sektio: II. Vergleich von isthmokorporalem Längsschnitt und isthmischem Querschnitt bei Frühgeburten. Geburtshilfe Frauenheilkd 48: 8–12
19. Pedowitz P, Schwartz RM (1957) The true incidence of silent rupture of caesarean section scars. A prospective analysis of 403 cases. Am J Obstet Gynecol 74: 1071–1081
20. Petiti DB (1985) Maternal mortality and morbidity in cesarean section. Clin Obstet Gynecol 28: 263–269
21. Phelan JP, Clark SL (1988) Cesarean delivery. The transperitoneal approach. In: Phelan JP, Clark SL (eds.) Cesarean delivery. Elsevier, New York, pp 201–218
22. Plotz EJ (1986) Vaginale Entbindung nach vorausgegangenem Kaiserschnitt. Gynäkologe 19: 1
23. Stray-Pedersen B (1990) Acyclovir in late pregnancy to prevent neonatal herpes simplex. Lancet 336: 756
24. Taffel SM, Placek PJ, Moien M (1990) 1988 U.S. cesarean-section rate at 24.7 per 100 births – a plateau? N Engl J Med 323: 199–200
25. Timonen S, Casten O, Kivalo I (1970) Cesarean section. Low transverse (Pfannenstiel) or low midline incision? Ann Chir Gynaecol Fenniae 59: 173–176
26. Welsch H, Hepp H (1991) Zur mütterlichen Sektio-Letalität. 4. Freiburger Internationales Kolloquium, Freiburg i.Br.10.-12. Oktober 1991
27. Westgren M, Paul RH (1985) Delivery of the low birth weight infant by cesarean section. Clin Obstet Gynecol 28: 752–762

6.9 Myom und Schwangerschaft. Zur Strategie des Vorgehens: wann konservativ, wann aktiv?

H.G. Hillemanns und F. Kommoss

Häufigkeit

Etwa 20% aller Frauen nach dem 35. Lebensjahr sind Myomträgerinnen. Die Zahl älterer Gebärender, also Frauen, die schon im „Myomalter" sind, nimmt zu. Das Zusammentreffen von Myom und Schwangerschaft in Statistiken älterer Literatur betrug 0,1–0,6%. Heute ist in etwa 1–2% aller Schwangerschaften mit dem Vorliegen klinisch-sonographisch faßbarer Myome zu rechnen. – In Obduktionsstatistiken von Schwangeren und Wöchnerinnen wurden in 20% Uterusmyome gefunden [18].

Komplikationen

Auch bei größeren Myomen ist in 2 Dritteln der Fälle der Schwangerschaftsverlauf ungestört, bei mehr als der Hälfte eine Spontangeburt möglich und in über 70% der Wochenbettverlauf unauffällig [2, 3, 7, 16, 18, 21]. Das bedeutet aber, daß bei Myomen über 3 cm, vor allem über 8 cm Durchmesser in einem hohem Prozentsatz mit z.T. schweren Komplikationen zu rechnen ist [2, 5, 11, 12, 14, 18]:

- Abortrate etwa 10–40%, doppelt so hoch wie ohne Myom;
- Frühgeburtsbestrebungen 20–70%;
- akute und chronische Schmerzen etwa 30%;
- Nekrose, Verjauchung, Stieldrehung 30–70%;
- Lageanomalien 10–30%;
- operative Eingriffe in der Schwangerschaft etwa 7%;
- postoperative Aborte 15–55%;
- Schnittentbindungsfrequenz bei großem Myom 20–70%;
- mütterliche Mortalität bei Interruptio und großem Myom 17–41% [7];
- Wochenbettkomplikationen in etwa 30%.

Die gefürchteten frühen Wochenbettkomplikationen, die Störung der Plazentaperiode, atonische Nachblutungen und vor allem späte Wochenbettkomplikationen, die Myomnekrose, der akute Unterbauch, die Peritonitis sowie schwere Koagulopathien und die Thromboembolie sind prognostisch schwer voraussehbar und können zu lebensbedrohlichen Situationen führen.

Aus der Summe eigener Erfahrungen und der aus der Literatur wissen wir, daß die Kombination von Myom und Gravidität erhebliche Gefahren für Mutter und Kind mit sich bringen kann. Unter 116 Geburten bei Uterus myomatosus waren 9 Geburten so schwer, daß 3 Frauen und 6 Kinder an den Folgen dieser Komplikationen starben – und dies in hochqualifiziertem Klinikbereich (Probst 1955) [7, 15, 17].

Basisüberlegungen zur Therapiewahl

Die früher extrem aktive Richtung, zuerst durch Winter 1904 sowie A. Mayer vertreten, bedeutete die Interruptio oder das sofortige postpartale Angehen der Myomatosis, meist durch Totalexstirpation des Uterus. Diese Richtung sieht in therapieresistenten Beschwerden, den Gefahren einer Fehlgeburt, Komplikationen unter der Geburt und im Wochenbett die Indikation zum operativen Vorgehen mit dem Ziel, zum einen die Myome bereits in der *Frühschwangerschaft* zu enukleieren und so die Schwangerschaft zu erhalten – ungeachtet der höheren postoperativen Abortrate –, zum anderen spätere Komplikationen zu vermeiden. Bei dieser aktiven Strategie wurde, wenn durch Verlegung des Beckeneingangs oder durch akute Ereignisse die Schnittentbindung notwendig wurde, die Myomoperation sofort angeschlossen, die meist mit der Uterusexstirpation endete, so daß die Frauen die Gebärfähigkeit zwar verloren, aber ungefährdet gesund überlebten. So findet sich noch 1967 im Handbuch der Gynäkologie und Geburtshilfe von Käser et al. der lapidare Satz: „Erfahrungen haben gezeigt, daß im Falle ausgedehnter Myome am besten eine Sectio mit anschließender Hysterektomie vorgenommen wird" [20].

Später kam es dann zu einem totalen Wandel mit extrem konservativem Behandlungskonzept. Strenges Abwarten, d.h. nur und erst bei vitaler Indikation wird zur Operation geraten [2, 4, 5, 6, 16] – eine Basisstrategie, die auch wir bis vor wenigen Jahren nahezu dogmatisch vertraten.

Beobachtung 1

„Riesenmyom", Bedeutung der präperativen amnionerhaltenden Sectiotechnik für Uterus und Kind. Forensisch erzwungenes konservatives Vorgehen und erst sekundäre Myomoperation unter hoher vitaler Gefährdung im Spätwochenbett.

Patientin 27 Jahre, farbige Afrikanerin. II-Gravida nach Spontangeburt (2750 g/49 cm). Aufnahme bei uns in der 25. + 3 SSW wegen schmerzhafter Kontraktion. Sonographisch fand sich ein 18 × 13 × 13 cm großes Myom der gesamten rechten Uterushälfte. Die Patientin hatte absoluten Kinderwunsch und verweigerte jede Einwilligung in eine evtl. notwendige Hysterektomie.

Problemstellung

Absoluter Zwang zum konservativen Vorgehen trotz höchster Gefährdung der Mutter.

Verlauf/Vorgehen

Unter 10wöchiger Hospitalisierung gelang es, durch i.v.-Tokolyse, Spasmolyse, Analgetika und Thromboseprophylaxe, die Lebensreife des Kindes zu erreichen. In der 36. + 3 SSW pathologisches CTG sowie Quer-Schräglage des Kindes und damit Indikation zur Schnittentbindung.

Unser *operatives Vorgehen* erfolgte nach den Regeln der kompletten präparativen Amnionsectio [8]. Dies war entscheidend für das Gelingen der Operation, die Vermeidung der Hysterektomie und Basis für die erst 6 Wochen später mögliche Zweitoperation.

Nach Eröffnung der Bauchhöhle sah man einen enorm varikösen, anfangs kaum identifizierbaren tumorösen, stärkstens torquierten Uterus mit mannskopfgroßem Myom der ganzen rechten Uterusregion und – wie später erst klar wurde – dem kappenartig kleinen Uteruskavum, welches wie ein Nebenhorn an den Myomtumor links angrenzte. Die Isthmusregion konnte erst nach längerem Palpieren lokalisiert werden, ebenso die Blasenserosa. Der optimale Zugang für die präparative Inzision wurde, nach Abschieben der Blasenserosa, weit seitlich links im untersten linken Korpusabschnitt aufgefunden. Über diesen muskulär dünnsten Abschnitt – gefunden durch intensives tastendes Suchen! – mit zu erwartendem direktem Zugang zur Amnionhöhle erfolgte das bogenförmige präparative Aufsplittern der Muskelfasern, die unter dem Druck der stehenden Fruchtblase schnell auseinanderwichen, und schließlich die Diszision der Dezidua unter behutsamer Erhaltung der Fruchtblase. Der Schnitt wurde dann digital aufgedehnt, rechts hart limitiert durch das große Myom, links bis dichtest an die Uterinagefäße, um Raum zu gewinnen. Dann ging die linke Hand des Operateurs in den unteren Napf des Eipols und luxierte die Blase mit dem seitlich abgewichenen Kopf vor die Uteruswunde mit – nach Amniotomie – Herausluxieren des mit dem Gesicht genau in die Wunde schauenden Kindes (2820 g, 50 cm A 8–10–10 Ph 7, 22). Das Eingehen an einem muskelstarken, nicht aufgedehnten Ort, besonders das Hineinstechen in Teile des Myoms hätten die Uteruswand zerissen, die Extraktion äußerst erschwert und das Kind durch Kontraktur gefährdet. Eine Stichinzision blind in das vermutete Kavum hätte die große Gefahr einer Gesichtsverletzung bedingt.

Die Plazenta, über dem Myom partiell accret, wurde manuell abgelöst. Die extramedian weit links gelegene tangentiale Sectiowunde wurde in typischer Weise durch einschichtige Naht versorgt. Der riesige Uterus myomatosus konnte auch nach Geburt des Kindes in seinen oberen Abschnitten nicht inspiziert werden, die Adnexe waren nicht einsehbar. Da die Patientin nicht in eine mögliche Hysterektomie eingewilligt hatte, konnte die Myomentfernung nicht gewagt werden. Die primäre intraoperative Enukleation des „Riesenmyoms" aus der rechten Uterushälfte hätte die völlige Zerstörung des Uterus, eine hohe Blutungsgefahr und damit die Hysterektomienotwendigkeit bedeutet. So drohte jetzt eine atonische Nachblutung und eine Myomnekrose im Wochenbett. Unter behutsamer Prostaglandin-F_2-Alpha-Gabe, Eiswickeln und Spasmolytika sowie Antibiotika und Thromboseprophylaxe wurde die 1. postpartale Woche bewältigt. Ziel war es, die dringend notwendige Myomoperation nach Ende des Wochenbettes durchzuführen, da die Patientin unbedingt ihren Uterus erhalten wollte. Die hohe psychophysische Belastung über die Wochen der schmerzhaften Schwangerschaft, die Dramatik des frühen Wochenbettes führten zu einem schweren psychischen Kollaps mit 3wöchiger psychiatrischer stationärer Intensivbehandlung. Schließlich kam es dann doch zu der erwarteten sehr schweren Myomnekrose mit Endomyometritis, beginnender Peritonitis und septischen Temperaturen. Unter intensivster variierter antibiotischer Therapie und nach äußerst schwieriger Aufklärung und Einwilligung der Patientin, auch in Hinsicht auf die Möglichkeit, den Uterus zu verlieren, wurde der Versuch der konservativen Myomoperation gewagt.

Bei dieser Relaparotomie 8 Wochen post partum stand der tumoröse Uterusfundus am Xiphoid mit dem intramuralen Fundusmyom von Mannskopfgröße. Unter Por-8-Infiltration wurde über dem Myom an der Hinterwand ein 10 cm langer Längsschnitt durchgeführt, die Myomkapsel mit Haken nach seitlich gehalten. In über 30 min schwieriger Präparierarbeit wurde dann das weitgehend nekrotische, graubraune, stinkende Myom, welches ausgedehnte zentrale Abszeßbildungen zeigte, Schritt für Schritt ausgegraben, teils stumpf, teils mit der Schere oder dem Skalpell. Eine breite Eröffnung des Uteruskavums an der Basis war notwendig bei zur Uterusmuskulatur nicht abgegrenztem Myomgewebe. Von vaginal aus wurde ein Folley-Katheter transzervikal in die großflächige Kavumwunde eingelegt, im Fundus mit einer Kat-Naht fixiert und auf 30 ml aufgeblasen, um so ein Kavum zu rekonstruieren, Synechien zu vermeiden sowie zur Drainage des Uteruskavums. Nach schwieriger Resektion nekrotischer Myomkapselreste wurde die Uterusrückwand durch einrollende Z-Nähte gut adaptiert. Nach Spülung der Uteruswunde sowie des Bauchraumes mit 4%iger Betaisodona-Lösung und Bauchdeckenverschluß unter Anlegen multipler Drainagen verblieb der durch die eingerollte Myomkapsel noch immer tumorös erscheinende und die Bauchdecken breit vorwölbende Uterus mit den beiden unauffälligen Adnexen. Unter Antibiotikatherapie, Thromboembolie- und Koagulopathieprophylaxe wurde ein ungestörter postoperativer Verlauf mit guter Erholung erzielt.

Ordination

Endokrine Steuerung der ersten Perioden, antikonzeptionell bis zum Ende des 1. Jahres. Vor erneuter Gravidität – nicht vor eineinhalb Jahren – Hysterosalpingographie zur Analyse des Uteruskavums und der Tubenanatomie. Intensivüberwachung der Patientin in einer folgenden Schwangerschaft mit Hospitalisierung ab der 28. SSW. Primäre Resectio etwa in der 36. SSW, Einwilligung zur Hysterektomie hierbei unerläßlich.

Epikrise

Bei Ablehnung der Patientin gegenüber jeglichem Risiko einer Hysterektomie gelang es schließlich, unter Hochrisikobetreuung in Langzeithospitalisierung die

Lebensreife des Kindes zu erreichen. Für das Gelingen der Schnittentbindung mit in bezug auf das „Riesenmyom" konservativem Vorgehen, ohne die an sich notwendige Hysterektomie, war die präparative Technik der kompletten Amnionsectio [8] von hoher Bedeutung: zur Auffindung des möglichen Zugangs zur Amnionhöhle, zur Erhaltung des extrem deformierten Uterus, zur schonenden Extraktion des Kindes ohne Verletzungsgefahr. Die zwangsläufig folgende septisch-abszedierende Myomnekrose im Wochenbett mit der Notwendigkeit der Relaparotomie in die beginnende Peritonitis hinein zeigt, daß dieses Risiko auch heute noch höchste vitale Gefährdung bedeutet und trotz absolutem Willen der Patientin, den Uterus nicht zu verlieren, eine forensische Absicherung unerläßlich macht. In unserem Falle gelang glücklicherweise die Rettung der Patientin und des Uterus, unter höchstem Einsatz von Erfahrung und moderner klinischer Medizin.

Beobachtung 2

Vielknolliger Uterus myomatosus. Schwerste Schmerzsymptomatik. Konservative Therapie. Spontangeburt. Konservative Myomoperation 1 Jahr später.

Patientin 35jährige I-Para. Vielknolliger Uterus myomatosus, sonographisch multiple Knoten: 8 × 4 cm im Fundus, 9 × 6 cm rechte Uterusseite, 5 × 4 cm im Isthmusbereich etc. Wochenlanger stationärer Aufenthalt mit Bettruhe wegen zunehmender Abdominalbeschwerden, schweren Koliken, Übelkeit, Erbrechen und schließlich akute rezidivierende Myomschmerzen.

Problemstellung

Bei der 35jährigen I-Para mit großem Kinderwunsch mußte trotz der schweren Schmerzen der konservative Versuch gewagt werden, unter Intensivbeobachtung und intensiver Schmerztherapie.

Verlauf/Vorgehen

Unter Therapie mit Spasmolytika, Analgetika, Magnesium und bis zum 6. Monat Proluton Dep. 500 mg (anfangs alle 4 Tage, später 2mal pro Woche) wurde die Schwangerschaft bis zur 37. + 5 SSW durchgehalten. Nach vorzeitigem Blasensprung, nach 22 h Latenzzeit komplikationslose Spontangeburt (2340 g, 47 cm). Komplikationslose Plazentaperiode, komplikationsloses Wochenbett. Konservative Myomoperation 1 Jahr später.

Epikrise

Die Einbeziehung der Eltern bei ihrem unbedingten Kinderwunsch, die relative Beherrschung auch erheblicher Schmerzen durch die konservative Therapie war

Basis für den glücklichen Ablauf, aber nur unter stationärer Intensivbeobachtung. Auch bei vielknolligem übergroßem Uterus myomatosus gelingt die Spontangeburt und ein komplikationsloses Wochenbett – jedoch nicht voraussehbar; eine vitale Gefährdung droht immer, so daß dieses Vorgehen nur in erfahrener Intensivüberwachung verantwortbar ist.

Beobachtung 3

„Riesenuterus" myomatosus. Schwerste Myomschmerzen. Konservative Therapie bis zur Lebensreife. Sectio caesarea mit konservativer Myomenukleation.

Patientin 35jährige I-Para. Ab 25. SSW wegen stärkster Ober- und Unterbauchschmerzen, stationär bei Riesenuterus myomatosus aufgenommen, das große Myom das ganze kleine Becken ausfüllend mit fortgeschrittener zentraler Erweichung (Ultraschall 14 × 12 × 11 cm), daneben weitere Myomknoten.

Problemstellung

Der Ausschluß vital gefährdender Sekundärkomplikationen, wie Appendizitis, Ileus, Peritonitis, war vorrangig. Dann bei dringendstem Kinderwunsch die Vermeidung des aktiven Vorgehens, solange verantwortbar, bis zur Lebensreife des Kindes. Bei Indikation zur Schnittentbindung die Entscheidung zur konservativen Myomenukleation in gleicher Sitzung zur Vermeidung hochgefährdender Wochenbettkomplikationen, zur Vermeidung eines späteren Zweiteingriffes und in Abwägung einer Notwendigkeit zur sekundären Hysterektomie.

Verlauf/Vorgehen

Alle erfahrene klinische Diagnostik sprach gegen eine Intestinalsekundärkomplikation, eine vorbereitete Inspektionslaparotomie konnte vermieden werden. Unter intensiver Schmerztherapie, leichter Tokolyse, im permanenten differenzierten Gespräch mit den Eheleuten, die in die Verantwortung miteinbezogen waren, gelang des Hinausschieben der sich ständig aufdrängenden Operationsnotwendigkeit, was zunächst den Abbruch der Schwangerschaft oder eine hochgefährdete Frühgeburtlichkeit bedeutet hätte. In der 34. + 4 SSW zwangen quälende, nicht mehr erträgliche Schmerzen und Koliken, bei zugleich geburtsunmöglicher Lage des Kindes wegen vorliegendem Myom, zur Schnittentbindung. Unter kompletter amnionerhaltender Sectiotechnik fand sich nach intensivem Palpieren zwischen den Myomen ein günstiger Zugangsweg isthmokorporal quer, der eine problemlose Entbindung des Kindes (2680 g, 50 cm, Klumpfußfehlhaltung infolge Myomdrucks) zuließ. Das 1000 g schwere Myom, zentral subtotal erweicht, und 2 weitere intramurale Knoten wurden in klassischer Weise enukleiert, erschwert nur durch ausgedehnte breitflächige Adhäsionen und schwierige Adhäsiolyse über den Tumoren. Gut rekonfigurierter Uterus, komplikationsloses Wochenbett.

Epikrise

Selbst bei schwersten Myomschmerzen lohnt der konservative Versuch bis zur Lebensreife des Kindes – unter Intensivüberwachung und Hospitalisation. Die konservative Myomenukleation sofort im Anschluß an die Schnittentbindung gelingt komplikationslos, eliminiert die postpartale hohe Gefährdung im Wochenbett, vermeidet eine 2. Laparotomie und resultiert in funktionell gesundem Uterus.

Beobachtung 4

„Riesenuterus" myomatosus. Myomnekrose. Sectio caesarea mit komplikationsloser kompletter konservativer Myomenukleation.

Patientin 32 Jahre, I/IV. 1979, 1984 Abruptio, 1989 Missed abortion, ET 19.09.91. 35. SSW zunehmende Schmerzen, Einweisung erstmals zu uns. Im Ultraschall riesiger Uterus myomatosus mit Myomnekrose. Schräglage, Kopf seitlich hochgedrängt durch zervikoisthmische Myomknoten. Ansteigende Leberwerte.

Problemstellung

Absoluter Kinderwunsch, Wunsch nach Erhaltung der Gebärmutter. Also Notwendigkeit zur konservativen Therapie, solange verantwortbar. Bei anstehender Sectioindikation ist es dringlich, die forensische Absicherung der Eltern zu haben, bei doch drohender Indikation zur Hysterektomie.

Verlauf/Vorgehen

Die mittelgradigen Schmerzen lassen sich konservativ beherrschen ohne vitale Notwendigkeit, in der Frühgeburtsperiode einzugreifen. Schließlich zwingen hohe Transaminasen und eine zunehmende Lebersymptomatik in der 36. SSW zum aktiven Eingreifen. Die Schnittentbindung ist unvermeidbar bei Schräglage und durch das große isthmozervikale Myom und abgedrängtem Kopf.

Unterbauchlängsschnitt. In der Vorderwand 2 große Myome mit taillenförmiger Verbindung: das übermannsfaustgroße im Übergang vom Isthmus zum Korpus, das 2. überfaustgroße parazervikal in der Tiefe. Der Uterus ist stark torquiert; in der Schnittöffnung liegt das rechte Lig. rotundum, sieht man die varikösen Adnexe, direkt angrenzend ein weiteres Vorderwandmyom.

Operative Technik als Basis des Vorgehens ist die präparative amnionerhaltende Sectio. Unter intensivem Tasten wird der beste, d.h. der dünnste Wandabschnitt aufgesucht, welcher sich direkt neben dem Lig. rotundum, also an der Seitenkante findet. Hier tastet man den Kopf durch. Die Blase wird abgeschoben. Mit dem Skalpell wird tangential eingeritzt, die Muskelfasern aufgesplittert, immer schräg in Richtung auf den Isthmus, nahe den Myomknoten. Quellblutungen werden digital beherrscht. Keinesfalls Stichinzision, keinesfalls unkontrolliertes Aufreißen der

Myomregion, sondern subtiles Aufpräparieren über dem dünnsten Abschnitt mit Wegdrängen der Myomknoten. Die Blase wird schließlich hervorluxiert, der Kopf mit der Blase herausgehebelt und das Kind leicht entwickelt (2500 g, 43 cm, Apgar 10). Problemlose manuelle Plazentarperiode.

Die Uteruswunde wird mit Klemmen versorgt, dann zur konservativen Myomenukleation geschritten. Die Kapsel auf dem isthmokorporalen großen Knoten wird gespalten und das graue, nekrotische, überfaustgroße Myom Schritt für Schritt herauspräpariert. Dies teils digital, teils mit der Schere, unter Krallenzug nach oben. Die Myombasis wird auf Klemmen abgesetzt. Durch die entstandene Myomwunde gelingt es dann, in die Tiefe zum 2. ebenfalls überfaustgroßen Parazervikalmyom vorzudringen und es in gleicher Weise herauszupräparieren, dies unter subtiler Schonung der direkt angrenzenden Uterinagefäße. Während des ganzen Enukleierens dieser Myome ist das Uteruskavum durch die breit offene Sectionwunde voll überschaubar. Erst dann wird in typischer Weise die tangentiale Sectiowunde, vom Rotundum rechts oben bis isthmisch links unten mit Z-Nähten einschichtig, überwallend versorgt.

Anschließend Versorgung der Myomwunde durch die Myomkapsel mit einkrempelnder Naht, die eine sehr solide Struktur mit breiter Wanddicke ergibt. – Drei weitere, pflaumengroße Myome werden in gleicher Weise intramural aus dem Fundusbereich enukleiert.

Es resultiert ein völlig rekonstruierter, nun in normaler Position und Haltung sich darstellender Uterus. Die Peritonisierung gelingt bis in die mittleren Abschnitte des Uterus; die oberen Narbenbereiche werden durch das Hinunterführen des großen Netzes gegen spätere Adhäsionen abgesichert.

Die Inspektion der Dünndarmschlingen zeigt eindrucksvoll die totale Fibrinaustamponierung der Lymphkapillaren und Gefäßangiolen, jedoch noch ohne bedrohliche Störung der Darmdurchblutung. Die Leber ist stark vergrößert, von ocker-brauner Tönung.

Blutverlust knapp 500 ml. In keiner Phase der Myomenukleationen bedrohliche Blutungssituation oder Gefahr, den Uterus exstirpieren zu müssen. – Unter kurzer Abtibiotikaprophylaxe, Thromboseprophylaxe etc. unauffälliges Wochenbett und baldige Entlassung.

Ordination

Nächste Schwangerschaft nicht vor eineinhalb Jahren. Zu beendigen durch eine primäre Resectio 4–5 Wochen vor dem Endtermin, unter stationärer Beobachtung ab der 34. SSW. Kontrolle der Leberwerte bei gutem klinisch-internistischem Verlauf.

Epikrise

Forensisch abgesichert in bezug auf die Möglichkeit der notwendigen Hysterektomie wurde die konservative Myomenukleation direkt an die indizierte Kaiserschnittentbindung angeschlossen. Durch die präparatorische, primär amnionerhaltende Schnittentbindungstechnik gelang der für Kind und Mutter optimale Zugang zwischen den großen Myomknoten bei starker Torquierung und atypischer Position des Uterus. So gelang auch die komplette konservative Myomenukleation unter Erhaltung eines funktionstüchtigen Uterus, in keiner Phase gefährdet in bezug auf dringliche Hysterektomie. Ein hochbedrohliches Wochenbett mit schon fortgeschrittener Koagulopathie und Myomnekrose konnte vermieden werden, ebenso die Notwendigkeit einer Zweitoperation ein Jahr später.

Diskussion

Konservative Therapie in der Gravidität

Die Laparotomie mit Enukleation eines oder mehrerer degenerierter intramuraler Myome bedingt ein hohes Risiko der Blutung, des Verlustes des Föten, der späteren Narbenruptur und einer evtl. notwendigen Uterusentfernung [2, 3, 7, 11, 16, 17, 18]. Die heutige konservative Therapie dagegen ist, wie wir in unseren Kasuistiken zeigten, in hohem Prozentsatz auch bei hochkomplizierten Fällen bis zur Lebensfähigkeit des Kindes erfolgreich und muß aufgrund unserer Erfahrung konsequent ausgeschöpft werden. Die schweren, oft rezidivierenden Schmerzepisoden sind beherrschbar durch Spasmolytika, Analgetika, ja epidurale Injektionen von Morphin [2], hochdosierte Depotgestagene [4] (unsere Beobachtung). Erfahrene moderne Tokolyse zusammen mit strenger Hospitalisierung unter Intensivüberwachung - Grundforderung in derartigen Fällen - und Beachtung der Regeln der Thromboseprophylaxe runden das konservative Basiskonzept ab.

Nach Spontangeburt ist die konservative Therapie bei Myom und Wochenbett auf die Vermeidung atonischer Blutungen und Reduzierung der Gefahr der zu fürchtenden Myomnekrose auszurichten, Gefahren, die, wenn auch nur in seltenen Fällen, dann zu vitaler Gefährdung und oft zu Nothysterektomie zwingen. Die Anwendung von Sekalealkaloiden muß vermieden werden zugunsten der Anwendung von Oxytocininfusion oder von Prostaglandinen bzw. physikalischen Mitteln.

Laparotomie in graviditate

Bei einer mit allen modernen diagnostischen Methoden nicht sicher auszuschließenden Appendizitis oder bei intestinalen Komplikationen, ebenso bei Verdacht auf Stieldrehung, ist die Laparotomie unumgänglich - auch bei „nicht beherrschbaren Schmerzen“, bei „vitaler“ Gefährdung, d.h. bei akutem Abdomen. Diese Ereignisse sind jedoch selten [2, 3].

Befürworter einer großzügigen Indikationsstellung zur Myomoperation in graviditate weisen allerdings auf zahlreiche Kasuistiken hin, die zeigen, daß selbst große Myome, auch im Zervixbereich, konservativ zu entfernen sind, wenn jedes „Quetschen und Malträtieren“ vermieden wird [7, 16, 18]. Auch wenn die Myomentfernung in der *Frühgravidität* nur in Ausnahmefällen notwendig ist, so ist vor allem bei jungen Frauen diese Enukleation frühzeitig in der Schwangerschaft von Vorteil, um eine Fehlgeburt zu vermeiden. Das Ziel ist weiter, sich nicht der Gefahr auszusetzen, daß während Geburt oder Wochenbett eine verstümmelnde, zur Sterilität führende Operation unter viel ungünstigeren Bedingungen ausgeführt werden muß. Bei alten Gebärenden, bei denen man nicht weiß, ob sie noch einmal empfangen werden, sollte man dagegen bewußt konservativ vorgehen, um ein lebendes Kind gewinnen zu können [16].

Bei planbarem Vorgehen ist sonst der beste Zeitpunkt für eine Myomenukleation zwischen dem 4. und 6. Schwangerschaftsmonat (14.–24. SSW), da die Wehenbereitschaft des Uterus hier am geringsten ist [3, 7, 16, 18]. Für uns haben sich hochdosierte Depotgestagene zur Ruhigstellung des Uterus bewährt.

Die *operative Technik* ist der mediane Längsschnitt, da er die Erweiterungsmöglichkeit im Bereich der Bauchdecken für eine abdominale Exploration bietet. Der Eingriff ist auf das unbedingt notwendige Ausmaß zu begrenzen. Stielgedrehte oder größere gestielte Myome werden problemlos exstirpiert. Intramurale Myome werden nur entfernt bei Rupturblutung, Infarzierung oder Infektion [2, 3]. Hinterwand- oder intraligamentäre oder inkarzerierte Myome können große Schwierigkeiten bereiten; hier ist ein möglichst früher operativer Zeitpunkt unter Umständen wesentlich günstiger. Eine unnötige Traumatisierung, eine unkontrollierte Manipulation am schwangeren Uterus sind zu vermeiden, die abdominale Exploration nur so weit durchzuführen, wie sie zur Abklärung der Beschwerden erforderlich ist. Der Eingriff ist somit auf den notwendigen Umfang zu begrenzen [3], jedoch unter Beachtung und im Sinne der Prophylaxe späterer Komplikationen, wie Uterusruptur in fortgeschrittenen Monaten, oder aber auch in vorausschauender Prophylaxe in Hinsicht auf eine später sich aufzwingende Notfalloperation.

Wie in allen Gebieten unseres Faches, der Geburtshilfe, so ist besonders in diesem Problemfeld die ausführliche Besprechung aller Möglichkeiten mit den Eltern, vor allem aber die forensische Absicherung unerläßlich.

Schnittentbindung bei Uterus myomatosus

Die Indikation zur Schnittentbindung sollte nicht nur aus den selbstverständlichen Indikationsbereichen „drohende kindliche Asphyxie“ (sprich „gestörte Plazentafunktion“) und nicht nur wegen des Risikos infolge Geburtsmechanik des Kindes gestellt werden. Von wesentlicher Bedeutung erscheint uns heute die *Prophylaxe schwer voraussehbarer späterer Komplikationen*, vor allem mit Vermeidung nicht selten zur Hysterektomie führender bzw. vital gefährdender Noteingriffe. Die Prognose für die Plazentaperiode ist auch bei nicht besonders großen Myomen mit äußerster Vorsicht zu stellen: verzögerte Plazentaperiode, schwierige Nachtastung, atonische Nachblutung, nicht selten hochriskante Operationen per Laparotomie. Selbst wenn alle diese Gefahren überwunden sind, drohen im späteren Wochenbett Komplikationen, vor allem bei partieller oder totaler Nekrose, bei Verjauchung der Myome, wodurch die Exstirpation des Uterus notwendig werden kann, um die Mutter zu retten. Alle diese Gefahren können umgangen werden, wenn bei Vorliegen eines Myomes von vornherein der Entschluß zur Schnittentbindung gefaßt wird. Die Sectiorate liegt bei uns und allgemein etwa bei 30%, wobei das Myom nicht immer die alleinige Indikation darstellt. Ohne Zweifel ist die Totalexstirpation des myomatösen Uterus bei Frauen, die in höherem Alter stehen und bei denen die Familienplanung abgeschlossen ist, eine sichere definitive Methode. In den anderen Fällen strebt man heute die Erhaltung des Uterus an, in der Erwartung, daß die Wochenbettgefahren zu beherrschen sind.

So stellt sich die Frage der *Myomentfernung während des Kaiserschnitts.* Bis vor wenigen Jahren erschien uns diese konservative Myomentfernung anläßlich eines Kaiserschnittes wegen der intraoperativen und postoperativen Komplikationen nur dann indiziert, wenn das intramurale Myom im Bereich der Uterotomie bzw. ein gestieltes Myom vorliegt. Wir fürchteten die erheblichen Probleme der Blutstillung, der Peritonealisierung, der Wundheilung und die Gefahr der Infektion. „It is much wiser to approach these problems at some time in the future when the odds are on your side" [6] (s. bei [3]). So war auch unsere Strategie hier nahezu dogmatisch konservativ ausgerichtet. Wir fürchteten die Blutungsgefahr bei Enukleation aus dem postpartalen Uterus, Infektionen im Uterus, Ileus und Peritonitis. So empfahlen auch wir bei noch bestehendem Kinderwunsch die Post-partum-Involution abzuwarten, d.h. die Myome anläßlich der Kaiserschnittentbindung zu belassen und die notwendige konservative Myomoperation unter günstigeren Bedingungen in späteren Monaten nach Abschluß des Wochenbettes durchzuführen [2, 3, 21]. Vielfach wird ein individuelles Vorgehen empfohlen unter Abwägung der Wochenbettprognose mit Ernährungsstörung des im Uterus belassenen Myoms gegen die technischen Schwierigkeiten der Myomoperation, vor allem isthmozervikalem oder intraligamentärem Sitz oder vielknolliger Myomatosis [2].

Aufgrund unserer positiven Erfahrung der letzten Jahre haben wir unsere Strategie hier vollständig geändert und empfehlen heute das *aktive Vorgehen.* Zumindest raten wird zu einem, wenn auch primär behutsamen, operativen Angehen, aber mit dem konsequenten Ziel, *alle Myome sogleich nach der Schnittentbindung des Kindes im gleichen operativen Akt zu entfernen.* Wir sahen in 6 derartigen Fällen großer und multipler Myome (analog Kasuistik) keine *nicht* beherrschbare Gefahr von Blutungen im Myombett, keine Gefäßverletzungen und konnten den Uterus anatomisch und funktionell optimal rekonfigurieren, hatten auch keine Probleme mit der Peritonisierung. Der postoperative Verlauf wie das Wochenbett waren ungestört, vitalbedrohliche Wochenbettverläufe damit eliminiert, eine 2. Laparotomie konnte vermieden werden.

Operative Technik bei Schnittentbindung und Uterus myomatosus

Basis ist das operative Vorgehen nach den Prinzipien der präparativen, inkompletten, wenn möglich kompletten Amnionsectiotechnik [8]. Dies bedeutet Verbot der früher klassischen sog. Stichinzision, keinesfalls blindes Hineinstechen in den Bereich des sog. unteren Uterinsegmentes, das so oft bei Uterus myomatosus und Torquierung des Uterus unüberschaubar bzw. schwer beurteilbar ist. Unbedingt zuvor sorgfältiges, längeres Palpieren, digitales Tasten und Aufsuchen des dünnstmöglichen Wandabschnittes über der Fruchtblase, über dem Kind, zwischen den Myomknoten; ob im Isthmus oder isthmokorporal, ob im Korpusbereich, ist nicht wesentlich. Entscheidend ist das Auffinden des direktesten, „dünnsten" Zugangs zur Fruchthöhle, zwischen oder neben den Myomknoten. Wenn möglich, ist die klassische, quere Inzision, durchaus aber auch die tangentiale Inzision (s. Kasuistik) anzuwenden, die vertikale Inzision wenn irgend möglich unbedingt zu vermeiden – es sei denn, die anschließende Hysterektomie ist vorgesehen. „Präparativ" bedeutet, unter Vermeidung der Stichinzision langsam und schrittweise mit dem Skalpell die Muskelfasern über der so lange wie möglich zu erhaltenden Fruchtblase aufzusplittern und die nötige Extraktionsöffnung in allmählicher Präparation, erst mit dem Skalpell, dann mit untergeschobener Schere, dann evtl. digital herzustellen. Gelingt dies optimal über der stehenden Blase, wird diese mit dem Kopf oder dem Steiß vor die Uteruswunde hervorluxiert, entsprechend der kompletten Amnionsectiotechnik oder, bei nicht vermeidbarem Blasensprung, eben im Sinne der inkompletten Amnionsectiotechnik. So wird ein durch Stichinzision falscher, damit hochgefährdender Weg in myomatöse Wandabschnitte ebenso vermieden wie die Zerstörung der Uteruswand oder aber eine Verletzung des Kindes bei Stich bzw. infolge Extraktion durch ungünstige myomatöse Wandabschnitte mit gefährlicher Enge und Kontraktur. Die schrittweise konservative Enukleation der Myomknoten erscheint am günstigsten, wenn man die Sectiowunde nach passagerer Blutstillung vorübergehend offen läßt und damit das Kavum, die Zervix, die Uterinagefäße, die Lokalisation der Myomknoten optimal überschauen kann. Durch sagittale Spaltung der Myomkapsel, digitales und instrumentelles Herausarbeiten und Herausdrehen der Myome, durch Absetzen der Knoten von der gefäßführenden Basis und unter Einkrempelung der Myomkapsel gelingt die Enukleation und die Herstellung einer sehr stabilen Wunde nahezu problemlos und schließlich, nach einschichtiger Nahtversorgung der Sectiowunde, die Rekonfiguration eines anatomisch und funktionell optimalen Uterus. Die Peritonisierung im Fundus und an der Hinterwand, falls nicht spannungslos möglich, wird durch retrouterine Lagerung des großen Netzes ersetzt, ergänzt durch sorgfältige Spülung der Peritonealhöhle. Zur Prophylaxe eines postoperativen Adhäsionsileus wird eine Dextranlösung instilliert. Im Wochenbett erfolgt die regelhafte Antibiotika- und Thromboembolieprophylaxe. Die endokrine Steuerung der Menstruationen nach Abschluß der Laktationsphase über etwa eineinhalb Jahre erscheint uns sinnvoll, ebenso eine Hysterosalpingographie vor der nächsten Schwangerschaft. Diese wird ab der 28. SSW im Sinne der Intensivüberwachung unter den Bedingungen der Hospitalisierung durchgeführt, mit primärer Resectio in etwa der 36. SSW.

Therapeutische Richtlinien (Zusammenfassung)

Frühgravidität und Uterus myomatosus bei jungen Schwangeren

Drohen bei bereits großen Myomen Komplikationen wie Abort, Frühgeburt, Myomnekrose, Schnittentbindung, Notoperation im Wochenbett und sind damit für

Kind, Mutter und Fertilität hohe Risiken zu erwarten, dann empfehlen wir den frühzeitigen Entschluß zur Laparotomie mit konservativer Myomoperation bereits um die 16. SSW.

Schwangerschaft bei Uterus myomatosus
Unbedingt konservative Therapie bis zur Lebensreife des Kindes. Erst bei vitaler Indikation Laparotomie. In etwa 70% ist die Spontangeburt und ein komplikationsarmes Wochenbett, in etwa 30% die Schnittentbindung zu erwarten.

Primäre Sectio caesarea
Drohen Geburts- und Wochenbettkomplikationen mit gefährdenden Notsituationen und Sekundäroperationen, so empfehlen wir eine großzügige prophylaktische Indikation zur primären Schnittentbindung.

Operative Technik bei Kaiserschnitt und Uterus myomatosus
Unbedingt nach den Regeln der präparativen, primär das Amnion erhaltenden Schnittentbindungsmethode (Sectio caesarea praeparatoria amnion protectiva) [8] vorgehen.

Sectio caesarea und Uterus myomatosus
Konsequente, komplette, konservative Myomenukleation aller Knoten sofort im Anschluß an die Schnittentbindung. In komplizierten Fällen oder bei abgeschlossener Familienplanung sofortige Hysterektomie des Uterus myomatosus.

Forensische Absicherung gegenüber allen Risiken, Komplikationen und Folgen ist unerläßlich durch erfahrene und sinnvolle Aufklärung!

Literatur

1. Baumgarten FG (1975) Myom und Schwangerschaft. Zentralbl Gynäkol 97: 729–33
2. Börner P (1986) Gynakologische Erkrankungen. In: Wulf K-H, Schmidt-Matthiesen H (Hrsg) Klinik der Frauenheilkunde und Geburtshilfe, Bd 5: Die gestörte Schwangerschaft. Urban & Schwarzenberg, München, S 351–354
3. Böttcher HD, Beller FK (1977) Uterus myomatosus und Schwangerschaft. Z Geburtsh Perinatol 181: 241
4. Diemer HP, Kozlowski P (1990) Schwangerschaft und Myome - wann operieren? Gynäkologe 23: 71–74
5. Döring GK, Lärm S (1987) Konservatives Vorgehen bei 64 schwangeren Myomträgerinnen: Verlauf von Schwangerschaft, Geburt und Wochenbett. Geburtshilfe Frauenheilkd 47: 26–29
6. Graber EA (1974) Surgery of the uterus in pregnancy. In: Barber HRK, Graber EA (eds) Surgical disease in pregnancy. Saunders, Philadelphia, p 375
7. Heynemann T (1955) Klinik und Behandlung der Uterusmyome. In: Seitz I, Amreich AI (Hrsg) Biologie und Pathologie des Weibes. Gynäkologie 1. Teil. Urban & Schwarzenberg, Berlin (Handbuch der Frauenheilkunde & Geburtshilfe, 2 Aufl, S 345–460)
8. Hillemanns HG (1988) Zur Operationstechnik der Schnittentbindung. Eine präparative, primär das Amnion erhaltende Schnittentbindungsmethode. Geburtshilfe Frauenheilkd 48: 20–28

9. Käser O, Ikle FA, Hirsch HA (Hrsg) (1983): Operationen am Uterus. In: Atlas der gynäkologischen Operationen. Thieme, Stuttgart, S 7.21
10. Katz VL, Dotters DJ, Droegemueller W (1989) Complications of uterine leiomyomas in pregnancy. Obstet Gynecol 73: 593
11. Kayser HW (1958) Behandlung des myomatösen Uterus in der Schwangerschaft. Geburtshilfe Frauenheilkd 18: 295–300
12. Kommoss F, DeGregorio G, Strittmatter B (1993) Geburtshilfliche Komplikationen, Frequenz und Indikationen der Kaiserschnittentbindungen bei Uterus myomatosus. Geburtshilfe Frauenheilkd 53: 564–567
13. Möbius W (1961) Klinik der Myome. MMW 103: 73–78
14. Osse K, Ammon G (1964) Schwangerschaft, Geburt und Wochenbett bei Myomträgerinnen. Zentrabl Gynäkol 86: 164–168
15. Persaud V, Arjoon PD (1970) Uterine leimyoma. Incidence of degenerative change and a correlation of associated symptoms. Obstet Gynecol 35: 432–436
16. Probst V (1955) Komplikationen in Schwangerschaft, Geburt und Wochenbett durch Regelwidrigkeiten der Genitalien (Weichteilschwierigkeit und Geschwülste). In: Biologie und Pathologie des Weibes. Geburtshilfe, 4. Teil. Seitz L, Amreich AI (Hrsg) Urban & Schwarzenberg, Berlin (Handbuch des Frauenheilkunde u. Geburtshilfe, 2. Aufl, S 762–845)
17. Rice JP, Kay HH, Mahony BS (1989) The clinical significance of uterine leiomyomas in pregnancy. Am J Obstet Gynecol 160: 1212–6
18. Strobel E (1972) Gutartige Tumoren des Uterus. In: Käser O, Friedberg V, Ober KG, Thomsen K, Zander J (Hrsg) Gynäkologie und Geburtshilfe Bd III. Spezielle Gynäkoloige. Thieme, Stuttgart, S 376–394
19. Walch E, Bach HG (1962) Klinik des Uterus myomatosus. Geburtshilfe Frauenheilkd. 22: 301–312
20. Zilliacus H (1967) Physiologie und Pathologie des Wochenbetts. In: Käser O, Friedberg V, Ober KG, Thomsen K, Zander J (Hrsg) Gynäkologie und Geburtshilfe Bd II. Thieme, Stuttgart, S 966–997
21. Zuspan FP, Quilligan EJ (1988) Surgery and related complications of pregnancy. In: Zuspan FP, Quilligan EJ (eds) Douglas-Stromme operative obstetrics. Appleton & Lange. Norwalk Connecticut, p 243

6.10 Anästhesie für chirurgische Eingriffe während der Schwangerschaft

M. Schneider und A.C. Almendral

Wenn wir bei schwangeren Patientinnen eine Anästhesie durchführen, stehen wir vor einer besonders verantwortungsvollen Aufgabe. Wir setzen gleichzeitig zwei Lebewesen, Mutter und ungeborenes Kind, den Einflüssen und Risiken einer Anästhesie aus. Ziel dieser Ausführungen ist es, die Voraussetzungen zu beschreiben, die es uns erlauben, das mütterliche und fetale Morbiditäts- und Mortalitätsrisiko auf ein Minimum zu senken.

Eine chirurgische Notfallsituation kommt bei schwangeren Frauen gar nicht so selten vor. Laut Angaben aus der US-amerikanischen Literatur kann mit einer Inzidenz zwischen 0,5 und 2% gerechnet werden [5, 22]. Die häufigsten Operationsindikationen sind das akute Abdomen (Appendizitis und Ovarialzysten), Zervixinsuffizienz und pathologische Mammabefunde [11, 15, 20].

Im Sinne des hippokratischen Mottos „primum nil nocere" sollten klare Richtlinien für das chirurgische und anästhesiologische Vorgehen definiert sein. Dazu zählen wir die sog. „minimal safety standards" [13]. Es handelt sich hierbei um Anforderungen an Personal, Material, Methode und Technik, durch deren Befolgung die Sicherheit der Patienten optimal gewährleistet wird. Sie sind bei uns in Basel bereits eingeführt, in dieser Form aber in sehr vielen Kliniken in der Schweiz noch nicht realisierbar. Beiträge zu diesem interessanten standespolitischen Thema wurden erst kürzlich veröffentlicht [1, 3].

Wir müssen davon ausgehen, daß das Anästhesierisiko auch bei sonst gesunden Patientinnen in der Schwangerschaft größer ist als außerhalb der Gravidität. Deshalb hat sich in den vergangenen Jahren eine dynamische anästhesiologische Subspezialität entwickelt, die in der Betreuung schwangerer Patientinnen Erfahrungen gesammelt und Routine erworben hat. In der Praxis zeigen sich bereits erste Erfolge. Gemäß den Zahlen einer epidemiologischen Erhebung aus Großbritannien, in der die Ursachen der Müttersterblichkeit in den Jahren 1985–87 untersucht und mit denen der 3 vorhergehenden Jahre verglichen wurden, ging der Prozentsatz der anästhesiebedingten Todesfälle von 13% auf 4,1% zurück [9]. Damit liegt diese „iatrogene" Todesursache mit einer Todesrate von 1,9 auf 1 Million Schwangerschaften nicht mehr an 3. Stelle wie in den früheren Jahren. An 1. Stelle stehen nach wie vor Thromboembolie und schwangerschaftsinduzierte Hypertonie bzw. Präeklampsie, dann folgen extrauterine Graviditäten und Blutungen. Ihre Anteile an der mütterlichen Mortalität haben sich über die letzten Jahre kaum geändert (Abb. 6.30).

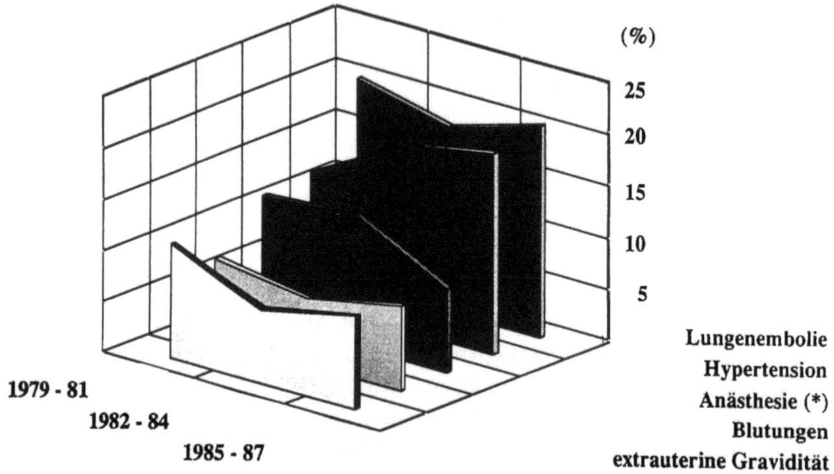

Abb. 6.30. Graphische Darstellung der prozentuellen Verteilung der Ursachen mütterlicher Todesfälle in Großbritannien in den Jahren 1979 bis 1987 gemäß den Zahlen des *Report on Confidential Enquiries into Maternal Deaths in the United Kingdom* 1985–87 [9]. Da die genaue Anzahl chirurgischer Eingriffe an schwangeren Patientinnen nicht bekannt ist, wurde bei der Berechnung der anästhesiebedingten Mortalitätsrate die Geburtenzahl als Bezugsgröße gewählt (∗)

Es stellt sich nun die Frage, ob und mit welchen Mitteln die Risiken, die mit dem anästhesiologischen Management dieser Patientinnen zusammenhängen, noch weiter reduziert werden können. Eine Analyse der 8 Todesfälle, die in der genannten Untersuchung registriert wurden, zeigt, daß 7 davon im Zusammenhang mit einer Allgemeinanästhesie auftraten [9]. Bei der Durchführung einer Regionalanästhesie starb hingegen nur eine einzige Patientin, bei der ein klinisch relevantes Herzklappenvitium zu einem kardiovaskulären Versagen prädisponierte. Bei den Frauen, die an den Komplikationen einer Allgemeinanästhesie starben, war in 5 Fällen eine nicht rechtzeitig erkannte Fehllage des Endotrachealtubus die unmittelbare Todesursache, in einem Fall eine Tubusobstruktion. Eine Patientin erlag den Folgen einer Magensaftaspiration. Aus dieser Perspektive müßte gefordert werden, daß Operationen an schwangeren Frauen, wenn immer möglich, in *Regionalanästhesie* durchgeführt werden sollten. Diese Forderung wurde bereits 1848 von Sir James Young Simpson, einem Pionier der geburtshilflichen Anästhesie in England, im Hinblick auf einen letalen Anästhesiezwischenfall ausgesprochen [6]. Dies ist aber aus verschiedenen Gründen nicht immer möglich. Wie kann in diesen Fällen das Risiko gesenkt werden?

Mit dieser Frage kommen wir zum apparativen Teil der zuvor erwähnten „safety standards". Zur obligatorischen Ausrüstung gehören Monitore, die die Messung der exspiratorischen Kohlendioxidwerte (Kapnographie) und die Überwachung der arteriellen Sauerstoffsättigung (Pulsoxymetrie) erlauben. Mit dem Kapnographen wird eine Fehlintubation sofort erkannt, da nur über einen korrekt eingeführten Endotrachealtubus Kohlendioxyd in der Exspirationsluft nachgewiesen werden kann. Mit dem Pulsoxymeter wird ein Sauerstoffmangel im arteriellen Blut angezeigt, bevor es zu einer kritischen Entsättigung kommt [23]. Geräte, mit denen der Geburtshelfer als Teampartner die fetale Herzfrequenz perioperativ überwachen und Uteruskontraktionen feststellen kann (Kardiotokographie), sollten in diesem Zusammenhang ebenfalls verfügbar sein.

Wir müssen, und damit folgt der methodische Teil, in unseren Anästhesiekonzepten die physiologischen Veränderungen bei schwangeren Patientinnen besonders berücksichtigen. Hier sollen nur diejenigen erwähnt werden, die unmittelbar zum *Anästhesierisiko* beitragen [16]:

1. Lungenphysiologisch wird im Verlauf der Schwangerschaft eine kontinuierliche Zunahme der alveolären Ventilation und des Sauerstoffverbrauchs beobachtet [7]. Mit der Zunahme der Uterusgröße wird das Zwerchfell nach kranial verschoben, so daß funktionelle Residualkapazität und Sauerstoffreserve schließlich um ca. 30% reduziert sind [19]. Eine Allgemeinanästhesie ist deshalb mit einem eindeutig höheren Hypoxierisiko gekoppelt. Dazu kommt, daß die Intubation der oberen Luftwege häufig schwierig, gelegentlich mit konventionellen Mitteln sogar unmöglich ist [8, 25].
2. Die Veränderungen der Magenfunktion, verzögerte Entleerung, vergrößertes Residualvolumen und Insuffizienz der Kardia begünstigen eine Regurgitation von Mageninhalt unter Anästhesiebedingungen [4]. Nur ein Endotrachealtubus kann eine Aspiration mit Sicherheit verhindern. Die Prognose einer Aspirationspneumonie wird unter anderem von Azidität, Art und Menge des aspirierten Materials bestimmt. Deshalb ist die prophylaktische Antacidagabe wichtig und gehört zur präoperativen Vorbereitung. Wir verwenden Natriumcitrat.
3. Die kardiovaskulären Veränderungen, Dilutionsanämie und gesteigertes Herzminutenvolumen [14] werden von gesunden Frauen gut toleriert. Wichtig ist es, bei der Durchführung einer Anästhesie auf Anzeichen des sog. aortokavalen Kompressionssyndroms zu achten. Es kann bei Rückenlage bereits von der 20. SSW an auftreten und zu Hypotension, Tachykardie und Abnahme der Plazentaperfusion führen. Der direkte Druck des Uterus auf die großen Gefäße wird durch seitliche Lagerung der Schwangeren verhindert.

Diese Ausführungen wären unvollständig, wenn die Risiken nicht erwähnt würden, die sich für den Embryo bzw. Fetus durch Anästhesie und Anästhetika ergeben. Hierbei interessieren vor allem die teratologischen Aspekte. Teratogene Substanzen können zu Mißbildungen und Fruchttod führen. Entscheidend für den Schaden sind Zeitpunkt und Dauer der Exposition, die Dosis und nicht zuletzt auch die genetische Disposition. Je früher eine Exposition stattfindet, desto eher resultiert ein Spontanabort (Abb. 6.31). Während der Embryonalentwicklung kann die Anlage der Organe phasenspezifisch gestört werden, so daß schwere Mißbildungen entstehen. Nach abgeschlossener Organdifferenzierung sind die Defekte eher leichterer Natur [24].

Zu den typischen Medikamenten mit einem speziesspezifischen teratogenen Potential gehören auch die Anästhetika. Beim Menschen sind sie, im Unterschied

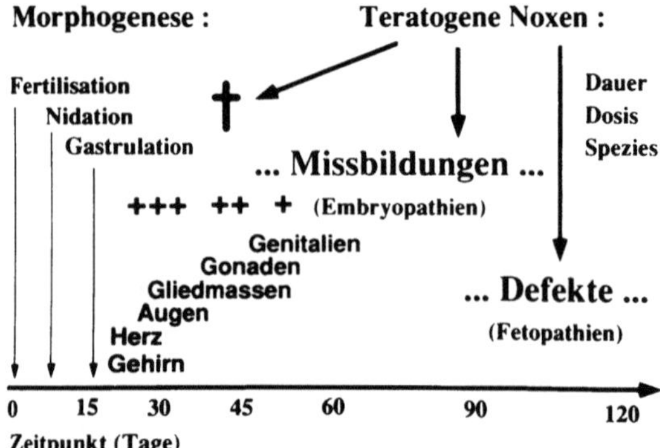

Abb. 6.31. Schematische Darstellung der Wirkungen teratogener Substanzen auf eine Schwangerschaft. Abhängig vom Entwicklungsstadium des Embryos bzw. Feten können Keimtod (†) oder Mißbildungen induziert werden. Embryopathien und Fetopathien entstehen in verschiedenen Perioden der Morphogenese; der Zeitpunkt der Schadstoffeinwirkung liegt bei Embryopathien vor, bei Fetopathien nach dem 90. Tag post conceptionem. Der Schweregrad der teratogenen Effekte (+ bis +++) ist dosisabhängig und phasenspezifisch. (Nach Tuchmann-Duplessis [24a])

zu gewissen Tierarten unter speziellen Versuchsbedingungen, ohne statistisch signifikante teratogene Nebenwirkungen [10]. Allerdings wird bei Frauen eine leicht erhöhte Inzidenz von Spontanaborten beobachtet, wenn sie ihren Beruf in einer Umgebung ausüben, in der die Luft mit subanästhetischen Konzentrationen von Lachgas verschmutzt ist [2, 21]. Lachgas inaktiviert durch Oxydation des Vitamins B_{12} die Methionin-Synthetase, ein Enzym, das im Folsäuremetabolismus und bei der DNS-Synthese essentiell ist [17, 18]. Aus medikolegalen Erwägungen wird deshalb von seiner Verwendung vor allem in der Frühschwangerschaft abgeraten.

Störungen der uteroplazentaren Durchblutung und der fetalen Sauerstoffversorgung beeinflussen auch die normale Entwicklung eines Kindes [12]. Ebenso kann eine Hypotension der Mutter zur akuten fetalen Asphyxie führen, die mit dem Risiko bleibender neurologischer Folgen verknüpft ist. Daran sollte gerade bei lumbalen Regionalanästhesien gedacht werden. Diese führen durch Sympathikolyse und periphere Vasodilatation zum Blutdruckabfall, der durch prophylaktische Infusion von 1000–1500ml einer isotonen Elektrolytlösung verhindert werden kann.

Im Sinne einer Zusammenfassung soll nochmals auf die folgenden Punkte verwiesen werden:

1. In der Schwangerschaft sollten nur dringlich indizierte Operationen durchgeführt werden. Eingriffe im 1. Trimenon sind besonders problematisch und deshalb möglichst zu vermeiden.
2. Als Anästhesietechnik der Wahl empfehlen wir ein Regionalanästhesieverfahren.
3. Bei Allgemeinanästhesien müssen Aspirations- und Hypoxierisiko durch geeignete Maßnahmen verringert werden.

4. Durch Verfügbarkeit eines fachlich qualifizierten Anästhesieteams, Einhaltung anästhesiologischer Sicherheitsbestimmungen und enge Zusammenarbeit mit den beteiligten Kolleginnen und Kollegen kann das Risiko für Mutter und Kind auf ein vertretbares Maß reduziert werden.

Literatur

1. Arzt G (1991) Akzeptable und nicht mehr akzeptable Unzulanglichkeiten bei der anästhesiologischen Versorgung. Schweiz. Ärzteztg. 72: 1996–2001
2. American Society of Anesthesiologists (1974) Occupational disease among operating room personnel: a national study. Report of an Ad Hoc Committee on the Effect of Trace Anesthetics on the Health of Operating Room Personnel. Anesthesiology 41: 321–340
3. Baum R, Biaggi J, Stirnemann H (1991) Zur anästhesiologischen Versorgung an Schweizer B-Spitälern. Schweiz Ärzteztg 72: 1984–1987
4. Brock-Utne JG, Dow TGB, Dimopoulos GE, Welman S, Downing JW, Moshal MG (1981) Gastric and lower oesophageal sphincter (LOS) pressures in early pregnancy. Br J Anaesth 53: 381–384
5. Brodsky JB, Cohen EN, Brown BW, Wu ML, Whitcher C (1980) Surgery during pregnancy and fetal outcome. Am J Obstet Gynecol 138: 1165–1167
6. Crowhurst JA (1991) General anaesthesia in obstetrics. Curr Opin Anaesthesiol 4: 349–355
7. Cugell DW, Frank NR, Gaensler EA, Badger TL (1953) Pulmonary function during pregnancy. I. Serial observations in normal women. Am Rev Tuberc 67: 568–597
8. Davies JM, Weeks S, Crone LA, Pavlin E (1989) Difficult intubation in the parturient. Can J Anaesth 36: 668–673
9. Department of Health (1991) Report on Confidential Enquiries into Maternal Deaths in the United Kingdom 1985–1987, Deaths associated with anaesthesia. HMSO Publications Centre, London, pp 73–87
10. Duncan PG, Pope WDB, Cohen MM, Greer N (1986) Fetal risk of anesthesia and surgery during pregnancy. Anesthesiology 64: 790–794
11. Harger JH (1983) Cervical cerclage: Patient selection, morbidity, and success rates. Clin Perinatol 10: 321–341
12. Hill A, Volpe J (1982) Hypoxic-ischemic brain injury in the newborn. Semin Perinatol 6: 25–41
13. Kaufmann MA, Scheidegger D (1991) Minimal Safety Standards in der Anästhesie. Schweiz Ärzteztg 72: 1065–1066
14. Lees MM, Taylor SH, Scott DB, Kerr MG (1967) A study of cardiac output at rest throughout pregnancy. J Obstet Gynaecol Br Cwlth 74: 319–328
15. Levine W, Diamond B (1961) Surgical procedures during pregnancy. Am J Obstet Gynecol 81: 1046–1051
16. Levinson G, Shnider SM (1987) Anesthesia for Surgery during pregnancy. In: Shnider SM, Levinson G (eds) Anesthesia for obstetrics, 2nd edn. William & Wilkins, Baltimore, pp 188–205
17. Nunn JF, Sharer N (1981) Inhibition of methionine synthetase by prolonged inhalation of trace concentrations of nitrous oxide. Br J Anaesth 53: 1099
18. Nunn JF, Sharer N, Royston D, Watts RWE, Purkiss P, Worth HG (1982) Serum methionine and hepatic enzyme activity in anaesthetists exposed to nitrous oxide. Br J Anaesth 54: 593–597
19. Prowse CM, Gaensler EA (1965) Respiratory and acid-base changes during pregnancy. Anesthesiology 26: 381–392
20. Rice SA, Pellegrini M (1985) Basic principles of teratology. In: Baden JM, Brodsky JB (eds) The pregnant surgical patient. Futury, Mt. Kisco, New York, pp 1–28
21. Schneider M (1991) Schwangerschaft und Anästhesie. Gynäkologe 24: 301–304
22. Shnider SM, Webster GM (1965) Maternal and fetal hazards of surgery during pregnancy. Am J Obstet Gynecol 92: 891–900

23. Tinker JH, Dull DL, Caplan RA, Ward RJ, Cheney FW (1989) Role of monitoring devices in prevention of anesthetic mishaps: a closed claims analysis. Anesthesiology 71: 541–546
24. Tuchmann-Duplessis H (1970) Influence of certain drugs on the prenatal development. Int J Gynaecol Obstet 8: 777–797
24a. Tuchmann-Duplessis H (1970) The effects of teratogenic drugs. In: Phillipp E, Barnes J, Newton M (eds) Scientific Foundations of Obstetrics and Gynaecology. Davis, Philadelphia
25. Tunstall ME (1989) Failed intubation in the parturient (Editorial). Can J Anaesth 36: 611–613

6.11 Anästhesie und Geburtshilfe – Techniken. Anästhesiologisches Vorgehen bei Sectio caesarea, HELLP-Syndrom und Hämorrhagie

M. Hartmann, T. Becker und G. Nöldge

Das Anästhesierisiko ist bei gesunden Patientinnen in der Schwangerschaft erhöht. Dies resultiert aus folgenden physiologischen Veränderungen des Organismus während der Schwangerschaft:

- Steigerung des Herzzeitvolumens durch Zunahme der Herzfrequenz und des Schlagvolumens;
- Zunahme des Plasmavolumens, Abnahme des Hämatokritwertes;
- potentielles Vena-cava-Kompressionssyndrom mit Abnahme des venösen Rückstroms zum Herzen und Hypotonie;
- Abnahme der funktionellen Residualkapazität, Steigerung des Atemminutenvolumens, Zunahme der alveolären Ventilation;
- verzögerte Magenentleerung, gesteigerte Sekretion des Magensaftes;
- Abnahme der Cholinesterase-Aktivität.

Diese Veränderungen sind zum Ende der Schwangerschaft besonders deutlich ausgeprägt.

Alle zur Verfügung stehenden Anästhesieverfahren beeinflussen die maternofetale Physiologie in unterschiedlicher Weise. Genaue Kenntnisse über die Interaktionen zwischen anästhesiologischen Maßnahmen und der fetomaternalen Physiologie bzw. Pathophysiologie sind daher Voraussetzung zur sicheren Durchführung des gewählten Anästhesieverfahrens.

Anästhesietechniken im Rahmen der Geburtshilfe

Allgemeinanasthesie

Eine Allgemeinanästhesie (AA) ist immer dann indiziert, wenn eine rasche Entbindung aus mütterlicher oder kindlicher Indikation notwendig ist und Kontraindikationen gegen ein Regionalanästhesieverfahren bestehen. Die Allgemeinanästhesie bietet den Vorteil des schnellen Einschlafens der Schwangeren und garantiert in der Regel stabile kardiovaskuläre Verhältnisse. Sie ist als Anästhesieverfahren vorzuziehen, wenn vorbestehende neurologische Erkrankungen, Bandscheibenschäden mit lumbalen Beschwerden, Koagulopathien oder infektiöse Prozesse die Durchführung eines rückenmarknahen Regionalanästhesieverfahrens ausschließen. Darüber hinaus ist sie das Anästhesieverfahren der Wahl in Notfallsituationen, wie z.B. bei massiven Blutungen im letzten Trimenon oder bei drohender kindlicher Asphyxie. Diese Situationen erfordern ein rasches Handeln und erlauben kein Abwarten, bis eine ausreichende Anästhesiehöhe bei einem Regionalanästhesieverfahren erreicht ist.

Der bedeutendste Nachteil der AA liegt in der hohen Gefahr einer Aspiration von Mageninhalt bei der Narkoseeinleitung. Darüber hinaus ist die Inzidenz der Fehlintubationen in der Schwangerschaft größer als im allgemeinchirurgischen Patientengut [5]. Als Ursachen hierfür gelten ein häufig auftretendes Pharynx-Larynx-Ödem sowie mechanische Hindernisse bei der Intubation durch vergrößerte Brustvolumina.

Das für die *Intubationsnarkose* empfohlene Vorgehen erläutert die folgende Übersicht.

Empfohlenes Vorgehen für eine Intubationsnarkose in der Geburtshilfe

1. Präoperative Visite mit Inspektion der anatomischen Verhältnisse und Abschätzung möglicher Intubationsschwierigkeiten
2. Prämedikation fakultativ mit einem Parasympathikolytikum und einem Anxiolytikum
3. Orale Einnahme von 15–30 ml Natriumcitrat 10–15 min vor der Narkoseeinleitung zur Anhebung des Magensaft-pH-Wertes
4. Linksseitenlage der Patientin (25–30°) zur Verbesserung des venösen Rückstroms
5. Anlegen großlumiger venöser Zugänge
6. Präoxygenierung mit hohem Frischgasflow über 3 min oder mit 4 tiefen Atemzügen über die O_2-Maske
7. Präkurarisierung fakultativ (z.B. mit 10 µg/kg KG Vecuronium oder 50 µg/kg KG Atracurium)
8. Rasche intravenöse Applikation des gewählten Hypnotikums (z.B. 4 mg/kg KG Thiopental) und Muskelrelaxans (1,5 mg/kg KG Succinylcholin)
9. Krikoiddruck von Beginn der Hypnotikainjektion bis zur erfolgreich beendeten Intubation; sofortige Blockierung des Cuffs
10. Keine Zwischenbeatmung mit der Maske
11. N_2O/O_2 = 50%/50%, Halothan 0,5 Vol% oder Isofluran 0,7 Vol% oder Enfluran 1 Vol%
12. Vermeidung von Hyperventilation
13. Narkosevertiefung und Muskelrelaxation nach Entwicklung des Kindes
14. Extubation der Patienten nur im wachen Zustand

Regionalanästhesieverfahren: Spinal- oder Periduralanästhesie

Auf Wunsch der Schwangeren, den Geburtsvorgang bewußt mitzuerleben, und bei fehlender Kontraindikation stellen die Regionalanästhesietechniken (RA) wie Spinal- oder Periduralanästhesie akzeptierte Alternativverfahren in der geburtshilflichen Anästhesie dar. Die Gefahr der Magensaftaspiration ist dadurch gemindert, ein vollständiger Schutz vor dieser Komplikation ist jedoch auch bei diesem Anästhesieverfahren nicht garantiert. Pharmakabedingte Vigilanzminderungen des Kindes sind geringer als bei der Allgemeinanästhesie.

Die zuverlässige Analgesie der Spinalanästhesie (SPA) und die einfache Handhabung sprechen für dieses Regionalanästhesieverfahren. Viele Anwender ziehen jedoch wegen der weniger rasch einsetzenden Sympathikolyse und der Vermeidung postspinaler Kopfschmerzen die Periduralanästhesie (PDA) vor. Als Katheterperiduralanästhesie ermöglicht sie darüber hinaus eine bessere Steuerung der Ausbreitung der sensorischen Blockade, eine wiederholte Gabe des Anästhetikums und eine postoperative Analgesie über den liegenden Katheter.

Das empfohlene Vorgehen bei den *rückenmarknahen Regionalanästhesietechniken* ist im folgenden zusammengestellt.

Empfohlenes Vorgehen bei der Durchführung eines rückenmarknahen Regionalanästhesieverfahrens in der Geburtshilfe

1. Präoperative Visite zum Ausschluß von Kontraindikationen und Risiken
2. Pramedikation fakultativ mit einem Anxiolytikum und einem Parasympathikolytikum
3. Einnahme von 30 ml Natriumcitrat per os 10–15 min vor Anästhesiebeginn
4. Überprüfung des Narkosearbeitsplatzes und Sicherstellung aller technischen und personellen Voraussetzungen zur rasch notwendigen Intubationsnarkose
5. Anlegen großlumiger venöser Zugänge
6. Kontinuierliches Monitoring der Patientin (SaO_2, EKG, RR) und des Kindes (z.B. CTG)
7. Rasche intravenöse Verabreichung von 1500–2000 ml kristalloider Lösung
8. O_2-Insufflation über die Maske
9. Links- oder Rechtsseitenlage oder sitzende Patientin
10. Kennzeichnung der möglichen Einstichstellen L2/3 oder L3/4
11. Intrakutane Hautquaddel und Infiltration des Stichkanals mit Lokalanästhetikum
12. Keine Injektionen oder Manipulationen während einer Wehe durchführen

Procedere bei der Spinalanasthesie

- Verwendung einer möglichst dünnen Spinalnadel evtl. unter Zuhilfenahme einer Einführungskanüle, medianer oder paramedianer Zugang,
- nach Perforation der Dura mater Kontrolle der direkten Kanülenlage vor der Applikation des Lokalanästhetikums durch Abtropfen von klarem Liquor oder durch sichtbare Schlierenbildung bei der Aspiration,
- Intrathekale Applikation des Lokalanästhetikums (z.B. Bupivacain 0,5% isobar oder hyperbar); fakultative Beimischung von bis zu 25 μg Fentanyl[1].

Procedere bei der Periduralanasthesie

- Vorschieben der Tuohy-Nadel-Spitze bis ins Ligamentum flavum, Vorschieben der Tuohy-Nadel und Identifizierung des Periduralraums durch die Technik des „hängenden Tropfens" oder des „Widerstandsverlustes",
- Einführen des Periduralkatheters,
- Injektion der Testdosis von 2–3 ml eines Lokalanästhetikums (z.B. Meaverin 2%) mit Adrenalin (1 : 200000) unter Beachtung der Herzfrequenz,
- Injektion des Lokalanästhetikums; zur Sectio caesarea z.B. 0, 5%iges Bupivacain in 5 ml-Inkrementen bis zum Erreichen der gewünschten Anästhesiehöhe,
- fakultative Beimischung von 100 μg Fentanyl[1],
- fakultative Applikation von bis zu 5 mg Morphin/24 h in den Periduralkatheter zur postoperativen Analgesie[1].

[1] Auf eine intensive postoperative Überwachung ist bei der Anwendung von periduralen oder intratekalen Opioiden sorgfältig zu achten.

Anästhesiologisches Vorgehen in speziellen geburtshilflichen Situationen

Sectio caesarea

Bei der Auswahl des optimalen Anästhesieverfahrens für die Kaiserschnittentbindung müssen die schwangerschaftsbedingten, physiologischen Veränderungen der Mutter und die Sicherstellung der fetoplazentaren Blutversorgung beachtet werden. Darüber hinaus müssen die Erfahrung des Anästhesiologen, die individuelle psychophysische Situation der Mutter sowie die forensischen Konsequenzen möglicher Komplikationen berücksichtigt werden.

Insbesondere in der angloamerikanischen Literatur zeigt sich die Präferenz der RA zur Sectio caesarea. Dabei finden sich je nach Autor Angaben von insgesamt bis zu 90% RA, dabei zu über 50% SPA [13]. Ursache für diese Präferenz ist zweifellos die medikolegale Situation in den USA, die der höheren maternalen Sterblichkeit unter Allgemeinanästhesie – bedingt durch Intubationsprobleme und Aspiration – bereits Rechnung getragen hat [6].

Schwangerschaft, insbesondere Gestosen, bewirken durch Schwellungen im Nasen-Rachen-Raum, durch Blutungsneigung bei Manipulationen an der Mukosa und aufgrund des erhöhten intraabdominellen Drucks erschwerte Intubationsbedingungen, die bei gleichzeitig vorliegenden anatomischen Besonderheiten fatal sein können [13]. Die Inzidenz mißglückter Intubationen und Aspirationen von Mageninhalt ist im Vergleich zu Narkoseeinleitungen bei nichtschwangeren Patienten um den Faktor 16–18 erhöht [5].

Essentiell wichtig ist es daher, sich vor einer geplanten Sectionarkose durch einen persönlichen oder abteilungsinternen Algorithmus gegen Intubationsprobleme zu wappnen. Bei bereits begonnener Anästhesie und schwieriger Intubation muß im Notfall unter Hinzunahme von CTG-Befunden geklärt werden, ob die Mutter erwachen und einem erneuten Intubationsversuch in wachem Zustand oder unter fiberoptischen Bedingungen zugeführt werden kann. Ist dieses Vorgehen aus Zeitgründen nicht möglich, muß der Eingriff in krikoiddruckgestützer Maskennarkose durchgeführt werden.

Anatomische Besonderheiten, die eine *schwere Intubation* erwarten lassen, sind:
1. Kurzer muskulöser Hals,
2. Extension im Atlantookzipitalgelenk $< 35\%$,
3. Abstand Schildknorpel-Kinn $< 6,0$ cm,
4. stumpfer Angulus mandibulae,
5. eingeschränkte Unterkieferbeweglichkeit,
6. vorstehende Schneidezähne, Prognathie,
7. enge Mundöffnung,
8. gotischer Gaumen,
9. vergrößerter Abstand zwischen Zahnreihe und Kinn.

Ist für die Kaiserschnittentbindung eine Vollnarkose geplant, so ermöglicht ein an der Übersicht oben orientiertes anästhesiologisches Vorgehen eine größtmögliche Sicherheit für Mutter und Kind. Um das Risiko, sauren Magensaft bei der Narkoseeinleitung zu aspirieren, zu senken, ist neben der oralen Einnahme von Natriumcitrat eine präoperative Medikation mit H2-Blockern zur Herabsetzung der Azidität des Magensaftes oder die Gabe von Metoclopramid zur Verbesserung der Magen-Darm-Passage empfehlenswert.

Die oben empfohlene Barbiturat-/Succinylcholininduzierte, mit 50% N_2O und niedrigen inspiratorischen Konzentrationen volatiler Anästhetika aufrechterhaltene Narkose gilt als geeignet, da sie nicht zu kindlicher Depression führt und darüber hinaus die Gefahr einer maternalen Awareness minimal ist [13]. Nach Angaben von Stoelting bewirkt die in der Narkose erhöhte inspiratorische Sauerstoffkonzentration weder eine plazentare Vasokonstriktion noch kritisch erhöhte fetale Sauerstoffpartialdrücke mit der Gefahr einer retrolentalen Fibroplasie oder eines vorzeitigen Verschlusses des Ductus Botalli [14]. Eine Gefährdung des Feten durch Lachgas, das zu einer Beeinträchtigung des Folsäurestoffwechsels und der Thymidinproduktion führen kann, ist bei einer Expositionszeit von weniger als 10 min unwahrscheinlich [1].

Die Notwendigkeit einer Präkurarisierung bei der Narkoseeinleitung zur Sectio caesarea wird in der Literatur uneinheitlich gesehen. Gegen die Notwendigkeit sprechen erhöhte Progesteronspiegel oder eine eventuelle Magnesiumtherapie, welche die durch Succinylcholin hervorgerufenen Faszikulationen abschwächen sollen. Darüber hinaus kann eine Präkurarisierung mit nichtdepolarisierenden Muskelrelaxanzien die Wirkung des Succinylcholins an der Larynxmuskulatur und am unteren Ösophagussphinkter abschwächen und somit die Wahrscheinlichkeit von Intubationsproblemen erhöhen. Eine kontinuierliche Überwachung der neuromuskulären Überleitung ist bei der Sectionarkose obligat, um eine Wirkungsverstärkung nichtdepolarisierender Muskelrelaxanzien durch die Krampfprophylaxe (Mg^{++}) bzw. eine verlängerte Wirkdauer des Succinylcholins durch verminderte Pseudocholinesteraseaktivität zu erkennen. Während der gesamten Anästhesie ist eine Hyperventilation über die bei Schwangeren physiologisch erniedrigten $PaCO_2$-Werte hinaus bei der maschinellen Beatmung zu vermeiden, um eine Verminderung der Uterus- und Plazentarperfusion und eine Linksverschiebung der Sauerstoffdissoziationskurve auszuschließen.

Wird bei einer EPH-Gestose eine Vollnarkose zur Sectio durchgeführt, ist intraoperativ eine kontinuierliche Blutdruckmessung über einen arteriellen Katheter unverzichtbar [14]. Exzessive Blutdruckanstiege sind während einer Allgemeinanästhesie auch unter Einsatz antihypertensiv wirkender Pharmaka (z.B. Alpha-/Betablocker, Kalziumantagonisten) nicht sicher vermeidbar [11, 16]. Die Anlage eines zentralvenösen Katheters kann je nach Indikation prä-, intra- oder postoperativ notwendig sein.

Trotz der angesprochenen Risiken einer Allgemeinanästhesie wird dieses Narkoseverfahren bei bedrohlicher kindlicher Asphyxie das Narkoseverfahren der Wahl sein. Auch bei kompetent durchgeführter PDA bzw. SPA können in der Regel Vorlaufzeiten von 30-40 min bzw. 15-20 min kaum unterschritten werden. Rasches Handeln ist daher erstes Gebot.

Auch eine ausgeprägte vorbestehende Hypovolämie wegen Hämorrhagie und vorbestehende Gerinnungsstörungen gelten mehrheitlich als Indikationen für eine

Allgemeinanästhesie zur Kaiserschnittentbindung. Darüber hinaus werden gesicherte Luftwege im Rahmen einer Intubationsanästhesie dann als vorteilhaft angesehen, wenn Bewußtseinsstörungen im Rahmen eines gestosebedingten Hirnödems vorhanden sind oder wenn eine tokolysebedingte kardiopulmonale Dekompensation befürchtet wird. Im Gegensatz zu den bei der Allgemeinanästhesie gefürchteten Komplikationen wie Aspirationsgefahr und Intubationsschwierigkeiten bedeuten die sympathikolysevermittelten Wirkungen eines rückenmarknahen Regionalanästhesieverfahrens bei einer Kaiserschnittentbindung eine vitale Gefährdung des Feten. Darüber hinaus ist die Gefahr einer Regurgitation und Aspiration auch bei den Regionalanästhesieverfahren nicht vollständig ausgeschlossen.

Bei Durchführung einer Regionalanästhesie zur Sectio caesarea muß eine durch Sympathikolyse bedingte Hypotonie unter allen Umständen vermieden werden. Schon 2–3 min andauernde Einschränkungen der Uterusdurchblutung infolge einer Hypotonie können zu fetalen Schädigungen führen [11]. Die Gefahr einer Hypotonie ist um so größer, je höher die Ausdehnung der Anästhesie gefordert ist und je ausgeprägter damit einhergehend die Sympathikolyse wirksam ist. Da für eine Sectio caesarea eine Anästhesiehöhe bis TH 4 gewährleistet sein muß, ist bei der gesunden Schwangeren präoperativ eine intravenöse Volumengabe von 1000–2000 ml obligat, um der durch Sympathikolyse induzierten relativen Hypovolämie entgegenzuwirken. Sind zur Kreislaufstabilisierung zusätzlich Sympathikomimetika notwendig, wird die Anwendung eines kombinierten Alpha- und Betamimetikums empfohlen, da hierdurch eine durch Vasokonstriktion bedingte Einschränkung des uterinen Flows weitgehend ausgeschlossen werden kann.

Da die Sympathikolyse bei der Spinalanästhesie unter Umständen rasant auftritt, wird vielerorts die Periduralanästhesie vorgezogen. Jedoch ist bei der Periduralanästhesie eher mit kardiotoxischen Nebenwirkungen der Lokalanästhetika zu rechnen, da der Lokalanästhesiebedarf der Schwangeren grundsätzlich vermindert ist und es somit leicht zu Überdosierungen kommen kann. Das kardiotoxische Potential der Lokalanästhetika ist noch gesteigert, wenn gleichzeitig eine Tokolyse durchgeführt wird. Die Gefahr einer Überdosierung von Lokalanästhetika bei der Peridural- oder Spinalanästhesie kann durch die zusätzliche epidurale oder subarachnoidale Applikation von Opioiden minimiert werden. Hierbei muß jedoch eine fetale Atemdepression antizipiert werden.

Über gute Erfahrungen mit einer Regionalanästhesie zur Sectio wurde bei Patientinnen mit Präeklampsie bzw. Eklampsie berichtet [11]. Die katecholaminbedingten Blutdruckanstiege konnten mit diesem Anästhesieverfahren sicher vermieden werden. Darüber hinaus dürfte die Regionalanästhesie die Methode der Wahl bei extrauterin schwierigem anatomischem Situs sein. Sie wirkt sich im Gegensatz zur Allgemeinanästhesie nicht nachteilig auf eine schwierige und damit längerdauernde Uteruspräparation aus. Allerdings wurden sowohl eine erhöhte Körpertemperatur des Feten wie auch fetale Hyperglykämien nach langdauernder Kindesentwicklung unter Regionalanästhesie nachgewiesen [3].

Als eine der wichtigsten Voraussetzungen zur Durchführung einer Regionalanästhesie bei der Kaiserschnittentbindung gilt der Ausschluß kritischer Gerinnungsstörungen. Lange Zeit galt die Bestimmung der Blutungszeit zur Quantifizierung einer Gerinnungsstörung bei Thrombozytopenie oder bei Thrombozytenaggregationsstörungen, wie sie z.B. unter Prostaglandinsynthesehemmern auftreten können, als diagnostisches Verfahren der Wahl und bot häufig eine Entscheidungshilfe bei der Auswahl des Anästhesieverfahrens. In jüngster Zeit wird die Validität dieser Untersuchung jedoch angezweifelt, und man geht davon aus, daß sicherere Ergebnisse nur durch ein Thrombelastogramm gewonnen werden können.

Wird der Einfluß der verschiedenen Anästhesieverfahren auf das Outcome der durch Sectio caesarea entbundenen Kinder gewertet, so ergibt sich keine Präferenz für eine spezielle Narkoseart [12, 13]. Wenngleich die Apgar-Werte 1 min nach Geburt unter Allgemeinanästhesie im Vergleich zur Regionalanästhesie schlechter ausfielen, so zeigten sich keine Unterschiede zwischen den verschiedenen Anästhesieverfahren bei den Apgar-Werten 5 min nach der Entwicklung. Dies galt jedoch nur, wenn bei der Allgemeinanästhesie die Zeit zwischen Narkoseeinleitung und Entwicklung des Kindes kürzer als 10 min gehalten wurde.

Unabhängig von der Anästhesietechnik bewirkt ein länger als 3 min dauerndes Intervall zwischen Uterusinzision und Entwicklung des Kindes eine fetale Hypoxie und Azidose [11]. Hieraus ist zu schließen, daß diese Phase unabhängig von der Anästhesieform die angegebene kritische Dauer nicht überschreiten sollte. Für die Regionalanästhesie ist diese Gefährdung allerdings nicht unwidersprochen geblieben [12].

Sechs bis acht Stunden postpartal können Neugeborene nach einer Allgemeinanästhesie eine flüchtige neurovegetative Depression zeigen. Gleiche Reaktionen können jedoch auch als Folge hypotoner Phasen während einer Regionalanästhesie auftreten [13].

Unter Berücksichtigung der speziellen Risiken und Gefahren jedes Anästhesieverfahrens bleibt zusammenfassend festzustellen, daß die Wahl des Anästhesieverfahrens bei der Kaiserschnittentbindung abhängig bleibt von der Dringlichkeit des Eingriffes, von begleitenden Blutungskomplikationen, vom Wunsch der Schwangeren und von der klinischen Erfahrung des Anästhesisten. Nicht zuletzt kann die aktuelle medikolegale Situation eine Entscheidung für das eine oder andere Verfahren mitbestimmen.

HELLP-Syndrom (vgl. Kap. 2.3.2)

Das HELLP-Syndrom wird als Variante einer schweren Präeklampsie angesehen. Es zeichnet sich durch eine Beeinträchtigung der Blutgerinnung bei Thrombopenie, durch Hämolyse und durch zum Teil ausgeprägte Störungen der Leberfunktion aus und stellt daher für den Anästhesisten ein nicht unerhebliches Narkoserisiko dar. Es kann mit den Zeichen der Prä- bzw. Eklampsie vergesellschaftet sein. Klinisch imponieren dann generalisierte Permeabilitätsstörungen mit Ödembildungen. Das HELLP-Syndrom kann sich ante und post partum innerhalb von Stunden entwickeln. Ebenso hat sich gezeigt, daß ein ante partum inkomplettes Syndrom post partum das Vollbild aufweisen kann [7]. Die mit

HELLP assoziierten Symptome verschwinden - so es nicht zu Komplikationen kommt - je nach Autor 3–7 Tage post partum. Unabhängig davon, ob das HELLP-Syndrom als eigenes Krankheitsbild aufgefaßt wird oder ob es eine spezielle Form der Gestose darstellt, kommt es zu folgenden charakteristischen Störungen der Leberperfusion und -funktion:

- eingeschränkter hepatischer Blutfluß [14],
- Endothelzellschäden [3],
- zentrilobuläre Leberzellnekrosen durch Vasospasmus,
- generalisierte Leberschwellung,
- periportale und subkapsuläre Einblutungen [10].

Aus diesen Veränderungen resultieren Leberfunktionsstörungen mit Erhöhung der leberspezifischen Transaminasen, mit eingeschränkter Syntheseleistung und mit verminderter Klärfunktion für Endotoxin, Ammoniak und spezifische Mediatoren [8]. So werden Fibronektin, der atriale natriuretische Faktor und Angiotensin I (bei „up-regulation" der Rezeptoren) erhöht nachweisbar [3]. Plasminogenaktivatoren und aktivierte Gerinnungsbruchstücke werden vermindert abgebaut. Darüber hinaus ist von anästhesiologischer Relevanz eine durch die hepatische Insuffizienz bedingte Einschränkung der Medikamentenbiotransformation. Eine Reihe in der Anästhesie häufig eingesetzter Hypnotika, Opioide und Muskelrelaxanzien haben eine verlängerte Wirkdauer und müssen sorgfältig titriert werden [8]. Grundsätzlich kann die geänderte Pharmakokinetik bei entsprechenden Pharmaka auch einen beschleunigten Wirkverlust bedeuten.

Neben den Störungen der Leberfunktion haben die mit Leberinsuffizienz häufig einhergehenden Störungen anderer Organsysteme eine klinische Relevanz für den Anästhesisten. Diese sind das sog. hepatopulmonale Syndrom mit arterieller Hypoxämie, Einschränkungen der Nierenfunktion mit Abfall der glomerulären Filtrationsrate (hepatorenales Syndrom), Verwirrtheit bis zum Koma (hepatische Enzephalopathie) und gesteigerte zerebrale Empfindlichkeit auf Benzodiazepine und Opiate sowie ein gestörtes plasmatisches und zelluläres Gerinnungssystem [8, 9].

Die Narkoseführung bei Patienten mit HELLP-Syndrom hat zum Ziel, eine für den Patienten sichere intra- und perioperative Phase trotz vorbestehender Leberfunktionsstörung zu gewährleisten und die vorbestehende Leberstörung durch das anästhesiologische Vorgehen nicht zu aggravieren. Eine perioperative Verminderung der Lebersauerstoffversorgung als häufigste Ursache postoperativer Leberfunktionsstörungen sollte unter allen Umständen vermieden werden. Eine hypoxämische Hypoxie kann durch ausreichend hoch gewählte inspiratorische Sauerstoffkonzentrationen, eine anämische Hypoxie durch Gewährleistung einer Hämoglobinkonzentration über 10 g% und eine ischämische Hypoxie durch Gewährleistung einer suffizienten Leberperfusion (Volumensubstitution zur Gewährleistung eines adäquaten Herzzeitvolumens, Vermeidung einer arteriellen Hypotension, Beatmung mit niedrigen Beatmungsdrücken und mit möglichst niedrigem PEEP zur Vermeidung der beatmungsbedingten Leberperfusionsstörungen, Vermeidung von Hyperventilation mit dadurch bedingter Vasokonstriktion im

Splanchnikusgebiet) vermieden werden. Eine balancierte Anästhesie mit Fentanyl, Midazolam, 1/2 MAC Isofluran und Muskelrelaxation mit Vecuronium beeinträchtigt nach bisherigen Untersuchungen die Leberdurchblutung nicht.

Neben der eingeschränkten Leberfunktion ist die bei HELLP-Syndrom gestörte Blutgerinnung zu beachten. Die Gerinnungsparameter sind daher engmaschig zu kontrollieren. Als diagnostisches Hilfsmittel einer bestehenden Gerinnungsstörung kann das Thrombelastogramm herangezogen werden. Eine frühzeitige Substitution von Thrombozyten ist indiziert, wenn die Werte auf unter 30000 abfallen, bei schon bestehender Blutungsneigung bereits bei Werten unter 100000. Die Gabe von „fresh frozen plasma" erweist sich als hilfreich bei einer durch Verlust oder Verbrauch gestörten plasmatischen Gerinnung. Die frühzeitige Therapie einer disseminierten intravasalen Gerinnung durch niedrigdosierte Heparin- und AT-III-Gabe ist nicht ohne Risiko [15].

Die bei Patientinnen mit HELLP-Syndrom entstehenden oder bestehenden Blutgerinnungsstörungen lassen rückenmarknahe Anästhesieverfahren für geburtshilfliche Eingriffe nicht angeraten erscheinen [4].

Da Patientinnen mit HELLP-Syndrom sowohl von anästhesiologischer als auch geburtshilflicher Seite ein sehr hohes peripartales Risiko aufweisen, sollten möglichst elektive Operationsbedingungen geschaffen werden, die ein umfangreiches anästhesiologisches Monitoring gewährleisten. Postoperativ sollte unter allen Umständen eine mindestens 24stündige Intensivüberwachung gewährleistet sein.

Hämorrhagie

Während Blutungen im 1. und 2. Trimenon üblicherweise gut zu beherrschen sind, bedeuten Blutungen ante und post partum eine Herausforderung für den Anästhesisten. Placenta praevia, vorzeitige Plazentalösung und Uterusruptur sowie Plazentaretention, Uterusatonie und zervikale/vaginale Einrisse können zu so ausgeprägten Blutungen führen, daß Reanimationsmaßnahmen erforderlich werden. All diesen höhergradigen Blutverlusten ist gemeinsam, daß im Einzelfall ausschließlich ein beherztes gynäkologisch-chirurgisches Vorgehen ein Überleben der Mutter ermöglichen kann. Während der Anästhesist die Maßnahmen zu notwendigen Kreislaufstabilisierung initiiert, muß gleichzeitig mit der Notfalloperation begonnen werden. Versuche, primär nur den Blutverlust erfolgreich auszugleichen, sind nicht zu unternehmen, denn meist ist die Herstellung einer stabilen Hämodynamik erst nach definitiver chirurgischer Versorgung möglich. Als operative Maßnahmen gelten die Entfernung plazentaren Gewebes, manuelle Uteruskompression, die Ligatur der A. iliaca interna und die Hysterektomie als ultima ratio. Darüber hinaus können lokal oder systemisch verabreichte Substanzen wie Oxytocin, Prostaglandine und Ergotamine zur Uteruskontraktion verabreicht werden. Aus dieser Therapie resultierende Nebenwirkungen wie Bradykardie, arterielle und pulmonale Hypertension, Bronchospastik und Erbrechen sind vom Anästhesisten zu beachten.

Bei schwerer Hypotonie als Folge der Blutung sind primär eine rasche Intubation mit der Garantie einer ausreichenden Oxygenierung und kreislaufstabilisierende Maßnahmen durch intravasale Volumen- und notfalls Katecholaminzufuhr vorzunehmen. Eine Anästhesie kann in diesen Fällen erst sekundär geleistet werden. Da mit maternalem Recall zu rechnen ist, sollte der verbale Kontakt mit der Patientin aufrechterhalten werden [2].

Bei stabileren Kreislaufverhältnissen kann die Narkose als „rapid sequence induction" mit 0,5–1 mg/kg KG Ketamin i.v. und 1,5mg/kg KG Succinylcholin und fakultativer Präkurarisierung eingeleitet werden. Wenn es die Kreislaufverhältnisse zulassen, kann bei gegebener Indikation die durch Halotan (> 0,8 Vol%), Enfluran (> 1,5 Vol%) oder Isofluran (> 0,75 Vol%) hervorgerufene Relaxierung des Uterus ein rascheres operatives Vorgehen ermöglichen [13]. Eine kontinuierliche direkte Blutdruckmessung über einen arteriellen Katheter und eine kontinuierliche ZVD-Messung über einen zentralvenösen Katheter sind bei schwerer Hämorrhagie notwendig [1]. Neben generell auftretenden Blutgerinnungsproblemen durch eine Verlustkoagulopathie ist mit einer Verbrauchskoagulopathie mit Hyperfibrinolyse vor allem bei vorzeitiger Plazentalösung zu rechnen. Es muß beachtet werden, daß Kinder nach mütterlicher Hämorrhagie drastisch hypovoläm sein können [2].

Grundsätzlich ist durch ein gemeinsames vorausschauendes Management von seiten des Geburtshelfers und des Anästhesisten anzustreben, daß aus Notfallindikationen dringliche Indikationen und aus dringlichen Indikationen elektive Indikationen werden. Voraussetzung hierzu ist eine möglichst frühzeitige Prämedikationsvisite. Darüber hinaus sollten manuelle Untersuchungen ausschließlich in Narkose und Sectiobereitschaft durchgeführt werden. Bei prädisponierenden Risikofaktoren für potentielle Blutungen ist rechtzeitig der Anästhesist konsiliarisch hinzuzuziehen. Eine energische Volumentherapie unter adäquatem Monitoring sollte dann dazu beitragen können, die maternale Letalität bei ante- und postpartaler Blutung gering zu halten.

Literatur

1. Barrash PG, Cullen BF, Stoelting RK (1992) Clinical anesthesia, 2. Aufl. Lippincott, Philadelphia
2. Biehl DR (1993) Antepartum and postpartum haemorrhage. In: Shnider SM, Levinson G (eds) Anesthesia for obstetrics. Williams & Wilkins, Baltimore
3. Bramwell RSB (1993) Pre-eclampsia and hypertensive disorders of pregnancy. Current Opinion in Anaesthesiology 6: 492–500
4. Crosby ET (1991) Obstetrical anaesthesia for patients with the syndrome of haemolysis, elevated liver enzymes and low platelets. Can J Anaesth 38: 227–233
5. Geiger K (1989) Das Risiko der Anästhesie. In: Hillemanns HG, Schillinger H (Hrsg) Das Restrisiko gegenwärtiger Geburtshilfe. Springer, Berlin Heidelberg New York Tokyo
6. Levinson G (1993) Legal implications of obstetrical anesthesia & standards. In: ASA annual refresher course lectures. Lippincott, Hagerstown
7. Louwen F, Holzgreve W, Zander J, Schneider HPG (1993) Diagnose, Differenzierung und perinatologisches Management des HELLP-Syndroms. Intensivmed Notfallmed 30: 439–440

8. Nöldge G, Pannen B, Armbruster K, Geiger K (1993) Anästhesie bei Leberinsuffizienz. Anästhesiol Intensivmed Notfallmed Schmerzther 28: 520–525
9. Nöldge G, Pannen B, Geiger K (1993) Stellenwert der TIVA bei Leber- und Niereninsuffizienz. In: Ahnefeld FW, Bergmann H, Burri C, et al. (Hrsg) Klinische Anästhesiologie und Intensivmedizin. Springer, Berlin Heidelberg New York Tokyo
10. Ramanathan S (1988) Obstetric anesthesia. Lea & Febiger, Philadelphia
11. Rogers MC, Tinker JH, Covino BG, Longnecker DE (1993) Principles and practice of anesthesiology, vol. 1. Mosby Year Book, St. Louis
12. Scharbert GM, Scharte-Günniker B, Bingel U (1994) Neonataler Zustand bei Mehrlingsentbindungen im Anaesthesiemethodenvergleich. Frauenarzt 35: 325–331
13. Shnider M (1993) Anesthesia for cesarean section. In: Shnider M, Levinson G (eds) Anesthesia for obstetrics. Williams & Wilkens, Baltimore
14. Stoelting RK, Dierdorf SE (1993) Anesthesia and co-existing disease. Churchill Livingstone, New York
15. Wulf H (1990) Anasthesie und Intensivtherapie bei Schwangeren mit HELLP-Syndrom. Anaesthesist 39: 117–121
16. Ziegenfuß T, Hettenbach A (1993) Präeklampsie, Eklampsie und HELLP-Syndrom. In: Benzer H, Burchardi H, Larsen R, Suter P (Hrsg) Lehrbuch der Anästhesiologie und Intensivmedizin: Intensivmedizin. Springer, Berlin Heidelberg New York Tokyo

6.12 Zur mütterlichen Sectioletalität

H. Welsch und H.A. Krone

Das mütterliche Sterblichkeitsrisiko bei der Schnittentbindung konnte in den vergangenen Jahrzehnten immer weiter gesenkt werden. Wegen kleiner Fallzahlen sind heute einzelne Klinikstatistiken nicht mehr aussagekräftig. Gesicherte Daten sind nur bei landesweiten Erhebungen zu erwarten.

1981 gingen Brun del Re et al. von einem mütterlichen Todesfall auf ca. 500 Schnittentbindungen aus. 1986 nahm Martius eine mütterliche Sectiomortalität von 2–1‰ an, wobei er aber nur bei etwa einem Drittel der Todesfälle ursächlich unmittelbare Operationsfolgen vermutete. 1990 hielt Wulf für die Alt-Bundesrepublik eine Kaiserschnittsterblichkeit von ca. 1‰ „mit fallender Tendenz" für realistisch. Bei den genannten Zahlen handelt es sich aber nur um Wahrscheinlichkeitsberechnungen ohne gesicherte Aussagekraft.

Die Begriffe „Sectiomortalität" und „Sectioletalität" werden unterschiedlich definiert. Während Beck und Vutuc die Mortalität auf die Zahl der Lebendgeborenen und die Letalität auf die Anzahl der Eingriffe beziehen, versteht Hüter unter der Sectiomortalität die Zahl der im zeitlichen Zusammenhang mit dem Kaiserschnitt innerhalb von 42 Tagen verstorbenen Mütter, bezogen auf 1 000 Schnittentbindungen und angegeben in Promille.

Bei Todesfällen in zeitlichem Zusammenhang mit Kaiserschnitten muß aber unterschieden werden zwischen den durch die ICD klassifizierten Müttersterbefällen und Sterbefällen ohne kausale Beziehung zur Gestation. Sectiomortalität umfaßt daher nicht nur Müttersterbe-, sondern alle Todesfälle während und bis zu 42 Tagen nach Schnittentbindungen.

Bei Sectiomüttersterbefällen erscheint die weitere Unterteilung der ICD in unmittelbare und mittelbare Todesfälle wenig hilfreich. Wir halten eine kausale Aufgliederung nach operations- und anästhesiebedingten Komplikationen einerseits und präexistenten Erkrankungen sowie Schwangerschafts- und Geburtskomplikationen andererseits für wesentlich praxisbezogener. Dabei sind kausale Überschneidungen und Mehrfachbelastungen durchaus möglich.

Soll aber mit dem Begriff „mütterliche Sectiosterblichkeit" allein das auch heute noch gegenüber vaginalen Entbindungen erhöhte Risiko des abdominalen Eingriffs zum Ausdruck gebracht werden, dann dürfen logischerweise in derartige Todesfallstatistiken nur die operations- und anästhesiebedingten Sterbefälle eingehen. Präexistente Schwangerschafts- und Geburtskomplikationen, in letzter Konsequenz eine Sectio in moribunda, können dem Eingriff ebenso wenig zur

Last gelegt werden wie eine eventuelle aktive Beeinflussung des Krankheitsverlaufs durch die Patientin, z.B. durch ungenügende Teilnahme an Vorsorgeuntersuchungen, verspäteten Krankenhauseintritt oder Verweigerung von Bluttransfusionen. Im Einzelfall wird sich bei präexistenten Erkrankungen möglicherweise sogar die Frage stellen, ob nicht bei einer frühzeitigeren Indikationsstellung der tödliche Ausgang hätte verhindert werden können.

Wir haben deshalb 1987 vorgeschlagen (Welsch u. Krone), der Sectiomortalität die Sectioletalität gegenüberzustellen und verstehen darunter die Zahl der in ursächlichem Zusammenhang mit der Schnittentbindung innerhalb von 42 Tagen an operations- und/oder anästhesiebedingten Komplikationen verstorbenen Mütter, ebenfalls bezogen auf 1000 Schnittentbindungen und angegeben in Promille. Derartige Letalitätsstatistiken sind aber weder aus amtlichen Todesursachenstatistiken noch aus Perinatalerhebungen, sondern nur aufgrund von Einzeluntersuchungen erstellbar.

Vom 01.01.1983–31.12.1990 (Tabelle 6.29) sind uns in Bayern 130 Müttersterbefälle bekannt geworden. Bei 7 der 11 sub partu und bei 47 der 81 im Wochenbett verstorbenen Mütter erfolgte der Tod während bzw. nach einem Kaiserschnitt.

Seit 1987 werden auf unsere Anregung auch die nicht gestationsbedingten Todesfälle während Schwangerschaft, Geburt und Wochenbett durch das Bayerische Landesamt für Statistik und Datenverarbeitung erfaßt (Tabelle 6.30). Zwischen 1986

Tabelle 6.29. Bayern 1983–1990: Müttersterbefälle während und nach Schnittentbindung

			Exitus bei oder nach Sectio caesarea
Gravidität < 24. SSW	24	18,4 %	
Gravidität = > 24. SSW	14	10,8 %	
Geburt	11	8,5 %	7
Wochenbett	81	62,3 %	47
Müttersterbefälle	130	100,0 %	54
Müttersterblichkeit	13,5/100 000 Lebendgeborene		

Tabelle 6.30. Bayern 1983–1990: Nicht gestationsbedingte Sterbefälle während und nach Schnittentbindung (n = 4)

	Statistisch erfaßte Sterbefälle	Exitus bei oder nach Sectio caesarea
1983	?	?
1984	?	?
1985	?	?
1986	?	1
1987	9	1
1988	4	1
1989	2	1
1990	4	0

und 1990 erhielten wir aus diesem Kollektiv Kenntnis von 4 weiteren mütterlichen Todesfällen während und nach Kaiserschnitten.

Tabelle 6.31 unterscheidet bei den 58 Todesfällen in zeitlichem Zusammenhang mit einer Schnittentbindung zwischen Operations- und Anästhesiekomplikationen, präexistenten Erkrankungen und nicht gestationsbedingten Todesursachen. Zusätzlich wird nach dem Todeszeitpunkt zwischen sub partu und post partum differenziert. In Klammern gesetzt sind die während bzw. nach einer Sectio in moribunda Verstorbenen, immerhin 10 von insgesamt 58 Müttern.

Bei den der Sectioletalität sub partu (Tabelle 6.32) zuzuordnenden Anästhesietodesfällen handelte es sich 2mal um eine nicht beherrschbare Asystolie bei Narkoseeinleitung für primäre Beckenendlagen-Schnittentbindungen.

Den 21 durch Operationskomplikationen verursachten Sectiotodesfällen im Wochenbett (Tabelle 6.33) lag 8mal eine Lungenembolie zugrunde. Zwei dieser 8 Mütter verstarben erst zu Hause nach Klinikentlasssung. Eine weitere Patientin kam am 41. postoperativen Tag nach rezidivierenden Lungenembolien ad exitum. Dieser Fall zeigt die Grenzen bei der Erfassung des mütterlichen Sectiorisikos. Hätte die Frau nur 2 Tage länger gelebt, wäre dieser Todesfall, obwohl in kausalem Zusammenhang mit dem Kaiserschnitt, nicht in die Letalitätsstatistik eingegangen. Die relativ hohe Zahl von Embolietodesfällen nach Schnittentbindungen unterstreicht die Notwendigkeit einer generellen und suffizienten Thromboseprophylaxe (s. Kap. 1.5).

Die zweithäufigste Todesursache bei 7 der 21 verstorbenen Wöchnerinnen war eine postoperative Infektion bzw. Sepsis. Zweimal war eine primäre und 5mal eine sekundäre Schnittentbindung vorausgegangen. Neben einer perioperativen Anti-

Tabelle 6.31. Bayern 1983–1990: Todesfälle während und nach Schnittentbindungen

Todesursachen	Exitus in tabula		Exitus post partum	
Operationskomplikationen	0		21	
Anaesthesiekomplikationen	2		2	
Präexistente Erkrankungen	5	2[a]	24	6[a]
Müttersterbefälle	7	2[a]	47	6[a]
Nicht gestationsbedingt	2	1[a]	2	1[a]

[a] darunter Sectio in moribunda

Tabelle 6.32. Bayern 1983–1990: Sectioletalität sub partu

Operationskomplikationen	0	(0)
Anästhesiekomplikationen - Asystolie bei Narkoseeinleitung	2	(2)
n	2	(2)

In Klammern Anzahl der Obduktionen

Tabelle 6.33. Bayern 1983–1990: Sectioletalität post partum

Operationskomplikationen		
- Lungenthromboembolie	8	(3)
- Infektion	7	(5)
- Hamorrhagischer Schock (Placenta praevia)	2	(2)
- Fruchtwasserembolie	2	(2)
- Sinusvenenthrombose	1	(0)
- Intrazerebrale Massenblutung unklarer Genese	1	(0)
n	21	(12)

In Klammern Anzahl der Obduktionen

biotikaprophylaxe bei sekundären Kaiserschnitten kommt der rechtzeitigen klinischen Diagnose eines beginnenden septischen Schockzustands, u.U. noch vor gravierendem Temperatur- und Leukozytenanstieg, durch regelmäßige Puls- und Blutdruckkontrolle besondere Bedeutung zu. Entscheidend für den weiteren Krankheitsverlauf sind u.a. die frühzeitige Relaparotomie mit rechtzeitiger Entfernung des Sepsisherdes durch Hysterektomie.

Bei 2 Müttern mit Placenta-praevia-Sectio und großem Blutverlust konnte ein hämorrhagischer Schock wegen zunächst nicht vorhandener Blutkonserven nur insuffizient behandelt werden. Daraus muß die Forderung abgeleitet werden, eine Schwangere mit sonographisch gesicherter Placenta praevia pränatal nur in solchen Kliniken zu hospitalisieren, die jederzeit über die Möglichkeit eines sofortigen und ausreichenden Blutersatzes verfügen.

Zweimal war es im Anschluß an den Kaiserschnitt zu einer tödlichen Fruchtwasserembolie gekommen, bei einer Wöchnerin entwickelte sich erst nach Entlassung aus der Geburtsklinik eine zum Tod führende Sinusvenenthrombose, und eine weitere Mutter verstarb an einer intrazerebralen Massenblutung unklarer Genese bei postpartal erstmals manifest gewordener Hypertonie. Wir sind uns darüber im klaren, daß eine Zuordnung der letztgenannten Todesursachen zur Sectioletalität kontrovers diskutiert werden kann. Es war aber unsere Absicht, die Letalitätsstatistik möglichst nicht durch Reinigung zu schönen und darin alle vor der Schnittentbindung gesunden Frauen zu erfassen.

Auch die 2 Anästhesietodesfälle im Wochenbett (Tabelle 6.34) müssen der Sectioletalität zugerechnet werden. Eine Mutter verstarb an pulmonaler Insuffizienz 16 Tage nach einem Mendelson-Syndrom bei Narkoseeinleitung zu einer sekundären Sectio, eine weitere Wöchnerin bei der zweiten chirurgischen Revision einer Läsion der A. subclavia nach Legen eines zentralen Zugangs vor einer primären Schnittentbindung.

Und nun zu den Sectiotodesfällen durch präexistente Erkrankungen bzw. Schwangerschafts- und Geburtskomplikationen.

Fünfmal kam es aus derartigen Gründen während eines Kaiserschnitts zum Exitus in tabula (Tabelle 6.35). Todesursachen waren: einmal ein septischer Schock

Tabelle 6.34. Bayern 1983–1990: Sectioletalität post partum

Anästhesiekomplikationen		
- Mendelson-Syndrom	1	(1)
- Läsion der A. subclavia	1	(1)
n	2	(2)

In Klammern Anzahl der Obduktionen

Tabelle 6.35. Bayern 1983–1990: Todesfälle während Schnittentbindungen bei präexistenten Erkrankungen

Septischer Schock nach PROM	1	(1)
Rezidivembolie	1	(1)
Zustand nach Fruchtwasserembolie	1	(1)
Zustand nach Lungenembolie	1[a]	(1)
„Akutes embolisches Geschehen“	1[a]	(0)
n	5	(4)

[a] Sectio in moribunda. In Klammern Anzahl der Obduktionen

Tabelle 6.36. Bayern 1983–1990: Todesfälle nach Schnittentbindungen bei präexistenten Erkrankungen

Präeklampsie, Eklampsie, HELLP-Syndrom	9	(5)
Vorzeitige Plazentalösung	3	(2)
Morbus Crohn	2	(2)
Urosepsis	1	(1)
Vitium cordis, dekompensiert	1	(0)
Sarkoidose, Stadium III	1	(0)
Subarachnoidalblutung	1	(1)
Fruchtwasserembolie	1[a]	(1)
Subarachnoidalblutung	2[a]	(2)
Sepsis unklarer Genese	1[a]	(1)
Zerebrale Massenblutung unklarer Genese	1[a]	(0)
Suizid (Kopfschuß)	1[a]	(0)
n	24	(15)

[a] Sectio in moribunda. In Klammern Anzahl der Obduktionen

nach vorzeitigem Blasensprung 48 h zuvor in der 39. SSW, einmal eine intraoperative Rezidivlungenembolie bei geplanter primärer Sectio und einmal ein Zustand nach massiver Fruchtwasserembolie am Ende der Gravidität. Wegen einer fulminanten Lungenembolie in der 32. SSW war einmal in einer internistischen Intensivstation eine Sectio in moribunda vorgenommen worden. Einer weiteren Sectio in moribunda lag ein nicht näher abgeklärtes „akutes embolisches Ereignis“ in der 39. SSW zugrunde.

Präexistente Erkrankungen bzw. Geburtskomplikationen waren 24mal für einen Sectiomüttertodesfall im Wochenbett verantwortlich (Tabelle 6.36): häufigste Ursache war 9mal ein HELLP-Syndrom. Diese Zahlen unterstreichen die Forderung nach rechtzeitigem Erkennen und möglichst umgehender Entbindung dieser in den letzten Jahren zunehmend häufiger auftretenden, u.U. lebensbedrohlichen Gestose. Dreimal hatte eine vorzeitige Lösung der normal sitzenden Plazenta vorgelegen, 2mal eine durch Morbus Crohn verursachte Sepsis und je einmal eine Urosepsis, ein dekompensiertes Vitium cordis, eine Sarkoidose III. Grades und ein medikamentös nicht überwindbarer zerebraler Vasospasmus nach Subarachnoidalblutung.

Bei 6 dieser 24 Mütter war dem Tod eine Sectio in moribunda vorausgegangen: einmal im Zustand nach massiver Fruchtwasserembolie in der 27./28. SSW, 2mal nach nicht beherrschbarer Subarachnoidalblutung, einmal nach zerebraler Massenblutung unklarer Genese, einmal nach Sepsis unklarer Genese, möglicherweise von einer septischen Thrombophlebitis nach Dauertropfinfusion ausgehend, und einmal nach Suizid einer Schwangeren durch Kopfschuß.

Als nicht gestationsbedingte Ursachen für Todesfälle während und nach Schnittentbindungen (Tabelle 6.37) fanden sich 2mal ein Polytrauma und 2mal ein Malignom, wobei sich bei der Patientin mit metastasierendem Hypopharynxkarzinom intraoperativ ein therapieresistentes Lungenödem entwickelt hatte.

Durch Zusammenführung der Resultate unserer Einzeluntersuchungen bei Todesfällen während und nach Schnittentbindungen mit den Daten der Bayerischen Perinatalerhebung (BPE) sind uns gesicherte Aussagen zur landesweiten Sectiomortalität und Sectioletalität in Bayern im Verlauf der Jahre 1983–1990 möglich. Ausdrücklich sei davor gewarnt, aus den in den jährlichen Gesamtkurzstatistiken der Perinatalerhebungen ausgedruckten mütterlichen Sectiotodesfällen Rückschlüsse auf das materne Sterblichkeitsrisiko zu ziehen. Hier ist nachweislich nur ein Teil der mütterlichen Todesfälle erfaßt. Zudem sind die Todesursachen nicht erkennbar.

Vom 01.01.1983–31.12.1990 (Tabelle 6.38) wurden durch die BPE 782 545 Mütter registriert, das sind über 80% aller in Bayern stattgefundenen Entbindungen. In der Berichtszeit weist die BPE 115 849 Schnittentbindungen aus. Die Sectiofrequenz betrug gesamt 14,8% und ist 1990 weiter auf 15,9% angestiegen.

Bei 54 der 58 in zeitlichem Zusammenhang mit einer Schnittentbindung verstorbenen Mütter war die Sectio in einer der BPE angeschlossenen Klinik vorgenommen

Tabelle 6.37. Bayern 1983–1990: Todesfälle während und nach Schnittentbindungen: Nicht gestationsbedingte Todesursachen

1. Sub partu		
– Metastasierendes Hypopharynxkarzinom	1	(1)
– Polytrauma	1[a]	(0)
2. Post partum		
– Metastasierendes Magenkarzinom	1	(0)
– Polytrauma	1[a]	(0)
n	4	(1)

[a] Sectio in moribunda. In Klammern Anzahl der Obduktionen

Tabelle 6.38. Einzeluntersuchungen von Todesfällen während und nach Schnittentbindungen in Bayern und Bayerische Perinatalerhebung (BPE) 01.01.1983–31.12.1990

Gesamtzahl der Geburten	782 545	
Gesamtzahl der Schnittentbindungen	115 849	
Sectiofrequenz 1983–1990		14,8%
Sectiofrequenz 1990		15,9%
Sectiomortalität (n = 54)		0,47‰
Todesfall in zeitlichem Zusammenhang mit Sectio	1 : 2 145	
Sectioletalität (n = 23)		0,20‰
Todesfall in kausalem Zusammenhang mit Sectio	1 : 5 037	

worden. Das ergibt eine Sectiomortalität von 0,47‰ oder, anders ausgedrückt, einen mütterlichen Todesfall auf 2 145 Schnittentbindungen.

Von den 25 Frauen aus dem Sectio-Letalitätskollektiv waren 23 in BPE-Kliniken entbunden worden. Dies entspricht einer Sectioletalität von 0,2‰ bei über 115 000 Schnittentbindungen – oder ein Todesfall einer vorher gesunden Mutter auf rund 5 000 Kaiserschnitte. Über ein vergleichbar großes Sectiokollektiv wurde bisher in der Bundesrepublik noch nicht berichtet. Die Sectioletalität von 0,2‰ kann heute als realistisch und gesichert bezeichnet werden; sie ist in den vergangenen 5 Jahren bei einem jährlichen Zugang von knapp 15 000 Schnittentbindungen praktisch konstant geblieben.

Hochuli hat 1987 für die Erhebungen der Arbeitsgemeinschaft Schweizer Frauenkliniken unsere Definition von Sectiomortalität und Sectioletalität übernommen und fand für die Jahre 1983–1986 bei 12 815 Schnittentbindungen – das entspricht einem Drittel aller in der Schweiz durchgeführten Kaiserschnitte – eine Sectioletalität von 0,31‰.

Auch bei den heute erreichten, früher kaum für möglich gehaltenen niedrigen Letalitätszahlen bedarf jede Schnittentbindung einer kritischen Indikationsstellung. Wir sehen den Sinn und Zweck unserer Untersuchungen in der kasuistischen Mitteilung einzelner Todesursachen und in der Bewußtmachung von auch heute noch beim Kaiserschnitt potentiell drohenden Gefahren, um so möglicherweise zu einer weiteren Reduzierung der mütterlichen Sectiomortalität und Sectioletalität beizutragen.

Literatur

Beck A, Vutuc C (1984) Die Mortalität und Letalität der Sectio caesarea. Geburtshilfe Frauenheilkd 44: 421–424

Brun del Re R et al. (1981) Die geburtshilflichen Operationen. In: Käser O, Friedberg V, Ober KG, Thomsen K, Zander J (Hrsg) Gynäkologie und Geburtshilfe, Bd II/2. Thieme, Stuttgart, S 18.1–18.33

Hochuli E, Benz J, Litschgi M, Marti WK (1987) Geburtshilflich-gynäkologische Datenerhebung zur Qualitätskontrolle und Beantwortung gesundheits- und standespolitischer Fragen. Geburtshilfe Frauenheilkd 47: 829–837

Hüter J (1975) Die aktuelle mütterliche Sectio-Morbidität und -Mortalität in der BRD. Gynäkologe 8: 19–27

Martius G (1986) Risiken der Schnittentbindung. In: Geburtshilflich-perinatologische Operationen. Thieme, Stuttgart, S 223–227

Welsch H, Krone HA (1987) Sectio-Mortalitat und Sectio-Letalität in Bayern 1983–1987. Gynäkol Rundsch 27: 86–90

Wulf KH (1990) Operative Entbindungsverfahren: Abdominale Schnittentbindung. In: Wulf KH, Schmidt-Matthiesen H (Hrsg) Klinik der Frauenheilkunde und Geburtshilfe, Bd 7/II. Urban & Schwarzenberg, München, S 256–272

6.13 Die säkulare Akzeleration als Problem der Geburtshilfe

B. Warkentin

Eine Entwicklung der modernen Geburtshilfe ist der ständige Anstieg der operativen Entbindungsfreuquenz: Nach den Zahlen der Perinatalerhebung in Baden-Württemberg lag 1993 die Kaiserschnittfrequenz bei 16,0%, 6,48% der Geburten wurden durch Saugglocke oder Zange beendet. Dieser Einsatz künstlicher Mittel in einen eigentlich natürlichen Vorgang kann nicht ohne Rückwirkungen auf die biologische Evolution des Menschen bleiben. Daß die Entwicklung der Geburtshilfe bereits jetzt Auswirkungen zeigt, wird an dem folgenden Beispiel deutlich.

Zu Beginn dieses Jahrhunderts ist man auf eine Entwicklung aufmerksam geworden, deren Anfänge auf das frühe 19. Jahrhundert datiert werden und für die sich die Bezeichnung „psychophysische Akzeleration" oder auch „säkulare Akzeleration" (im angelsächsichen Sprachraum „saecular trend") eingebürgert hat [5]: In Ländern mit einem hohen Zivilisations- und Industrialisierungsgrad ist eine allgemeine Zunahme der Körperlänge zu beobachten, die mit einem beschleunigten Wachstum und einer Vorverlegung der sexuellen Reifung verbunden ist. So erreichten beispielsweise 17jährige Hamburger Gymnasiasten, die 1877 im Mittel 167 cm groß waren, 1957 176 cm; niederländische Rekruten, 1856 durchschnittlich 165 cm und 1917 bereits 170 cm, wurden 1975 durchschnittlich 180 cm groß; deutsche Rekruten, die 1942 174 cm erreicheten, wurden 1962 178 cm groß; Studenten an der Universität Karlsruhe (Abb. 6.32) die 1920 171,4 cm groß wurden, haben 1990 mit durchschnittlich 182 cm die Endgröße erreicht [4]. Die beschleunigte Reifung läßt sich bei Mädchen am deutlichsten an der Vorverlegung der Menarche beobachten, die heute durchschnittlich 3 Jahre früher eintritt als noch im vergangenen Jahrhundert.

Die „säkulare Akzeleration" ist ein komplexes Phänomen. Neben den bereits erwähnten Akzelerationsphänomenen wird die Verschiebung der Menopause der Frau in ein immer höheres Lebensalter ebenso dazu gerechnet wie der allgemeine Anstieg der Lebenserwartung [8]. Die Zahnung erfolgt durchschnittlich beschleunigt. Darüber hinaus gibt es Anzeichen, daß auch die Zunahme der Myopie (Kurzsichtigkeit) in der Bevölkerung auf den säkularen Trend zurückzuführen ist.

Auch die Größe bei der Geburt nimmt zu. So gibt es Angaben, nach denen in der 1. Hälfte dieses Jahrhunderts das durchschnittliche Neugeborenengewicht von 3150 auf 3300 g und die durchschnittliche Körperlänge von 51 auf 53 cm zugenommen haben [6]. Nach eigenen Untersuchungen am Material unserer Abteilung in Lörrach hat zwischen den 50er und den 80er Jahren dieses Jahrhunderts das

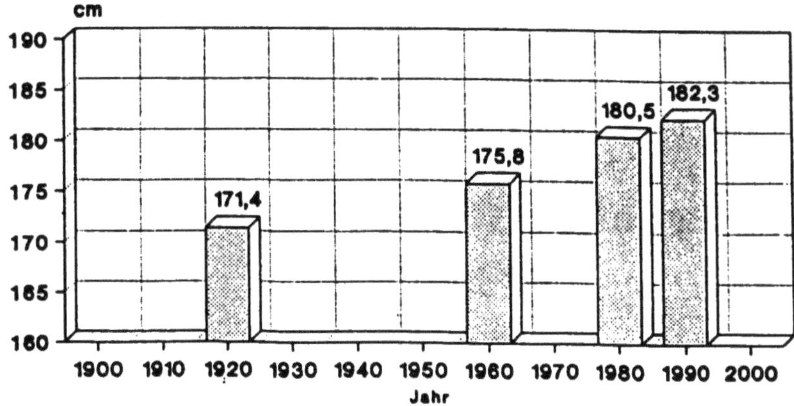

Abb. 6.32. Die Korperlänge der Studenten an der Unıversität Karlsruhe zwischen 1920 und 1990

mittlere Geburtsgewicht um über 70 g und die mittlere Geburtsgröße um über eine halben Zentimeter zugenommen (Tabelle 6.39).

Die Auswirkungen der Akzeleration sind zu einem Phänomen geworden, das uns beinahe täglich begegnet: So müssen viele Eltern feststellen, daß die gleichgeschlechtlichen Kinder eine größere Körperlänge erreichen als sie selbst. Die Zimmerdecken und vor allen die Türen müssen heute höher gebaut werden als noch in früheren Zeiten. Ein als „Nobelmarke“ bekannter Autohersteller begründet in seiner Öffentlichkeitsarbeit die Notwendigkeit immer größerer Autos mit der säkularen Akzeleration. Bei den sich ständig steigernden Leistungen im Sport spielen nicht nur Doping, verbessertes Training und neue Techniken, sondern auch die Zunahme der allgemeinen Körpergröße eine Rolle. Selbst eine allgemeine Intelligenzzunahme wird auf die Akzeleration zurückgeführt [8]. Die im Vergleich zu vergangenen Zeiten frühere Aufnahme des Sexuallebens ist gerade auch vor dem Hintergrund der beschleunigten sexuellen Reifung zu verstehen. (Erinnert sei hier auch an den Gletschermann vom Ötztal, der mit 160 cm Körpergröße für die Verhältnisse der Bronzezeit wohl normal groß war, in der heutigen Zeit aber als „kleiner Mann“ zu gelten hätte.)

Es gibt eine Reihe von Versuchen, die Ursachen der säkularen Akzeleration zu erklären:

- Die *Helioexpositionstheorie*, die auf den Schularzt E.W. Koch [5] zurückgeht, versucht die Akzeleration durch eine vermehrte Einwirkung von Sonnenlicht zu erklären, die auf einem längeren Aufenthalt im Freien bei längerer Freizeit und Sport beruhe. Dadurch werde in der Haut mehr Vitamin D gebildet, dem eine wachstumsfördernde Wirkung zugesprochen wird.
- Die *Urbanisationstheorie* [7] sieht die Ursachen vor allem in dem Einfluß des Stadtlebens mit seiner im Vergleich zum Landleben stärkeren Reizexposition. Diese führe zu einer dadurch geförderten allgemein schnelleren physischen und psychischen Entwicklung.

Tabelle 6.39. Vergleich der Geburtsmaße aus den Jahren 1957/58 (Geburtenzahl insgesamt 945) mit denen aus den Jahren 1987/88 (Geburtenzahl insgesamt 1823) an der geburtshilflich-gynäkologischen Abteilung des Städtischen Krankenhauses Lörrach. Ausgeschlossen wurden Fälle, bei denen Besonderheiten vorlagen, welche die Geburtsmaße beeinträchtigen können, z.B. Spätgestose, Nikotinabusus, Mißbildungen, Mehrlingsgravidität. Nach dem Student-Test sind die Gewichtsunterschiede bei den männlichen Kindern (Erst- und Mehrgebärende) nicht signifikant, während die Unterschiede der Geburtsgewichte bei den weiblichen Neugeborenen sowie bei den Geburtslängen jeweils hochsignifikant sind. (*n* = Anzahl der Fälle, *I-P* = Erstgebärende, *M-P* = Mehrgebärende, *m* = männlich, *w* = weiblich)

	n	1957/1958	n	1987/1988
I-P, m.	185	3401,08+/−407,03 g 50,90+ −1,99 cm	278	3428,49+/−407,97 g 51,59+/−1,77 cm
I-P, w.	169	3257,69+ −355,10 g 50,47+ −1,73 cm	301	3359,07+/−403,75 g 50,88+/−2,06 cm
M-P, m.	216	3548,03+ −437,81 g 51,27+ −2,03 cm	387	3594,88+ −418,90 g 51,84+ −2,01 cm
M-P, w.	216	3374,35+ −385,29 g 50,66+ −1,91 cm	400	3468,63+ −391,65 g 51,15+ −1,93 cm
Alle Fälle	763	3397,35+/−401,34 g 50,83+/−1,89 cm	1366	3471,54+/−410,55 g 51,35+/−1,98 cm

- Die *Zuckertheorie* [11] begründet die Wachstumsbeschleunigung mit dem wachsenden Konsum von Zucker, weil die Produktion von Süßigkeiten und das Größenwachstum etwa parallel zugenommen haben.
- Die *Ernährungstheorie* [1, 6], die heute allgemein favorisiert wird, begründet die Akzeleration mit einer verbesserten Ernährung, einer gesünderen Lebensweise und einer lebenswerteren Umwelt, welche diese Größenzunahme ermöglichen. Hier wird sogar der Schluß gezogen, daß es um unsere Lebenswelt ja doch nicht so schlecht bestellt sein könne, wenn unter diesen Umständen eine solche Zunahme der Körpergröße möglich sei [8].

Diese Theorien sind in mehreren Punkten zu kritisieren: Sie werden der Tatsache nicht gerecht, daß der Trend – möglicherweise etwas gebremst – grundsätzlich weiterhin anhält, während sich die Lebensbedingungen so grundsätzlich nicht mehr „verbessern" bzw. verändern. Insbesondere ist es kaum vorstellbar, daß die um etwa 20 cm geringere durchschnittliche Körperlänge zu Beginn des letzten Jahrhunderts auf schlechte Lebensbedingungen und allgemeine Mangelernährung zurückzuführen sei. Eine solche Annahme läge in der logischen Konsequenz der Ernährungstheorie. Gerade die Tatsache, daß sich die Akzeleration auch über Kriegs- und Notzeiten hinweg fortsetzt, steht zu der Ernährungstheorie

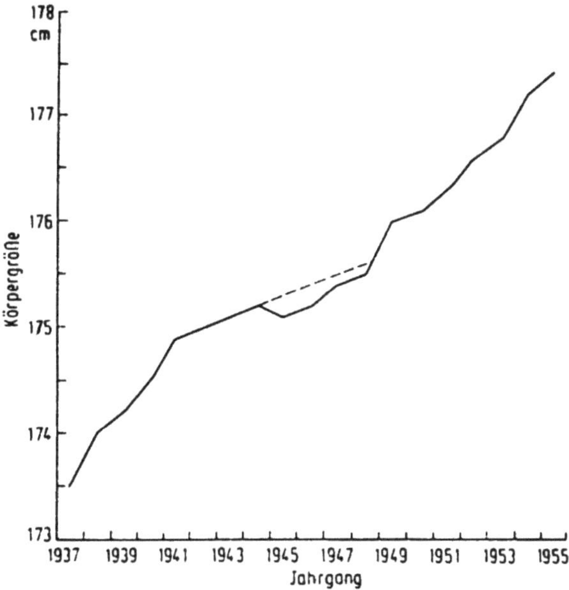

Abb. 6.33. Die mittlere Körpergröße deutscher Rekruten der Geburtsjahrgange 1937–1955. (Nach Bormann [2])

in Widerspruch: So erfährt die allgemeine Zunahme der Körperlänge in der Bundesrepublik durch den 2. Weltkrieg (Abb. 6.33) zwar eine vorübergehende Senke, nicht aber eine Stufe [2]; der vorübergehende Stillstand der Wachstumszunahme wird später wieder ausgeglichen. Selbst bei einseitiger Ernährung, wie sie heute bei der teilweise weltanschaulich begründeten Verschiedenheit der Lebensweisen möglich ist (vegetarisch, eiweißreich, schlankheitsbewußt, zuckerarm – zuckerreich, Bio-Kost usw.), fällt die Körpergröße nicht plötzlich auf das Niveau des 18. Jahrhunderts zurück, sondern hält sich etwa jeweils auf dem Niveau der eigenen Eltern bzw. übertrifft dieses leicht. Man muß daher davon ausgehen, daß die Ursache der Akzeleration auf der genetischen Ebene gesucht werden muß, d.h. in einer allgemeinen Ausbreitung von Anlagen zu einem beschleunigten und verstärkten Wachstum. Demgegenüber gehen die erwähnten Theorien weitgehend von der biologisch widerlegten Annahme einer Vererbung erworbener Eigenschaften aus. Es liegt somit die Frage nahe, ob sich in der Akzeleration ein neuer evolutionärer Trend der Menschheit bemerkbar macht, für den die Ursache allerdings noch gefunden werden müßte.

Die bisherigen Theorien zur Akzeleration haben im wesentlichen das beschleunigte Wachstum bzw. die Zunahme der Erwachsenengröße im Blick und setzen hier mit ihren Erklärungsversuchen an. Die Zunahme der Geburtsmaße wird von keiner der bisherigen Theorien erfaßt. Die angenommenen Umwelteinflüsse dürften in der intrauterinen Entwicklungsphase nur sehr bedingt wirksam sein. Dabei liegt gerade hier der Schlüssel zur Lösung des Problems.

Die Größe bei der Geburt ist sowohl für das Kind selbst als auch für die Mutter nicht ohne Belang. Zu große Geburtsmaße sind bei einem absoluten Mißverhältnis zwischen kindlichem Kopf und mütterlichem Becken für Mutter und Kind tödlich, wenn nicht geburtshilflich eingegriffen wird. Eröffnungs- und Austreibungsperiode sind bei dem größeren Kind erschwert, was für das Kind zum möglicherweise letalen Risikofaktor werden kann. Unter natürlichen Umständen, d.h. ohne eine effektive Geburtshilfe, haben zu große Kinder (und zum Teil auch deren Mütter) geringere Chancen, die Geburt zu überleben. Die genetischen Anlagen für große Geburtsmaße eliminieren sich daher jeweils von selbst. Auf Dauer ist durch die Geburt auf normalem Wege der Entwicklung größerer Kinder eine natürliche Grenze gesetzt.

Von biologischer Seite stellt sich hier die Frage, warum es die Natur in Kauf nehmen kann, daß gerade beim Menschen die Geburt natürlicherweise, d.h. ohne ärztliche Hilfe, so gefährlich ist.

Eine mögliche Antwort auf diese Frage ist in den besseren Überlebenschancen größerer Neugeborener zu sehen. Beim Start ins Leben haben sie einen wirksameren Schutz gegen Auskühlung und bringen mehr Energiereserven für eventuelle Notzeiten mit. Die Geburt großer Kinder bedeutet damit für die Frau einen gewissen Fortpflanzungsvorteil.

Eine weitere mögliche Lösung ist auf der biologisch-anthropologischen Ebene zu suchen: Die Intelligenz als die Fähigkeit zu einsichtigem Handeln ist der Faktor, welcher den Menschen so erfolgreich macht und ihn weit über alle Tiere hinaushebt. Die Voraussetzung hierfür ist die Ausbildung eines entsprechend großen Gehirns. Zwar ist individuell der Schluß von der Gehirngröße auf die Intelligenz nicht unbedingt möglich, weil die Gesamtheit der "Intelligenz" viel zu komplex ist. Dennoch ist eine Verbindung zwischen Gehirngröße und Intelligenz unter biologisch-anthropologischen Gesichtspunkten anzunehmen. Entsprechend seiner Intelligenz übertrifft der Mensch an Gehirngröße mit 1300–1400 g seine nächsten biologischen Verwandten unter den Primaten deutlich an Gehirngröße, wie etwa den Gorilla mit 500 g oder Schimpansen und Orang-Utan mit 400 g.

Größere Intelligenz bedeutet zumindest unter den Umständen, welche die Entwicklung des Menschen weitgehend geprägt haben, durch bessere Bewältigung der Überlebensprobleme einen Fortpflanzungsvorteil gegenüber weniger intelligenten Menschen. Dafür muß ein entsprechend großes Gehirn ausgebildet werden. Dieses muß dann aber auch schon zum Zeitpunkt der Geburt für den Start ins Leben eine gewisse Mindestreife und damit ein entsprechendes Volumen erreichen. Der knöcherne Schädel, der das empfindliche Gehirn unter der Geburt bei der Passage durch das mütterliche Becken schützt und dafür entsprechend fest ausgebildet sein muß, wird damit zum wesentlichen Hindernis bzw. Problemfaktor unter der Geburt. Hier liegt der Grund für die geburtshilflich so risikoträchtige knappe Formübereinstimmung von Geburtsobjekt und Geburtskanal.

Unter natürlichen Bedingungen kommt es zu einem evolutionsbiologischen Gleichgewicht zwischen zwei gegenläufigen Tendenzen: Die Ausbildung eines größeren Gehirns bringt einen Überlebens- und Fortpflanzungsvorteil mit sich. Die damit gleichzeitig anwachsende Risikoträchtigkeit der Geburt mindert dagegen den Fortpflanzungserfolg.

In dieses diffizile Gleichgewicht, das sich über lange Zeiten hinweg mit der Menschheitsentwicklung eingestellt hat, greift die moderne Geburtshilfe ein:

Die Bildung von Hebammenschulen [3], die Entwicklung von geburtshilflichen Handgriffen und der Geburtszange (in diesem Jahrhundert teilweise ersetzt durch die Vakuumextraktion) im 18. Jahrhundert [9], vor allem aber der Kaiserschnitt (mit Überlebenschancen für Mutter und Kind) Ende des vergangenen Jahrhunderts ermöglichen den größeren Kindern und deren Müttern zunehmend das Überleben der Geburt. Die Größenzunahme des knöchernen Schädels bei der Geburt erlaubt auch eine entsprechende Entwicklung der Körpermaße bei der Geburt. Damit breiten sich die Anlagen für große Geburtsmaße, die sich früher immer von selbst limitiert haben, zunehmend ungebremst aus. Ein gewisser Selektionsdruck, der früher die Entwicklung größerer Kinder verhindert und kleinerer Kinder begünstigt hat, fällt mit diesen geburtshilflichen Fortschritten zunehmend weg. Innerhalb der Anlagen, welche die Geburtsgröße bestimmen, kommt es zu einem neuen Gleichgewicht, das – wie unsere Untersuchungen gezeigt haben – weiterhin die Ausbildung größerer Kinder bei der Geburt begünstigt. Ein insgesamt stärkerer Wachstumsimpuls setzt sich nach der Geburt fort und zeigt sich in einer beschleunigten Reifung und gesteigerten Endgröße: Es besteht eine Korrelation zwischen der Geburtsgröße einerseits und andererseits sowohl dem späteren Wachstum [11] als auch der späteren Erwachsenengröße [10].

Angesichts der Tatsache einer ungehemmten Ausbreitung der Anlagen zu größeren Kindern als Folge der operativen Geburtshilfe ist es nicht eine Frage, ob hier die Ursache der säkulären Akzeleration liegt. Vielmehr wäre es verwunderlich, wenn es nicht aufgrund der gehäuften Geburten größerer Kinder zu einer Zunahme der durchschnittlichen Erwachsenengröße gekommen wäre. Ob darüber hinaus andere Faktoren, wie die angenommene Verbesserung der Ernährung und der sonstigen medizinischen Versorgung eine Rolle spielen, muß hier letztlich offen bleiben.

Als Beleg für diese Gedankengänge seien hier mehrere Punkte genannt:

- Die Risikoträchtigkeit der Geburt ist als spezifisch menschliches Phänomen evolutionsbiologisch sonst nur durch die Tatsache zu erklären, daß diese Einbuße an Fortpflanzungsfitneß auf einem anderen Gebiet mit der Ermöglichung einer größeren Intelligenz einen Vorteil bringt.
- Der Beginn der Akzeleration in der 1. Hälfte des 19. Jahrhunderts folgt zeitlich der wissenschaftlichen Weiterentwicklung der Geburtshilfe.
- Die Akzeleration ist nur in den weit entwickelten Ländern zu finden mit einer Bevorzugung der städtischen Regionen, also an den Orten, wo sich ein medizinischer Fortschritt am ehesten auswirkt.
- Schließlich können die hier dargelegten Gedankengänge die Akzeleration als einen Prozeß zeigen, der eine genetische bzw. evolutionsbiologische Grundlage hat.

Es gibt Anhaltspunkte dafür, daß sich der Prozeß der Akzeleration im Augenblick verzögert. Er wird zum Stillstand kommen, wenn sich ein neues Gleichgewicht zwischen den Anlagen zu den verschiedenen Geburtsmaßen stabilisiert hat.

Gerade diese genetische Verankerung der Akzeleration hat ihrerseits wieder geburtshilfliche Konsequenzen: Es muß zunächst noch von einer weiteren Fortsetzung dieser Entwicklung ausgegangen werden, da die sie fördernden Bedingungen weiterhin wirksam sind. Das bedeutet, daß sich ihre Ursachen im Sinne eines positiven Rückkoppelungsmechanismus selbst verstärken. Da immer häufiger große Kinder zum Geburtshindernis werden, verstärkt sich auch die Notwendigkeit eines Einsatzes operativer, aber auch diagnostischer geburtshilflicher Methoden.

Diese Entwicklung sollte etwas zum Nachdenken über die Folgen unseres Handelns zwingen. Zwar gibt es keine vernünftige Alternative zu dem gegenwärtigen geburtshilflichen Management. Ihre zwangsläufige Folge in der säkularen Akzeleration ist um so leichter zu ertragen, als sich bisher keine schädlichen Tendenzen zeigen, wenn man von der allgemeinen Zunahme der Schnittentbindungshäufigkeit oder aber der Kurzsichtigkeit absieht. Dennoch befindet sich die Medizin hier auch in der Rolle des Zauberlehrlings, der die gerufenen Geister nicht mehr los werden kann.

Zusammenfassung

Als „psychophysische" oder auch „säkulare" Akzeleration wird das Phänomen eines beschleunigten Wachstums und einer allgemeinen Zunahme der Körpergröße in hochentwickelten Ländern bezeichnet. Auch die Geburtsmaße vergrößern sich. Die bisherigen Theorien zur Erklärung der Akzeleration sind unbefriedigend, weil sie von einer Vererbung erworbener Eigenschaften ausgehen. Die Ursache der Akzeleration sehen wir in der modernen Geburtshilfe. Durch geburtshilfliche Handgriffe, Zange und Kaiserschnitt wird die Geburt von großen Kindern ermöglicht, die früher für diese selbst und zum Teil auch für deren Mütter tödlich war. Es kommt zu einer Vermehrung genetischer Anlagen zu großen Geburtsmaßen. Diese haben sich früher von selbst begrenzt. Der Trend zu größeren Kindern ist durch einen evolutionsbiologischen Selektionsdruck zur Ausbildung eines größeren Gehirns verursacht, das bereits bei der Geburt eine Mindestgröße erreichen muß. Die entsprechende Vergrößerung des kindlichen Schädels zum Geburtszeitpunkt, welche durch die Geburtshilfe ermöglicht wird, erlaubt eine Zunahme der übrigen Geburtsmaße. Diese korrelieren mit einer insgesamt beschleunigten Reifung und einer Zunahme der Erwachsenengröße. Größere Kinder bei der Geburt führen ihrerseits zu einem Ansteigen der operativen Entbindungsfrequenz.

Literatur

1. Bennholdt-Thomsen K (1942) Die Entwicklungsbeschleunigung der Jugend. Ergeb Inn Med Kinderheilkd 62: 1154
2. Bormann B v. (1981) Akzeleration unter dem Gesichtspunkt der sozialen Differenzierung. Inaug - Diss, Frankfurt/M

3. Hakemeyer U, Keding G (1986) Zum Aufbau der Hebammenschulen in Deutschland ım 18. und 19. Jahrhundert. In: Beck L (Hrsg) Zur Geschichte der Gynäkologie und Geburtshilfe. Springer, Berlin Heidelberg New York Tokyo
4. Kenntner G (1991) Zitiert nach: Die Studenten werden immer größer. Höhenwachstum ohne Grenzen? Bad Zeıtung vom 6.6
5. Koch EW (1935) Über die Veränderung des menschlichen Wachstums im ersten Drittel des 20. Jahrhunderts. Barth, Leipzig
6. Lenz W, Kellner H (1965) Die korperlıche Akzeleratıon. Urban & Schwarzenberg, München
7. Portmann A (1956) Zoologie und das neue Bild vom Menschen. Rowohlt, Hamburg
8. Roseler HD (1990) Zur säkularen Akzeleration der psychischen und somatischen Entwicklung. Arztl Jugendheilkd 81: 76
9. Schadewaldt H (1986) Die Frühgeschichte der Frauenheilkunde. In: Beck L (Hrsg) Zur Fruhgeschıchte der Gynäkologie und Geburtshilfe. Springer, Berlin Heidelberg New York Tokyo
10. Tanner JM (1955) Growth and adolsecence. Blackwell, Oxford
11a. Warkentın B (1979) Die fetale und kindliche Gewichts-, Längen- und Konstitutionsentwicklung und ıhre Beeinflussung durch Plazenta und Schwangerschaftsdauer. Z Geburtshilfe Perinatol 183: 765
11b. Warkentin B (1991) Die Evolution der menschlichen Geburt. Medizinische, biologische und anthropologische Gesichtspunkte. Springer, Berlin Heidelberg New York Tokyo
12. Ziegler E (1966) Die Ursache der Akzeleration. Ernährungsphysiologische und medizinhistorische Betrachtung uber den Zuckerkonsum des modernen Menschen. Helv Paediatr Acta [Suppl] (ad Vol 21), Schwabe, Basel

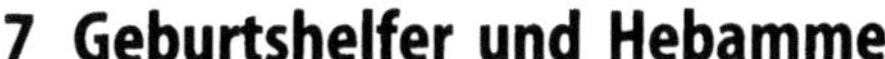

7 Geburtshelfer und Hebamme

7.1 Geburtshilfe und Hebamme in der Schweiz

W. Stoll

Die Geologie kennt den Begriff der „Bruchzone". Darunter wird ein labiler Bereich der Erdkruste verstanden, der gekennzeichnet ist durch das Auftreten von Erdbeben und vulkanischer Tätigkeit. Tokio liegt in einer solchen Bruchzone, und alte Leute in Tokio meinen, es sei verwegen, eine Großstadt in einem so scheinsicheren Gebiet zu bauen. Scheinsicher, weil jahrzehntelanger Ruhe immer wieder Phasen mehr oder weniger starker Erdstöße und Eruptionen folgen können.

Das Grenzgebiet zwischen Hebammenkunst und ärztlicher Geburtshilfe ist spätestens mit dem Aufkommen eines wissenschaftlichen Interesses an der Geburtshilfe eine solche Bruchzone. Davon zeugen eine große Zahl obrigkeitlicher Regelungen und Gesetzesbestimmungen aus der langen Geschichte unseres Faches. Offensichtlich waren solche Verfügungen nötig, um in Zeiten des Bebens der geburtshilflichen Erdkruste Ruhe und Ordnung herzustellen.

Für die aktuelle „Phase des Bebens" scheinen mir 2 Aspekte charakteristisch. Zum einen wird von seiten der Hebammen, insbesondere der Schulen und Verbände, der Wunsch nach Selbständigkeit artikuliert. Dazu 2 Sätze aus dem Entwurf zum Leitbild des Schweizer Hebammen-Verbandes [3]:

- „Wir Hebammen geleiten und betreuen das entstehende Leben vom Mutterleib über die Geburt bis ins Neugeborenenalter."
- „In der klaren Verantwortung und Kompetenz, Geburten zu leiten, lassen wir uns nicht einengen."

Das Drängen nach Selbständigkeit ist kein neues, sondern ein uraltes Phänomen. Heute wird aber ganz klar die ganzheitliche Betrachtungsweise unterstrichen. Alle Möglichkeiten zur positiven Beeinflussung des Geburtsverlaufes und des Geburtserlebnisses sollen erfaßt und ausgeschöpft werden. Die Hebamme von heute strebt nach großer fachlicher Kompetenz; das ist nur das eine. Ebenso bedeutungsvoll werden psychologische Komponenten wie Einfühlungsvermögen, Warmherzigkeit, Kommunikationsfähigkeit und Offenheit gewertet. Daß sich in diesem Bestreben Spannungsfelder zwischen dem hingebungsvollen Einsatz einer Hebamme und ärztlichem Entscheiden, basierend auf dürftigen kurzen Augenscheinen, öffnen können, ist sehr leicht verständlich. In diesem Zusammenhang, und damit sei der 2. für die aktuellen Turbulenzen charakteristische Aspekt angesprochen, wird die Ablehnung des Patriarchalischen oder Maskulinen sichtbar. Typisch für diese Haltung sind die beiden folgenden Zitate:

- „Wenn die Mutter, die Frau, die Hebamme sich nicht mehr auf den Mann beziehen, um die Welt und die Verhältnisse zu erklären, dann hat sie Autorität." [1]
- „Wir pflegen die Zusammenarbeit mit der Ärztin oder dem Arzt." [3] (In Anbetracht der Tatsache, daß bei den Studienanfängern in der Humanmedizin das Geschlechterverhältnis ausgeglichen ist, dürfte es höchste Zeit sein, von „Ärztinnen und Ärzten" zu sprechen und nicht mehr bloß von „Ärzten".)

Es ist naheliegend, daß die Hebammenberufsverbände in ihrer zukunftsgerichteten Betrachtungsweise vermehrt Einfluß auf die Schulen nehmen wollen. Im bereits angesprochenen Entwurf zum Leitbild der Schweizer Hebamme wird dazu unmißverständlich Stellung bezogen [3]:

- „Wir arbeiten seit jeher an der Zukunft der Menschheit: Vertrauen und Kompetenz rund ums Kinderkriegen."
- „Auf die Ausbildung der Hebammen wird in wesentlich verstärktem Maß Einfluß genommen."

Es ist sehr anerkennenswert, daß die permanente Fort- und Weiterbildung der Verbandsmitglieder durch ein breites verbandseigenes Angebot gefördert wird.

In schweizerischen Verhältnissen erfolgt die Ausbildung zur diplomierten Hebamme über eine 3jährige Grundausbildung oder über eine 18monatige Zusatzausbildung an einer Hebammenschule für Krankenschwestern mit Diplom einer anderen Grundausbildung. In den Berufsbeschreibungen der Hebammenschulen kommt das Bestreben nach umfassender Betreuung, und zwar nicht nur der Frau unter der Geburt, sondern auch der schwangeren Frau und der Wöchnerin klar zum Ausdruck. Die Kenntnis und das Propagieren prophylaktischer Maßnahmen für Schwangerschaft, Geburt und Wochenbett gehören sinnvollerweise zum Aufgabenkreis der Hebammen. So sind denn Geburtsvorbereitungskurse, die von motivierten und kompetenten Hebammen erteilt werden, auch sehr gefragt. Damit ist naturgemäß die Kontinuität zwischen Geburtsvorbereitung und Betreuung unter der Geburt am besten gesichert. Höchst anerkennenswert ist das Bestreben der Hebammen, in dieser umfassenden Betreuung die individuellen psychischen und sozialen Voraussetzungen zu berücksichtigen in der Zielsetzung, das Beste für die partnerschaftliche Beziehung der werdenden Eltern und den Lebensstart des Kindes zu ermöglichen. Eine modern ausgebildete Hebamme will auch imstande sein, belastende psychische und körperliche Situationen im Zusammenhang mit Konfliktsituationen verschiedenster Ursache während der Schwangerschaft, unter der Geburt und im Wochenbett durchzuhalten und Spannungen zu verarbeiten.

Immer wieder flammt die Diskussion um die Grenze zwischen normalen und pathologischen Schwangerschafts-, Geburts- und Wochenbettsverläufen auf, weil die Hebammen, vertreten durch ihre Verbände, ihre umfassende Kompetenz für die Betreuung der gesunden Schwangeren, für die Gebärende mit normal verlaufender Geburt, die gesunde Wöchnerin und das gesunde Kind geltend machen. Es sei hier unmißverständlich festgehalten, daß scharfe Grenzziehungen nicht möglich sind, und Versuche dazu könnten lediglich als Orientierungshilfen für eng umschriebene lokale Verhältnisse verstanden werden. Zwischen dem Normalen und dem Pathologischen in der Geburtshilfe liegt eine breite Übergangszone. Vernünftigerweise wird in den Berufsbeschreibungen, wie sie die Schulen vertreten, auf die große Bedeutung der guten Zusammenarbeit mit dem ärztlichen Dienst hingewiesen. Diese Zusammenarbeit im Team sei zu fördern, wobei die Hebamme ihre Fachkenntnisse und ihre Feststellungen einbringe und in entsprechenden Situationen unter ärztlicher Anweisung handle. Dazu gehört auch die Assistenz bei operativen Geburtsbeendigungen oder bei anderen Eingriffen.

Eingangs war die Rede vom Phänomen der Bruchzonen der Erdkruste, und der Vergleich zielte dahin, daß es so etwas auch in der Übergangszone zwischen Hebammenberuf und ärztlicher Geburtshilfe gebe. Es sei nun die Frage gestellt, wo denn Ursachen derzeitiger „Eruptionen" liegen könnten.

Es sind derzeit deutlich zentrifugal wirkende Kräfte wahrnehmbar:

patriarchalische, numismatische Einstellung	–	feministische Tendenzen,
apparativer und instrumenteller Übereifer	–	undifferenzierte Ablehnung alles Technischen,
Nichtbeherrschen neuetablierter Verfahren	–	Insistieren auf eigenem (besserem) Wissen,
Abweisung alternativer Methoden	–	kritikloses Propagieren von Alternativmethoden,
Geschäftigkeit, Übereifer im Teaching	–	trotziges Beherrschen der Kreißsaalatmosphäre.

Es ist beispielsweise schwer verständlich, wenn in rigoroser Weise Geburtseinleitungen vorgenommen werden, nur weil der zuständige Geburtshelfer in die Ferien verreist oder einen Militärdienst anzutreten hat. Unselbständige Frauen mit starker Bindung an ihren Arzt lassen sich dazu sehr leicht verleiten. Das Resultat könnte bei wohl gesicherter Kasse in unnötigen Schnittentbindungen oder gar in iatrogen bedingter Frühgeburtlichkeit mit allen unnötigen Risiken liegen. Die Kaiserschnittfrequenz liegt manchenorts, besonders in der Privatgeburtshilfe, viel zu hoch. Frequenzen von über 30% in Häusern ohne wesentliche Risikobelastung, wie sie im schweizerischen Fernsehen unlängst bekanntgegeben wurden, darf es nicht geben! Was unter der Indikation „Dystokie" läuft, ist oft nur fehlende Geduld und Zuwendung. Alle Statistiken, die rückläufige Sectiofrequenzen aufweisen, zeigen einen Rückgang der Indikation „Dystokie" [4]. Wen wundert es, wenn gut ausgebildete und engagierte Hebammen die Wahrung der Würde von Mutter und Kind auf ihre Fahnen schreiben und sich möglicherweise in diesem Kampfe bis hin zu feministischen Forderungen versteigen, indem sie Frauen auffordern, sich ärztlichen Empfehlungen zugunsten einer sog. Natürlichkeit hart zu widersetzen.

Seit den 60er Jahren sind wir im Besitze aussagekräftiger diagnostischer Verfahren. Amnioskopie und Mikroblutuntersuchung kamen zuerst, dann Kardiotokographie und Ultraschall. Begeistert haben wir diese Verfahren in die klinische Routine eingeführt. Im Übereifer mögen Listen von Pflichtanwendungen entstanden sein, die schwangere und gebärende Frauen zu Gefangenen technisch-diagnostischer Aktivitäten werden ließen, die weit über das Ziel hinausschossen. Auf der anderen Seite schlug das Pendel aus bis zur plumpen Maxime, Schwangerschaft und Geburt seien ganz natürliche Vorgänge, die nicht gestört werden sollen. Zu diesem Kapitel gehören auch Unstimmigkeiten in der Auffassung der operativen Geburtsbeendigung. Einerseits mögen Ungeduld und instrumenteller Übereifer, andererseits demütiges Ausharren bis zum „Geht nicht mehr" stehen.

Seit Jahren führen wir an unserer Klinik im Auftrage des Schweizer Hebammen-Verbandes Fortbildungskurse in Kardiotokographie und primärer Reanimation des Neugeborenen durch. Das sind Tageskurse mit Theorieblöcken und schwerpunktmäßig praktischen Übungen in kleinen Gruppen. Es ist höchst erfreulich, mit welch großem Interesse die Hebammen mitmachen. Dabei werden uns häufig höchst unbequeme Fragen gestellt: beispielsweise, was denn eine Hebamme machen könne, wenn eine Schnittentbindung allein aufgrund von frühen Dezelerationen in der Kardiotokographie indiziert würde; oder ob eine Hebamme in desolater Situation nicht intubieren solle, wenn es der Geburtshelfer ganz sicher nicht kann.

Es gibt nichts Neues unter der geburtshilflichen Sonne: Die sitzende, die hockende, die stehende Gebärhaltung, die Geburt im Wasser, Räucherstäbe und vieles andere mehr! Alles wurde von den Alten oder von anderen Kulturkreisen auch schon erprobt. Es ist anmaßend, wenn von alternativer Seite her triumphierend propagiert wird, mit diesem oder jenem Naturverfahren wäre die Geburtshilfe zu revolutionieren. Sofort eröffnet sich das Spannungsfeld, wenn von der anderen Seite her jeder Alternativvorschlag grundsätzlich als unverständlich und dumm zurückgewiesen wird. Dabei fährt man gar nicht so schlecht, wenn man missionarische Botschaften aufnimmt und sie zusammen mit interessierten Hebammen wissenschaftlich hinterfragt. Das Phantastische und Dogmatische weicht dann recht bald nüchternen Erfahrungswerten.

Als letzter Punkt der dargelegten Liste von Zentrifugalkräften sei die Gebärsaalatmosphäre angesprochen. Es sind meistens die jungen, vielleicht dann und wann gehetzten Kolleginnen und Kollegen, die in großer Geschäftigkeit in den Kreißsaal hineinplatzen, lautstark nach den Befunden fragen, im Schlepptau den Unterassistenten mitziehen und diesem ebenfalls lautstark ein geburtshilfliches Teaching verabfolgen. Vielleicht nimmt der Übereifrige am Bett der gebärenden Frau auch noch den Sucher ab, um in einem langen Palaver die schwersten Verstöße gegen das Arztgeheimnis zu begehen. Daß in dieser Weise eine Gebäratmosphäre empfindlich gestört wird und zu Reaktionen bei der zuständigen Hebamme führt, versteht sich von selbst. Aber auch Oberärzte und Chefärzte machen Fehler. Die Visite mit langem Gefolge in einem Gebärsaal, wo gerade eine Frau in Steinschnittlage verharren muß, ist schwer verfehlt. Die heutige Hebamme steht dafür ein, die Würde von Mutter und Kind zu wahren, so steht es im bereits mehrfach zitierten Entwurf für ein Leitbild der Schweizer Hebamme. Dieses achtenswerte Bestreben sollte sie aber nicht zum „Drachen" werden lassen, der konsequent verhindert, daß andere an dieser Klinik, das sind in erster Linie die Jüngeren, etwas mitbekommen oder lernen können bei der von ihr betreuten Geburt.

Damit sind nur ein paar wenige zentrifugal wirkenden Kräfte in der derzeitigen geburtshilflichen Szene aufgezeigt. Jeder in diesen Belangen Erfahrene könnte die Liste beliebig fortsetzen. Mit der folgenden am Schweizerischen Hebammenkongress 1991 gefallenen Bemerkung dürfte wohl ein Höhepunkt der Divergenzen erreicht worden sein:

„Zunehmend stellt sich auch die Frage, ob künftig die Geburtshilfe nicht klar von der Geburtsmedizin abgetrennt werden müsste.“ [2]

Damit wird einmal mehr die Problematik der Abgrenzbarkeit des Normalen vom Pathologischen berührt. Auf die Fragwürdigkeit, hier scharfe Grenzen ziehen zu wollen, haben wir hingewiesen.

Der Tatbestand des Vorliegens erheblicher Divergenzen ist offensichtlich. Man sollte nun aber nicht tatenlos bei dieser Feststellung verharren, sondern Aktivitäten entwickeln, um die aufgetretenen Zentrifugalkräfte zu bremsen und wieder zentripetale Bewegungen in Gang zu bringen.

Die vergangenen 3 Jahrzehnte haben Erfolge und Verbesserungen für Mutter und Kind rund um das Geburtsgeschehen gebracht, wie wohl noch kaum zu einem andern Zeitabschnitt in der Geschichte der Geburtshilfe. Hier seien nicht allein nüchterne Leistungsziffern gemeint, sondern vielmehr noch das ganz persönliche Glück und das Sich-wohl-Fühlen einer sehr großen Zahl schwangerer und gebärender Frauen unserer Zeit. Diese Erfolge gründen auf der Gunst der Zeit, aber auch im harmonischen Zusammenwirken engagierter Hebammen und Ärzte.

Überall, wo Menschen zusammen arbeiten, gibt es Unvollkommenheiten bis hin zu Mißständen. Wenn man sich trennt, werden diese nicht verändert – wenn man miteinander spricht, hat man eine Chance, sie zu beheben.

Literatur

1. Borer Ch (1991) Haben Mütter und Hebammen etwas Gemeinsames, weil sie Frauen sind? Ein Versuch zur Differenzierung. Schweizer Hebamme 9/91: 3
2. Felder Berg V (1991) Spieglein, Spieglein an der Wand, was bestimmt die Geburtshilfe morgen im Land? Schweizer Hebamme 9/91: 10
3. Maternas, Schweizer Hebammen-Verband (1991) Leitbild (bereinigter Entwurf). Schweizer Hebamme 7–8/91: 23–24
4. Stoll W (1990) Indikationen zur Sectio. Schweiz Med Wochenschr 120: 255–259

7.2 Die Hebamme in der Klinikgeburtshilfe. Das sog. Barmbeker Modell

K. Martin und L. Schuldt-Meier

In Hamburg existiert ein Arbeitskreis für teilstationäre Krankenhausleistungen. Von diesem Arbeitskreis wurde ich 1983 beauftragt, Vorschläge zu machen, inwieweit im Bereich der Frauenheilkunde derartige teilstationäre Krankenhausleistungen möglich und sinnvoll sind. Auf unseren Vorschlag hin sollte überprüft werden, ob die sog. ambulante Geburt als eine derartige teilstationäre Leistung anzusehen und ob durch sie eine Kostenersparnis zu erwarten sei. 1987, also 4 Jahre später, konnte mit der Studie begonnen werden. Die Zeit bis dahin verstrich durch teilweise quälende Verhandlungen mit der Gesundheitsbehörde, dem Landesbetrieb Krankenhäuser als Krankenhausträger, den Krankenkassen, dem Hebammenverband, der Rechtsabteilung der Behörde und vielen anderen Institutionen, die sich berufen fühlten, in dieser Vorbereitungsphase die rechtliche Absicherung und organisatorische Abwicklung von allen Seiten zu beleuchten.

An der vom 01.11.1987 bis 31.10.1988 durchgeführten Studie beteiligten sich 4 frei praktizierende Hebammen. Ihr Arbeitsverhältnis war durch einen privatrechtlichen Vertrag mit dem Krankenhausträger geregelt. Darin wurde festgelegt, daß die Hebammen ihre Tätigkeit in eigener Zuständigkeit in den Räumen des Krankenhauses ausüben. In Funktionen, Aufgaben und Pflichten waren sie den Klinikhebammen gleichgestellt. Die Entbindung selbst stand generell unter Aufsicht und Verantwortung des Kreißsaalarztes. Die Krankenkassen erstatteten dem Krankenhaus den Pflegesatz für einen Tag und vergüteten den Hebammen ihre Leistungen gemäß geltender Gebührenordnung.

In diesem Zeitraum von einem Jahr nahmen 72 Frauen an dem Modell teil, von denen 62 (86%) die ambulante Geburt verwirklichen konnten: Innerhalb von 24 h nach der Aufnahme hatten sie das Krankenhaus wieder verlassen.

Diesem Kollektiv wurden 2 Vergleichsgruppen von jeweils 140 Geburten unter Leitung der Klinikhebammen gegenübergestellt, und zwar eine Gruppe mit üblichem postpartalem Klinikaufenthalt (Gruppe I) und eine andere, deren Frauen die Form einer ambulanten Geburt wählten (Gruppe II). Altersstruktur und Parität unterschieden sich in den 3 Gruppen nicht signifikant.

Bei den Entbindungen mit freien Hebammen konnte im Rahmen der Ganzheitsbetreuung die Zielvorstellung der psychosomatisch orientierten Geburtshilfe weitgehend verwirklicht werden. Negative Auswirkungen wurden nicht beobachtet. Die objektivierbaren Daten wie Länge der Geburt, Befinden des Neugeborenen und Auftreten von Komplikationen unter der Geburt oder im Wochenbett sowohl bei der Mutter als auch beim Neugeborenen waren in vergleichbarer Größe festzustellen. Zwei Dinge stachen jedoch besonders hervor:

1. In dieser Studiengruppe wurden wesentlich weniger Analgetika eingesetzt (Abb. 7.1a).
2. In dieser Studiengruppe wurden wesentlich weniger Wehenmittel eingesetzt (Abb. 7.1b).

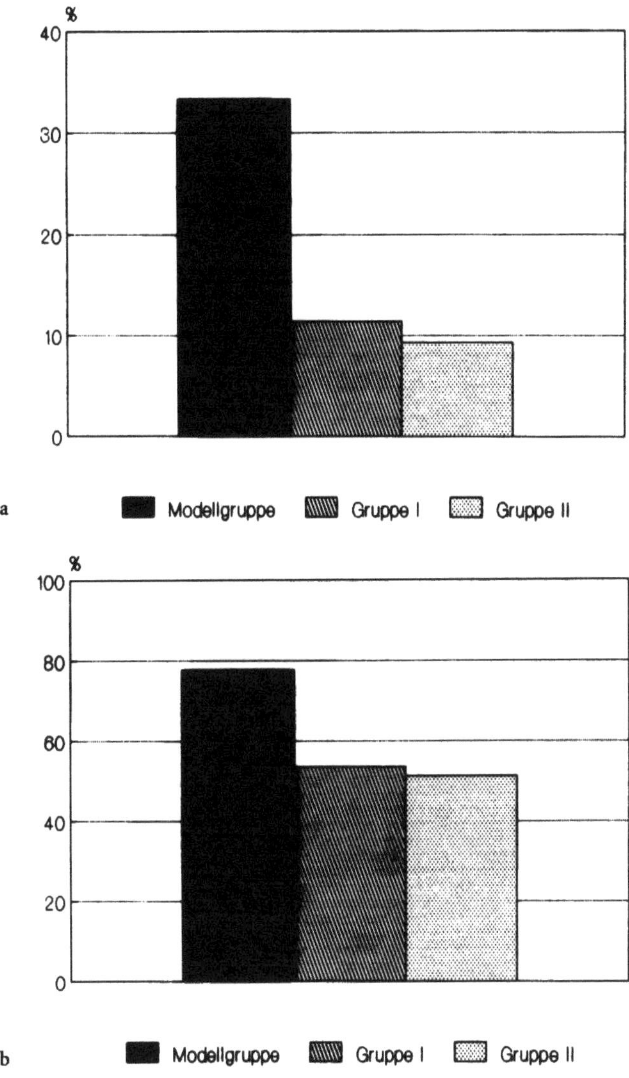

Abb. 7.1a, b. Studie Klinikum Barmbek (11/1987–10/1988). Kein Einsatz von **a** Analgetika, **b** Wehenmitteln

Ist bereits darin ein wesentlicher Vorteil zu sehen, so war die Beurteilung des Modellversuches bei allen Teilnehmerinnen uneingeschränkt positiv. Als ganz entscheidend wurde immer wieder die Vertrauensbasis zu der eigenen Hebamme hervorgerufen. Sie war Ansprechpartner vor der Geburt, und ihr wurde in der Ausnahmesituation der Entbindung vertraut. Ihre Besuche und Ratschläge im Wochenbett waren höchst willkommen. Sie war damit Garant für eine positiv empfundene Geburt in angstfreier Atmosphäre und ermöglichte es den Müttern, das Wochenbett mit ihrem Kind in vertrauter, familiärer Umgebung ohne Reglement und Betriebsamkeit der Klinik zu genießen. Alle befragten Frauen würden sich jederzeit erneut für eine Entbindung mit eigener Hebamme entscheiden.

Das Modell hat sich außerdem für eine große geburtshilfliche Klinik als praktikabel erwiesen. Es läßt sich rechtlich und organisatorisch problemlos in den Klinikbetrieb eingliedern.

Die Mütter, die frei praktizierenden Hebammen, die Klinikhebammen und die Ärzte waren von diesem Modell angetan, da hierdurch eine emotionale Ausgeglichenheit durch die vertraute Hebamme und eine permanente Präsenz gewährleistet waren, die der Gebärenden die nötige Geborgenheit vermittelte, deren Fehlen im Bereich der Klinikgeburtshilfe immer wieder angeprangert und als Argument für die Hausgeburtshilfe angeführt wird.

Alle waren also mit dem Ergebnis der Studie zufrieden, und man hätte eigentlich annehmen müssen, daß nun diese positiven Ergebnisse dazu führen würden, die teilstationäre Entbindung mit eigener Hebamme zur Regelleistung eines Krankenhauses zu erwählen. Jedoch weit gefehlt! Drei Probleme ergaben sich:

1. Für die Hebammen war ein Entgelt von DM 230,- für die Entbindung einschließlich einer 4wöchigen permanenten Rufbereitschaft über Europiepser wenig attraktiv, so daß immer weniger Hebammen bereit waren, an diesem Modell teilzunehmen.
2. Die Leistungen des Krankenhauses wurden nur mit dem einfachen Pflegesatz abgegolten. Wir haben eine Kostenaufstellung durchgeführt, wobei überschlagsmäßig die Kosten einer normalen Geburt zusammengestellt wurden. Dabei wurden berücksichtigt ärztlicher Dienst, Hebammendienst, Reinigungsdienst, Müllkosten, Strom, Heizung, Wasser, Medikamente, Sachkosten sowie Verbrauchsmaterial, Wäschekosten, anteilige Gerätekosten usw. Wir kamen dabei auf einen Betrag von ca. DM 650,- pro Entbindung, der durch einen Pflegesatz von DM 450,- pro Tag nicht gedeckt ist. Das Krankenhaus, welches kostendeckend arbeiten muß, ist also nicht in der Lage, unter diesen Bedingungen die teilstationäre Entbindung mit eigener Hebamme zur Regelleistung zu machen.
3. Die Krankenkassen waren nicht bereit, eine kostendeckende Sondervergütung zu bezahlen. Dies ist im Grunde unverständlich, wenn man bedenkt, daß die Krankenkassen die Verpflichtung haben, auch bei normalem Geburts- und Wochenbettverlauf eine Krankenhausbetreuung von 6 Tagen zu bezahlen, d.h. bei einem Pflegesatz von DM 450,- pro Tag insgesamt DM 2700. Diesem Betrag steht gegenüber der kostendeckende Sonderpflegesatz für das Krankenhaus von DM 650,- sowie die Vergütung für die Hebammenleistungen bei der Entbindung

sowie die Wochenbettpauschale – alles in allem würde es jedoch zu einer erheblichen Kostenersparung für die Krankenkassen führen. Um so unverständlicher ist das ablehnende Verhalten.

Inzwischen wird trotz des ablehnenden Verhaltens der Krankenkassen die teilstationäre Entbindung mit eigener Hebamme an der Frauenklinik Barmbek fortgesetzt. Das Defizit wird vom Landesbetrieb Krankenhäuser bzw. der Klinik Barmbek getragen, um den Frauen weiterhin die Möglichkeiten einer derartigen Geburt zu bieten. Wie lange wir dies jedoch durchhalten können, ist in der angespannten finanziellen Situation unseres Klinikums fraglich. Die Honorierung der Hebammenleistung ist weiterhin ebenfalls unbefriedigend, so daß sich immer weniger Hebammen bereitfinden, sich für diese Form der Entbindung zur Verfügung zu stellen. Es wird also eine Frage der Zeit sein, wann dieses von allen Beteiligten als so positiv angesehene Modell endgültig beendet werden muß.

7.3 Aufgabe, Ausbildung und Berufsordnung der Hebamme früher, heute, künftig. Ein Überblick

H.G. Hillemanns[1]

Aufgabe der Hebamme

Diese wird im Vorwort zur 1. Auflage des Schweizerischen Hebammenlehrbuches Nov. 1919 von Prof. Dr. G. Rossier/Lausanne in eindrucksvoller Weise deutlich gemacht [17]:

STELLUNG UND AUFGABE DER HEBAMME IN STAAT UND GESELLSCHAFT

«Den Kindern zu Hilf und zu Trost,
Den schwangern Frauen zu Lieb und zu Dienst.»

Noch heute gilt für die Hebamme als oberstes Gesetz *das Wohl von Mutter und Kind,* so wie es schon das erste Hebammenlehrbuch «Der schwangeren Frauen und Hebammen Rosengarten des Eucharius Rösslin» vor mehr denn 400 Jahren verlangt hat.[2] Schwer ist die Verantwortung, die sie zu tragen berufen ist: Gesundheit und Siechtum, Leben und Tod sind in ihre Hand gelegt, Glück und Unglück einer ganzen Familie, die Lebensschicksale unmündiger, ihrer Mutter beraubten Waisen sind ihr aufs Gewissen gebunden. Drum gehe ernstlich mit sich zu Rat, wer sich für den Hebammenberuf entschliessen will. ...

Nicht auf blosse Geschicklichkeit allein kommt es an, denn die kann man bei nötigem Verständnis, Eifer und gutem Willen schliesslich erlernen, aber Gewissenhaftigkeit, Pflichttreue, Verschwiegenheit, unendlich viel Geduld und Aufopferungsfähigkeit und dazu eine unverwüstliche Gesundheit, das ist es

---

[1] Seit 1951 an der Universitäts-Frauenklinik. Als Assistent im Unterricht der Hebammenschülerinnen eingesetzt, von 1970–1991 Direktor der Hebammenlehranstalt der Universitäts-Frauenklinik Freiburg.

[2] Dieses Lehrbuch ist ein wichtiges Ereignis. Es ist ein gedrucktes Lehrbuch für Hebammen: *Eucharius Rösslin's „Rosengarten"*. Das Buch erschien *1513 in Straßburg,* jedoch steht der Autor in einer direkten Beziehung zu Freiburg. Es ist anzunehmen, daß das Buch in Freiburg geschrieben wurde. *Rösslin ist in einer Freiburger Urkunde erstmals 1493 als Apotheker erwähnt, 1517 ist er Stadtarzt in Freiburg.* Die Bedeutung des Rösslin'schen Werkes liegt darin, das *älteste gedruckte Lehrbuch* (in unserem Sinne) für Hebammen zu sein. Text und Bilder gehen jedoch auf Quellen antiker Autoren zurück. Das Buch ist in viele Sprachen übersetzt worden, nicht zu Unrecht wurde Rösslin der „Hebammenlehrer Europas" genannt [3].

was die wirklich gute Hebamme ausmacht. Wer über diese Eigenschaften nicht in reichem Masse verfügt, wird als Hebamme immer Gefahr laufen, mit Gesetz und Pflicht in Konflikt zu geraten und Schaden zu stiften. Die schwere Verantwortung, welche in dem geburtshilflichen Beistand, den die Hebamme der Gebärenden zu leisten hat, begründet ist, bringt es mit sich, dass der Hebammenberuf nicht beliebig ergriffen werden kann, sondern dass es dazu einer staatlichen Konzession, einer besonderen Bewilligung bedarf. Sie wird verlangt durch die Absolvierung einer bestimmten, vorgeschriebenen Lehrzeit und die Bestehung einer ausreichenden Prüfung, auf Grund deren die Bewilligung zur Ausübung des Hebammenberufes erfolgt. Es ist ohne weiteres klar, dass mit dieser Erlaubnis nicht nur Rechte, sondern auch ganz besondere Pflichten verbunden sind. Diese sind in den Hebammenverordnungen geregelt.

Die Aufgabe der Hebamme ist darin genau umschrieben, auf Grund des genossenen Unterrichts während des Lernkurses und der späteren, heute überall eingeführten Fortbildungskurse. Die Lehren der Geburtshilfe sind keine für alle Zeiten feststehenden Grundsätze. Sie machen eine ständige Entwicklung und Vervollkommnung durch. Dieser Fortschritt geht oft rascher vor sich als es das Reglement vorsieht. Und so ist es selbstverständlich, dass dieses sehr häufig von den Neuerungen überholt wird. In ihrem Fachblatt, durch Vorträge in den Hebammenvereinigungen und in den Fortbildungskursen hat die Hebamme reichlich Gelegenheit, sich ständig auf dem laufenden zu halten, was die geburtshilfliche Forschung an Vervollkommnung und Verbesserung des Früheren bringt. Es kann ihr deshalb auch nicht genug anempfohlen werden, sich dieser Gelegenheiten eifrig zu bedienen, um so jederzeit auf der Höhe ihrer Berufsaufgabe zu stehen und im Publikum jene weit herum bestehende Furcht vor der alten Hebamme von sich aus zu beseitigen.

Die Hebamme steht aber in ihrer beruflichen Tätigkeit nicht nur unter den besonderen, für ihre Berufsausübung erlassenen Verordnungen, sondern auch unter den allgemeinen Bestimmungen, wie sie im bürgerlichen Gesetzbuch und den Strafgesetzen niedergelegt sind. Sie kann für Fehler in der Berufsausübung nicht bloss auf Schadenersatz belangt werden, sondern auch das Strafgesetz bedroht ihre Pflichtvernachlässigung mit schwerer Strafe.

In der heutigen Zeit mit ihren gegenüber früher gerade für die Frau und Mutter so grundveränderten Lebensbedingungen erwächst aber der Hebamme über ihren eigentlichen Beruf hinaus noch eine weitere, ebenso wichtige Aufgabe:

jene der Beraterin und Fürsorgerin
für die Schwangere, Wöchnerin und Mutter.

In den einzelnen Kapiteln über Tuberkulose, Kropf, Pocken, Krebs usw. ist des nähern ausgeführt, wie sie dabei mitraten und helfen kann, Krankheit und Unheil zu verhüten und Volksschäden zu bekämpfen. Sehr häufig vertraut sich die leidende Frau zuerst der Hebamme an, bevor sie sich entschliessen kann, den Arzt aufzusuchen. Gerade hier kann die Hebamme ihre im Lernkurs erworbenen Kenntnisse nutzbringend verwerten, die Kranke aufklären, warnen und ihr den Weg weisen, der ihr womöglich zum Heile dienen kann. Bei der bedrohlichsten Frauenkrankheit, dem Gebärmutterkrebs, hat sich gezeigt, dass die kranken Frauen durch eine sachgemässe Mitarbeit der Hebamme frühzeitig einer zweckdienlichen Behandlung zugeführt werden können. Ebenso erfolgreich kann sich die Hebamme betätigen in der Bekämpfung der mancherorts noch schrecklich hohen Kindersterblichkeit durch Unterweisung der Mütter in einer zweckmässigen Ernährung und Pflege des Säuglings, in der Namhaftmachung öffentlicher Einrichtungen, die der Wohlfahrt und Fürsorge für die werdende Mutter, namentlich auch die aussereheliche, die Wöchnerin und deren Kind dienen und heute über unser ganzes Land weit verbreitet sind. Auf diese Weise kann sie ihre Arbeit erst recht nutzbringend und fördernd zum Wohle des Ganzen verwenden.

Gewiss, der Hebammenberuf gehört nicht zu denen, die materiell grosse Werte versprechen. Mühsam und hart ist ihr Tagewerk, bei Tag und Nacht, bei Wind und Wetter hat sie dem Rufe der Frau in ihrer schweren Stunde zu folgen. Die bescheidene Entschädigung, die ihr dafür winkt, entspricht bedauernswerterweise nicht dem Aufwand an Kraft, Gesundheit und Mühe. Wer deshalb nur um des Lohnes willen den Beruf ergreifen will, wird immer bittere Enttäuschungen erleben. Wem es aber ernst damit ist, wirklich Trösterin, Helferin und Retterin zu sein, findet in der Erfüllung treuer Pflicht inneren Lohn und Segen, den klingende Münze niemals zu spenden vermag. Möchte diese Genugtuung allen jenen, die sich Hebamme zu werden entschliessen, in reichem Masse beschieden sein, das ist der lebhafte Wunsch der

Herausgeber.

Aus dieser beeindruckenden Darstellung ersehen wir die Grundpfeiler zum Berufe einer Hebamme. Es sind dies die Absolvierung einer vorgeschriebenen Lehrzeit und das Bestehen der Prüfung als Voraussetzung zur Berufsausübung – eine Ausbildung, die sich, wie wir sehen werden, in den letzten Jahren nahezu revolutionär geändert, d.h. fortentwickelt hat. Wir sehen weiter, daß neben der praktischen Ausbildung am Gebärbett das Hebammenlehrbuch die Grundlage eines einheitlichen Unterrichtes in allen Hebammenlehranstalten der Länder wurde und bis heute ist [13–22].

Als Gründungsjahr für die Freiburger Hebammenschule wird das Jahr 1833 genannt, weil seitdem nach einem festgeschriebenen Lehrplan ausgebildet worden ist. Es war dies das *Lehrbuch der Geburtshülfe für Hebammen im Großherzogtum Baden* von F.K. Naegele 1830 [14] (siehe auch Eitel [3]). Schließlich sind in seit dem Mittelalter sich fortentwickelnden Berufsordnungen genauest und strengst die Aufgaben, Rechte und Pflichten der Hebamme niedergelegt. Die tiefe Einbindung der Hebamme in Leben, Gesundheit und Tod von Mutter und Kind, von Familie, Volk und zeitgebundener Medizin, Wissenschaft, aber auch Ethik, Idiologie und Nationalität kommt in den Hebammenlehrbüchern und in den nationalen – jetzt europäischen – Verordnungen und Richtlinien im Sinne wertvoller Zeitdokumente zum Ausdruck. Man lese nur das 1. Kapitel des Reichshebammenlehrbuchs von 1943, dessen einleitender Abschnitt hier beispielhaft wiedergegeben wird [21]:

Die hohe bevölkerungspolitische und volkserzieherische Aufgabe der Hebamme.

Es ist ein Vorzug des Berufs der Hebamme, dem Werden des jungen menschlichen Lebens näher zu stehen als irgendein anderer Beruf. Die Hebamme berät die werdende Mutter, sie leistet bei der Geburt des Kindes die entscheidend wichtige erste Hilfe, sie betreut die junge Mutter in ihren schwersten Stunden, sie kennt ihre Sorgen und Nöte, sie hat aber auch ganz unmittelbar Anteil an ihrem größten und reinsten Glück. Dem Beruf der Hebamme kommt daher nicht nur eine wichtige Aufgabe im Dienst der Volksgesundheit zu, sondern darüber hinaus auch eine bedeutsame volkserzieherische Aufgabe und damit eine hohe Verantwortung für das Leben und die Zukunft unseres Volkes.

Die bevölkerungspolitische Verantwortung der Hebamme.

Von diesem Gesichtspunkt aus ergibt sich die Forderung, daß jede Frau, die als Hebamme für die Betreuung der Mütter und des Nachwuchses des deutschen Volkes zugelassen wird, ihre hohe Aufgabe in ihrer vollen Bedeutung klar erfaßt, und daß sie sich ihrer großen bevölkerungspolitischen Verantwortung bewußt wird und stets bewußt bleibt.

So sehr es die erste und unmittelbarste Aufgabe der Hebamme ist, für das körperliche Wohl und Wehe der ihr anbefohlenen Mutter und ihres Kindes zu sorgen, so darf sie über dieser konkreten Tagesaufgabe nie das Wohl der Volksgemeinschaft vergessen. Dieses Wohl der Volksgemeinschaft verlangt eine möglichst große Zahl von Kindern gesunder, tüchtiger, lebensbewährter, also rassisch wertvoller Eltern. Der Willen und die Freudigkeit zur Erfüllung dieses schönsten Menschrenrechtes und dieser höchsten völkischen Pflicht dort wo er vorhanden ist, zu pflegen, dort wo er erlahmen will, zu festigen, dort wo er fehlt, mit zartem Takt und mütterlichem Instinkt zu wecken und zu stärken, wird darum immer eine der wichtigsten volkserzieherischen Aufgaben sein, an denen die Hebammen des deutschen Volkes in ganz besonderem Maße mitwirken müssen.

Das *Berufsbild* der Hebamme heute hat sich gewandelt und ist wesentlich vielfältiger geworden: von der niedergelassenen Hebamme über die Schwester, die in einer geburtshilflichen Abteilung – zugleich oder im Wechsel – Kreißsaal, Wochenstation und Neugeborenenzimmer betreut, über die spezialisierte Kreißsaalhebamme in einer großen Frauenklinik oder gar in einem perinatologischen Forschungszentrum bis hin zur Schul- oder Oberhebamme an einer Hebammenlehranstalt. Dieses vielfältige Berufsbild macht den Hebammenberuf für die jungen Frauen heute attraktiver als bisher [22].

Eine sehr unterschiedliche Aufgabenstellung ergibt sich zwangsläufig weltweit entsprechend dem Stand der Gesundheitsorganisation. Die Unterschiede ergeben sich auch regional aus der Arbeitsteilung zwischen Arzt und Hebamme, die verständlicherweise Ursache von zeit- und ortsbedingten Spannungen und Problemen werden kann.

Ausbildung früher

Bereits am 01.09.1896 bestanden im deutschen Reichsgebiet über 30 Hebammenlehranstalten [5, 5a]

	Ausbildungszeit		*Ausbildungszeit*
Bamberg	4 Mon.	Königsberg	7 Mon.
Berlin	6 Mon.	Leipzig	6 Mon.
Breslau	7 Mon.	Lübben	9 Mon.
Celle	6 Mon.	Magdeburg	7 Mon.
Danzig	9 Mon.	Mainz	7 Mon.
Dresden	6 Mon.	Marburg	6 Mon.
Erfurt	6 Mon.	Metz	9 Mon.
Erlangen	4 Mon.	München	4 Mon.
Frankfurt/O.	8 Mon.	Oppeln	7 Mon.
Gießen	5 Mon.	Osnabrück	6 Mon.
Gotha	$4^1/_2$ Mon.	Paderborn	5 Mon.
Greifswald	6 Mon.	Posen	6 Mon.
Hamburg	6 Mon.	Rostock	6–9 Mon.
Hannover	6 Mon.	Stettin	7 Mon.
Jena	$3^1/_2$ Mon.	Straßburg	9 Mon.
Kiel	9 Mon.	Stuttgart	4 Mon.
Köln	9 Mon.	Wittenberg	6 Mon.

Die Ausbildung der Hebammenlehranstalt war intensiv praxisbezogen und aufgrund der hohen Geburtenzahlen hoch effektiv [5]:

1. Bei nur Kreißsaaltätigkeit in größeren Anstalten pro Hebamme: 250–350 Geburten.
2. Bei nur Kreißsaaltätigkeit in kleineren Anstalten pro Hebamme: 200–250 Geburten.
3. Bei gleichzeitiger Betreuung der Wöchnerin und bei Verfügung einer Hilfskraft pro Hebamme: 150 Geburten.
4. Wenn die Hebamme die gesamte Pflege der Wöchnerin und des Neugeborenen übernehmen muß pro Hebamme: 100 Geburten.

Die Fülle schwerer Komplikationen bei hoher mütterlicher und kindlicher Morbidität und Mortalität und zugleich sehr niedriger Kaiserschnittfrequenz (um

4%) sowie ein erschöpfender Tag- und Nachtdienst unter strengen Internatsregeln (siehe *Auszug aus den Freiburger Verwaltungsvorschriften für Hebammenschülerinnen* der Hebamme Elisabeth Neininger 1932) und hierarchischen Strukturen trugen zur Intensität der Ausbildung wesentlich bei.

Verhaltungsvorschriften für Hebammenschülerinnen.

I. Die Vorgesetzten der Schülerinnen sind:
Der Direktor, der Oberarzt der zugleich Hebammenlehrer ist, die jeweiligen Stationsärzte, die Hebammen u. Stationsschwestern.

II. Die Schülerinnen haben den dienstlichen Anordnungen ihrer Vorgesetzten stets Folge zu leisten, sich anständig bescheiden zu betragen der Hausordnung gewissenhaft nachzukommen. Sie haben keinerlei selbständige, sondern nur die ihnen von ihren Stationsschwestern, gegebene Arbeiten zu verrichten.

III. Das Ausgehen in die Stadt ist ohne besondere Erlaubnis, welche von der Stationsschwester einzuholen u. der Oberhebamme mitzuteilen ist, nicht gestattet. Jede Schülerin erhält täglich eine Freistunde wöchentlich einen freien Nachmittag, der von 1–7½ dauert. Sonntags ist Gelegenheit zum Kirchenbesuch

IV. Während der Dienstzeit Besuche zu empfangen ist den Schülerinnen nicht gestattet.

V. Die Mahlzeiten sind sämmtliche im Esszimmer einzunehmen u. pünktlich einzuhalten.

VI. I. Frühstück 7.30 Uhr, II. Frühstück 10.00 Uhr, Nachmittagskaffee 3.00 Uhr
Mittag u. Abendessen beim zweiten Läuten. 12.30 u. 7.30 Uhr.
Es darf auf den Stationen keinerlei Essen eingenommen werden. Kochen auf den Stationen für persönliche Zwecke ist strengstens verboten.

VII. Die im Hause wohnenden Schülerinnen haben wöchentlich Ess- u. Schlafsaaldienst, wobei sie für die Ordnung in den beiden Räumen verantwortlich sind. Zu diesem Dienst gehört das Baden der jeweiligen Zugänge.

VIII. Die Schülerinnen haben sich in jeder Beziehung, namentlich am eigenen Körper u. in ihrer Kleidung die grösste Reinlichkeit zur Pflicht zu machen. Jede Schülerin hat wöchentlich ein Bad zu nehmen. Badewäsche wird nicht vom Hause gestellt. Persönliche Wäsche der Schülerin muss ausser dem Hause gereinigt werden. Mit der Anstaltswäsche ist sparsam umzugehen. Zu persönlichem Zweck ist die Verwendung von Anstaltswäsche strengstens verboten.

IX. Auf die Führung der Schülerinnen wird sorgfältig gesehen. Begründete Klagen über Unordentlichkeit, Faulheit, Unverträglichkeit, Klatschhaftigkeit, Unachtsamkeit auf der Wache etc. werden bei Erteilung der Note im Abgangszeugnis besonders berücksichtigt. Schülerinnen die sich in dieser Hinsicht häufig Fehler zuschulden kommen lassen, müssen als ungeeignet für den unbedingte Zuverlässigkeit erfordernden Hebammenberuf angesehen werden u. haben mit sofortiger Entlassung zu rechnen.

X. Schülerinnen haben die Pfleglinge der Anstalt mit Freundlichkeit zu behandeln u. dürfen von ihnen, bei Vermeidung sofortiger Entlassung aus der Anstalt, Geschenke an Geld oder Geldwert weder verlangen noch annehmen.

XI. Während der Lehrzeit dürfen die Schülerinnen keinerlei Nebenbeschäftigungen treiben, sondern müssen ihre Zeit u. Fähigkeit ausschliesslich zu ihrem künftigen Beruf u. den ihnen obliegenden Verrichtungen an der Hebammenschule widmen

XII. Verschwiegenheit ist von jeder Schülerin unbedingt zu beobachten. Da eine Entbindungsanstalt stets an grosse Diskretion gebunden ist, unterstehen die Schülerinnen von dem Augenblick ihres Eintritts an dem Berufsgeheimnis. Es wird daran erinnert, dass Zuwiderhandlungen gerichtlich strafbar sind.

Die Ausbildung früher wird anschaulich aus *persönlichen Berichten.*

In *Göttingen* – so berichtet die ehemalige Oberhebamme Anna-Maria Reinke – basierte die Ausbildung bis 1958 auf 60 Wochenarbeitsstunden, davon ca. 8 Stunden theoretischer Unterricht. Das Schwergewicht lag auf der Kreißsaalpraxis. Die Leitung des Kurses erfolgte durch die Lehrhebamme, überwacht vom Oberarzt der geburtshilflichen Abteilung. Zu 90% waren die Hebammenschülerinnen ausgebildete Krankenschwestern! Wohnung, Verpflegung und Schulgeld mußten bezahlt werden. – Ab 1963 wurde die Ausbildung auf 2 Jahre, für Krankenschwestern auf 18 Monate verlängert und der theoretische Unterricht auf 1000 Stunden festgesetzt. Zugangsvoraussetzung war weiterhin ein guter Volksschulabschluß, eine Regelung die weitaus effektiver als heute erscheint, da zunehmend weniger Schülerinnen, kaum mehr Krankenschwestern verfügbar sind. Damals begann man auch, Ausländerinnen auszubilden. Ab 1983 wurde die Ausbildung auf 3 Jahre, für Krankenschwestern auf 2 Jahre verlängert. Durch die Arbeitszeitverkürzung wurde sie bei 1600 theoretischen Stunden aber zu kopflastig. Die Verzahnung der Ausbildung zur Hebamme durch die vielen Fachlehrer litt deutlich. Viele Lehrhebammen, so berichtet Anna-Maria Reinke, sind mehr Lehrerinnen geworden als Hebammen, die Menschenführung wurde weniger, die praktische Erfahrung während der Ausbildung nahm ab.

Am *Kantonspital Aarau* war das Schweizerische Hebammenlehrbuch die Leitschnur, schon unter Prof. Hans Jakob Wespi. Prof. Willy Stoll, heute Direktor der Hebammenschule, war 1968–1973 während seiner Oberarztzeit an der Universitäts-Frauenklinik *Zurich* tätig und bestritt dort den theoretischen Unterricht praktisch alleine. Ergänzend kamen in den späteren Jahren einzelne Stunden des Neonatologen dazu. Auch nahm er immer die Schlußexamina ab unter Anwesenheit von Experten und meist vielen Gästen. Das Wissen der Schülerinnen basierte auf einer Schwesterngrundausbildung und wurde ın eineinhalb Jahren als Zusatzausbildung aufgebaut. Den Hebammenberuf empfand Willy Stoll, seit 1974 Chefarzt und Leiter der Hebammenschule in Aarau, innerhalb des Pflegesektors als etwas Elitäres.

In *Tübıngen* gab es, wie die leitende Hebamme Helga Schweitzer berichtet, an der staatlichen Hebammenschule bis 1968 nur einen Kursarzt pro Hebammenkurs; dieser Arzt unterrichtete alles. Jeden Tag 2 Stunden Unterricht, gleich ob die Schülerin Dienst, frei oder Nachtwache hatte. Insgesamt kam ein Kurs mit 2jähriger Ausbildung auf 450–500 Unterrichtsstunden. In den folgenden Jahren haben dann ein Kinderarzt und eine Lehrhebamme noch einen Teil des Unterrichts mitübernommen.

Prof. Klaus Goecke war von 1963–1973 Hebammenlehrer an der Hebammenlehranstalt der *Wurzburger* Universitäts-Frauenklinik. Die Ausbildungszeit betrug 2 Jahre. Der Unterrichtsstoff konnte von den Lehrern im wesentlichen selbst festgelegt werden. Ebenso war die Zahl der theoretischen und praktischen Stunden nicht vorgeschrieben. Die Unterweisung der Schülerinnen war vorwiegend praktisch orientiert. Die Schülerinnen lebten während der 2jährigen Ausbildungszeit im Krankenhaus und konnten auch außerhalb der Dienst- und Schulzeit zu wichtigen Fällen in den Kreißsaal gerufen werden.

Meine Oberhebamme Sw. Maria Hipp, von 1966 bis 1979 leitende Oberhebamme der Hebammenschule *Freiburg*, zugleich Vorsitzende des Vereins deutscher angestellten Hebammen von 1973–1983 und Vizepräsidentin des Bundes deutscher Hebammen, hat die Entwicklung der Hebammenausbildung miterlebt und verantwortlich mitgestaltet:

Mit dem Reichshebammengesetz von 1938 wurde die Hebammenausbildung im gesamten Reichsgebiet auf 18 Monate festgesetzt. Als Zugangsvoraussetzung genügten die Volksschule und eine berufliche Lehre oder die mittlere Reife. Die meisten Hebammenschulen waren an Landesfrauenkliniken angeschlossen, deren leitende Ärzte auch Leiter der Hebammenschulen waren. An den Universitäts-Frauenkliniken waren ebenfalls Hebammenschulen angeschlossen, die naturgemäß nicht so deutlich im Mittelpunkt der Lehre standen. Die Durchführung der Ausbildung blieb weitgehend den Leitern der Hebammenschulen überlassen, denn nur die Fächer *Geburtshilfe* (Schwangerschaft, normale Geburt, Wochenbett, Säuglingspflege), Säuglingskrankheiten, eingeschränkte *Krankheitslehre* mit Grundkrankenpflege, *Gesetzeskunde* (Hebammengesetz, Seuchengesetz, Rechtskunde, Personenstandsgesetz, Sozialgesetzgebung, Mutter- und Säuglingsfürsorge) waren als Unterrichtsinhalte aufgeführt. Die Qualität der Ausbildung war recht unterschiedlich, z.B. meine Ausbildung vom 1940–1942 an der *Landesfrauenklinik Stuttgart-Berg*: Hier gab Obermedizinalrat Dr. Fetzer täglich 2 Stunden Unterricht/ 5 Tage in der Woche, ca. 70 Wochen lang. Dies ergab in 18 Monaten (weniger Urlaub als heute) ca. 700 Stunden; Prof. Cammerer (Chef der Kinderklinik Berg) ca. 60 Stunden; Oberhebamme L. Dölcker: Gesetzeskunde ca. 240 Stunden. Hinzu kamen Krankenpflege und Repetition der Geburtshilfe (3 bis 4mal wöchentlich 1 Stunde), Theorie – zusammen ca. 1000 Stunden.

Die Praxis beinhaltete mindestens ca. 48 Stunden wöchentlich. Wir waren in der Regel 12 Stunden täglich eingesetzt, abzüglich des Unterrichts und, wenn möglich, einer Freistunde; im Monat gab es ein freies Wochenende (Samstag und Sonntag), dazu wöchentlich einen freien Nachmittag. Ob es in allen Hebammenschulen so drakonisch streng zuging, kann ich nicht sagen. Sicher war der praktische Einsatz zeitlich ähnlich, in der Theorie gab es wohl Unterschiede. In den Universitäts-Frauenkliniken übernahm meistens ein Oberarzt oder ein erfahrener Assistent den Hebammenkurs in voller Verantwortung. Dies ergab die Verpflichtung für den Hebammenlehrer „seine" Schülerin zu einem guten Examen zu führen. In *Mainz* und in *Heidelberg* war z.B. ein ständiger Hebammenlehrer eingesetzt. Der Ruf der Hebammenschulen war weithin bekannt und hing mit der Qualität der Ausbildung zusammen. Vor allem war der theoretische Unterricht sehr unterschiedlich. Es wurden Hebammen für die freie Praxis wie auch für die Klinik gemeinsam ausgebildet. Die Hebammen selbst empfanden ihre Ausbildung als nicht ausreichend, so bemühte sich der Hebammenverband um eine Verlängerung der Ausbildung, zudem sollte der theoretische Anteil auf mindestens 1000 Stunden festgeschrieben werden.

Am 01.04.1963 trat die neue Ausbildungs- und Prüfungsordnung in Kraft. Die Ausbildungszeit betrug jetzt 2 Jahre. Ein Rahmenplan wurde als Empfehlung den Schulen zugestellt. So wurden in der Theorie 1000 Stunden gefordert, die Praxis zeitlich im Rahmen der 2 Jahre festgesetzt. Ausfallszeiten durften 6 Wochen nicht überschreiten. Die staatliche Abschlußprüfung mußte nun im Beisein eines Vertreters der Gesundheitsbehörde stattfinden. Die bestandene Prüfung war Voraussetzung für die „Anerkennung als Hebamme".

Leider war es nicht gelungen die Zugangsvoraussetzung für die Ausbildung zu erhöhen. Die meisten Bewerberinnen brachten die mittlere Reife mit, doch der Zugang für die Hauptschülerin blieb erhalten. Ein weiteres Manko war, daß es kaum ausgebildete Lehrhebammen gab. Man wurde ohne nachgewiesene pädagogische Qualifikation, doch meistens mit Berufserfahrung, zur Lehrhebamme bestimmt. Immer wieder klagten die Hebammenschülerinnen über die unterschiedliche Ausbildung, zudem waren hierarchischen Strukturen nicht immer ausbildungsfördernd.

Im Hebammengesetz vom 01.04.1985 wurden nach jahrelangen Bemühungen neue Aufgaben festgelegt und in Kraft gesetzt. Diese hebammenspezifischen Aufgaben, die weder ärztliche Sprechstunde noch Geburtsklinik wahrnehmen können, verlangten die umfassend ausgebildete Hebamme in der Geburtshilfe - einschließlich der psychosozialen Belange. Um dies alles leisten zu können, hatte die 2jährige Ausbildung nicht mehr genügt. So bemühte sich der Hebammenverband von 1972 an um die Verlängerung der Ausbildung auf 3 Jahre. Die Arbeitszeitverkürzung der 80er Jahre, der längere Urlaub gaben zusätzliche Anstöße. Auch im Vergleich mit der Hebammenausbildung in den EG-Ländern, besonders Frankreich und Holland, den nordischen Staaten, England, wo die Krankenpflegeausbildung Voraussetzung ist, mußten wir unsere Defizite dringend verringern.

So gelang endlich im Juli 1981 die Novellierung der Ausbildungs- und Prüfungsordnung für Hebammen, die am 01.01.1983 in Kraft trat. Leider ist es auch dieses Mal nicht gelungen, das Abitur als Zugangsvoraussetzung festzuschreiben, wie dies in den meisten europäischen Ländern gilt. Dies würde erlauben, Fächer wie Chemie, Physik, Deutsch aus dem Lehrplan zu streichen.

Soweit der Bericht der ehemaligen Oberhebamme Maria Hipp aus Freiburg.

Professor Goecke (Aachen) erinnert sich an die Zeit des erheblichen Aufschwunges in der Geburtshilfe (Amnioskopie, CTG, Mikroblutuntersuchung, Vakuumextraktion etc.) mit Verlagerung des Schwergewichtes von der Hausgeburtshilfe zur Klinikgeburt. Es war das Ziel, die Schülerinnen zu Anstaltshebammen auszubilden. Wegen des großen Andranges zum Hebammenberuf konnte eine gute Auswahl getroffen werden. In der Regel wurden Abiturientinnen genommen. Auch die Ausbildung der Lehrhebammen hatte sich in den vergangenen 10 Jahren verbessert. Professor Goecke konnte so bei 30 Schülerinnen, d.h. jährlich 10 Schülerinnen, und bei bis zu 1300 Entbindungen eine gute praktische Unterweisung durchführen und kommt rückblickend zu dem Ergebnis, daß sich die Ausbildung insgesamt, vor allem auch durch die Aktivität der Lehrhebammen, deutlich verbessert hat.

Ausbildung heute

G. Martius faßt in seinem Hebammenlehrbuch [22] zusammen: Die wesentliche Änderung der Tätigkeit der Hebamme im organisatorischen Bereich, im Übergang von der Hausgeburtshilfe zur Klinikentbindung und damit zugleich die engere Zusammenarbeit der Hebammen mit dem Arzt beeinflußte grundlegend die Ausbildung in zeitlicher Dauer, Inhalt und Berufsbild.

An der Hebammenschule der Universitäts-Frauenklinik Freiburg unterrichten derzeit im Rahmen eines 3jährigen Lehrgangs bei jährlich 15 Schülerinnen etwa 32 Lehrkräfte/Dozenten, bei einer totalen Unterrichtszeit von 1605 Unterrichtsstunden. Den *Ausbildungsnachweis* für die Hebamme/Entbindungspfleger der Universitäts-Frauenklinik Freiburg sowie die Abschlußprüfung dokumentiert *Anhang* A beispielhaft für die Aufgabenstellung und hohe Belastung durch eine Hebammenschule.

In der Bundesrepublik Deutschland gibt es 53 *Hebammenschulen* (Stand September 1991 [27]):

Aachen, Hebammenschule Luisenhospital
Ahlen, Hebammenschule am St. Franziskus-Hospital
Aschaffenburg, Berufsfachschule für Hebammen
Bamberg, Berufsfachschule fur Hebammen im Klinikum Bamberg
Bensberg, Hebammenschule im Vinzenz-Pallotti-Hospital Bensberg
Berlin, Schule für Medizinalfachberufe an der Charité
Berlin, Hebammenschule am Krankenhaus Neukölln
Berlin, Hebammenschule am Martin-Luther-Krankenhaus,
Bochum, Hebammenschule der St. Elisabeth Stiftung
Bonn, Hebammenschule an der Universitätsfrauenklinik
Braunschweig, Hebammenschule am Städt. Klinikum
Bremerhaven, Staatl. anerkannte Lehranstalt für Entbindungspflege des Zentralkrankenhauses in Kooperation mit der Angestelltenkammer
Celle, Hebammenschule am Allgemeinen Krankenhaus
Chemnitz, Berufsfachschule für Hebammen am Beruflichen Schulzentrum Chemnitz für Gesundheit und Sozialwesen
Dresden, Medizinische Fachschule am Universitätsklinikum „Carl Gustav Carus"
Duisburg, Hebammenlehranstalt der Ev. Krankenhaus Bethesda zu Duisburg gGmbH
Erfurt, Medizinische Fachschule
Erlangen, Staatliche Berufsfachschule für Hebammen an der Universitat Erlangen-Nürnberg,
Freiburg i. Brsg., Hebammenschule, an der Universitäts-Frauenklinik
Gießen, Hebammenschule an der Justus-Liebig-Universität
Göttingen, Hebammenschule der Georg-August-Universität
Halle, Berufsfachschule an der Martin-Luther-Universität Halle-Wittenberg, Medizinische Fakultät
Hamburg, Hebammenschule, Finkenau im Allgem. Krankenhaus St. Georg
Hameln, Hebammenschule des Landkreises Hameln-Pyrmont
Hannover, Hebammenschule am Krankenhaus Nordstadt
Heidelberg, Hebammenschule an der Universität Heidelberg
Hildesheim, Hebammenschule am St.-Bernward-Krankenhaus
Homburg/Saar, Hebammenschule an der Univ.-Frauenklinik und Poliklinik
Ingolstadt, Berufsfachschule für Hebammen des Krankenhauszweckverbandes Ingolstadt
Jena, Staatliche Medizinische Fachschule
Karlsruhe, Hebammenschule Karlsruhe
Kassel, Hebammenschule der Städtischen Kliniken Kassel GmbH
Kiel, Michaelis-Hebammenschule an der Christian-Albrechts-Universität,
Lahr, Hebammenschule
Leipzig, Medizinische Fachschule an der Universität
Magdeburg, Berufsfachschule an der Universitäts-Klinik für Gynäkologie und Geburtshilfe
Mainz, Hebammenschule der Johannes-Gutenberg-Universität
Marburg/Lahn, Hebammenlehranstalt am Medizinischen Zentrum für Frauenheilkunde und Geburtshilfe, Klinikum der Philipps-Universitat
Minden, Frauenklinik/Hebammenlehranstalt am Klinikum Minden/Akademisches Lehrkrankenhaus der Westfälischen Wilhelms-Universität Münster

München, Staatliche Berufsfachschule für Hebammen an der Universität
Münster, Staatliche Hebammenschule in der Universitäts-Frauenklinik
Oldenburg, Hebammenschule, Städt. Kliniken
Osnabrück, Hebammenschule der Städt. Kliniken
Paderborn, Hebammenschule St.-Vincenz-Krankenhaus GmbH, Abteilung Frauenklinik
Rostock, Berufliche Schule „Alexander Schmorell" am Klinikum Südstadt und der Hansestadt Rostock
Rotenburg a.d. Wümme, Schulzentrum Diakonissenhaus, Anpassungslehrgänge für Hebammen aus Osteuropa (einjährig)
Saarbrücken, Hebammenschule des Caritas-Krankenhauses St. Theresia, Akademisches Lehrkrankenhaus der Universität des Saarlandes
Speyer, Hebammenschule der Ev. Diakonissenanstalt
Stuttgart, Hebammenschule an der Städt. Frauenklinik Berg
Thuine, Hebammenschule St. Walburga im Landkreis Emsland
Tübingen, Universitätsfrauenklinik und Hebammenschule
Ulm, Universität, Schulen für nichtärztliche medizinische Berufe, Hebammenschule
Villingen-Schwenningen, Hebammenschule im Klinikum
Wiesbaden, Hebammenschule im Ausbildungszentrum der Dr.-Horst-Schmidt-Kliniken
Wilhelmshaven, Hebammenschule, des JFBE am Reinhard-Nieter-Krankenhaus
Wurzburg, Staatliche Berufsfachschule für Hebammen an der Universität
Wuppertal, Hebammenschule, Kliniken St. Antonius GmbH

Die Berufsordnung

Ein geschichtlicher Überblick über die Hebammen und ihre Berufsorganisation findet sich in der Broschüre (1987 [5]) von Helga Hamann, der leitenden Hebamme der Michaelis-Hebammenschule Kiel.

Die Gründung der Berliner, bald Deutschen Hebammen-Zeitung 1886 erfolgte im königlichen Preußen, wo 1876 die Zahl der Hebammen 16 975, die der Ärzte 8 445 betrug. Ziel der Zusammenfassung in einer Berufsorganisation (erster Hebammentag in Berlin 1890) und Grund der jahrzehntelangen Forderung nach einer allgemeinen Deutschen Hebammenordnung (erstmals 1903 gefordert!) war vor allem die große wirtschaftliche Not der Hebammen, die bei einem Jahreseinkommen zwischen 139 und 335 DM ohne Altersversorgung (1911) in Armut leben mußten – infolge Berufsüberfüllung, Niederlassungsfreiheit und weil die Staaten zu viele Hebammen in zu kurzer Zeit ausbildeten. Ihr Daseins- und Konkurrenzkampf forderte seit Ende des letzten Jahrhunderts immer die Einschränkung der Zulassung und eine Gebührenordnung. Eine Standesordnung sollte zur Anhebung des Ansehens beitragen, wurde doch der Hebammenberuf als nicht standesgemäß mißachtet. Ein weiteres Anliegen waren die Aus- und Fortbildung, eine bessere Auswahl der Hebammenschülerin, eine bessere Qualifikation der Hebammenschulen, die Anhebung der Ausbildungszeit auf 9–12 Monate, die Arbeit genau nach Lehrbuch. Auch waren die Berufsordnungen sehr unterschiedlich. Dies verdeutlicht das Merkblatt aus dem April 1928, mit restriktiven Einschränkungen für das Badische Hebammenwesen:

Merkblatt.

21. April 1928 Hebammenwesen betr.
Nr. 26294

Abweichend von den Bestimmungen des neuen Preuß. Hebammenlehrbuches, 5. Aufl., gelten für die badischen Hebammen folgende Vorschriften:

1. Die Vornahme einer Urinuntersuchung durch die Hebamme ist nicht statthaft.

2. Einspritzungen unter die Haut dürfen von den Hebammen nicht vorgenommen werden.

3. Die Desinfektion der Hände hat folgendermaßen zu erfolgen:
   a) Waschen der Hände und Vorderarme mit Seife und Bürste in heißem Wasser 5 Min. lang; dann Weggießen des Wassers und Ersetzen durch reines heißes Wasser.
   b) Reinigen der Nägel und Nagelfalze.
   c) Nochmaliges Waschen, 5 Minuten lang, genau wie unter a)
   d) 3 Min. lang mittels Wattebausch waschen der Hände und Vorderarme in 70% Alkohol oder Brennspiritus, ein Viertel verdünnt (3/4 Liter Brennspiritus, 1/4 Liter abgekochtes Wasser).
   e) 2 Min. lang Abbürsten der Hände und Vorderarme in 1 1/2% Lysoformlösung. (15 ccm auf 1 Liter abgekochtes Wasser). Während und nach der Desinfektion Hände und Vorderarme nicht abtrocknen

4. Desinfektion der Gerätschaften und der Wöchnerin hat mit 1% Lysoformlösung zu erfolgen (10 ccm auf 1 Liter abgekochtes Wasser).

5. Jede von der Hebamme vorgenommene innere Untersuchung muß in das Tagebuch eingetragen werden, unter der Angabe, warum die innere Untersuchung vorgenommen worden ist. Die innere (vaginale Untersuchung) darf unter der Geburt nur 2 mal vorgenommen werden. Die Mastdarmuntersuchung darf unter der Geburt nicht mehr als 4 mal vorgenommen werden und ist nur den Hebammen gestattet, die in dieser Methode ausgebildet sind, darüber ein Zeugnis besitzen und dieses dem Bezirksarzt vorgelegt haben. Jede von der Hebamme vorgenommene Mastdarmuntersuchung muß unter der Begründung, warum sie ausgeführt wurde, von der Hebamme in das Tagebuch eingetragen werden.

6. Die Vaginaluntersuchung wird ohne Gummihandschuh ausgeführt. Nur wenn die Gebärende an einer übertragbaren Krankheit der Geschlechtsteile leidet, hat die Hebamme zum Schutz ihrer eigenen Hände bei ihren Verrichtungen Gummihandschuhe anzuziehen, die innere Untersuchung aber ganz zu unterlassen. Bei Vornahme der Mastdarmuntersuchung ist die Hand durch einen Döderlein'schen Fingerling mit Manschette vor Verunreinigung zu schützen. Der Fingerling darf nur einmal benutzt werden und ist nach dem Gebrauch wegzuwerfen.

7. Der Hinterdammgriff darf von den Hebammen nicht angewendet werden.

8. Die Wartung der Wöchnerin und der Neugeborenen durch die Hebamme beschränkt sich, wie bisher, in der Regel auf die ersten 9 Tage.

9. Bei Blutungen infolge einer Fehlgeburt oder vorliegenden Mutterkuchens darf die Hebamme nicht innerlich untersuchen. Sie darf dabei auch keine Scheidenspülungen machen, dagegen ist die Scheidentamponade bei lebensbedrohlicher Blutung erlaubt, wenn der Arzt nicht erreichbar ist; und alle übrigen Versuche zur Blutstillung erfolglos geblieben sind.

10. Ist die Nachgeburt eine Stunde nach der Geburt des Kindes nicht geboren, so ist ein Arzt zu rufen. Der Crede'sche Handgriff darf nur bei Blutungen vorgenommen werden.

11. Jede von der Hebamme vorgenommene innere Lösung des Mutterkuchens ist dem Bezirksarzt anzuzeigen.

12. Die innere Wendung bei Querlage darf von der Hebamme nicht vorgenommen werden.

Erst ab 21.12.1938 wurde das *Reichshebammengesetz* für ganz Deutschland erlassen, das wesentliche Verbesserungen mit sich brachte und dazu beitrug, daß „ohne jede Ausnahme bei jeder Entbindung eine Hebamme Geburtshilfe leistet (Hinzuziehungspflicht)". Damit wurde die Hebammentätigkeit als selbständiger Beruf anerkannt, dem man ein umfangreiches und wichtiges Arbeitsgebiet vorbehielt und zusicherte. Ebenso wurde die wirtschaftliche und soziale Stellung angehoben. Dies hat – wie K. Semm, der Direktor der Hebammenschule Kiel, im Vorwort zu Helga Hamanns historischer Analyse sagt – ein weltweites Echo gefunden: Zumindest in Europa erblickt jedes Kind unter der Obhut einer Hebamme das Licht der Welt [5].

Die Forderung nach einer Verlängerung der Ausbildungsdauer auf 3 Jahre, 1974 gestellt, wurde im Bundesgesetzblatt 1981 veröffentlicht und trat ab 1. Januar 1983 in Kraft.

Der Entwurf eines Gesetzes über die nichtärztlichen Heilberufe in der Geburtshilfe und Krankenpflege wurde 1974 vorgelegt, 1977 bereits unter Berücksichtigung der EG-Richtlinien auch hinsichtlich der Öffnung des Hebammenberufs für männliche Bewerber.

Am 1.7.1985 trat das neue Hebammengesetz in Kraft. Nachfolgend die wichtigsten Veränderungen:

- Jede Hebamme kann jederzeit als angestellte oder freiberufliche Hebamme tätig sein. Sie benötigt keine staatliche Zulassung (Niederlassungserlaubnis) mehr.
- Die Hebammen aus den EG-Staaten können jederzeit ihren Beruf in allen der EG angeschlossenen Ländern ausüben.
- Die Geburtshilfe ist allein der Hebamme oder dem Arzt vorbehalten, d. h. „Die Überwachung des Geburtsvorganges von Beginn der Wehen an, die Hilfe bei der Geburt und die Überwachung des Wochenbettverlaufes".
- Zuziehungspflicht: „Die Ärztin und der Arzt sind verpflichtet, dafür Sorge zu tragen, daß bei einer Entbindung eine Hebamme oder ein Entbindungspfleger zugezogen wird."

Das Gebären ist somit gesetzlich verankert in die Hand der Hebamme gelegt, so wie seit Menschengedenken, so wie heute in der Dritten Welt.

War zu Beginn dieses Jahrhunderts eine Hauptproblematik die Berufsüberfüllung bei vollkommener Niederlassungsfreiheit und geringen Anforderungen an

Tabelle 7.1. Hebammen und Hebammen in Ausbildung 1953–1985. (Aus Hamann [5])

Jahr	in Krankenhäusern fest angestellt	freiberuflich tätige		insgesamt	Schülerinnen
		insgesamt	darunter mit Krankenhaustätigkeit		
1953	912	10 149	4 213	11 061	-
1965	2 165	5 942	3 289	8 107	476
1971	2 852	3 714	2 545	6 566	524
1975	3 288	2 425	1 550	5 713	683
1.1.79	3 538	2 003	1 429	5 541	604
1.1.80	3 784	1 709	1 140	5 493	780
1.1.81	3 783	1 783	1 198	5 566	798
1.1.85	4 015	1 919	1 397	5 934	995

den Hebammenberuf, so klagt H. Hamann heute über den bedrohlichen Mangel an Hebammen (Tabelle 7.1 [5]).

Derzeit gibt es in „Gesamtdeutschland" 12 000–14 000 Hebammen. Davon sind 9 000 im Bund Deutscher Hebammen organisiert und ca. 1 000 freiberuflich tätige Hebammen in einem separaten Verband (BFHD) (Auskunft der Geschäftsführerin des Bundes Deutscher Hebammen 1993).

Die neueste Hebammenberufsordnung für Hebammen und Entbindungspfleger, Gesetzblatt 25.11.1992, trat am 15.12.1992 in Kraft, nahezu genau ein Jahrhundert nach dem 1. Hebammentag in Berlin 1890 mit seiner Forderung nach einer „Allgemeinen Deutschen Hebammenordnung" (Anhang B).

Problemfeld: Aufgaben

Nach Wulf [12] ist die Aufgabe der Hebamme in der BRD im Grundsatz wie folgt charakterisiert: Die moderne Geburtshilfe und Perinatologie bedarf zur Nutzung aller ihrer Möglichkeiten des Arztes *und* der Hebamme; beide sind Partner mit wohl definierten Aufgaben. Die Hebamme sollte vertraut sein mit den Grundlagen der Krankenpflege und der Schwangerenbetreuung und darüber hinaus geschult sein in den modernen Überwachungsverfahren. Das Berufsbild der Hebamme hat sich mit der Geburtshilfe verändert. Was an Selbständigkeit verlorengegangen ist, wurde durch ein Mehrfaches an interessanten neuen Betätigungsfeldern gewonnen:

Die Kreißsaaltätigkeit der Hebammen ist wie die der Ärzte als Intensivüberwachung zu werten. Zu fordern ist die ständige Anwesenheit von mindestens einer Hebamme während des gesamten Geburtsverlaufes, wobei eine Hebamme nicht mehr als maximal 2 Geburten gleichzeitig überwachen kann.

Die folgenden Richtzahlen sind anzustreben:

1. Mindestforderung für jeden Kreißsaal bis zu einer Geburtenfrequenz von 500/Jahr: 5 Hebammen
2. Stellenschlüssel für höhere Geburtenzahlen
   Geburtenfrequenz unter 1000/Jahr: Hebammen: Geburten = 1 : 110
   Geburtenfrequenz über 1000/Jahr: Hebammen: Geburten = 1 : 130

Die Festsetzung der Richtzahl erfolgte ohne Berücksichtigung einer leitenden Hebamme, einer Lehrhebamme sowie evtl. poliklinischer Tätigkeit (Schwangerenfürsorge) der Hebammen. Wegen des unregelmäßigen Geburtenanfalles wird eine Auslastung aller Hebammen nicht immer gewährleistet sein. In diesen Fällen könnten die Hebammen zusätzlich in der Betreuung der Wöchnerinnen und Neugeborenen sowie in der Schwangerenvor- und -nachsorge eingesetzt werden. Ein zusätzlicher Personalbedarf ergibt sich, wenn der Anteil der Risikofälle unverhältnismäßig hoch liegt [12].

Auch wenn heute in Europa ganz allgemein kein Zweifel besteht, daß Arzt und Hebamme sich unlösbar bedingen in sinnvoller Erfüllung ihrer Aufgabe, ist die praktische Aufgabenverteilung weltweit, auch im europäischen EG-Bereich, sehr unterschiedlich [1, 4, 6, 8, 9, 11]. Die Schwangerenvorsorge und Spontangeburt obliegen in Deutschland, der Schweiz und in Österreich primär dem Arzt, dagegen in den Niederlanden, in Frankreich, Großbritannien und Schweden der Hebamme (Tabelle 7.2).

Beispielhaft sei die geburtshilfliche Versorgung in *Schweden* skizziert (Westin [11]): Die Schwangere geht zur ersten Schwangerenvorsorgeuntersuchung zur Hebamme, dann bei einer normalen Schwangerschaft zu etwa 15 Kontrollen, von denen nur 2 von Ärzten ausgeführt werden. So untersucht die Hebamme jede 4. Woche (SSW 16–32), der Facharzt zweimal (SSW 7–10 und SSW 35) und wenn nötig auf spezielle Indikation. Die Zervix wird hauptsächlich von Hebammen untersucht mit dem Ziel der Frühgeburtserkennung, der Geburtsreife und zur Erkennung des Geburtsbeginnes. Hebammen besorgen die Geburtsüberwachung von allen Kreißenden. Auch Analgesien vom Typ Parazervikal- oder Pudendusblockade werden, nach speziellem Training, von Hebammen besorgt. Fachärzte beurteilen das Risiko und assistieren bei Komplikationen. Die Situation in Schweden ist jedoch völlig unterschiedlich von der in Deutschland: In Schweden sind 750 Hebammen zur Schwangerenbetreuung in ungefähr 500 Schwangerschaftsbetreuungsstationen verfügbar. Die ärztliche Ausbildung in der Geburtshilfe beträgt nur 5 Wochen, die theoretische und praktische Ausbildung der Hebammen dauert 50 Wochen, also 10mal mehr länger [11]!

Auch in *Holland* ist der Aufgabenbereich der Hebammen aufgrund gewachsener Strukturen völlig anders (Kloostermann [9]). In Holland sind die Hebammen frei niedergelassen wie die Ärzte. Die Frau hat die freie Wahl; sie kann zu der Hebamme,

Tabelle 7.2. Geburtshilfliche Praxis in verschiedenen europäischen Ländern (Zahlen: annähernde Häufigkeitsangaben in %). (Aus Hillemanns [6])

	D	CH	A	NL	F	GB	S	ZA[a]
Schwangerenvorsorge[b]	A	A	A	H(A)	H(A)	H+A	H(A)	H(A)
Leitung der Spontangeburt	A+H	A+H	H (+A)20	H (+A)40	H (+A)50–70	A+H	H (+A)100	H (+A)100
Vollkommene Spontangeburt	20	20	10		30–40	20	20	60

[a] ZA Südafrikanische Union, ein Land europäischer Wissenschaft und Medizin, aber völlig anderer Bevölkerungsstruktur zum Vergleich.

[b] A, Arzt; H, Hebamme.

zu ihrem Hausarzt oder zu einem Gynäkologen gehen. Ist sie versichert – wobei 76% der Bevölkerung, die weniger als 46 000 Gulden pro Jahr verdienen, pflichtversichert sind –, dann steht ihr nur die Hebamme zur Verfügung, und sie muß bezahlen, wenn sie zum Arzt geht. Nur wenn die Hebamme eine Abnormalität findet und eine medizinische Indikation sieht, dann ist der Arzt ebenfalls frei. Der Grundgedanke ist, daß eine Geburt in erster Linie eine ganz normale Sache und keine Krankheit ist, so daß der Arzt primär nichts damit zu tun hat. Die Hebamme wird von der Krankenkasse bezahlt, der Arzt nicht.

Es besteht kein Zweifel, daß man die schwedischen und die holländischen Verhältnisse nicht auf die Bundesrepublik Deutschland übertragen kann, bei völlig divergenten sozialmedizinischen Bedingungen. Dies erkennen auch erfahrene Hebammen, die betonen, daß die Hebammen nicht vorhaben, eine alternative Schwangerenberatung zu machen, oder die ärztliche Schwangerenberatung zu verdrängen; sie soll nur ergänzt werden [7].

Ganz neuartige Faktoren treten heute in den Vordergrund, die Aufgabenverteilung zwischen Hebamme und Arzt bestimmend. Dies sind einmal der Hebammenmangel, dann die EG-Richtlinien, ebenso die hochdifferenzierten perinatal-medizinischen Anforderungen und schließlich das zunehmend bedeutsame forensische Risiko.

So ist der gravierende Hebammenmangel in der BRD ein korrigiendes Faktum. Die BRD hatte am 01.01.1980 5493 Hebammen, davon waren 3784 in den geburtshilflichen Abteilungen tätig. Als Beleghebammen arbeiteten 1140 Hebammen freiberuflich, und nur 569 Hebammen waren außerhalb der Klinik tätig bei ca. 2% Hausgeburten und gelegentlicher Betreuung in der Vor- und Nachsorge der Mütter zu Hause. Nur 780 Hebammenschülerinnen befanden sich in der Ausbildung. Das im Auftrag der Bundesregierung entwickelte Modellvorhaben (Aktion: Familien-Hebamme, Maria Hipp, Freiburg [7]) sollte an diesen Schwachstellen unserer Versorgung ansetzen und das Tätigkeitsgebiet der Hebammen sinnvoll erweitern. Vor allem, da in Vergleichsländern neben der ärztlichen Versorgung ein funktionierendes Hebammensystem besteht, war es naheliegend, die Hebammen einzusetzen für:

- die Betreuung und Beratung der Schwangeren, wobei besonderer Wert auf Hausbesuche und intensive Kontaktaufnahme im individuellen sozialen Milieu gesetzt werden sollte;
- Besuche zu Hause nach der Entlassung aus der Klinik sowie die Betreuung des Säuglings bis zum Ende des 1. Lebensjahres.

Dieser Modellversuch sollte das Vakuum, das durch den weitgehenden Abbau der Hebammenhilfe außerhalb der Klinik heute entstanden ist, ausgleichen.

Die EG-Richtlinien von 1989 betreffen vor allem die praktische Ausbildung, die in Deutschland bisher nur unvollkommen durchgeführt werden konnte, zugleich auch vielen erfahrenen Hebammenlehrern zu umfangreich und – in Anbetracht der Geburtszahlen in Deutschland – auch nicht praktikabel erscheint.

So wird verlangt, daß zur praktischen Ausbildung die Feststellung der Schwangerschaft sowie die Beobachtung einer normal verlaufenden Schwangerschaft gehört – wobei das Problem der hochverantwortlichen modernen Schwangerschaftserkennung, Risikobeurteilung, genetischen Absicherung etc. sofort Probleme aufwirft. Auch die Forderung nach Durchführung von Maßnahmen in Notfällen zur sofortigen Wiederbelebung des Neugeborenen, von manueller Plazentalösung und manueller Nachtastung sind sofort problematisch – aber sinnvoll und notwendig bei Abwesenheit des Arztes. Ebenso wird gefordert, die i.v.-Injektionen für alle Hebammen zu legalisieren, da dies wichtig für die Notfallmedizin ist: Syntocinongabe post partum bei starken Blutungen, Betamimetika bei akutem HT-Abfall des Kindes, Unterbrechung eines eklamptischen Anfalls. In Dänemark und in den Niederlanden – so betont der

Deutschen Hebammenverband – ist dieser Forderung bereits stattgegeben worden. Bei der lückenlosen Verfügbarkeit spezialisierter ärztlicher Geburtshelfer erscheinen diese Lehr- und Aufgabenbereiche nur in extremen Ausnahmefällen verantwortbar, in Ausbildung und hinsichtlich der forensischen Absicherung aber nahezu unrealistisch (vgl. 4.11).

Beispielhaft sei hier die aktuelle Diskussion zum Thema „Praktisches Erlernen der Episiotomienaht und Naht eines einfachen Risses“ in der Hebammenausbildung genannt.

Laut Berufsordnung muß die angehende Hebamme theoretisch und praktisch im Anlegen eines Scheidendammschnittes und in der Naht eines unkomplizierten Dammrisses (DR I) ausgebildet werden. Da es sich hierbei um operative Eingriffe handelt, trägt, wie bei der Ausbildung der Studierenden, der ärztliche Leiter wie der Träger der Schule die Verantwortung. Der Träger ist verpflichtet, seine Haftpflichtversicherung von dieser notwendigen Änderung in der Versorgung der Gebärenden zu unterrichten. Das Problem wird schnell einsichtig, wenn wir den Gedanken von C. Goecke anläßlich einer gemeinsamen Sitzung von Lehrhebammen und ärztlichen Hebammenlehrern am 18.01.1991 in Bad Godesberg folgen (schriftliche Unterlagen beim Hebammenverband, bei Professor. Goecke). Die Schülerinnen sollten nach der theoretischen Vorbildung erst zum Nähen eines unkomplizierten Dammrisses oder zum Anlegen einer Episiotomie zugelassen werden, wenn sie bei 20 Entbindungen am Nahttisch und bei 20 weiteren Entbindungen an der Seite der nähenden Arztes assistiert haben. Zuvor sollten sie nachgewiesen haben, daß sie an einem Gewebe (z.B. Plazenta) nähen und knoten können. Jene Schülerinnen, die diese Bedingungen erfüllt haben, können – wenn sie es wünschen – zur Naht eines unkomplizierten Dammrisses oder zum Anlegen einer Episiotomie, unter ärztlicher Aufsicht, zugelassen werden. Mehr als 1–2 Nahtversorgungen scheinen nicht notwendig. Eine Umfrage an Hebammenschulen hat ergeben, daß von 26 eingegangenen Antworten 8 ergaben, daß bereits eine Nahtversorgung von Dammverletzungen durch Hebammen bzw. durch Hebammenschülerinnen durchgeführt wurde. Nur ein geringer Prozentsatz der Hebammenschülerinnen scheint daran interessiert zu sein, einen Dammriß nähen zu lernen. Selbst wenn alle Schülerinnen dies beherrschen würden, wird – so wurde hier argumentiert – die Zahl der Hausentbindungen von etwa 2–5% nicht ansteigen.

Ganz im Vordergrund steht heute das *forensische Problem*, denn die juristische Frage ist noch nicht ausreichend geklärt (Einwilligung der Mutter, Verantwortlicher, Versicherungsfragen etc.).

Unter dem Aspekt *Ärztliche Rechtsfragen* fand das gesamte Problemfeld der Zusammenarbeit von Arzt und Hebamme eine differenzierte und erschöpfende Analyse durch Dr. jur. Rudolf Ratzel [23, 25]. Die berufsrechtlichen Rahmenbedingungen, die Mutterschaftsvorsorge, das gesamte Gebiet der Geburtshilfe, der Weisungsbefugnis in Praxis, Klinik, Belegabteilung und die haftungsrechtlichen Konsequenzen sind hier aus rechtlicher Sicht detailliert abgehandelt (Anhang C [26]). Aus der Entgegnung durch die Rechtsstelle des Bundes Deutscher Hebammen e.V. wird das eigentliche Spannungsfeld „Über- und Unterordnung oder Gleichberechtigung von Arzt und Hebamme” deutlich“ [24].

In bezug auf die Aufgabenverteilung und die Einführung der EG-Richtlinien ist man sich weithin klar, daß man von den in der Bundesrepublik geübten Gepflogenheiten nicht voreilig abweichen sollte. Die Leitung der Geburt ist eine gemeinsame Sache von Hebamme und Geburtshelfer, es besteht eine gegenseitige Hinzuziehungspflicht. Und es kann wohl nur auf diesem Wege eine befriedigende Auslegung der Berufsordnungen erreicht werden. Die Geburtshelfer haben sich hier ohne Zweifel kompromißbereit zu zeigen. Die Bundesländer sollten weiterhin die WHO-Empfehlungen und die EG-Richtlinien nicht voreilig übernehmen, um nicht Spannungen und unlösbare Probleme zu provozieren.

Wie die Neuordnung Europas nicht Uniformität erzwingen, die gewachsenen und aktuell so völlig unterschiedlichen soziokulturellen Strukturen nicht außer acht lassen kann, so können die WHO-Empfehlungen und EG-Richtlinien vorerst nur sehr behutsam Allgemeingültigkeit in Europa anstreben, in Anbetracht der heute noch so differenten Gesundheitssysteme und medizinischen Bedingungen.

Problemfeld: Ausbildung

Eine Umfrage ergab, daß die moderne, übertheoretisierte Ausbildung der Hebammenschülerin ganz überwiegend für unzweckmäßig, ja „zu verkopft" erachtet wird. Auch diejenigen verantwortlichen Hebammenlehrer, Oberhebammen und Lehrhebammen, die nicht glauben, daß die Ausbildung theoretisch überlastet ist, sind ebenfalls in großer Sorge, daß die praktischen Unterweisungen gegenüber früher leiden, nicht zuletzt auch wegen geringer werdender Geburtenzahlen in den Ausbildungsstätten bei zugleich hoher Kaiserschnittfrequenz.

G. Martius, der sich wie kaum ein anderer über Jahrzehnte in der Hebammenausbildung und Fortbildung engagiert hat[1], klagt immer wieder über die "theoretische Überlastung" der Ausbildung. Zwar wurde die Hebammenausbildung auf 3 Jahre verlangert, um die geburtshilflichen Erfahrungen der Schülerin zu mehren. Gleichzeitig wurde aber verordnet, daß die Schülerinnen erst nach dem 1. Ausbildungsjahr im Kreißsaal eingesetzt werden sollten. Obwohl diese Ausbildungsordnung bis heute gültig ist und von einigen Chefs auch so gehandhabt wird, wurde von vielen praktisch Denkenden bereits mit jedem Kurs nach den Einführungswochen mit dem Kreißsaaleinsatz begonnen (persönliche Mitteilung G. Martius).

An unserer *Freiburger Hebammenschule* haben wir 45 Hebammenschülerinnen, zur Hälfte – und dies ist ebenfalls eine bedeutsame Änderung gegenüber früher – Abiturientinnen, die anderen Hauptschülerinnen. Die Schülerinnen haben heute die verbriefte 38,5-Stunden-Woche. Alles in allem unterrichten über 20 Fachlehrer an unserer Schule. Die Schülerinnen stehen heute regelrecht im Gehalt, im Wohnheim wohnen nur wenige, Freiheit ist auch hier in der Entwicklungsphase vorrangig. Sind 3 Jahre mühevoller Arbeit vergangen, verlassen – wie wir bedauernd sehen – etwa 30% der Schülerinnen den Weg zum Hebammenberuf; sie hören vorzeitig auf und wenden sich vor allem einem Studium zu, welches attraktiver und weniger anstrengend erscheint. Auch hier zeigt sich ein praktisch symptomatisches Phänomen der zu hohen Anforderungen (Abitur), der übertheoretisierten Ausbildung, letztlich mit dem Ergebnis eines bedrohlichen Hebammenmangels trotz höchster Aufwendungen in der Organisation der Ausbildung zum so bedeutsamen Hebammenberuf. Dies sind die Erfahrungen unserer Oberhebamme C. Großpietsch (seit 1979 Oberhebamme), unserer Lehrhebamme U. Schindler (seit 1974 Lehrhebamme der Freiburger Hebammenschule) und meine persönliche Erfahrung nach 20 Jahren verantwortlicher Leitung der Freiburger Hebammenschule.

Aufgabe der nächsten Zukunft – so möchte ich abschließend betonen – muß es sein, daß die ärztlichen Geburtshelfer, die verantwortlichen Hebammenlehrer, die hervorragendsten und auch wirklich kompetenten Vertreter der deutschen Geburtshilfe in großem Engagement und mit großer Offenheit einen gemeinsamen Weg mit den verantwortlichen Vertretern im Bund Deutscher Hebammen anstreben, um die Neuordnung Europas und der WHO effektiv mitgestalten zu können,

---

[1] Er fing in Tübingen mit dem Hebammenunterricht an, eröffnete in München die Schule nach dem Kriege, gründete in Berlin eine neue Schule, gestaltete die Hebammenlehrbücher, die Fortbildungszeitschriften u.v.a.

aber auch die Spannungen des ablaufenden Jahrhunderts im Verteilungskampf der Aufgaben abzubauen, um damit die übernommene Verpflichtung für Mutter und Kind gemeinsam und sinnvoll zu erfüllen.

Hebammenschule Freiburg 1994

- 3jähriger Lehrgang
- jährlich 15 Schülerinnen im Internat
- etwa 32 Lehrkräfte/Dozenten
- totale Unterrichtszeit 1605 Stùnden

Anhang A. Ausbildungsnachweis Hebamme/Entbindungspfleger
Certificate of training Midwife

Universitäts-Frauenklinik
Hebammenschule
Hugstetter Str. 55, D-Freiburg

Staatlich anerkannte Hebammenschule
State accredited Midwifery Training School

....
Name der Schule / *Name of school*

....
Name der Hebammenschülerin/ des Entbindungspflegerschülers
Name of Student midwife

geboren am / date of birth

hat die Hebammenschule besucht vom .... bis ......
attended the Midwifery Training school from to

Die Abschlußprüfung fand statt
Date of Final Examination

vor dem Prüfungsausschuß
der staatlich anerkannten
Hebammenschule
before the Board of Examiners
of the State accredited
Midwifery Training School

Der Ausweis über die Erlaubnis
zur Führung der Berufsbezeichnung
HEBAMME / ENTBINDUNGSPFLEGER
wurde ausgefertigt
The certificate allowing professional
use of the title MIDWIFE *was issued*

in Freiburg
....
at

von Regierungspräsidium Freiburg
....
by Ausstellende Behörde / Local government Issuing authority

Die theoretische Ausbildung umfaßte:
The theoretical instruction covered:

Stundenzahl
Number of hours

	1. Jahr *1st year*	2. Jahr *2nd year*	3. Jahr *3rd year*	Insgesamt *total*
Grundlagen der Hebammentätigkeit *Basic midwifery*				
Geburtshilfe *Obstetrics*				
Gynäkologie *Gynaecology*				
Praktische Geburtshilfe *Practical Obstetrics*				
Schwangerenbetreuung/Geburtsvorbereitung *Pre-natal care/Preparation for childbirth*				
Wochenpflege *Post-natal care*				
Allgemeine und spezielle Krankenpflege *General and specialised nursing*				
Neugeborenen- und Säuglingspflege *Care of the newborn*				
Biologie, Anatomie und Physiologie *Biology, Anatomy and Physiology*				
Allgemeine Krankheitslehre *General pathology* und spezielle				
Grundlagen der Rehabilitation *Basic rehabilitation*				
Pädiatrie *Paediatrics*				
Hygiene und Mikrobiologie *Hygiene and Microbiology*				
Gesundheitslehre/Ernährungs- und Diätlehre *Health/Nutrition and diet*				
Arzneimittellehre *Pharmacology*				
Erste Hilfe *First Aid*				
Geburtshilfliche Apparate- und Instrumentenlehre *Obstetrical equipment and instruments*				
Berufskunde *Professional studies*				
Gesetzeskunde *Legal studies*				
Staatsbürgerkunde *Civics*				
Psychologie, Soziologie, Pädagogik *Psychology, Sociologie, Pedagogics*				
Planung und Organisation im Krankenhaus *Hospital Planning and Organisation*				
Fachbezogene Physik *Physics in midwifery*				
Fachbezogene Chemie *Chemistry in midwifery*				
Sprache und Schriftum *Terminology and literature* EDV				

Die praktische Ausbildung während der 3 Ausbildungsjahre umfaßte:
Practical experience during the three-years training course covered the following:

Angaben in Wochen
Time in weeks

	1. Jahr *1st year*	2. + 3. Jahr *2nd + 3rd year*	insgesamt *total*
Kreißsaal *Labour ward*			
Schwangerenberatung *Ante-natal care*			
Wochenstation, Gesamtpflege, Externat *Post-natal ward*			
Neugeborenenstation *Newborn nursery*			
Kinderklinik *Special baby care*			
Operative Station *Surgical ward*			

Nicht-operative Station
Medical ward

Operationssaal
Operating theatre

Selbständig ausgeführte Geburten:
Management of normal deliveries:

Pathologische Geburten betreut:
Assistance at abnormal deliveries:

Urlaub und gesetzliche Feiertage:
Vacation and public holidays:

Krankheitstage:
Sick leave (days):

Nachtwachen:
Night duty:

Die Abschlußprüfung – The Final Examination

A. Die theoretische Prüfung erfolgte schriftlich durch:

1. Geburtshilfe einschließlich der in der Anlage 1 der Ausbildungs- und Prüfungsordnung im 2. und 3. Ausbildungsjahr unter den Nummern 2 bis 7 aufgeführten Stoffgebiete,
2. Anatomie und Physiologie,
3. Krankheitslehre,
4. Kinderheilkunde,
5. Berufs-, Gesetzes- und Staatsbürgerkunde.

The written examination included the following:

1. *Midwifery, including the subjects listed under Nos. 2–7 in Appendix 1 to the Training and Examination Regulations for the 2nd and 3rd years.*
2. *Anatomy and Physiology.*
3. *Pathology.*
4. *Paediatrics.*
5. *Professional, legal and civic studies.*

B. Die theoretische Prüfung erfolgte mündlich in den Fächern:

1. Geburtshilfe einschließlich der in der Anlage 1 der Ausbildungs- und Prüfungsordnung im 2. und 3. Ausbildungsjahr unter den Nummern 2 bis 7 aufgeführten Stoffgebiete,
2. Kinderheilkunde,
3. Krankenpflege,
4. Gesundheitslehre und Hygiene.

The oral examination included the following:

1. *Midwifery, including the subjects listed under Nos. 2–7 in Appendix 1 to the Training and Examination Regulations for the 2nd and 3rd years.*
2. *Paediatrics.*

3. *General nursing care.*
4. *Health and hygienics.*

C. Die praktische Prüfung erfolgte in:

1. Aufnahme einer Schwangeren und Dokumentation der erhobenen Befunde mit Erstellung eines Behandlungsplanes,
2. Durchführung einer Entbindung mit Erstversorgung des Neugeborenen und Dokumentation im Einverständnis mit der Schwangeren;
3. eine praktische Pflegedemonstration an einem Säugling,
4. eine Fallbesprechung/Pflegedemonstration an einer Wöchnerin.

The practical examination included the following:

1. *Admission and documentation of the examination of a pregnant woman plus the compilation of a care plan.*
2. *Performance of a delivery including the primary care of the newborn and documentation in agreement with the mother.*
3. *Demonstration of baby care.*
4. *Case discussion/care demonstration on a lying-in patient.*

....

Ort und Datum / Place and date

Unterschrift / Signature
Die Schulleitung
School Board

Stempel / Stamp

Anhang B. (GBl. 1992 Nr. 30). Verordnung des Sozialministeriums über die Berufspflichten der Hebammen und Entbindungspfleger (Hebammenberufsordnung – HebBO)

Vom 25. November 1992

Auf Grund von § 17 des Hebammengesetzes vom 21. Dezember 1938 (RGBI. IS. 1893) wird verordnet:

§ 1 *Aufgaben*

(1) Hebammen und Entbindungspfleger haben Schwangeren, Gebärenden, Wöchnerinnen und Neugeborenen Hilfe zu leisten und Rat zu geben. Dabei ist die Gesundheit der Schwangeren, Mütter und Neugeborenen zu schützen und zu erhalten. Bei der Beratung sind neben medizinischen auch soziale und psychische Faktoren zu berücksichtigen. Die Schwangere ist zur Mitarbeit zu gewinnen, ihre Selbstverantwortlichkeit ist zu fördern.

(2) Im Rahmen dieser Aufgaben führen Hebammen und Entbindungspfleger insbesondere folgende Tätigkeiten in eigener Verantwortung aus:

1. angemessene Aufklärung und Beratung in Fragen der Familienplanung;
2. Feststellung der Schwangerschaft und Beobachtung der normal verlaufenden Schwangerschaft, Durchführung der zur Beobachtung des Verlaufs einer normalen Schwangerschaft notwendigen Untersuchungen;

3. Veranlassung der Untersuchungen, die für eine möglichst frühzeitige Feststellung einer Risikoschwangerschaft notwendig sind und Aufklärung über diese Untersuchungen;
4. Vorbereitung auf die Elternschaft, umfassende Vorbereitung auf die Geburt einschließlich Beratung in Fragen der Hygiene und Ernährung;
5. Betreuung der Gebärenden während der Geburt und Überwachung des Fötus in der Gebärmutter mit Hilfe geeigneter klinischer und technischer Mittel;
6. Leitung von Normalgeburten bei Schädellage einschließlich der Durchführung und Naht eines erforderlichen Dammschnitts und des Nähens eines unkomplizierten Dammrisses sowie im Notfall die Leitung von Beckenendlagengeburten;
7. Erkennen der Anzeichen von Anomalien bei der Mutter oder beim Kind, die das Eingreifen eines Arztes oder einer Ärztin erforderlich machen sowie Hilfeleistung bei etwaigen ärztlichen Maßnahmen; Ergreifen der notwendigen Maßnahmen bei Abwesenheit des Arztes oder der Ärztin, insbesondere manuelle Ablösung der Plazenta, woran sich gegebenenfalls eine manuelle Nachuntersuchung der Gebärmutter anschließt;
8. Untersuchung, Überwachung und Pflege des Neugeborenen regelmäßig in den ersten zehn Tagen nach der Geburt, erforderlichenfalls länger, einschließlich von Prophylaxe-Maßnahmen sowie der Blutentnahme für Screening- und andere notwendige Untersuchungen; Einleitung und Durchführung der erforderlichen Maßnahmen in Notfällen und, wenn erforderlich, Durchführung der sofortigen Wiederbelebung des Neugeborenen;
9. Pflege der Wöchnerin, Überwachung des Zustandes der Mutter regelmäßig in den ersten zehn Tagen nach der Geburt, erforderlichenfalls länger, sowie Erteilung zweckdienlicher Ratschläge für die bestmögliche Pflege und Ernährung des Neugeborenen;
10. Durchführung der ärztlich verordneten Behandlung;
11. Abfassung der erforderlichen Dokumentation über die vorgenannten Maßnahmen und Befunde;
12. Ausstellen von Bescheinigungen im Rahmen der Berufsausübung.

(3) Hebamme und Entbindungspfleger sind verpflichtet, ihren Beruf entsprechend dem jeweiligen Stand der medizinischen Erkenntnisse gewissenhaft auszuüben.

(4) Hebamme und Entbindungspfleger sind verpflichtet, sich über die für die Berufsausübung geltenden Vorschriften zu unterrichten und sie zu beachten.

(5) Der Beruf der Hebamme und des Entbindungspflegers ist kein Gewerbe.

§ 2 *Abgrenzung zur ärztlichen Tätigkeit*

Hebamme und Entbindungspfleger leisten Hilfe bei allen regelgerechten Vorgängen der Schwangerschaft, der Geburt und des Wochenbettes. Das Behandeln regelwidriger Vorgänge bei Schwangeren, Gebärenden, Wöchnerinnen und Neugeborenen ist dem Arzt oder der Ärztin vorbehalten. Hebamme und Entbindungspfleger haben auf Regelwidrigkeiten und Risikofaktoren zu achten und gegebenenfalls dafür zu sorgen, daß ein Arzt oder eine Ärztin beigezogen wird. Auf Wunsch der Gebärenden hat die Hebamme oder der Entbindungspfleger einen Arzt oder eine Ärztin hinzuzuziehen.

§ 3 *Anwendung von Arzneimitteln*

Hebamme und Entbindungspfleger dürfen ohne ärztliche Verordnung folgende Arzneimittel anwenden und verabreichen:

1. bei gegebener Indikation in der Eröffnungsperiode ein betäubungsfreies krampflösendes oder schmerzstillendes Medikament, das für die Geburtshilfe angezeigt ist;
2. bei bedrohlichen Blutungen in der Nachgeburtsperiode, falls ein Arzt oder eine Ärztin nicht rechtzeitig zugezogen werden kann oder die rechtzeitige Einweisung in ein Krankenhaus nicht möglich ist, Wehenmittel, Mutterkornpräparate oder eine Kombination beider Wirkstoffe zur Blutstillung;
3. im Falle einer Dammnaht ein Lokalanästhetikum;
4. zur Überbrückung einer Notfallsituation wehenhemmende Mittel bis zur Einweisung in ein Krankenhaus.

§ 4 *Schweigepflicht*

Hebamme und Entbindungspfleger haben über das, was ihnen im Rahmen der Berufsausübung anvertraut oder bekanntgeworden ist, zu schweigen, soweit sie nicht zur Offenbarung befugt sind (§ 203 des Strafgesetzbuchs); das gilt auch gegenüber Ärzten und Ärztinnen sowie Hebammen und Entbindungspflegern, die nicht bei der Behandlung oder Betreuung mitgewirkt haben.

§ 5 *Dokumentationspflicht*

(1) Hebamme und Entbindungspfleger haben über die in Ausübung ihres Berufs getroffenen Feststellungen und Maßnahmen bei Schwangeren, Gebarenden, Wöchnerinnen und Neugeborenen und über verabreichte Arzneimittel die erforderlichen Aufzeichnungen zu fertigen.

(2) Hebamme und Entbindungspfleger haben, soweit sie außerhalb von Krankenhäusern tätig sind, eine Dokumentation über den Geburtsverlauf, die Versorgung des Neugeborenen und des Wochenbettverlaufs anzufertigen.

(3) Die Aufzeichnungen sind mindestens zehn Jahre aufzubewahren.

§ 6 *Fortbildung*

(1) Hebamme und Entbindungspfleger haben sich beruflich fortzubilden und mussen dies gegenüber dem Gesundheitsamt nachweisen konnen.

(2) Geeignete Mittel der Fortbildung sind insbesondere die Teilnahme an Fortbildungsveranstaltungen der Hebammenschulen und der Hebammenverbände sowie das Studium der Fachliteratur. Hebamme und Entbindungspfleger haben in dem Umfang von den Fortbildungsmoglichkeiten Gebrauch zu machen, wie dies zur Erhaltung und Entwicklung der zur Berufsausübung notwendigen Fachkenntnisse erforderlich ist.

§ 7 *Besondere Pflichten bei freiberuflicher Tätigkeit*

(1) Freiberuflich tätige Hebammen und Entbindungspfleger sind verpflichtet,

1. sich ausreichend gegen Haftpflichtanspruche im Rahmen der beruflichen Tatigkeit zu versichern,
2. ihre Praxis durch ein Schild zu kennzeichnen, das Namen und Berufsbezeichnung angibt,
3. nicht in berufsunwurdiger Weise zu werben,
4. Beginn und Beendigung der Berufsausübung sowie Anderungen der Niederlassung dem Gesundheitsamt unverzüglich anzuzeigen; bei Beginn der Berufsausübung ist die Berechtigung zum Führen der Berufsbezeichnung nachzuweisen.

(2) Freiberuflich tätige Hebammen und Entbindungspfleger sollen zur gegenseitigen Vertretung bereit sein.

(3) Freiberuflich tätige Hebammen und Entbindungspfleger berechnen die ihnen zustehenden Gebühren nach den einschlägigen bundes- und landesrechtlichen Gebührenordnungen.

§ 8 *Aufsicht des Gesundheitsamtes*

(1) Hebamme und Entbindungspfleger üben ihren Beruf unter der Aufsicht des Gesundheitsamtes aus. Sie haben dem Gesundheitsamt die hierfür notwendigen Auskünfte zu erteilen und Einblick in ihre Aufzeichnungen zu gewähren. Dokumentationen (§ 5) sind jeweils zum Ende des Kalenderjahres abzuschließen und ohne besondere Aufforderung bis zum 31. Januar des folgenden Jahres dem Gesundheitsamt vorzulegen.

(2) Freiberuflich tätige Hebammen und Entbindungspfleger haben Beginn und Beendigung der Berufsausübung sowie Änderungen der Niederlassung dem Gesundheitsamt anzuzeigen. Bei Beginn der Berufsausübung ist die Berechtigung zum Führen der Berufsbezeichnung nachzuweisen. Unberührt bleiben sonstige Melde- und Anzeigepflichten, ferner insbesondere die Meldepflicht nach dem Bundes-Seuchengesetz, die Anzeigepflichten nach dem Personenstandsgesetz und die Pflichten zur Sicherung der Beratung Behinderter nach dem zwölften Abschnitt des Bundessozialhilfegesetzes.

§ 9 *Inkrafttreten*

Diese Verordnung tritt am 15. Dezember 1992 in Kraft. Gleichzeitig tritt die Dienstordnung für Hebammen vom 15. August 1961 (GBl.S.315) außer Kraft.

Stuttgart, den 25. November 1992 Solinger

Anhang C. Rechtsfragen. [26]

1. Organisation – Zusammenarbeit Arzt/Hebamme

Schon der Vergleich zwischen ärztlicher Weiterbildungsordnung, Hebammengesetz sowie Ausbildungs- und Prüfungsordnung für Hebammen zeigt, daß es sich hier um zwei selbständige Heilberufe handelt; für den ärztlichen Beruf bedarf dies keiner gesonderten Begründung; die Hebamme ist aber nicht nur ein Heilhilfsberuf, wie etwa die Arzthelferin, sondern vom gesetzlichen Leitbild her ein eigenständiger Medizinalberuf *neben* dem Arzt. Dies kommt besonders deutlich in Artikle 4 der Richtlinie 80/155 EWG des Rates vom 21.01.1980 zum Ausdruck, der einen direkten Auftrag an die Mitgliedsstaaten enthält, dafür Sorge zu tragen, daß Hebammen bestimmte Aufgaben *in eigener* Verantwortung durchführen dürfen (z. B. Betreuung der Gebärenden während der Geburt und Überwachung des Fötus in der Gebärmutter mit Hilfe geeigneter klinischer und technischer Mittel; Durchführung von Normalgeburten bei Kopflage einschließlich – sofern erforderlich – des Scheidendammschnitts sowie im Dringlichkeitsfall von Steißgeburten. (Zum Ganzen: Ratzel, die Zusammenarbeit von Arzt und Hebamme; Frauenarzt 1990, 121 ff).

2. Die Weisungsbefugnis des Arztes

Neuere Hebammen-Berufsordnungen wie die von Berlin (26.11.1989), Bremen (16.02.1990) und Hessen (27.03.1991) betonen im Lichte der EG-Richtlinien 80/155 stärker die Eigenverantwortlichkeit von Hebammen, vor allem auch die neueste Hebammenberufsordnung vom Nov. 1992. Wie immer muß man die derartigen Normen jedoch nach ihrem Sinn und Zweck fragen.

Die Hebammen-Berufsordnungen stecken den Rahmen ab, den die Hebamme nicht überschreiten darf. Sie bestimmen aber nicht, daß sie ihn ausfüllen muß. Wie weit der der Hebamme eingeräumte Handlungsspielraum daher geht, hängt weniger von diesen Hebammen-Berufsordnungen, sondern eher von dem dafür Verantwortlichen, für die jeweilige Abteilung verfassten Organisationsstatut ab.

Versucht man das Problem unter Zuhilfenahme der herkömmlichen Definitionen, wonach man unter horizontaler Arbeitsteilung die Aufteilung der anfallenden Aufgaben in einem partnerschaftlichen Gleichordnungsverhältnis und unter vertikaler Arbeitsteilung die Aufteilung in einem hierarchischem System, das eine Weisungsgebundenheit des rangniederen Mitarbeiters beinhaltet, zu lösen, wird man der besonderen Stellung der Hebamme im Kreis der Heilberufe nicht gerecht (s.o. EG-Richtlinie und Berufsbild). Die Hebamme kann weder den nichtärztlichen Pflegeberufen mit einer uneingeschränkten Weisungsunterworfenheit zugeordnet werden, noch wird man ihr im Falle der gleichzeitigen Anwesenheit eines Arztes einen ebenbürtigen Status zubilligen können. Vielmehr bietet es sich an, nach einzelnen Tätigkeitsabschnitten zu unterscheiden; solchen, die die Hebamme eigenverantwortlich und selbständig nach Auffassung des für die Abteilung Verantwortlichen ausführen kann (hier gilt der Vertrauensgrundsatz wie bei horizontaler Arbeitsteilung) und solchen, die eine ärztliche Anordung erfordern (s. u.; eingeschränkter Vertrauensgrundsatz wie bei vertikaler Arbeitsteilung).

Daß bei Risikogeburten ein Über-/Unterordnungsverhältnis zwischen Arzt und Hebamme besteht, wird von keiner Seite bestritten. Alle bekannten Dienstordnungen beinhalten hier eine Hinzuziehungspflicht der Hebamme. Tut sie dies nicht und kommt es deswegen zu einem ansonsten vermeidbaren Schaden bei Mutter oder Kind, wird sie sich nahezu zwangsläufig gegen sie gerichteten Haftungsansprüchen ausgesetzt sehen, so z.B., wenn die Hebamme trotz Abfallens der kindlichen Herztöne bei Vorliegen von zwei früheren Aborten, beim Abgang von grünem Fruchtwasser und dem Druck auf den Fundus nicht den diensthabenden Arzt verständigt (LG Weiden VersR 1988, 196, Verfahren wurde durch Vergleich in der Zweiten Instanz beendet).

3. Die Widerspruchspflicht der Hebamme

Wie jede andere nachgeordnete ärztliche und nichtärztliche Assistenz darf sich die Hebamme jedoch nicht blindlings auf die Anweisungen des Arztes verlassen, wenn sie erkennt oder erkennen muß, daß diese offensichtlich sachwidrig sind. So muß die Hebamme wie bei allen sonstigen Fällen des Übernahmeverschuldens den Arzt darauf aufmerksam machen, wenn sie sich für eine von ihm erteilte Weisung fachlich nicht für kompetent hält. Ferner muß sie den Arzt darauf aufmerksam machen, wenn sie z.B. eine telefonisch erteilte Weisung medizinisch nicht für sachgerecht hält; dies zumal dann, wenn der Arzt die Patientin noch überhaupt nicht gesehen hatte (OLG Frankfurt VersR 1991, 929 – MedR 1991, 207). Keinesfalls gibt die Widerspruchspflicht der Hebamme jedoch das Recht, ohne den Arzt auf ihre entgegenstehende Einstellung aufmerksam zu machen, eine ärztliche Weisung einfach nicht auszuführen. Kommt sie z.B. der ärztlichen Weisung nicht nach, weil sie diese Maßnahme aufgrund einer persönlichen Einstellung zur modernen Geburtshilfe nicht für tunlich hält, darf sie das ärztliche Team nicht in dem guten Glauben lassen, die Vorsichtsmaßnahme wäre getroffen.

4. Die Aufgabenteilung

Es ist daher zu empfehlen, daß ein Krankenhausträger, der eine geburtshilfliche Abteilung vorhält, diesen Anforderungen durch ein Organisationsstatut Rechnung tragen muß. Dieses Organisationsstatut muß, sofern dies nicht bereits in bestehenden Dienstordnungen geregelt ist, diejenigen Tätigkeiten aufführen, die die Hebamme nur aufgrund ärztlicher Anordnung durchführen darf bzw. diejenigen Tätigkeiten, die sie selbständig und eigenverantwortlich ausfuhren kann.

a) Rechtlich gesehen ist die Gehilfinnenrolle der Hebammen überall dort anzunehmen, wo als Voraussetzung für ihr Tätigwerden eine ärztliche Anordnung gefordert werden muß. Dies sind z.B. i.-m.- und i.-v.-Injektionen sowie Blutentnahmen (mit Ausnahme der Blutentnahme bei Neugeborenen zur TSH-Screening-Untersuchung).

b) Ob das Nachspritzen bei der PDA in einen liegenden Katheter auch bei ärztlicher Anordnung und unter genauer Dosisangabe zu den auf eine Hebamme delegierbaren Tätigkeiten gezählt werden kann (so Horschitz, Befugnisse der Hebammen im geburtshilflichen Bereich, DHZ 1986, 36, 38, unter Hinweis auf Mertens im Münchener Kommentar, §823 Rz. 408), muß kritisch hinterfragt werden. Holt man sich in Erinnerung, daß nach der Vereinbarung zwischen der Deutschen Gesellschaft für Anästhesiologie und Intensivmedizin und des Berufsverbands der Deutschen Anäthesisten mit der Deutschen Gesellschaft für Gynäkologie und Geburtshilfe und dem Berufsverband der Frauenarzte über die Zusammenarbeit in der operativen Gynäkologie und in der Geburtshilfe (veröffentlicht im Frauenarzt-Heft 3/88 auf Seite 267 unter lit. B Ziffer 4) bestimmt ist, daß die PDA nur dann vom Geburtshelfer durchgeführt werden soll, wenn er eine ausreichende Übung in diesem Verfahren in einer hinreichenden Anzahl von Fällen und eingehende Kenntnisse und Erfahrungen in der Erkennung und Behandlung von Zwischenfällen vorweisen kann, wird deutlich, daß hier eine Delegation an eine nichtärztliche Assistenz, und sei es auch eine Hebamme, nur dann in Betracht kommen kann, wenn sich der anordnende Arzt in *unmittelbarer* Nähe aufhält, um bei Komplikationen sofort verfügbar zu sein (lit. B 3.2 des Abkommens; zum ganzen näher Weissauer, Ratzel in der Anmerkung zur Vereinbarung beider Fachgebiete, abgedruckt im Frauenarzt-Heft 5/88 auf Seite 549).

c) Die Überwachung der technisch richtigen Schreibweise des CTG'S und das rechtzeitige Erkennen von Auffälligkeiten gehört in den Aufgabenbereich der Hebamme; das Anlegen des CTG's sollte jedoch an eine ärztliche Anordnung gebunden sein, weil letztlich auch der Arzt bestimmen muß, wann und welche Schlüsse er aus dem von ihm zu befundenden CTG zieht. Angesichts der Tatsache, daß nach Angaben von Horschitz (DHZ 1989, 284 - Heft 8) der häufigste Fall der Sorgfaltsverletzung bei Hebammen die falsche Einschätzung von Herztonveränderungen am laufenden CTG und die dadurch verspätete Hinzuziehung des Arztes (Acidosegefahr) ist, muß die Forderung nach stärkerer ärztlicher Präsenz bei der Diagnosemethode als begründet erscheinen. Es ist also nicht so entscheidend, daß die Hebamme das CTG eigenverantwortlich anlegen und durchführen darf, sondern das, was ein gewissenhafter Krankenhaustrager respektive der Chefarzt im Organisationsstatut festlegt.

d) Die manuelle Ablösung der Plazenta sowie die manuelle Nachuntersuchung der Gebärmutter soll in einer ärztlich geleiteten Entbindungsabteilung nur vom Arzt selbst durchgeführt werden, die Delegation auf die Hebamme scheidet (obwohl berufsrechtlich in Notfällen prinzipiell zulässig) aus.

e) Nach den einzelnen Berufsordnungen darf die Hebamme den Scheidendammschnitt in eigener Verantwortung ausführen. Nun ist aber spatestens seit dem „Dammschnitt-Urteil" des BGH (AHRS 495/12) vom 14.3.1978 bekannt, daß von einem Arzt, der einen Dammschnitt durchzuführen hat, eine besondere Qualifikation zu erwarten ist. Wenn dies aber so ist, und hieran kann angesichts der Folgen einer fehlerhaft gefuhrten Episiotomie eigentlich kein Zweifel bestehen, muß dasselbe Qualifikationsniveau auch für die Hebamme gelten. Dies ist mit ein Grund, warum die Episiotomie in nicht wenigen Hausern prinzipiell vom Arzt durchgefuhrt wird. Führt die Hebamme die Episiotomie aus, sollte die Anordnung hierfür von ärztlicher Seite erfolgen; dies dient zur Absicherung von Arzt *und* Hebamme. Die Naht der Wunde selbst galt fruher ausschließlich als ärztliche Aufgabe.
In den neuen Berufsordnungen (z.B. Bremen) sind jedoch gelegentlich Klauseln enthalten, nach denen sie im Notfall alleine oder sonst unter Aufsicht des Arztes auch durch eine Hebamme erfolgen kann.

Außerdem wurde die EG-Richtlinie von 1980 am 30.10.1989 durch eine neue Richtlinie insofern abgeändert, daß die Mitgliedsstaaten verpflichtet wurden, die Durchfuhrung der Episiotomie und die Einführung in die Vernähung als selbständige Aufgabe in die Hebammenausbildung aufzunehmen (zu den Auswirkungen auf den praktischen Klinikbetrieb siehe aber oben).

f) Die Durchführung der Untersuchung der Gebarenden - einschließlich vaginaler Untersuchungen - kann die Hebamme in eigener Verantwortung ohne ärztliche Anordnung durchführen. Das Gleiche gilt für rektale Untersuchungen sowie die Blasensprengung bei Sichtbarwerden der Blase in der Schamspalte. Die Eigenverantwortlichkeit der Hebamme in diesem Bereich bedeutet, daß sie sich z.B. vor einem Einlauf über den Stand der Öffnung des Muttermundes vergewissern muß, um das Risiko einer Sturzgeburt ins Toilettenbecken zu vermeiden (OLG Braunschweig VersR 1987, 76).

g) Bei der Versorgung des Neugeborenen wird man unterscheiden müssen: Selbstverständlich gibt es hier nach den einschlägigen berufsrechtlichen Bestimmungen konkurrierende Zuständigkeiten zwischen Arzt und Hebamme. Greift man allerdings wieder die Prämisse der „ärztlich geleiteten Abteilung" auf, wird man für die U 1 die Zuständigkeit des Arztes annehmen müssen. Dementsprechend bestimmt lit. B 1. der Kinder-Richtlinien in der geänderten Fassung vom 24.8.1989, daß die Hebamme diese Untersuchung nur dann durchführen soll, wenn ein Arzt nicht anwesend ist.

Literatur

1. Baumgarten K, Schröck A (1983) Der Stand der Geburtshilfe in Österreich. In: Hillemanns HG, Steiner H, Richter D (Hrsg) Die humane, familienorientierte und sichere Geburt. Thieme, Stuttgart, S 16–25
2. Berg D (1989) Schwangerenvorsorge aus deutscher Sicht - der neue Mutterpaß. In: Hillemanns HG, Schillinger H (Hrsg) Das Restrisiko gegenwärtiger Geburtshilfe, Springer, Berlin Heidelberg New York Tokyo, S 331–337
3. Eitel L (1976/77) Zur Geschichte der Geburtshilfe in Freiburg i. Br. Schau - ins - Land. 94./95. Jahresheft des Breisgau-Geschichtsvereins Schauinsland: 239–251
4. Eschbach J (1983) Eindrücke über die Geburtshilfe in Frankreich. In: Hillemanns HG, Steiner H, Richter D (Hrsg) Die humane, familienorientierte und sichere Geburt. Thieme, Stuttgart, S 32–35
5. Hahmann H (1987) Die Hebammen und ihre Berufsorganisation. Staude, Hannover

5a. Hakemeyer U, Keding G (1986) Zum Aufbau der Hebammenschulen in Deutschland im 18. und 19. Jahrhundert. In: Beck L (Hrsg) Zur Geschichte der Gynäkologie und Geburtshilfe. Springer, Berlin Heidelberg New York Tokyo

6. Hillemanns HG (1989) Organisation und Praxis der Geburtshilfe in europäischen Ländern. In: Hillemanns HG, Schillinger H (Hrsg) Das Restrisiko gegenwärtiger Geburtshilfe. Springer, Berlin Heidelberg New York Tokyo, S 328–332
7. Hipp M (1983) Aktion: Familien-Hebamme. In: Hillemanns HG, Steiner H, Richter D (Hrsg) Die humane, familienorientierte und sichere Geburt. Thieme, Stuttgart, S 222–233
8. Hochuli E (1983) Geburtshilfe in der Schweiz. In: Hillemanns HG, Steiner H, Richter D (Hrsg) Die humane, familienorientierte und sichere Geburt. Thieme, Stuttgart, S 25–31
9. Klostermann GJ (1983) The Dutch Experience. In: Hillemanns HG, Steiner H, Richter D (Hrsg) Die humane, familienorientierte und sichere Geburt. Thieme, Stuttgart, S 36–44, 235
10. Lehrplan für die Hebammenausbildung: Curriculum. Hrsg: Bund Deutscher Hebammen e.V., Reinhold-Frank-Str. 18, Karlsruhe
11. Westin B (1983) Geburtshilfe in Schweden. In: Hillemanns HG, Steiner H, Richter D (Hrsg) Die humane, familienorientierte und sichere Geburt. Thieme, Stuttgart, S 7–15, 234
12. Wulf KH (1983) Zur Regionalisierung und Organisation der geburtshillichen Versorgung in Deutschland. In: Hillemanns HG, Steiner H, Richter D (Hrsg) Die humane, familienorientierte und sichere Geburt. Thieme, Stuttgart, S 197–206, 233–235

Hebammenlehrbücher (Übersicht)

13. Rösslin E (1513) Der Schwangeren Frauen und Hebammen Rosengarten, Straßburg. Original in der Niedersächsischen Staats- und Universitätsbibliothek Göttingen

13a. Siegemundin geb Dittrich Justine (1690) Die königl Preußische und Chur-Brandenb Hof-Wehe-Mutter. Lehrbuch der Hebammenkunst. CF Voß, Berlin

13b. Deventer H van (1744) Neues Hebammen-Licht. JR Crökers sel Witwe, Jena
14. Naegele FK (1830) Lehrbuch der Geburtshülfe für Hebammen. Mohr, Heidelberg
15. Leopold G, Zweifel P (1902) Lehrbuch für Hebammen. Hirzel, Leipzig
16. Schultze S (1904) Lehrbuch der Hebammenkunst. Engelmann, Leipzig
17. Schweizerisches Hebammenlehrbuch: Hrsg. 1. Auflage 1920 von G. Rossier; 4. Auflage 1953 A. Labhardt, P. Jung, Th. Koller, E. Held, H. Guggisberg, R. König, R. Rochat. La Concorde, Lausanne
18. Waibel K (1923) Leitfaden für die Prüfungen der Hebammen, neubearbeitet und vermehrt von E. Seuffert, J.F. Bergmann, München
19. Heidler H (1950) Lehrbuch der Geburtshilfe für Hebammen. Maudrich, Wien

„Deutsches Hebammenlehrbuch“:

20. Preußisches Hebammenlehrbuch. Herausgegeben im Auftrage des Königlichen Preußischen Ministers der Geistlichen Unterrichts- und Medizinal-Angelegenheiten. Springer, Berlin 1904. 5. Aufl. Hrsg. Hammerschlag S, Langstein L, Ostermann Dr. Springer, Berlin
21. Hebammenlehrbuch im Auftrage des Reichsministeriums des Inneren durch das Reichsgesundheitsamt (1943). Staude, Osterwieck, Berlin
22. Hebammenlehrbuch im Auftrage des Bundesministerium für Gesundheitswesen. 1. Aufl herausgegeben von Bickenbach W (1962). 5. Aufl herausgegeben von Martius G (1990). Thieme, Stuttgart

Rechtsfragen:

23. Ratzel R (1990) Die Zusammenarbeit von Arzt und Hebamme. Ärztliche Rechtsfragen. Frauenarzt 31/2: 121–134
24. Horschitz H (1990) Eine Entgegnung auf Rudolf Ratzel: Die Zusammenarbeit von Arzt und Hebammen (22). Frauenarzt 31/5: 471–477
25. Ratzel R (1990) Die Zusammenarbeit von Arzt und Hebamme. Abschließende Anmerkungen des Autors. Frauenarzt 31/5: 477–479
26. Ratzel R (1994) Organisation - Zusammenarbeit Arzt/Hebamme. Frauenarzt, 35/1: 58–60
27. Deutsche Hebammen-Zeitschrift 1/92

8 Neonatologisch-perinatologische Organisation

8.1 Die Erstversorgung des Neugeborenen durch den Geburtshelfer bzw. Neonatologen

W. Stoll

Allgemeines

Die Betreuung des Neugeborenen im Gebärsaal, gemeint im umfassenden Sinne der primären Versorgung nach komplikationsloser Geburt, der primären Reanimation nach subpartaler Beeinträchtigung, der Überwachung und Behandlung bei gestörter Adaptation an das extrauterine Leben, stellt ein Grenzgebiet zwischen Geburtshilfe, Neonatologie und allenfalls noch der Anästhesiologie mit fließendem Übergang der Spezialitäten dar. So wie die Verhältnisse heute noch großmehrheitlich liegen, ergibt sich für den Geburtshelfer eine klare Aufgabenstellung: Er muß die Verantwortung für das Kind im Gebärsaal voll übernehmen können; anders ausgedrückt, er hat die Versorgung eines gefährdeten oder beeinträchtigten Neugeborenen so lange zu sichern, bis das Kind vom Neonatologen übernommen wird.

Die Einstellung zum neugeborenen und vor allen Dingen zum frühgeborenen Kind hat sich in den letzten 10–20 Jahren in markanter Weise geändert. Die Ansprüche bei der Versorgung von Risikofällen in der Schwangerschaft und während der Geburt sind gestiegen, und für den Geburtshelfer ergeben sich neue Anforderungen auch für die einwandfreie Versorgung des Risikoneugeborenen.

An diesem Punkt stellt sich die Frage, ob er diesen immer höher steigenden Anforderungen noch gewachsen ist. Wäre es nicht besser, alle wichtigen Aufgaben, die das Kind in seinen ersten extrauterinen Lebensminuten betreffen, dem Neonatologen zu überlassen? Die Verunsicherung ist manchenorts groß und droht zur Kapitulation zu werden. Man setzt auf die pädiatrische/neonatologische Transportequipe, wobei der unheilvoll sich öffnende geburtshilflich-neonatologische Abgrund längst nicht immer überbrückt werden kann.

Die Forderung mancher Kinderärzte und mancher mit der Erstversorgung nicht vertrauter Geburtshelfer, in jeden Kreißaal gehöre ein Neonatologe, ist verständlich, bedeutet aber in dieser absoluten Formulierung einen Griff nach den Sternen. Ausgehend von solchen Wünschen und selbstverständlich mehr noch von Idealvorstellungen, die Hochrisikoschwangerschaften, die mit einem überproportionalen Anteil an perinatalen Verlusten einhergehen, in maximaler Weise zu versorgen, kommt man zu Idealbildern mit der Vereinigung der Frauen- und Kinderklinik unter einem Dach und des Wand-an-Wand-Arbeitens des Geburtshelfers und des Neonatologen. Nur an ganz wenigen Orten sind solche Modelle verwirklicht, und nur ein kleiner Prozentsatz der Neugeborenen profitiert von diesen Einrichtungen! Es ist in der derzeitigen gesundheitspolitischen Landschaft kaum zu erwarten, daß in den nächsten Jahren eine größere Zahl solcher Zentren, die ja eigentlich erst mit jährlichen Geburtenzahlen von mehreren Tausend ökonomisch arbeiten können, aus dem Boden schießen werden.

Das Zusammenwirken von Neonatologen und Geburtshelfer konzentriert sich heute vor allen Dingen auf das bezüglich der Prognose des Kindes wichtigste Problem der modernen Geburtshilfe, nämlich auf die Frühgeburtlichkeit. Die Geburtsleitung beeinfluß die Prognose eines frühgeborenen Kindes in entscheidendem Maße. Das unreife Kind ist besonders empfindlich gegenüber Hypoxie, Trauma und Infektion.

In bezug auf die Erstversorgung sind vordringlich eine *ausreichende Sauerstoffversorgung, größte Sorgfalt und strenge Asepsis* bei allen Manipulationen zu fordern. Im Klartext heißt das beispielsweise: schonendste, gekonnte Maskenbeatmung und Vermeidung forcierter Intubationen. Ein primär gesundes frühgeborenes Kind kann ohne weiteres durch nicht optimale Reanimationsmaßnahmen in eine schwere Bedrohung kommen.

Die Geburt eines deprimierten Kindes ist bei sorgfältiger Beobachtung des Schwangerschafts- und insbesondere des Geburtsverlaufes fast immer voraussehbar. Die unterbliebene Vorbereitung zur Reanimation des Neugeborenen muß daher auch als ein rein geburtshilfliches Versagen bezeichnet werden.

Die primäre Reanimation kann nicht improvisiert werden, die Gebärsäle müssen entsprechend ausgerüstet sein. Will man sich vor unliebsamen Überraschungen schützen und das Kind vor katastrophalen Folgen bewahren, ist es unumgänglich, das Material regelmäßig auf seine Vollständigkeit und Funktionstüchtigkeit hin zu prüfen. Dabei muß dieses Material sowohl dem Geburtshelfer als auch dem Neonatologen genügen, denn hier liegt eine außerordentlich wichtige Nahtstelle!

In organisatorischer Hinsicht stellen Zwillings- bzw. Mehrlingsgeburten besondere Probleme dar. Da bei Mehrlingskindern wegen Unreife und vermehrten Geburtskomplikationen mit höheren Risiken zu rechnen ist, erfordert die Erstversorgung eine entsprechende *Planung*. Grundsätzlich müssen für jedes Kind ein kompetenter Arzt, eine Schwester und ein vollwertig ausgerüsteter Reanimationsplatz zur Verfügung stehen. In ihrer Verantwortung den Kindern gegenüber muß sich eine geburtshilfliche Klinik stets die Frage stellen, ob sie bei der Übernahme einer Mehrlingsgeburt diese wesentliche Voraussetzung erfüllt.

Bei der Reanimation entscheiden oft Sekunden. Wenn von Sekunden die Rede ist, geht die Meinung nicht dahin, daß die unmittelbare postnatale Behandlung eines beeinträchtigten Neugeborenen in rasantem Tempo abzulaufen habe, vielmehr sei ausgedrückt, daß es keine Zeitverluste durch Unklarheiten im Arbeitsablauf und durch Suchen von Geräten und Ersatzgeräten geben darf.

Spezielles

Wärmeerhaltung

Die Gefährdung neugeborener und insbesondere frühgeborener Kinder durch Unterkühlung entspricht einer uralten Erfahrung. Allerdings wird auch heute noch oftmals den Maßnahmen zur Vermeidung des Wärmeverlustes zu wenig Beachtung geschenkt.

Die Wärmeverluste an die Umgebung sind beim Frühgeborenen wegen der relativ großen Körperoberfläche und wegen des weniger stark ausgebildeten isolierenden subkutanen Fettpolsters ausgeprägter als beim Terminkind. Lebhafte Kinder nehmen bald nach der Geburt eine Flexionshaltung des ganzen Körpers ein und reduzieren auf diese Weise das vom Wärmeverlust betroffene Oberflächengebiet. Frühgeborene und kranke Kinder zeigen diese schützende Reaktion nur in beschränkter Weise.

Eine Kältebelastung verschärft die zirkulatorischen und biochemischen Veränderungen, wie sie bei einem subpartalen oder neonatalen Sauerstoffmangel auftreten, das heißt, es kommt zu einer Verschärfung der metabolischen Azidose und der Hypoglykämie. Ferner verschiebt sich die Sauerstoffdissoziationskurve nach links, und dies bedeutet eine erschwerte Sauerstoffabgabe in den Geweben, so daß sich ein unheilvoller Circulus vitiosus einstellt.

Die Wärmeabgabe an die Umgebung erfolgt über 4 Wege:

- Durch Strahlung, und dies ist der wichtigste Faktor, erfolgt ein Wärmeaustausch mit der Umgebung, mit den Wänden, Fenstern, Türen.
- Durch Konvektion wird Wärme an die umliegende Luft abgegeben.
- Durch Verdunstung geht Wärme aus dem Respirationstrakt und von der Haut verloren.
- Und schließlich besteht ein Wärmeaustausch mit der Unterlage durch Konduktion.

Ausgehend von diesen physikalischen Gesetzmäßigkeiten ergeben sich die Richtlinien für die Wärmeerhaltung:

- Die Reanimation soll in einem gut geheizten Raum stattfinden.
- Der Reanimationsplatz muß möglichst weit entfernt von kalten Wänden, Fenstern und Türen plaziert sein.
- Das Neugeborene muß sofort nach der Geburt mit vorgewärmten Tüchern, am besten weichen Moltontüchern, abgetrocknet werden.
- Auftreten von Zugluft ist zu vermeiden, einem ständigen Hin und Her um das Kind muß Einhalt geboten werden.
- Leistungsstarke Wärmequellen sind eingeschaltet, die Unterlage ist vorgewärmt.

Als Wärmequellen haben sich Strahler bewährt. Sie müssen aber leistungsstark und richtig adjustiert sein, damit das Kind im vollen Strahlungsbereich liegt. Strahler haben auch Nachteile, und ihre Anwendung birgt Gefahren in sich. Die Wärmezufuhr ist nicht gleichmäßig. Die Vorderseite des Kindes erhält die größte Wärmezufuhr, während seitlich und gar hinten nur wenig oder keine Strahlungswärme hinkommt. Bei Frühgeborenen mit ihrer wasserreichen und leicht wasserdurchlässigen Haut können Wasserverluste mit konsekutiven metabolischen und zirkulatorischen Veränderungen gefährliche Ausmaße annehmen.

Das heißt nichts anderes, als daß der Reanimationsplatz unter dem Wärmestrahler kein Ort ist, wo das Kind längere Zeit liegen bleiben darf. Erfahrungsgemäß reichen heizbare Unterlagen wie Heizkissen und Wärmeplatten allein nicht zur Erhaltung der Körpertemperatur aus, solange die Raumtemperatur nicht über 25° C liegt. Diese Vorrichtungen sind übrigens nicht ungefährlich im Hinblick auf mögliche Verbrennungen.

Absaugen

Bei der Geburt per vias naturales kommt es zur Auspressung der Fruchtwalze. Nach der Geburt des Kopfes fließt reichlich Flüssigkeit aus den Luftwegen und den Lungen ab. Die abgepreßten Sekretmengen können beim Terminkind bis zu 40 ml ausmachen. Kinder, die per sectionem zur Entbindung kamen, weisen in ihren Lungen und Luftwegen mehr Flüssigkeit auf als vaginal geborene Kinder, da der Auspressungsmechanismus bei der Schnittentbindung nur angedeutet zur Auswirkung kommt. Bei Kindern, die aus Beckenendlage geboren werden, liegt ebenfalls mehr Flüssigkeit in den Luftwegen vor, weil der Sekretabfluß aus Mund und Nase beim nachfolgenden Kopf erschwert ist. All diese Kinder sind besonders sorgfältig abzusaugen.

Beim Absaugen sind Verletzungen der Nasenmukosa streng zu vermeiden. Neugeborene sind obligate Nasenatmer. Verletzungen der Nasenschleimhaut und ödematöse Schwellungen, wie sie nach Traumatisierung auftreten können, bringen das Kind in große Gefahr. Wir schieben daher den Absaugkatheter nicht in die Nasengänge hinein, sondern setzen dessen Spitze nur an die Nasenöffnung.

Es ist der Vorschlag gemacht worden, bei vaginalen Geburten Mund, Rachen und Nase sofort nach Austreten des Kopfes, das heißt, noch vor der Geburt des Thorax abzusaugen. Mit diesem Vorgehen soll vermieden werden, daß ausgepreßte Lungenflüssigkeit oder gar Mekonium mit dem Zurückfedern des Thorax nach dessen Austritt in die Trachea gelangen. Dieser Vorschlag ist nicht ohne Problematik, denn bei Spontangeburten ist das Gesicht in der Regel zur Unterlage und dammwärts der Mutter gerichtet, so daß der Zugang zum kindlichen Mund und zu den Nasenöffnungen recht mühsam ist. Weiter darf für dieses Absaugen nur wenig Zeit beansprucht werden, denn Schultern und Thorax müssen zügig entwickelt werden, um nicht das Risiko schwerer zirkulatorischer Störungen (bis hin zum Herzstillstand!) zu laufen.

Wenn bei einer Schnittentbindung der Operateur das Kind bereits auf dem Operationstisch abgesaugt hat, soll der verantwortliche Kollege am Reanimationstisch mit dem Absaugen nicht perseverieren, sondern endlich für eine ausreichende Sauerstoffzufuhr sorgen. Ferner ist zu warnen vor energischem und blindem Stochern mit dem Katheter in allgemeiner Richtung Pharynx-Larynx. Nicht selten führen solche Aktionen zu bedrohlichen Zuständen mit Apnoe und Schlaffheit bei primär vitalen Kindern. Die Ursache dafür liegt in einem durch mechanische Reize bedingten Laryngospasmus.

Beatmung mit Maske und Beutel

Kinder, deren Spontanatmung nach dem routinemäßigen Absaugen nicht einsetzt, sind zu beatmen. Mit dem Absaugen der oberen Luftwege werden genügend Reize gesetzt zur Anregung der Atmung, irgendwelche weiteren Stimuli bedeuten in der Regel nur einen unnötigen Zeitverlust. Obsolet ist die Anwendung gewisser Tricks, wie beispielsweise das gnadenlose Reiben der Fußsohlen des neugeborenen Kindes.

Oftmals wird diskutiert, ob primär der Maskenbeatmung oder der Intubation der Vorzug zu geben sei. Diese Frage stellt sich in besonderer Weise bei Frühgeborenen und ganz allgemein bei Vorliegen von Mekonium. Wohl stellt die endotracheale Intubation das sicherste Verfahren zur Freihaltung der Atemwege und zur Beatmung dar. Es ist aber falsch, wenn wenig Geübte in gutem Glauben Intubationsversuche unternehmen und dabei die ersten und wertvollsten Lebensminuten eines neugeborenen Kindes unnütz verrinnen lassen.

Das deprimierte Kind braucht jetzt unbedingt Sauerstoff! Mit Maske und Beutel können wir ohne Verzug in ausreichendem Maß die Beatmung aufnehmen. Zeigt sich, daß eine länger fortgesetzte Beatmung nötig ist, muß intubiert werden. Erfahrungsgemäß gelingt auch dem weniger Geübten in dieser Phase die Intubation viel leichter.

Offensichtlich stellt die Beatmung mit Maske und Beutel die weitaus häufigste und damit auch die wichtigste Reanimationsmaßnahme dar. Voraussetzung für eine wirkungsvolle Beatmung mit Maske und Beutel ist die richtige Kopfhaltung. Bei Rückenlage des Kindes auf einer flachen Unterlage nimmt der Kopf, besonders bei Vorliegen einer Geburtsgeschwulst, eine deutliche Flexionshaltung ein (Abb. 8.1a). Dabei besteht die Gefahr, daß Kiefer und zurückfallende Zunge die Luftwege im Hypopharynxbereich einengen.

Richtigerweise bringen wir den Kopf in eine mäßig starke Deflexion. Die oberen Luftwege werden dabei maximal eröffnet, besonders wenn durch leichtes Anheben des Kieferwinkels der Zungengrund angehoben wird (Abb. 8.1b). Diese Haltung des kindlichen Kopfes ist von überragender Bedeutung für die Beatmung mit Maske und Beutel. Eine überstürzt vorgenommene Beatmung ohne Berücksichtigung dieses wichtigen Details bleibt erfolglos.

Hier sei eine Randbemerkung angebracht. Oftmals wird darauf hingewiesen, daß für die Erstversorgung des frühgeborenen Kindes allein nur noch der Neonatologe zuständig sei, dem Geburtshelfer fehle dazu die nötige Erfahrung. Diese Feststellung steht gewiß auf solidem Grund, und sie ist zu akzeptieren, wenn mit dem erwähnten Neonatologen ein in seinem Fach sehr erfahrener Kollege gemeint ist. In bezug auf das erwähnte grundlegende Detail der Kopfhaltung des Neugeborenen muß aus anästhesiologischer Sicht bemerkt werden, daß in den Gebärsälen manchmal mit wenig Sachkenntnis mit Maske und Beutel hantiert wird. Anknüpfend an

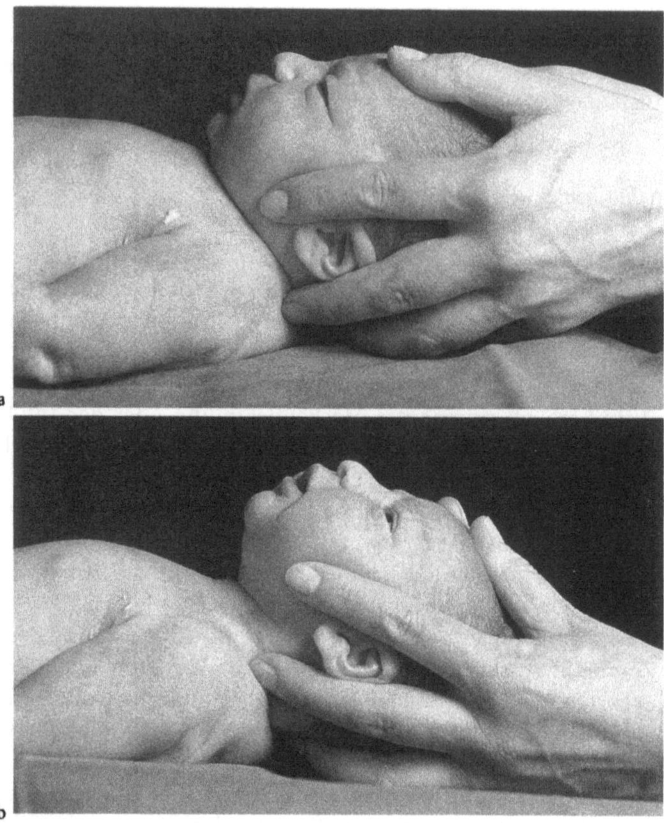

Abb. 8.1a, b. Kopfhaltung für die Beatmung mit Maske und Beutel; a falsche Kopfhaltung, b richtige Kopfhaltung

die Forderung, daß nur der Neonatologe oder Pädiater für das neugeborene Kind zuständig sei, könnte nun gefordert werden, für die so wichtige und folgenträchtige primäre Reanimation sei allein der anästhesiologisch geschulte Geburtshelfer oder Neonatologe kompetent.

Die korrekte Handhabung von Maske und Beutel muß geübt werden. Dazu setzen wir Kindern, die spontan atmen und noch etwas Sauerstoff benötigen, die Maske mit dem Beutel auf. Für dieses Üben halten wir den kindlichen Kiefer und die Maske mit dem Beutel mit beiden Händen (Abb. 8.2). Es läßt sich dann sehr leicht prüfen, ob Köpfchen und Maske richtig gehalten werden, denn an den Ventilen des Beutels muß das lebhafte Spiel der Inspiration und Exspiration sichtbar werden. Diese Übungsgelegenheit bietet sich im Gebärsaal tagtäglich. Bei der Beatmung fassen 3 Finger der linken Hand den Unterkiefer des Kindes, Kleinfinger und Ringfinger heben den Kieferwinkel an, Daumen und Zeigefinger fassen die Beatmungsmaske. Niemals darf dabei das leicht verformbare Köpfchen gegen die Unterlage gedrückt werden! Die andere Hand betätigt in leichter Weise den Beutel (Abb. 8.3).

Abb. 8.2. Übung zum richtigen Halten von Köpfchen und Maske

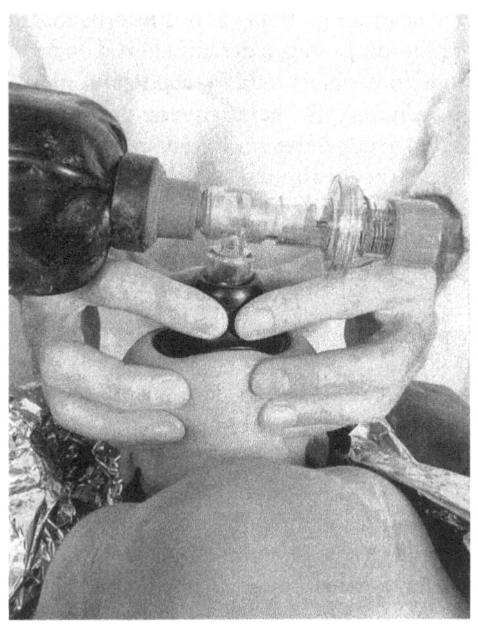

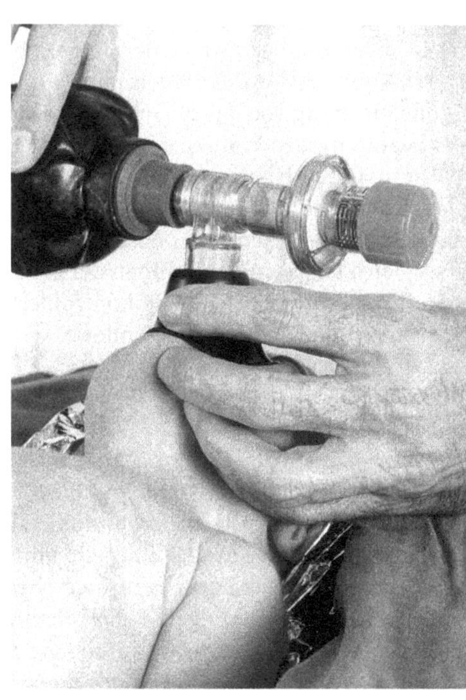

Abb. 8.3. Beatmung mit Maske und Beutel

Der Beatmungseffekt muß durch Beobachten der Atemexkursionen des Thorax, die allerdings wegen der annähernd horizontal stehenden Rippen nur geringgradig sind, kontrolliert werden. Die Beatmungsfrequenz sollte bei ca. 60/min liegen. Im übrigen darf die Herzfrequenz, insbesondere der Anstieg der Frequenz aus dem bradykarden Bereich, als Maßstab für den Beatmungserfolg gewertet werden. Nach der Maskenbeatmung saugen wir nochmals Rachen und Magen ab. Während der Beatmung wurde auch Luft durch den Ösophagus in den Magen eingepreßt, die die Zwerchfellexkursionen bei einsetzender Spontanatmung behindern könnte.

Intubation

Die Indikation zur Intubation soll großzügig gestellt werden. Wir empfehlen, wie dargelegt, nach dem routinemäßigen Absaugen das Kind mit Maske und Beutel zu beatmen, um ihm vor der Belastung durch die Intubation dringend benötigten Sauerstoff zuzuführen. Zu bevorzugen ist die nasotracheale Intubation.

Die Intubation wird in der Regel nicht allein durch den Arzt vorgenommen. Dem Teamwork kommt daher große Bedeutung zu. Für das Gelingen ist das Hand-in-Hand-Arbeiten zwischen Arzt und Hebamme oder Schwester eine wichtige Voraussetzung. Es empfiehlt sich dringend, klinikintern immer wieder entsprechende Übungen an einem Phantom durchzuführen.

Die Beatmung über den Tubus ist naturgemäß wirkungsvoller als die Maskenbeatmung. Zu beachten ist die Höhe des aufgebrachten Druckes. Bei der Anwendung des Ambu-Baby-Beutels hängt die Höhe des Beatmungsdruckes mehr oder weniger linear von der Anzahl der Finger ab, mit der der Beutel komprimiert wird. Durch Kompression des Beutels mit Daumen und Zeigefinger wird ein Druck in der Größenordnung von 15–20 cm H_2O erzeugt. Mit jedem zusätzlichen Finger steigt der Beatmungsdruck um ca. 5 cm H_2O an. Diese Druckrelationen sind in besonderer Weise zu beachten beim Amnioninfektsyndrom und bei der Mekoniumaspiration wegen der erhöhten Gefahr des Auftretens eines Pneumothorax. Wiederum liegt die Beatmungsfrequenz bei 60/min. Inspirations- und Exspirationsphase sollten etwa gleich lang sein. Im Rahmen der primären Reanimation darf mit reinem Sauerstoff beatmet werden. Die unkontrollierte Sauerstoffgabe bis zu einer Zeitdauer von einer Stunde gilt als problemlos.

Volumensubstitution

Der Nabelvenenkatheterismus und die medikamentöse Korrektur der kindlichen Azidose, vor Jahren allgemein empfohlen und häufig praktiziert, sind heute völlig in den Hintergrund getreten und gelten im Sinne von Pufferbolusgaben als obsolet.

Wenn ein venöser Zugang eröffnet werden muß, soll dieser wenn immer möglich über eine Skalpvene erfolgen. Behelfsmäßig kann in Notsituationen mit Hilfe einer in die Nabelvene eingeführten durchgängigen Knopfsonde infundiert werden. Eine Volumenzufuhr ist zu erwägen bei einem hypovolämen Schock. In Frage kommt die Gabe eines Präparates, das in stabiler und biologisch aktiver Form das Spektrum der Serumproteine enthält, z.B. fünfprozentiges Humanalbumin.

Überwachung im Inkubator

Neugeborene mit Zeichen der erschwerten Adaptation müssen überwacht werden. Dazu gehören reanimierte Kinder und insbesondere Frühgeborene, die nicht unverzüglich verlegt werden müssen. Verhängnisvoll könnten die Folgen von zu spät erkannten sekundären Störungen sein. Grundsätzlich ist es falsch, Kinder mit Adaptationsproblemen anzuziehen und im Kinderbettchen weiter beobachten zu wollen. Ebenfalls nicht geeignet für längere Beobachtungen ist, wie erwähnt, der Reanimationstisch mit dem Wärmestrahler. Richtigerweise gehören solche Neugeborene in einen vorgeheizten Inkubator, der am Bett der Mutter steht. Als Universaltemperatur für die erste Lebensstunde gilt für alle Neugeborenen 36°C. Der Inkubator bietet ideale klimatische Bedingungen, er ist aber vor allem ein ausgezeichnetes Hilfsmittel, um das Kind nackt aus einiger Entfernung jederzeit in Sicht zu behalten. Farbwechsel, Atem- und Bewegungsstörungen werden sofort bemerkt.

Wegleitend für die Überwachung des Kindes im Gebärsaal sind die pathophysiologischen Besonderheiten des hypoxisch beeinträchtigten Kindes und der gestörten fetoneonatalen Adaptation. Das Hauptaugenmerk hat sich auf die beiden Funktionen Atmung und Kreislauf zu richten.

Bei den Anforderungen ist Rücksicht zu nehmen auf die begrenzten Möglichkeiten im Gebärsaalbetrieb. Es geht darum, mit wenigen klaren Beobachtungen ein Optimum an Information zu gewinnen, wir sprechen vom Adaptationsstatus.

Zur Beurteilung der Atmung stellt die Atemfrequenz einen objektiven, quantifizierbaren, einfach zu erhebenden Parameter dar. Von einer Tachypnoe spricht man bei einer Frequenz von über 60/min. Die Zyanose gibt Auskunft über die Oxygenierung des Blutes, ihre Beurteilung kann indes schwierig sein; zu beachten sind vor allem die zentralen Partien, Lippen, Zunge, Ohren. Exspiratorisches Stöhnen, Einziehungen, Nasenflügeln sind charakteristische Zeichen des unvollständig entfalteten Alveolarbaumes. Sind 2 dieser 5 Zeichen positiv, spricht man von einem Atemnotsyndrom.

Die Adaptation des Kreislaufs wird durch die Registrierung der Herzfrequenz, eventueller Geräusche, des Herzimpulses und der Mikrozirkulation verfolgt. Dabei ist die Mikrozirkulation (Rekolorationszeit) ein besonders wertvolles Zeichen. Sie wird gemessen, indem man mit dem Daumen auf die Außenseite des Neugeborenenbeines drückt. Man läßt los und mißt die Zeit, bis sich die Haut wieder der Farbe der Umgebung angeglichen hat, was normalerweise in 2–3 s geschieht.

Laborkontrollen haben bei der Überwachung der Adaptation eine große Bedeutung, denn ein besonderes Merkmal Neugeborener liegt darin, daß sie sich reaktionsarm und reaktionsträge verhalten. Bis Symptome offenkundig werden, kann eine Störung bereits ein beträchtliches Ausmaß erreicht haben. Im Gebärsaal werden aus Blutproben der gut vorgewärmten Ferse der pH-Wert, der Hämatokrit- bzw. Hämoglobinwert und der Blutglukosespiegel mit einer Schnellmethode bestimmt.

Dabei ist zu beachten, daß der kapillär bestimmte Hämatokritwert regelmäßig höher liegt als der venöse Wert. Die Differenz kann 0,05–0,2 ausmachen! Blutentnahmen bei neugeborenen Kindern haben korrekt zu erfolgen. Das Vorwärmen mit nassen, gut gewärmten Tüchern umfaßt den ganzen Unterschenkel und Fuß. Nach guter Desinfektion der Haut erfolgt der Einstich etwas seitlich des Kalkaneus, um Periost- und Knochenverletzungen zu vermeiden. Kapillaren und Teststreifen sind zügig zu füllen bzw. zu benetzen.

Die Schweizer Neonatologiegruppe hat basierend auf den Erfahrungen an vielen Kliniken ein Überwachungsblatt für Neugeborene herausgegeben, das in übersichtlicher Weise alle wesentlichen Daten eines Neugeborenen von der ersten Minute bis in die ersten Lebenstage hinein protokollieren läßt. Mit diesem Überwachungsblatt, das eigentlich eine Krankengeschichte darstellt, wird versucht, eine Vereinfachung und Vereinheitlichung der Neugeborenenuntersuchung zu erzielen.

8.2 Zur Organisation von Perinatalzentren

D. Berg

Im Jahre 1988 fragte der nordrhein-westfälische Sozialminister die Deutsche Gesellschaft für Perinatale Medizin nach unseren Vorstellungen von einem Perinatalzentrum. So erfreulich es ist, wenn sich die Politik um sachverständige Auskünfte bemüht, so schwer fiel uns aber die Antwort. Wir brauchten dafür fast ein Jahr; die Definition der Perinatalen Gesellschaft wurde 1989 publiziert.

Dabei waren die Anforderungen an ein Perinatalzentrum realistisch zu formulieren, aber ausreichend hoch anzusiedeln, um diese zukunftweisende Entwicklung nicht durch eine inadäquate Ausstattung und Struktur zu gefährden.

Definition

Ein Perinatalzentrum (PZ) ist eine interdisziplinäre Einrichtung mit den Schwerpunkten Geburtshilfe und Neonatologie zur Überwachung, Diagnostik und Therapie bei Mutter und Kind während der Schwangerschaft, der Geburt und der Neonatalperiode. Es ist personell und funktionell ausreichend ausgestattet und in einem Krankenhaus der Maximalversorgung angesiedelt.

Voraussetzungen

Für ein PZ sind wie für alle Zentren folgende Gesichtspunkte von ausschlaggebender Bedeutung:

1. ausreichender Bedarf seitens der Patienten,
2. strukturelle Vorgaben räumlicher, personeller und apparativer Art,
3. Anforderungen an die Organisationsstruktur.

Bedarf

Logischerweise ist der Bedarf für ein Perinatalzentrum um so größer, je größer die Zahl der zu versorgenden Geburten ist. Auf der anderen Seite ist die Geburtenzahl weniger relevant als die Zahl der Risikogeburten. Und die wird wiederum und unter anderem davon abhängen, welche Versorgungsmöglichkeiten während der Schwangerschaft, während der Geburt und in der Zeit der postpartalen Behandlung und Beobachtung des Kindes gegeben sind. Das heißt, die reine Geburtenzahl ist weniger wichtig als die logistische Struktur, in der sich das Perinatalzentrum befindet. In die Kalkulation des Bedarfs müssen also Überlegungen über die Voraussetzungen mit einfließen.

2–3% der Neugeborenen können als intensivbehandlungsbedürftig angesehen werden, weitere 5–10% als intensivüberwachungsbedürftig. Unter Berücksichtigung einer Bedarfskalkulation anhand von Daten der Bayerischen Perinatal- und der Bayerischen Neonatalerhebung ist von 2,5 Intensivbetten pro 1000 Neugeborene auszugehen. Ein PZ zwischen 6 und 16 Betten sollte einem Einzugsgebiet von 2500 bis 6500 Geburten zugeordnet werden. Kleinere PZ können aus geographischen Gründen erforderlich sein.

Dabei ist aber zu berücksichtigen, daß die Vorhaltelasten um so größer sind, je kleiner die zu versorgende Geburtenzahl ist. Tabelle 8.1 berücksichtigt eine sehr sorgfältige Analyse der Daten der Bayerischen Perinatalerhebung von Thieme u. Riegel (1989 [1]), aus der ersichtlich ist, daß der Bettenbedarf umgekehrt proportional zum Einzugsgebiet ist. Auch die zu erwartende Belegung wird bei kleinen Einzugsgebieten geringer sein, wenn alle Eventualitäten bei überraschenden Mehrlingsgeburten abgedeckt werden sollen. Die Berechnung von Thieme u. Riegel berücksichtigt:

- 101931 verlegte Neugeborene im Bereich der BPE 1987,
- deren Gewichts- und Tragzeitverteilung ,
- die nicht in der BPE erfaßten Geburten (15%),
- den Erfassungsgrad der verlegten Kinder in der Bayerischen Neonatalerhebung (61–74%, je nach Geburtsgewicht, bzw. 45–78%, je nach Tragzeitalter),
- die durchschnittliche Intubationsdauer pro verlegtem Kind,
- den Ausfall eines Bettes für Wartungsarbeiten.

Die Berechnung berücksichtigt nicht:

- den Mehrbedarf bei hochgradigen Mehrlingsschwangerschaften (in einzelnen Zentren);
- den Bedarf an Intensivüberwachungsbetten (nichtintubierte Neugeborene);
- daß von einer Durchschnittsjahresauslastung von 65% ausgegangen werden muß, wenn nahezu alle Maxima des schwankenden Bedarfs aufgefangen werden sollen;
- die zukünftige Situation, die einen erhöhten Bedarf bringen wird:

Die Zahl der Frühgeburten ist vor allem deshalb gestiegen, weil in zunehmendem Maße Kinder unter 1000 g Geburtsgewicht gemeldet und versorgt werden. Die absolute Zahl von Neugeborenen unter 1000 g hat sich in den letzten Jahren verdoppelt. Ein sehr großer und immer größer werdender Teil dieser Kinder wird sehr lange betreut werden müssen. Durch die zahlenmäßige Zunahme dieser sehr klei-

Tabelle 8.1. Bedarf an Intensivplätzen in Einheiten verschiedener Größe. (Thieme u. Riegel 1989)

	Größe des Bezugsgebietes (Geburten)			
	15000	10000	6000	3000
Benötigte Betten	25	18–19	12–13	8
Belegte Betten	14	9,3	5,6	2,8
Erwartete Belegung	56%	51%	44%	36%
Bettenbedarf/1000 Ng.	1,67	1,84	2,12	2,63

nen Frühgeborenen und durch die dadurch bedingte Verlängerung der mittleren Liegedauer wird der Bedarf an Intensivbetten stark ansteigen. Die Berechnungen von Thieme u. Riegel wurden daher korrigiert.

Effizienz

Prinzipiell sind kleinere Zentren nach bisherigen Erfahrungen nie imstande, Spitzenbelastungen, insbesondere bei Vielfach-Mehrlingsgeburten, abzufangen. Je kleiner das PZ, desto spürbarer werden Belegungsschwankungen mit folgenden Konsequenzen :

- einerseits Unterbelegung und mangelnde Wirtschaftlichkeit,
- andererseits Überlastung und Weiterverlegung behandlungsbedürftiger Kinder (evtl. getrennte Versorgung von Mehrlingen in verschiedenen Häusern).

Ein PZ sollte mindestens 50 Beatmungsfälle pro Jahr betreuen und kann erst von 6 neonatalen Intensivbetten an aufwärts als effektiv und effizient angesehen werden; es ist daher mit 6–16, optimal 10 Intensivbetten einzurichten. Diese Zahl berücksichtigt einerseits die Notwendigkeit der Übersichtlichkeit (Begrenzung nach oben) und andererseits den Bedarf an Wissensstand und Routine des Pflegepersonals (Begrenzung nach unten).

Struktur

Optimal wäre die Unterbringung von Frauenklinik und Kinderklinik unter einem Dach. Wo dies noch nicht möglich ist, muß sich aus Gründen der notwendigen Vorhaltung von Versorgungseinrichtungen für die Schwangere und die Mutter die neonatale Intensiveinheit im Gebäude der Frauenklinik befinden. Die für ein PZ notwendigen strukturellen Gegebenheiten lassen sich beschreiben an Hand eines konzentrischen Modells, das einer Schießscheibe ähnelt: der innerste Ring und eine damit absolut unentbehrliche Bedingung ist die enge räumliche Zuordnung von Kreißsaal und Neonatologie. Es ist mitunter schwer, das Wort „eng" befriedigend zu definieren. Optimal ist sicherlich die Anordnung Tür an Tür. Ausreichend dürfte aber noch eine Struktur sein, bei der Kreißsaal und Neonatologie unter einem Dach liegen. Der Transport des Neugeborenen mit dem Auto ist damit ausgeschlossen.

Der nächste Ring dieser „Schießscheibe" besteht aus einer Frauenklinik und einer Kinderklinik. Während sich der Kreißsaal aus Gründen der Versorgung der Schwangeren in der Frauenklinik befinden muß, erscheint es zwar wünschenswert, aber nicht obligat, daß sich die Kinderklinik ebenfalls räumlich eng an die Neonatologie anschließt. Hier sind Entfernungen von mehreren 100 Metern akzeptabel.

Um diesen 2. Ring gruppieren sich Institutionen der Grundlagenmedizin wie Humangenetik, Pathologie etc. sowie klinische Spezialabteilungen wie Kinderchirurgie, Kinderneurologie etc., die für die Aufgaben eines PZ mehr (z.B. Humangenetik) oder weniger (z.B. Kinderpneumologie) unentbehrlich sind.

Die Frauenklinik (Tabelle 8.2) führt neben der für ein Haus der Maximalversorgung typischen operativen und konservativen Gynäkologie alle verfügbaren Einrichtungen der Pränataldiagnostik (Ultraschalldiagnostik auf höchstem Niveau, fetale Gewebs- und Blutentnahme etc.) sowie der antepartalen Therapie und schließlich alle Möglichkeiten der Betreuung von Hochrisikoschwangeren.

Die Anbindung der Neonatalstation an die Kinderklinik muß ebenfalls so eng wie möglich sein. Die Kinderklinik bewältigt alle Aufgaben der Versorgung von Kindern auch mit selteneren Krankheitsbildern. Insbesondere sollen folgende Spezialabteilungen der Kinderheilkunde, aber auch anderer Kliniken verfügbar sein:

- Kinderkardiologie,
- Kinderneurologie,
- Kinderradiologie und andere Verfahren der bildgebenden Diagnostik,
- Kinderchirurgie,
- Kinderneurochirurgie bzw. Neurochirurgie,
- Infektiologie,
- Kinderpneumologie,
- Humangenetik,
- Pädopathologie,
- Labormedizin.

Tabelle 8.2. Struktur des PZ, Versorgungsauftrag. (DGPM 1989)

FK		KK
Maximalversorgung		- kardiologie
(geburtsh. + gynäk. !)		- neurologie
		- radiologie etc.
Ultraschalldiagnostik !!!		- chirurgie
evtl. inkl. Ultraschalltherapie		- neurochirurgie
		- pneumologie
	Infektiologie	
	Humangenetik	
	Labormedizin	
	Paidopathologie	

Apparative Ausstattung
Die Anforderungen an die apparative Ausstattung orientieren sich am Bedarf der Beatmungsfälle, der Nachbehandlungsfälle und der Intensivbeobachtungsfälle.

Personelle Ausstattung
Bis zum Abschluß einer laufenden Untersuchung über den Personalbedarf, den die Deutsche Gesellschaft für Perinatale Medizin derzeit vorbereitet, sollte auf die Anhaltszahlen der Deutschen Krankenhausgesellschaft zurückgegriffen werden:

- Anhaltszahlen für Intensivbehandlung und -überwachung der DKG über die Besetzung der Krankenhäuser mit Ärzten vom 9.9.1974 („Das Krankenhaus" 1974, S. 421),
- Richtlinien für die Organisation der geburtshilflich-gynäkologischen Versorgung in Krankenhäusern, Oktober 1978 („Der Frauenarzt" 1/1979).

Organisation

Leitung des PZ: Die geburtshilfliche Seite des PZ wird geleitet von einem klinisch erfahrenen und wissenschaftlich qualifizierten Geburtshelfer, die pädiatrische Seite von einem ebenso ausgewiesenen Neonatologen. Die Selbständigkeit der beiden Leiter entspricht den Vorstellungen, wie sie Wissenschaftsrat und die Deutsche Gesellschaft für Perinatale Medizin formuliert haben.

Einweisung der Risikoschwangeren in ein PZ bzw. einen „perinatologischen Schwerpunkt"
Grundsätzlich sollten Schwangere mit hohem Risiko für sich oder das Kind schon vor der Geburt in ein PZ eingewiesen werden. Die folgenden Beispiele für ein besonders hohes Risiko orientieren sich an Empfehlungen der Deutschen Gesellschaft für Gynäkologie und Geburtshilfe, die kürzlich im Mitteilungsblatt publiziert wurden:

- Alkoholabhängigkeit der Mutter,
- insulinpflichtiger Diabetes der Mutter,
- höhergradige Mehrlingsschwangerschaft,
- Drogenabhängigkeit,
- schwere Wachstumsretardierung,
- Wehen vor der 33. SSW,
- Blutungen nach der 28. SSW,
- schwere mütterliche Erkrankungen,
- Fetalerkrankung mit intrauteriner Behandlungsmöglichkeit,
- schwere Formen der Schwangerschaftshypertonie.

Betrachtet man die Entwicklung der Geburtshilfe in unserem Land, wird man feststellen müssen, daß in Zukunft mit einer weiteren Abnahme der Geburtenzahlen zu rechnen ist, wenn der Trend bleibt. Seit 1972 überwiegen die Gestorbenen die Geborenen, haben wir ein Geburtendefizit und die Einwohnerzahl schrumpft – trotz Ausländerzuzug und Eingliederung der Deutschen aus dem Osten Europas. Ist dieses Geburtendefizit noch das Ergebnis eines veränderten reproduktiven Verhaltens, so wird etwa 20 Jahre später, also zu Beginn des 2. Jahrtausends eine weitere Ursache hinzukommen: Es stehen wesentlich weniger junge Leute als potentielle Eltern zur Verfügung. Verändertes reproduktives Verhalten und die geringe Zahl der kinderwilligen Paare potenzieren sich zu einem weiteren Absinken der Geburtenzahlen auf etwa 450 000 bis 500 000.

Vor diesem Hintergrund erscheinen 2 Maßnahmen vorrangig:

1. Größtmögliche Anstrengungen für die Sicherheit von Mutter und Kind,
2. Abkehr von der Zersplitterung der Geburtshilfe auf allzuviele Krankenhäuser, insbesondere solcher mit heute schon extrem niedriger Geburtenzahl.

Die durchschnittliche Geburtenzahl bundesdeutscher Frauenkliniken liegt bei jährlich 700, die des umgebenden Auslandes im allgemeinen über 1000. Um das für eine optimale Geburtshilfe notwendige Know-how überhaupt erwerben und erhalten zu können, sind Krankenhäuser mit ausreichend hohen Geburtenzahlen notwendig.

Wenn einerseits PZ geschaffen werden sollen, andererseits die Geburtenzahlen zurückgehen und schließlich ein Mindeststandard der Geburtshilfe nicht unterschritten werden soll, dann müssen sich die Geburten konzentrieren und eine Reihe von geburtshilflichen Abteilungen mit heute schon geringer Geburtenzahl werden aufgegeben werden müssen. Das bedeutet übrigens nicht, daß auch die gynäkologische Seite der Abteilung geschlossen werden müßte. Für die Geburtshilfe als intensivmedizinische Disziplin gelten etwas andere Bedingungen als für die Gynäkologie.

Kooperation während der Schwangerschaft

Dem Geburtshelfer, der die Hochrisikoschwangere betreut, obliegt die Organisation einer engen, dem Einzelfall angepaßten und bedarfsgerechten Kooperation zwischen den verschiedenen Disziplinen, insbesondere mit dem Neonatologen.

Der Neonatologe wird, wenn sein Sachverstand benötigt wird, auf Anforderung schon während der Schwangerschaft der Risikopatientin konsiliarisch hinzu gezogen. Er sollte bei Risikogeburten, bei denen mit einem gefährdeten Kind zu rechnen ist, anwesend sein, um dessen Versorgung übernehmen zu können.

Neonataler Abholdienst (NNAD)

Für unerwartete Zwischenfälle während der Geburt oder für Hochrisikogeburten, die nicht mehr rechtzeitig in ein PZ gelangen konnten, soll das PZ einen Nottransport organisieren können, der in kürzester Zeit für die Geburt eines kranken Kindes in einer peripheren Klinik zur Verfügung steht. Der „neonatale Abholdienst“ (NNAD) ist ein Notbehelf in unvorhersehbaren Situationen. Keinesfalls ist es Aufgabe des PZ, einen NNAD zu organisieren, der in der Regel für Risikogeburten in einer peripheren Klinik abrufbar ist, um diese dort zu ermöglichen. Die Etablierung eines NNAD bedeutet die Fixierung und Zementierung eines „faulen Kompromisses“, eines Notbehelfs, und ist nicht imstande, bestehende Versorgungsprobleme kausal zu lösen.

Die Verantwortung für eine und die Durchführung einer überraschend notwendigen Erstversorgung eines kranken Neugeborenen außerhalb eines PZ obliegen nach der Weiterbildungsordnung dem Geburtshelfer bzw. einem von ihm Beauftragten.

Literatur

1. Thieme CH, Riegel K (1989) Abschätzung des Bedarfs an Intensivbetten in der Neonatologie in Bayern anhand der Bayerischen Neonatalerhebung sowie der Bayerischen Perinatalerhebung. Z Perinatalmedizin 1: 24–33
2. Empfehlung der Deutschen Gesellschaft für Perinatale Medizin zur räumlichen Beschaffenheit, technischen Ausstattung und personellen Besetzung geburtshilflicher Abteilungen (1975) Der Frauenarzt 16/5: 344
3. Stellungnahme der Deutschen Gesellschaft für Gynäkologie und Geburtshilfe zur Frage der erlaubten Zeit zwischen Indikationsstellung und Sectio (E-E-Zeit) bei einer Notlage (1992) Mitteilungen der Deutschen Gesellschaft für Gynäkologie und Geburtshilfe 16/2: 90
4. Gemeinsame Stellungnahme der Deutschen Gesellschaft für Gynäkologie und Geburtshilfe, der Deutschen Gesellschaft für Anaesthesiologie und Intensivmedizin, der Deutschen Gesellschaft für Perinatale Medizin und der Deutsch-Österreichischen Gesellschaft für Neonatalogie und Pädiatrische Intensivmedizin zur Erstversorgung von Neugeborenen (1992) Mitteilungen der Deutschen Gesellschaft für Gynäkologie und Geburtshilfe 16/2: 89
5. Vereinbarung der Deutschen Gesellschaft für Anaesthesiologie und Intensivmedizin und des Berufsverbandes Deutscher Anaesthesisten mit der Deutschen Gesellschaft für Gynäkologie und Geburtshilfe und dem Berufsverband der Frauenärzte über die Zusammenarbeit in der operativen Gynäkologie und Geburtshilfe (1988) Mitteilungen der Deutschen Gesellschaft für Gynäkologie und Geburtshilfe 12/1: 10
6. Ratzel R (1992) Organisatorische Verantwortungsbereiche in der modernen Geburtshilfe – Koperation, Delegation, Risikoprophylaxe. Der Frauenarzt 33/2: 159
7. Stellungnahme der Deutschen Gesellschaft für Gynäkologie und Geburtshilfe (1995) „Mindestanforderungen an prozessuale, strukturelle und organisatorische Voraussetzungen für geburtshilfliche Abteilungen"... Der Frauenarzt 1: 27–28

8.3 Planung der perinatalen Versorgung in Baden-Württemberg

K. Ritter

Eine Verwaltungsbehörde, die in die Diskussion eines wissenschaftlichen Problems eingreift, muß damit rechnen, daß ihr mit einer gewissen Überraschung, vielleicht sogar mit Befremden begegnet wird. Es soll versucht werden, dieses Eindringen der staatlichen Verwaltung in den medizinischen Bereich zu rechtfertigen und dabei gezeigt werden, daß dies zum Nutzen der Patienten und der beteiligten Ärzte geschieht.

Rechtfertigung ist in erster Linie der Gesetzesauftrag. §1 des Landeskrankenhausgesetzes von Baden-Württemberg sagt nämlich:

> Zweck des Gesetzes ist es, eine bedarfsgerechte Versorgung der Bevölkerung mit leistungsfähigen, wirtschaftlich gesicherten und eigenverantwortlich wirtschaftenden Krankenhäusern sowie eine medizinisch zweckmäßige und ausreichende Versorgung des Patienten im Krankenhaus zu gewährleisten. Es soll zu sozial tragbaren Pflegesätzen beitragen.

Im gleichen Gesetz findet sich im §4 eine weitere Vorschrift, die erläutert, wie der Zweck des Gesetzes erreicht werden soll. Es heißt da:

> Zur Verwirklichung der in §1 dieses Gesetzes genannten Zwecke wird für das Land ein Krankenhausplan aufgestellt. Er kann durch Krankenhausfachpläne ergänzt werden.

Der Krankenhausplan in Baden-Württemberg betrifft im wesentlichen Art und Bettenzahl der Fachabteilungen; es wird z.B. festgelegt, daß am Krankenhaus X eine Fachabteilung für Geburtshilfe und Gynäkologie mit 80 Betten betrieben werden kann und betrieben werden soll. Dagegen werden medizinische Teilgebiete wie etwa Kardiologie und bisher auch die Perinatologie nicht geplant. Warum hat sich das Sozialministerium nun entschlossen, die Perinatologie planerisch zu erfassen und zu strukturieren, und was verspricht es sich davon?

Der Anstoß hierzu kam im wesentlichen aus den Reihen der Geburtshelfer, weniger von Kinderärzten. Anlaß waren die Schwierigkeiten, kranke Neugeborene nach der Geburt in eine neonatologische Intensivstation zu verlegen. Immer häufiger wurden die Aufnahmewünsche der Geburtshelfer von den Kinderkliniken abgewiesen. Die betroffenen Ärzte wandten sich nun an die Presse, auch der Landtag griff die Sache auf, die Landesregierung wurde aufgefordert, Maßnahmen zu ergreifen, um die Versorgung sicherzustellen.

Will man sich Klarheit über die Qualität der Versorgung von Früh- und Neugeborenen in Baden-Württemberg verschaffen, bietet sich als Parameter insbesondere die Säuglingssterblichkeit an. Sie betrug in Baden-Württemberg im Jahr 1993 5,3‰, im Bundesdurchschnitt 5,9‰. Das einzige Bundesland, das einen noch besseren Wert als Baden-Württemberg aufzuweisen hat, ist derzeit Schleswig-Holstein mit 5,1‰. Ein Blick in die europäische Statistik zeigt Baden-Württemberg mit 5,1‰ in Spitzenposition, gefolgt von Schweden mit 5,4‰ und Island mit 5,5‰ (1992). Dennoch ist erkennbar, daß der baden-württembergische Wert noch verbessert werden kann und verbessert werden soll. Wo liegen nun die Ansatzpunkte für eine Verbesserung?

Die Säuglingssterblichkeit wird wesentlich von der Zahl der Frühgeburten bestimmt. Das beste wäre natürlich, Frühgeburten durch eine entsprechende Prävention schlicht zu vermeiden. Auch wenn es bisher nur wenig erfolgversprechende Ansätze gibt, soll dieses Ziel weiter verfolgt werden. Das Sozialministerium wird daher eine Arbeitsgruppe einrichten, die hier nach Lösungen suchen soll.

Die andere Alternative ist die Verbesserung der Versorgung von Frühgeborenen und kranken Neugeborenenen durch die Optimierung der Versorgungsstruktur, etwa durch eine Erhöhung der Zahl der Intensivplätze für Früh- und Neugeborene und durch eine Zentralisierung der Versorgung von Risikogeburten. Konkret hieße dies die Einrichtung von Perinatalzentren und perinatologischen Schwerpunkten.

Als erstes war die Frage zu klären: Wieviele neonatologische Intensivbetten gab es in Baden-Württemberg, sind sie ausreichend mit Personal und Geräten ausgestattet, gibt es Engpässe, und wo liegen diese Engpässe ggf.?

Aus einer Umfrage bei den Kinderkliniken für das Jahr 1989 war bekannt: Es gibt in Baden-Württemberg rund 360 neonatologische Intensivbetten, verteilt auf 30 Standorte. Nach Engpässen befragt, haben 10 Kliniken über Defizite an Räumen berichtet, 14 über Defizite an Betten, 16 über Defizite an Geräten, aber 25 über Defizite an Personal. Teilweise war jedoch auch der berichtete Bettenmangel in Wirklichkeit ein Personalmangel d.h., es waren Betten zwar vorhanden, wurden aber wegen Personalmangel nicht betrieben. Auf dieser Basis erfolgte die Planung.

Ursache für diese Probleme ist im wesentlichen der medizinische Fortschritt. Betrachtet man für Baden-Württemberg Kinder mit einem Geburtsgewicht von 500–1000 g, so haben in den Jahren 1980 und 1981 rund 23% überlebt, in den Jahren 1988 und 1989 rund 50%, 1993 79,2%! Für die Gewichtsklasse 1000–1500 g waren es 1980/81 70% Überlebende, 1988/89 86%, 1993 97,25%! So erfreulich die Verbesserung der Überlebensraten auch ist, so hat sie doch die Konsequenz einer massiven Belastung der neonatologischen Intensivabteilung, denn diese Fälle brauchen eine mehrwöchige bis mehrmonatige Intensivbehandlung.

Wieviele Intensivbetten werden nun wirklich gebraucht? Man wird diese Frage nicht leichtfertig beantworten wollen, denn es handelt sich hier um einen Bereich, der einerseits mit extrem hohen Kosten verbunden ist, auf der anderen Seite aber existentielle Fragen berührt.

Folgt man der Empfehlung der Gesellschaften für Gynäkologie und Geburtshilfe sowie für Kinderheilkunde, ergäbe sich für Baden-Württemberg ein Bedarf von rund 435 Plätzen. Im Rahmen der landesweiten Krankenhausplanung sind in einem ersten Schritt rund 410 Plätze vorgesehen, die ggf. in einem zweiten Schritt nochmals zu erweitern wären. Die Neuschaffung von Intensivplätzen bedarf natürlich der

Abstimmung mit den betroffenen Krankenhausträgern und Kostenträgern. Diese Gespräche haben inzwischen stattgefunden.

Zur Behebung der Defizite an Räumen und Geräten gibt es gesetzliche Fördermöglichkeiten durch das Land. Voraussetzung sind freilich entsprechende Anträge des Krankenhausträgers beim jeweils zuständigen Regierungspräsidium. Ohne diese Anträge kann die Behörde nicht tätig werden. Dies wurde manchmal in der Vergangenheit vergessen. Insgesamt handelt es sich hier jedoch um weniger schwierige Probleme.

Die Personalproblematik können alle Beteiligten, d.h. Landesbehörde, Krankenhäuser, Kostenträger und Ärzteschaft, nur gemeinsam lösen. Mit diesem Thema könnte ein eigener Fachkongreß bestritten werden, es sei daher nur auf die Veröffentlichung des Sozialministeriums zu den „Pflegeberufen in den 90er Jahren" verwiesen.

Das Sozialministerium will jedoch nicht nur quantitative, sondern auch qualitative Strukturverbesserungen einführen und hierzu die Idee des "Perinatalzentrums" aufgreifen, so wie sie in manchen europäischen Ländern, aber teilweise auch in der Bundesrepublik schon praktiziert wird. Freilich muß man sich zunächst darüber einigen, was ein Perinatalzentrum überhaupt ist. Die Deutsche Gesellschaft für Perinatale Medizin hat folgende Definition vorgeschlagen: „Ein Perinatalzentrum ist eine interdisziplinäre Einrichtung mit den Schwerpunkten Geburtshilfe und Neonatologie zur Überwachung, Diagnostik und Therapie bei Mutter und Kind während der Schwangerschaft, der Geburt und der Neonatalperiode. Es ist personell und funktionell ausreichend ausgestattet und in einem Krankenhaus der Maximalversorgung angesiedelt". Das Sozialministerium wird diese Definition im Grundsatz übernehmen, möchte sie jedoch noch etwas weiter konkretisieren. Die Kriterien für ein Perinatalzentrum müssen auch eine Filterwirkung haben, die ungeeignete Standorte ausschließt, denn eine Zersplitterung solcher Zentren auf viele Standorte wäre weder leistungsfähig noch wirtschaftlich.

Mit Hilfe des Kriteriums „Krankenhaus der Maximalversorgungsstufe" kann man 7 Standorte im Land festlegen: es sind die 4 Universitätskliniken und zusätzlich die städtischen Kliniken in Stuttgart, Mannheim und Karlsruhe. Das Kriterium der Maximalversorgungsstufe hat ein solches Gewicht, daß es auch derzeit noch fehlende Eigenschaften ausgleichen kann, denn diese Krankenhäuser haben den Auftrag, der Bevölkerung das vollständige Leistungsangebot der Maximalmedizin bereitzustellen. Zu diesen Standorten werden hinzugefügt die Krankenhäuser mit großen geburtshilflichen Abteilungen, die mindestens 1500 Geburten jährlich im eigenen Haus versorgen. Auf der pädiatrischen Seite sind mindestens 10 neonatologische Intensivbetten bereitzustellen, ausgerüstet mit den erforderlichen Geräten und ausreichendem Personal. Baulich soll im Idealfall eine sog. „Wand-an-Wand-Lösung" zwischen Entbindungsabteilung und neonatologischer Intensivabteilung bestehen, mindestens sollen jedoch die Abteilungen so nah beeinanderliegen, daß Neugeborene nicht mit einem Kraftfahrzeug transportiert werden müssen. Außerdem soll Gelegenheit zur pränatalen Diagnostik gegeben sein. Gefordert wird daneben eine enge und durch Absprachen fixierte Kooperation zwischen Geburtshilfe und Neonatologie sowie die Führung einer Arbeitsgemeinschaft mit den benachbarten Krankenhäusern. Gerade im Hinblick auf die Kooperation zwischen Krankenhäusern läßt sich in Baden-Württemberg noch manches verbessern.

Diese Kriterien sind nicht in jedem Fall Ausschlußgründe. Auch wenn sie gerade an den großen Kliniken nicht überall erfüllt sind, müssen sie als Zielkriterien, vor allem bei den Bauplanungen, aufrechterhalten werden. Damit bleibt für die Zukunft für die Krankenhäuser, die derzeit noch nicht als Perinatalzentren angesehen werden können, die Möglichkeit offen, sich dieses Prädikat durch eine entsprechende Qualifizierung zu erwerben. Umgekehrt wäre es auch zu respektieren, wenn ein Krankenhausträger nach kritischer Prüfung seiner Möglichkeiten eine solche Versorgungsaufgabe ablehnt.

Derzeit gehen wir damit in Baden-Württemberg von 12 Standorten aus, die als Perinatalzentren vorgesehen sind.

Neben den Perinatalzentren gibt es jedoch weitere Krankenhäuser mit leistungsfähiger Geburtshilfe und Kinderabteilung, die Risikogeburten sachgerecht versorgen können. Diese sollen als „Perinatologische Schwerpunkte" ausgewiesen werden. Die Grenze zwischen Perinatalzentrum und Schwerpunkt wird in einigen Fällen fließend sein. Folgende Kriterien finden Anwendung:

- Mindestzahl von 750 Geburten jährlich am eigenen Haus,
- jederzeitige und unbegrenzte Verfügbarkeit eines neonatologisch versierten Kinderarztes in der Geburtshilfe,
- kein Kraftfahrzeugtransport zwischen Geburtshilfe und neonatologischer Intensivstation,
- mindestens 6 neonatologische Intensivplätze,
- vor allem Rücknahme und Weiterbehandlung von Neugeborenen aus den Perinatalzentren, sobald die medizinischen Vorbedingungen erfüllt sind.

Nach diesen Kriterien können in Baden-Württemberg derzeit 19 perinatologische Schwerpunkte eingerichtet werden.

In einem Flächenstaat wie Baden-Württemberg muß die aus medizinischen Gründen notwendige Zentralisierung und Regionalisierung freilich auch mit dem Ziel einer wohnortnahen Versorgung der Bevölkerung abgestimmt werden. Geburtshilfliche Abteilungen und Krankenhäuser, die weder die Kriterien des Zentrums noch des Schwerpunkts erfüllen, sollen nicht von der Versorgung von Geburten oder auch von Risikogeburten gänzlich ausgeschlossen werden. Es gilt jedoch, im Interesse der Sicherheit von Mutter und Kind eine Reihe von Bedingungen einzuhalten:

- Hausgeburten, Praxisgeburten und ambulante Geburten können aus unserer Sicht nicht vorbehaltlos empfohlen werden. Sie sollen nur dann stattfinden, wenn beide Eltern dies ausdrücklich wünschen und über die Risiken in vollem Umfang aufgeklärt worden sind.
- Aus Gründen der Leistungsfähigkeit und Wirtschaftlichkeit soll die Geburtshilfe nur an Krankenhäusern betrieben werden, an denen ein Mindestaufkommen von 500 Geburten jährlich gewährleistet ist. Kleine geburtshilfliche

Abteilungen und Belegabteilungen sollen auf die Versorgung von Risikogeburten verzichten. Die hier tätigen Geburtshelfer sollen mit einer verantwortungsbewußten und sorgfältigen Auswahl dafür sorgen, daß Schwangere mit erkennbaren Geburtsrisiken unverzüglich an geeignete Kliniken weitergeleitet werden.

- Risikogeburten, bei denen der zu erwartende Krankheitszustand des Neugeborenen eine Gefährdung durch einen Transport erwarten läßt, sollen ausschließlich in Perinatalzentren oder Schwerpunkten versorgt werden. Der Neugeborenen-Notarztdienst soll nur für unvorhergesehene Notfälle eingesetzt werden.
- Geburten, bei denen ein Neugeborenes mit einem Geburtsgewicht unter 1000 g zu erwarten ist, sollen ausschließlich in Perinatalzentren versorgt werden.

Diese Forderungen müßten aus der Sicht des Sozialministeriums konsensfähig sein. Es hat auch nicht vor, nun quasi mit dem Fallbeil gewachsene Versorgungsstrukturen zu kappen. Hier handelt es sich um Grundsätze, die der Planung unterlegt werden sollen. Konkret heißt dies, daß beabsichtigt ist, in den speziellen Teil des Krankenhausplans III, der 1993 erscheint, die Zuweisungen für die einzelnen Standorte aufzunehmen. Aber selbst dann sind Änderungen bei den Fortschreibungen des Krankenhausplanes möglich. Es sei allerdings vor einer Überschätzung dieser Prädikatisierung gewarnt. Die Begriffe „Perinatalzentrum" und „Perinatologischer Schwerpunkt" sind rechtlich nicht geschützt und lösen auch keine Rechtsfolgen aus. Sie können allenfalls eine gewisse argumentative Hilfe, z.B. in den Verhandlungen mit den Kostenträgern, sein.

Darüber hinaus ist zu beachten: Es genügt nicht, wenn der einzelne Krankenhausarzt der Gesundheitsbehörde Vorschläge macht; der Krankenhausträger, in der Regel vertreten durch die Krankenhausleitung, muß sich diese Vorschläge zueigen machen und vorbehaltlos mitvertreten. Denn nur der Krankenhausträger kann im rechtlichen Sinne Verpflichtungen eingehen. Die Krankenhausärzte sind daher aufgefordert, die Diskussion mit Ihren Verwaltungen zu suchen. Gut begründete Initiativen werden dort in der Regel ein positives Echo finden.

Behörden, Verwaltungen und Ärzteschaft verfolgen letztlich die gleichen Ziele. Nur im konstruktiven Dialog wird es gelingen, das gemeinsame Ziel einer medizinisch zweckmäßigen und auf Dauer bezahlbaren Patientenversorgung zu erreichen und zu sichern.

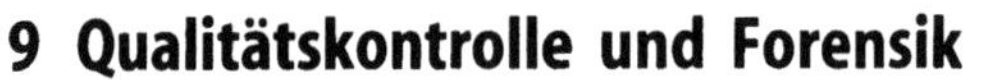

9 Qualitätskontrolle und Forensik

9.1 Qualitätssicherung. Kriterien, Daten, Management

D. Langnickel

Tradition geburtshilflich-gynäkologischer Qualitätssicherung

Qualitätssicherung wird in der Frauenheilkunde auf freiwilliger Basis seit Jahrzehnten praktiziert. 1962 schlossen sich in den USA 18 Kliniken mit 59 884 Geburten pro Jahr zu einer Kooperative zusammen, um die geburtshilflichen Ergebnisse gemeinsam mittels Computer auszuwerten [17]. 1975 wurde die Münchener Perinatalstudie begonnen, in die 26 Frauenkliniken und 7 Kinderkliniken die Daten von 17 990 Schwangerschaften und 18 153 Kindern einbrachten [16]. 1978 schlossen sich 85 Kliniken zusammen, um die intra- und postoperativen Komplikationen zu evaluieren [18]. Heute sind bundesweit die Perinatalerhebungen etabliert (s. Kap. 9.2).

Risiken für Patienten, Mitarbeiter und Institutionen

Die ständige Qualitätsverbesserung in der Geburtshilfe spiegelt sich wieder in einem Rückgang der Säuglingssterblichkeit um 86%, der perinatalen Sterblichkeit um 87% und der Müttersterblichkeit um 95% seit 1950. Daß die perinatale Mortalität nicht völlig verschwinden kann, ist neben angeborenen schweren Mißbildungen in dem geburtshilflichen Basisrisiko begründet. Zu den Basisrisiken gehören:

- jederzeit mögliche Notfälle,
- auch nach normalen Schwangerschaften nicht vorhersehbare, intrapartal akut auftretende Probleme [6],
- die Kumulation von Geburten und Entbindungen [19] sowie,
- die Variabilität der Geburtsdauer [13].

Diesen Basis-Risiken können und müssen bestimmte Struktur- und Prozeßqualitäten der klinischen Geburtshilfe Rechnung tragen.

Wie Abb. 9.1 zeigt, steht in der klinischen Geburtshilfe der Abnahme des Patientenrisikos eine Zunahme des Risikos für Mitarbeiter und Kliniken gegenüber. In den letzten Jahren wird bei Strafanzeigen und Schadensersatzansprüchen über das individuelle Verschulden einzelner Mitarbeiter hinaus zunehmend ein organisatorisches Verschulden von ärztlicher und Pflegedienstleitung sowie des Krankenhausträgers hinterfragt (Abb. 9.2).

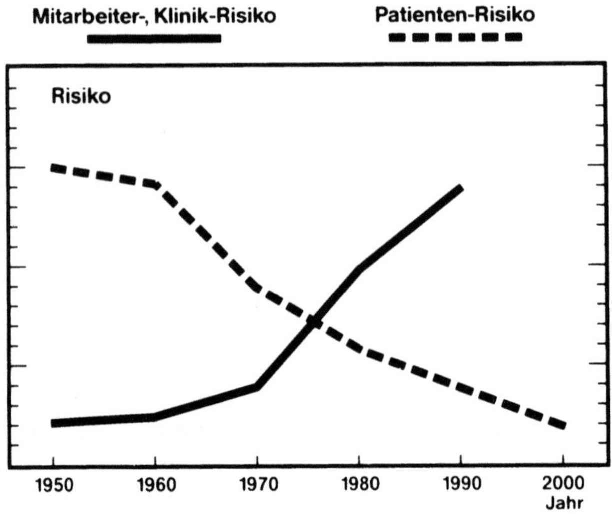

Abb. 9.1. Risiken in geburtshilflichen Kliniken

Im folgenden sind Gründe aus einer Reihe von Urteilen wegen organisatorischen Verschuldens des Krankenhausträgers aufgeführt, die von Oberlandesgerichten und dem Bundesgerichtshof ergangen sind:

- *Fehlender Facharztstandard in Not- und Eilfällen* (OLG Hamm 27.4.81 - 3 U 307 /80; OLG Düsseldorf 2.10.85 - AZ: 8 U 100/83)
- *Unterversorgung mit Fachärzten* (BGH 30.11.82 - VI ZR 77/81)
- *Unterversorgung mit ärztlichem Personal* (BGH 18.6.85 - VI ZR 234/83)
- *Einsatz übermüdeter Ärzte* (BGH 29.10.85 - VI ZR 85/84)
- *Unzureichende Kontrolle ärztlicher Berufsanfänger* (BGH 26.4.88 - VI ZR 246/86)
- *Fehlende Sicherstellung rechtzeitiger Notsectio* (OLG München 15.2.90 - 1 U 20/ 6/87; BGH 20.11.90 - VI ZR 143/90)

Die Entscheidung des Bundesarbeitsgerichtes (BAG 24.2.82 - IV AZR 223/80), nach der ein Arzt nach wenigstens 6stündiger Ruhepause am folgenden Tag weiterbeschäftigt werden darf, wird häufig als überzogen kritisiert und nicht beachtet. Grüner [8] hat bereits 1964 festgestellt, daß nach einer durchwachten Nacht die Reaktionsfähigkeit und die Vigilance ebenso stark reduziert sind wie bei einem Blutalkoholspiegel von 0,8‰, der bei Kraftfahrern auch dann strafbar ist, wenn kein Unfall verursacht wird. Nach einer Entscheidung des Bundesgerichtshofes (BGH 29.10.59 - IV ZR 85/84) muß der Krankenhausträger organisatorisch sicherstellen, daß ein durch einen anstrengenden Nachtdienst übermüdeter Arzt nicht zur Operation eingeteilt wird.

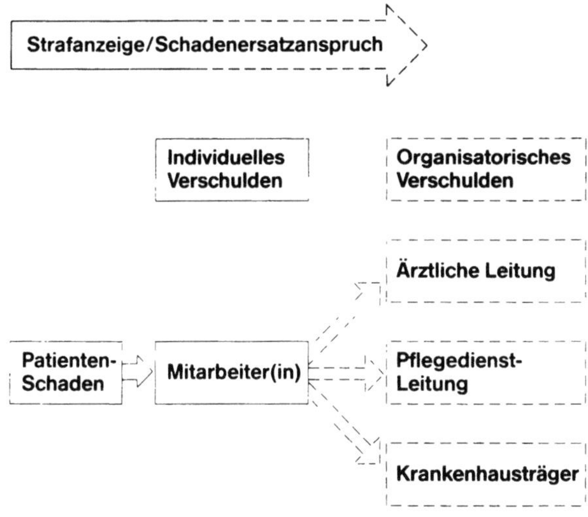

Abb. 9.2. Individuelles und organisatorisches Verschulden bei Patientenschaden

Meßkriterien

Die Qualitätskontrolle erfordert Meßkriterien, wie sie beispielsweise in den USA von der Joint Commission on the Accreditation of Healthcare Organizations (JCAHO) und dem American College of Obstetricians and Gynecologists (ACOG) aufgestellt wurden. Die JCAHO-Indikatoren dienen der Überwachung besonders häufig auftretender Hochrisiko- oder (erfahrungsgemäß) potentielle Probleme implizierender Ereignisse und sollen solche Bereiche identifizieren, die zu überprüfen sind. Ergibt die Überprüfung stärkere Abweichungen von der Norm, hat die betreffende Institution ihr Vorgehen zu revidieren. Bei gravierenden Abweichungen kann der betreffenden Institution die Lizenz entzogen werden. Da. z.B. Medicare, durch das über 30 Mio alte und behinderte US-Bürger versichert sind, nur Rechnungen von Institutionen akzeptiert, die von der Joint Commission lizenziert sind, hat dies gravierende Folgen.

Geburtshilfliche Indikatoren sind nach der JCAHO (1990):

1. Patienten mit primärer Sectio wegen Geburtsstillstand.
2. Patienten mit angestrebter vaginaler Entbindung nach Sectio, untergliedert nach erfolgreich und erfolglos.
3. Patienten mit exzessivem Blutverlust, definiert durch Bluttransfusion, niedrigen Hämatokrit ($< 22\%$) oder niedriges Hämoglobin ($< 7\%$) post partum oder einen signifikanten Abfall des Hämatokrits ($< 11\%$) oder Hämoglobin ($< 3{,}5\%$) während der Geburt - Patienten mit vorzeitiger Plazentalösung oder Placenta praevia ausgeschlossen.
4. Patienten mit Eklampsie.

5. Geburt von Kindern unter 2500 g nach Geburtseinleitung oder Resectio ohne medizinische Indikation.
6. Am Termin geborene Kinder, die in einer Neugeborenenintensivstation innerhalb der ersten 24 h aufgenommen werden oder dort über 24 h verbleiben, exklusive Kinder mit größeren kongenitalen Anomalien.
7. Neugeborene mit einem 5-min-Apgar unter 3 und einem Geburtsgewicht über 1500 g.
8. Neugeborene mit der Entlassungsdiagnose eines massiven Aspirationssyndroms, die entweder Sauerstofftherapie oder eine Aufnahme über mehr als 24 h in einer Neugeborenenintensivstation benötigen.
9. Neugeborene mit der Entlassungsdiagnose eines signifikanten Geburtstraumas.
10. Am Termin geborene Kinder mit der Diagnose einer hypoxischen Enzephalitis oder klinisch erkennbaren Krampfanfällen vor der Entlassung aus der Entbindungsklinik.
11. Kindliche Todesfälle bei Geburtsgewichten > 500 g untergliedert nach Todesfällen prä- und postpartal sowie in der Klinik neonatal.
12. In einer Klinik mit Neugeborenenintensivpflegeeinheit aufgetretene neonatale Todesfälle bei Kindern mit einem Geburtsgewicht zwischen 750 und 999 g.
13. Mütter, die innerhalb von 14 Tagen nach der Geburt wieder in die Klinik aufgenommen werden.
14. Mütterliche Todesfälle, die innerhalb von 42 Tagen post partum in der Klinik auftreten.
15. Kinder unter 1800 g, die in einer Klinik ohne neonatale Intensivpflegeeinheit geboren werden.
16. Neugeborene, die von einer Klinik ohne in eine Klinik mit Neugeborenenpflegeeinheit verlegt werden.

Die ACOG-Kriterien repräsentieren einen Minimalstandard medizinischer Versorgung, der nicht unterschritten werden darf.

ACOG-Kriterien für einen Kaiserschnitt wegen „fetal distress“:

Indikation (eine der 4 folgenden pathologischen Veränderungen muß vorhanden sein):
1. persistierende schwere variable Dezelerationen,
2. persistierende nicht zu beseitigende späte Dezelerationen,
3. persistierende schwere Bradykardie,
4. Skalp-Blut-pH unter 7,2.

Präoperative Maßnahmen:
1. Lagewechsel,
2. Sauerstoffgabe mittels Maske,
3. vaginale Untersuchung, z.B. Nabelschnurvorfall,
4. vaginale Untersuchung z.B. unmittelbar bevorstehende vaginale Geburt,
5. präoperative Routinemaßnahmen veranlassen,
6. fetale Herzaktion überwachen (CTG oder Auskultation) unmittelbar vor der Desinfektion des Abdomens,
7. Personal für Resuszitation und Versorgung des Neugeborenen bereitstellen.

ACOG-Kriterien für einen Kaiserschnitt wegen Geburtsstillstand:
Indikation:
1. Kein Geburtsfortschritt in Form von Zervixdilatation oder Tiefertreten des vorangehenden Teiles während regelrechter Wehentätigkeit.
2. Regelrechte Wehentätigkeit, nachgewiesen durch
   (a) Zervixdilatation von mindestens 3 cm bei Nullipara oder 4 cm bei Multipara,
   (b) Kontraktionen wenigstens alle 2–3 min,
   (c) Wehenstärke von mindestens 50 mmHg (intrauterine Druckmessung) oder wenn der Fundus bei der Palpation mit dem Finger nicht mehr eingedrückt werden kann.

Präoperative Maßnahmen:
1. Amniotomie,
2. bei ungenügender Wehentätigkeit Oxytocingabe,
3. Anästhesie beraten und evaluieren,
4. Blutgruppe feststellen und Kreuzblut abnehmen,
5. fetale Herzaktion überwachen (CTG oder Auskultation) unmittelbar vor der Desinfektion des Abdomens,
6. qualifiziertes Personal für die Resuszitation und Versorgung des Neugeborenen bereitstellen,
7. vaginale Untersuchung unmittelbar vor der Schnittentbindung.

In Deutschland finden sich entsprechende Meßkriterien zum Teil in Empfehlungen, die auf Konsensus-Meetings von Arbeitsgruppen der Deutschen Gesellschaft für Geburtshilfe und Gynäkologie sowie der Deutschen Perinatologischen Gesellschaft erstellt wurden. Auch der Arbeitskreis Kunstfehler in der Geburtshilfe (AKG) hat einen Katalog von Anforderungen an die Geburtshilfe erstellt [1], der z.B. bei der äußeren Wendung über die Kriterien des ACOG hinausgehend die Durchführung nur im Operationssaal fordert.

ACOG-Kriterien für antepartale äußere Wendung:
Indikation: Beckenend-oder Querlage.
Indikationsstellung:
1. Schwangerschaft über der 37. SSW,
2. Ultrasonographie.

Vor Durchführung der Maßnahme:
1. fetale Zustandsdiagnostik,
2. Vorbereitungen für akuten Kaiserschnitt treffen.

Während und nach der Maßnahme:
1. CTG,
2. ultrasonographische Kontrolle,
3. vor der Entlassung Patientin für mindestens 1 h bezüglich Schmerzen, Blutungen oder Wehentätigkeit kontrollieren.

Kontraindikation:
1. beeinträchtigter Fetus,
2. Oligohydramnion,

3. Placenta praevia,
4. vorzeitiger Blasensprung,
5. Mehrlingsschwangerschaft.

Bei Äußerer Wendung zu beachten (AKG):
- keine Blutung,
- Plazentasitz (Hinterwand),
- ausreichend Fruchtwasser,
- Größe und Gewicht des Kindes ermitteln (kein großes Kind),
- Mehrgebärende,
- führender Kindsteil beweglich über Beckeneingang,
- sehr erfahrener Geburtshelfer,
- Sonographie vor und nach der Wendung,
- Tokolyse,
- Durchführung nur im Operationssaal, strengste Überwachung von Mutter und Kind nach der Wendung (z.B. CTG).

Datenschutz

Die traditionelle Qualitätssicherung durch Kontrolle soll der Qualitätsverbesserung, in der Geburtshilfe z.B. einem verbesserten Risikomanagement, dienen. Im Gegensatz zu anderen Ländern wie z.B. England [14] hat in der Bundesrepublik Deutschland die Staatsanwaltschaft auf im Rahmen der Qualitätssicherung erhobene Daten Zugriff. Dadurch setzt sich der seine Daten Eingebende u.U. der Gefahr einer Selbstbelastung aus (Abb. 9.3). Hier ist zu fordern, daß der Gesetzgeber diesem Zugriff der Staatsanwaltschaft einen Riegel vorschiebt. Hoffmann [9] führt bezüglich Qualitätssicherung im Krankenhaus aus, daß „die Ehrlichkeit der Offenbarung nicht zu erzwingen, sondern nur bei Zusicherung der Geheimhaltung zu erreichen ist".

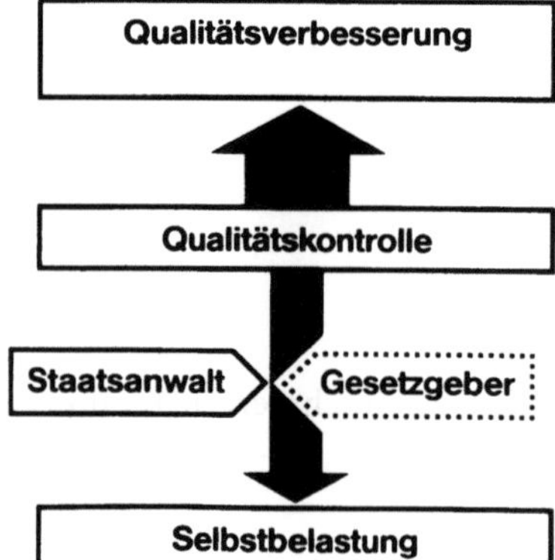

Abb. 9.3. Eventuelle Selbstbelastung durch möglichen Zugriff der Staatsanwaltschaft auf Daten

Qualitätskontrolle

Die traditionelle Qualitätssicherung durch Kontrolle und Inspektion motiviert die Kontrollierten nicht problemlos zur Qualitätsverbesserung. *Drohende* Sanktionen *können Angst, Manipulation von Daten und Meßkriterien, Unzufriedenheit, Zeitverschwendung durch Selbstrechtfertigung sowie Ausflüchte statt Verständnis provozieren.* Derartige negative und defensive Reaktionen veranlassen auf der anderen Seite die Suche nach wirksameren Methoden der Kontrolle und der Inspektion. So wird auf beiden Seiten viel Kraft und Zeit in Aktivitäten investiert, die zum großen Teil nicht primär der Qualitätsverbesserung dienen. Diese Form der Qualitätskontrolle, die nach „faulen Äpfeln“ bzw. Fehlern sucht, zeigte ihre ungenügende Effizienz in zahlreichen Abwärtsbewegungen der amerikanischen Industrie während der letzten Jahrzehnte.

Kontinuierliche Qualitätsverbesserungen – „Total Quality Management" (TQM)

1930 entwickelten 2 amerikanische Theoretiker, Deming von Western Electric Laboratories [4] und Juran [12], die Theorie der kontinuierlichen Qualitätsverbesserung. Nach ihrer Theorie des „Total Quality Management“ (TQM) gründet Qualität mehr auf guten Systementwurf, beständiger Langzeitorientierung, adäquatem Training, Führungsqualität und Follow-up (alles Managementfunktionen) als auf der individuellen Motivation einer einzelnen Führungskraft. TQM benutzt daher nicht durch Sanktionen befrachtetes Teamwork für Qualitätsmanagement.

Ironischerweise wurde TQM in den USA nicht beachtet, statt dessen von den Japanern in die Praxis umgesetzt, die es *KAIZEN* – die kontunierliche Suche nach Möglichkeiten der Verbesserung aller Prozesse – nannten. Die Grundeinstellung wird ausgedrückt in dem Epigramm „Jeder Defekt ist ein Schatz“, in der Entdeckung von Unvollkommenem liegt die Chance, den Prozeß zu verbessern. Die Auswirkungen sind Wirtschaftsgeschichte. Heute stellen amerikanische Firmen weder einäugige Spiegelreflexkameras noch CD-Spieler noch Videorecorder her – sie haben aufgegeben. Xerox-Ingenieure stellten bei einem Besuch Japans 1979 fest, daß, verglichen mit ihrem eigenen Produkt, Fotokopierer dort zum halben Preis mit nur einem Dreißigstel an Ausschuß produziert wurden [2]. Inzwischen wurde TQM von zahlreichen amerikanischen Firmen – wie 3M, Hewlett-Packard und Marriott – reimportiert und erfolgreich eingesetzt.

TQM ist bestrebt, die Erwartungen der Kunden 100%ig zu erfüllen. Kunde ist jeder, dem unser Tun nützt. Es werden externe und interne Kunden unterschieden. Externe Kunden sind der wesentliche Grund für die Existenz einer Institution; interne Kunden sind alle Mitarbeiter dieser Institution, Mitarbeiter, mit denen man täglich oder gelegentlich zusammenarbeitet, z.B. auch telefonisch oder schriftlich kommuniziert. Das zwischenmenschliche Verhältnis erfährt eine entscheidende Änderung, wenn man in Vorgesetzten, Gleichgestellten oder Nachgeordneten Kunden sieht, deren Qualitätserwartung man 100%ig erfüllen will.

Qualitätssicherung hat ihren Wert und Preis. In Maschinenbau, Automobil- und Bekleidungsindustrie in der BRD machen die Qualitätssicherungsaufwendungen 8–12% von Umsatz aus. Im Bereich Maschinenbau wurden hiervon nur etwa 10% für präventive Maßnahmen der Fehlervermeidung, hingegen ca. 40% für Meß- und Prüfungsmaßnahmen sowie 50% für Fehler- und Fehlerfolgekosten ausgegeben. Analysen haben gezeigt, daß die Ursachen von 75% der festgestellten Fehler bereits in der Phase der Produktdefinition, Entwicklung und Arbeitsplanung begründet liegen, tatsächlich aber 80% der Fehler erst an den fertigen Teilen bzw. Endprodukten entdeckt werden. Enorme Kosten für Nacharbeit sind die Folge [3]. Dies bedingt die Forderung nach einer Qualitätssicherungsstrategie, die alle Phasen erfaßt.

„Total Quality Management" heißt: Das Richtige sowohl beim 1. Mal als auch weiterhin richtig tun, unangemessene Schwankungen eliminieren und kontinuierlich Verbesserungen dokumentieren.

TQM in der Medizin

In den letzten Jahren wird TQM auch zunehmend erfolgreich im Gesundheitswesen eingesetzt. Im Rush-Presbyterian-St.Luke's Medical Center, Chicago, wurden die Wiederholungen von Röntgenaufnahmen um 23% und die Turn-around-Zeit für Laborresultate um 25% reduziert. Im Parkview Episcopal Medical Center, Pueblo County, wurde der verspätete Operationsbeginn von 48 auf 8% reduziert. Im Massachusetts Presbyterian Hospital wurde das Budget für Extrawachen um 100% überzogen. Durch TQM gelang es, die Fluktuation bei den Schwestern zu reduzieren, Mitarbeiter flexibler zuzuweisen, die Zufriedenheit der Langzeitpatienten zu steigern und trotz Gehaltserhöhung bei den Schwestern insgesamt 1/2 Mio Dollar pro Jahr einzusparen.

Methoden – Statistik, Analysen

TQM bedient sich einer Reihe von Techniken, inklusive statistischer Methoden.

Management by Objectives (MBO).

MBO, d.h. Management durch Zielvereinbarung zwischen Vorgesetzten und Mitarbeitern, fördert die Selbstverantwortung, die Kreativität und die Motivation des Einzelnen. Problemauswahl, Setzen von Prioritäten, Definition von Zielen und Meßkriterien erfolgen in einem mehrstufigen Prozeß gemeinsam. Die Mitarbeiter tragen die Verantwortung für ihren Aufgabenbereich.

Die Analyse gesammelter Daten erfolgt u. a. anhand graphischer Darstellungen, z.B. mittels Linien-, Pareto- oder Korrelations- Diagrammen. Das Pareto-Diagramm, eine Sonderform des Histogramms, in Abb. 9.4 zeigt die Häufigkeitsverteilung verschiedener postoperativer Infektionen. Das Korrelationsdia-

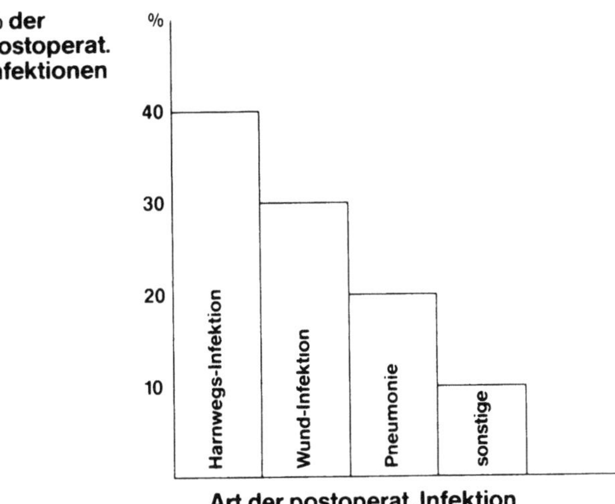

Abb. 9.4. Häufigkeitsverteilung postoperativer Infektionen

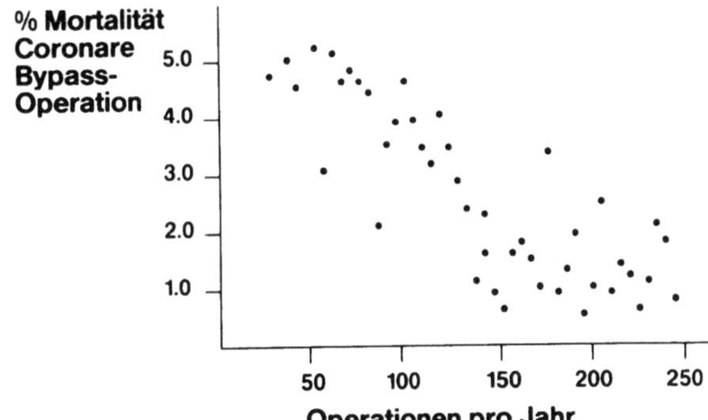

Abb. 9.5. Mortalität in Abhängigkeit von der Zahl jährlich durchgeführter koronarer Bypass-Operationen

gramm in Abb. 9.5 stellt die Mortalität nach koronaren Bypass-Operationen in Abhängigkeit von der Zahl der jährlich durchgeführten Eingriffe dar.

Um alle möglichen Ursachen für ein bestimmtes Problem zu ermitteln und darzustellen, eignet sich das Ursache-Wirkung-Diagramm, auch „Fischgrät"- oder „Ishikawa"-Diagramm [10] genannt (Abb. 9.6). Zusammengehörende Ursachen werden in Rubriken als Haupt-„Gräten", einzelne Ursachen als Neben- „Gräten" dargestellt. [15].

Abb. 9.7 zeigt die Anwendung eines Fischgrätdiagramms bei der Ermittlung der Ursachen für das verspätete Eintreffen von Laborresultaten in einer Intensivpflegeeinheit (ICU). Hauptursachen wurden unter den Begriffen Kommunikation, Geräte, Verfahren und Mensch rubriziert, die einzelnen Ursachen als Neben-„Gräten" dargestellt. Hätte in diesem Beispiel die Leitung der Intensivpflegeeinheit sich nur an die Mitarbeiterinnen in der Informationszentrale gewandt und

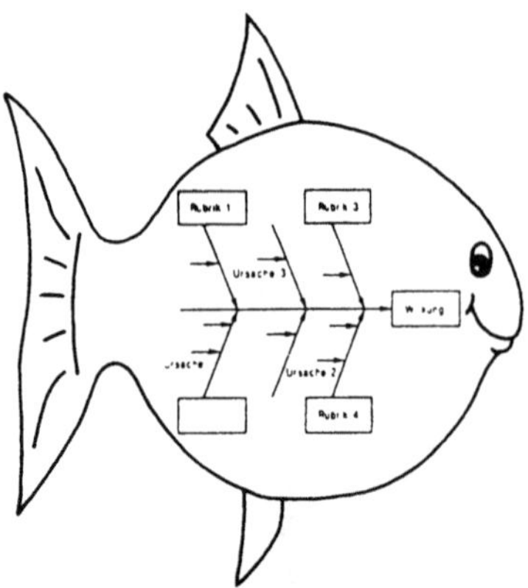

Abb. 9.6. Ursache-Wirkung-Diagramm (Fischgrätdiagramm)

Haupt-"Gräten" = Rubriken zusammengehörender Ursachen
Neben-"Gräten" = einzelne Ursachen

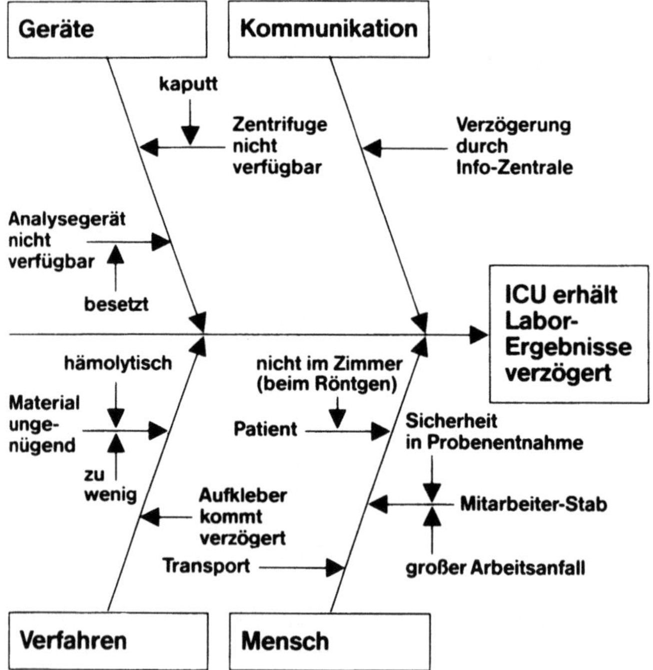

Abb. 9.7. Ursache-Wirkung-Diagramm zur Analyse von verzögerten Laborresultaten in einer Intensivpflegeeinheit (ICU)

evtl. versucht, diese wegen des verspäteten Einganges der Laborergebnisse zu reglementieren, hätte sich kaum etwas positiv verändert. Durch eine mit allen Beteiligten gemeinsam durchgeführte Analyse wurden die verschiedenen Ursachen für eine Verzögerung evaluiert, der Prozeß in den einzelnen Verantwortungsbereichen durch die betreffenden Mitarbeiter verbessert und die Turn-around-Zeiten für die Laborresultate um 25% verkürzt.

Nachdem alle Beteiligten den Prozeß verstanden und eine Zielauswahl und Analyse vorgenommen haben, wird die erarbeitete Verbesserung nach dem *PDCA-Zyklus* praktiziert.
Der PDCA-Zyklus wird in folgenden Schritten vorbereitet:

Verstehen
- Mission des Teams: Wofür sind wir zuständig und was wollen wir erreichen?
- Wer sind unsere Kunden (extern, intern)?
- Welche Dienstleistungen liefern wir?
- Welche Erwartungen haben die Kunden?
- Erfüllungsgrad der Erwartungen? (Kunden befragen).
- Liste der unerfüllten Erwartungen (Problemliste).

Zielauswahl
- Für welche Probleme haben wir die Verantwortung?
- Prioritäten setzen.
- Problemauswahl.
- Zieldefinition und Meßkriterien.

Analyse
- Prozeßablaufdiagramm.
- Definition der Meßkriterien.
- Beobachten/Messen des Ist-Zustandes.
- Chancen für Leistungsverbesserungen bzw.Ursachen für Abweichungen suchen (Fischgrätdiagramm).
- Quantitative Begründung durch Datensammlung.

Planen beinhaltet Erstellung der künftigen Lösungen, das Prüfen von Alternativen und die Zustimmung der Beteiligten. Die Durchführung des Planes kann evtl. experimentiell erfolgen. Bei dem Checken werden die Ergebnisse und die Funktionsfähigkeit des geänderten Prozesses geprüft. Ergeben sich Mängel, erfolgt eine erneute Analyse. Bei positivem Prüfergebnis wird der neue Prozeß und seine Kontrollmethodik dokumentiert, als Standardprozeß adaptiert und zyklisch nach einer Kontrollmethodik - ob er die Erwartungen und Anforderungen erfüllt - überprüft (Abb. 9.8):

Planen
- Plan für künftige Lösungen erstellen.
- Alternativen prüfen.
- Zustimmung der Beteiligten einholen.

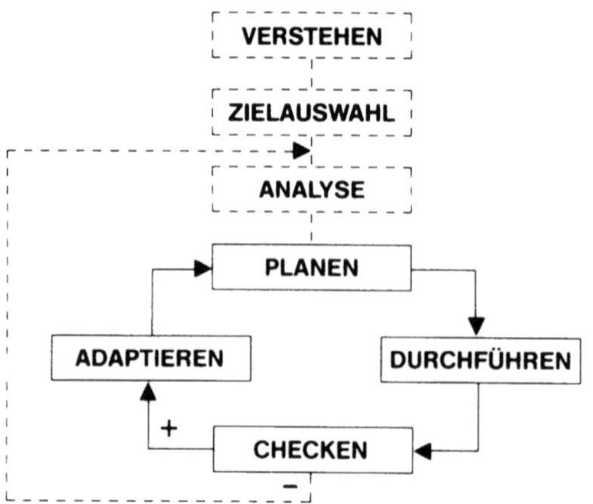

Abb. 9.8. PDCA-Zyklus

Durchführen
- Durchführung des Planes (evtl. experimentiell).

Checken
- Prüfen der Ergebnisse und der Funktionsfähigkeit des geänderten Prozesses.

Adaptieren
- Dokumentation des neuen Prozesses in seiner Kontrollmethodik.
- Adaption als Standardprozeß in der Organisation.
- Monitor: zyklisch nach Kontrollmethodik prüfen, ob der Prozeß die heutigen Kundenerwartungen oder andere Anforderungen erfüllt.

Optimalisten versus Maximalisten. Es gibt medizinische Bereiche, in denen eine weitere marginale Steigerung der Qualität auf ein Maximum mit einem vergleichsweise sehr starken Anstieg der Kosten verbunden ist (Abb. 9.9). Optimalisten verzichten auf diese Maximierung, um die limitierten finanziellen Resourcen nicht im Interesse einer einzelnen Maximierung insgesamt drastisch zu reduzieren. Maximalisten können hier kritisieren, daß aufgrund dieser Verfahrensweise trotz eines hohen Qualitätsniveaus einzelnen Patienten eine maximale Qualität vorenthalten wird.

Qualitätskontrolle und Total Quality Management

Traditionelle Qualitätskontrolle kann zur Suche nach Fehlern degenerieren und die Qualitätsverbesserung aus dem Auge verlieren. Eine Gefahr besteht in der irrigen Annahme, daß nach der Eliminierung „fauler Äpfel" das Übriggebliebene in gewisser Weise exzellent sei. Die Abb. 9.10 zeigt den wesentlichen Unterschied zwischen Qualitätskontrolle und Total Quality Management. Jede der Kurven repräsentiert

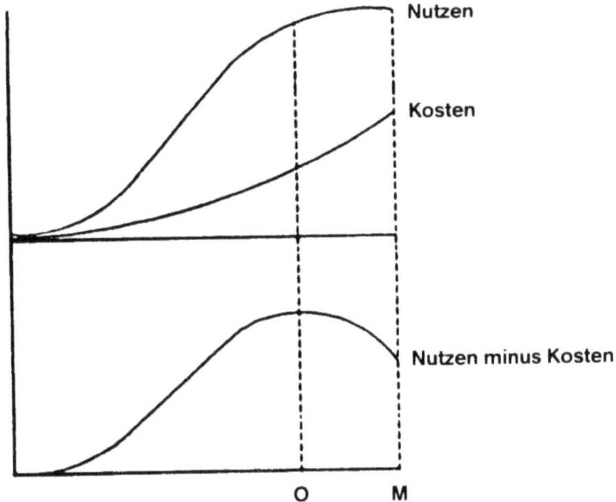

Abb. 9.9. Optimum versus Maximum

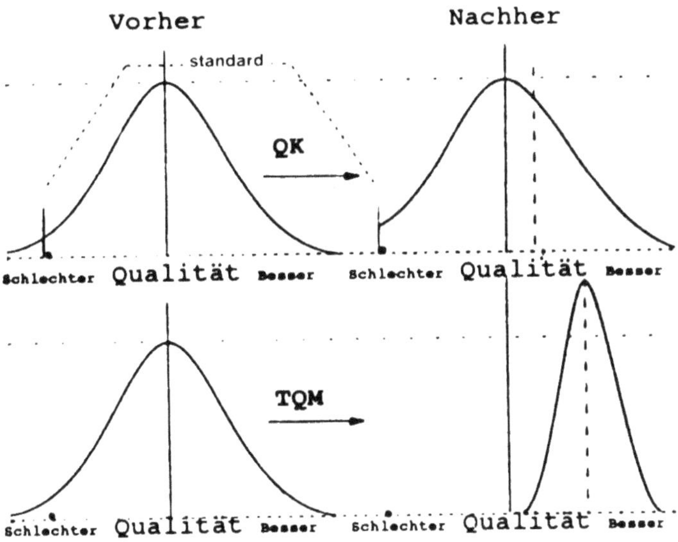

Abb. 9.10. Einfluß von traditioneller Qualitätskontrolle (QK) und TQM auf Lokalisation und Streuung eines Qualitätsindikators

die Verteilung einer erzielten Qualität. Die oberen 2 Kurven zeigen die Auswirkung der Anwendung eines Standards, der schlechte Ergebnisse am linken Teil der Verteilungskurve eliminiert. Die beiden unteren Kurven zeigen die Anwendung von TQM in der gleichen Situation. Das Prinzip, eine unangemessene Qualitätsstreuung zu eliminieren, führt zu einer höheren und schmaleren Verteilungskurve, und die Dokumentation kontinuierlicher Verbesserung verschiebt die gesamte Kurve nach rechts. Der Punkt im linken Bereich jeder Kurve repräsentiert ein niedriges Qualitätsresultat, einen „faulen Apfel", dessen Identifizierung und Eliminierung Aufgabe traditioneller Qualitätskontrolle ist. Bei der Anwendung traditioneller Qualitätskontrolle kann sich dieser "faule Apfel eben hinter der Grenze des festgelegten Standards verstecken. Im Gegensatz dazu wird bei der Einengung der Streuung oder Verschiebung der Qualitätskurve nach rechts durch TQM der „faule Apfel" zunehmend exponiert. Er muß seine Qualität verbessern oder würde leicht als konstanter (und gravierender) Qualitätsausrutscher identifiziert [11].

Das Sozialgesetzbuch V schreibt Qualitätssicherungsmaßnahmen 1991 vor. Traditionelle Qualitätskontrolle hat ihre Verdienste, bewirkt aber auch durch die Problematik „drohende Sanktionen versus defensive Taktiken" ständig beträchtliche, teure Reibungsverluste. Es ist an der Zeit, die Adaptation des kontinuierliche Qualitätsverbesserung anstrebenden Total Quality Managements, das die Fähigkeiten aller Beteiligten bewußt zum Tragen bringt, in der Gynäkologie und Geburtshilfe zu prüfen. Dabei muß in der Teamarbeit die ärztliche Kompetenz und Verantwortung für die Planung und Durchführung der medizinischen Versorgung klar zum Ausdruck kommen.

Literatur

1. AKG (1989) „Risiken bei Geburten aus Beckenendlagen". Arbeitskreis Kunstfehler in der Geburtshilfe, Dortmund S 26/27
2. Berwick DM (1989) Continuous improvement as an ideal in healthcare. N Engl J Med 320: 53
3. BMFT (Hrsg) (1990) Rahmenkonzept Qualitätssicherung, Bonn, Oktober 1990 S 4
4. Deming WE (1982) Quality, productivity and competitive position. Cambridge, Mass.: Massachusetts Institute of Technology, Center for Advanced Engineering Study
5. Donabedian A (1988) The quality of care: how can it be assessed? JAMA 260: 1743
6. Elser H, Badmann L (1982) Unvorhergesehene Geburtsrisiken nach risikofreier Schwangerschaft Geburtshilfe Frauenheilkd 42: 431
7. Franzki H (1990) OLG-Präsident a.D., Celle, persönl. Mitteilung, 27.8.1990
8. Grüner O, Ludwig O, Domer H (1965) Übermüdung und Aufmerksamkeit. Blutalkohol 3: 53
9. Hoffmann H (1991) Qualitätssicherung im Krankenhaus. Arzt u. Krankenhaus 64: 261
10. Ishikawa K (1985) What is total quality control? The Japanese way. Prentice-Hall, Englewood Cliffs NJ
11. James BC (1989) Quality management for healthcare delivery. The Hospital Research and Educational Trust of the Americal Hospital Association, Chicago
12. Juran JM, Gryna FM, Bingham Jr RS (eds) (1979) Quality control handbook McGraw-Hill, New York
13. Langnickel D (1990) Computergestützte Organisation in der Geburtshilfe, In: Hochrisikogeburt 1989. Thieme, Stuttgart, S 205: 213
14. McNaughton, Sir. MC (1990) Glasgow, persönl. Mitteilung 20.12.1990

15. Merry MD (1990) Total quality management for physicians. Translating the new paradigm. QRB 16: 101
16. Münchener Perinatal-Studie 1975 (1977) Schriftenreihe, B VIII Deutscher Ärzte-Verlag Köln
17. Obstetrical Statistical Cooperative (1962) Combined report, obstetrical statistical cooperative, Dept. of obstetrics and Gynecology, State University of New York, Downstate Medical Center, Brooklyn 3, New York, N.Y
18. Stark G (1980) Problematik der Qualitätssicherung in der Gynäkologie Demeter
19. Westin B (1969) Fetale Herztöne und Partogramm Obstetrik o Gynecologi V. Umea

9.2 Qualitätssicherung in der Geburtshilfe am Beispiel der Perinatalerhebung in Baden-Württemberg

S. Kunz

Entwicklung und Organisation der Qualitätssicherung

Qualitätssicherung in der Geburtshilfe wird heute in vielen Bereichen mit dem Begriff „Perinatalerhebung" gleichgesetzt. Die Perinatalerhebungen der Bundesländer stellen die älteste und mit Abstand umfassendste flächendeckend durchgeführte Qualitätssicherungsmaßnahme eines medizinischen Fachgebietes in Deutschland dar. Sie sind entstanden aus der Pionierleistung der Münchener Perinatalstudie von 1975, die später als Bayerische Perinatalerhebung landesweit fortgeführt wurde. 1980 folgten Niedersachsen, 1981 Hessen, ab 1983 in rascher Folge weitere Bundesländer, so daß ab 1985 bis auf Berlin ein bundesweites Netz der geburtshilflichen Qualitätssicherung zur Verfügung stand. Seit 1993 wurden die Perinatalerhebungen auch in den neuen Bundesländern eingeführt.

Der Erfassungsgrad aller westdeutschen Geburten ist von 1985 bis 1991 von 80% auf 90% gestiegen. 1991 haben 859 geburtshilfliche Kliniken und Belegabteilungen der alten Bundesländern teilgenommen; von 722 000 den statistischen Landesämtern gemeldeten Geburten wurden ca. 650 000 erfaßt! In den Stadtstaaten Bremen und Hamburg mit 7 bzw. 16 Kliniken sind 1991 nahezu 100% der Geburten ausgewertet worden. Aber auch große Flächenstaaten wie Nordrhein-Westfalen (hier existieren 2 getrennte Erhebungen für Nordrhein und Westfalen-Lippe) haben über 97% aller Entbindungen erfasst. Den niedrigsten Erfassungsgrad wies Schleswig-Holstein (73%) auf (Tabelle 9.1).

Die Organisationsstrukturen der Länderarbeitsgemeinschaften sind zum großen Teil historisch bedingt. Dadurch existierten bis 1991 noch die unterschiedlichsten Trägerschaften: In Berlin, Hessen und Hamburg jeweils die Kassenärztliche Vereinigung als alleiniger Träger; in Rheinland-Pfalz, Saarland und Schleswig-Holstein die Ärztekammer. In Bayern und Niedersachsen wird die Perinatalerhebung sowohl von Kammer als auch KV getragen. In Baden-Württemberg, Nordrhein und Westfalen-Lippe existieren 3seitige Verträge zwischen Ärztekammer, Krankenhausgesellschaft und den Verbänden der gesetzlichen Krankenkassen. In allen Ländern werden die laufenden Geschäfte und organisatorischen Maßnahmen von einer Projektgeschäftsstelle durchgeführt; die fachliche Konzeption liegt in den Händen einer „Ständigen Komission".

Als Folge des Gesundheitsreformgesetzes (GRG) von 1988 sowie des Gesundheitsstrukturgesetzes (GSG) 1992 müssen neue Formen der Trägerschaft vertraglich festgelegt werden, was seit 1993 zunehmend gelang.

Tabelle 9.1. Beteiligung an der Perinatalerhebung in den alten Ländern der BRD (Stand Nov. 1992)[a]

Länder	Beginn	Stand	Kinder [n]	[%]	Kliniken [n]
Baden-Württemberg	1985	1991	105 000	89	128
Bayern	1975	1991	114 500	85	164
Berlin	1986	1991	20 000	94	20
Bremen	1982	1990	8 000	99	7
Hamburg	1982	1991	16 000	100	16
Hessen	1981	1991	57 500	94	79
Niedersachsen	1980	1991	70 700	84	100
Nordrhein	1982	1991	102 300	98	124
Rheinland-Pfalz	1985	1991	36 700	89	60
Saarland	1985	1991	11 100	100	19
Schleswig-Holstein	1983	1990	22 000	73	32
Westfalen-Lippe	1983	1991	92 100	97	146
Total	1990/91		655 900	90	895

[a] 1994 wurden über 90% aller Geburten erfaßt

§137 des GRG verpflichtete die Krankenhäuser, an Maßnahmen zur Qualitätssicherung teilzunehmen. Sie müssen sich „auf die Qualität der Behandlung, der Versorgungsabläufe und der Behandlungsergebnisse erstrecken. Sie sind so zu gestalten, daß vergleichende Prüfungen ermöglicht werden". Die Durchführung wurde durch §112 geregelt. Danach sollten 2seitige(!) Verträge zwischen Kostenträgern und Krankenhausträgern abgeschlossen werden. Die Selbstverwaltung der Ärzte war als Partner bei diesen Verträgen nicht vorgesehen. Folgerichtig weigerten sich die Krankenhausträger und Krankenkassen in der Mehrzahl, die Ärzteschaft in die Abkommen einzubeziehen. Es bestand also die Situation, daß Projekte und Programme, die ursprünglich durch ärztliche Eigeninitiative für freiwillige interne oder externe Qualitätssicherung geschaffen wurden, Instrumente darstellten, die eine Qualitätsbeurteilung und -Kontrolle durch Außenstehende ermöglichten. Die ärztliche Selbstverwaltung verwies in der Folgezeit in vielen Verhandlungen auf Landes- und Bundesebene auf den erreichten hohen Stand der Erfassungshäufigkeit, der Validität der Daten und die gewonnenen Erfahrungen in der praktischen Durchführung. Sie verdeutlichte die Gefahren, die dem fachlichen Niveau, der Datenqualität und der Motivation der Teilnehmer bei einer Übernahme durch andere Institutionen drohten. Schließlich konnte erreicht werden, daß das Gesundheitsstrukturgesetz vom Dezember 1992 eine Ergänzung des §137 vornahm. Danach sollen Qualitätssicherungsmaßnahmen „unter Beteiligung der Ärztekammer" durchgeführt werden. Nun steht der Weg offen, auch in anderen Bundesländern die Ärzteschaft als Vertragspartner zu beteiligen.

Dies war in Baden-Württemberg schon vorher gelungen. 1992 wurde ein Vertrag zwischen Baden-Württembergischer Krankenhausgesellschaft, gesetzlicher Krankenversicherung und Landesärztekammer geschlossen. Die 3 Organisationen schlossen sich zu einer „Arbeitsgemeinschaft Baden-Württemberg – Qualitätssicherung ärztlicher Leistung im Krankenhaus" zusammen. Als Organe der ARGE wurden Gesellschafterversammlung und ein Beirat geschaffen. Für die praktische Durchführung der Perinatalerhebung sind eine Projektgeschäftsstelle bei der Landesärztekammer und Arbeitsgruppen, denen die fachliche Aufsicht obliegt, zuständig. Die Arbeitsgruppen sind mit je einem Vertreter der 3 Organisationen besetzt; der Vorsitz liegt bei der Landesärztekammer; die Arbeitsgruppe zieht Sachverständige zu ihren Beratungen zu. Nach §8 des Vertrages legt sie der Gesellschafterversammlung einmal jährlich einen Arbeitsbericht vor. In § 9 wird das Verfahren der externen Qualitätssicherungmaßnahmen geregelt. Die Arbeitsgruppen sind berechtigt, Kliniken bei auffälligen negativen Abweichungen in der Einzelstatistik oder im Klinikprofil über die Projektgeschäftsstellen auf diese Tatsache hinzuweisen. Dabei bleibt die Identität der beanstandeten Abteilung der Arbeitsgruppe verborgen. Erst wenn es einer Abteilung in angemessener Frist nicht gelingt, die Ursache negativer Abweichungen zu erläutern oder Qualitätsmängel abzustellen, kann die Arbeitsgruppe einvernehmlich beschließen, die Anonymität der Klinik aufzuheben und sie unmittelbar zu beraten.

Datenerhebung und Verarbeitung

Die Erhebungsbögen der einzelnen Länder-Perinatalerhebungen sind bis auf wenige Einzelheiten identisch. Veränderungen werden jeweils im Rahmen des jährlichen Treffens der Arbeitsgemeinschaften in München vereinbart. Die letzte Fassung stammt aus dem Jahr 1989.

Die Projektstellen legen jährlich eine Gesamtstatistik aller Teilnehmer vor. Sie umfaßt eine Kurzstatistik aus 75 Parametern und eine Langstatistik aus 630 Einzeldaten. Für jede Klinik wird eine Statistik in Kurz- und Langversion erstellt. Darüber hinaus erhält sie ein Klinikprofil, das die Einordnung eines Erhebungsmerkmals im Vergleich zu den Werten aller Teilnehmer ermöglicht.

Der Versuch, auch Hausgeburten in die Dokumentation einzubeziehen, ist bisher nur in einzelnen Ländern mit unterschiedlichem Erfolg begonnen (Baden-Württemberg, Niedersachsen, Rheinland-Pfalz, Saarland), teilweise auch wegen der Unmöglichkeit, eine repräsentative Erfassungsfrequenz zu erreichen, wieder eingestellt worden (Bayern). Die Jahresstatistiken werden in den meisten Ländern erst erstellt, wenn alle Dokumentationsbelege der Kliniken vollständig sind oder eine Rate von über 95% erreicht wird. In Bayern werden Kliniken, die weniger als 95% ihrer Geburten direkt dokumentieren, in den Gesamtstatistiken nicht mitgezählt. Insgesamt ist damit in allen Ländern eine gute Dokumentationsqualität erreicht worden. Die möglichst große Vollständigkeit der Erfassung bringt allerdings eine deutliche Einbuße an Aktualität. Üblicherweise muß mit einem Zeitraum von 6–9 Monaten bis zur Fertigstellung der Jahresstatistiken gerechnet werden. Der zunehmende Einsatz von Personalcomputern zur dezentralen Datenerfassung mit entsprechenden Programminstallationen soll in naher Zukunft eine Verbesserung ermöglichen. 1992 waren in Niedersachsen schon 35% der teilnehmenden Kliniken entsprechend ausgerüstet.

Erfahrungen und Ergebnisse der Perinatalerhebung in Baden-Württemberg

Die Fülle des Materials erlaubt es lediglich, exemplarisch einige Basisdaten darzustellen, die sich aus der Struktur des Erhebungsbogens ergeben. Bei den demographischen Daten fällt auf, daß sich der Anteil ausländischer Schwangerer in 6 Jahren um 4,5% erhöht hat. Die Zahl Alleinstehender ist leicht rückläufig; unverändert ist nahezu jede 2. Schwangere eine Erstgebärende. Der Anteil von Schwangeren über 35 Jahren steigt kontinuierlich; auch die Zahl der Schwangeren, die älter als 39 Jahre sind, hat deutlich zugenommen (Tabelle 9.2).

Beunruhigen muß der unverändert hohe Prozentsatz unklarer Immunitätslage bei Röteln; nach Angaben der Aktionsgemeinschaft „Das behinderte Kind" werden in der Bundesrepublik Deutschland jährlich über 1500 Schwangerschaftsabbrüche wegen Rötelninfektionen in der Schwangerschaft durchgeführt. Beide Zahlen zeigen, daß hier Verbesserungen in der Schwangerenbetreuung und in der Mutterpaßdokumentation erforderlich sind. 1991 wurde bei 2 von 3 Schwangerschaften ein anamnestisches oder schwangerschaftsbedingtes Risiko dokumentiert. Diese Risiken sind in ihrer Qualität und Auswirkung auf das „fetal outcome" sehr unterschiedlich zu bewerten, wie eine Auswertung des Jahres 1990 für Einlinge dokumentiert (Tabelle 9.3).

Vorsorge und Überwachungsmaßnahmen, ärztliche Maßnahmen in der Schwangerschaft

Die Daten belegen eine zunehmende Intensivierung der Betreuung. Bei 73% der Schwangeren werden 10 und mehr Untersuchungen durchgeführt. Lediglich bei 10% ist keine Sonographie oder kein antepartales CTG im Mutterpaß dokumentiert. Bei 60% aller Schwangeren wurden 1991 in Baden-Württemberg mehr als 4 sonographische Untersuchungen vorgenommen. Die Anzahl der Frauen, bei denen eine pränatale Diagnostik vorgenommen wurde, hat sich in 5 Jahren verdoppelt

Tabelle 9.2. Häufigkeit (%) von Schwangerschaftsmerkmalen und Schwangerschaftsrisiken 1986 bis 1991

	1986	1987	1988	1989	1990	1991
Ausländeranteil[a]	13,5	14,3	15,1	16,6	17,5	18,0
Alleinstehende	7,2	7,3	6,5	6,1	5,9	5,9
Erstgebärende	46,1	46,1	45,9	45,5	45,5	46,0
Schwangere 35 bis 39 Jahre	6,3	6,3	8,2	8,5	8,6	9,1
> 39 Jahre	0,9	0,9	1,3	1,5	1,5	1,4
Keine sichere Rötelnimmunität	4,8	4,8	3,6	3,6	3,7	4,7
Keine Angaben zur Rötelnimmunität	2,6	3,4	2,6	2,8	2,6	2,3
Risikoschwangerschaften	54,7	55,9	48,3	62,2	64,9	64,2
- Zervixinsuffizienz	4,5	4,1	3,4	3,1	3,0	2,5
- Nikotinabhängigkeit (> 10 Zig.)	3,6	3,6	3,6	3,4	3,6	3,5

[a] Trend bis 1995 deutlich steigend

Tabelle 9.3. Schwangerschafts- und Geburtsrisiken (PE-BW 1990)

Anamnese (Katalog A Mutterpaß)	[%]	Kind verlegt bzw. gestorben [%]
Diabetes	0,3	50,2
Zustand nach Mangelgeburt	0,8	20,7
2 oder mehr Aborte	4,5	15,6
Totes/geschädigtes Kind	2,0	17,6
Besondere Befunde im Schwangerschaftsverlauf (Katalog B Mutterpaß)		
Blutungen < 28. SSW	3,2	15,5
Blutungen >28. SSW	0,7	30,1
Placenta praevia	0,2	44,9
Hydramnion	0,2	45,5
Oligohydramnie	0,3	39,2
Plazentainsuffizienz	2,1	32,1
Hypertonie	2,6	23,6
Proteinurie	0,8	32,5
Ödeme (mittel-schwer)	2,8	17,6
Gestat. Diabetes	0,2	26,2

Tabelle 9.4. Häufigkeit der Diagnose isthmozervicale Insuffizienz im Mutterpaß und Cerclagefrequenz bezogen auf Klinikgrößen. (PE-BW)

	Alle Kinder	-500	501 -1000	1001 -1500	> 1500 Geburten
Isthmozervicale Insuffizienz [%]					
1986	4,5	5,8	4,4	5,2	3,0
1987	4,1	5,0	4,4	4,1	3,0
1988	3,4	4,5	3,7	3,2	2,5
1989	3,1	3,6	3,5	2,9	2,3
Cerclage [%]					
1986	3,1	3,9	2,9	3,7	2,2
1987	2,6	3,2	2,6	2,7	2,0
1988	2,0	2,3	1,9	2,0	1,9
1989	1,6	1,7	1,7	1,4	1,4

(1986: 3,4%; 1991: 7,0%). Die kontinuierliche Abnahme der Cerclagefrequenz spiegelt möglicherweise die Diskussion um die Effektivität dieser Maßnahme zur Beeinflußbarkeit der Frühgeburtlichkeit wider (Berg, Bayerische Perinatalerhebung). Hier scheint sich in wenigen Jahren ein einschneidender Wandel vollzogen zu haben. Bestanden zunächst große Unterschiede in der Indikationsstellung und Anwendung der Cerclage zwischen großen und kleinen geburtshilflichen Abteilungen, so hat sich von 1986 bis 1989 die Differenz wesentlich verringert (Tabelle 9.4) (s. Kap. 6.1).

Ärztliche Maßnahmen vor und während der Geburt, Überwachung

Wurde 1986 bei 39,6% der Entbindungen ein internes CTG registriert, so hat die Häufigkeit bis 1991 auf 22,8% abgenommen. Parallel dazu ist eine Zunahme der ausschließlich externen Registrierung von 56,2% auf 74,1% festzustellen. Man kann hier in wenigen Jahren einen einschneidenden Wandel, wohl bedingt durch Verbesserungen der apparativen Technik, konstatieren. Die Dokumentation des Zustandes des Neugeborenen durch pH-Wert-Messung aus der Nabelschnur wurde wesentlich verbessert (1986 bei 64,5%, 1991 bei 93,4% aller Neugeborenen).

Geburtsrisiken, kindliche Mortalität

Von 1986–1991 stieg die Sectiofrequenz von 13,6 auf 15,6% an (Tabelle 9.5). Ein Teil läßt sich durch die starke Zunahme der Sectio bei Mehrlingen erklären. Stabil gebliebenist die Rate bei der Zahl primärer Kaiserschnitte sowie bei den Beckenendlagen-Einlingen. Die Indikation zur sekundären Sectio hat kontinuierlich um insgesamt 1% zugenommen. Die Gesamtsectiofrequenz betrug 1993 16,0%.

Baden-Württemberg liegt seit Jahren in der Spitzengruppe der Bundesländer mit der niedrigsten perinatalen Mortalität. Sie hat 1991 den niedrigsten Stand mit 4,7‰ erreicht. Auch die neonatale Mortalität konnte kontinuierlich verrin-

Tabelle 9.5. Entwicklung der Sectiohäufigkeit [%] 1986–1991. (PE-BW)

	1986	1987	1988	1989	1990	1991
Sectio	13,6	14,5	15,1	15,5	15,4	15,6
Sectio bei Mehrlingen		46,7	49,8	51,7	51,4	53,9
Sectio bei SL-Einlingen	10,2	10,2	10,8	10,9	11,2	11,3
- davon sek. Sectio	5,9	5,9	6,2	6,7	6,9	6,9
Sectio bei BEL Einlingen	81,9	84,9	85,2	86,9	87,3	84,9
- davon prim. Sectio	70,5	74,8	74,4	72,3	71,3	73,9

Gesamthäufigkeit 1992: 14,42%, 1993: 16,0%

Tabelle 9.6. Kindliche Mortalität 1986–1991. (PE-BW)

	Perinatal. Mort. [‰]		Neonat. Mort. [‰]
1986	7,0		2,9
1987	5,9		2,7
1988	6,0	(6,5)[a]	2,6
1989	5,5	(6,1)[a]	2,7
1990	5,2	(5,7)[a]	2,3
1991	4,7	(4,9)[a]	1,8
1992	5,1[a]		–
1993	5,1[a]		–

[a] inkl. Totgeb. 500–999 g

gert werden (Tabelle 9.6). Bei der Analyse der einzelnen Gewichtsklassen hat sich gezeigt, daß das Problem der Erfassung sehr kleiner Frühgeborener unter 1000 g einen gewichtigen Einfluß auf die Gesamtstatistik hat. Entsprechend dem Personenstandsgesetz der BRD gelten antepartal verstorbene Kinder unter 1000 g als Aborte. Angaben zur perinatalen Mortalität kleiner Kinder müssen deshalb immer fehlerhaft bleiben, solange die gesetzliche Situation nicht geändert ist. So ist ohne weiteres denkbar, daß ein schwer retardiertes, antepartal verstorbenes Kind in der 32. SSW mit einem Geburtsgewicht von 980 g als Abort klassifiziert wird. Die Perinatalerhebungen sind bei ihrer Erfassung bis 1988 entsprechend verfahren. Aufgrund einer Initiative der Ständigen Komission der Perinatalerhebung Baden-Württemberg wurde auf dem jährlichen Münchener Treffen der Arbeitsgemeinschaften der Länder 1988 die Empfehlung ausgesprochen, auch antepartal verstorbene Kinder zwischen 500 und 1000 g zu melden. Tabelle 9.6 verdeutlicht, daß die Zahlen, die nach den Kriterien des Personenstandsgesetzes ermittelt werden, günstiger sind als die tatsächliche Größe der perinatalen Mortalität nach WHO-Kriterien (s. Kap. 2.4.4).

1990 wurden in der PE-BW 308 Kinder unter 1000 g erfaßt: 38 davon waren Totgeburten (16 sub partu verstorben), 77 Kinder verstarben neonatal. Bei Nichterfassung der „Aborte" errechnet sich eine perinatale Mortalität von 30,19‰ statt 37,34‰. Dieses Beispiel verdeutlicht, welchen Beitrag Perinatalerhebungen zur Darstellung der Qualität geburtshilflichen Handelns leisten können.

Seit 1988 wird der Entbindungsmodus von Einlingen, aufgeschlüsselt nach Gewichtsklassen von jeweils 500 g, getrennt erfaßt. Auch hier läßt sich innerhalb weniger Jahre eine sehr starke Veränderung im geburtshilflichen Management bei sehr kleinen Frühgeborenen konstatieren. Die Sectiorate bei Kindern unter 1500 g in Schädellage stieg in 3 Jahren von 60% auf 67,7%, die bei Beckenendlagen von 71,2% auf 77,5% (Tabelle 9.7). Hier manifestieren sich Konsequenzen aktueller Diskussionen um die Geburtsleitung bei Frühgeburten (s. Abschn. 2.4).

Der Einfluß wissenschaftlicher und gesundheitspolitischer Erörterungen um die Regionalisierung von Geburtsrisiken läßt sich auch aus der Tabelle 9.8 ablesen. In den Jahren 1986–1989 wurden Sonderauswertungen, bezogen auf verschiedene Klinikgrößen (von unter 500 Geburten bis über 2000 Geburten pro Jahr) durchgeführt. Kliniken mit weniger als 1000 Geburten haben in der Regel keine Kinderabteilung im selben Haus. Eine Gegenüberstellung der Abteilungen mit weniger und mehr

Tabelle 9.7. Entbindungsmodus (%) bei sehr kleinen Frühgeborenen (Einlinge). (PE-BW)

	< 1500 g Schädellage		< 1500 g BEL	
	1988	1991	1988	1991
Vaginal, spontan	39,2	30,8	24,7	20,4
Sectio	60,0	67,7	71,2	77,5
- primär	49,6	51,4	60,0	59,2
Vaginal, operativ	0,4	0,4	2,9	2,1

Tabelle 9.8. Regionalisierung von Geburtsrisiken: Häufigkeit von Frühgeburten und Verteilung auf Klinikgrößen. (*A* bis 500 Geburten/Jahr, *B* 501–1000, *C* > 1000). (PE-BW)

Gesamtzahl		Klinikgröße				
		A	B	A + B	C	
Kinder < 1000 g						
1986	247	16	74	91(36%)	156	(64%)
1987	267	6	67	74(27%)	193	(73%)
1988	294	9	59	68(23%)	226	(77%)
1989	361	9	63	72(20%)	289	(80%)
1000–1499 g						
1986	554	48	149	252(46%)	312	(54%)
1987	570	34	141	175(30%)	395	(70%)
1988	641	21	144	164(26%)	476	(74%)
1989	653	35	127	162(25%)	491	(75%)
1500–1999 g						
1986	1008	99	393	492(45%)	616	(55%)
1987	1083	86	338	424(38%)	659	(62%)
1988	1136	72	350	452(40%)	714	(60%)
1989	1209	59	314	373(31%)	836	(69%)

als 1000 Entbindungen zeigt, daß 1986 bis 1989 eine beachtliche Konzentrationsbewegung in Richtung auf große Abteilungen bei Frühgeburten stattgefunden hat.

Die Bedeutung der Perinatalerhebung für die geburtshilfliche Qualität und die Perinatalforschung

Klinikprofile, Kurz- und Langstatistiken der Einzelkliniken sowie der Länder ermöglichen den Teilnehmern die in §137 des 5. Sozialgesetzbuches geforderten Vergleiche von Prozeß- und Ergebnisqualität. Die geburtshilflichen Abteilungen können damit Abweichungen der eigenen Leistungen von denen anderer Kliniken erkennen und erhalten die Möglichkeit zur internen Qualitätsdiskussion und Analyse von Schwachstellen. Dieses Vorgehen ermöglicht der Einzelklinik eine schrittweise Verbesserung ihrer Qualität und führt, wie die Entwicklung der letzten Jahre zeigt, flächendeckend zu einer Verbesserung der geburtshilflichen Versorgung. Auf den Zusammenhang zwischen Qualitätssicherung und medizinischer Forschung verwies Selbmann (1993, Abb. 9.11). 18 Jahre nach Beginn der Bayerischen Perinatalerhebung sind die damals formulierten Ziele:

- Anstoß und Unterstützung der internen Selbstkontrolle; daraus sich entwickelnd Möglichkeiten der externen Qualitätssicherung,
- Beschreibung der perinatologischen Landschaft,
- Gewinnung brauchbarer statistischer Unterlangen zur Beantwortung perinatologischer Fragestellungen

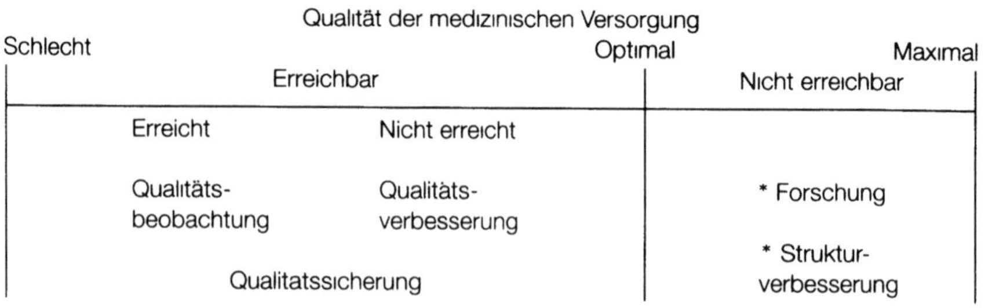

Qualität der medizinischen Versorgung

Schlecht Optimal Maximal

Erreichbar | Nicht erreichbar

Erreicht | Nicht erreicht

Qualitäts-beobachtung | Qualitäts-verbesserung | * Forschung

Qualitatssicherung | * Struktur-verbesserung

Abb. 9.1. Zusammenhang zwischen Qualitätssicherung und medizinischer Forschung

noch immer eine aktuelle Herausforderung. Obwohl vieles in die Tat umgesetzt werden konnte, gibt es noch zahlreiche Aufgaben für die Zukunft.

Literatur

1. Kommission für Perinatologie und Neonatologie der Bayerischen Landesärztekammer (1992) BPE-Jahresbericht 1991
2. Kunz S (1991) Dokumentation in der Perinatal-Medizin. Aussagen, Bilanz, Perspektiven. 4. Freiburger Internationales Geburtshilfliches Kolloquium
3. Selbmann HK (1982) Die Münchner Perinatal-Studie: Informationsquelle oder Datenfriedhof? In: Zander J, Selbmann HK (Hrsg) Wege zu einer verbesserten Perinatalversorgung. Deutscher Ärzteverlag, Köln
4. Selbmann HK (1993) Die Bedeutung der Perinatalerhebung für die Perinatalforschung. Gynäkologe 26: 71–75
5. Wulf KH (1992) Schwangerenvorsorge – Effektivität und Inanspruchnahme. Eine Standortbestimmung. In: Terinde R, Rosmanith W (Hrsg) Gynäkologie und Geburtshilfe heute. Alete Wissenschaftlicher Dienst, München

Statistisches Bundesamt Wiesbaden: Aktuelle Information über alle Daten, Telefonzentrale: 0611-75-1

9.3 Das wachsende forensische Risiko des Geburtshelfers. Ursachen, Konsequenzen und Folgerungen einer bedenklichen Entwicklung

K. Ulsenheimer

Das wachsende forensische Risiko

Wir stehen vor einer geradezu paradoxen Situation: Durch die zunehmende Perfektionierung der Technik und die fortschreitende Spezialisierung der medizinischen Wissenschaft ist das medizinische Risiko für Mutter und Kind ständig gesunken. Gleichzeitig hat sich jedoch für den Geburtshelfer das forensische Risiko – d.h. mit Schadensersatzansprüchen, Klagen, Strafanzeigen und staatsanwaltschaftlichen Ermittlungsverfahren überzogen zu werden – drastisch erhöht. Exaktes Zahlenmaterial speziell für den gynäkologisch-geburtshilflichen Bereich gibt es leider nicht, doch ist unbestritten, daß die Gynäkologie, und hier insbesondere die Geburtshilfe, neben der Chirurgie und Anästhesie zu den haftungsträchtigsten Gebieten gehört. In den nachstehenden Zahlen spiegelt sich deshalb auch der sprunghafte Anstieg der geburtshilflichen Schadensfälle und ihre wachsende forensische Bedeutung wider:

In den 50er und 60er Jahren machten nur einige wenige Patienten Schadensersatz- und Schmerzensgeldansprüche gegen den Arzt geltend, und Strafverfahren wegen fahrlässiger Körperverletzung bzw. fahrlässiger Tötung bildeten eine seltene Ausnahme. Noch 1963 konnte der Chirurg K.H. Bauer[1] durchaus glaubhaft versichern, innerhalb der Jahre 1944–1961 sei bei 135 895 Operationen, 125 797 stationären und 386 895 ambulanten Behandlungen in seinem Verantwortungsbereich kein einziger Fall aufgetreten, in dem ein Patient gegen die Ärzte oder die Klinik geklagt hätte.

Dieses Bild hat sich inzwischen jedoch vollständig gewandelt. Ärztliche Haftungsfragen haben Hochkonjunktur:

1. Auf dem Gebiet des *Zivilrechts*:

- „unvergleichliche Zunahme“ einschlägiger Revisionen: 175 arztrechtliche Revisionsverfahren in der Zeit von 1951–1961[2], 130 Revisionsverfahren allein im Jahre 1988;
- 1986: 120 Arzthaftungsklagen beim LG Köln, 1992: etwa 150, dazu eine nicht bekannte Anzahl von Verfahren vor dem Amtsgericht (bei Streitwerten von

---

[1] K.H. Bauer, Katholische Akademie Bayern, Heft 20, S. 47, 64 f

[2] Schlund, Der Gynäkologe 1989, 344

damals unter DM 5 000), bezogen auf eine Bevölkerung von 1 Mio. Bei einer Gesamtbevölkerung der damaligen Bundesrepublik von ca. 60 Mio. läßt sich daraus auf etwa 7 000 Klagen zu den Landgerichten im Rahmen einer groben Schätzung schließen; Franzki[3] berichtet 1985 von jährlich etwa 50 einschlägigen Verfahren vor dem OLG Celle, was die vorgenannte Schätzung bestätigt;

- Kleinewefers, der frühere Präsident des OLG Koblenz, kommt für das Jahr 1988 im Rahmen einer Hochrechnung zu 10 000 Klagen wegen ärztlicher Fehler bei Gericht.[4]

2. Auf dem Gebiet des *Strafrechts*:

- Ende der 70er Jahre: ca. 1 200 Strafverfahren (auf der Basis der Annahmen von Pribilla[5])
- 1980: 840 arztstrafrechtliche Ermittlungsverfahren wegen Kunstfehler in Nordrhein-Westfalen;[6]
- 1982: 280 Kunstfehler-Ermittlungsverfahren bei den Staatsanwaltschaften des Landgerichts München I und II;[7]
- 1985: 500–600 staatsanwaltschaftliche Ermittlungsverfahren wegen ärztlicher Behandlungsfehler in den OLG-Bezirken Köln und Düsseldorf;[8]
- alle rechtsmedizinischen Institute sprechen von einem „lawinenartigen Anstieg" der Aufträge für Kunstfehlergutachten;[9] das Institut für Rechtsmedizin an der Universität München berichtet z.B. für die Zeit von 1950 bis 1970 durchschnittlich von 5 Kunstfehlerbegutachtungen pro Jahr. Ab 1970 stieg die Zahl auf zunächst 20 und danach sogar drastisch auf über 70 pro Jahr, also auf das nahezu 15fache gegenüber der Zeit vor 1970![10]
- 1988: Aus den vorhandenen Einzelzahlen ist auf ca. 2500 bis 3000 staatsanwaltschaftlichen Ermittlungsverfahren in der Bundesrepublik Deutschland Ende der 80er Jahre zu schließen.[11]

3. Im Bereich der *Schlichtungsstellen* (*Gutachterkommissionen*):

- Schlichtungsstelle der Norddeutschen Ärztekammern in Hannover: Steigerung von 600 auf 1600 Anträge jährlich in der Zeit von 1980–1986;[12]
- Gutachter- und Schlichtungsstelle für Hessen und Rheinland-Pfalz: Anstieg der Anträge von etwa 200 im Jahre 1977 auf knapp 500 in den Jahren 1984 und 1985;[13]

---

[3] FAZ vom 20.3.1985

[4] VersR 1988, 765

[5] Pribilla, in: Forensische Probleme in der Anästhesiologie, 1981, S. 134

[6] Baur-Hess, Arzthaftpflicht und ärztliches Handeln, 1982, S. 11

[7] Ulsenheimer, MedR 1987, 207

[8] vgl. Ulsenheimer, a.a.O., S. 207

[9] Eisenmenger, Unfallmedizinische Tagungen der Landesverbände der gewerblichen Berufsgenossenschaften, Heft 38, 1979, S. 61

[10] Eisenmenger, a.a.O., S. 61

[11] Ulsenheimer, Rechtliche Probleme in Geburtshilfe und Gynäkologie, 1989, Einleitung. Enke, Stuttgart

[12] Rumler-Detzel, Arzt und Krankenhaus 1988, 209

[13] Kleinewefers, VersR 1986, 1140

- Gutachterkommission für ärztliche Haftpflichtfragen bei der Ärztekammer Westfalen-Lippe: 1987: 650 Neueingänge; 1988: 844; 1989: Zuwachs auf über 900:[14]
- 1991: Insgesamt, bezogen auf die alten Bundesländer, 5619 Anträge an die Gutachterkommissionen und Schlichtungsstellen für Fragen ärztlicher Haftpflicht bei den Ärztekammern;[15]

4. Im Bereich des *Versicherungswesens*:

- Reichenbach berichtet über einen Anstieg der Anspruchsanmeldungen von 55% in den Jahren 1972–1977;[16]
- die Versicherer schätzen für diesen Zeitraum jährlich etwa 5 000–6 000 Haftpflichtansprüche;[17]
- nach Reichenbach erhöhte sich der Schadensdurchschnitt in den Jahren 1972–1977 um 90%;[18]
- nach Pressemitteilungen fordern Jahr für Jahr 30 000 Patienten Entschädigung „für Ärztepfusch und Schlamperei";[19]
- speziell für die Gynäkologen und Geburtshelfer ermittelte Jahn, daß die sogenannte Schadenhäufigkeit von 1978 auf 1988 in Höhe von 14,6% und der Schadendurchschnitt um 252,3% zugenommen hat. Der Schadenbedarf erhöhte sich in derselben Zeit um 304,4%;[20]
- der durchschnittliche Schadenaufwand pro gemeldetem Schadenfall stieg im Fachgebiet Gynäkologie von DM 11 938 (1981) auf DM 73 009 (1991);[20a]
- nach einer 1989 erfolgten Umfrage zu Geburtshilfeschäden gaben sieben Versicherungsunternehmen an, 182 Fälle mit einem Gesamtaufwand in Höhe von 105 Mio. vorliegen zu haben;[21]
- drastischer Anstieg der Haftpflichtprämien für Gynäkologen (DM 25 500 bei stationärer Krankenhaustätigkeit), Vertragskündigungen und Aufnahmesperren seitens der Versicherer.

5. In den *USA*:

- überproportionaler Anstieg der sogenannten Kunstfehlerprozesse: 73% der 24 500 Mitglieder der Vereinigung der Gynäkologen und Geburtshelfer (ACOG) wurden mindestens einmal in ihrem beruflichen Leben verklagt; 12% aller Frauenärzte haben ihre geburtshilfliche Tätigkeit aus diesem Grunde

---

[14] Deutsches Ärzteblatt 1989, B-1748
[15] Deutsches Ärzteblatt 1992, C-2341
[16] Reichenbach, VersR 1981, 808
[17] Dirnhofer, in: Die Haftung des Arztes 1983, S. 14
[18] Reichenbach, a.a.O., S. 808
[19] Die Zeit, 1992, Nr. 48, S. 17
[20] Jahn, Der Gynäkologe 1989, 411, 412; siehe auch Jahn
[20a] Kümper, MedR 1993, 413
[21] Der Frauenarzt 1992, 54

bereits aufgegeben; die Versicherungsprämien haben die DM 100 000-Grenze „bei weitem überschritten“[22] (s. Kap. 9.5).

Zusammenfassend läßt sich feststellen: Zwar ist sicher noch nicht eine ganze Nation „zur Großfahndung nach ärztlichen Kunstfehlern aufgebrochen“[23], aber die vorstehend aufgezeigte Tendenz hat in der Ärzteschaft doch verständlicherweise große Sorge und Beunruhigung hervorgerufen. Demgegenüber wird von juristischer Seite gerne beschwichtigend darauf verwiesen, daß sich die absoluten Zahlen vor dem Hintergrund der tagtäglich vorgenommenen „medizinischen Eingriffe verschwindend gering“ ausnehmen, „die Klagen weit weniger als 1 Promille der Behandlungen“ ausmachen[24], die Zahl rechtskräftiger Verurteilungen wegen eines berufsspezifischen Fehlverhaltens bei etwa 5% der eingeleiteten Ermittlungsverfahren und die Einstellungsquote mangels hinreichenden Tatverdachts bzw. gegen Zahlung einer Geldbuße weit über dem bundesdeutschen Durchschnitt liegt.[25]

Diese Bilanz ist sicherlich erfreulich und die Hinweise darauf sind bestimmt gut gemeint. Sie verkennen jedoch das eigentliche Problem und sind darum für die betroffenen Ärzte wenig hilfreich; denn allein der Umstand, daß ein Prozeß oder Verfahren anhängig ist, allein die ständige Bedrohung durch Klage und Strafanzeige, der Druck mit zivil- und strafrechtlichen Konsequenzen verunsichert den Arzt und hemmt ihn in der Übernahme der Verantwortung gerade auf dem Gebiet der Indikation und der Bereitschaft zu einem riskanten Eingriff.[26]

Ein anhängiges Ermittlungsverfahren wegen fahrlässiger Tötung oder fahrlässiger Körperverletzung mit der Beschlagnahme von Krankenblattunterlagen in Klinik oder Praxis, der Ladung zur „Beschuldigtenvernehmung“, breiter Presseberichterstattung mit meist einseitiger, sachlich unrichtiger Darstellung der angeblichen Behandlungsfehler, der Prangerwirkung einer öffentlichen Hauptverhandlung, vielfach der Kündigung des Arbeitsvertrages, bisweilen auch fristlos (!), bei Vorliegen eines bloßen Kunstfehler*verdachts* – vor der abschließenden Wertung durch Staatsanwaltschaft oder Gericht, mit persönlichen Anfeindungen und erheblichen psychischen Belastungen für die ganze Familie, mit gravierenden Nachteilen bei Bewerbungen und damit der Gestaltung der beruflichen Zukunft, mit freiwilliger Aufgabe des Arbeitsplatzes und (oder) Berufswechsel – ist, wie die angedeuteten Folgen zeigen, eine schwere, oftmals existenzgefährdende, vielfach sogar existenzvernichtende Hypothek. Denn „wenn gegen den Arzt wegen des Verdachts einer Straftat, aus der sich seine Unwürdigkeit oder Unzuverlässigkeit zur Ausübung des ärztlichen Berufs ergeben kann, ein Strafverfahren eingeleitet ist“, besteht für die Verwaltungsbehörden sogar die Möglichkeit, das Ruhen der Approbation anzuordnen (§ 6 Abs. 1 BÄO). Auch die Zivilprozesse bedeuten aus ärztlicher Sicht,

---

[22] Weitzel, in: Defensives Denken in der Medizin. Irrweg oder Notwendigkeit, Schriftenreihe Band 11 der Hans-Neuffer-Stiftung 1991, S. 95

[23] Theissing, Zeitschrift für die gesamte Versicherungswirtschaft, 1987, 195

[24] Laufs, NJW 1990, 1505

[25] Ulrich, ÄRP 1985, 386

[26] Wachsmuth, KHA 1975, 424; Friedebold, Unfallmedizinische Tagungen der Landesverbände der gewerblichen Berufsgenossenschaften, Heft 38, 1979, S. 35

obwohl die Ansprüche der Patienten im Regelfall durch die Haftpflichtversicherung abgedeckt sind und daher den Arzt nur mittelbar treffen, wegen ihrer Publizität, ihrer möglichen Rufschädigung und ihrer oft negativen Rückwirkungen auf das Verhältnis zum Krankenhausträger zumindest subjektiv eine schwere Last und Bürde.

Ursachen der Entwicklung

Fragt man nach den Gründen für den rapiden Anstieg der Arzthaftpflichtfälle zivil- oder strafrechtlicher Art, so sind insbesondere folgende Ursachen anzuführen:

1. *„Innermedizinische Ursachen“*:

- der manchmal atemberaubende medizinische Fortschritt und die enorme Entwicklung der Technik, die Zunahme und qualitative Verbesserung der instrumentellen und apparativen Ausrüstung;
- immer höhere Anforderungen an die technischen Fertigkeiten und den zeitlichen Aufwand, immer „aggressivere und damit risikoreichere Methoden“ und Eingriffe: mit der Größe des Risikos wächst zugleich „auch die Rate ärztlicher Fehlleistungen“;[27]
- größere Möglichkeiten der Qualitätssicherung, der Kontrolle und damit der Aufdeckung etwaiger Fehlleistungen, z.B. im Bereich der pränatalen Diagnostik;[28]
- überzogene Leistungsanforderungen durch Sachverständige;
- die immer komplizierter werdende Organisation und zunehmende horizontale und vertikale Arbeitsteilung: je größer die Zahl der an der Krankenbehandlung Beteiligten, je größer der Betrieb, um so mehr Koordination und Kooperation ist erforderlich, um so mehr Fehlerquellen werden eröffnet;[29]
- Koordinations- und Kommunikationsmängel, Überwachungs- und Delegationsfehler, unrichtige Beurteilung der fachlichen und persönlichen Qualifikation des Partners sowie Kompetenzkonflikte als Folge der zunehmenden Arbeitsteilung; *Beispiel*: das notwendige Zusammenwirken von Geburtshelfer, Neonatologen, Anästhesisten, Kinder- und Neurochirurgen bei Frühgeburtlichkeit oder die Zusammenarbeit von Arzt (Geburtshelfer) und Hebamme;
- je spezifischer die Qualifikation des Einzelnen, um so stärker nimmt die Fähigkeit ab, die außerhalb des eigenen Aufgabenbereichs liegenden Probleme und Komplikationen richtig einzuschätzen;[30]

---

[27] zum Ganzen siehe Ulsenheimer, Festvortrag anläßlich des 56. Deutschen Kongresses für Unfallchirurgie am 18.11.1992 in Berlin, wird im Kongreßband abgedruckt; Maihofer, Archiv für klinische und experimentelle Ohren-, Nasen- und Kehlkopfheilkunde, Bd. 187, 1966, S. 519

[28] Franzki, in: Defensives Denken in der Medizin. Irrweg oder Notwendigkeit. Schriftenreihe Bd. 11 der Hans-Neuffer-Stiftung, 1991, S. 20

[29] Laufs, Handbuch des Arztrechts, 1992, §102 Rdnr. 1

[30] Umbreit, Die Verantwortlichkeit des Arztes für fahrlässiges Verhalten anderer Medizinalpersonen, 1992, S. 3

- personelle Unterbesetzung in einzelnen Bereichen und massiver Zwang zum Sparen verschärfen die Probleme;
- Kollegenneid, Intrigen, Konkurrenzdenken der Ärzte untereinander, insbesondere als Folge des gewaltigen Anstiegs der Ärztezahl;
- Anonymität der „Apparatemedizin“, Unpersönlichkeit vieler Großkliniken.

2. *Änderung des Patientenverhaltens*:

- zunehmendes Schwinden des für die frühere Zeit charakteristischen persönlichen Vertrauensverhältnisses zwischen Arzt und Patient: Krankenbehandlung als rein geschäftsmäßige Beziehung, als Rechtsverhältnis von „Vertragspartnern“;[31]
- mangelnder, vertrauensbildender Kontakt zwischen Patient und Arzt als Quelle von Mißtrauen und Skepsis;
- einseitige antiärztliche Berichterstattung in Presse und Medien über die „Halbgötter in Weiß“;
- Stimmungsmache von „Patientenschutzbünden“ und „Vereinigungen zur Bekämpfung ärztlicher Kunstfehler“;
- übersteigertes Anspruchsdenken, überzogener Erwartungsdruck, Irrglaube an die ärztliche Omnipotenz und die Beherrschbarkeit des menschlichen Körpers gleich einer Maschine,[32] Vergeltungswunsch, Ärger, Haß, materielle Begehrlichkeit (wenigstens Schmerzensgeld für die mißlungene Operation!), stärkere Konfliktsbereitschaft des Einzelnen, gewachsenes Selbstbewußtsein des Patienten durch seine Erziehung zum „mündigen Bürger“;[33]
- Rechtsrat, Empfehlung oder Ermunterung nach anwaltlicher Beratung und oftmals fehlendes Kostenrisiko infolge einer Rechtsschutzversicherung.

3. *Justizinterne Gründe* (Weichenstellungen und Änderungen der höchstrichterlichen Judikatur):

- übermäßige Ausdehnung der Aufklärungsanforderungen, Entwicklung des Aufklärungsfehlervorwurfs zum „Auffangtatbestand“, Mißbrauch der Beweislast durch den Patienten zu haftungsrechtlichen Zwecken:[34]

Beispiele:
Aufklärung über eingriffspezifische Risiken ohne Rücksicht auf die Risikofrequenz[35]: „nicht entscheidend ein bestimmter Grad der Komplikationsdichte“, sondern „ob das in Frage stehende Risiko dem Eingriff spezifisch anhaftet und bei seiner Verwirklichung die Lebensführung des Patienten besonders belastet“;[35a] Nachweis der Einwilligung beider Eltern-

---

[31] Franzki, a.a.O., S. 20; Decker, in: Unfallmedizinische Tagungen der Landesverbände der gewerblichen Berufsgenossenschaften, 1983, Heft 51, S. 181; Eb. Schmidt, Gutachten, zum 44. DJT, 1962, Bd. I, S. 30, Anm. 3

[32] vgl. Ulsenheimer, a.a.O., S. 3 f

[33] Franzki, a.a.O., S. 20

[34] BGH MedR 1985, 169

[35] vgl. LG Gießen, Arztrecht 1989, 261; BGH VersR 1992, 314 ff = MedR 1992, 159 ff

[35a] BGH NJW 1994, 793

teile im Falle schwieriger und folgenreicher Eingriffe bei Kindern,[36] Beachtlichkeit des Einwands „unzumutbaren psychischen Drucks" bei zu später, d.h. im Regelfall erst am Vortag (!) vor der Operation erfolgter, wenngleich umfassender, Aufklärung mit der Folge, daß der Arzt beweisen muß, der Patient habe sich innerlich frei, ohne unzumutbaren psychischen Druck für den Eingriff entschieden;[37]

- speziell für die Geburtshilfe: keine vorgezogene, prophylaktische Aufklärung über die verschiedenen Geburtsalternativen im Zeitpunkt zweifellos vorhandener Entscheidungsfreiheit der Mutter nötig und wünschenswert, andererseits aber *Pflicht* zur Aufklärung hierüber noch in einem Zeitpunkt uneingeschränkter Erkenntnis- und Entschließungsfreiheit (!) der Gebärenden bei deutlichen Anzeichen für eine absolute oder relative Kaiserschnittindikation;[37a]
- mangelnde Beachtung der Verschuldens- und Zumutbarkeitsfrage bei Nichterfüllung der Aufklärungspflicht in der zivil- und strafrechtlichen Judikatur;[38]
- Ausweitung des ärztlichen Haftpflichtrisikos durch die Beweiserleichterung des Prima-facie-Beweises (Rückschluß von einem feststehenden Schaden auf den Behandlungsfehler oder umgekehrt von einem nachgewiesenen Behandlungsfehler auf dessen Ursächlichkeit für den Schaden des Patienten, wenn die Schädigung typischerweise auf einem derartigen Sorgfaltsmangel beruht);
- Beweislastumkehr zu Lasten des Arztes bei groben Behandlungsfehlern, bei Gerätefehlern und bei der vorsätzlichen Vernichtung oder Unterdrückung von Beweismitteln (z.B. Krankenblattunterlagen) und bei schwerwiegenden Mängeln in der Dokumentation;[39]
- Anerkennung des ungewollten Kindes bei fehlgeschlagener Sterilisation und deshalb durchkreuzter Familienplanung als erstattungsfähiger Schaden;[40]
- Änderung der Judikatur bezüglich der Höhe des Schmerzensgeldes im Falle des Verlustes der Empfindungsfähigkeit des Kindes bei perinatalen Schäden im Jahr 1991: nicht mehr nur „symbolisches Schmerzensgeld", sondern bemessen nach dem Ausmaß der Zerstörung der Persönlichkeit und damit betragsmäßig „in einer wesentlich höheren Kategorie";[41]
- Ausweitung der strafrechtlichen Haftung wegen fahrlässiger Tötung durch Rückbeziehung der Kausalitätsfrage auf die Lebensverlängerung in Fällen, in denen auch bei pflichtgemäßem Verhalten des Arztes das Leben des Patienten nicht mit an Sicherheit grenzender Wahrscheinlichkeit gerettet worden wäre;[42]
- staatsanwaltschaftliche Ermittlungen wegen fahrlässiger Körperverletzung von Amts wegen, selbst wenn der Patient nicht innerhalb der vom Gesetz vorgesehenen Frist den Strafantrag gestellt hat, darauf gänzlich verzichtet oder

---

[36] BGH NJW 1988, 2946 = VersR 1989, 145

[37] BGH NJW 1992, 2353

[37a] BGH NJW 1993, 2372 ff

[38] Weißauer, Informationen des BDC 1991, 11; Ulsenheimer, MedR 1992, 133; Franzki, Chirurg 1991, 12; Weißauer, a.a.O., S. 12

[39] siehe Böcker in: Rechtliche Probleme in Geburtshilfe und Gynäkologie, 1990, S. 96 ff

[40] BGH VersR 1980, 555 ff; VerSR 1983, 396 ff

[41] BGH-Entscheidung vom 4.6.1992 - Az. VI ZR 192/91

[42] BGH NStZ 1981, 218; 1985, 25

ihn, z.B. nach Zahlung einer angemessenen Entschädigung, zurücknimmt; Vernachlässigung einer exakten Prüfung des *„besonderen"* öffentlichen Interesses, das § 232 StGB für ein Einschreiten offizialiter verlangt.

Folgen der aufgezeigten Entwicklung

1. Das statistische Material und die Entwicklung der Judikatur im Bereich ärztlicher „Kunstfehler" machen deutlich, daß „die Beziehung zwischen Recht und Medizin durch eine aggravierende Arzthaftung überschattet" ist,[43] die in der Ärzteschaft verständlicherweise große Sorge und Beunruhigung hervorgerufen hat. Denn „die notwendige rechtliche Kontrolle der Medizin" droht „zu einer vollständigen juristischen Organisation des Verhältnisses zwischen Arzt und Patienten" zu werden, in dem der Arzt „neben den Risiken, die der Patient mitbringt und die diesem bei Diagnose oder Therapie drohen, auch die eigenen forensischen Gefahren bedenken und als indizierende wie kontraindizierende Faktoren ins Kalkül ziehen" muß.[44] Unter dem Eindruck des Haftungsrisikos wird gerade der gewissenhafte Arzt vorsichtiger und prüft nicht mehr unbefangen, was für den Kranken aus medizinischer Sicht am zweckmäßigsten ist,[45] vielmehr geht sein Bestreben in erster Linie dahin, sich vor den etwaigen juristischen Folgen seiner Behandlung zu schützen. Anstelle der erstrebten Qualitätssicherung ärztlicher Maßnahmen und der Gewährung des jeweils bestmöglichen Behandlungsstandards wird aus der verrechtlichten „eine defensive Medizin, die aus Scheu vor der Klage zu viel untersucht oder zu wenig an Eingriffen wagt", anders formuliert, in der der Arzt sich „weniger seinem Gewissen und dem Wohl des Patienten als vielmehr dem Ratschlag seines Rechtsanwalts verpflichtet" fühlt.[46]

„Ein solcher Wandel wird sich langsam und fast unmerklich vollziehen, zum Schaden der Gesamtheit und zum Schaden des einzelnen Kranken", der „die Auswirkungen des ärztlichen Sicherheitsbedürfnisses zu spüren bekommt".[47] Er ist letztlich der Leidtragende dieser Tendenz, die teils bewußt, teils unbewußt vor dem Hintergrund der zivil- und strafrechtlichen Haftungskonsequenzen das Denken und Handeln des Arztes bestimmt und manchmal rational, oft irrational seine innere Einstellung zum Kranken prägt. Dienst nach Vorschrift, mangelndes Engagement, fehlende Risikobereitschaft, Unsicherheit und Unselbständigkeit, Absicherung durch Formulare und Verantwortungsscheu sind äußere Zeichen einer solchen Haltung, die das eigene ärztliche Gewissen und die eigene Verantwortung gegenüber dem Patienten zugunsten forensischer Unangreifbarkeit zurückstellt oder zurückdrängt.

---

43 Weißauer, Information des BDC 1992, 241

44 Laufs, MedR 1985, 164; ders. NJW 1991, 1521

45 Roemer, JZ 1960, 139

46 Franzki, a.a.O., S. 19

47 Hammerstein, Defensives Denken in der Medizin. Irrweg oder Notwendigkeit?, Schriftenreihe Band 11 der Hans-Neuffer-Stiftung, 1991, Vorwort 7

2. Diese Entwicklung ist weder „ein Schreckgespenst, das von Ärzten und mit ihnen sympathisierenden Juristen“[48] gleichsam als Menetekel an die Wand gemalt wird, noch eine Übertreibung oder bloß „vage Befürchtung“,[49] vielmehr ist die defensive Medizin schon heute eine unübersehbare Realität im Klinik- oder Praxisalltag. Einige Beispiele mögen dies verdeutlichen:

(1) Angesichts der strengen Anforderungen der Judikatur an die ärztliche Aufklärungspflicht führt das - verständliche - Bedürfnis vieler Ärzte nach Selbstschutz vor Klagen und Strafanzeigen dazu, ohne Rücksichtnahme auf die Empfindungen des kranken Patienten „schonungslos alle nur denkbaren Komplikationen“ aufzuführen, was „zu einer Art moderner Tortur ausarten“ kann (*Überaufklärung*[50]).

(2) Der vom defensiven Denken beherrschte Arzt ist nur allzu leicht versucht, alle nur denkbaren diagnostischen Verfahren einzusetzen, um dem Vorwurf der Unterlassung zu entgehen, auch wenn deren Anwendung im individuellen Falle keinen Erkenntnisgewinn bringt, deshalb gar nicht nötig ist und dem Patienten durch ein Fortlassen Belastungen erspart werden könnten. Eine gedankenlose Überfrachtung von Screening-Programmen, eine „Überdiagnostik“ aus eigenem Sicherheitsbedürfnis ist nicht selten zu beobachten, im Endeffekt aber für den Patienten und für die Gesellschaft (Kostenaspekt!) fast immer von Nachteil.

(3) Aufgrund einer defensiven Einstellung gibt der Arzt bei der Wahl des Therapieverfahrens solchen Methoden den Vorzug, die ihn weniger leicht in die Gefahr rechtlicher Auseinandersetzungen bringen, während der Nutzen für den Patienten einen nachgeordneten Stellenwert hat. So sind die steigenden Kaiserschnittfrequenzen heute zu einem guten Teil die Antwort der Geburtshelfer auf die höchstrichterliche Judikatur und damit „Ausdruck einer defensiven Verhaltensweise der Ärzte“.[51]

Denn die Durchsicht der Rechtsprechung zeigt immer wieder eine für die Geburtsgynäkologie typische Fallkonstellation, nämlich die äußerst schwierige und meist sehr dringlich zu entscheidende Frage, ob der Arzt einen sofortigen Kaiserschnitt machen und dadurch die Gefahr für das Kind bei gleichzeitiger Erhöhung des Risikos für die Mutter abwenden oder aber zuwarten und auf den natürlichen Geburtsfortschritt mit dem Risiko einer schweren Schädigung des Feten hoffen soll. Während bei dieser Ausgangslage die verspätete Vornahme des Kaiserschnitts in den Gerichtsentscheidungen signifikant häufig zutage tritt, ist bislang noch *kein* obergerichtliches Urteil bekannt geworden, das wegen einer *zu frühen* Schnittentbindung die zivil- und (oder) strafrechtliche Haftung des Geburtshelfers ausgelöst hätte. Die Folge ist deutlich sichtbar: Ein unproportional hoher Anstieg der Sectiorate in den letzten 10–15 Jahren: in der Bundesrepublik an 22 befragten Universitätskliniken von 11% auf 18%, in den USA von 5,5% auf 24,4%, wobei allerdings

---

48 Schreiber, Medizinische Klinik, Bd. 78 (1983), S. 504

49 Franzki, a.a.O., S. 19

50 Hammerstein, a.a.O., S. 8

51 Weitzel, in: Defensives Denken in der Medizin. Irrweg oder Notwendigkeit, Schriftenreihe, Bd. 11 der Hans-Neuffer-Stiftung, 1991, S. 93

zuzugeben ist, daß die exakte Quantifizierung des Anteils "forensisch indizierter" Kaiserschnitte unmöglich ist.[52]

(4) Prophylaktische Polypragmasie[53] mit insgesamt mehr Schaden als Nutzen.

(5) Verschreibung immer teurerer, objektiv nicht unbedingt indizierter Medikamente.[54]

(6) *Überdokumentation* und dadurch Lähmung effektiven und zügigen ärztlichen Handelns, vor allem bei operativen Eingriffen.[55]

(7) Zurückhaltung gegenüber risikobehafteten Eingriffen

(8) Zunehmende Verlegung der Patienten in Spezial- oder Universitätskliniken und vermehrte Hinzuziehung von Konsiliarärzten, Bevorzugung stationärer gegenüber ambulanter Therapieform.

3. Konsequenzen hat das gestiegene Haftpflichtrisiko des Geburtshelfers auch unter *versicherungsrechtlichem* Aspekt. Gerade die Geburtsschäden und die Schäden im Bereich der pränatalen Diagnostik haben „wegen ihres finanziellen Gewichts" entscheidend zu der unter kaufmännisch-wirtschaftlichen Aspekten „negativen Entwicklung" der Arzthaftpflichtsparte vieler Versicherungsgesellschaften beigetragen.[56]

So sind einige Versicherer dazu übergegangen, für Gynäkologen und Geburtshelfer keine Berufshaftpflichtversicherungen mehr zu übernehmen, andere haben mit drastischen Prämienerhöhungen reagiert[57] oder haben bestehende Versicherungsverträge zum nächstmöglichen Termin gekündigt.[58] Es ist zu befürchten, daß aufgrund dieser Maßnahmen Geburtshelfer gezwungen sein werden, aus finanziellen Gründen oder wegen fehlenden Versicherungsschutzes ihren Beruf aufzugeben, und damit eine Entwicklung angestoßen wird, die zwangsläufig zu einer Einschränkung der medizinischen Versorgung der Bevölkerung führen muß, wie es im Bereich der Geburtshilfe für die USA schon belegt ist (s. Kap. 9.5).

Folgerungen und Möglichkeiten der Schadensverhütung

1. Sicher kann und darf sich ärztliches Handeln nicht im rechtsfreien Raum abspielen, sondern muß rechtlicher Kontrolle unterliegen und die allgemeinen Gesetze müssen für den Arzt – wie für jeden anderen Staatsbürger auch – ihre Gültigkeit haben. Dennoch stellt sich die Frage, ob die Rechtsprechung auf dem Gebiet der Arzthaftpflicht wirklich als maßvoll, angemessen und den „beiderseitigen Interessen

[52] vgl. Oehlert, Der Frauenarzt 1992, 132; Weitzel, a.a.O., S. 94
[53] K.H. Bauer, Langenbeck's Archiv für klinische Chirurgie, Bd. 298, S. 291
[54] Ehlers, Die ärztliche Aufklärung vor medizinischen Eingriffen, 1987, S. 11
[55] Opderbecke/Weißauer, MedR 1984, 211 f
[56] Fauter, Der Frauenarzt 1992, 153
[57] Fauter, a.a.O., s. 153
[58] s. Informationen des Berufsverbandes der Deutschen Chirurgen e.V., 1991, 240

und Eigenheiten des jeweiligen Falles" gerecht werdend bezeichnet werden kann[59] bzw. ob die Sicherheit der Patienten und die Gewährleistung des bestmöglichen Behandlungsstandards in dem Umfang und Ausmaß wie gegenwärtig bei strafrechtlicher Verfolgung und strafrechtlichen Sanktionen aufrecht erhalten und durchgesetzt werden soll. Denn solange hier keine Änderung eintritt, kann man dem Arzt, insbesondere dem Geburtshelfer aus rechtlicher Sicht nur den guten Rat geben, sich aus ureigenstem Interesse, zur Vermeidung forensischer Implikationen, auf rechtliche Positionen zurückzuziehen,[60] zumal finanzielle, personelle und apparative Engpässe das Haftpflichtrisiko ohnehin in Zukunft noch erhöhen werden. Doch eine solche Empfehlung widerspricht dem ärztlichen Ethos, vertieft die Gräben zwischen Judikatur und Medizin, belastet das ärztliche Gewissen und Verantwortungsgefühl, wirkt sich „auch auf die Therapie selbst negativ" aus[61] und steht letztlich „der Weiterentwicklung der Medizin im Wege".[62]

Daher erfordert die inzwischen eingetretene Entwicklung ein rigoroses Umdenken aller Beteiligten, eine grundlegende Neubesinnung von Ärzten, Juristen, Patienten und Öffentlichkeit, die zum Abbau des forensisch-medizinischen Spannungsfeldes auch traditionelle Standpunkte in Frage stellen und festgelegte Rechtsprechungsgrundsätze, Denkgewohnheiten, Wertungen, Erwartungen und Ansprüche kritisch überprüfen muß. Anderenfalls wird die Gefährdung des ärztlichen Berufs durch die Spruchpraxis der Zivil- und Strafgerichte im Alltag der Patientenversorgung den aufgezeigten unheilvollen Weg in die defensive Medizin nur noch beschleunigen, und zwar zum Nachteil der hilfesuchenden Kranken, zum Schaden der medizinischen Wissenschaft, im Widerspruch zum Leitbild ärztlichen Handelns und nicht zuletzt auch mit negativen Folgen für die Justiz, deren Ansehen und Vertrauenswürdigkeit darunter leidet.[63]

2. Das bedeutet konkret:

(1) Die Patienten müssen wieder lernen, zwischen Schicksal und Schuld zu unterscheiden und zu begreifen, daß nicht jede tödliche Komplikation oder mißlungene Operation menschliches Versagen und damit „Schuld" des Arztes bedeutet. Das überzogene Anspruchsdenken und die zu hohe Erwartungshaltung vieler Kranker muß auf ein vernünftiges Maß zurückgeführt und das Bewußtsein wieder geweckt werden, daß das Arzt-Patienten-Verhältnis weit mehr als eine bloße rechtlich-finanzielle, „von Wissenschaft und Technik geprägte rationalistische" Vertragsbeziehung, „sondern eine Schicksalsgemeinschaft bildet".[64]

---

59 Laufs, NJW 1990, 1505; Handbuch § 2 Rdnr. 10 m.w.N.; Giesen, JZ 1990, 1064; Reilmann, MedR 1992, 268

60 Müller-Dietz, in: Arzt und Patient zwischen Therapie und Recht, 1981, S. 9

61 Müller-Dietz, a.a.O., S. 45

62 Schreiber, Langenbeck's Archiv für klinische Chirurgie 1980, S. 45; Jungbluth/Müller, in: Unfallmedizinische Tagungen der Landesverbände der gewerblichen Berufsgenossenschaften, Heft 38, S. 42

63 Ulsenheimer, in: Defensives Denken in der Medizin. Irrweg oder Notwendigkeit?, Schriftenreihe Band 11 der Hans-Neuffer-Stiftung 1991, S. 34 ff

64 Groll, MDR 1993, 20

(2) Die Ärzte ihrerseits müssen bei aller Kritik an der gegenwärtigen Tendenz und Einzelentscheidungen und der Judikatur akzeptieren, daß der Patient „vor dem unsorgfältigen wie dem selbstherrlichen Arzt, soweit es geht, geschützt werden muß“.[65] Die Ärzte müssen einsehen, daß dem Selbstbestimmungsrecht des Patienten ein höherer Stellenwert als früher zukommt[66] und die zunehmende Verrechtlichung „nicht nur Kontroll-, sondern auch Entlastungsfunktion“ hat.[67] Wer heimlich oder offen „Freiheit *vom* Recht“ fordert, sollte den „Schutz *im* und *durch* das Recht“ nicht übersehen.[68]

(3) Die Medizin selbst, „insbesondere in ihren wissenschaftlichen Gesellschaften und Berufsverbänden“ ist gefordert, mehr zur Schadens- und damit Haftungsverhütung beizutragen.[69] Dazu gehört die systematische Analyse der Schadensursachen, ein Feld, das keineswegs nur den Arzthaftpflichtversicherern überlassen werden darf, wie das Beispiel der USA zeigt. Hier bemühen sich große Ärzte- und Krankenhausorganisationen sowie Universitäten mit erheblichem Engagement „auf dem Gebiete von Schadenuntersuchungen und Präventivmaßnahmen“,[70] um typische Fehlerquellen und vermeidbare Behandlungsmängel aufzudecken. Dieser wichtige Teilaspekt der Qualitätssicherung liegt bei uns noch im argen, doch würde seine Beachtung die Sicherheit für Mutter und Kind ebenso erhöhen wie die Sicherheit des Arztes, das Richtige zu tun (vgl. Kap. 9.2).

Zu den medizininternen Aufgaben gehört ferner die Bestimmung von „Standards“, insbesondere die Verabschiedung von „Empfehlungen“, wenn Unklarheit angesichts des Nebeneinanders mehrerer Behandlungsmethoden oder bei Ablösung traditioneller Verfahren durch neue, noch nicht überall eingeführte Techniken besteht. Genauso hilfreich ist aber auch dort, wo „Meinung gegen Meinung steht“, die Aussage, soweit dies sachgerecht ist, daß beide Meinungen „nach dem gegenwärtigen Stand der medizinischen Wissenschaft und Erfahrung“ voll vertretbar sind.[71]

Eine solche Klärung ist insbesondere deshalb bedeutsam, weil ja die berufsspezifischen Leistungsstandards der Medizin im Wandel begriffen sind und die Gerichte nur die Grenzen, nicht aber den Inhalt dieser Standards bestimmen. Wenn deshalb Sachverständige trotz vorhandener Meinungsgegensätze und alternativer Behandlungsmöglichkeiten ihre eigene Auffassung zum alleinigen Maßstab machen und dem Anhänger der Gegenposition ein fehlerhaftes Vorgehen bescheinigen, darf man sich nicht über Gerichtsurteile wundern, die auf der Grundlage einer solch einseitigen Beurteilung der Kunstfehlerklage stattgeben oder den angeklagten Arzt verurteilen. Stellung und Funktion des Sachverständigen im Zivil- und Strafverfahren dem hierzu berufenen Personenkreis näherzubringen, mit Ver-

---

[65] Grünwald, in: Arzt und Recht, 1966, 127
[66] vgl. BVerfGE Bd. 52, 131 ff; BGH VersR 1989, 516
[67] Grünwald, a.a.O., S. 127
[68] Taupitz, NJW 1986, 2851
[69] Weißauer, a.a.O., S. 232
[70] Wehe, Der Frauenarzt 1992, 184
[71] Weißauer, a.a.O., S. 232

mittlung grundlegender Rechtskenntnisse durch Erläuterung zentraler rechtlicher Begriffe erscheint daher als ein weiteres, praktisch besonders wichtiges Aufgabengebiet der wissenschaftlichen Gesellschaften und Berufsverbände.

Deren Stimme und Entscheidung ist ferner überall dort notwendig, wo es übergreifende, in der Natur der Sache liegende spezifische Aufgaben- und Kompetenzabgrenzungsprobleme oder -streitigkeiten zwischen verschiedenen Fachgebieten gibt, die zu typischen, aber vermeidbaren Organisationsfehlern führen. Wie sehr solche interdisziplinären Abmachungen, für die es schon zahlreiche Beispiele gibt, das Haftungsrisiko vermindern, zeigt ihre Akzeptanz im Klinikalltag und durch die Gerichte. Deshalb ist dieser Weg zu mehr Sicherheit für Patient und Arzt nachhaltig zu fördern und „konsequent weiterzugehen".[72]

(4) Aufgabe der *Juristen* schließlich ist es, „ihre Maßstäbe, an denen sie die ärztliche Tätigkeit messen, daraufhin zu überprüfen, wie weit sie dem Wohle des Patienten förderlich und wie weit sie schädlich sind".[73] Bei dem notwendigen Gesamtausgleich der widerstreitenden Interessen ist Weitblick erforderlich, da die „kurzsichtige Verbesserung" der Position der Patienten „durch Übersteigerung der Bindungen" der Ärzteseite „auf lange Sicht der Gesamtheit aller Patienten schadet".[74] Rechtswissenschaft und -praxis müssen sich mehr denn je bemühen, „den großen Schwierigkeiten des ärztlichen Berufs, der Verantwortung, die der Arzt, wie kaum ein anderer zu tragen hat, und den Sorgen und Anstrengungen, denen er ausgesetzt ist, gerecht zu werden".[75] Bei der „Umsetzung des hohen hippokratischen Eides in die Verantwortlichkeit" der medizinischen Praxis darf deshalb „der Richter die Anforderungen nicht überspannen".[76]

Nur bei einer grundlegenden Rück- und Neubesinnung aller dürfen wir sicher sein, daß Tröndles gespenstische Vision, „neben den OP-Räumen könnten einmal Rechtsberater ... anhand einer juristischen Entscheidungssammlung während des Eingriffs ohne Verzug das Zeichen zum Weitermachen oder Abbrechen[77] geben und damit die juristische durch die forensische Indikation ersetzen", nie Wirklichkeit wird und es nicht eines Tages dazu kommt, „daß Menschenleben, deren Rettung nur unter Eingehen eines größeren ärztlichen Risikos möglich wäre, aufgegeben werden".[78]

---

[72] So mit Recht Weißauer, a.a.O., S. 232
[73] Grünwald, a.a.O., S. 127
[74] Taupitz, a.a.O., S. 2858
[75] Eb. Schmidt, Der Arzt im Strafrecht, 1939, S. 3
[76] Isele, in: Mergen (Hrsg.), Die juristische Problematik in der Medizin, Bd. 3, 1971, S. 19
[77] Tröndle, MDR 1983, 887
[78] Wachsmuth-Schreiber, FAZ vom 3.10.1980, S. 10

9.4 Das forensische Risiko. Der Gutachter

H. Ludwig

Gemeinsam mit J. Schneider, Hannover, vertrete ich die von der Deutschen Gesellschaft für Gynäkologie und Geburtshilfe und dem Berufsverband der Frauenärzte eingerichtete Beratungsstelle für Gutachtensfragen.

Diese Stelle – gemeinsam mit dem Berufsverband der Frauenärzte getragen – bemüht sich darum, eine Übersicht über die Begutachtungen im Fach Gynäkologie und Geburtshilfe nicht nur in Deutschland, sondern in allen deutschsprachigen Ländern, zu gewinnen. Dies geschieht durch Sammeln und Auswerten von anonymisierten Gutachten – wo immer möglich – und von zugehörigen Gerichtsurteilen. Das Ziel der Arbeit dieser Stelle ist, daß man in Zukunft nicht nur eine Namensliste von Gutachtern wird abrufen können, die auf bestimmten Detailgebieten besondere, auch forensische Erfahrung besitzen, sondern auch über eine Urteilsammlung verfügt, die eine Übersicht über die Schwerpunkte forensischer Auseinandersetzungen vermitteln kann und insoweit als Beispielsammlung eine wichtige Lücke der Information in unserem Fach schließen wird. Anfänge sind bereits gemacht, seit die Juristen Ulsenheimer, Schlund, Gaisberger und Ratzel in den Zeitschriften „Der Frauenarzt" bzw. „Der Gynäkologe" regelmäßig über forensische Gesichtspunkte schreiben und illustrative Beispiele anführen. Verwiesen sei auch auf K. Ulsenheimer et al.: *Rechtliche Probleme in Geburtshilfe und Gynäkologie.* Die Beratungsstelle für Gutachtensfragen bemüht sich, diese Aktivitäten zu koordinieren, vor allem sie näher an die Berufsgesellschaften heranzuführen. Sie wird außerdem regelmäßig auf den Kongressen der Deutschen Gesellschaft für Gynäkologie und Geburtshilfe über den Stand ihrer Arbeit berichten. Die Gutachtenstelle will und kann nicht die Rolle eines Obergutachters spielen. Hingegen kann sie in besonders heiklen Fällen ihre guten Dienste als Beratungsorgan anbieten. Sie ist nicht eine Institution von interessierten privaten Versicherungsgesellschaften; vielmehr bemüht sie sich um die wissenschaftliche Durchdringung und Begleitung des Sektors „Begutachtung in Gynäkologie und Geburtshilfe", und sie fühlt sich der Einhaltung strenger Neutralität in der Sache verpflichtet.

Es ist üblich geworden, angesichts der Entwicklung in den USA („The malpractice crisis", H.R. Barber, 1991) auch für die BRD ein Szenario zu beschwören, in welchem die zukünftige Geburtshilfe überwiegend von *defensiven* Gesichtspunkten geprägt sein könnte. Ohne Zweifel hat die aktuelle Entwicklung in den USA bereits solche ungünstigen Auswirkungen auf die Praxis der Geburtshilfe herbeigeführt, jedoch sollte man nicht verkennen, daß das Rechtsystem der USA diese Entwicklung erleichtert hat. Gibt es dort doch das hierzulande streng verpönte, dort aber eben statthafte, wenn auch heftig kritisierte, Erfolgshonorar der Anwälte. Die hiesigen Anwaltsgesetze indessen verbieten, daß sich ein Anwalt am finanziellen Prozeßergebnis beteiligt. Das gilt gemäß den Standesregeln in allen EU-Ländern und auch in der Schweiz, wo EU-Regeln von kantonalen Anwaltsverbänden übernommen worden sind. Der Rechtsanwalt kann hier den Prozeß insoweit nicht zu seiner eigenen Sache machen, sondern er sollte den Klienten in voller Unabhängigkeit und Unbefangenheit objektiv beraten können. Die Anwälte unterstehen einer Aufsicht, und ihr Honoraranspruch ist ebenfalls gesetzlich geregelt. In Streitfällen um das Honorar entscheiden Anwaltskammer oder Gerichte (vgl. Hans Nater, Schutz gegen Prozesslawinen in der Schweiz?, NZZ 11.10.1991). Es gibt in Europa auch nicht den „ungünstigen Ausgang" („maloccurrence") als Prozeßgrund; vielmehr müssen klassische Schritte für einen Schuldbeweis getan werden, bevor ein Urteil gesprochen werden kann. Die üblichen Schritte im ärztlichen Haftpflichtprozeß sind:

1. Mit der Feststellung „Was ist die ärztliche Regel des Vorgehens im gegebenen Fall?"

   beginnt jede Untersuchung zur Klärung einer evtl. Haftung, und es folgt die positive oder negative Beantwortung der Frage:
2. „Lassen sich Verstöße gegen diese ärztliche Regel nachweisen und, ggf., worin liegen diese?"

   Danach folgt die wichtige Abwägung, ob
3. Zwischen Verstößen gegen ärztliche Regel und dem eingetretenen Schaden eine Kausalitätsbeziehung besteht,

   und schließlich die Frage:
4. „Wie ist der behauptete Schaden definiert und welche Auswirkungen hat er für die gegenwärtige oder zukünftige Lebensqualität?"

Grundelemente im ärztlichen Haftpflichtprozeß: Ärztliche Regel, Verstoß gegen ärztliche Regel, Kausalität, Schaden.

Um es an einem Beispiel zu veranschaulichen: Eine *ärztliche Regel* wäre z.B. mit der Frage angesprochen, ob eine Erstgebärende mit Beckenendlage am Termin besser durch Kaiserschnitt zu entbinden gewesen sei, auch wenn sonst keine weiteren Risikomerkmale gefunden wurden. Man sieht, daß es selbst für diese forensisch oft ventilierte Frage eine unbestrittene ärztliche Regel nicht gibt. Deshalb ist es auch nicht einfach, in einem solchen Fall einen *Verstoß gegen eine ärztliche Regel* dann zu erkennen, wenn eine Erstgebärende mit ausgetragenem Kind in Beckenendlage nicht mit Kaiserschnitt entbunden worden ist. Es wird entscheidend auf die Nebenumstände des Falles ankommen und damit auf die korrekte Analyse der

Gesamtsituation durch den Sachverständigen. Sind beim Kind *Schäden* festgestellt, so muß geprüft werden, in welcher *Kausalbeziehung* sie zu einem evtl. Verstoß gegen eine anerkannte ärztliche Regel stehen. Diese Kausalitätsbeziehung ist insbesondere beim pränatalen Hirnschaden, der erst eine Zeitlang nach der Geburt erkannt wird, schwierig herzustellen und bleibt wissenschaftlich meist problematisch. Auf dem letzten Kongreß der Deutschen Gesellschaft für Gynäkologie und Geburtshilfe hat F.J. Schulte, Hamburg, diesen Komplex erschöpfend abgehandelt (F.J. Schulte: Prä-, intra- vs. postnatale Hirnschädigung auch unter forensischen Gesichtspunkten. Frauenarzt 32:11–20, 1991).

Die Reihenfolge der genannten 4 Grundelemente im ärztlichen Haftpflichtprozeß erfordert wissenschaftliches Denken, nämlich die Erörterung und Gewichtung unterschiedlicher Wahrscheinlichkeiten. Wichtig ist allerdings zu beachten, daß zivilrechtliche Haftungen auch dort gegeben sein können, wo keine strafrechtlich relevante Schuld nachgewiesen werden kann. Der Bundesrichter Dr. Steffen hat 1990 formuliert: „Allerdings müssen Fehler des Arztes auch dort zur zivilrechtlichen Haftung führen, wo sie nach strafrechtlichen Kriterien persönlich entschuldigt sind. Haftung ist geldliche Kompensation von Defiziten an der zu verlangenden Standardqualität" (zitiert nach Med-Report 14, Nr. 6, S. 4, 1991). Der Begriff der *Standardqualität* beschäftigt den Gutachter nahezu immer. Unter dem Druck dieser Notwendigkeit hat z.B. das American College seine Standards publiziert und paßt diese in gewissen zeitlichen Abständen neuen Entwicklungen an. Die dort veröffentlichten Standards sind weder Minimal- noch Maximalkataloge, sondern beinhalten die Formulierung von Vorgehensweisen, wie sie sich aus dem Stande der klinischen Erfahrung und des aktuellen Wissens ergeben. Sie umschreiben eine „Sorgfaltspflicht", welche stets und unter allen Umständen eingehalten werden sollte. Für den Gutachter heißt das aber auch, daß er den Standard seiner eigenen, möglicherweise hochspezialisierten Institution nicht ohne weiteres auf einen Fall übertragen darf, der sich womöglich in einem Krankenhaus der Grundversorgung abgespielt hat. In bezug auf die Publikation von Standards besteht hierzulande ein Nachholbedarf, wenn man es mit dem vergleicht, was z.B. die Amerikaner erreicht haben. Es ist nicht zufällig, daß die Zeitschrift „Geburtshilfe und Frauenheilkunde" inzwischen das Technical Bulletin des American College nachdruckt, um die Diskussion hinsichtlich diagnostischer und therapeutischer Standards anzuregen. Damit übernehmen wir aber auch mehr oder weniger die amerikanischen Qualitätsstandards.

Den Patienten sollte man sagen, daß sie selbstverständlich nicht überall optimale Behandlungsbedingungen verlangen können und auch nicht alles medizinisch Machbare stets voll für sie eingesetzt werden kann.

„Die Patienten können nicht überall optimale Behandlungsbedingungen verlangen, und nicht alles medizinisch Machbare muß stets voll für sie eingesetzt werden." (E. Steffen, BGH, Karlsruhe 1990)

Das gilt insbesondere für die Geburtshilfe, wo sich eine besonders eindrucksvolle Diskrepanz herausgestellt hat: Einmal ist überall der Trend zu einer möglichst undramatischen, nicht-medikalisierten Geburt unverkennbar. Das drückt sich u.a.

darin aus, daß mit gestiegener Information immer mehr Frauen bis in die Details des Geburtsablaufs mitbestimmen und es so „natürlich" wie möglich haben möchten. Auf der anderen Seite sind es oft dieselben, deren Sicherheitsbedürfnis so stark gewachsen ist, daß ein perfektes „Produkt" erwartet wird und ungünstige Ausgänge als schicksalhaft gegeben kaum mehr akzeptiert werden. Vielmehr wird dort, wo in einem Prozeß von schicksalhaftem Verlauf gesprochen wird, diese Erklärung gerne als eine billige Ausrede disqualifiziert.

Aus der Sicht der Beratungsstelle für Gutachtensfragen und aus meiner persönlichen Erfahrung ergibt sich eine gewisse Häufigkeitsverteilung von forensischen Konstellationen, die ich im folgenden vorstellen möchte.

Häufigste forensische Konstellationen aus der Geburtshilfe:
- Prä-, intra- oder postnatale Hirnschädigung,
  (Aussagekraft intrapartaler Überwachungsmaßnahmen),
- Armplexuslähmungen, Subluxationen, Frakturen, Verletzungen,
- Sectio oder vaginale Entbindung bei Beckenendlage,
- Geburtsprognose bei großem Kind: Sectio?,
- Erkennung intrauteriner Wachstumsretardierung,
- Geburtsleitung für den zweiten Zwilling,
- Episiotomie: Sphinkter, Schulterdystokie, Beckenendlage,
- Aufklärung vor geburtshilflichen Maßnahmen,
- Schwangerschaftsvorsorge: Röteln, Rhesus,
- mütterlicher Todesfall: Blutungen, Infektionen.

Die Reihenfolge der Aufzählung nach Vorkommenshäufigkeit berücksichtigt auch die Literatur der letzten Jahre und erlassene Urteile, soweit diese veröffentlicht oder uns anderweitig zugänglich gemacht worden sind. Es führen zahlenmäßig die Auseinandersetzungen wegen Hirnschädigungen, die auf vermeintliche intrapartale Ereignisse zurückgeführt werden. Wir wissen aber, daß auch prä- und postnatale Ursachen eine erhebliche Rolle spielen können. Bezüglich der intrapartalen Hirnschädigungen kommt es entscheidend auf die Aussagekraft von Überwachungsmaßnahmen unter der Geburt an. Demgemäß spielt die Frage der Interpretation dieser Überwachungsmaßnahmen, in der Regel das CTG, eine große Rolle. Das CTG als prinzipielle Überwachungsmaßnahme hat in den deutschsprachigen Ländern eine ungleich größere Bedeutung als in Frankreich, Italien oder Spanien oder gar in den außereuropäischen Ländern, ausgenommen die USA.

Auf einer vielbeachteten Konferenz in Fortalezza haben sich die Vertreter der Geburtshilfe aus Entwicklungsländern vehement dagegen gewehrt, die apparative Überwachung einer Geburt, die ansonsten nicht durch anamnestische Risikofaktoren gekennzeichnet ist, als Conditio sine qua non zu verlangen. Auch aus der Weltgesundheitsorganisation waren Stimmen zu vernehmen, die sich in dieser Weise interpretieren liessen. Mit dem Argument, die lückenlose Überwachung einer normalen Geburt mit dem CTG gehöre in den meisten Ländern der Welt nicht zum selbstverständlichen Sorgfaltsstandard, werden sich Gutachter auch bei uns auseinandersetzen müssen.

Eine weitere wichtige Rolle spielen kindliche Armplexuslähmungen, Subluxationen, Frakturen oder andere Verletzungen vor allem nach Schulterdystokie oder nach Beckenendlagen. Überhaupt kehrt die Frage Sectio oder vaginale Entbindung bei Beckenendlage relativ oft wieder und muß gerichtlich unter Mithilfe eines Sachverständigen entschieden werden. Auch die Geburtsprognose bei großem Kind und die damit verbundene Frage „primäre Sectio oder nicht" spielt eine Rolle, seltener die rechtzeitige Erkennung einer intrauterinen Wachstumsretardierung, die Geburtsleitung für den zweiten Zwilling, die Vornahme oder Nichtvornahme einer Episiotomie, die evtl. damit verbundene Analsphinkterläsion, Schwierigkeiten bei der Behebung einer Schulterdystokie oder die Episiotomie bei Beckenendlage. Besonders wichtig ist die Aufklärung vor geburtshilflichen Maßnahmen, nämlich wann ist eine ausreichende Aufklärung auch im Hinblick auf die Risiken einer Sectio noch möglich, wie gestaltet sie sich für fremdsprachige Patientinnen und inwieweit ist eine Gebärende im Kreißaal noch aufnahmefähig. Bekannte Urteile betreffen die pränatale Beratung, nämlich unzureichende Maßnahmen bei Rötelninfektion bzw. nicht-optimale Vorkehrungen vor einer Rhesusinkompatibilität. Jeder mütterliche Todesfall ist in der Regel bei uns ein Grund für gerichtliche Untersuchungen geworden. Wir haben gehört, wie drastisch die mütterliche Mortalität zurückgegangen ist. Jeder mütterliche Todesfall ist jedoch Anlaß – und sollte es sein – für eine gründliche epikritische Analyse. Dennoch werden Anklageerhebung und Ermittlungsverfahren selten zu vermeiden sein. In demselben Maße, in dem die mütterlichen Todesfälle generell abgenommen haben, nahmen die Auseinandersetzungen um einen Todesfall, sollte er dennoch eingetreten sein, zu.

Häufig steht der Gutachter vor der Aufgabe, Organisationsfragen zu beurteilen. So z.B.: Ist die Erreichbarkeit des Leitenden Arztes geregelt? Reicht der Stellenplan der vorhandenen Hebammen und Ärzte für eine optimale klinische Geburtshilfe aus? Wurde rechtzeitig eine Verlegung in ein Perinatalzentrum erwogen (sei es präpartal, sei es postnatal)? Welche Vorkehrungen für die postnatale Versorgung eines Risikokindes wurden rechtzeitig getroffen? War ein Neonatologe verfügbar? Ist die Klinik mit einem 24-Stunden-Anästhesiedienst ausgerüstet, und wie schnell ist ein Anästhesist zur Stelle (dies kann den Zeitablauf für eine sekundäre Sectio entscheidend beeinflussen)? Eine Rolle spielt auch die Frage, ob eine Periduralanästhesie von Anästhesisten oder von Geburtshelfern gelegt werden soll und welche Qualifikationsvoraussetzungen ggfs. an Anästhesist oder Kinderarzt zu stellen sind, wenn sie in der Geburtshilfe tätig werden. Ich habe versucht, punktuell die wichtigen Gesichtspunkte, mit denen sich ein geburtshilflicher Gutachter auseinanderzusetzen hat, nach der Häufigkeit ihres Vorkommens anzuführen.

Organisationsfragen:
- Erreichbarkeit des leitenden Arztes,
- Stellenplan Hebammen/Ärzte,
- Verlegung in ein Perinatalzentrum (präpartal, postnatal),
- Verfügbarkeit Neonatologe/Anästhesist,
- Zeitablauf für sekundäre Sectio.

Daraus ergeben sich bestimmte Forderungen an die *Qualifikation eines Gutachters*, die ich abschließend vorstellen möchte. Die Forderungen an die Qualifikation eines geburtshilflichen Gutachters betreffen seine Stellung, seine Eignung und auch seinen Charakter. Ein Gutachter sollte über umfangreiche klinische Erfahrung verfügen. Gutachten, die aus berufsmäßigen Gutachteninstitutionen – man könnte sie auch „Gutachtenfabriken" nennen – stammen, sind selten geeignet, der Wahrheitsfindung zu dienen. Der Gutachter muß vielmehr genügend eigene klinische Erfahrung besitzen, die zumindest der des angeschuldigten Kollegen entspricht. Er sollte auch eine diesem vergleichbare Organisationserfahrung haben, d.h. ein beschuldigter leitender Arzt sollte auf die Beurteilung durch einen Gutachter zählen können, der gleichfalls über eine ausreichende Erfahrung als Abteilungsleiter bzw. Chefarzt verfügt. Der Gutachter muß die Befähigung zur Beurteilung ex ante haben, d.h. er muß fähig sein, die Kenntnisse über das weitere Geschehen, wie er sie aus den Akten erfährt, zu abstrahieren, um sich vollkommen in die Situation versetzen zu können, die unmittelbar vor dem Ereignis gegeben war und so eine adäquate Beurteilung aus dieser Situation heraus zu versuchen.

Der Gutachter sollte auch begabt sein, sich sachlich zu einem Schadensereignis äußern zu können. Sein Stil sollte klar verständlich und der Sache angemessen sein. Er muß auf Emotionen, Polemiken oder Besserwisserei verzichten. Ein Gutachter ist sicher dann schlecht geeignet, wenn er in seine Beurteilung herabsetzende Qualitätsurteile einfließen läßt, oft noch mit dem Hinweis, wieviel besser die Situation durch ihn selbst hätte beherrscht werden können. Ein Gutachter sollte ein gutes Vorstellungs- und Einfühlungsvermögen besitzen, d.h. er sollte Kenntnisse von der Situation in verschiedenen geburtshilflichen Szenarien haben, auch kleinere geburtshilfliche Abteilungen aus eigener Anschauung kennen, und dort, wo sie ihm fehlen, sollte er sie sich beschaffen, bevor er ex cathedra darüber urteilt. Schließlich – und das ist wichtig – muß er über sehr gute Literaturkenntnisse verfügen und nicht nur die Literatur, wie sie einem Kollegen zum Zeitpunkt eines Schadensereignisses bekannt gewesen sein konnte, kennen, sondern auch die internationale Literatur zu dieser Frage, da sich nahezu zu jeder geburtshilflichen Regel auch entsprechend kritische Anmerkungen in der Literatur finden lassen, welche einen verlangten Standard in der Tat in Frage stellen können. Dadurch wird manches, was wir an Qualitätsstandards für uns persönlich verlangen, in bezug auf die Breite des internationalen Wissens relativiert. Entscheidend ist im Zweifelsfall die eigene Erfahrung aus korrespondierenden Situationen. Literarisch allein lassen sich gutachterliche Urteile nur selten fällen. Aber ohne Literaturverweise bleiben Gutachten oft allzu beschränkt auf den persönlichen Einflußbereich des Gutachters.

Die letzte und nicht unwichtigste Qualifikation eines Gutachters betrifft seinen Charakter. Er sollte sein Verantwortungsbewußtsein gegenüber Beschuldigten und Geschädigten fühlen und aus diesem Verantwortungsbewußtsein gegenüber – ich betone – *beiden Parteien* handeln. Zum Charakter gehört die unbedingte Faktentreue. Er muß in der Lage sein, auf Spekulationen auch dort zu verzichten, wo Fakten in der Tat fehlen, auch wenn es naheliegt, aus dem hypothetischen Verlauf heraus Faktenlücken zu ergänzen. Er muß dann seine Hypothese klar als solche kenntlich machen. Auch in Terminzusagen sollte er zuverlässig sein. Die Lektüre eines Gutachtens verrät viel über die charakterliche Eignung eines Gutachters.

Zu den wünschenswerten Charaktereigenschaften eines idealen Gutachters zähle ich schließlich auch die *Zivilcourage*. Wir hören gelegentlich, daß in Fällen, in welchen etwa eine hochrenommierte Universitätsklinik betroffen ist, von Staatsanwaltschaften oder Gerichten Gutachter nur unter größten Schwierigkeiten zu finden seien, weil sich kaum jemand findet, der die Gefahr eingehen will, sich mit dem Leiter dieser Institution zu verfeinden. Diese nicht seltene Weigerung hat m.E. mehrere Gründe: Auf der Seite dessen, der begutachtet wird, wird Kritik zuweilen als persönliche Verunglimpfung empfunden, die in der Folge das gewohnte kollegiale Einvernehmen zerstört oder sogar den Verkehr auf Jahre hinaus unterbricht. Wir kennen solche Beispiele. Auf der Seite des Gutachters wird das Heikle der Situation oft schon aus flüchtigem Aktenstudium erkannt und der Auftrag sodann abgelehnt, weil man sich vor Unannehmlichkeiten der genannten Art schützen möchte. Dabei wird verkannt, daß ein sachlicher, das Für und Wider korrekt abwägender Text unserem Fach als Ganzem dient und damit auch der beschuldigten Institution. Sachliche Kritik sollte auch unter kollegial Befreundeten möglich sein. Ich empfehle für diese Fälle, daß der Bearbeitung des Gutachtens eine kurze persönliche Kontaktnahme zwischen dem ausersehenen Gutachter und dem zu begutachtenden Kollegen vorausgeht, wovon die beauftragende Instanz benachrichtigt werden sollte. Wir kommen ohnehin nicht daran vorbei, Gerichten oder Staatsanwaltschaften als Sachverständige behilflich zu sein. Solange wir uns allein der Sache verpflichtet wissen, das Ergebnis unserer Analyse sorgfältig begründen und das auch entsprechend auszudrücken vermögen, sollte niemand daran Anstoß nehmen können. Tut er es dennoch, spricht er sich selbst das Urteil.

Zusammenfassend noch einmal die Forderungen an den (idealen) geburtshilflichen Gutachter:

Stellung:
- umfangreiche klinische Erfahrung,
- vergleichbare Organisationserfahrung,
- Befähigung zur Beurteilung ex ante;

Eignung:
- Begabung zu sachlichem Stil: ohne Emotion, ohne Polemik, ohne Besserwisserei,
- gutes Vorstellungs- und Einfühlungsvermögen,
- sehr gute Literaturkenntnis;

Charakter:
- Verantwortungsbewußtsein gegenüber Beschuldigten und Geschädigten,
- Faktentreue/Zuverlässigkeit in Terminzusagen,
- Zivilcourage.

Mit der Zeit mag sich ein Gutachtenwesen entwickeln, welches über den eigentlichen Zweck hinaus zu einer eindrucksvollen, auch *didaktisch nutzbaren Beispielsammlung* heranreift, aus der mit großem Gewinn für die *Weiterbildung* geschöpft werden kann. Die Standesregeln gebieten, daß solche Beispiele nur anonymisiert gebraucht werden dürfen. Lernen wir, auch als Fach im Ganzen, uns zu unseren Fehlern zu bekennen und ebenso darüber zu sprechen wie über unsere Erfolge. Dieses scheint der vernünftige Weg zu sein, einer zunehmenden Vertrauenskrise zu begegnen.

Tabelle 9.2. Einheitliche statistische Erhebung über die Tätigkeit der Gutachterkommission für Fragen ärztlicher Haftpflicht. Übersicht zum 31. Dezember 1992 (Aus: Ärzteblatt Baden-Württemberg 5/1993, S. 194)

I.	Baden-Württ. 1991	Baden-Württ. 1992	davon Nord-württ. 1992	Nord-baden 1992	Süd-baden 1992	Süd-württ. 1992
1. Gesamtzahl der im abgelaufenen Jahr gestellten Anträge	754	738	233	209	176	120
2. Zahl der noch nicht entschiedenen Anträge aus den Vorjahren	478	502	197	105	93	107
3. Zahl der im abgelaufenen Jahr erledigten Anträge	730	685	225	204	153	103
4. Zahl der am Ende des Berichtsjahres noch offenen Anträge	502	555	205	110	116	124
II.						
Verbleibende zur Sachentscheidung angenommene Fälle						
1. Gesamt	491	486	169	137	115	65
2. Aufklärungsfehler bejaht	4	4	–	1	1	2
3. Behandlungsfehler und Kausalität des Fehlers für den Schadenseintritt bejaht	101	98	43	26	17	12
4. Behandlungsfehler bejaht, Kausalität verneint	12	10	–	1	9	–
5. Behandlungsfehler bejaht, Kausalität ungeklärt	13	5	–	–	–	5
6. Behandlungsfehler/Aufklärungsfehler verneint	361	369	126	109	88	46
7. Alternativbescheid, soweit nicht unter 2. und 5. erfaßt	–	–	–	–	–	–

9.5 Obstetrical Risks in the 1990s in Developed Countries: Legal Aspects

C. Mendez-Bauer

The decision making process in caring for prematures is a good example of the possible interference between medical and legal responsibilities, since both sometimes do not follow the same orientation. It is unfortunate to realize that our medical decisions are more and more disturbed by the fear of being faced with a legal problem, even if the decision is the correct one. The intrusive legal factor often distorts our practice since we frequently decide defensively and not only on the basis of what we as physicians believe is the best solution for our patient's problem.

While the pool of obstetrics/gynecology people in the USA is growing, the number of specialists in obstetrics is declining from more than 80% in 1982 to a predicted 50% by the year 2000. This mostly results from the increasing risk for gynecologists of being sued by patients regarding their obstetrical practice. According to data collected by the American College of Obstetricians and Gynecologists (ACOG), from 1983 to 1988, the number of obstetricians sued 2 or 3 times per year increased two- or three-fold in some areas; most of the claims centered on cerebral damage or demise of babies, allegedly due to malpractice.

In the state of New York, the average amount per lost case increased from US$ 135 000 to 643 000 from 1985 to 1988. As an echo, the insurance costs increased 238% from 1983 to 1988, an increase that was eventually transferred to the consumer (and back to the insurance companies) in the way of increased medical honorariums, which on average increased 50% from 1983 to 1985, and another 50% from 1986 to 1988.

Some of the consequences of the commotion caused by these legal actions are not reflected in terms of dollars. In order to diminish their own risk of being sued, an increasing number of obstetricians are rejecting high-risk cases, managing fewer labors, or even not practicing obstetrics at all. The age of the obstetricians reaching these decisions typically is 45–55 years, which implies that the well-qualified „old guard“ will soon be lost as experienced practitioners and teachers in forthcoming years.

Another consequence of the influence of the legal factor is an exaggerated increment in requesting laboratory tests, X-rays, monitoring, consultations with other physicians, referrals and so on, as well as an increase in paper work, documentation, written consents and patient's information. In parallel, the number of cesarean sections indicated by sued obstetricians reaches hilarious levels in some areas. In the New England area for instance, the ACOG poll revealed that only 48% of the obstetricians interviewed had performed a vaginal delivery in the preceding month.

Some other, more subtle byproducts of this reaction must be also considered. The personal and professional interaction of sued obstetricians with patients and colleagues is jeopardized. Often, even their personal lives are disturbed, sometimes very seriously, by this legal storm. The incidence of divorced couples as a consequence of these legal fights reaches in some areas 30%

Regarding subject of this paper on obstetrical risks in the last decade of this century, I should say that I would gladly accept all the consequences of this legal surveillance of our practice if it were for the sake of better medical care to our patients, which I am afraid, is not always the case. There is no doubt that there is a positive side to this situation. If we are forced to face the fact that we are responsible for our practice results, I would further say that if we end up having an almost physical sensation that somebody is looking over our shoulder checking if we do something wrong, this can be a painful but healthy, positive feeling. But when we feel chased and pinned down not for the sake of better care, but for other spurious and more vulgar reasons, and when that feeling makes us hesitate when faced with what should be the correct medical decision, I believe that we - and consequently our patients - are being subjected to an unnecessary, regrettable and very harmful risk.

10 Die geburtshilfliche Situation am Ende des 20. Jahrhunderts

10.1 Die Ausbildung zum Frauenarzt in der westlichen Welt

F.K. Beller

Die gegensätzlichen Systeme, die sich in der Facharztausbildung einzelner Länder entwickelt haben, beinhalten ein Lehrer-Schüler-Verhältnis. Das eine Extrem ist das allgemein bekannte System von Humboldt. Gegenübergestellt wird das amerikanische System, dem ebenfalls ein Lehrer-Schüler-System zu Grunde liegt, obwohl diejenigen, die es geschaffen haben, vermutlich den Namen von Humboldt nie gehört haben. Diese beiden Systeme sollen als Bezugssysteme nebeneinander gestellt werden.

Unterschiede in der Facharztausbildung erfordern zur ihrer Erklärung Hinweise auf die studentische Ausbildung. In einigen westlichen Ländern erfolgt ein nahezu ungehinderter Zugang zum Medizinstudium. Es wird überraschen, wenn das deutsche System mit seinem Numerus clausus als dieser Gruppe zugehörig betrachtet wird, während in Großbritannien, Frankreich und den USA der Zugang zum Medizinstudium wesentlich schwieriger ist. Einer der Gründe dafür läßt sich aus Abb. 10.1 erkennen. Der High-school-Abschluß in den USA und in Großbritannien liegt bei ungefähr 17 1/2 Jahren, wobei die Schulausbildung in den USA, wenn man von einigen teuren Privatschulen absieht, nicht sehr effektiv ist. Tatsächlich erfolgt die wesentliche Ausbildung im „College". Dieses 4jährige Allgemeinstudium schließt mit dem Degree eines „Bachelor of Science" oder „Bachelor of Art" ab. Dabei ist anzumerken, daß in den angloamerikanischen Ländern jede Universität über ein College verfügt, aber nicht jedes College einer Universität angehört. Das erklärt die Vielfältigkeit des Systems. Weniger als 50% der High-school-Graduierten schaffen es, in ein College aufgenommen zu werden, und von diesen versagt ein großer Anteil, in manchen Colleges bis zu 50%, vor den Anforderungen im 1. Jahr.

Aus diesen Ausführungen folgt, daß im Abitursystem der Student nach dem Schulabschluß direkt ein Fachstudium beginnt, was dem angloamerikanischen Schüler erst nach Absolvierung von 4 Jahren College-Zeit möglich ist. Ein „postgraduate" Studium, also ein Fachstudium, erreichen weniger als 10% der ursprünglichen Highschool-Absolventen. Das wiederum bedeutet, daß im Vergleich zu Deutschland in den USA ein weit geringerer Prozentsatz an Studenten eine Fachausbildung anstrebt. Daraus ergibt sich aber auch, daß der sog. Bildungsnotstand, ein Aufschrei in den 70er Jahren in der BRD, keine zahlenmäßige Grundlage hatte und ein politisch motiviertes Jonglieren mit falschen Zahlen war. Ob dabei Unkenntnis oder gezielte Unwahrheit eine Rolle spielten, ist heute nahezu bedeutungslos. Die Folgen sind jedoch für jeden ersichtlich. Da dem Abitur in den deutschsprachi-

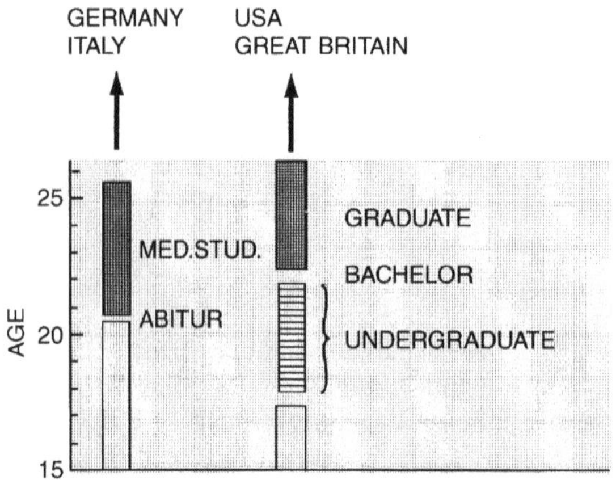

Abb. 10.1. Vergleich der medizinischen Ausbildung in den USA und in Deutschland

gen Ländern und in Frankreich ein wesentlich höherer Ausbildungswert als dem Highschool-Diplom zugemessen wurde, war es in den Colleges üblich, Abiturienten die ersten beiden Jahre zu erlassen. Mehr und mehr Colleges verzichten auf diese Anerkennung des deutschen, nicht aber des französischen, schweizerischen oder österreichischen Abiturs.

Die College-Zeit ist geprägt von einer begleitenden Führung („Adviser") und zahlreichen Examen. In den letzten 2 Jahren kann der „undergraduate" sog. prämedizinische Fächer wählen, die etwa denen entsprechen, die in den ersten 2 Jahren der deutschen Vorklinik angeboten werden. Wenn der College-Student ein Medizinstudium anstrebt, sieht er sich besonderen Hürden gegenüber. Die Zulassung wird durch 3 Filter geregelt: die Beurteilung durch einen Adviser, der den Studenten während seiner College-Zeit auf Grund seiner Noten beraten hat, 2. dann durch eine Abschlußnote, die einem A entspricht, und schließlich ein prämedizinisches Examen. Wenn die Aufnahme in eine amerikanische Medical School unerreichbar ist, inskribieren sich die Studenten in italienischen, mexikanischen, ungarischen Universitäten und treffen dann auf deutsche Studenten, die die Zulassung nicht geschafft haben. Auch Medical Schools im karibischen Raum sind beliebt. Absolventen einer nicht-amerikanischen Medical School müssen, wie andere Ausländer auch, ausnahmslos die amerikanischen Examen („visa qualifying examen") bestehen, wenn sie in den USA praktizieren wollen. Weiterhin werden die amerikanische Staatsbürgerschaft oder ein Einwanderungsstatus verlangt. Diese Ausführungen erklären teilweise, warum die Zahl an Ärzten, die pro Jahr graduieren, so sehr viel geringer ist als in Deutschland.

Wie groß der zahlenmäßige Unterschied wirklich ist, ergibt sich aus Tabelle 10.1. Die BRD graduiert bei 75 Mio Einwohnern 15 000 Ärzte pro Jahr, 3000 mehr als die Amerikaner für 260 Mio Einwohner. Ist dieser Unterschied schon gravierend, so wird er durch den Unterschied in der Zahl der Ausbildungsstätten noch übertroffen. Die geringere Anzahl von Studenten in den USA wird gegenwärtig in 125 Medical Schools ausgebildet. Das sind über 3mal mehr,

Tabelle 10.1. Zahlenmäßiger Vergleich der Mediziner in Deutschland, Großbritannien und den USA (bezogen auf die Bevölkerung)

	Deutschland	Großbritannien	USA	
Bevölkerung	75	60	260	in Mio
Ärzte jährl.	15	4	13	in Tausend
Zahl der med. schools	35	27	125	
Zahl der Studenten pro Schule	450	150	100	

als in der BRD zur Verfügung stehen. Die Zahlen für Großbritannien und die Niederlande entsprechen etwa denen der USA. Ein Lehrer-Schüler-Verhältnis ist bei den deutschen Zahlen auch dann unmöglich, wenn die Zahl um 20% vermindert werden sollte, eine Reduktion, die der Minister für Gesundheit in Deutschland für ausreichend hält. Wie bei den verbleibenden Zahlen von jährlich 13 000 Graduierten die Studienordnung greifen soll, die hierzulande als neu gilt, obwohl in den USA seit über 15 Jahren Grundlage jedes Curriculums, ist schwer nachvollziehbar. Für ein „bedside teaching" hatte der Wissenschaftsrat 1968 einmal eine Zahl von 2500 Studenten pro Jahr festgelegt. Wenn der junge Arzt seine weitere Ausbildung beginnt, ist er in den unterschiedlichen Systemen der einzelnen Länder ungefähr gleich alt. Damit sind wir beim eigentlichen Thema, nämlich der Ausbildung zum Facharzt. Jedes nationale System ist aus seiner Geschichte erklärbar. Infolgedessen ist es müßig, über Versäumnisse zu richten. Es reicht, sie zur Kenntnis zu nehmen.

Das deutsche System war im letzten Jahrhundert, etwa in der Zeit als die Berliner Gynäkologisch-Geburtshilfliche Gesellschaft gegründet wurde, Vorbild für die ganze Welt. Es wurde in einer Zeit entwickelt, in der es wenige niedergelassene Gynäkologen und Geburtshelfer gab. Vielmehr waren die Mitglieder Professoren und Assistenten der Universitätskliniken und einiger größerer Fachabteilungen. Das macht verständlich, daß sich die Deutsche Gesellschaft für Gynäkologie als wissenschaftliche Gesellschaft verstand und dies heute noch tut. Allerdings haben sich mittlerweile die Grundlagen geändert. Dennoch wird die seinerzeitige Lehrordnung auch von den Nachfolgern immer wieder herausgestellt.

Bis zum Ende des 2. Weltkrieges hatten sich die Bedingungen nicht grundsätzlich geändert. Erst im Gefolge des zunehmenden Wohlstandes, des Wirtschaftswunders, trat eine entscheidende Änderung ein: Ohne daß die Beteiligten es erkannten, wurde das System politisiert. Im Gefolge eines ungezügelten Wildwuchses galt, daß jeder Bürgermeister, der gewählt werden wollte, eine neue Kirche, ein mindestens 300 Betten großes Krankenhaus und ein Hallenschwimmbad errichten mußte (und zwar in dieser Reihenfoge). Überlegungen, wie etwa ein Krankenhausbedarfsplan, waren dabei nur störend. Fachärzte wurden denn auch weder geplant noch ausgebildet, sondern es wurden Ärzte gebraucht, um die zahlenmäßig exponentiell zunehmenden Abteilungen zu versorgen. Da sich zur gleichen Zeit neue Disziplinen aus den alten Grundlagenfächern entwickelten, Anäesthesie, Radiologie und Urologie seien nur als Beispiele erwähnt, reichten auch die im Übermaß ausgebildeten Ärzte in Deutschland nicht aus, um alle Positionen zu besetzen. Damit ergab sich eine Chance für Ärzte aus aller Welt, ohne die Forderungen eines deutschen Examens zu erfüllen, als „Gastarbeiter" Teil des deutschen Systems zu werden und eine multikulturelle Gesellschaft zu begründen. Das war die eine Folge der Entwicklung.

Die andere bestand darin, daß, selbst wenn man die unrestriktive Zunahme der Abteilungen zu Grunde legt, nicht mehr alle Assistenten Chefärzte werden konnten. Assistenten oder Oberärzte ließen sich in großer Zahl nieder; sie erhielten den Titel eines Facharztes für Gynäkologie und Geburtshilfe für ihre Hilfe bei der Patientenversorgung. Wie groß die Zahl der Gynäkologen war, die jährlich berechnet auf 100 000 Einwohner in die Praxis drängten, geht aus Abb. 10.2 hervor. Die Zahlen übersteigen die von Großbritannien und den USA um ein Vielfaches, wobei die Neuankömmlinge auf eine wiederum im Vergleich zu Großbritannien und den USA bereits überhöhte Zahl an Niedergelassenen trifft. Ähnliche Zahlen gelten für die Niederlande und die Beneluxländer. Daß dies so nicht weitergehen konnte, war jedem Einsichtigen klar. Ich hatte diese Zahlen im Jahre 1984 veröffentlicht, und seitdem haben sie sich notwendigerweise verschlechtert. In den eigenen Reihen hätten sie schon lange Notmaßnahmen veranlassen müssen. Aber anscheinend hatten die Verantwortlichen in der Bundesärztekammer und bei der Deutschen Gesellschaft für Gynäkologie und Geburtshilfe andere Zahlen zur Verfügung. Andererseits muß

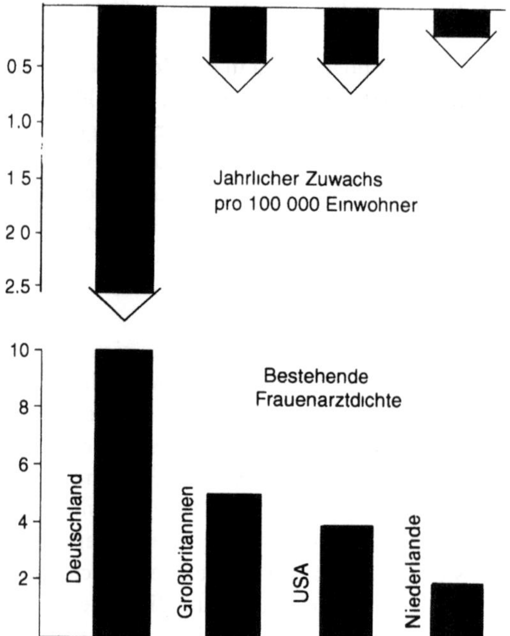

Abb. 10.2. Gegenüberstellung der Zahl niedergelassener Frauenärzte und der Zahl der in die Praxis drängenden Frauenärzte in der BRD, in Großbritannien, den USA und den Niederlanden pro 100 000 Einwohner

man gerechterweise fragen: Was wäre zu ändern gewesen? Die fehlende Ausbildung hing mit den zu großen Zahlen an Krankenhausbetten zusammen, und damit wäre es nötig geworden, die gesamte Struktur des Krankenhauswesens zu ändern. Der Minister hat das nun im Sinne eines Kahlschlages getan, sich aber nicht an eine dramatische Verminderung der Zahl an Medizinstudenten herangetraut.

Teil der Misere ist, daß die Fachgesellschaften nicht selbst die Organisation des Standes entwickelten. Ein Beispiel dafür ist das Facharztexamen, das von den Länderkammern als halbstaatliche Organisation eingeführt und damit politisiert wurde. Sie begaben sich damit der einmaligen Chance, das Fach aus der Politik herauszuhalten.

Die Deutsche Gesellschaft für Gynäkologie, befangen in der Vorgabe einer „wissenschaftlichen" – was wohl heißen sollte „akademischen" – Gesellschaft, wußte mit der immer größer werdenden Zahl niedergelassener Kollegen ebenfalls nichts anzufangen. Möglicherweise lag das daran, daß die Führung erwartete, daß die Mitglieder etwas für die Organisation tun sollten, anstatt daß umgekehrt die Organisation die Mitglieder unterstützte. Die ständig wachsende Gruppe der niedergelassenen Frauenärzte suchte eine eigene Standesvertretung, und so wurde der Berufsverband der Frauenärzte gegründet. Ausbildungskriterien waren auf Papier gedruckt, wurden aber nicht überwacht und deshalb auch nicht eingehalten. Die Multiplikation von Operations- und Geburtszahlen war ein Kavaliersdelikt auf allen Ebenen von Bewerbungen. Bei Verlassen der Klinik legte der Assistent dem Chef ein vorgeschriebenes Zeugnis vor, in dem alle Tätigkeiten aufgezählt wurden. Das wurde unterschreiben, um Arbeitsgerichtsstreitigkeiten zu vermeiden. Die Betonung lag in all den Jahren nicht auf dem Begriff der „Ausbildung", also der Qualität, sondern auf dem der Quantität.

Eine Ausbildung, die auf einem Lehrer-Schüler-Verhältnis basieren soll, bedeutet Verantwortung sowohl für den Lehrer als auch für den Schüler:

Vom *Lehrer* gegenüber	Vom *Schüler* gegenüber
1. dem Schüler,	1. dem Patienten,
2. dem Patienten,	2. dem Fach,
3. dem Fach;	3. dem Lehrer.

So wird es in den USA gesehen. Im eigenen konzept wird angenommen, daß eine Lehrer-Schüler-Beziehung zahlenmäßig limitiert ist. Wenn eine Ratio von 1:5 überschritten ist, wird das System zum Selbstläufer.

Im Gegensatz zum deutschen hat sich das amerikanische System anders entwickelt, nämlich kontrolliert und unpolitsch. Das britische System mit dem altehrwürdigen Royal College of Obstetricians and Gynecologists wurde nicht in den Vordergrund gestellt. Aber die Bewunderung von Traditionen kann nicht darüber hinwegtäuschen, daß es in Großbritannien eigentlich gar keine Fachärzte in unserem Sinne gibt und die Systeme deshalb nicht vergleichbar sind. Nach einem schweren Aufnahmeexamen kann der Arzt, der in diesem System ausgebildet wird, frühestens nach 4 Jahren das Examen ablegen, das es ihm erlaubt, Fellow des Royal College zu werden. Entscheidend für seine weitere Laufbahn ist jedoch, daß er eines der viel gesuchten „consultantships" erhält. Damit wird er Facharzt, aber in unserem Verständnis entspricht die Postion eines Consultant der eines Chefarztes. Diejenigen, die diese Position nicht erreichten, pflegten in das Commonwealth abzuwandern, vorwiegend nach Kanada, Australien oder in die USA. Wie das Royal College dieses Problem in Zukunft lösen wird, bleibt abzuwarten. Die Bildung eines European College of Obstetrics and Gynecologists dürfte kaum einen Ausweg bieten. Für die große Zahl niedergelassener Kollegen besitzt eine neue „wissenschaftliche" Gesellschaft auf europäischer Ebene keine Attraktivität.

In den USA begann ebenfalls nach dem 2. Weltkrieg eine neue Entwicklung. Die Zahl der niedergelassenen Fachärzte war ebenso wie in Deutschland sehr klein. Professoren arbeiteten in den einzelnen Medical Schools nur halbtags und häufig unentgeltlich. Dies änderte sich Ende der 50er Jahre, als durch das National Institute of Health beträchtliche Mittel für die Forschung bereitgestellt wurden, die es den Medical Schools ermöglichte, Fakultäten aufzubauen. Da man aber Hochschullehrer erst ausbilden muß, ehe sie zur Verfügung stehen, wurden Professoren aller Ränge aus dem Ausland berufen. Dazu gehörte ein große Zahl von Deutschen, was bedeutet, daß noch nach dem 2. Weltkrieg das deutsche Universitätssystem dem amerikanischen weit überlegen war. Genauer gesagt, über 20 deutsche Gynäkologen halfen in akademischen Positionen, die Akademia in unserem Fach in den USA aufzubauen.[1]

Um das Jahr 1960 begannen bereits niedergelassene Kollegen und Professoren das American College of Obstetricians and Gynecologists (ACOG) mit dem Ziel zu etablieren, eine möglichst breitbasige und strukturierte Versorgung mit Frauenärzten in den USA zu organisieren. Das bedurfte großer Weitsicht und verlangte nicht selten, sich über eigene Interessen hinwegzusetzen. Der 1. Präsident wurde Woody Beecham, ein niedergelassener Kollege aus New Orleans. Treibend waren Professoren der elitären American Gynecological Society, die jedoch bemüht waren, nicht zu dominieren. Das American College hat sich nie als wissenschaftliche Vereinigung verstanden. Dafür waren andere Gesellschaften zuständig, wie die bereits erwähnte American Gynecological Society (AGS) und die Association of American Obstetrician and Gynecologists (AAOG), jede über 100 Jahre alt. Die beiden Gesellschaften haben später zur American Obstetrical Gynecological Society (AGOS) fusioniert, wobei die Mitgliederzahl auf 225 limitiert ist. Die Society of Gynecological Investigation (SGI) ist erst 30 Jahre alt, und ich möchte sie als das wissenschaftliche Rückgrat unseres Faches bezeichnen. Die Studentenausbildung in unserem Fach wird durch die Association of American Professors in Obstetrics and Gynecology wahrgenommen. Damit bleibt dem ACOG die Vertretung von gegenwärtig mehr als 32 000 Fellows, d.h. Fachärzten, die das vom American Board of Obstetricians and Gynecologists organisierte Examen bestanden haben.

Von grundsätzlicher Bedeutung ist das Verständnis, daß keine dieser Gesellschaften staatlich bzw. politisch beeinflußt werden kann. Im Gegenteil beeinflußt

---

[1] Die einzelnen Schicksale wurden an anderer Stelle zussammengestellt. Die englische Übersetzung dieser Arbeit wurde offiziell Gegenstand des historischen Files des American College of Obstetricians and Gynecologists und damit als geschichtliche Entwicklung anerkannt.

das College die Politiker im Sinne einer angesehenen Interessengruppe. Das ist nur deshalb möglich, weil alle Fachgesellschaften, einschließlich der American Medical Association (AMA), als private Organisationen in Industrieform strukturiert sind. Der Titel eines Fellows des ACOG oder eines Fellows des American College of Surgeons wird von Standeskollegen, also Gynäkologen bzw. Chirurgen und nicht von staatlichen oder halbstaatlichen Organisationen verliehen. Er ist zwar urheberrechtlich geschützt, das ist aber auch alles. Als Gynäkologe kann sich jeder bezeichnen, auch wenn er das College-Examen nicht bestanden hat. In über 50 Jahren hat die amerikanische Frau jedoch gelernt, auf dem Absatz kehrt zu machen, wenn sie das Diplom das FACOG im Wartezimmer nicht sieht.

Waren die Fachärzte zunächst neben der Sprechstundentätigkeit auch geburtshilflich und operativ tätig, so führen mittlerweise 48% eine reine Sprechstundentätigkeit durch. Diese Zahl ist von großer Bedeutung.

Folgende Kriterien für eine strukturierte Ausbildung lassen sich zusammenstellen:

1. Auswahl-Examen vor Ausbildung;
2. Überwachung der Ausbildung. Residency Review Committee;
3. limitierte Ausbildungszahlen;
4. zeitliche Begrenzung der Ausbildung;
5. Facharztexamen;
6. Recertification.

Zunächst wird ein Aufnahmeverfahren gefordert. Auf das Matching-Programm in den USA soll nicht weiter eingegangen werden, obwohl dieses System das fairste sein sollte. Die Franzosen verlangen ein besonders schweres Eingangsexamen. In Spanien wird ein Selektionsverfahren durchgeführt. Etwas Ähnliches wird in Großbritannien vorausgesetzt, und in Italien beginnt man es aufzubauen. Dem „freien Spiel der Kräfte" überläßt man die Sache in Deutschland, den Beneluxländern und Schweden.

Das 2. Kriterium ist eine Überwachung der Ausbildung. In den USA gibt es dafür ein unabhängiges „Residency Review Committe", organisiert vom American Board (auch das eine privatwirtschaftliche Organisation), das alle 2 Jahre die einzelnen anerkannten Ausbildungsstätten besucht und dafür sorgt, daß der Ausbildungsstandard eingehalten wird. Wenn das nicht der Fall ist (Mangel an qualifizierten Lehrern, an operativen und oder geburtshilflichen Zahlen usw.), erhält das entsprechende Department eine Warnung (Probation), und wenn die schriftlich festgelegten Rügen innerhalb von 2 Jahren nicht beseitigt sind, wird der Ausbildungsauftrag zurückgenommen. Etwas ähnliches hat nur Spanien aufgebaut.

Eine Limitierung von Ausbildungsprogrammen besteht in den USA und in Spanien. Eine derartige Limitierung ist nicht notwendig, wenn die Zahl an Kliniken gering und die Nachwuchszahlen beschränkt sind. Das gilt für Großbritannien, Schweden, Frankreich und die Beneluxländer. In Italien müssen seit kurzem die Assistenten in den Hospitälern bezahlt werden. Das senkte in einem Universitätsprogramm die Zahl von 18 auf weniger als 4 pro Jahr.

Jährliche Examen werden ebenfalls vom Board in Form einer Multiple-choice-Prüfung, dem sog. CREOG-Examen, abgehalten. Das Resultat erfahren nur der Prüfling und der Programmdirektor, dem es damit möglich ist, hinsichtlich von Wissenslücken gezielt zu beraten. In Münster wurde über einen Zeitraum von mehreren Jahren das CREOG-Examen vom Autor ins Deutsche übersetzt und abgehalten.

Zu diesem Punkt gehört auch die Befristung von Verträgen, das heißt, die Ausbildung ist nach genau 4 Jahren abgeschlossen, und zwar für alle Beteiligten an jedem 31. Juni eines Jahres. Am 1. Juli tritt die vorgesehene Anzahl von neuen Residents ihren Dienst im 1. Jahr an, und die anderen wechseln jeweils um einen Jahresabschnitt höher. Ähnliche Regelungen gibt es nur in Frankreich und neuerdings in Italien.

Die Ausbildung schließt mit einem Facharztexamen ab. Ein solches wird, mit unterschiedlichem Schweregrad, mittlerweile in nahezu allen westlichen Ländern gefordert; eine Ausnahme bilden lediglich die Niederlande. Die schwersten dieser Examen sind das vom Royal College of Obstetricians and Gynecologists in aller Welt abgehaltene Examen. Das Examen des American Board of Obstetricians and Gynecologists (ACOG) besteht aus einem Multiple-choice-Examen (350 Fragen), das sofort nach Beendigung der Residency abgelegt wird, und einem mündlichen Examen von 2 1/2–3 Stunden, dem sich der Kandidat frühestens nach weiteren 18 Monaten stellen kann. Die Durchfallquote hält sich seit langem bei etwa 30%.

Im Hinblick auf die Recertifikation leisten die Amerikaner Pionierarbeit. Seit dem letzten Jahr verlangt das ACOG, daß nach 10 Jahren das Examen erneuert werden muß. Dabei wird bevorzugt das geprüft, womit sich der Kandidat schwerpunktmäßig in seiner täglichen Arbeit beschäftigt hat. Es sei nur am Rande bemerkt, daß vorläufig noch in einigen wenigen Staaten alle 10 Jahre auch eine Erneuerung des Staatsexamens gefordert wird, z.B. in Philadelphia. Mag die Vorstellung eines neuen Examens Entsetzen hervorrufen, so verursacht es auch ein gutes Gefühl, wenn man, etwas älter geworden, einer solchen Sache noch gewachsen ist. Und was könnte den Begriff einer „Qualitätskontrolle" besser rechtfertigen? Aus Abb. 10.3 gehen die Ausbildungskriterien bezogen auf die einzelnen Länder hervor.

Damit kommen wir zur Subspezialisierung, für deren Durchsetzung sich der Autor in Deutschland intensiv eingesetzt hat. Vor 20 Jahren wurde in den USA die Subspezialisierung entwickelt (Abb. 10.4). Das begann mit der Etablierung von 3 neuen Boards, einem für „Maternal fetal medicine" – in Deutschland hat sich wohl der Begriff „Geburtsmedizin" eingebürgert – „reproductive endocrinology" und „gynecological oncology". Diese Entwicklung hat sich für die Forschung in unserem Fach als segensreich erwiesen. Wer das negiert, weiß nicht, wovon er spricht. In der Zwischenzeit haben es Italien, Großbritannien, die nordischen Länder, die Beneluxländer und die Niederlande mit entsprechenden Variationen übernommen. Es erfüllt mich mit einer gewissen Genugtuung, daß auch in Deutschland eine neue Facharztordnung beschlossen worden ist, in der diese Gesichtspunkte realisiert sind. Nicht vergessen werden soll, daß Hans Roemer bereits 1962 in der Ärtzekammer Baden-Württemberg eine Erweiterung der Facharztordnung vorgeschlagen hat, die auf eine zweistufige Ausbildung abhob. Das wurde damals mit Kopfschütteln zur Kenntnis genommen.

	Ausw. Examen	Überwachte Ausbildg.	Limitierte Zahlen	Zeitl. Begrenzung	Facharztexamen	Recertification
Benelux	(+)	0	+	+	0	0
Deutschland	0	0	0	0	+	0
Großbritannien	(+)	0	+	0	++	0
Frankreich	++	+	+	+	++	0
Italien	+	(+)	+	?	+	0
Nord Länder	0	0	+	+	++	0
Schweden	0	(+)	+	+	++	0
Spanien	+	+	+	+	+	0
USA	+	+	+	+	++	+

Abb. 10.3. Ausbildungskriterien verschiedener Länder

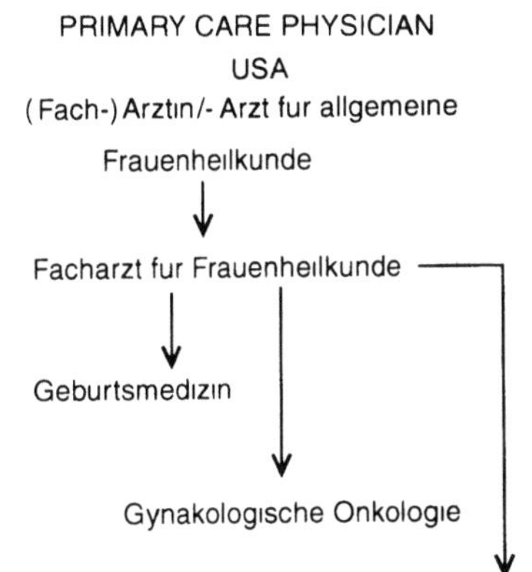

Abb. 10.4. System der Subspezialisierung

In den letzten 20 Jahren sind in den USA insgesamt ca. 850 Board-Zertifikate in Maternal Medicine, etwa 450 in Gynecological Oncology und weitere 650 in Reproductive Endocrinology erteilt worden. Diese kleinen Zahlen sind dadurch bedingt, daß die Zahl an Ausbildungsstätten begrenzt ist. Nicht einmal alle Universitäts-Departments haben die Erlaubnis zur Ausbildung, und gewöhnlich werden nicht mehr als 2 Fellows pro Jahr pro Programm, das dann 2 Jahre dauert, aufgenommen.

Die geschichtliche Entwicklung hat gezeigt, daß der Vorwurf, die Subspezialisierung zerstöre die Einheit des Faches, sich nicht nur als nicht falsch erwiesen hat. Vielmehr wird sie in den USA die Zukunft unseres Faches garantieren, was allerdings nicht vorauszusehen war. Diese Folgerung ergibt sich zwangsläufig aus der erwähnten Tatsache, daß mittlerweile 50% der niedergelassenen Kollegen in den USA eine allgemeine gynäkologisch-geburtshilfliche Praxis betreiben. Im Zuge der Gesetzesvorhaben zur Gesundheitsreform hat das ACOG in einer bewunderungswürdigen Aktion durchgesetzt, daß der Obstetrician/Gynecologist als „primary care physician" eingestuft wird. Zwar läuft dagegen die American Academy of Family Practicians immer noch Sturm. Nachdem aber Präsident Bill Clinton und seine Frau erklärt haben, daß für sie der Frauenarzt ein „primary care physician" ist, dürfte die Sache politisch gelaufen sein.

Das ist deshalb so wichtig weil bisher die Patientin einen Frauenarzt direkt aufsuchen konnte ohne Überweisung von einem Allgemeinarzt. Wenn aber eine Überweisung zu einem Spezialisten erforderlich wird, würde das für einen großen Teil unserer Kollegen zum Zusammenbruch der Praxen führen, denn Allgemeinpraktiker übernähmen in zunehmendem Maße Tätigkeiten, die bisher noch der Frauenarzt ausübt. Es scheint mir geboten, die Möglichkeit in die Vorstellung miteinzubeziehen, daß orale Kontrazeptiva und Östrogene ohne Rezept in Drogerien abgegeben werden. Das dürfte in 5, spätestens 10 Jahren der Fall sein.

Für die Tätigkeit eines Frauenarztes als „primary care physician" wird argumentiert, daß viele Frauen in ihrem Leben nur einen Arzt sehen, nämlich den Frauenarzt, der sie auch in Familienfragen berät. Vor einiger Zeit hat der Präsident der Ärztekammer Berlin, Elis Huber, in einer Zukunftsvision von einem Allgemeingynäkologen,-pädiater usw. gesprochen und diese Ärzte in Gegensatz zu Ärzten der Akutversorgung gestellt. Es ist bekannt, daß in Deutschland ein Gynäkologe nicht innerhalb seiner Spezialität überweisen kann. In den USA ist das durch die Unterscheidung in „primary care physicians" und „subspecialists" möglich. Damit bleibt das Fach erhalten. Die Definition des ACOG für einen „primary care physician", wie ihn das College sieht, ist im folgenden übersetzt.

> Ein Allgemeinarzt („primary care physician") ist ein Arzt, der einem Patienten im gegenseitigen Einvernehmen direkt zugänglich ist. Dieser Arzt sieht Patienten, die spezifische oder undifferenzierte Beschwerden haben oder durch eine periodische Untersuchung Gesundheitsvorsorge durchführen lassen wollen. Der Allgemeinarzt sorgt für eine kontinuierliche Versorgung und ist leicht zugänglich, wenn eine Frau (oder ein Mann) über spezifische oder unspezifische Beschwerden klagen. Derartige Ärzte führen eine Erstuntersuchung und Behandlung im Rahmen ihres Wissens durch. Der Allgemeinarzt berät, wenn eine Überweisung zu einem anderen Arzt notwendig wird, koordiniert die nachfolgenden Maßnahmen und behandelt den Patienten damit vollständig und umfassend. (Execut.Board ACOG 1994)

Bei der Betrachtung der einzelnen Ausbildungssysteme in der westlichen Welt wird offensichtlich, daß sich 2 grundsätzliche Entwicklungen herauszuschälen beginnen. Ein spezialisierter Frauenarzt, dem Patientinnen vom Allgemeinpraktiker überwiesen werden, wenn die Zahl an Frauenärzten beschränkt ist, wie z.B. in Großbritannien, den nordischen und den Beneluxländern. In Frankreich wird der „Medizinische Gynäkologe" gerade aufgegeben, was sich daraus erklärt, daß in Frankreich ein Mangel an Frauenärzten besteht. Wenn aber die Dichte an Frauenärzten sehr groß ist und die Mehrzahl keine Geburtshilfe und operative Gynäkologie, sondern nur „Sprechstundengynäkologie“ betreibt wie in Deutschland und neuerdings in den USA, dann ist die Etablierung eines „Allgemeingynäkologen“ existentiell notwending.

Deshalb wird dieses Problem als grundsätzlich für unser Fach erachtet. Durch die Niederlassungssperre ergibt sich mit der notwendigen Neuordnung die einmalige Chance, verlorenes Terrain neu zu besetzen. Eine strukturierte Neuordnung unseres Faches muß die Allgemeinmedizin der Frau einschließlich der Geriatrie zum Mittelpunkt der Ausbildung machen. Das ACOG hat in weiser Voraussicht bereits begonnen, die Ausbildung umzupolen. Dazu gehört ein neues Journal, *The Primary Care Obstetrician Gynecologist*, in dem vordringlich allgemeinmedizinische Themen abgehandelt werden.

In diesem Sinne scheint die erfolgte Gründung eines European College of Post Graduate OB/GYN sinnvoll. Wenn die Kandidaten, gleich aus welchem Ausbildungsprogramm, das Examen des European Board abgelegt haben, sollten sie den Titel eines Fellow des ECPG erhalten und in das College aufgenommen werden. Das wird dann keine „wissenschaftliche“ Gesellschaft sein, sondern eine, die primär mit Fortbildung befaßt ist.

Wir sehen, daß sich die frauenärztliche Versorgung in den USA und in Deutschland wie in kaum einem anderen Land einander anzunähern beginnen. Das sollte Bemühungen bestätigen, die Zusammenarbeit zwischen den Gesundheitssystemen der beiden Länder zu fördern, damit beide voneinander lernen können.

Wir stehen am Ende eines Jahrhunderts. Es bedarf keiner Prophetie um zu behaupten, daß die Ärzte im nächsten Jahrhundert Tätigkeiten ausüben werden, die wir uns heute noch nicht vorstellen können. Wenn ein Minister einer konservativen Regierung mit einer absoluten Zulassungssperre, gewissermaßen über Nacht, die Hoffnungen, Träume und Zukunftschancen einer Generation und ihrer Familien zu zerstören in der Lage ist, sollte das Veranlassung sein, nichts als unmöglich zu betrachten. Wenn wir Ärzte es nicht schaffen, uns aus der politischen Umarmung zu befreien, werden wir zu Feldschern des Systems degradiert werden. Noch besteht die Möglichkeit, im Zusammenwirken aller neue Vorstellungen zu entwickeln, die uns in das nächste Jahrhundert tragen.

10.2 Die neue Weiterbildungsordnung in Deutschland

A. Malter

Es gilt, den Frauenarzt anforderungsgerecht weiterzubilden. Ein Ausbildungs- bzw. Weiterbildungskonzept, das nur die *kurzzeitige* Besitzstandswahrung im Sinn hat, konnte daher nicht unser Ziel sein. Vielmehr war der Berufsverband der Frauenärzte bestrebt, etwas zu schaffen, das auch für die zukünftigen Ärztegenerationen noch Maßstab sein kann.

So hat die Novellierung der Weiterbildungsordnung für Ärzte zu vielen Sitzungen, sich ständig ändernden Konzeptionsvorschlägen, letzlich aber zu einer erfolgreichen Beschlußfassung auf dem 95. Deutschen Ärztetag in Köln im Mai 1992 geführt:

- Gebiet, Schwerpunkt, fakultative Weiterbildung (WB), Fachkunde, Bereich.
- Detailliertere Beschreibung der WB-Inhalte.
- Eingehende Kenntnisse, Erfahrungen und Fertigkeiten in...
- Kenntnisse über...
- Entfall der Wechselverpflichtung.
- Befugnis für Gebiet + Schwerpunkt (fak. WB).
- Förderung der WB in der Allgemeinmedizin.
- Veränderung einzelner Mindest-WB-Zeiten.
- Prüfung in Bereichen.

Vertreter der Vorstände der Deutschen Gesellschaft für Gynäkologie und Geburtshilfe und des Berufsverbandes der Frauenärzte e.V. haben daher seit 1989 in zahlreichen Sitzungen und in Besprechungen bei der Bundesärztekammer im Weiterbildungsausschuß ein zukunftsweisendes Konzept erarbeitet, das die Interessen unseres Faches wahren und gleichzeitig den Beschlüssen und den Vorgaben auch des vorletzten Deutschen Ärztetages in Hamburg entsprechen sollte. Insbesondere sollte mit diesem Weiterbildungskonzept der in der Praxis bereits feststellbaren Spezialisierung *innerhalb* des Gebietes Rechnung getragen werden. In diesem Sinne erarbeitete der „Weiterbildungskreis" einen Vorschlag, der dem Weiterbildungsausschuß der Bundesärztekammer vorgelegt wurde

Eine der Hauptüberlegungen war die Erkenntnis, daß die Umsetzung der *alten* Weiterbildungsordnung zur Weiterbildung der in unser Fach strebenden Kollegen in den Kliniken fachgerecht, fachlich und juristisch nicht mehr umzusetzen war. Wir nennen als Stichwort nur „Facharztzeugnisse und Operationskataloge".

Die zweite Überlegung beruhte auf der Feststellung, daß sich die Tätigkeit des niedergelassenen Arztes in der Praxis so weiterentwickelt hatte, daß das, was er in der Klinikausbildung erlernte, ihn nicht ausreichend für die Praxistätigkeit vorbereitete.

Die Veränderung des Patientengutes und der Geburtenzahlen ließ es uns notwendig erscheinen, vorgeschriebene Operationen und Entbindungen hauptsächlich für *die* angehenden Frauenärzte zu reservieren, die diese Tätigkeit auch wirklich ausüben wollen.

Eine Weiterbildungsordnung kann niemals nur aus Praxisgesichtspunkten gestaltet werden, sondern muß die Klammerfunktion zwischen Praxis und Klinik und auch die Qualitätssicherung in der Klinik im Auge haben.

Qualitätssicherungsaspekten sollte mit einer verbesserten Qualifizierung der Operateure, sei es in Kliniken, sei es ambulant in der Praxis, durch eine Aufwertung dieser operativen Tätigkeiten Rechnung getragen werden. Des weiteren wollte man für die Zukunft vermeiden, daß ein Frauenarzt – wie heute vielfach möglich und üblich – nach seiner 5jährigen Weiterbildung problemlos als Belegarzt mit dem gesamten Operationsspektrum tätig werden kann.

Den verstärkten Bedürfnissen der Praxis sollte durch eine andere Struktur der 5jährigen Normalweiterbildung Rechnung tragen werden. So können in unserem Konzept 2 der 5 Jahre bei einem niedergelassenen Arzt absolviert werden, eine deutliche Verbesserung gegenüber dem Ist-Zustand.

Von einer ursprünglich vorgesehenen Kürzung der normalen *Weiterbildungszeit* von 5 auf 4 Jahre haben wir wieder Abstand genommen, um an der Qualifikation des bisherigen Frauenarztes keine Abstriche zu machen; außerdem müssen wir den zukünftigen weitergebildeten Allgemeinarzt im Auge behalten. Durch die Beibehaltung der 5jährigen Weiterbildungszeit wird der Qualifikationsabstand gewahrt.

Neustrukturierung der Weiterbildung

Eine wesentliche Reform der Musterweiterbildungsordnung stellt das erweiterte und modifizierte Instrumentarium der Anerkennungsformen dar.

Während es bislang die bekannten 3 Anerkennungsformen *Gebiet*, *Teilgebiet* und *Bereich* gab, sind für die Zukunft 5 Anerkennungsformen vorgesehen. Dabei handelt es sich um:

1. Gebiet,
2. Schwerpunkt,
3. Bereich (Zusatzbezeichnung),
4. fakultative Weiterbildung,
5. Fachkunde.

Dabei bildet das *Gebiet* nach wie vor die umfassendste Weiterbildungskategorie, durch deren erfolgreichen Abschluß eingehende Kenntnisse, Erfahrungen und Fertigkeiten nachgewiesen werden (der Begriff „Fertigkeit“ ist neu eingefügt worden), welche zum Führen der Facharztbezeichnung berechtigen (vgl. §1 Abs. 3

Musterweiterbildungsordnung). Die Arztbezeichnung ist neu formuliert worden. Während nach §4 der Musterweiterbildungsordnung von 1987 die Arztbezeichnung *Frauenarzt oder Arzt für Frauenheilkunde und Geburtshilfe* vorgesehen war, führen wir nach §6 I Nr. 9 der Musterweiterbildungsordnung 1992 nun mehr die Facharztbezeichnung, also *Facharzt für Frauenheilkunde und Geburtshilfe* oder *Frauenarzt* ein.

Die Weiterbildung in einem *Schwerpunkt*, wobei solche für die Frauenheilkunde und Geburtshilfe nicht definiert wurden, berechtigt zu der Ankündigung einer speziellen ärztlichen Tätigkeit durch Führen einer zur Facharztbezeichnung zusätzlichen Schwerpunktbezeichnung. Der zukünftige „Schwerpunkt“ ist vergleichbar mit dem früheren „Teilgebiet“.

Der Abschluß der Weiterbildung in *Bereichen*, die in §2 Abs. 2 Musterweiterbildungsordnung von 1. Allergologie bis 22. Umweltmedizin aufgeführt sind, befugt zum Führen einer Zusatzbezeichnung. Die Weiterbildung in einem sog. Bereich betrifft den Umfang eines Gebietes nicht, sondern stellt auf die besonderen Kenntnisse in Berufsfeldern ab, die *mehreren* Gebieten zuzuordnen sind.

Gänzlich neu hinzugekommen und nicht bloß anders benannt sind die Instrumente:

Fakultative Weiterbildung im Gebiet und Weiterbildung in bestimmten Untersuchungs- und Behandlungsmethoden, worüber entsprechende Bescheinigungen durch die Ärztekammern ausgestellt werden. Durch die fakultative Weiterbildung sollen oder können über die obligatorischen Inhalte der Musterweiterbildungsordnung hinaus gebietsergänzende Tätigkeiten erlernt werden. Für das Gebiet neun, Frauenheilkunde und Geburtshilfe, ist die fakultative Weiterbildung ermöglicht für:

1. spezielle Geburtshilfe und Perinatalmedizin,
2. gynäkologische Endokrinologie und Reproduktionsmedizin,
3. spezielle operative Gynäkologie.

In jedem der 3 fakultativen Weiterbildungsgebiete muß eine zusätzliche Weiterbildungszeit von jeweils 2 Jahren an einer gemäß §8 Abs. 1, Abs. 2, Abs. 4 Musterweiterbildungsordnung geeigneten Weiterbildungsstätte erbracht werden. Dabei kann in der gynäkologischen Endokrinologie und Reproduktionsmedizin ein halbes Jahr der Weiterbildung bei einem niedergelassenen Arzt abgeleistet werden.

Fachkundenachweise gelten nur für bestimmte Untersuchungs- und Behandlungsmethoden. Sie können als „Laboruntersuchung in der Frauenheilkunde und Geburtshilfe“ nach einer halbjährigen Weiterbildungszeit, als „gynäkologische Exfoliativ-Zytologie“ oder als „gynäkologische Aspirations- und Punktatzytologie des Genitales und der Mamma“ mit jeweils einer Mindestanzahl ausgewerteter Präparate erbracht werden.

Durch Einführung der *fakultativen Weiterbildung* wird eine besondere, wenn auch nicht führungsfähige, Qualifikation für niedergelassene Ärzte erreicht. Damit wird 2 wesentlichen Aspekten der Facharztweiterbildung Rechnung getragen: Einerseits brauchen Eingriffe, die nicht vom niedergelassenen Arzt erbracht werden, nicht mehr von diesem erlernt zu werden. Einem Arzt, der sich in der Weiterbildung befindet und der von vornherein entschieden hat, daß er eine klinische Tätigkeit in Zukunft nicht beabsichtigt, werden damit die Weiterbildungsinhalte erleichtert. Er kann sich auf die ärztlichen Kenntnisse konzentrieren, die seinen Vorstellungen von seiner beruflichen Zukunft am ehesten entsprechen.

Kassenärzte befürchten, daß ihnen durch das Instrument der fakultativen Weiterbildung die darin enthaltenen Weiterbildungsinhalte verschlossen bleiben würden. Dem ist entgegenzuhalten, daß ein Berufsverband sowohl die Interessen der niedergelassenen Ärzte als auch die der Krankenhausärzte zu wahren hat. Gerade das Instrument der fakultativen Weiterbildung gestattet, beispielsweise der speziellen operativen Gynäkologie mehr Gewicht beizumessen. Hier können Kenntnisse erworben werden, die im Bereich des ambulanten Operierens, das mehr und mehr an Bedeutung gewinnt, direkt umgesetzt und verwertet werden. Diejenigen Fachärzte, die belegärztlich oder ambulant operative Eingriffe durchführen wollen, müssen die fakultative Weiterbildung zusätzlich zur Gebietsarztweiterbildung durchlaufen. Da aber lediglich etwa 20% aller niedergelassenen Ärzte auch belegärztlich tätig sind, scheint diese Lösung gerade im Hinblick auf die Operationskataloge durchaus angemessen.

Ferner kann den zur Weiterbildung befugten Ärzten der Druck genommen werden, Operationskataloge zu bestätigen, die von Assistenzärzten gar nicht voll erbracht werden konnten, weil es an erforderlichen Operationsfällen mangelt. Auch im Bereich der Geburtshilfe leuchtet dies in Anbetracht der rückläufigen Geburtenzahlen ein. Nur derjenige Facharzt sollte diese Operationen durchführen, der auch in Zukunft aller Wahrscheinlichkeit nach damit befaßt sein wird. Außerdem wird auf diesem Wege mittelbar die Qualitätssicherung gestärkt. Die Gewähr dafür, daß Operationskataloge auch tatsächlich erfüllt worden sind, wächst, und damit wird die Qualität der Ausbildung sowie der sich anschließenden ärztlichen Tätigkeit gesichert - ganz abgesehen davon, daß die zusätzliche fakultative Weiterbildung im Bereich der speziellen operativen Gynäkologie zur verbesserten Qualifizierung der Operateure beiträgt.

Die im Mai 1992 verabschiedete Musterweiterbildungsordnung steht jetzt, bis zum Jahre 1995, in den Landesärztekammern zur Umsetzung an. Ab 1997/2001 sind dann die ersten neu ausgebildeten Ärzte zu erwarten. Wichtig ist, daß die heute bereits in der Fachgruppe weitergebildeten Ärzte davon nicht mehr betroffen sind.

Gemäß Abs. 1 der Übergangsbestimmungen in §23 Musterweiterbildungsordnung behalten die bisher ausgesprochenen Anerkennungen von Arztbezeichnungen ihre Gültigkeit. Unter Umständen müssen Sie umbenannt werden - eine Formalität.

Weiterbildungsstatte – Weiterbildungskliniken

Die Weiterbildung wird unter verantwortlicher Leitung der von der Ärztekammer befugten Ärzte in

- einem Universitätszentrum,
- in einer Universitätsklinik oder

- in einem Schwerpunktkrankenhaus, einer sog. Weiterbildungsstätte

durchgeführt (Lehrkrankenhäuser, Schwerpunktkliniken, zentrale Regionalkliniken).

Die Weiterbildungsbefugnis wird *persönlich* einem geeigneten Arzt übertragen, im Sinne einer zeitlich teilweisen oder aber voll befugten Ausbildungsberechtigung; auch können 2 Bereiche abgedeckt werden. Innerhalb der vorgeschriebenen Weiterbildungszeit für ein Gebiet muß grundsätzlich mindestens 1 Jahr unter der Leitung eines *vollbefugten* Arztes abgeleistet werden. Erstmals können auch 2 Jahre der Weiterbildung bei einem niedergelassenen Arzt abgeleistet werden, unter der Voraussetzung ausreichender Patientenzahlen und typischer Krankheiten im angestrebten Spezialgebiet. Das Gleiche gilt für die Weiterbildung im fakultativen Bereich, im Schwerpunkt und in der Fachkunde. Der Begriff „Ermächtigung zur Weiterbildung" wurde durch „Befugnis zur Weiterbildung" ersetzt. Diese Weiterbildungsbefugnis wird dem dazu fachlich und persönlich geeigneten Arzt übertragen. Der Umfang seiner Weiterbildungsbefugnis kann durch die Ärztekammer beschränkt werden. So gibt es nach wie vor teilweise oder vollbefugte Ärzte. In Bayern gab es am 27.02.1993 136 teil- und 50 voll ermächtigte (nach noch geltender WBO) Weiterbildungsstätten.

Zeitlicher Ablauf (Abb. 10.5)

Die im Mai 1992 Gesetz gewordene Weiterbildungsordnung wird bis zum Jahre 1995 realisiert, so daß zwischen 1997–2001 die ersten neu ausgebildeten Ärzte zu erwarten sind:

1992	Verabschiedung novell. MWBO DÄT Köln
1993/1995	Umsetzung i.d. Landesärztekammern
1997/2001	Erste Arzte nach neuem Recht - ABER: Besitzstand für alle Ärzte noch in altem Recht

Harmonisierung der Weiterbildung in Gynäkologie und Geburtshilfe in Europa

Um die Harmonisierung voranzutreiben, hat das ACMT im Namen der Kommission nun der UEMS den Auftrag gegeben, für jedes Fachgebiet ein European Board zu gründen. Diese Boards sollen unter Koordinierung der UEMS die Weiterbildung in allen Fachgebieten aktualisieren und eine Abschlußprüfung organisieren. Diese Prüfungen sind nicht Bedingung für Migration innerhalb der EU, sollen aber mit der Zeit als Qualitätsnachweis Gültigkeit erlangen. Es ist *zu betonen, daß diese Bestimmungen in keiner Weise mit den nationalen Weiterbildungsstrukturen kollidieren werden.* Nur Fachärzte, die im eigenen Land als solche voll anerkannt sind, können sich einem europäischen Examen stellen. Das European Board of Gynecology and Obstetrics (EBGO) für EU-Länder wurde im Oktober 1991 gegründet und, unter der Schirmherrschaft des Europarats und Koordinierung der UPIGO, auf alle Länder Europas ausgedehnt.

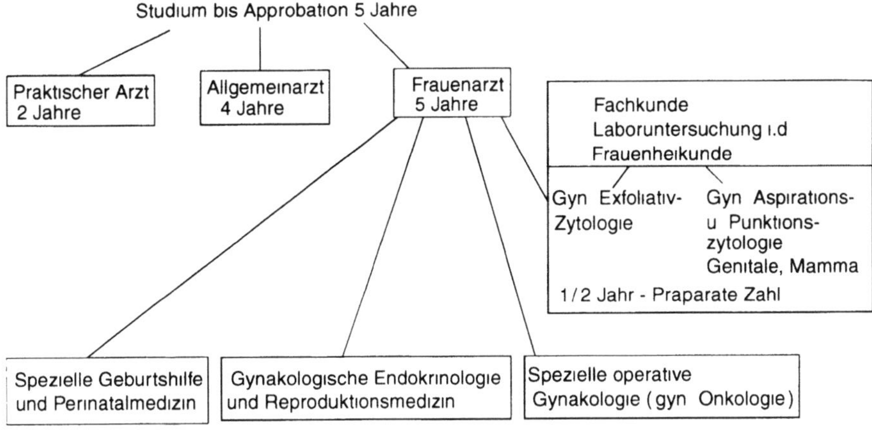

Abb. 10.5. Neustrukturierung der Weiterbildung 1993–2000

Ziel der neuen Weiterbildungsordnung (Zusammenfassung)

- Ein zukunftsweisendes Konzept, das die Interessen unseres Faches wahrt, der bereits realisierten Spezialisierung innerhalb unseres Faches ebenso Rechnung trägt wie den neuen Bedürfnissen der Praxis, indem 2 der 5 Jahre bei einem niedergelassen Arzt absolviert werden können.
- Eingriffe, die vom niedergelassenen Arzt nicht erbracht werden, müssen nicht mehr erlernt werden.
- Der Arzt *konzentriert sich in seiner Ausbildung auf das Spezialgebiet*, indem er in seiner beruflichen Zukunft tätig sein will.
- Der speziellen operativen Gynäkologie *wird mehr Gewicht beigemessen*, auch dem aktuellen Gebiet des ambulanten Operierens.
- Auch die Fachärzte, die als Belegärzte oder ambulant operieren wollen, müssen diese 2 Jahre der zusätzlichen Weiterbildung durchlaufen (etwa 20% aller niedergelassenen Ärzte, die belegärztlich in Deutschland tätig sind).
- Die heute reduzierten Zahlen an Operationen und Entbindungen bleiben den Frauenärzten vorbehalten, die diese Tätigkeit auch wirklich ausüben werden.
- Es soll garantiert werden, daß Operationskataloge und die Qualität der Ausbildung auch wirklich erfüllt werden.
- Die Qualifizierung der Operateure, sei es im Klinikum oder sei es ambulant, wird garantiert.

10.3 Neustrukturierung der Frauenheilkunde

H.G. Hillemanns

Vorbemerkung

Obwohl ich selbst über 40 Jahre in diesem Fach tätig bin und über 20 Jahre die Universitäts-Frauenklinik Freiburg geleitet habe, fällt es mir schwer, die „optimale", die effektive, die richtige Struktur unseres Faches bzw. unserer Kliniken aufzuzeigen. Die Unterschiede zu den europäischen Nachbarländern und den USA sind gravierend. Wie soll man ein Konzept darlegen angesichts der so unterschiedlichen regionalen, historisch gewachsenen Strukturen und Bedingungen?

Aufgewachsen bin ich in der direktoralen, autoritären Struktur unserer Universitätskliniken und 20 Jahre lang war ich „Chairman". Dann kam 1975 von der Regierung die neue Abteilungsstruktur mit selbständigen Departments. Die früher untergeordneten Sektionsleiter wurden selbständig. Es war unter diesen Umständen außerordentlich schwer, die Einheit der Frauenklinik zu wahren. Auf der anderen Seite ist die *Subspezialisierung* in Geburtshilfe, Perinatalmedizin, gynäkologisch-operativer Tätigkeit, spezialisierter Onkologie, in Endokrinologie und Reproduktionsmedizin ein Faktum. Die Substrukturierung der anderen medizinischen Fächer an den Universitätskliniken ist weit vorangeschritten und hochdifferenziert. Kompentenz wird nicht nur vom Patienten und von der Wissenschaftsentwicklung, sondern auch forensisch als selbstverständlich vorausgesetzt.

Wenn die neue *Weiterbildungsordnung* jetzt bis zum Jahre 2000 die Aufgliederung in Subspezialitäten bedingt, wird dann nicht automatisch die Aufgliederung in differente Strukturen, ja selbständige Departments an unseren gynäkologisch-geburtshilflichen Zentralkliniken gefordert oder Realität?

Gynäkologie und Geburtshilfe sind laut Definition und seit 1981 in der EG als unteilbares medizinisches und chirurgisches Fachgebiet anerkannt. Die Weiterbildung soll denn auch in jedem Fall eine Grundausbildung im ganzen Fachbereich beinhalten. Da sich nun aber viele Frauenärzte auf Teilgebiete einstellen und auch nur in diesen praktizieren wollen, stellt sich die Frage nach einer frühzeitigen Diversifizierung der Weiterbildung und weiter hinaus einer möglichen Subspezialisierung nach der Facharztanerkennung. Drei Teilgebiete scheinen zur Zeit besonders profiliert in dieser Hinsicht: gynäkologische Onkologie, gynäkologische Endokrinologie und Reproduktionsmedizin sowie Fetopathologie und Perinatologie. Alle

3 Teilgebiete verfügen über eine europäische wissenschaftliche Gesellschaft, doch keine ist in der UEMS vertreten, und es gibt weder Weiterbildungsprogramme noch Abschlußexamen am Ende der Subspezialisierung.

Die UEMS, die Union Européenne des Médecins Spécialistes, hat sich in Straßburg 1992 auf dem UPIGO-Forum mit der Subspezialisierung in unserem Fach beschäftigt. Wenn die Kriterien für ein Teilgebiet erfüllt sind und bei Anerkennung in 2 Drittel der EU-Länder erfolgt die Anerkennung.

Das European College of Obstetrics and Gynaecology sprach in seinen Articles of Association (Article 2) folgende Empfehlungen aus:

a) To establish standards in education (including continuing education) and training, in theory, practice and research, for the specialty of obstetrics and gynaecology and in the interest of the general public. These standards to be those required for the proper practise of modern obstetrics and gynaecology, whilst recognising different essential factors influencing these matters in different societies and nations.
b) To recommend to national and multinational bodies that they provide for the necessary substructure whereby the objectives of the College can be achieved for the benefit of the health and welfare of the women, mothers and babies in their societies.

Strukturierung der Frauenheilkunde und der Frauenkliniken

Die Gründe sind komplex:

- In den letzten 3 Jahrzehnten haben die Perinatalmedizin, die Reproduktionsmedizin, die operative Gynäkologie und die spezielle gynäkologische Onkologie umwälzende Entwicklungen erfahren.
- Für Patientenversorgung und für Wissenschaft wird ein hohes Leistungsniveau verlangt.
- Die Übertragung von wissenschaftlichen Grundlagenmethoden in die Praxis ist Tagesnotwendigkeit.
- Internationale Erfahrung spricht dafür, daß eine Verzettelung der Forschung nur durch eine Strukturierung der Frauenheilkunde verhindert werden kann.
- Die Subspezialisierung in der Facharztpraxis, den Gemeinschaftspraxen mit spezialisierter hoher Kompetenz ist weit fortgeschritten.
- Die Forensik zwingt zur Kompetenz und damit zur Spezialisierung.
- Die neue Weiterbildungsordnung in Deutschland schafft Fakten, die zur Subspezialisierung drängen.
- Die weit fortgeschrittene Subspezialisierung in den anderen Gebieten der universitären Medizin, der inneren Medizin, der Chirurgie, der Pädiatrie, der Zahnmedizin etc., übt politisch in den universitären Entscheidungsgremien einen hohen Druck auf unser Fach, die Frauenheilkunde, aus.
- Die gynäkologische Onkologie ist weltweit vielfach eine selbständige Abteilung. Nur durch Strukturierung einer Abteilung innerhalb unserer Frauenkliniken werden wir die in den USA und weltweit vielfach vollzogene Ausgliederung in ein onkologisches Zentrum verhindern können.

So erscheint die Anpassung der Strukturen an diese Fortschritte und Bedingungen notwendig. Ist dies nur zu erreichen, wenn Subdisziplinen mit selbständigen Abteilungen eingerichtet werden?

Aktuelle Situation in Deutschland

Das übergeordnete Prinzip ist bis heute die Erhaltung der Einheit „Frauenheilkunde", die unbedingte Vermeidung des Zerfalles unseres Faches. Aufschlußreich sind in diesem Zusammenhang die Gebiete und Schwerpunkte der Weiterbildungsordnung und die Inhalte der fakultativen Weiterbildung:

Gebiete, Schwerpunkte[1]

Der Arzt kann sich laut der vom 95. Deutschen Ärztetag verabschiedeten Weiterbildungsordnung in folgenden Gebieten und Schwerpunkten zur Erlangung des Rechts zum Führen einer Facharztbezeichnung oder Schwerpunktbezeichnung weiterbilden:

1. Allgemeinmedizin
2. Anästhesiologie
3. Anatomie
4. Arbeitsmedizin
5. Augenheilkunde
6. Biochemie
7. Chirurgie
   Schwerpunkte:
   Gefäßchirurgie
   Thoraxchirurgie
   Unfallchirurgie
   Visceralchirurgie
8. Diagnostische Radiologie
   Schwerpunkte:
   Kinderradiologie
   Neuroradiologie
9. **Frauenheilkunde und Geburtshilfe**
10. Hals-Nasen-Ohrenheilkunde
11. Haut- und Geschlechtskrankheiten
12. Herzchirurgie
    Schwerpunkte:
    Thoraxchirurgie
13. Humangenetik
14. Hygiene und Umweltmedizin
15. Innere Medizin
    Schwerpunkte:
    Angiologie
    Endokrinologie
    Gastroenterologie
    Hämatologie und
    Internistische Onkologie
    Kardiologie
    Nephrologie
    Pneumologie
    Rheumatologie
16. Kinderchirurgie
17. Kinderheilkunde
    Schwerpunkte:
    Kinderkardiologie
    Neonatologie
18. Kinder- und Jugendpsychiatrie und -psychotherapie
19. Klinische Pharmakologie
20. Laboratoriumsmedizin
21. Mikrobiologie und Infektionsepidemiologie
22. Mund-Kiefer-Gesichtschirurgie
23. Nervenheilkunde
24. Neurochirurgie
25. Neurologie
26. Neuropathologie
27. Nuklearmedizin
28. Öffentliches Gesundheitswesen
29. Orthopädie
    Schwerpunkt:
    Rheumatologie

[1] Dt. Ärztebl. 89. Heft 22 (29.5.1992): C-1088

30. Pathologie
31. Pharmakologie und Toxikologie
32. Phoniatrie und Pädaudiologie
33. Physikalische und Rehabilitative Medizin
34. Physiologie
35. Plastische Chirurgie
36. Psychiatrie und Psychotherapie
37. Psychotherapeutische Medizin
38. Rechtsmedizin
39. Strahlentherapie
40. Transfusionsmedizin
41. Urologie

Fakultative Weiterbildung[2]

In folgenden Gebieten kann der Arzt über die obligatorischen Inhalte nach Maßgabe der Muster-Weiterbildungsordnung des 95. Deutschen Arztetages hinaus für die näher bezeichneten gebietsergänzenden Tätigkeiten spezielle Kenntnisse, Erfahrungen und Fertigkeiten erwerben (Fakultative Weiterbildung) und darüber eine Bescheinigung erhalten:

Gebiet 1: Allgemeinmedizin
Fakultative Weiterbildung:
Klinische Geriatrie

Gebiet 2: Anästhesiologie
Fakultative Weiterbildung:
Spezielle Anästhesiologische Intensivmedizin

Gebiet 5: Augenheilkunde
Fakultative Weiterbildung:
Spezielle Ophthalmologische Chirurgie

Gebiet 7: Chirurgie
Fakultative Weiterbildung:
Spezielle Chirurgische Intensivmedizin

Gebiet 9: Frauenheilkunde und Geburtshilfe
Fakultative Weiterbildung:
1. Spezielle Geburtshilfe und Perinatalmedizin
2. Gynäkologische Endokrinologie und Reproduktionsmedizin
3. Spezielle Operative Gynäkologie

Gebiet 10: Hals-Nasen-Ohrenheilkunde
Fakultative Weiterbildung:
Spezielle Hals-Nasen-Ohren-Chirurgie

Gebiet 12: Herzchirurgie
Fakultative Weiterbildung:
Spezielle Herzchirurgische Intensivmedizin

Gebiet 15: Innere Medizin
Fakultative Weiterbildung:
1. Klinische Geriatrie
2. Spezielle Internistische Intensivmedizin

Gebiet 16: Kinderchirurgie
Fakultative Weiterbildung:
Spezielle Kinderchirurgische Intensivmedizin

Gebiet 17: Kinderheilkunde
Fakultative Weiterbildung:
Spezielle Pädiatrische Intensivmedizin

---

[2] Dt. Ärztebl. 89. Heft 22 (29.5.1992): C-1092

Gebiet 23: Nervenheilkunde
Fakultative Weiterbildung:
Klinische Geriatrie

Gebiet 24: Neurochirurgie
Fakultative Weiterbildung:
Spezielle Neurochirurgische Intensivmedizin

Gebiet 25: Neurologie
Fakultative Weiterbildung:
1. Klinische Geriatrie
2. Spezielle Neurologische Intensivmedizin

Gebiet 29: Orthopädie
Fakultative Weiterbildung:
Spezielle Orthopädische Chirurgie

Gebiet 30: Pathologie
Fakultative Weiterbildung:
Molekularpathologie

Gebiet 35: Plastische Chirurgie
Fakultative Weiterbildung:
Spezielle Plastisch-Chirurgische Intensivmedizin

Gebiet 36: Psychiatrie und Psychotherapie
Fakultative Weiterbildung:
Klinische Geriatrie

Gebiet 41: Urologie
Fakultative Weiterbildung:
Spezielle Urologische Chirurgie

Die Substrukturierung[3]

Betrachtet man erst nur die Zahl *selbständiger Abteilungen*, so scheint diese heute gering: Von 30 Universitäts-Frauenkliniken sind 27 direktoral von einem Chef (Chairman) geleitet, nur 3 Universitätskliniken (Freiburg, Essen, Berlin/Charité) haben z.Z. zwei selbständige Lehrstühle in direktoralem Wechsel. 18 der 27 Universitäts-Kliniken haben jedoch 1–3 im Sinne der Substrukturierung mehr oder weniger selbständige Abteilungen. 33 im wesentlichen nicht selbständige Abteilungen, jedoch mit Dauerplanstellen des leitenden Arztes (C3-Extraordinarius), sind ein Dokument für die breite Streuung dieser Subspezialitäten, historisch bedingt, persönlich erarbeitet oder dem akademischen Zufall überlassen. Hier gibt es jedoch immer einen klinischen Direktor als Generalisten oder aber als Spezialisten in seinem Department. Von 252 *Lehrkrankenhäusern* sind 246 von einem Direktor geleitet, ohne Substrukturierung; 6 Lehrkrankenhäuser haben 2 selbständige Abteilungen (Abb. 10.6).

[3] Auch wenn versucht wurde, aufgrund der uns bis 1993 verfügbaren Unterlagen und Nachforschungen ein möglichst genaues Bild der gegenwärtigen Situation darzustellen, so können die im folgenden aufgeführten Daten und Zahlen keinesfalls den Anspruch auf absolute Vollständigkeit erheben, vor allem in Anbetracht der ständigen Fluktuation, zumal sich die universitären Strukturen weltweit und permanent weiterentwickeln und verändern.

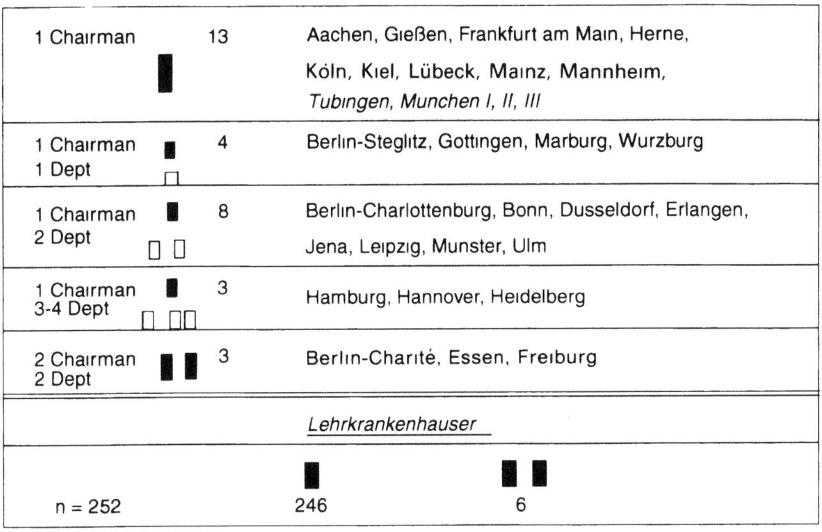

1 Chairman	13	Aachen, Gießen, Frankfurt am Main, Herne, Köln, Kiel, Lübeck, Mainz, Mannheim, *Tubingen, Munchen I, II, III*
1 Chairman 1 Dept	4	Berlin-Steglitz, Gottingen, Marburg, Wurzburg
1 Chairman 2 Dept	8	Berlin-Charlottenburg, Bonn, Dusseldorf, Erlangen, Jena, Leipzig, Munster, Ulm
1 Chairman 3-4 Dept	3	Hamburg, Hannover, Heidelberg
2 Chairman 2 Dept	3	Berlin-Charité, Essen, Freiburg
		Lehrkrankenhauser
n = 252	246	6

Abb. 10.6. Strukturierung der Universitats-Frauenkliniken in Deutschland

Unselbständige Abteilungen in Universitäts-Frauenkliniken in Deutschland:

Endokrinologie, Reproduktionsmedizin	10
Pränataldiagnostik	5
Poliklinik	4
Gynäkologische Radiologie	4
Spezielle Onkologie	3
Labor	3
Gynäkologische Histologie	2
Psychosomatik	2

Diese Auflistung läßt erkennen, daß die Verteilung der Substrukturierung nicht einheitlich ist, sondern historisch oder regional bedingt gewachsen.

Strukturierung der Universitäts-Frauenkliniken in anderen europäischen Ländern

Österreich

In Wien erfolgte 1993 die radikale Wende von direktoraler Monostruktur zur weitgehenden Strukturierung der beiden jetzt zusammengefaßten, historisch so berühmten Universitäts-Frauenkliniken (Abb. 10.7).

Schweiz

Die Substrukturierung in der Schweiz (Abb. 10.8) ist fortgeschritten. Vor allem aus Kostengründen geht der Trend heute (Beispiel Lausanne 1993) wieder hin zu einer Rückführung auf eine monodirektorale Klinik. Alle Schweizer Kliniken, die

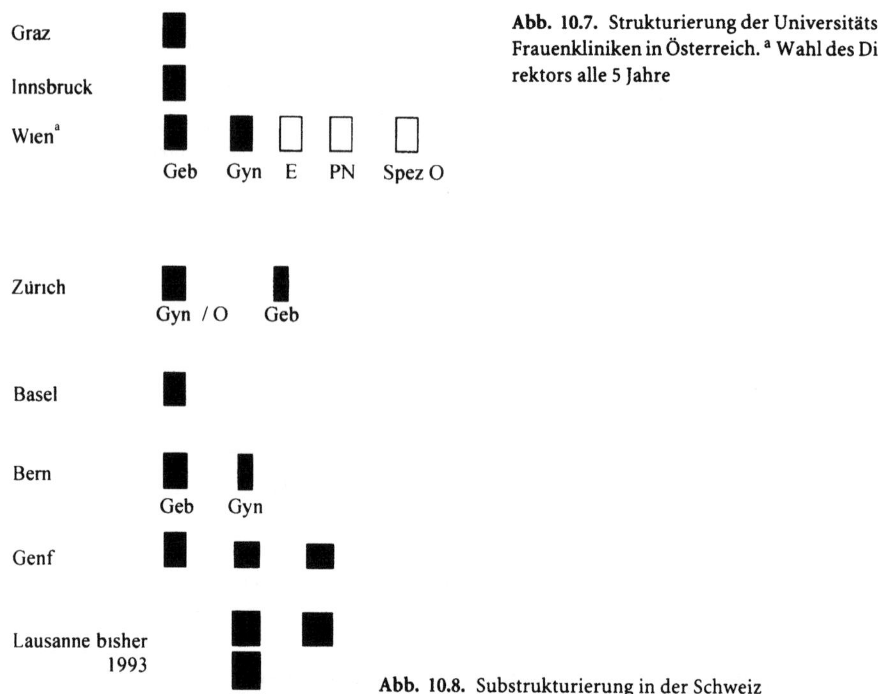

Abb. 10.7. Strukturierung der Universitäts-Frauenkliniken in Österreich. [a] Wahl des Direktors alle 5 Jahre

Abb. 10.8. Substrukturierung in der Schweiz

wissenschaftlich und klinisch selbständige Abteilungen haben, sind dabei immer einem klinischen Lebenszeitdirektor unterstellt, der seinerseits Spezialist in einer der Abteilungen ist.

Rußland

Ein Blick nach Rußland gibt interessante Aufschlüsse. Im Großraum Moskau mit etwa 12 Mio. Einwohner finden sich 5 Universitätskliniken, alle mit Geburtshilfe und Gynäkologie, alle direktoral geleitet, ferner 45 reine Gebärkliniken, ebenfalls direktoral geleitet, und etwa 30 rein gynäkologische Abteilungen in allgemeinen Krankenhäusern. Die gynäkologische Onkologie ist immer ausgegliedert, getrennt von der Frauenklinik in einem Onkologischen Zentrum.

Substrukturierung in den USA

Die USA verfügen in dieser Frage über eine Erfahrung von nahezu 20 Jahren. Dort arbeiten seit 1972 im wesentlichen 3 sog. „subspecialities": die„ maternal fetal medicine", die „reproductive endocrinology" und die „gynecologic oncology".

Die Struktur des Gesamtfaches hat sich geändert und wurde den Erfordernissen der Forschung angepaßt. Die Ergebnisse und Forderungen der Forschung haben sich in der Praxis niedergeschlagen. Es sind nur wenige Ausbildungsplätze, sog.

„fellowships", vorhanden; dadurch wird verhindert, daß es nur noch Superspezialisierte gibt. Insgesamt beläuft sich die Zahl der in einer Subspezialität geprüften Frauenärzte in den USA auf ein paar Hundert von mindestens 20000 Gynäkologen bzw. Geburtshelfern.

Eine Umfrage von Zuspan, dem Herausgeber des American Journal of Obstetrics and Gynecology, unter seinen Fachgenossen ergab, daß über 90% der Meinung waren, daß die Subspezialisierung dem Fach und insbesondere seiner wissenschaftlichen Durchdringung genutzt habe (Beller 1991). Eine große Rolle spielen dabei Grundlagenforscher der Basic-science-Fächer und nicht zuletzt die Einbeziehung der Naturwissenschaftler, der sog. „PhD", in die Forschungsgruppen. Der Wissenschaftsbetrieb geht jedoch von der Klinik aus oder wird doch weitgehend von ihr gesteuert.

Zu den Spezialabteilungen

Geburtshilfe und Reproduktionsmedizin

Der große wissenschaftliche Fortschritt und die hohe aktuelle Bedeutung der Reproduktionsmedizin haben die klassische Geburtshilfe in ihrer praktischen Tätigkeit und Bedeutung (Geburtsleitung, Schnittentbindung, Selbständigkeit der Hebammen etc.) erreicht. In den USA erweitert sich das Fach der Reproduktionsmedizin zunehmend und scheint höchste Aktivität zu beinhalten. Von den 3 Gebieten ist die Geburtsmedizin offenbar das wissenschaftlich führende; bei den Neubesetzungen der „department chairmen" in den letzten Jahren stammen weit über die Hälfte aus diesem Teilgebiet. Das heißt, daß die Geburtshilfe und die Reproduktionsmedizin eine Einheit in Form einer selbständigen Abteilung sein werden. Hinzu kommt vielerorts automatisch die gynäkologische Endokrinologie.

Gynäkologische Onkologie

Eine Befragung im europäischen Raum über die gynäkologische Onkologie zeigte, daß dieses Teilgebiet z.Z. nur in Großbritannien anerkannt ist, aber von einer großen Mehrheit der Onkologen die Anerkennung gewünscht wird. Allgemeine und spezielle Gynäkologie, operative Gynäkologie und gynäkologische Onkologie bieten sich als selbständiges Department in der Frauenklinik an.

Gynäkologische Radiologie

Die säkularen Erfolge in der gynäkologischen Krebstherapie seit der Einführung der Radium- und Röntgentherapie zu Beginn dieses Jahrhunderts kamen aus unserem Fachgebiet, aus der gynäkologischen Strahlentherapie innerhalb unserer Frauenkliniken. Ich selbst, wie viele von uns, bin als radiumlegender Gynäkologe 40 Jahre tätig gewesen und habe die Afterloading-Phase noch mitinauguriert. Ökonomische Zwänge, Gründe der Kostenersparnis, Zentralisierungstendenzen, auch rechtliche und strukturelle Gründe haben weltweit, leider auch bei uns in Deutschland und gegen meinen persönlichen Einsatz 1990 auch an unserer Frauenklinik Freiburg, zur Verlagerung der gynäkologischen Strahlentherapie in das radiologische Zentrum, in die Strahlenklinik gezwungen. Ich beharre darauf: Die großen Universitätszentren sollten ihre eigene gynäkologische Radiologie wiedergewinnen bzw. erhalten. Die gynäkologisch-onkologischen Abteilungen müssen sich diesen speziellen Aufgaben widmen. Im Bereich der Strahlenkliniken muß der gynäkologische Onkologe die Indikation stellen, das Management der intrakavitären Strahlentherapie und die Therapie ebenso in der Hand behalten wie die Nachsorge.

Angesichts der weltweiten Verbreitung der Strahlenkliniken ist der spezialisierte gynäkologische Radiologe absolut notwendig. Ein etwa im jährlichen Rotating die gynäkologischen Tumoren betreuender Oberarzt würde die Erfolge gefährden und den Fortschritt in der gynäkologischen Krebstherapie nivellieren.

Ultraschall

Die Entwicklung ist so weit fortgeschritten, daß Ultraschall eine ubiquitäre Notwendigkeit ist für alle Subspezialitäten in Geburtshilfe, Perinatalmedizin, Reproduktionsmedizin (Fehlbildung), Gynäkologie, Onkologie, Genitale, Brust, vor allem auch in Hinsicht auf die neuen Techniken und Entwicklungen. Ultraschall muß eine hochdifferenzierte Subspezialität innerhalb der Frauenkliniken sein und bleiben.

Fragen und Probleme

Es entsteht die berechtigte Sorge, daß das Fach durch eine Subspezialisierung auseinanderfallen könnte. Das Beispiel der *gynäkologischen Onkologie* spricht ganz im Gegensatz hierzu. Ohne Substrukturierung einer gynäkologischen onkologischen Abteilung im Universitätszentrum besteht die Gefahr der Ausgliederung der gynäkologischen Onkologie, die Inkorporation in das onkologische Zentrum – eine weithin gegebene Realität. Hier dominieren die Internisten, die Chemotherapeuten, die Chirurgen, die Radiologen, die experimentellen Onkologen etc. Deren Argumente sind sehr ernst zu nehmen: Die wissenschaftliche Entwicklung der Onkologie nimmt Wege, die für alle Fächer gemeinsam gültig sind: fächerübergreifende, radikale Operationsverfahren, ultrahohe Chemotherapie, Kombination von Therapiemodalitäten (z.B. intraoperative Radiotherapie) – vor allem aber ökonomische Notwendigkeiten in Hinsicht auf hochspezialisiertes Personal, Apparate, Labors und Kosten.

Wenn wir nicht eine außerordentlich leistungsfähige Subspezialität der gynäkologischen Onkologie strukturieren, ist die Folge ihrer Ausgliederung in ein onkologisches Zentrum die Nivellierung in Diagnostik, Therapie, Wissenschaft und praktischer Weiterbildung der sehr spezifisch auf die weiblichen Tumoren gerichteten Tumortherapie. Die Weiterentwicklung hier kann nur aus unserem Fache der Frauenheilkunde kommen, wie die historische Entwicklung eindrucksvoll dokumentiert. Auch die so erfolgreiche pädiatrische Onkologie ist in ihrem Fach verankert geblieben. Das Volumen an Tumoren in der Gynäkologie ist demgegenüber vielfach größer und auch spezifischer.

Nur die Substrukturierung mit einer gynäkologischen onkologischen Abteilung kann aber die Ausgliederung in ein onkologisches Zentrum verhindern.

Weiter könnte man fragen, *ob unser Gesamtfach bei Substrukturierung zu klein wird.*

Wir sehen jedoch nur dort den Abbau der *Frauenklinikkapazitäten*, wo keine spezifische Leistung angeboten wird. Das hohe Niveau basiert auf leistungsfähigen Abteilungen und Sektionen mit Dauerstellen und kompetenter Qualität. Nur dann ist m.E. eine Erhaltung, ja eine Steigerung der Kapazitäten garantiert.

Zur fachlichen Abgrenzung zwischen den Abteilungen haben Erfahrungen gezeigt, daß immer dann, wenn nicht von vornherein klare und geeignete Abgrenzungen bestanden haben, ernste Probleme in der Zusammenarbeit auftraten.

Es besteht immer Gefahr, daß vom klinischen Allrounder hereingeholte sog. Spezialisten in untergeordneten Abteilungen eines Tages selbst das Direktorat übernehmen wollen, was heute fakultätspolitisch leicht gelingen kann. So werden vielfach hochspezialisierte Sektionsabteilungsleiter dann wiederum später Generalisten in direktoraler Position. Die klinisch-ärztliche Arbeit und Verantwortung wird und muß aber dann an die Oberärzte „delegiert" werden, die Wissenschaft leidet.

Geschäftsführender Direktor – Chairman

Jeder Abteilungsleiter ist in seiner klinischen, medizinischen und wissenschaftlichen Entscheidung in seinem Bereich selbständig verantwortlich und unabhängig. Seine Anstellung erfolgt auf Lebenszeit. Die Abteilungen sind Ordinariate C4 oder Extraordinariate C3.

So stellt sich die Frage, wer die Gesamtklinik zusammenhält[4]. Für die Ordnung im Hause, für die „Schule", für die klinische, die operative Disziplin, für die Schwestern, den Wissenschaftsbetrieb, die Verhandlungen mit Regierung, Fakultät und Universität hat sich nach meiner Erfahrung das *direktorale Ordinariatsprinzip* bewährt, auch in der Effektivität, Nachwuchs auf andere Lehrstühle zu bringen.

In Baden-Württemberg wird im Vierjahreswechsel unter den selbständigen Abteilungsleitern der „Geschäftsführende Vorsitzende" gewählt, der dann im Sinne des Klinikchefs die Gesamtklinik leitet.

Die absolute Priorität der Erhaltung der Einheit der Frauenheilkunde bzw. der Frauenklinik erfordert – trotz aller Hoffnung und im Wunsch nach Harmonie und

---

4 „Effectiveness of Hospital Management: Basis: Authority of the Chairmen – Responsibility of hiring and firing"

Teamarbeit bei Substrukturierung – den „Kapitän". Dies ist in Deutschland, in Teilen der Schweiz, z.T. in Österreich noch immer und zumeist der klinische Direktor auf Lebenszeit. Hieraus ergibt sich die Gefahr, daß er bei klinischer Überforderung, bei außerklinischer, wissenschaftlicher oder universitätspolitischer Überforderung sowie im Alter nachläßt, ja scheitert. Es gilt die Tatsache, daß die Klinik immer nur so gut ist wie ihr Chef. Bei fortschreitender Substrukturierung in selbständige Abteilungen mit Wechsel der direktoralen Funktion unter den Abteilungsleitern besteht die Chance, daß nur derjenige gewählt wird, der aufgrund seiner persönlichen, klinischen und wissenschaftlichen Kompetenz das höchste Ansehen genießt. Hier gilt auch für den Abteilungsleiter die permanente Leistungsüberprüfung, die Evaluierung seiner eigenen Tätigkeit. Nur der kann m.E. diese Position ausfüllen, der den Respekt der anderen Abteilungsleiter erlangt hat. Das scheint mir wiederum nur möglich, wenn als Wissenschaftler, als Kliniker, als anerkannte Persönlichkeit er sich in einem Sektor unseres Faches bewährt hat.

Es gibt sehr verschiedene Möglichkeiten, „Chef" zu sein:

1. Der klassische Klinikchef, der „Allrounder", der hohe Könner, der sich lebenslang ärztlich, klinisch und wissenschaftlich für seine Klinik, seine Schule, seinen Nachwuchs einsetzt, wie wir das in unserer Generation waren bzw. zu sein glaubten – nicht Spezialist auf einem Teilgebiet, sondern erfahrener Geburtshelfer und zugleich Operateur und Lehrer, auch in der Forschung meist „Generalist", aber mit speziellem eigenem Schwerpunkt.
2. Der Manager, der nicht im klinischen und wissenschaftlichen Einsatz, sondern als machtvoller universitätspolitischer Direktor alle Geschäfte führt. Dies ist in vielen Ländern der Welt die Norm oder es realisiert sich altersbedingt. Von Vorteil kann dabei sein, daß die Abteilungsleiter klinisch und wissenschaftlich volle Freiheit haben. Die Führung durch politische Macht, nicht durch ärztliches oder wissenschaftliches Können kann organisatorisch effektiv sein, da sie objektiv und neutral ist. Für den geborenen Arzt ist das keine Perspektive.
3. Der auf Lebenszeit ernannte Klinikchef als Direktor der ganzen Klinik, aber mit selbständigen Abteilungen in seiner Frauenklinik, ist zugleich verantwortlicher Leiter einer dieser Abteilungen und hat hier seinen Schwerpunkt. Dies ist immer häufiger der Fall.
4. Aus gleichgeschalteten Abteilungen mit gleichberechtigten Abteilungsleitern wird im Rhythmus von 4–5 Jahren nach dem rotierenden Prinzip ein Geschäftsführer für die ganze Klinik gewählt.

Zur Zahl der Abteilungsleiter: Zwei Chefs sind aufeinander angewiesen und müssen auch im ungünstigsten Falle nach außen für ihre gemeinsame Klinik in wechselnder direktoraler Verantwortung harmonieren. *Drei Chefs*: Die Gefahr „Zwei gegen einen" ist ein erwiesenes Faktum. *Vier Chefs*: Sie sind nicht entscheidungsfähig. *Fünf Chefs*: Aus dieser neutralen großen Gruppe der Departmentchefs wird nur der wirklich Geeignete, der diese Position will, zum geschäftsführenden Direktor gewählt werden.

Spezielle Gefahren: Subspezialisten in lebenslanger Dauerstellung und Selbständigkeit stellen eine bekannte Bedrohung dar, vor allem dann, wenn sie nicht dem Klinikdirektor unterstehen, sondem der Verwaltung, dem nicht-medizinischen Geschäftsmanagement. Der Chef hat sie nicht mehr „in der Hand". Mit zunehmendem Alter machen sie ihren eigenen Weg, sind weder für die Wissenschaft noch für strenge Arbeit in der Klinik einzusetzen, aber unabhängig und nicht kündbar. Das Ziel muß aber sein, daß der klinisch verantwortliche Direktor die verantwortliche Oberhoheit über das Gesamtpersonal hat. Das gilt auch für die Anstellung von Assistenten, Spezialisten und Mitarbeitern, die unter dem verantwortlichen Einfluß des Chefs anzustellen sind, wie dies in Deutschland historisch gewachsen und Faktum ist. Sonst zerfällt der Einfluß des Klinikchefs mit beträchtlichen Folgen für die Gesamtklinik.

Humboldts Prinzip der Unabhängigkeit der Universität, der Freiheit der Wissenschaften, auch der Freiheit der Organisation, ist ein Grundprinzip für die Effektivität auch einer Klinikorganisation!

Zusammenfassung

Die Organisationsform der Frauenkliniken muß für jedes Land individuell erarbeitet werden, denn die Bedingungen unterschieden sich in der Vergangenheit und unterscheiden sich noch heute. Jedoch ist es dringlich, darüber nachzudenken und Modelle zu erproben. Um neue Strukturen aufzubauen, die zusammen in eine europäische Zukunft übergehen werden, wird es mindestens einer Generation bedürfen. Die Subspezialisierung wird vor allem für die universitäre Ausbildung ein Faktum sein. Dies gilt nicht, zumindest jetzt noch nicht, für die übrigen großen Frauenkliniken. Hier wird die Subspezialisierung sicher noch einige Zeit auf sich warten lassen oder aufgrund von Kapazitäten nicht notwendig werden. Auch die forensische Problematik wird mehr und mehr in die Richtung der Subspezialisierung drängen, auch die Verringerung der Abteilungsgröße mit Aufteilung von Kompetenzen.

Vorschlag fur die Entwicklung

In wenigen Frauenkliniken des Landes wäre eine behutsame Gliederung in selbständige geburtsmedizinische und selbständige gynäkologisch-onkologische Abteilungen zu schaffen. Dabei ist gleichgültig, ob es sich um sog. Chairmen- oder Department-Chefs im Rotating handelt. Voraussetzung sind hohe Geburtenzahlen, große Zahlen an Operationen und im onkologischen Bereich sowie eine überaus qualifizierte Wissenschafts- und Laborstruktur. Die Erfahrungen an derartigen „Pionier-Kliniken" wird man im Laufe der Jahre als Basis für weitere Entscheidungen und Entwicklungen einbringen. Auch in Deutschland sollte der behutsame Weg der Substrukturierung beschritten werden.

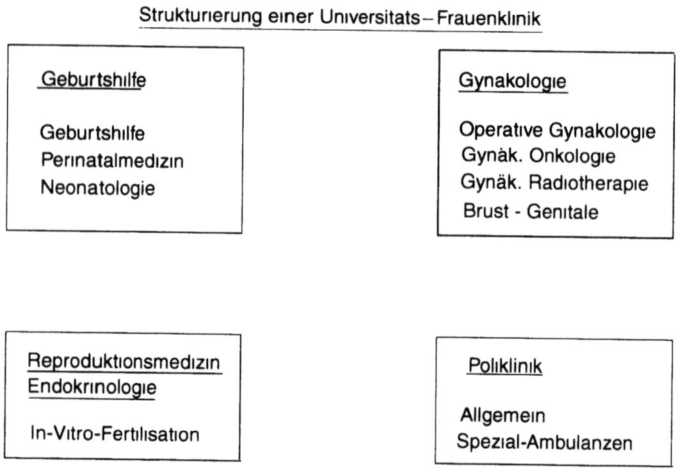

Strukturierung einer Universitats – Frauenklinik

Geburtshilfe

Geburtshilfe
Perinatalmedizin
Neonatologie

Gynakologie

Operative Gynakologie
Gynäk. Onkologie
Gynäk. Radiotherapie
Brust - Genitale

Reproduktionsmedizin
Endokrinologie

In-Vitro-Fertilisation

Poliklinik

Allgemein
Spezial-Ambulanzen

Abb. 10.9. Strukturierung einer Universitäts-Frauenklinik am Beispiel des „Chairman". Der Chairman ist zugleich Spezialist in einem der Departements (d.h. 2 Chairmen im Rotating)

Literatur

Laufende Informationen:

Deutsche Gesellschaft für Gynäkologie und Geburtshilfe. Mitteilungen. Demeter, Gräfelfing

Deutsches Ärzteblatt. Ärztliche Mitteilungen. Deutscher Ärzteverlag, Köln

Der Frauenarzt. Herausgeber: Berufsverband der Frauenärzte e.V.; Deutsche Gesellschaft für Gynäkologie und Geburtshilfe e.V. Demeter, Gräfelfing

Geburtshilfe und Frauenheilkunde. Ergebnisse der Forschung für die Praxis. Thieme, Stuttgart

Der Gynäkologe. Springer, Berlin Heidelberg New York Tokyo

Ordinarienkonvent in Gynäkologie und Geburtshilfe, jährliche Sitzungen in Frankfurt am Main. Berichte über die europäische und internationale Situation. Kontaktadresse: Prof. Dr. W. Künzel, Universitäts-Frauenklinik Gießen; Prof. Dr. G. Kindermann, I. Universitäts-Frauenklinik München

Beller FK (1991) Der Aufbau einer modernen Geburts- und Perinatalmedizin in der Bundesrepublik Deutschland. Die Rolle der Universitäts-Frauenkliniken. Perinatalmed 3: 27–30

Berg D, Koschade E (1991) Empfehlungen der Deutschen Gesellschaft für Perinatale Medizin für Strukturreformen in der Frauenheilkunde und in der Kinderheilkunde. Perinatalmed 3: 91–93

Malter A (1993) Was bringt die neue Weiterbildungsordnung. Vortrag vor der Niederrheinischen Gesellschaft für Gynäkologie 26./27.3.93

Aktuelle Beiträge zur Wirtschafts- und Finanzpolitik. Presse- und Informationsamt der Bundesregierung. Versand: Welcker-Str. 11, 53113 Bonn:

- Ausbau in Deutschland und Aufbruch nach Europa. Vorschläge für die Konzertierte Aktion im Gesundheitswesen (Sachverständigenrat). Jahresgutachten 1992.
- Gesundheitspolitik der EG auf der Grundlage des Vertrags über die Europäische Union und nach der Vollendung des Binnenmarktes. Dr. Stein. Bonn 07.07.1992
- Für ein bürgernahes Europa. Der Vertrag von Maastricht und die Beschlüsse zur Subsidiarität. 02.02.1992 von Dr. Th. Goppel. Bayerischer Staatsminister für Bundes- und Europaangelegenheiten.
- Gesundheitspolitik der EG. Bericht des Bundesministers für Gesundheit für die 65. GMK am 05./06.11.1992

- Gesundheitspolitik der Europäischen Gemeinschaft auf der Grundlage des Vertrages über die Europäische Union und nach der Vollendung des Binnenmarktes. Schwergewicht „Institutionen und Handlungsinstrumentarien der Europäischen Gesundheitspolitik". Bericht von Dr. Hans Stein. November 1992
- Die Vollendung des europäischen Binnenmarktes. Die wichtigsten Regelungen im einzelnen. Aktuelle Beiträge zur Wirtschafts- und Finanzpolitik 18.01.1993

10.4 Geburtshilfe in der Schweiz

E. Hochuli

Es gibt keine gesamtschweizerische Perinatalerhebung. Die derzeit verfügbaren Daten stammen aus der *Datenbank der Arbeitsgemeinschaft Schweizerischer Frauenkliniken*. Die der Statistik angeschlossenen 60 nach dem Chefarztprinzip arbeitenden Frauenkliniken repräsentieren in etwa 40% des gesamtschweizerischen gynäkologisch-geburtshilflichen Krankengutes. Seit 1983 sind in dieser Datenbank insgesamt 524 421 Fälle registriert, davon 246 970 Geburten. Aus diesem Datenmaterial werden im folgenden einige uns interessant und wichtig erscheinende Fakten dargelegt.

Betrachten wir die *Herkunft der Gebärenden*, so sind davon 79, 01% Schweizerinnen. Von den übrigen stammen 14, 35% aus den sog. Mittelmeerländern. Bedeutungsvoll für das geburtshilfliche Management in diesem großen Patientengut sind die insgesamt 4,7% *Beckenendlagen*, davon 1,5% mit Haltungsvariationen. Bei diesen auch zahlenmäßig stark ins Gewicht fallenden über 11 000 Beckenendlagen (1983–1990) wurden etwas mehr als 30% vaginal entbunden. Dies bedeutet, daß heute die Beckenendlage die Sectiofrequenz erheblich beeinflußt (oder belastet).

Analysieren wir nun die *Kaiserschnitte* (1983–1990, insgesamt n = 29 414), entsprechend einer durchschnittlichen Frequenz von 11,91%, so überwiegen frequenzmäßig immer noch die sekundären Kaiserschnitte, falls man die Re-Sectiones ausklammert. Interessanter jedoch ist der Frequenzverlauf über diese statistisch erfaßten letzten 8 Jahre anhand von Perzentilendiagrammen. Die Kaiserschnittfrequenz einer Klinik oder einer überregionalen Population kann im Vergleich zu den gesamtschweizerischen Zahlen jederzeit geordnet werden (Abb. 10.10). Anhand von Perzentilenberechnungen registrieren wir einen medianen unauffälligen Frequenzbereich (25.–75. Perzentile), einen auffällig niedrigen Frequenzbereich (< 25. Perzentile) und einen auffällig hohen Frequenzbereich (> 75. Perzentile). Das statistische Maß dieser Frequenzbereiche entscheidet nicht über eine gute oder schlechte geburtshilfliche Leistung beziehungsweise ein entsprechendes Management! Die Statistik orientiert nur über auffällige Frequenzbereiche, nicht über deren Güte! Allerdings werden hohe Frequenzen (> 20%) in Frage gestellt, ein Thema mit wachsender Beliebtheit bei nationalen und internationalen Tagungen. Infrastrukturelle Probleme, unterschiedliche Zusammensetzung der Patientenkollektive, bei Schwerpunktkliniken hohe Frühgeburtenziffern etc. sind mitzuberücksichtigen. Es bleibt dem Klinikleiter überlassen, aufgrund der vorliegenden Daten zusammen mit seinen klinikinternen Strukturen z.B. im auffällig

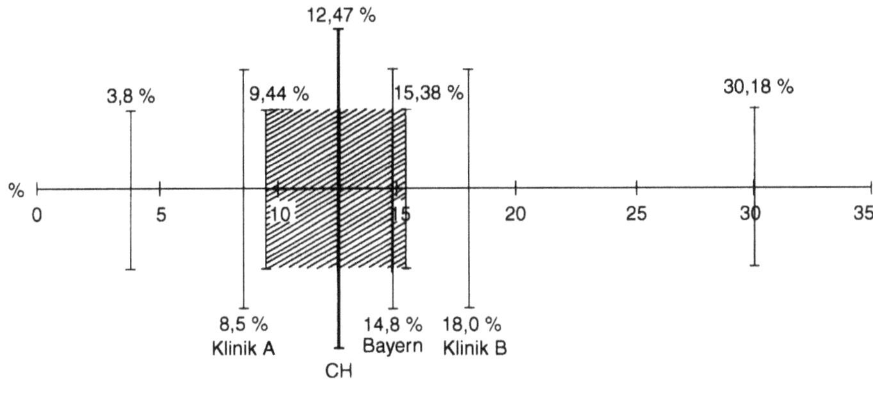

Abb. 10.10. Schnittentbindungen: Schweiz im Vergleich zu Bayern und einzelnen Kliniken

hohen Frequenzbereich liegende Ziffern als gegeben und damit akzeptabel oder als korrekturbedürftig einzustufen.

Das Frequenzverhalten während der letzten 8 Jahre zeigt jährliche Fluktuationen von 10,84% (1983) bis zu 13,45% (1989). 1990 wurde eine mittlere Frequenz von 12,79% gegenüber einem Durchschnitt über alle Jahre von 11,91% registriert. Zu beachten sind weiterhin sehr tiefe Sectiofrequenzen (minimal 3,8%), aber auch hohe Prozentzahlen (maximal 35,7%!). Bei 4519 Kaiserschnitten war die Frequenz 1993 13,64%.

34% aller Kaiserschnitte werden vom jeweiligen Chefarzt ausgeführt, die Assistenzärzte kommen nur in 13,14% zum Zug. Daß dies auch nachhaltige Auswirkungen auf die Ausbildung hat, wird durch diese Zahlen verdeutlicht. Zunehmend werden Kaiserschnitte in Periduralanästhesie ausgeführt (im Durchschnitt 26,85%). Zum beliebten Themenkreis des Kaiserschnittes gehört auch die Frage nach den postoperativen Komplikationen. Auffallend hoch ist die febrile Morbidität mit 5,11%, wobei noch zu berücksichtigen ist, daß ein Teil dieser Operationen bereits prophylaktisch antibiotisch abgeschirmt ist. Bei 0,37% wurde eine Sepsis beobachtet, bei 0,04% zusammen mit einem septischen Schock. Relativ hoch sind in diesem Zusammenhang gesicherte tiefe Venenthrombosen und gesicherte Lungenembolien. Dies belastet auch die Sectioletalität über Gebühr (s. Kap. 1.5 und 6.12)!

Betrachten wir die *Neugeborenen*, so repräsentieren die Apgar-Ziffern (Apgar 0–4 = 0,79%, Apgar 5–7 = 3,02%, Apgar 8–10 = 96,59%) offensichtlich helvetischen Standard. Das Gleiche kann man von den Frequenzen der Blutgasanalysen sagen (Tabelle 10.2). Es fällt die doch relativ hohe Zahl an schweren und fortgeschrittenen

Acidosen (pH < 7,10) auf, die insgesamt 1,66% betragen. Gerade an diesen Ziffern kann die einzelne Klinik ihre Leistungsziffer (= Verhindern von schweren und fortgeschrittenen Acidosen) orten und in das Perzentilenmodell einbringen. Wir haben früher sehr optimistisch postuliert, daß diese Leistungsziffer 0,5% eigentlich nicht überschreiten sollte.

Betrachten wir die *perinatale Mortalität* (Tabelle 10.3), so entspricht diese mit 0,83% nicht ganz den europäischen Spitzenwerten. Dazu ist jedoch kritisch zu bemerken, daß Vergleiche sehr oft hinken und die Definitionen der perinatalen Mortalität von Land zu Land (trotz WHO-Definition 1983) immer noch differieren. So liegt als Beispiel nach dem eidgenössischen statistischen Amt diese Mortalitätsziffer tiefer als 0,82% – ein Kuriosum –, ganz einfach aus dem Grund, weil Neugeborene, die < 30 cm Länge aufweisen, nicht amtlich gemeldet werden müssen! Allerdings dürfte diese Mortalitätsziffer für die ganze Schweiz etwas tiefer als 0,82% liegen, da in unsere Statistik relativ viele Schwerpunktkliniken miteinbezogen sind. Die perinatale Mortalität betrug 1993 0,75%.

Die *Frühgeburten* belasten die perinatale Mortalität extrem, beispielsweise die Gruppe von < 1000 g mit 68,62%, und diejenige von 1000–1499 g mit 28,05%. Wenn wir diese Zahlen denjenigen der Gewichtsklasse > 2500 g gegenüberstellen (= 0,27%), wird die Differenz eklatant sichtbar.

Was beim ganzen Frühgeburtenproblem u.a. nicht gelöst ist, ist der derzeit nicht zu verhindernde zwangsläufige „Frühgeburtentourismus" mit unzähligen Helikopterflügen. Da die Zahl und Effizienz unserer Neugeborenenintensivstationen nicht

Tabelle 10.2. Blutgasanalyse (BGA)

Keine BGA aus der Nabelschnur	46 270 [n]	18,74 [%]
< 7,00	603	0,30
7,00–7,09	2 724	1,36
7,10–7,14	6 031	3,00
7,15–7,19	17 511	8,71
7,20–7,29	97 391	48,46
7,30 und mehr	76 729	38,17

Tabelle 10.3. Perinatale Mortalität

	n	%
Intrauteriner Fruchttod vor Spitaleintritt	892	0,36
Intrauteriner Fruchttod nach Spitaleintritt	178	0,07
Eintritt mit intrauterinem Fruchttod sub partu	42	0,02
Exitus sub partu	173	0,07
Exitus post partum (bis inkl. 7. Tag)	719	0,29
Spätmortalität (im gleichen Spitalaufenthalt)	49	0,02
Total	2053	0,83

Tabelle 10.4. Mütterliche Mortalität (*mit* Kaiserschnitt: n = 10)

2 ×	Narkosebedingt (1 × mit hämorrhagischem Schock, Gerinnungsstörung, Sepsis)
2 ×	Chir.-med. und med.-urol. Erkrankung, LE?
1 ×	Blutung, Uterusruptur
1 ×	FW-Embolie, hämorrhagischer Schock
1 ×	Postoperativer Blutungsschock, schwere EPH-Gestose
1 ×	LE
2 ×	Eklampsie (1 × Ecl. imminens + Gerinnungsstörung)

genügt, sind solche Standortverschiebungen von Müttern und Neugeborenen an der Tagesordnung.

Unter der *mütterlichen Mortalität* subsumieren wir insgesamt 14 Todesfälle (= 0,059‰), dovon 10 bei Kaiserschnitten (= 0,35‰) (Tabelle 10.4). Die Todesfälle ohne Kaiserschnitt (n = 4) waren zweimal auf eine Lungenembolie, einmal auf eine Fruchtwasserembolie und einmal auf eine postpartale Blutung zurückzuführen.

10.5 Obstetrical Care in the Netherlands

H.P. van Geijn

The Netherlands has approximately 15 million inhabitants. They live in an area with a maximum length of 300 km and width of 150 km. It is one of the most densely populated countries in the world. Distances are relatively limited. Ambulance services and traffic communications are well-organized. In combination with a relatively high number of hospitals, all with perinatal care services (Table 10.5), the time to reach the hospital, even in case of obstetric emergencies, can be relatively short. Seeking the maximum possibilities of natural birth in combination with excellent transportation services, the possibility of having a delivery at home has survived in the Netherlands, contrary to the surrounding countries. Following a rapid decline in the percentage of home deliveries between 1950 and 1980, the percentage of home deliveries has remained relatively constant since 1978 (Table 10.6).

Provision of Obstetrical Care

Prenatal care is one of the oldest and probably most effective provisions in medicine. In the Netherlands, prenatal care programmes were introduced as early as in 1980. The average number of antenatal visits currently stands at around ten. Prenatal care for the healthy woman is provided by a midwife, a general practitioner, or an obstetrician. Prenatal care in a normal pregnancy is free of charge (i.e., is covered by some type of insurance) if provided by a midwife or general practitioner. The woman has to pay for care if provided by a specialist/ obstetrician in the case of a normal pregnancy, while costs of obstetrical care are covered by an insurance in the case of an abnormally developing pregnancy or an existing medical indication prior to the beginning of pregnancy.

Delivery can take place at home under the supervision of a midwife or general practitioner. In the hospital, the delivery is attended by a midwife or a general practitioner in the case of an uneventful pregnancy and a normally developing labour and delivery, or attended by an obstetrician if problems arise. Some women, however, prefer attendance by an obstetrician under normal circumstances, too. The degree of obstetrical care provided by the midwife compared with the quantity of care provided by the general practitioner has shown a marked shift towards provision of obstetrical care by midwives. The number of general

Table 10.5. Perinatal care in the Netherlands (modified from Di Renzo et al. 1992)

	n
Number of maternity units/hospitals	180
Number of university maternity units	8
Average annual number of deliveries per maternity unit	1000

Table 10.6. Place of delivery in the Netherlands (%)

	Home	Hospital[a]
1950	78	22
1960	58	42
1972	53	47
1974	48	52
1976	41	59
1978	36	64
1980	35	65
1982	35	65
1984	36	64
1986	36	66
1988	35	65

[a] These figures include deliveries in special obstetrical units out-side the hospital (maternity houses or „kraaminrichting"). The contribution was approximately 4% in 1972 and less than 1% from 1986 onwards.

practitioners providing prenatal care or supervising labour and delivery has declined steadily in recent years. With the exception of some regions (e.g., Zeeland, Friesland), the majority of obstetrical care for normal pregnancies is currently being provided by the midwife.

Postnatal care in the majority of pregnancies (either normal or abnormal) takes place in the home environment following a spontaneous or artificial vaginal delivery of a healthy term infant. Regular home visits are made by the midwife or the general practitioner. The facility of a childbed at home and at the same time adequate medical and social care is facilitated by the well-organised system of childbed care ('Kraamzorg'), in which during (part of) the day a specially trained nurse runs the family and supervises the clinical condition of the women in childbed. Postnatal care is provided in the hospital in case of a cesarean section, if serious problems develop during labour and delivery, if complications occur in the immediate postpartum period and in the case of serious problems with the newborn infant.

Reasons for Referral

Situations in which a patient is referred from the first-line (midwife or general practitioner) to second-line (obstetrician) care may already be present prior to

Table 10.7. Referral to obstetrician in case of a planned home delivery (Source: LVR/SIG 1991)

	%
Nulliparous women (n = 20 096)	
Referral during pregnancy	21.4
Referral during labour and delivery	24.3
Delivery at home	52.5
Referral following home delivery	1.8
Parous women (n = 24 726)	
Referral during pregnancy	9.9
Referral during labour or delivery	6.9
Delivery at home	82.0
Referral following home delivery	1.2

pregnancy or may arise during the course of pregnancy, during the process of labour and delivery, or even in the postpartum period. Prepregnancy counselling is receiving increasing interest, not only for reasons of the necessity of prenatal diagnosis, but because complications can be expected during the course of pregnancy, during labour and delivery, or in the immediate postnatal period. Indications for referral prior to pregnancy include advanced maternal age, internal diseases in particular hypertension or diabetes mellitus, neurological or other serious conditions, severe gynecological abnormalities, long-lasting infertility, or a severely disturbed obstetrical history, e.g., a previous cesarean section, severe intrauterine growth retardation (IUGR), perinatal mortality, an immature or early premature delivery, (pre)eclampsia, or a previous serious postnatal depression.

Problems that may arise during pregnancy in general are reasons to refer a pregnant woman from first-line to second-line obstetrical care. Examples are pregnancy-induced hypertension, gestational diabetes, pyelitis, multiple fetuses, abnormal vaginal bleeding, development of IUGR, existence of a polyhydramnios, lack of engagement of the presenting head, a breech position near term, immature or premature labour, advancement of pregnancy duration after 42 completed weeks or rupture of membranes more than 24 h in the near-term period.

Problems developing during labour and delivery that constitute reasons to refer the labouring woman to the hospital include lack of progress of the first or second stage of labour, meconium staining of amniotic fluid, abnormalities in the fetal heart rate, abnormal vaginal blood loss, or an abnormal fetal position. A detailed overview of the number of referrals in 1991 from a midwife or a general practitioner to an obstetrician is presented in Table 10.7. Data are presented separately for nulliparous and parous women.

References

Alten D van, Eskes M, Treffers PE (1989) Midwifery in the Netherlands. The Wormerveer study; selection, mode of delivery, perinatal mortality and infant morbidity. Br J Obstet Gynecol 96: 656–662

Di Renzo GC, O'Herlihy C, Geijn HP van, Copray FJA (1992) Organization of perinatal care within the European community. Eur J Obstet Gynecol Reprod Biol 45: 81–87

Kleiverda G, Steen AM, Andersen I, Treffers PE, Everaerd W (1991) Place of delivery in The Netherlands: actual location of confinement. Eur J Obstet Gynecol Reprod Biol 39: 139–146

Treffers PE, Laan R (1986) Regional perinatal mortality and regional hospitalization at delivery in The Netherlands 93: 690–693

Verbrugge HP (1990) Youth health care in The Netherlands: a bird's eye view. Pediatrics 86: 1044–1047

10.6 Das Management in den neuen Bundesländern in der Vergangenheit und heute

H.-J. Seewald, D. Stech und U. Möller

Anhand ausgewählter Positionen soll versucht werden, einen Eindruck davon zu vermitteln, wie sich in den vergangenen 4 Jahrzehnten die Geburtshilfe im Osten Deutschlands entwickelt hat (ehem. DDR). Dabei ist davon auszugehen, daß trotz unterschiedlicher Voraussetzungen und organisatorischer Strukturen vom Grundsatz her keine divergierenden Positionen zu verzeichnen waren. Unter oft widrigen Umständen sind mit hohem persönlichem Einsatz beachtenswerte Leistungen auf praktischem und wissenschaftlichem Gebiet erbracht worden.

Es ist verständlich, daß im Rahmen eines kurzen Überblicks nur ausgewählte Aspekte unseres Faches dargestellt werden können.

Schwangerenberatung

Wir Jenaer sind besonders stolz darauf, daß neben anderen Gustav Döderlein die theoretischen und praktischen Grundzüge einer organisierten Schwangerenberatung geschaffen hat. Nach 1950 wurden Schwangerenberatungsstellen, später gegliedert in Haupt- und Nebenstellen, gegründet; 1950 z.B. suchten 586 Schwangere die Beratung an der Universitäts-Frauenklinik Jena auf, 1968 hatten sich die Zahlen verdreifacht. Die Zahl der Konsultationen stieg in diesem Zeitraum von 2181 auf 9908.

Die Bedeutung der Schwangerenberatung, vor allem in den Zeiten kritischer sozialer und apparativ-technischer Verhältnisse, wurde und wird häufig unterschätzt. Sie hat aufgrund struktureller Vorteile (Zentralisation, Gliederung in Versorgungsstufen, vielfach Einheit von Schwangerenvorsorge und Geburtsbetreuung) bei der damaligen Aufgabenstellung zur günstigen Entwicklung der perinatalen Mortalität bis in die Jahre 1972/73 beigetragen.

Die seit 1976 positive Entwicklung dieser geburtshilflichen Leistungsziffern in der Bundesrepublik kann mit den sich andeutenden geänderten Schwerpunktbildungen der Schwangerenberatungen in Zusammenhang gebracht werden, die in der Einführung der Ultraschalldiagnostik, der genetischen Beratung und der speziellen Untersuchung in der Frühschwangerschaft ihren Ausdruck fanden. Diesen Entwicklungen konnten die technische Ausrüstung im Osten, aber auch die fehlende Individualisierung in den meist hochfrequentierten Sprechstunden nur mit deutlicher Zeitverschiebung entsprechen. Daraus erklären sich die bekannten ungünstigeren Mortalitätsziffern.

Die genannten Organisationsprinzipien der Schwangerenbetreuung hätten die besten Voraussetzungen für eine Perinatalerhebung zu einem frühen Zeitpunkt geboten. Die dazu notwendigen technischen Voraussetzungen auf dem Gebiet der Informationserfassung und Informationsverarbeitung standen jedoch nicht zur Verfügung. An dieser Stelle soll auf die von Heinrich initiierte Qualitätskontrolle und auf begrenzte Territorialstudien (Rostock, Chemnitz, Gera) hingewiesen werden.

Geburtshilfliche Zentren

In den Bezirken bestand eine Gliederung der Kliniken in Primär-, Sekundär- und Tertiärzentren. Ihnen in gewisser Weise zugeordnet waren Kommissionen zur Senkung der perinatalen Mortalität. Diese beurteilten jeden Kasus nach den Kriterien „unvermeidbar“, „bedingt vermeidbar“ und „vermeidbar“. Im Mittelpunkt dieser Veranstaltungen standen Fragen der Weiterbildung und das kollegiale Gespräch. Koordinationen des geburtshilflichen Managements mit der Möglichkeit der Kontrolle konnten abgeleitet werden.

Operative Entbindungsmethoden

Die Frequenz operativer Entbindungen weist in den einzelnen Kliniken erhebliche Schwankungen auf. Da komplette Perinatalerhebungen fehlen, ist eine verläßliche Übersicht nicht möglich. Aus der Geraer Studie gehen die Unterschiede zwischen den einzelnen Kliniken hervor. Die Jenaer Zahlen weisen neben der Favorisierung der Forceps-Entbindungen und dem Anstieg der Sectiofrequenz vor allem den plötzlich drastischen Rückgang der Geburtenzahlen aus. Der in den meisten Kliniken zu beobachtende Trend zur Erhöhung der Sectiorate hängt - neben der geänderten Einstellung bei Frühgeburten und Beckenendlagen - mit der aktiven Strategie beim Nachweis fetaler Sauerstoffmangelzustände zusammen.

Das sehr untergewichtige Neugeborene (unter 1500 g)

Eine unter Beteiligung von 30 ostdeutschen Kliniken unter Koordination des Städtischen Krankenhauses im Friedrichshain durchgeführte Studie wurde im Mai 1991 abgeschlossen. 1504 Fälle wurden ausgewertet; die Ergebnisse sind durchaus mit denen der Perinatalerhebungen der „alten“ Bundesländer dieser Gewichtsgruppe vergleichbar.

Gemini

Auf der Grundlage einer Multicenter-Studie, an der sich 67 Kliniken beteiligten (Koordiniation: Seidenschnur, Köpcke), wurden 1200 Zwillingsschwangerschaften analysiert.

Auffällig waren die ungenügende Konzentration der Entbindung in größeren Kliniken und eine hohe Frühgeburtenfrequenz von 47%. Noch 1985 war die Quote der vor der 20. SSW diagnostizierten Mehrlinge (59,2%) ungenügend.

Großzügig wurde von der Arbeitsbefreiung Gebrauch gemacht (85–90%). Vieles spricht für eine präventive Hospitalisierung (in der Gruppe der Geburtsbeendigungen unter der 33. SSW fanden sich 7,5% der Schwangeren mit und 20,8% ohne Hospitalisation). Wir in Jena sind nach wie vor Anhänger dieser Behandlungsform, insbesondere bei Zusatzindikationen. Die Hospitalisation im Intervall erleichtert die psychische Führung der Schwangeren.

Beide Studien belegen die Notwendigkeit, Perinatalzentren zu schaffen und dort großzügig von der Hospitalisation von Risikoschwangeren Gebrauch zu machen. Ebenso wichtig ist die Verbesserung der Früherkennung von Schwangerschaftsrisiken, vor allem im Hinblick auf Früh- und Mangelgeburten.

Nachdem eine spürbare Verbesserung in der materiell-technischen Ausrüstung in den Krankenhäusern und Praxen zu verzeichnen ist, sollten 2 Hauptforderungen die Entwicklung der Geburtshilfe in den neuen Bundesländern prägen:

1. Die Änderung der Strukturen des Gesundheitswesens (Auflösung der Polikliniken, Wegfall der Überweisungspflicht in Zentren u.a.) darf nicht zu Qualitätsverlusten in der Schwangerenvorsorge führen. Damit sind vor allem Fragen der Weiterbildung angesprochen.
2. Für eine exakte Standortbestimmung und für die perinatologische und neonatologische Qualitätssicherung ist die Organisation von Perinatal- und Neonatalerhebungen dringend erforderlich. In Thüringen wurde am 1.1.1992 nach entsprechender Vorbereitung mit diesen Untersuchungen begonnen.

Die Perinatalerhebungen in den neuen Bundesländern – seit 1993 eingeführt – ergaben folgende Daten: perinatale Mortalität 5,9‰ (alte Bundesländer 5,4‰); Säuglingssterblichkeit 6,8‰ (5,8‰) (1993).

10.7 Gynäkologie und Geburtshilfe in der Europäischen Union

G. Schlaeder

Im Auftrage des französischen Kollegiums unseres Fachgebietes wurden die Gynäkologie und die Geburtshilfe im „Europa der 12“ analysiert. Dieser Bericht stützt sich vor allem auf 2 im Rahmen dieses Kollegiums durchgeführte Erhebungen zur Lehre in Europa und Kanada und zur pränatalen Überwachung in Europa und Kanada. Weitere Beiträge wurden u.a. auch von der Frauenklinik Freiburg (H.G. Hillemanns u. M. Steiner) geleistet. Die Schwierigkeiten dieser internationalen Vergleiche waren erheblich, haben doch die Begriffe nicht überall dieselbe Bedeutung und sind die Methoden der Datenerfassung unterschiedlich. So konnte auf Feinheiten nicht eingegangen werden. Man mußte sich auf grobe Trends, auf flagrante Abweichungen beschränken.

Nach Ende des 2. Weltkrieges galt die Sorge der Gründerväter Europas in erster Linie der Kohle, dem Stahl, der Wirtschaft. Mit dem Vertrag von Rom wurden 1957 die Grundlagen für eine wirtschaftliche Zusammenarbeit zwischen den 6 Gründerstaaten Deutschland, Frankreich, Italien und den 3 Beneluxländern zu einem „gemeinsamen Markt“ gelegt. Im weiteren Verlauf schlossen sich ihnen das Vereinigte Königreich, Irland, Dänemark und schließlich Spanien, Portugal und Griechenland an. Am 1.1.1993 wurde die Europäische Gemeinschaft ein großer Binnenmarkt ohne Grenzen zwischen den Mitgliedsstaaten. Wie bereits gesagt, galten die Bestrebungen der Gründerväter Europas in erster Linie der Wirtschaft. Damit hatten sie zweifellos recht: ohne gute Wirtschaft keine guten Krankenhäuser, keine guten medizinischen Fakultäten, kein funktionierendes Gesundheitssystem.

Es stellt sich die Frage, wie sich im Europa dieses großen Binnenmarktes die Zukunft der Medizin, insbesondere der Gynäkologie und der Geburtshilfe gestaltet. Zur Beantwortung dieser Frage soll zunächst ein Vergleich zwischen dem „Europa der 12“ und der übrigen Welt angestellt werden (Abb. 10.11).

Die Europäische Union und die ubrige Welt

Das „Europa der 12“ hat über 300 Mio. Einwohner (326 Mio. im Jahr 1989), mehr als Nordamerika (USA, Kanada), fast so viele wie Lateinamerika. Der große afrikanische Kontinent hat nur doppelt so viele Einwohner wie Europa. Mit seiner 3-Milliarden-Bevölkerung ist Asien (ohne die Staaten der ehemaligen UDSSR) weit überlegen.

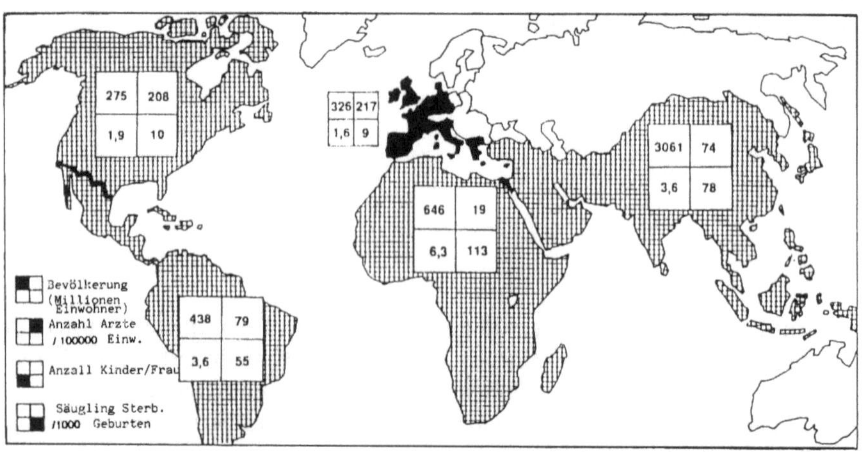

Abb. 10.11. Die Europäische Gemeinschaft verglichen mit der übrigen Welt (Tournaire 1990)

In Europa liegt die *Fruchtbarkeitsrate* bei nur 1,6, in Nordamerika mit 1,9 etwas höher. In Lateinamerika und Asien liegt sie bei 3,6, in Afrika bei 6,3. Die *Kindersterblichkeit* (Sterblichkeit während der ersten 12 Monate) ist einer der wichtigsten Gesundheitsindikatoren. Sie ist in Europa und Nordamerika mit 9 bzw. 10 Todesfällen pro 1000 Lebendgeburten bemerkenswert niedrig. In Lateinamerika und Asien ist sie bedeutend höher und in Afrika mit 113 Todesfällen bei 1000 Lebendgeburten 12mal so hoch wie in Europa.

Im „Europa der 12“ sind die *Fruchtbarkeitsraten* niedrig. In Italien ist die Lage mit 1,3 Kindern pro Frau katastrophal. In Deutschland und Frankreich ist die Situation nicht ganz so bedrohlich, nur in Irland ist die Lage besser. Die *Kindersterblichkeit* ist in Frankreich und in Deutschland besonders niedrig. In Griechenland und Portugal sind diese Zahlen noch hoch.

Die *perinatale Sterblichkeit* ist ein guter Indikator für die Fürsorge im Bereich der Geburtshilfe. Die Entwicklung in den 12 Ländern seit 1960 ist überall positiv. Zwei Ländergruppen zeichnen sich ab: Südeuropa und Irland mit einer noch relativ hohen perinatalen Sterblichkeit im Gegensatz zu den übrigen Ländern mit einer geringen Sterblichkeit bei nur geringfügigen Unterschieden. Allerdings erzielt Frankreich weniger gute Ergebnisse als England. In Deutschland ist die perinatale Sterblichkeit in den letzten Jahren außerordentlich niedrig und seit 1990 weltweit beispielhaft.

Die *Gynäkologendichte* ist ganz unterschiedlich. In Griechenland und insbesondere in Italien ist ihre Zahl außerordentlich hoch, sehr niedrig hingegen in Großbritannien, wo nur die „consultants“ berücksichtigt werden. Frankreich liegt mit eher gemäßigten Gynäkologenzahlen dazwischen.

Die *Freizügigkeit der Ärzte* wurde mit den EG-Richtlinien aus dem Jahre 1975 ermöglicht. Von 900 000 europäischen Ärzten nutzten 1986 nur 3000 das Recht auf Freizügigkeit. Sie stammten größtenteils aus Griechenland oder Irland; ihr Ziel war zumeist das Vereinigte Königreich, noch häufiger Deutschland.

Die *Ausbildung der Gynäkologen und Geburtshelfer* wurde bereits von den EG-Instanzen beeinflußt. So empfehlen die Richtlinien von 1975 eine theoretische Ausbildung von hohem Niveau und die Erlangung praktischer Erfahrung auf „angemessen bezahlten" Posten. Der Zustrom zur Facharztausbildung soll sich entsprechend dem Bedarf der Bevölkerung und den verfügbaren Ausbildungsmitteln regulieren. Eine starke Zugangsbeschränkung besteht in den nördlichen Ländern (Deutschland, Frankreich, Großbritannien), im Süden ist sie gering (Griechenland, Italien). Das Studium in Italien dauert nur 4 Jahre, sonst mindestens 5 Jahre.

Im Norden bestehen hohe praktische Anforderungen; im Süden sind sie nicht genau definiert oder gering. Europa hat die Modernisierung der Ausbildung in Frankreich und in Deutschland bereits beschleunigt. In Italien ist der Einfluß Europas noch schwach, hat sich aber doch durch eine kürzlich erlassene ministerielle Richtlinie geäußert. Diese empfiehlt, nicht mehr als einen Studenten pro 6 oder 7 Betten für die Fachausbildung anzunehmen.

Im Europa der Gemeinschaft besteht eine starke Tendenz zur Annäherung entweder an das britische oder an das deutsche System des Gesundheitswesens.

Bei den *globalen Ausgaben für das Gesundheitswesen* in den 12 Ländern hält mit 8,5% seines Budgets Frankreich bei den Ausgaben die Spitze.

Schwangerschaftsuntersuchungen

Eine an 12 Universitätskliniken durchgeführte Erhebung innerhalb der Europäischen Gemeinschaft ging der Frage nach, welche Untersuchungen routinemäßig bei einer als normal angenommenen Schwangerschaft durchgeführt werden. Bei den *Ultraschalluntersuchungen* herrschte eine relativ hohe Übereinstimmung. Die große Mehrheit der Kliniken führt um die 20. und um die 32. SSW eine Routineultraschalluntersuchung durch. Eine Ausnahme macht allerdings London. Hier wird keine routinemäßige Echographie durchgeführt. Dieses Vorgehen scheint im ganzen Vereinigten Königreich und auch in den USA verbreitet zu sein.

Blutgruppe und Rhesusfaktor werden bei der 1. Schwangerschaftsuntersuchung in den Kliniken aller Länder bestimmt. Bei Toxoplasmose, HIV, Hepatitis-B herrschen ganz unterschiedliche Einstellungen. In etwa der Hälfte der Kliniken werden derartige Tests nicht durchgeführt. Die Frequenz der Schwangerschaftsuntersuchungen und die pränatale Untersuchung zum Schwangerschaftsende werden in den Ländern unterschiedlich gehandhabt.

Angesichts derartiger Unterschiede glauben wir, daß eine Konsolidierung der wissenschaftlichen Grundlagen unserer Überwachungsprogramme notwendig ist.

Zukunftsperspektiven

Einen Ausblick auf die Zukunft zu geben ist schwierig, da die Entwicklung schnell voranschreitet und auch die scharfsichtigsten Prognosen der Experten von den Ereignissen überrollt werden.

Bei der Freizügigkeit der Ärzte ist keine umwälzende Änderung in Sicht. Die seit 1975 theoretisch mögliche Freizügigkeit wird von der europäischen Ärzteschaft kaum wahrgenommen. Die ärztliche Ausbildung, auch die der Gynäkologen und Geburtshelfer, wird zweifellos schon bald vereinheitlicht werden. Möglicherweise wird sich die Freizügigkeit der Studenten unter dem Einfluß von Austauschprogrammen wie „Erasmus" stärker ausweiten.

Eine baldige Vereinheitlichung der *Systeme des Gesundheitswesens* erscheint unwahrscheinlich. Auf längere Sicht könnte sich hingegen der freie Waren- und Kapitalverkehr auf die Arbeitsweise der privaten wie auch öffentlichen Krankenhäuser, auf das Versicherungssystem und insbesondere die Entbindungseinheiten auswirken. Der Trend geht zur Annäherung an das britische oder an das deutsche Modell. Mit diesen beiden Modellen sind die Ausgaben im Gesundheitswesen besser überschaubar und besser regulierbar, während in Frankreich die wirtschaftliche Situation des Gesundheitswesens weiterhin inflationär erscheint.

Insgesamt gesehen ist das „Europa der 12" eine der Weltregionen mit dem besten sozialen und wirtschaftlichen Status. Das gesundheitliche Niveau ist hoch. Der Zugang zur ärztlichen Behandlung ist gut, besser als in den USA oder in den anderen Regionen der Welt. Dies bedeutet, daß wir Ärzte, wir Gynäkologen und Geburtshelfer stolz darauf sein können, in der europäischen Union tätig zu sein. Jedoch dürfen wir uns nicht auf diesen Lorbeeren ausruhen. Die europäische Medizin, hier speziell die europäische Gynäkologie und Geburtshilfe, müssen weitere Fortschritte machen. Dies betrifft die Wissenschaft, um weltweit konkurrenzfähig bleiben zu können. Dies betrifft vor allem auch Bereiche der Wirtschaftlichkeit des Gesundheitswesens in Anbetracht des dramatischen Strukturwandels der Bevölkerungszusammensetzung. Wir müssen bei niedrigeren Kosten effizienter werden. Dies gilt vor allem auch für das Gesundheitswesen in Frankreich, während die aktuellen Anstrengungen in Deutschland bereits deutliche Erfolge aufweisen können. Nicht zuletzt sind wesentliche Fortschritte bei der Ausbildung der Gynäkologen und der Geburtshelfer erforderlich, deren Vereinheitlichung als eine Notwendigkeit betrachtet werden muß. Jedoch ist hier, ebenso in der Struktur von Klinken und Krankenhäusern, in bezug auf Spezialisierung und Subspezialisierung die Zukunft noch völlig offen.

Für uns Ärzte ist Europa eine Chance, die es zu ergreifen gilt, eine Gelegenheit, Medizin von hohem Niveau zu entwickeln und gleichzeitig den humanistischen Traditionen unserer Zivilisation treu zu bleiben.

Literatur

Schlaeder G, Steudler F, Langer B, Labouz F, Loeb- Romestant, Laurelli YM (1990) *La gynécologie-obstétrique et l'europe des douze.* In: Tournaire M (ed) Mises à jour en gynécologie et obstétrique. Vigot, Paris pp 229–260

Weiterführende Literatur

Bundesministerium für Gesundheit:

Gesundheitspolitik der EG. – Bericht des Bundesministers für Gesundheit, 121–4052/1. Bonn, 01.10.1992

Gesundheitspolitik der EG auf der Grundlage des Vertrags über die Europäische Union und nach der Vollendung des Binnenmarktes, 121-Minrat. Bonn, 07.07.1992

Ausbau in Deutschland und Aufbruch nach Europa. Vorschläge für die Konzertierte Aktion im Gesundheitswesen. Sachverständigenrat. Bonn, Jahresgutachten 1992

Die Vollendung des Europäischen Binnenmarktes. Die wichtigsten Regelungen im einzelnen. Aktuelle Beiträge zur Wirtschafts- und Finanzpolitik Nr. 6-1993. Bonn, 18.01.1993

Stein Hans (1994) Chancen und Perspektiven. Gesundheitspolitik in der Europäischen Union. Gesellschaftspolitische Kommentare 35: 4.127–129

Referenzadresse: Lutz-Rainer Hambsch
Bundesministerium für Gesundheit
Koblenzer Str. 112
53177 Bonn

Goppel, Th. Dr. Bayerischer Staatsminister: Für ein bürgernahes Europa – Der Vertrag von Maastrich und die Beschlüsse zur Subsidiarität. Europaangelegenheiten/Euro Aktuell Nr. 70/02.10.1992. Bonn, Pressereferat, Schlegelstr. 1, 53113 Bonn

10.8 Die geburtshilfliche Situation in der Welt. Eindrücke vom Weltkongreß in Singapur

J. Schneider

Während in Deutschland die *Müttersterblichkeit* im Zusammenhang mit Schwangerschaft und Geburt auf ca. 100 Fälle pro 600 000–800 000 Geburten zurückgegangen sein dürfte, schätzt die FIGO, daß pro Jahr auf diesem Globus ca. 500 000 Mütter im Zusammenhang mit Schwangerschaft und Geburt sterben. 99% dieser Todesfälle erfolgen in unterentwickelten Ländern. Dieses Problem der Geburtshilfe ist aber weniger ein ärztliches Problem, wenn man die Ausbildung der Ärzte im Auge hat, sondern vielmehr eines der einzelnen Länder, die nicht in der Lage sind, genügend Mittel bereitzustellen, um den Standard der Gesundheitsbetreuung zu verbessern.

Ähnliches gilt für die *Neugeborenensterblichkeit.* Die Zahlen in den Statistiken vieler unterentwickelter Länder sind nicht exakt verwertbar, die Sterblichkeit ist aber mindestens 7mal so hoch wie in den sog. Industrienationen. Auch die Neugeborenensterblichkeit kann aber nur vermindert werden, wenn entsprechende Anteile des Sozialproduktes dieser Länder in die Gesundheitsfürsorge fließen.

In diesem Zusammenhang betont die FIGO (Fédération Internationale de Gynécologie et d'Obstétrique), welche seit 1954 existiert und jetzt 87 Mitgliedsstaaten umfaßt, daß die Ärmsten der Armen die schwangeren Frauen sind und dieses Problem nur über den Weg der besseren Schulausbildung angegangen werden kann. Vor allem in unterentwickelten Ländern werden Söhne häufig bei Ernährung und Schulausbildung weitaus mehr bevorzugt, als wir uns dies in Europa vorstellen können, so daß das schwangere junge Mädchen in diesen Ländern nicht nur, was die soziale Versorgung betrifft, extrem arm ist, sondern auch bei der schulischen Ausbildung am meisten benachteiligt ist. Bei dem Kampf um die Verbesserung des Sozialstatus dieser Frauen müssen deshalb die männlichen Gynäkologen (95% aller Gynäkologen sind Männer) Advokaten der Frauen sein und dabei zunächst einmal dafür kämpfen, daß Mädchen und Jungen in Ausbildung und Erziehung gleichgestellt werden. Nur dann ist es auf lange Sicht möglich, die Chance der Frau im sozialen Gefüge insgesamt zu verbessern.

Abgesehen von dem Kampf um die Verbesserung der Schulausbildung gibt es noch ganz spezielle Themen, die weltweit in den nächsten 10 Jahren zum Schutz der Frau und Mutter aufgegriffen werden müssen, und die hier erwähnt werden, auch wenn sie sich nicht unmittelbar um die Geburtshilfe drehen, jedoch von ihren Folgen her für die Geburtshilfe wichtig sind. Das Thema *Schwangerschaftsabbruch* mit allen Aspekten ist und bleibt ein weltweites Problem. Man schätzt, daß zur Zeit mindestens 50 Mio. Schwangerschaftsunterbrechungen pro Jahr durchgeführt werden. Rechnet man 100–150 Mio. Geburten im selben Zeitraum, so zeigt sich zumindest, daß das Problem der geplanten Empfängniskontrolle keinesweg gelöst ist. Die Folgen der Schwangerschaftsabbrüche, von Sterilität usw. abgesehen, sind in vielen Ländern 50% der mütterlichen Todesfälle, wobei der Kostenaufwand für die Folgen von Schwangerschaftsabbrüchen, die medizinisch unkorrekt durchgeführt wurden, in vielen Ländern so hoch ist, daß diese Kosten die Mittel für eine Basisversorgung in den Krankenhäusern für übrige gynäkologische Erkrankungen erheblich schmälern.

Die FIGO schätzt, daß die *Empfängniskontrolle,* wenn sie weltweit praktizierbar sein würde, in Asien vermutlich die Kinderzahl um 33%, in Lateinamerika um 35% und die in Afrika um 17% vermindern würde. Diese Zahlen sind nach den Angaben von Frauen errechnet, die sich in diesen Bereichen derzeit kein Kind mehr wünschen. Wenn man schätzt, daß die Empfängniskontrolle pro Jahr im Durchschnitt 10–20 US-Dollar kosten würde, so müßte es möglich sein, diese Aufwendungen weltweit den Frauen, die ihrer bedürfen, zur Verfügung zu stellen.

Ein weiteres Problem, das hier aber nur erwähnt werden soll, ist die Beschaffung von angemessener technischer Ausstattung der geburtshilflich-gynäkologischen Stationen in den unterentwickelten Ländern. Dieser Punkt ist ebenfalls nur über die Lösung der Kostenfrage zu ändern.

Es scheint fast unnötig, über die Schutzlosigkeit der Frauen gegenüber *Aids* und anderen Infektionskrankheiten zu sprechen, dennoch muß sie hier erwähnt werden. Wenn die WHO 1991 mit 1,5 Mio. an Aids erkrankten Erwachsenen rechnet und mit 9–10 Mio. Infizierten, davon 3,5 Mio. Frauen, so kommt diese hohe Zahl nur dadurch zustande, daß die Frauen in vielen Bereichen sich nicht gegen ungewollten sexuellen Verkehr wehren können. Die WHO rechnet für das Jahr 2000 mit 5–6 Mio. Erkrankten, 25–30 Mio. Infizierten, davon 10 Mio. Kinder. Man nimmt an, daß allein in Zentral- und Ostafrika in den 90er Jahren 1,5 Mio. Frauen erkranken und Millionen von Waisen hinterlassen werden. Für dieses Problem ist fast keine Lösung in Sicht. Man muß hier nur anfügen, daß der Entbindungsmodus für das Infektionsrisiko des Kindes in utero offensichtlich keine wesentliche Rolle spielt.

Die WHO nimmt an, daß der *sexuelle Kontakt Jugendlicher* weltweit in den nächsten Jahren zunimmt, da die Tabuisierung der Sexualität in der modernen Welt nicht weiter eingehalten werden kann (Rückgang religiöser Normen, Einfluß der Libertinität durch die modernen Medien). Da die weiblichen Teens durch Schwangerschaft und Infektion zusätzlich gefährdet und geschädigt scheinen, muß diese weibliche Gruppe besonders intensiv betreut werden.

Ein im europäischen Kulturbereich unbekanntes Problem ist die *Zirkumzision* oder Mutilation der Frauen. Es wird geschätzt, daß noch heute jährlich zirka 80 Mio. Frauen und Mädchen in Afrika, im vorderen Orient und in Südostasien dieser Prozedur unterzogen werden. Üblicherweise wird der Eingriff bei Frauen meist von Hebammen durchgeführt.

Die medizinischen Folgen und Komplikationen – die Operationen werden selten unter sterilen Verhältnissen durchgeführt – sind für uns nicht vorstellbar. Da

Frauen und Mädchen, die sich dem Eingriff nicht unterziehen wollen, oft sozial aus der Gemeinschaft ausgestoßen werden, bedeutet eine solche Ablehnung für die Frauen häufig ein Überlebensrisiko.

Hier scheint die Frau der größte Feind der Frau zu sein. Das Problem ist zweifellos nicht unser Problem, aber es führt natürlich, wo die Zirkumzision bzw. Mutilation der Frau durchgeführt wird, nachfolgend zu reichlichen gynäkologischen und geburtshilflichen Problemen, weshalb wir in unserem Kulturbereich diese Situation in anderen Kulturbereichen zumindest zur Kenntnis nehmen müssen.

Abgesehen von der Geburtshilfe soll hier erwähnt werden, daß in vielen Ländern der Welt eine katastrophale Unterversorgung der Frauen im Bereich des *Mamma-* und *Kollumkarzinoms* vorliegt. Auch dieses ist weithin ein Kostenproblem. Die FIGO ist aber immerhin in der Lage, Verbesserungsvorschläge für die Prophylaxe und Früherkennung auf organisatorischer Ebene international vorzubereiten. Bei dieser Gelegenheit sollte man auch allen Kolleginnen und Kollegen dankbar sein, die bereit sind, in einem solchen internationalen Büro mitzuarbeiten und wesentliche Arbeitszeit ihres Berufslebens – ohne entsprechende Vergütung – für diese Organisation zur Verfügung zu stellen.

Während die FIGO einerseits die Bevölkerungsexplosion auf der ganzen Welt im Auge haben muß und zum Kampf um weltweit geeignete und billige antikonzeptionelle Methoden aufrufen muß, zeichnen sich dort, wo die *Geburtenkontrolle* scheinbar ihr Ziel erreicht hat, ganz neue Probleme ab. Im Muster-Stadtstaat Singapur selbst hat sich z.B. die seit 20 Jahren durchgeführte Politik: „2 Kinder sind genug“ radikal geändert, seit allen Einwohnern klar ist, daß die ethnisch überwiegende Gruppe der Chinesen sich von malaiischen und anderen Einwanderern überflutet fühlt, die aber als Arbeitskräfte unbedingt nötig sind. Wenn die Geburtenkontrolle greift, kommt es darüber hinaus zu völlig neuen, ungelösten sozialen Problemen, z.B. zur Veränderung der Alterspyramide, Zunahme der Einzelkinder und Verlust sozialer Bezüge, durch Eheschließung von Einzelkindern in nie gekannten Ausmaßen und anderes mehr. Diese Probleme werden vor allem in Europa und auch in Rotchina in wenigen Jahren durchschlagend in den Vordergrund treten.

In der klinischen Versorgung ist als direkte Folge der Ein- oder Zweikindehe in vielen Ländern die *Zunahme der Sectiorate* zu erwarten. Dies insbesondere, wenn der Wunsch der Eltern nach einer operativen Entbindung – auch wenn ärztlich keine ausreichende Begründung vorzuliegen scheint – aus juristischer Sicht unterstützt wird und so wesentlich das Handeln des Arztes mitbestimmt.

Die Statistiken aus den USA und Kanada lassen vermuten, daß die Kaiserschnittquoten in den USA auf 39% bzw. in Kanada auf 34% ansteigen werden. Das heißt, jedes dritte oder sogar jedes zweite Kind würde künftig mittels Kaiserschnitt zur Welt kommen. Mögen wir auch gegenwärtig noch der Ansicht sein, daß Kaiserschnittquoten von mehr als 20–30% für eine Klinik im Ausnahmefall noch tragbar, für ein Land insgesamt aber immer zu hoch sind, so müssen wir uns doch auch klar sein, daß der Geburtshelfer, der im Einzelfall gegen einen Kaiserschnitt entscheidet, trotz besten ärztlichen Handelns ein hohes Risiko eingeht, da sachverständige Gutachter und Richter häufig zugunsten der großzügigen Sectioindikation entscheiden.

Abgesehen von den oben angeführten Gründen ist eine Erhöhung der Kaiserschnittfrequenz aus medizinischen Gründen zu bedenken. Ein Hauptgrund für den Anstieg, besonders in den USA, ist der *vorangegangene Kaiserschnitt*: 40% aller Kaiserschnitte fallen in diese Gruppe. Nur 5% aller Frauen, die in den USA eine Sectio hinter sich haben, werden dort beim nächsten Mal vaginal entbunden. (In Ungarn sind es immer noch 32%, in Bayern 41%, in unserer Klinik 1990 59%). Geburt durch Kaiserschnitt ist weltweit zentrales Thema.

Jedermann ist sich bewußt, daß eine Uterusruptur unter der Geburt eine Katastrophe für Mutter und Kind sein kann, dennoch ist es durchaus noch heute in unseren Breiten gerechtfertigt, einen „trial of labor" durchzuführen. In mindestens der Hälfte der Fälle kann man zu einer problemlosen vaginalen Entbindung gelangen. Flamm hat bei einem vorangegangenen Kaiserschnitt wegen Mißverhältnis nachfolgend immerhin noch bei über 65% vaginale Entbindungen ohne erhöhte Komplikationsrate erreicht. Bei Zustand nach Beckenendlagensectio waren es 88%, bei voraus gegangenem „fetal distress" 71%. Natürlich sind solche Kollektive nur erreichbar, wenn ein Vertrauensverhältnis zwischen Geburtshelfer und Patientin besteht und die Patientin eine vaginale Entbindung wünscht.

Andererseits sollte eine vaginale Entbindung nach vorausgegangenem Kaiserchnitt nur angestrebt werden, wenn bestimmte Voraussetzungen erfüllt sind:

1. Gut organisierte perinatale und neonatale Betreuung,
2. am Uterus kein korporaler Längsschnitt und kein umgekehrtes T bei erster Sectio,
3. keine grundsätzliche Kontraindikation,
4. geschätztes Kindsgewicht < 4000 g im Ultraschall,
5. günstiger Zervixscore.

Im übrigen gehen die Einstellung der Patientin, die Qualifikation des Arztes für eine schwierige vaginale Entbindung und der Aufklärungsstatus der Patientin mit in die Beurteilung der Voraussetzungen ein.

Es dominiert der Standpunkt, daß bei vorausgegangener Sectio die Nachtastung nach vaginaler Entbindung, wenn die Plazenta bei der vaginalen Entbindung unauffällig ist, nicht mehr durchgeführt werden muß. Sie ist zwar nicht untersagt, aber die Komplikationsraten mit Zerreißung der Narbe durch Unerfahrene im unteren Uterinsegment sind offensichtlich zu hoch. Es genügt, die Patientin 4 h im Kreißsaal zu überwachen und zu beobachten, ob irgendeine Zusatzsymptomatik auftritt.

Ein zweiter Hauptgrund für die Zunahme der Sectiofrequenz ist zweifellos die Betreuung der *Beckenendlage*. In der Bayerischen Perinatalerhebung ergibt sich eine Sectiofrequenz bei Erstgebärenden in den letzten Jahren von 80%, bei Mehrgebärenden und Beckenendlage ist die primäre Sectio von 55% auf 60% gestiegen (in unserer eigenen Klinik beträgt die Sectiofrequenz bei Mehrgebärenden mit Beckenendlage 41%). Rechnet man in der Bayerischen Perinatalerhebung die sekundäre Sectiorate hinzu, so ergibt sich eine Frequenz von 90%, bei Mehrgebärenden von 70%, d.h. auch Mehrgebärende werden bei Beckenendlage primär mit Sectio entbunden.

Der Hauptgrund ergibt sich aus der perinatalen Sterblichkeit insgesamt: 8% bei Sectio, 25% bei vaginaler Entbindung, wenn das Gewicht des Kindes unter 2500 g ist, über 2500 g ist die Gesamtsterblichkeit in beiden Gruppen nicht so auffällig unterschiedlich; alle sub partu verstorbenen Kindern finden sich aber in der Gruppe der vaginalen Geburten. Es liegt der Schluß nahe: bei Beckenendlage ist ein Kaiserschnitt juristisch und ärztlich immer zu vertreten.

Will man andererseits versuchen, die vaginale Beckenendlagenentbindung durchzuführen, so sollten folgende Voraussetzungen gegeben sein:

1. Tragzeit über 36 Wochen,
2. keine fetalen Anomalien,
3. keine zusätzlichen Risiken,
4. geschätztes Kindsgewicht 2000–3600 g und geräumiges Becken,
5. vorausgegangenes Kind über 2000 g,
6. guter Geburtsfortschritt und zügige Muttermundserweiterung,
7. Möglichkeit der Sofortsectio,
8. Ausreichende neonatale Betreuung.

Es ist aber nicht zu umgehen, daß die Betreuung der Beckenendlagengeburt weltweit zu einer Steigerung der Sectiorate führen wird.

Ein abschließender Punkt zur Entwicklung der Geburtshilfe ist heute weniger ein Problem der Entwicklungsländer als der hoch zivilisierten Länder, nämlich: das defensive Verhalten des Geburtshelfers.

Es ist zu bedenken, daß wegen eines Kaiserschnittes zuviel fast noch nirgends auf der Welt jemand angeklagt worden ist, die nicht oder angeblich zu spät durchgeführte Sectio aber häufig Anlaß zu *Regreßansprüchen* gibt. Dies führt dazu, daß viele Kaiserschnitte, zum Teil prophylaktisch (Dystokie, Geburtsstillstand, pathologisches CTG) durchgeführt werden, zumal eine große Anzahl von Beratern und Organisationen den Patientinnen beibringen wollen, daß der ungünstige Ausgang einer Geburt kein schicksalhaftes Ereignis sein kann. Gutachter mit hoher Qualifikation, die nicht polemisch und unsachlich einen bestimmten Standpunkt vertreten, sondern neutral die Lage des Geburtshelfers im Kreißsaal abschätzen können, sind nicht in ausreichender Zahl vorhanden; dies gilt auch für Deutschland.

Ein damit zusammenhängendes Problem ist die Frage der *Verantwortlichkeit für das Leben des Kindes intrauterin*, zumal an der Grenze der Lebensfähigkeit zwischen der 26. und 30. SSW. Ob der Geburtshelfer unter der Geburt, wenn der Fetus schwer beeinträchtigt scheint, eine Sectio erzwingen und die Mutter, die z.B. die Sectio ablehnt, richterlich für diese Situation entmündigen lassen kann, ist durchaus eine Streitfrage. Der Geburtshelfer kann eine Patientin auch nicht zwingen, bei ambulanter Frühgeburt das Kind der pädiatrischen Abteilung zur Betreuung zu überlassen. Sollte sich der Geburtshelfer – nach seiner Meinung zum Schutz des Kindes – rigoros über die Meinung der Eltern hinwegsetzen, so wird dies das Vertrauensverhältnis zwischen werdender Mutter und Krankenhausgynäkologen wesentlich stören, zumal solche Entscheidungen dann durch Veröffentlichungen in den Medien mit sehr unterschiedlicher Interpretation bekannt gemacht werden.

Wann eine Mutter wegen unterlassener Hilfeleistung für das Kind, solange das Kind noch intrauterin lebt oder wenn es als Frühgeburt nicht optimal versorgt wird, belangt werden kann, ist eine offene Frage.

Es bleibt abschließend nur noch der Hinweis, daß weltweit nach wie vor die Mortalität der Mutter nach Sectio größer ist als die Mortalität nach vaginaler Entbindung. Ein mütterlicher Todesfall kommt auf 2000 Kaiserschnitte und einer auf 8000 vaginale Entbindungen in der Bayerischen Perinatalerhebung von 1990 (vgl. Kap. 6.12).

10.9 Historische und bevölkerungspolitische Aspekte der Kontrazeption

H. Steiner

„Die Begrenzung des Bevölkerungswachstums wird zu einer sittlichen Aufgabe für die ganze Menschheit" (*R. von Weizsäcker*).

Dieses Schlußwort des damaligen Bundespräsidenten von Weizsäcker anläßlich des Weltkindertages der UNO charakterisierte treffend die gegenwärtige Lage. Die rapide Zunahme der Bevölkerung vor allem in den Ländern der Dritten Welt ist eines der ernsthaftesten Probleme, mit denen sich die Menschheit im Augenblick konfrontiert sieht. Es gibt kein ökologisches und kein ökonomisches Problem, welches nicht mit der Entgleisung des Bevölkerungswachstums zusammenhängt. Das Bestreben, die Familiengröße, aus welchen Gründen auch immer, zu begrenzen, ist so alt wie die Menschheit.

Auf erste praktische Empfehlungen zur Empfängnisverhütung stoßen wir im Papyrus Eber (1550 v. Chr.). Empfohlen werden Scheidenspülungen, Wachspfropfen zum Verschluß des Muttermundes, aber auch schon intrauterine Maßnahmen wie das Einlegen eines Sandelholzstäbchens in die Gebärmutter. Ebenso beschreibt Soranus von Ephesus 100 n. Chr. im ersten großen Werk über das Fach Geburtshilfe und Frauenheilkunde den Verschluß des Muttermundes mit fettigen Substanzen wie Talg und anderen Tierfetten. Er sagt, dies sei besser und ungefährlicher als eine spätere Abtreibung!

Der Talmud verbietet kontrazeptive Maßnahmen bei Androhung der Todesstrafe. Ausnahmen sind Minderjährige unter 12 Jahren und einem Tag sowie Schwangere und Stillende; es war damals noch nicht bekannt, daß Schwangere nicht und Stillende nur selten empfangen können. Meist verwandtes Empfängnisverhütungsmittel war außer dem verbotenen Coitus interruptus – Onan wurde vom Herrn bestraft, da er seinen Samen zur Erde fallen ließ (Talmud) – ein Tampon aus Wolle. Auch das Kondom scheint eine altgriechische Erfindung zu sein. Im „Corpus Hippocraticum" wird ein Überzug aus Zedernharz über das Glied beschrieben. Im wesentlichen handelte es sich um sog. Barrieremethoden. Sichere kontrazeptive Maßnahmen wurden aber erst durch die zunehmende Kenntnis über die Physiologie der reproduktiven Vorgänge möglich. Im Mittelalter wurde die Entwicklung der Kontrazeption durch die augustinische Lehre stark behindert. Papst Sixtus V. setzte im 16. Jahrhundert Kontrazeption einem Mord gleich.

Die Aufklärung brachte eine Verbesserung der kontrazeptiven Methoden durch die „Wiedererfindung" des Kondoms, bestehend meist aus gewachstem Leinen oder Tierblasen. In englischen Tageszeitungen erschienen erste Reklamen für den Gebrauch von Kondomen, vor allem zur Verhütung der gefürchteten Syphilis Ende des 18. Jahrhunderts. Im 19. Jahrhundert, bedingt durch die sozioökonomischen Veränderungen vor allem in den Industrieländern, wurde die Kontrazeption populär. Schon Mitte des 19. Jahrhunderts gab es in Großbritannien und Skandinavien Beratungsstellen zur Familienplanung. Methoden waren der Coitus interruptus, Spülungen, Vaginalschwämmchen, Okklusivpessare und Kondome. Die Vertreter dieser „birth control" waren jedoch erheblichen Anfeindungen von kirchlicher und staatlicher Seite ausgesetzt. Viele dieser Pioniere mußten sogar ins Gefängnis. Einer davon wurde 1865 wegen seines Buches „A wife's handbook" aus dem Royal College of Physicians ausgeschlossen. Die puritanische Einstellung der Gesellschaft in den USA verhinderte die Ausbreitung kontrazeptiver Methoden bis weit in dieses Jahrhundert. Noch 1960 war der Verkauf von Kontrazeptiva z.B. in Massachusetts illegal. Die Effektivität der immer wirksameren kontrazeptiven Methoden läßt sich am Absinken der Geburtenraten in den Industrieländern im Laufe des zu Ende gehenden 19. und des beginnenden 20. Jahrhundert zeigen.

Eine Intensivierung sog. Family-planning-Programme ist Margaret Sanger zu verdanken. Sie eröffnete 1916 in einem Armenviertel New Yorks die erste Beratungsstelle. Daraus entstanden nach anfänglich heftigen Widerständen, die mehrfach zur Schließung der Beratungsstellen und zur Verhaftung von Frau Sanger führten, weltweit Zentren für Familienplanung und schließlich die International Planned Parenthood Federation. M. Sanger erkannte 1926: „*Eine richtig geregelte, bewußte, dem bloßen Zufall entzogene Bevölkerungspolitik ist unerläßlich für den sozialen Fortschritt wie für den Frieden der Welt*".

Viele modern anmutende Ideen gehen auf Margaret Sanger zurück. Sie erkannte, daß eine geringere Geburtenrate mehr Sorgfalt für Mutter und Kind bedeute und führte Beispiele aus dem Jahre 1922 an. Stockholm hatte einen Geburtenüberschuß von 1,33%, Kairo von 4,85%. Die perinatale Mortalität betrug in Stockholm 3,4%, in Kairo 36,4%! Zeitgenossen von Margaret Sanger in Deutschland waren Heißer, Mensinga und Gräfenberg, die wegen ihres Engagement und der Empfehlung kontrazeptiver Maßnahmen von der Kollegenschaft und der öffentlichen Meinung verfolgt wurden. Denken wir nur an Dr. Dorn in den 60er Jahren. Ist es heute Aids, das z.B. für die Anwendung von Kondomen spricht, so war es zur Zeit Margaret Sangers die damals kaum heilbare erworbene Lues. Die Erkrankungszahl erreichte in den Großstädten bis zu 10% der Bevölkerung; in England waren 1926 3 Mio. Menschen an Lues erkrankt. Schon Robert Malthus stellte im 18. Jahrhundert eine Beziehung zwischen Überbevölkerung und Krieg her: je mehr Menschen, desto größer der Bedarf an Nahrungsmitteln und desto mehr Druck auf die umliegenden bevölkerungsarmen „reichen Länder". Margaret Sanger forderte: „Jede Nation, die in den Völkerbund eintreten will, sollte sich verpflichten, Geburtenbeschränkung zuzulassen, so daß jedes Volk in seinen eigenen Grenzen ohne nach neuem Länderbesitz zu streben angemessen leben kann."

Das Aufkommen nationalistisch völkischer Ideen bedeutete jedoch in Deutschland einen schweren Rückschlag. Mensinga und Gräfenberg wurden verurteilt, obwohl 1934 durch Raimund Pearl erstmals die Sicherheit kontrazeptiver Methoden auf eine wissenschaftliche Basis gestellt wurde. Er verglich die Wirksamkeit aller Methoden und führte den sog. Pearl-Index ein. Wesentliche Fortschritte wurden durch die Entwicklung der hormonellen Kontrazeption gemacht. Diese nahmen ihren Ausgang in der Isolierung von Eierstockhormomen durch Haberland im Jahre 1921. Zunächst war die Darstellung dieser Hormone zu teuer, um sie zur Kontrazeption einzusetzen: Um z.B. 1 g Progesteron zu gewinnen, brauchte man 2500 Schweineovarien. Erst als die halbsynthetische Herstellung dieser Hormone gelang und als Pincus 1958 in Puerto Rico seine ersten Großversuche mit diesen Substanzen abgeschlossen hatte, war der Siegeszug der oralen Kontrazeptiva nicht mehr aufzuhalten.

Bevölkerungspolitische Aspekte

Pro Sekunde werden auf der Welt 3 *Kinder geboren, d.h. im Jahr durchschnittlich* 100 *Millionen*! *Die Weltbevölkerung von derzeit* 5,3 *Mrd. Menschen wird sich dadurch in den nächsten* 30 *Jahren verdoppeln.* 90% des Zuwachses entfallen auf sog. Entwicklungsländer, wobei sich die ärmsten Teile der Bevölkerung am schnellsten vermehren. 1807 erreichte die Weltbevölkerung ihre erste Milliarde. Die Abb. 10.12 zeigt die weitere Entwicklung. Das Verhältnis der Bevölkerung entwickelter Länder zu der unterentwickelter Länder, welches heute 1 : 3 ist, wird bei diesem Wachstum im Jahre 2050 1 : 6 betragen. Indien wird dann 1,7 Mrd. Einwohner haben (heute 800 Mio.) Pakistan 350 Mio. (heute 290 Mio.) Nigeria 530 Mio.! (heute 96 Mio.), d.h. in Schwarzafrika wird ohne bevölkerungspolitische Maßnahmen das zunehmende Wachstum zur ersten Katastrophe führen.

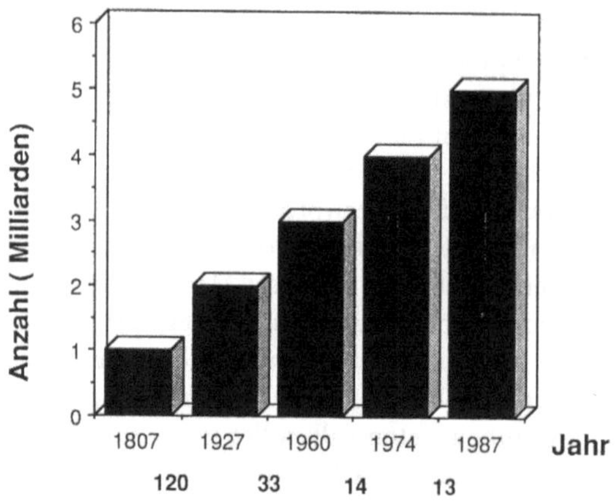

Abb. 10.12. Entwicklung der Weltbevölkerung

Die rapide Zunahme der Bevölkerung geht mit einer Zerstörung der Umwelt einher. Allein die Abholzung für Kochfeuer führt zu einer weiteren Versteppung oder Verwüstung großer Landstriche und trägt zu einem deutlichen Anstieg des CO_2 in der Atmosphäre bei. In den armen Ländern stieg die Zunahme der Stadtbevölkerung von 300 Mio. im Jahr 1950 auf eine Mrd. 1985. Dies beruht jedoch nur zu 40% auf Zuzug, zu 60% auf dem dortigen Geburtenüberschuß. Die sozialen Spannungen wachsen durch die Zunahme der Arbeitslosigkeit, der Nahrungsmittelverknappung, die Vergrößerung der Klassenunterschiede und die Verschlechterung der allgemeinen Lebensbedingungen, vor allem in diesen urbanen Bereichen. Ein gesundheitspolitischer Aspekt ist die hohe Mütter- und Kindersterblichkeit in diesen Ländern, vor allem durch Abtreibungen ungewollter Schwangerschaften.

Nur Länder, in denen die Mehrheit der Frauen bereit ist, kontrazeptive Maßnahmen zu ergreifen, können ihre Armut überwinden. Positive Beispiele sind Korea, Taiwan und Singapur, in denen 60–70% aller Frauen Kontrazeption betreiben, negative Bangladesch mit 8% und Pakistan mit 5% (Tabelle 10.8). Welche Lösungsmöglichkeiten können für solche Länder empfohlen werden bzw. werden solche Lösungen schon praktiziert? Man muß dies durchaus positiv beantworten, denn Anfang der 60er Jahre waren nur 7, Anfang der 80er Jahre 120 Regierungen in unterentwickelten Ländern bereit, solche Familienplanungsprogramme zu unterstützen.

Wird die Familienplanung in die Programme der Basisgesundheitsversorgung eingeführt, wird das Alter der 1. Schwangerschaft hinausgezögert und der Abstand zwischen den Geburten vergrößert. Dies führt zu einer deutlichen Reduzierung der mütterlichen und kindlichen Morbidität und Mortalität, vor allem durch eine Reduzierung illegaler Schwangerschaftsabbrüche. Eine schwangere Frau hat in einem Entwicklungsland ein 200fach größeres Risiko, die Schwangerschaft nicht zu überleben, als in Mitteleuropa! *Eine halbe Million Mütter stirbt jährlich in unterentwickelten Ländern an ihrer Schwangerschaft, ein Viertel davon durch illegale Aborte.* In Lateinamerika z.B. sind 50% der mütterlichen Todesfälle auf illegale Aborte zurückführbar. Jhre Zahl beträgt weltweit ca. 60 Mio. Wird eine 13- oder 14-

Tabelle 10.8. Anwendung von Verhütungsmethoden durch Frauen

Westeuropa		68%
Durchschnitt Entwicklungsländer		38%
Positivbeispiele	Taiwan	jeweils
	Korea	60%
	Singapur	
Negativbeispiele	Athiopien	2%
	Nigeria	5%
	Pakistan	5%
	Bangladesch	8%

Tabelle 10.9a–c. *Bevölkerungspolitische Effektivität einer staatlich streng regulierten Geburtenkontrolle am Beispiel der Milliardenbevölkerung der V.R. China.* (Übermittelt von Frau Prof. Cai Wen-Wei, Head in MCH, Vice director der Shanghai Medical University, und Frau Prof. Yu Jin, Chairman der Shanghai Medical University)

a Data from *The state of the world's children* 1993: in China

Basic Indicators	1960	1991
U5 MR[a] (‰)	205	27
I MR[b] (‰)	133	22
Total populations (millions)	–	1.170,4
Annual No. of birth (1000)	–	25.592
GNP (per Capita)[c] (US $)	–	370
Life expectancy at birth	47	70

Demographic indicators	1960	1991
Population (millions)	–	U 16[d]–357,2 U 5[e]–120,4
Population annual growth rate (%)	2,2	1,5
Crude[f] death rate (‰)	19	7
Crude birth rate (‰)	37	21
Total fertility rate (%)	–	2,3

Women:		
Contraceptive prevalence (%)	1980–1992	72
MMR[g] (‰)	1980–1992	95

MMR (Maternal Mortality Rates)

Data from National Surveillence on Maternal Death (1989–1991) (per 100.000 populations)

MMR	Total	Cities	Rurals
1989	94,7	49,9	114,9
1990	88,9	45,9	112,5
1991	81,0	46,3	100,0
Average	87,8	47,2	109,3

[a] Mortalitätsrate unter 5 Jahren
[b] Kindersterblichkeit
[c] Bruttosozialprodukt pro Kopf
[d] Unter 16 Jahren
[e] Unter 5 Jahren
[f] Ungereinigt
[g] Mütterliche Mortalitätsrate

b Data from 9 cities perinatal health care surveillance in China (1987–1988)

Total pregnancies		23.974
Live birth		23.870
Average age of labor women		26,5 years
Youngest		17 years
Oldest		43 years
parity one		96% of women
gravity one		77% of women
Deliveries:	fullterm birth	90%
	preterm birth	4,5%
	postterm birth	5,5%
	breech or transverse	4,3%
	twins	0,6%
	C-Sections	23,5%

MCH[a] administrative organs			
Number of MCH professionals, fulltime cadres, in Service	1952		1985
per 10.000 population. Networc has reached 85 percent	0,05		1,47
(Senior, intermediate and junior MCH professionals)			
Medical universities with MCH speciality		1993	
(5 schooling years)		6	
Medical universities with "Faculty of paediatrics"		14	
Obstetricians nation-wide	92.359	51	times as many
Paediatricians nation-wide	56.661	38	as those in 1952

[a] Medizinisches chinesisches Gesundheitswesen

c Use rates (%) of *birth control* (married child-bearing women) in Shanghai County 1981, 1987 (the data from the services)

	1981	1987
IUD	35,11	49,75
Sterilizations	34,96	13,06
Pill	5,73	9,92
Condom		1,48
Others	1,73	0,10
Non-use	22,47	25,69

Aus diesen Daten nicht ersichtlich sind:

1. Die Zahl der sog.Non-children, Kinder die gegen das Gesetz geboren wurden und nicht registriert sind. Ihre Zahl wird in Millionenhöhe geschätzt.
2. Der große Prozentsatz der artifizellen Aborte zur Eliminierung eines ebenfalls gesetzwidrigen zweiten Kindes oder unerwünschten Mädchens (H.G. Hillemanns)

Jährige in Afrika schwanger, hat sie ein Risiko von 50% zu sterben. So sterben z.B. in Indien, Bangladesch und Pakistan 700 Mütter auf 100000 Geburten, in Mexiko und Brasilien noch 100, in Deutschland und Schweden 5–6.

Die Neugeborenensterblichkeit liegt in den erstgenannten Ländern bei 9–10%, in den zweitgenannten bei 4–5%, in Deutschland bei 0,6%. Nur eine sinnvolle Familienplanung kann diese Schreckenszahlen verbessern. Welche praktischen Empfehlungen kommen für solche Länder in Frage? Die orale Kontrazeption ist zu teuer und bei nicht alphabetisierten Populationen unpraktikabel. Barrieremethoden sind ebenfalls teuer und unsicher. Billig und mit größter Sicherheit versehen sind Intrauterinpessare und die definitive Kontrazeption. Beide Methoden sind jedoch nur beschränkt anwendbar. Antigestagene, gestagenimprägnierte Vaginalringe oder Implantate und Impfungen sind noch im Versuchsstadium, könnten jedoch die Lösung dieses Problems voranbringen. Eine Umfrage der WHO zum Thema Empfängnisverhütung ergab, daß, wenn Frauen ihre Kinderzahl begrenzen könnten, die Geburtenzahl auf 16–28 pro Tausend im Gegensatz zu 30–35 pro Tausend derzeit fallen würde.

Gibt es überhaupt Hoffnung, dieses Problem zu bewältigen? *Als Beispiel wird China angeführt.* Dort ist es gelungen, die durchschnittliche Kinderzahl einer Familie von 6 im Jahre 1970 auf 2 im Jahre 1980 zu reduzieren, dies jedoch durch für uns undenkbare Eingriffe in die persönliche Freiheit der Einzelnen mit zwangsweisem Schwangerschaftsabbruch, ja Kindstötung oder Zwangssterilisation sowie tiefeingreifenden Zwangsnormen in bezug auf Freundschaft und Heiratsalter (Tabelle 10.9a–c).

Es gibt jedoch auch andere Beispiele wie Japan, Südkorea, Singapur, in denen mit der Steigerung des Lebensstandards und damit des Wohlstands und der Alphabetisierung die Akzeptanz von empfängnisverhütenden Maßnahmen europäische Maßstäbe erreichte. Europäische Maßstäbe heißt, daß in Westeuropa 68% aller Frauen im reproduktionsfähigen Alter kontrazeptive Methoden anwenden, im Durchschnitt der Entwicklungsländer sind dies nur 38%, in Afrika nur 11%. Dies reicht von 2% in Äthiopien mit einem Geburtenüberschuß von 4,1%, über 5% in Nigeria mit einem Geburtenüberschuß von 5%, bis Mexiko mit 3,3% (Tabelle 10.8).

Hindernisse auf diesem Weg sind vor allem religiöse Gründe und aggressive Philosophien, die sich gegen jede Familienplanung aussprechen, der Mangel an Geld und Personal, die langsame restriktive Arbeit der jeweiligen Gesundheitsbehörden bei der Einführung von Kontrazeptiva. So waren z.B. 7–10 Jahre Tierversuche an Beaglehunden und Affen notwendig, um ein orales Kontrazeptivum in die ersten klinischen Versuchsreihen einzuführen. Die Konsequenz der mangelnden Unterstützung solcher Programme ist der Mangel an neuen Ideen.

5,4 Mrd. Menschen bewohnen gegenwärtig unseren Planeten. Bei einer Vermehrung um 90–95 Mio. Menschen jedes Jahr müssen wir mit einer Weltbevölkerung von 8,5 Mrd. im Jahre 2025 und mit einer Bevölkerung von 12 Mrd. in der Mitte des nächsten Jahrhunderts rechnen. Die Bevölkerung Chinas, welche bei gegenwärtig 1,1 Mrd. seine Land- und Wasserreserven überfordert, wird im Jahre 2025 auf 1,5

Mrd. geschätzt, nur noch von Indien überragt mit einer wahrscheinlichen totalen Bevölkerung von 2 Mrd. Afrika, hochbelastet unter den jetzt 600 Mio. Einwohnern, dürfte nur in Anbetracht der steigenden Pandemie von Aids im Jahr 2025 bis 1,6 Mrd. Einwohner steigen. Ein starker Anstieg wird ebenfalls erwartet in den Bevölkerungen von Indonesien, Bangladesch, Pakistan, Brasilien, Mexiko und Iran (Abb. 10.13).

Innerhalb dieser Länder wird es zu einer gigantischen inneren Migration kommen (Abb. 10.14) durch die Suche nach Jobs in ausufernden Städten von 20–25 Mio. Einwohnern mit vollkommen desolaten Infrastrukturen und Möglichkeiten. In diesen demographisch „jungen Gesellschaften", deren Population zur Hälfte jünger ist als 20 Jahre oder wie in Kenia 16, ist der ideale Boden für soziale und politische Unruhen gegeben bei der Masse frustrierter energiegeladener junger Menschen ohne Erziehung, ohne Arbeit [eine Analyse von Kennedy (1993) Zur

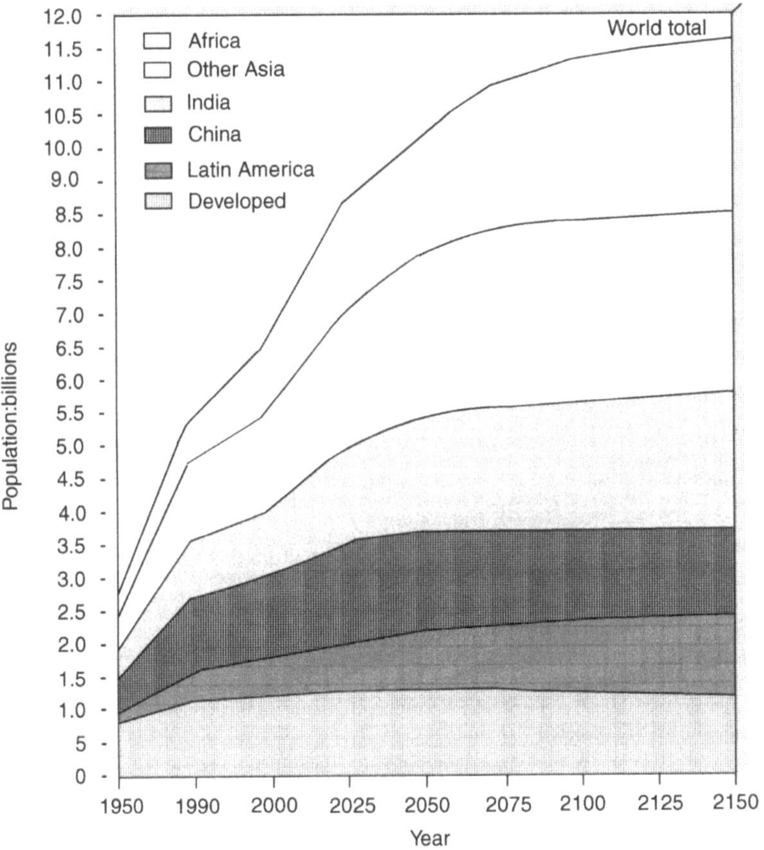

Abb. 10.13. Bevölkerungswachstum nach Regionen. (Nach Kennedy 1993)

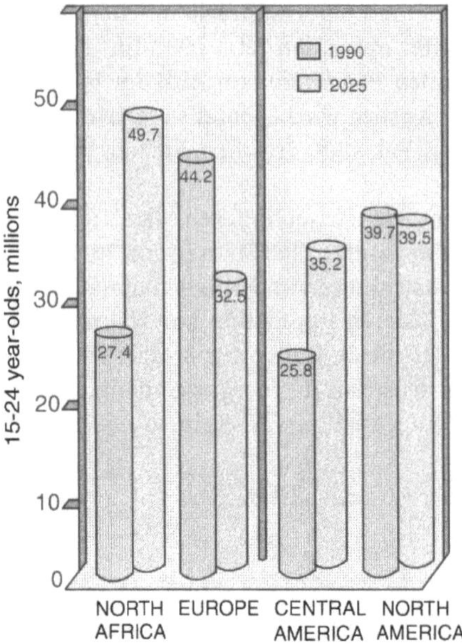

Abb. 10.14. Migrationsbewegungen in den nächsten 35 Jahren. (Nach Kennedy 1993)

Demographie und Zukunft unserer Welt]. „Nichts wird auf der Welt ohne Leidenschaft vorangebracht" (Hegel). Eine leidenschaftliche Zuwendung der Forschung zur Familienplanung bedeutet eine Investition in eine bessere Zukunft der Menschheit und ich möchte mit einem Wort von Freud schließen: „Es wäre einer der größten Triumphe der Menschheit, wenn es gelänge den verantwortlichen Akt der Kinderzeugung zu einer willkürlichen und beabsichtigten Handlung zu erheben."

Literatur

1. Bräutigam H (1990) Impfung gegen Nachwuchs. Rubrik Wissenschaft in: Die Zeit Nr. 31 (Juli 1990)
2. Diczfalusy E (1987) Has family planning a future? Contraception 35/1: 1–17
3. Donaldson JP, Gosch Shubba (1989) Changing patterns of fertility and the supply of contraceptive commodities. International family planning perspectives 15/2: 52–57
4. Hoppe G (1985) Die Bevölkerungsbombe tickt weiter. Familienplanungsprogramme und Forschung in Asien. Dtsch Ärzteblatt 26: 18
5. Käser O (1983) Zur Geschichte der Kontrazeption und ein Blick in die Zukunft. Geburtshilfe Frauenheilkd 43: 2–7 (Sonderheft)
6. Kennedy P (1993) Technology, demography, and the future of the world. Alexander von Humboldt-Mitteilungen AvH-Magazin 61: 3–9
7. Lapham RJ, Mauldin WP (1984) Family planning program effort and birthrate decline in developing countries. International family planning perspectives 10: 4
8. Mastroijanni L, Donaldson JP, Kein TT (1990) The development of contraceptives – obstacles and opportunities. N Engl J Med 322: 7

9. Mettler L (1991) Möglichkeiten der Kontrazeption auf immunologischer Basis. TW Gynäkologie 4/3
10. Sciarra JJ (1993) Herausforderung an das Fach Geburtshilfe und Gynäkologie. Seminar des Frauenarztes, 3/2: 57–62
11. Simmer HH (1975) Zur Geschichte der hormonalen Empfängnisverhütung. Geburtshilfe Frauenheilkd 35: 688–696
12. Yu Jin X (1995) Traditional Chinese medicine in obstetrics and gynecology. Eastland Press, Seattle

10.10 Familienplanung in Ländern der „dritten Welt“– Beispiel Nicaragua

G. Dietz[1] und N. Krüger

Einleitung

In der Deklaration von Alma Ata (1978) wurde die Familienplanung (FP) als ein fundamentaler Bestandteil der Basisgesundheitsversorgung (Primary Health Care) festgelegt. Seit der Erklärung von Alma Ata sind 15 Jahre vergangen, und dem idealistisch hoch gesteckten Ziel dieser Konferenz, „Gesundheit für alle im Jahre 2000“, ist man kaum einen Schritt näher gekommen. Dies gilt auch für Familienplanungsprogramme zur Begrenzung des unkontrollierten Bevölkerungswachstums und zur Verbesserung der Gesundheit.

Die Struktur einer Bevölkerung wird geprägt durch Geburten, Tod und Migrationsraten. Im 20. und bald 21. Jahrhundert scheint es, daß die hohen Fertilitätsraten und zugleich die relativ niedrigen Mortalitätsraten die Zukunft ärmerer Nationen bestimmen werden.

Die Fertilität beeinflußt die Größe und Struktur einer Bevölkerung. Eine Veränderung der Geburtenrate hat tiefgreifende Auswirkungen auf Wohnraum, Gesundheitseinrichtungen, Arbeitsplätze und die Sicherung der sozialen Leistungen.

Demographische Daten der Region Lateinamerika und Karibik verdeutlichen die Dramatik des explosionsartigen Bevölkerungswachstums: 1983 zählte die Region 389 Mio. Einwohner, die sich zu 70% aus Frauen, Kindern und Jugendlichen zusammensetzte. Der Anteil fertiler Frauen betrug 95 Mio. (24,5%), der Anteil von Kindern und Jugendlichen 130 Mio. (33,5%).

Die Abb. 10.15 und 10.16 zeigen am Beispiel Nicaraguas die typische Bevölkerungspyramide, Ausdruck einer vorwiegend jugendlichen Bevölkerung: 59,8% der Einwohner sind jünger als 20 Jahre. Die Verdopplungszeit der Bevölkerung beträgt lediglich 24 Jahre.

Ohne Kontrolle des ungehemmten Bevölkerungswachstums ist weder das Ziel einer adäquaten Gesundheitsversorgung noch eine effiziente Bekämpfung der Armut denkbar.

Aus entwicklungspolitischen Überlegungen sind Familienplanungsprogramme ein komplementärer Baustein zu vielen anderen Projekten. Es soll sichergestellt werden, daß durch andere entwicklungspolitische Maßnahmen erzielte Fortschritte,

---

[1] Dr. Dietz war Assistent der Univ.-Frauenklinik Freiburg von 1987 bis 1990. Seither ist er Abteilungsleiter der von der Bundesregierung übernommenen Carlos Marx Klinik, Managua/Nicaragua.

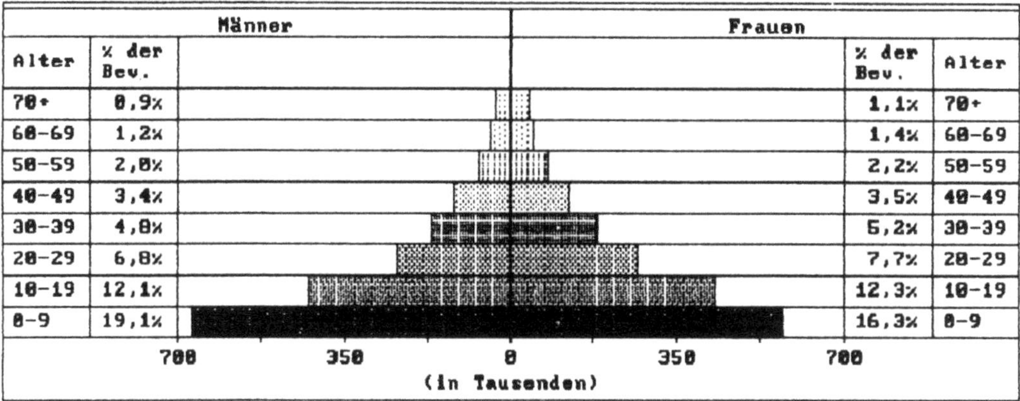

Abb. 10.15. Altersverteilung der Bevölkerung in Nicaragua. Gesamtbevölkerung: 3 508 000, davon männlich: 1 762 000, weiblich: 1 741 000; Lebenserwartung Männer: 61 Jahre, Frauen: 63 Jahre. (PCGlobe)

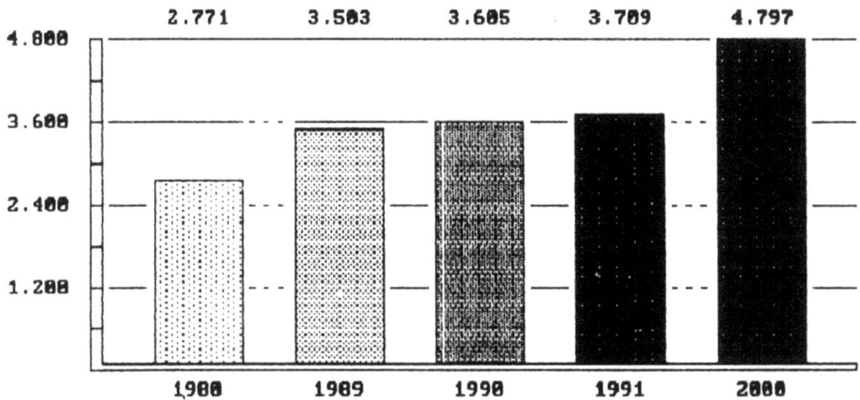

Abb. 10.16. Bevölkerungswachstum in Nicaragua. 1980–2000. Jährliche Wachstumsrate: 2,9%; Verdopplungszeit der Bevölkerung: 24 Jahre; Bevölkerungsdichte: 27 Einw./km^2; Urbanisierung: 56,6%. (PCGlobe) (in Tansenden)

die zur Verbesserung des Lebensstandards führen, nicht sofort durch das explosionsartige Bevölkerungswachstum zunichte gemacht werden.

Familienplanungsprogramme

Familienplanung in Entwicklungsländern ist nicht allein mit der Verteilung von Kontrazeptiva und der Propagierung der Empfängnisverhütung gleichzusetzen. Familienplanung im umfassenden Sinne steht für eine Kombination von Aktivitäten, die Gesundheit der Familie zu verbessern.

Familienplanungsprogramme können nur erfolgreich sein, wenn die soziokulturellen Aspekte bei der medizinischen und erzieherischen Arbeit berücksichtigt werden. Hierfür ist die Arbeit im Makrobereich (Politik, Soziales, Bildung und Religion) und im individuellen persönlichen Bereich Voraussetzung, um auch den langfristigen Erfolg eines Familienplanungsprogrammes zu sichern.

Bei der Entwicklung von Konzeptionsstrategien und FP-Programmen ist zu beachten, daß sie nicht mit dem Angebot anderer Leistungen des Gesundheitssystems vergleichbar sind. Sie verlangen ein behutsames Vorgehen und Einfühlungsvermögen, um religiöse, kulturelle und individuelle Aspekte zu berücksichtigen, denn FP-Aktivitäten dringen immer tief in den soziokulturellen und individuellen Bereich ein.

Eine erfolgreiche FP kann wesentlich zur Verbesserung der psychischen und physischen Situation der Frau beitragen und somit zur gesamten Familiengesundheit. Durch die neugewonnene Freiheit, Kinderzahl und Geburtsabstand selbst zu bestimmen, eröffnen sich für die Frau neue Chancen im Bereich der Ausbildung, Berufsausübung und wirtschaftlichen Verbesserung.

Widerstand gegen FP kann sich in traditionell orientierten Kulturen jedoch gerade aus dieser neugewonnenen Freiheit der Frau formieren. Aufklärung und Beratung der Gesamtbevölkerung, aber auch der politischen Entscheidungsträger sind hier essentiell und tragen entscheidend zur langfristigen Akzeptanz und zum Erfolg eines Programmes bei.

Determinanten der weiblichen Fertilität

Die Gesamtfruchtbarkeitsrate ist definiert als „die Anzahl der Kinder, die eine den durchschnittlichen Fruchtbarkeits- und Sterbeverhältnissen ausgesetzte Frau bekommt" (J. Diesfeld, Heidelberg).

Die individuelle Fruchtbarkeit einer Frau wird besonders beeinflußt durch biologische, medizinische und soziokulturelle Faktoren.

Die Dauer des reproduktiven Lebens einer Frau (Fertilität) wird durch ihr Menarche- und Menopausenalter festgelegt. Eingeschränkt wird diese durchschnittlich 25 Jahre dauernde fertile Periode durch Zeiträume natürlich verminderter Fruchtbarkeit wie das Klimakterium, das Wochenbett, die Stillzeit und während Erkrankungen. Unter Berücksichtigung dieser begrenzenden Faktoren beträgt die natürliche durchschnittliche Fertilitätsrate einer Frau ohne jegliche Empfängnisverhütung 10–12 Lebendgeburten.

Soziokulturelle Einflußfaktoren auf die Fertilität sind zum Beispiel das Heiratsalter, die Koitusfrequenz, traditionell festgelegte Abstinenzperioden (z.B. post partum), die Zahl unehelicher Gemeinschaften, Scheidungsraten, die Stellung von Witwen in der Gesellschaft und ihre Chance, wieder zu heiraten.

Beispielhaft für den Einfluß kultureller Normen steht das Hochzeitsalter, denn ganz besonders die Heirat bestimmt in vielen Kulturen den Zeitpunkt der Aufnahme des Geschlechtsverkehrs, der ersten Geburt und somit die Gesamtzahl der möglichen Kinder. In industrialisierten Ländern steht es dem Einzelnen frei, den Partner zu wählen und über den Zeitpunkt der Eheschließung zu entscheiden. In traditionellen Kulturen ist die Entscheidungsfreiheit der Paare oft wesentlich begrenzter, eine persönliche Freiheit im europäischen Sinne existiert nicht. Häufig werden Ehepartner und Hochzeitstermin - in vielen Kulturen ein sehr früher - durch die Eltern festgelegt. Zudem wird in vielen Kulturen das Gebären als ein essentieller Bestandteil der Ehe angesehen und von der Gesellschaft gefordert. Kinder tragen zum sozialen Status der Frau bei, Kinderlosigkeit wird meist der Frau angelastet und mindert in vielen Ländern ihre soziale Stellung.

Nicaragua unterscheidet sich von traditionellen strikt konservativen Kulturen insofern, als eine große Anzahl der Paare in freier Gemeinschaft lebt und Frauen gehäuft Kinder mehrerer Partner haben, dies trotz des großen sozialen und politischen Einflusses der katholischen Kirche in diesem Land.

Besonders im urbanen Bereich ist Nicaragua geprägt durch eine frühe Aufnahme des Geschlechtsverkehrs im Alter von 13–16 Jahren (Abb. 10.17) sowie eine große Anzahl unehelich geborener Kinder sehr junger Mütter.

Eine Schwangerschaft bedeutet nicht immer Ehe(-schließung). Viele Kinder wachsen häufig aufgrund der frühen Trennung der Eltern und bei jugendlichem Alter der Mutter unter der Fürsorge der Großmutter auf.

Das reproduktive Risiko in sog. Entwicklungsländern

Das gehäufte Auftreten von Risikoschwangerschaften in Kombination mit einer unzureichenden prä-, peri- und postnatalen medizinischen Versorgung ist ursächlich dafür verantwortlich, daß heute beherrschbare Pathologien wie Blutungen, Infektionen, Gestosen sowie mechanische Geburtshindernisse in vielen Fällen noch immer zum Tode der Schwangeren führen. Tabelle 10.10 zeigt den prozentualen Anteil solcher Pathologien an der mütterlichen Sterblichkeit für

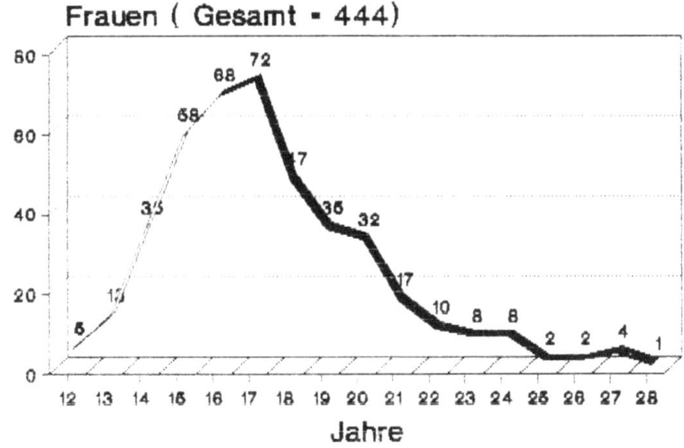

Abb. 10.17. Aufnahme des Geschlechtsverkehrs (Frauen, nach Alter) in Managua/Nicaragua. (Dietz et al. [6])

Tabelle 10.10. Haupttodesursachen und ihr prozentualer Anteil an der mütterlichen Mortalität in sog. Entwicklungsländern. (Royston u. Armstrong [3])

	Blutung [%]	Infektion [%]	Gestose [%]	Abort [%]	Mech. Geburtshindernisse [%]
Bangladesch	20	3–12	15–24	31	9–20
Kolumbien	22	ohne Ang.	34	39	ohne Ang.
Ägypten	38	11–18	11–18	7	8
Jamaica	23	9	30	6	3
Kuba	6	19	12	15	-
Äthiopien	12	4	12	54	8
Pap.N.Guinea	33	31	4	5	11

einige Entwicklungsländer. Hinzu kommen typische Probleme der Gesundheitsversorgung, z.B. inadäquate und defekte Ausstattung, fehlende Medikamente, kein Blutersatz, fehlendes Überweisungssystem sowie überlastete Gesundheitseinrichtungen. All diese Faktoren tragen dazu bei, daß die Schwangerschaft weiterhin für die Frau ein lebensgefährdender Zustand sein kann.

Das reproduktive Risiko einer Frau ist erhöht bei:

- Schwangerschaften vor dem 17. Lebensjahr und nach dem 35. Lebensjahr,
- sehr jungen Erstgebärenden,
- Vielgebärenden (mehr als 5 Geburten),
- Geburtsintervall geringer als 2 Jahre,
- Ernährungsmangelzuständen mit möglichen Skelettanomalien (Minderwuchs, Rachitis),
- Anämien, Lebererkrankungen,
- niedrigem sozioökonomischem Status,
- niedrigem Bildungsgrad (Analphabeten),
- ledigen Müttern,
- Landbevölkerung und urbaner Slumbevölkerung.

Mütterliche Mortalität

Die weltweite Statistik mütterlicher Mortalität zeigt deprimierende Daten für diese Entwicklungsländer. Insgesamt wird von der WHO [3] die mütterliche Mortalität weltweit auf 500 000 Fälle geschätzt, davon 6000 auf industrialisierte Länder und 494 000 auf weniger entwickelte Länder.

Die Zahl der mütterlichen Todesfälle beträgt weltweit pro Jahr:

Afrika	150 000,
Asien	308 000,
Lateinamerika	34 000,
Ozeanien	2 000.

Tabelle 10.11. Mütterliche Mortalität weltweit nach Regionen. (Nach Royston u. Armstrong [3])

Afrika		Asien		Amerika	
Westafrika	700	Südostasien	420	Z. Amerika	240
Zentralafrika	690	Südl. Asien	650	Karibik	220
Ostafrika	660	Westasien	340	S. Amerika	320
Nordafrika	500	Ostasien	55		
Südafrika	570				

In Tabelle 10.11 sind die von der WHO für Afrika, Asien und Lateinamerika veröffentlichten Zahlen für die mütterliche Mortalität zusammengestellt (mütterliche Mortalität: 1000 Todesfälle auf 100 000 Lebendgeborene).

Diese Zahlen sind Durchschnittswerte, in bestimmten Gebieten Gambias wurden Mortalitätsraten von bis zu 2000 [3] oder in Bhutan von 1710 ermittelt [5].

Die Werte für einige industrialisierte Länder liegen dagegen nach Royston u. Armstrong [3] selten über 10 mütterlichen Todesfällen auf 100 000 Lebendgeborene:

Singapur	5	Finnland	6	USA 8		BRD 1993: 5,5
Norwegen	2	England	9	Belgien 9		
Schweiz	5	Kanada	3	Spanien 11		

Abhängigkeit kindlicher Mortalität von mütterlichen Risikofaktoren

Viele der mütterlichen Risiken sind schicksalhaft für das Neugeborene. So führt z.B. die hohe Anzahl an Risikoschwangerschaften zwangsläufig zu einer hohen Zahl von Kindern mit niedrigem Geburtsgewicht, eine der Hauptursachen kindlicher Mortalität.

Den erheblichen Anteil der Kinder mit einem Geburtsgewicht unter 2500 g zeigt Abb. 10.18. Tabelle 10.12 zeigt eine Zusammenstellung von Werten für die kindliche Mortalität nach Regionen weltweit. Die Abhängigkeit der kindlichen Mortalität von mütterlichen Risikofaktoren, insbesondere Alter, Parität und Geburtsintervall, ist von besonderer Bedeutung für diese Länder. Die kindliche Mortalität ist erhöht für das erste Kind, am geringsten für das Zweit- und das Drittgeborene und wieder ansteigend für die nachfolgenden Kinder, insbesondere bei Mehrgebärenden (über 5). Ein ähnlicher Kurvenverlauf ist für die kindliche Mortalität in Beziehung zum mütterlichen Alter zu beachten. Diese Kurvenverläufe sind auch an Patientenkollektiven in Deutschland bestätigt worden.[2]

[2] Ch. Hohn: Entwicklung der Säuglingssterblichkeit und ihre Einflußgrößen. Ergebnis einer Sonderauszählung für das Jahr 1973.

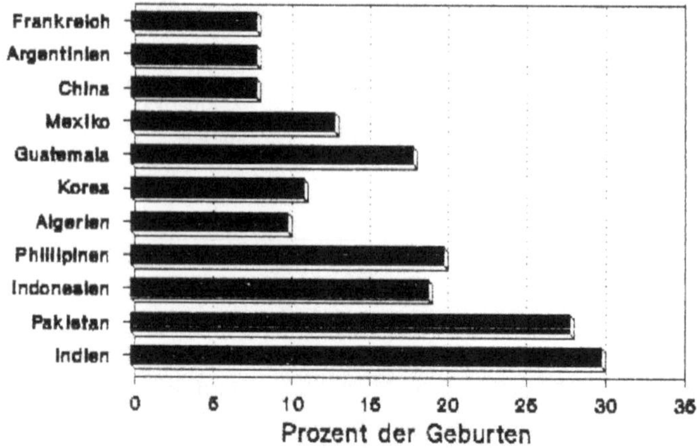

Abb. 10.18. Prozentualer Anteil Neugeborener mit einem Gewicht unter 2500 g. (Nach Ebrahim [2])

Tabelle 10.12. Beispiele kindlicher Mortalität weltweit. (Nach Ebrahim [2])

Lateinamerika		Afrika		Asien	
Brasilien	62	Mozambique	172	Kambodscha	127
El Salvador	58	Mali	168	Pakistan	108
Mexiko	46	Tschad	131	Indonesien	84
Paraguay	42	Madagaskar	119	Thailand	38
Venezuela	36	Namibia	105	Japan	5
Bolivien	109				
Nicaragua	61				

Familienplanung in Lateinamerika am Beispiel Nicaraguas: Das Hospital Carlos Marx – Hospital Aleman

Das Hospital Carlos Marx in Managua/Nicaragua ist ein Krankenhaus der Grundversorgung mit den 4 Disziplinen Chirurgie, Gynäkologie und Geburtshilfe, Pädiatrie und Innere Medizin.

Begründet wurde das Projekt 1985 von der ehemaligen DDR als Feldlazarett mit Zelten und mobilen OP-Containern. In den folgenden Jahren entwickelte es sich schnell zu einem effektiven medizinischen Zentrum mit ambulanter und stationärer Betreuung.

Das Krankenhaus hat 1992 einen Einzugsbereich von ca. 350 000 Menschen in Managua. Es verfügt über 240 Betten und einen OP-Trakt mit 4 OP-Sälen. Die Zahl der Entbindungen liegt bei 8000/Jahr. Täglich werden bis zu 700 Patienten ambulant versorgt.

Nach der Vereinigung beider deutscher Staaten wurde das Projekt durch die Bundesregierung übernommen und die Durchführung der Gesellschaft für Technische Zusammenarbeit (GTZ) übertragen. Die GTZ, zu 100% ein Tochterunternehmen der Bundesregierung, ist eine Organisation von Entwicklungshilfeprojekten und handelt in der Regel im Auftrag des Bundesministeriums für Wirtschaftliche Zusammenarbeit (BWZ). Der entwicklungspolitische Auftrag des BWZ an die GTZ ist die Sicherung der Funktion des Krankenhauses auch nach der deutschen Wiedervereinigung sowie die Stärkung der Basisgesundheitsversorgung im Einzugsgebiet des Krankenhauses. Der deutsche Beitrag besteht seit 1991 vorrangig in der Beratung der nationalen Entscheidungsträger durch deutsche Experten. Die materielle Unterstützung des Krankenhauses und des Territoriums erfolgt in Form von Medikamenten, einer funktionierenden technischen Ausrüstung und medizinischen Apparaten.

Ein Schwerpunkt innerhalb der Basisgesundheitsversorgung sind präventiv-medizinische Aktivitäten sowie die Familienplanung. 1992 wurde mit der Einführung eines Familienprogramms für das Hospital und das umliegende Territorium begonnen. Zu diesem Zweck wurde vorab eine Studie über die kontrazeptive Prävalenz im Territorium und den Wissensstand der Gesundheitsarbeiter über Kontrazeptiva durchgeführt. Im folgenden wird über die Ergebnisse auszugsweise berichtet.

Kontrazeptive Prävalenz

Die Anwendung von Kontrazeptiva (kontrazeptive Prävalenz) ist u.a. ein Indikator für den Erfolg von FP-Programmen. Weltweit gewonnene Zahlen ergeben z.B. für Deutschland eine kontrazeptive Prävalenz von ca. 80%, demgegenüber liegt sie in Entwicklungsländern bei 30–50%.

Allerdings spiegeln diese von internationalen Organisationen publizierten Daten (UNFPA, WHO, Weltbank) nur bedingt die Realität wider. Sie stellen Mittelwerte dar und werden weder Schwankungen zwischen urbaner und ländlicher Bevölkerung gerecht, noch erfassen sie die kontrazeptive Prävalenz bekannter Risikogruppen wie z.B. Frauen unter 17 Jahren.

Im Territorium des Hospital Carlos Marx in Managua/Nicaragua wurde im Rahmen eines neuen Familienplanungsprogrammes eine Studie über die kontrazeptive Prävalenz durchgeführt [6]. Sie erfaßte 444 Patientinnen des Territoriums (= urbane Bevölkerung) mit Zugang zu den bestehenden Gesundheitseinrichtungen. Abb. 10.19 gibt die kontrazeptive Prävalenz wieder, die in dieser Studie ermittelt wurde.

Zugang der Bevölkerung zu Kontrazeptiva

Der Zugang der Bevölkerung zu Gesundheitseinrichtungen entscheidet häufig über die Anwendungsrate von Kontrazeptiva. Insbesondere die Bevölkerung ländlicher Gebiete ohne Gesundheitseinrichtungen ist häufig benachteiligt. Dem logistischen Dilemma, das Angebot an Verhütungsmitteln auch in entlegenen Gebieten zu sichern, versucht man durch gemeindenahe Verteilung von Kontrazeptiva (CBD = „community based distribution“) entgegenzuwirken.

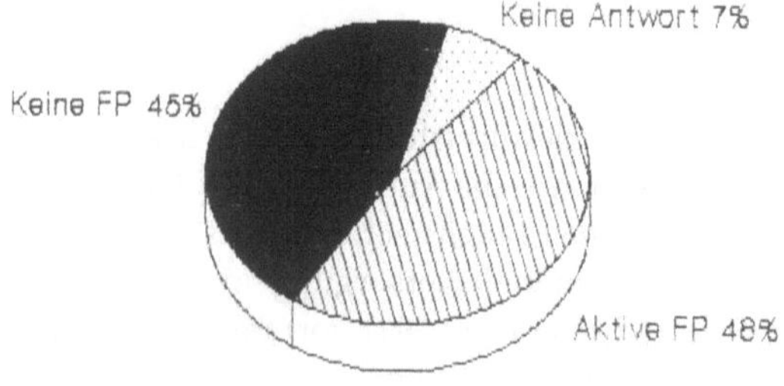

Abb. 10.19. Kontrazeptiva-Prävalenz (Frauen) im Einzugsbereich des Hospitals Carlos Marx in Managua/ Nicaragua. (Dietz et al. [6])

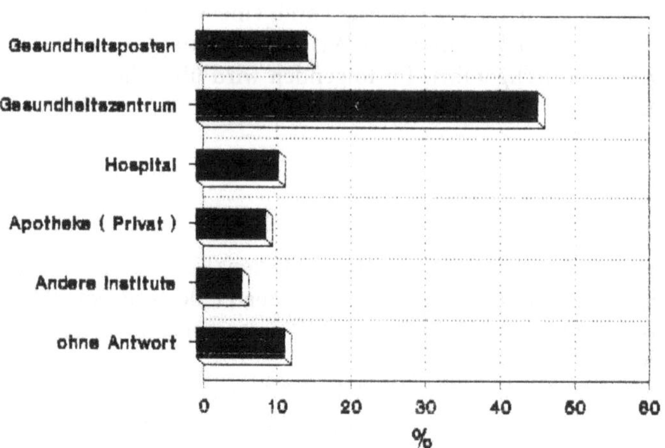

Abb. 10.20. Bezugsort von Kontrazeptiva: Angaben von 251 Anwenderinnen aus dem Einzugsbereich des Hospitals Carlos Marx in Managua/Nicaragua. (Dietz et al. [6])

Jedoch nicht nur ländliche Gebiete benötigen besondere angepaßte Strategien, auch urbane Slums in Megastädten bedürfen eigener angepaßter Ansätze von FP-Programmen.

Im Einzugsbereich des Hospital Carlos Marx hat die überwiegend urbane Bevölkerung in der Regel guten Zugang zu Kontrazeptiva. Neben deren Verteilung in den bestehenden Gesundheitseinrichtungen stehen Einrichtungen nichtstaatlicher Organisationen (z.B. Pro Familia) mit einer gemeindenahen Verteilung zur Verfügung. Nicht zuletzt besteht die Möglichkeit, Kontrazeptiva aller Art in privaten Apotheken zu beziehen.

Die Abb. 10.20 zeigt, daß Benutzerinnen im Einzugsbereich des Hospitals ihre Kontrazeptiva vorwiegend in den staatlichen Gesundheitszentren (kostenlose Verteilung) beziehen.

Aufklärung und Sexualerziehung der Bevölkerung

Die Notwendigkeit von Aufklärung und Erziehung im Bereich Sexualkunde verdeutlicht die Abb. 10.21. Sie zeigt das Alter bei Aufnahme des ersten Geschlechtsverkehrs und das Alter bei Eintritt der ersten Schwangerschaft. Deutlich ist der beinahe identische, parallele Verlauf beider Kurven zu beobachten. Es zeigt sich, daß der frühen Aufnahme des Geschlechtsverkehrs meist innerhalb kurzer Zeit eine Schwangerschaft und bald die Geburt des ersten Kindes folgt.

Das Alter bei Eintritt der ersten Schwangerschaft ist für die Gruppe der heutzutage älteren Frauen (über 35 Jahre) und der jungen Frauen unter 18 Jahren so gut wie identisch. Es erfolgte somit keine Veränderung in der Tendenz des frühen Eintritts der Schwangerschaft, trotz verbesserter Aufklärungsmöglichkeiten, z.B. durch die Massenmedien Radio, TV etc.

Familienplanung für Risikogruppen

Die Notwendigkeit der Beratung von Risikogruppen soll an der isolierten Betrachtung der jungen Frauen unter 18 Jahren verdeutlicht werden. Sie zeigt, daß dem Beginn der Vita sexualis erst verspätet der Beginn der Antikonzeption folgt (Abb. 10.22). Genau diese Lücke ist entscheidend, daß es in vielen Fällen zu einer ungewollten Schwangerschaft kommt.

Wahl der Methode

Die Wahl der Verhütungsmethode unterliegt vielfachen Einflüssen, wobei der religiöse Einfluß in vielen Fällen wohl nur „erahnt" werden kann (Inzidenz des Coitus

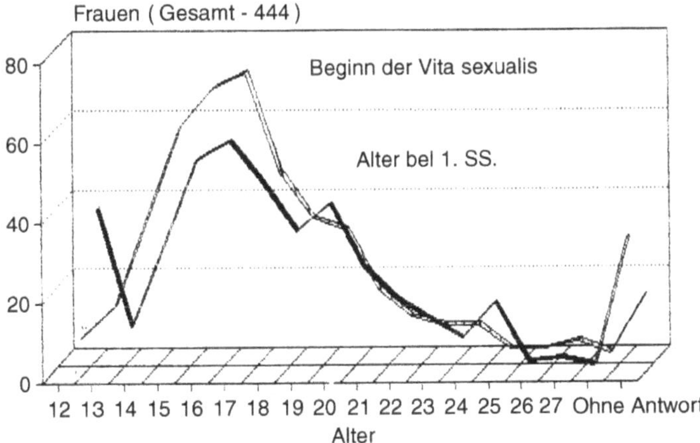

Abb. 10.21. Vergleich vom Alter bei Aufnahme des Geschlechtsverkehrs mit dem bei Eintritt der ersten Schwangerschaft (Managua/Nicaragua). (Dietz et al. [6])

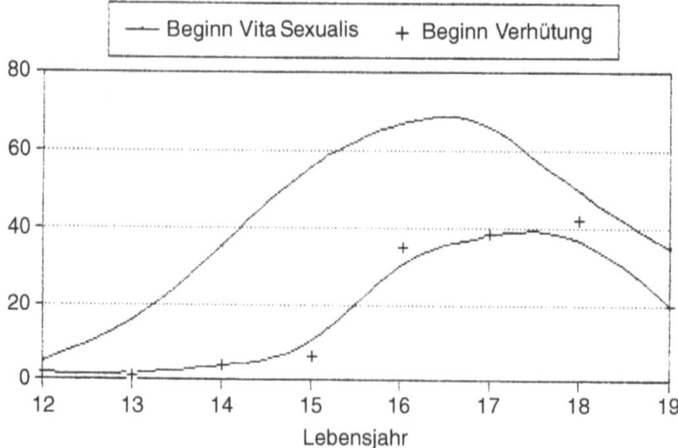

Abb. 10.22. Vergleich vom Alter bei Aufnahme des Geschlechtsverkehrs mit dem bei Beginn der Familienplanung (Managua/Nicaragua). (Dietz et al. [6])

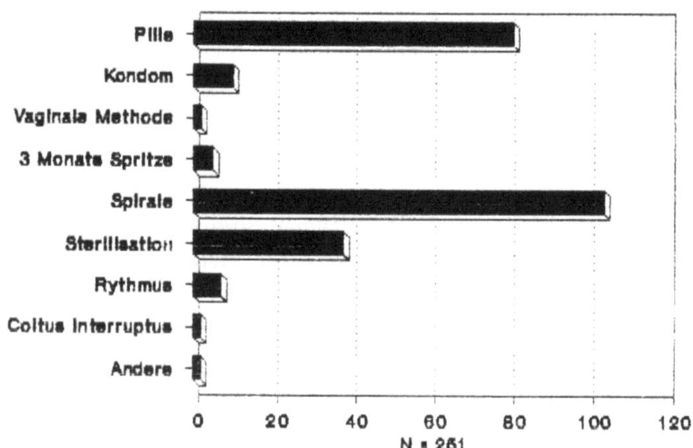

Abb. 10.23. Vorwiegend angewandte Kontrazeptiva im Einzugsbereich des Hospitals Carlos Marx (Managua/Nicaragua). (Dietz et al. [6])

interruptus und anderer natürlicher Methoden in katholischen Ländern). In vielen Entwicklungsländern ist das beschränkte Angebot an Kontrazeptiva häufig der entscheidende Faktor für die Wahl, die die Patientin trifft.

Die Abb. 10.23 zeigt die von Frauen im Einzugsbereich des Carlos-Marx-Krankenhauses vorwiegend benutzten kontrazeptiven Methoden: Pille, Spirale und Sterilisation. Einen besonderen Einfluß hat hier die Beratung durch den/die Gesundheitsarbeiter/-in und das zur Verfügung stehende Angebot. Insbesondere nach der kostenlosen chirurgischen Sterilisation besteht eine große Nachfrage, die aufgrund der geringen Kapazität der wenigen operativen medizinischen Einrichtungen nicht annähernd befriedigt werden kann.

Ausbildung des Personals und Beratung der Patienten

Einen besonderen Einfluß hat die Beratung der Patientinnen. So ergab die von uns durchgeführte Studie [7] eine beinahe identische Verteilung der angewandten kontrazeptiven Methoden für Gesundheitsarbeiter sowie für die befragte Bevölkerung.

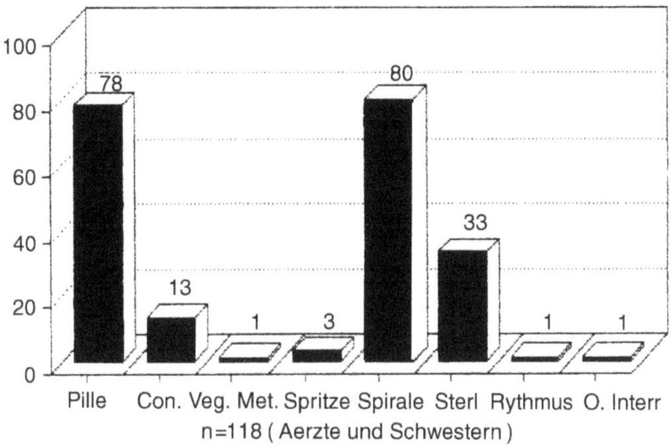

Abb. 10.24. Kenntnisstand von im Gesundheitsbereich Tätigen (Krankenschwestern und Arzte) hinsichtlich der Zuverlässigkeit von Kontrazeptiva. (Dietz et al. [6])

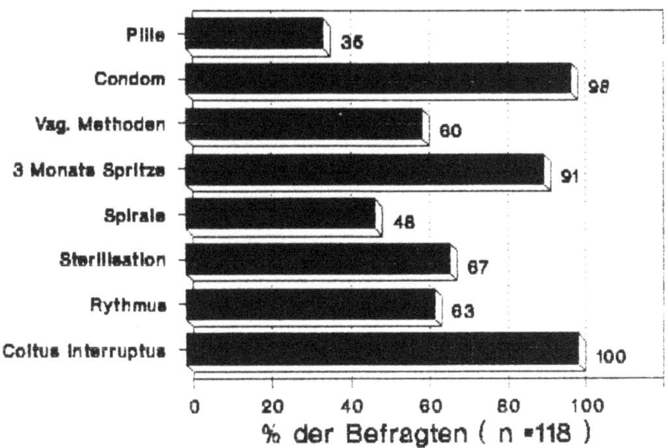

Abb. 10.25. Kenntnisstand von im Gesundheitsbereich Tatigen (Krankenschwestern und Arzte) hinsichtlich der Kontraindikationen von Kontrazeptiva. (Dietz et al. [6])

Bedenklich ist jedoch der Wissensstand des Gesundheitspersonals (Ärzte und Krankenschwestern), welche im Territorium des Krankenhauses arbeiten und Patienten bei der Famlienplanung beraten. Die Abb. 10.24 und 10.25 zeigen, daß Kenntnisse über Sicherheit, Indikation und Kontraindikationen für Kontrazeptiva kaum vorhanden sind, beachtenswert, da in vielen Fällen die Befragten selbst Anwender der Methode sind [7].

So schließt sich - oder beginnt - der Kreis integraler Familienplanungsprogramme mit der intensiven „continous education“ und dem Training der am Familienplanungsprogramm und in Gesundheitseinrichtungen arbeitenden Gesundheitsarbeiter und -arbeiterinnen.

Literatur

1. Dietz G, Brandrup-Luckanov A (1992) Human fertility and fertility control. GTZ, Frankfurt-Eschborn
2. Ebrahim GJ (1985) Social and community pediatrics in developing countries. MacMillan, London
3. Royston E, Armstrong E (1989) Preventing maternal death WHO
4. Salud maternoinfantil y Atencion Primaria en las Americas. Organizacion Panamericana de Salud (OPS)/1984
5. Weltbank Population Report 1990
6. Dietz G, Cuan C, Krueger N (1992a) Kontrazeptive Praevalenz urbaner Frauen in Managua/Nicaragua. GTZ, Nicaragua
7. Dietz G, Cuan C, Krueger N (1992b) Encuesta sobre nivel de conocimiento de trabajadoers de salud en metodos de planificacion familiar. GTZ, Nicaragua

10.11 Aufbau einer modernen Gynäkologie und Geburtshilfe auf den Cook-Inseln

M. Runge[1]

Land und Leute

Die 15 Cook-Inseln liegen östlich von Tonga und Samoa auf einem Seegebiet der Größe Frankreichs und der Beneluxländer (Abb. 10.26). Die 20 000 Einwohner leben zur Hälfte auf der Hauptinsel Rarotonga, zur anderen Hälfte auf den anderen 11 bewohnten Inseln. Diese großflächige Verteilung der Inseln bringt enorme administrative, verkehrstechnische und medizinlogistische Probleme mit sich. Während die Südgruppe vulkanisch, bergig, tropisch, grün und fruchtbar erscheint, handelt es sich bei der Nordgruppe um die abgelegensten Atolle, bei deren Anblick schon Kapitän Cook in sein Tagebuch schrieb: „Diese kleinen Teile gehören gar nicht zur Erde, sie sind davon losgelöst".

Die Bevölkerung der Cook-Inseln besteht zu über 96% aus Maoris mit starken verwandtschaftlichen Bindungen nach Tahiti sowie durch Migration bedingten wirtschaftlichen Beziehungen nach Neuseeland und Australien. 70% der Cook-Insulaner sind infolge der Missionierung durch die London Missionary Society (1821) Protestanten, 15% gehören der katholischen Kirche an und der Rest 7 weiteren Konfessionen. Bis zur Annexion durch Neuseeland 1901 existierten die Cook-Inseln nicht als eine Einheit; seit 1965 sind sie unabhängig. Das Land mit seiner parlamentarischen Demokratie „en miniature" befindet sich aus diplomatischen und währungspolitischen Gründen in einer freien Assoziation mit Neuseeland. Trotz der militanten Missionierung mit ihrem Verbot aller typisch polynesischen Kultur und trotz der fast 64jährigen neuseeländischen Protektoratszeit bemühen sich die Cook-Insulaner, sich wieder auf ihre traditionellen Werte und Gebräuche wie Gesänge, Blumenschmuck, Tänze und Schnitzereien zurückzubesinnen. Haupteinnahmequellen sind heute der Tourismus auf Rarotonga, Off-shore-Banking und die Perlenzucht.

Frau und Familie

Mit der Missionierung im vergangenen Jahrhundert verschwanden die Polygamie und damit auch die größeren Freiheiten der Frauen; sie wurden „dem Manne unter-

[1] Dr. M. Runge, Oberarzt und Privatdozent der Univ.-Frauenklinik Freiburg, übernahm aufgrund seiner über 2jährigen Auslandserfahrung in Afrika und mit dem Deutschen Komitee Notärzte Cap Anamur von 1990 bis 1993 diese Aufgabe als integrierter Experte des Gesundheitsministeriums der Cook-Inseln.

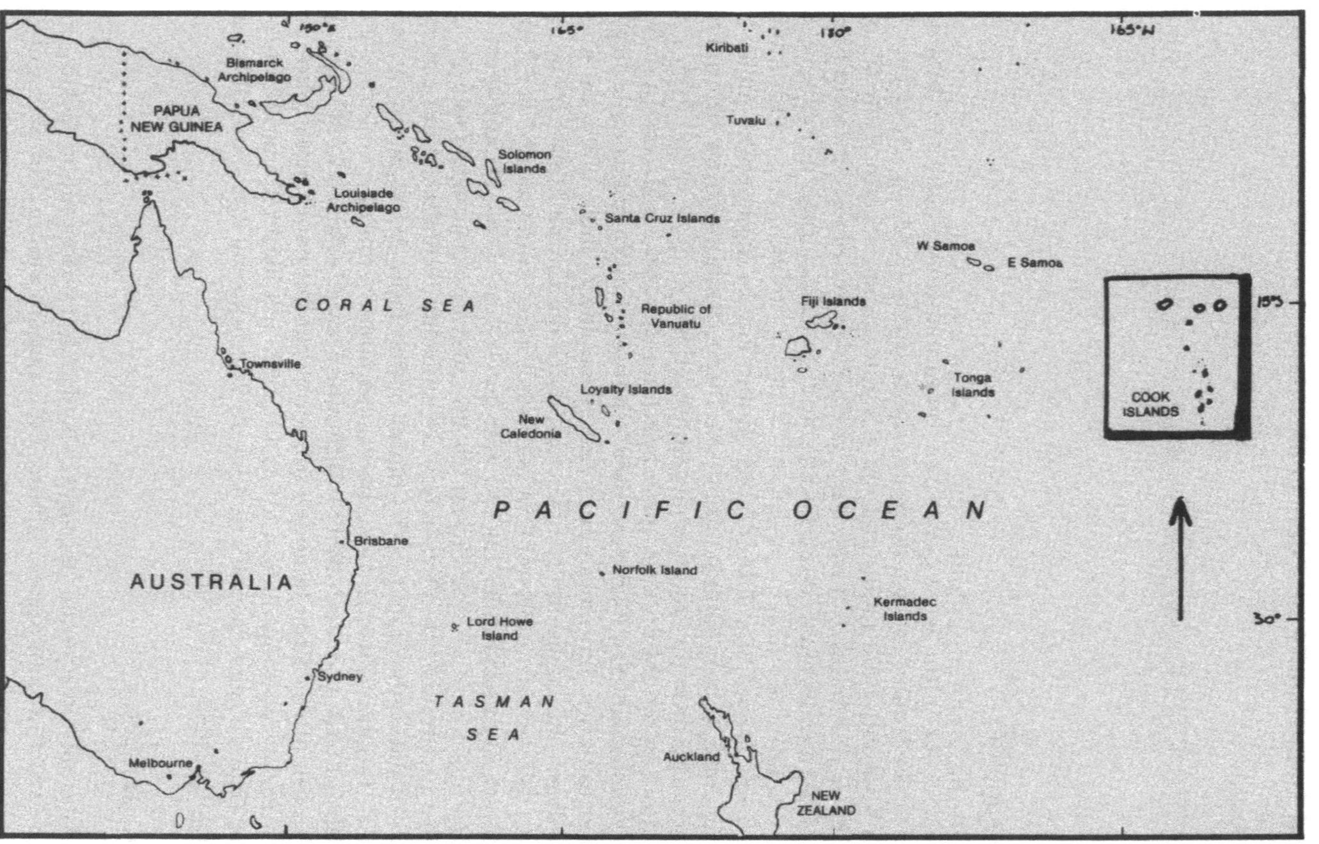

Abb. 10.26. Die Lage der Cook-Inseln

tan": „I am the man and what I say goes" ist die nach wie vor verbreitete Geisteshaltung. Die im Pazifik allgemein unterprivilegierte Frau beginnt seit den 80er Jahren, sich in verschiedenen Frauenvereinigungen zu organisieren und ihre Rechte durchzusetzen. Man lebt in Partnerschaft, Single-Dasein ist eine Ausnahme, meist im Rahmen der einen oder anderen Großfamilie, ist aber trotz Missionierung nur zu 30% verheiratet. Da es bis heute in den Schulen kein Fach Gesundheitserziehung, „Familienplanung" o.ä. gibt, erleben 70% der Cook-Insulanerinnen ihre erste Schwangerschaft als Teenager. Traditionell haben die Großmütter Anspruch auf die ersten 1-2 Kinder, deren Aufzucht ihnen dann offenbar die nötige Ablenkung und Aufgabe in den kritischen Jahren der Peri- und Postmenopause gibt. Die traditionelle Frau hier hat keinen Beruf, in den sie dann zurückkehren könnte. Dieses System führt dazu, daß fast alle Kinder willkommen sind und die Schwangerschaftsabbruchrate naturgemäß niedrig bleibt. Von Gesetzes wegen sind Schwangerschaftsabbrüche, außer bei erheblicher mütterlicher Gefährdung, verboten. Ein weiterer Vorteil dieses Systems liegt darin, daß die unfruchtbare Frau kein wesentliches Problem aus medizinischer Sicht darstellt, da eine unfruchtbare Partnerschaft immer mindestens 1-2 Kinder von ihren Geschwistern zur Adoption erhält. In der Großfamilie, sofern sie noch existiert, stellen der Austausch oder die Abgabe von Kindern keinerlei Probleme in deren Aufzucht dar.

Die enorme Steigerung der Lebenshaltungskosten, vor allem auf der Hauptinsel Rarotonga, hat dazu geführt, daß die Frauen neben Familie, Haushalt und Garten zunehmend bezahlte Tätigkeiten annehmen müssen. Bei den niedrigen Gehältern heißt das, daß die Frau häufig noch 2 verschiedene Berufseinkünfte zusätzlich zu ihren häuslichen Aufgaben zu bewältigen hat. Diese doppelte Belastung schafft natürlich neue soziale Probleme. Kinder werden häufig von den Großeltern auf den Außeninseln erzogen, während die Eltern in Rarotonga Geld verdienen. Hinzu kommt, daß Alkoholmißbrauch, häusliche Gewalt gegenüber den Frauen, Inzest und die Zahl der Vergewaltigungen zunehmen. Die wachsende Gewalt gegenüber Frauen unter den neuen Lebensbedingungen hat unter meiner Mitwirkung zur Gründung des ersten Frauenhauses auf den Cook-Inseln geführt.

Gesundheitsprobleme

Im Gegensatz zum weiter westlich gelegenen Melanesien, das aufgrund seiner Nähe zum asiatischen Festlandsockel hochgradig mit Malaria verseucht ist, finden wir auf den polynesischen Inseln nur wenige Tropenkrankheiten, die sich auf den Cook-Inseln auf hämorrhagisches Dengue-Fieber, Filariosen mit Ausbildung der gefürchteten Elephantiasis sowie wenige Fälle von Lepra und Tuberkulose beschränken. Ein großes allgemeinmedizinisches Problem stellt die hohe Inzidenz an Diabetes mellitus, Hypertonie, Gicht und Übergewicht dar, da die Inselbewohner ihren traditionellen Lebensstil (Fisch, Früchte) zugunsten der westlichen Nahrung aufgegeben haben.

Trotz des neuzeitlichen Lebensstils in Polynesien sind Frauenkrankheiten immer noch ein Tabuthema. Aus diesem Grunde gab es bisher keine etablierte Gynäkologie auf den Cook-Inseln, geschweige denn eine datenmäßige Erfassung der vorliegenden Probleme. Die hohe durchschnittliche Geburtenzahl von 5,2 Kindern pro Frau auf den Außeninseln des Landes und eine inoffizielle Wachstumsrate der Bevölkerung von 1,8% pro Jahr lassen auf eine hohe Anzahl funktioneller Beschwerden der mittelalten und älteren Frau schließen. Die Geburtshilfe wurde in der Vergangenheit in erster Linie als Hebammengeburtshilfe betrieben. Hebammen haben eine lokale Schwesternausbildung und eine zusätzliche 7monatige Ausbildung in Geburtshilfe an der Medical School der „University of the South Pacific (USP)“ in Suva/Fiji erhalten. Bei geburtshilflichen Problemen wurde der Allgemeinarzt hinzugezogen. Die bisherige Mißachtung der Frauenleiden hat dazu geführt, daß Frauenprobleme in erster Linie von traditionellen Heilerinnen mit Pflanzen behandelt wurden.

Gesundheitssystem

An der Spitze des Gesundheitssystems steht der Gesundheitsminister, der eine politische Funktion innehat, aber nicht über Sachkompetenz verfügt; ihm stehen auch keine fachlich qualifiizierten Berater zur Seite. Das Gesundheitswesen wird in erster Linie durch den Secretary of Health in Zusammenarbeit mit einem 1991 gegründeten Health Board geleitet. Während sich das Health Board mehr um die Finanzierung und die Prioritäten des Gesundheitssystems kümmert, soll der Secretary of Health das Gesundheitssystem exekutiv managen. Da diese Stelle von einem pensionierten Allgemeinarzt ohne Zusatzqualifikation, ohne visionäre Vorstellung und ohne Engagement ausgeübt wird, haben es die fortschrittlichen Kräfte unter den Ärzten sehr schwer, Änderungen zum Guten hin zu bewirken. Gesundheit ist kostenlos erhältlich, und die Einführung eines Versicherungssystems in einer derartig kleinen Gesellschaft ohne regelmäßiges Bargeldeinkommen würde wohl mehr Probleme schaffen als das bisherige System, das sich aus Steuern und überwiegend Hilfsgeldern aus Neuseeland und Australien finanziert.

Mein Programm

Durch das Center for International Migration (CIM) in Frankfurt wurde ich als integrierter Experte für Gynäkologie und Geburtshilfe für 3 Jahre an das Gesundheitsministerium der Cook-Inseln vermittelt. Ich sollte für das Fach im Lande verantwortlich sein, wobei aber von offizieller Seite konkrete Vorstellungen mangels Sachkenntnis fehlten. Im Vorfeld hatte ich erfahren, daß es außer einer sehr heruntergekommenen Geburtshilfe keinerlei Räumlichkeiten, Instrumente oder diagnostische Möglichkeiten für eine Gynäkologie gab. Aus diesem Grunde sah ich mich gezwungen, Ausrüstungsgegenstände im Wert einer einzurichtenden gynäkologischen Praxis zu beschaffen. Dies gelang mir durch Erwerb gebrauchter Gegenstände und im Falle des Ultraschallgerätes durch Spenden verschiedener Freiburger Industriebetriebe und Banken.

In den vergangenen 3 Jahren meiner Tätigkeit konnte ich folgende Verbesserungen durchsetzen:

Klinische Tätigkeit:

- Einrichtung einer gynäkologischen Abteilung mit Poliklinik und operativer Station,
- Einführung der Sonographie in Gynäkologie, Geburtshilfe und innerer Medizin,
- Erweiterung der diagnostischen Möglichkeiten mit Zytologie etc.,
- instrumentelle Ausrüstung des OP-Bereiches für gynäkologisch-geburtshilfliche Operationsverfahren und Beginn einer regelmäßigen operativen Gynäkologie,
- Umbau, Erweiterung und bessere diagnostische Ausstattung der geburtshilflichen Abteilung mit CTG, Saugglocke, Inkubator und Wiederbelebungseinheit,
- Einrichtung einer Ambulanz für sexuell übertragbare Krankheiten mit erweiterter serologischer Diagnostik von Hepatitis-B- und Chlamydia-Trachomatis-Infektionen,
- Besuch aller Außeninseln mit Konsultation, kleineren diagnostisch orientierten Operationen und „on the job training" des medizinischen Personals.

Ausbildung:

- Ausbildung eines einheimischen Counterparts in operativer Gynäkologie und Geburtshilfe,
- wöchentliche Weiterbildung der Allgemeinkollegen auf gynäkologischem Gebiet,
- Weiterbildung der Hebammen,
- Ausbildung des Counterparts und einer Röntgenassistentin in der Sonographie.

Präventive Maßnahmen:

- Zeitungsartikel und TV-Spots zum Thema sexuell übertragbare Krankheiten, Aids, Gebärmutterhalskrebs, Brustkrebs, häusliche Gewalt und Vergewaltigung,
- Einführung der Krebsvorsorgeuntersuchung für Gebärmutterhalskrebs und Brustkrebs,
- forensische und gynäkologisch-medizinische Beratung des Frauenhauses.

Datenerhebung:

- Die gynäkologisch-geburtshilflichen Daten der ersten 2 Arbeitsjahre wurden im „Cook-Islands Women's Health Survey" zusammengefaßt und gelten als Eckdaten für die weitere Gesundheitsplanung auf unserem Fachgebiet;
- Publikationen zum Thema Dengue-Fieber-Epidemie 1991, sexuell übertragbare Krankheiten, Zervixkarzinom etc.

Geburtshilfliche Daten

Mit der neu eröffneten Geburtshilfe und dem neugeformten Team aus meinem Counterpart und mir stieg die Geburtenrate von 270 auf 350 Geburten (plus 25%) innerhalb der ersten 2 Jahre. Die Sectiorate, die vor meinem Eintreffen 4,8% betrug, wurde von 6,3% im 1. auf 9,1% im 2. Jahr gesteigert. Die vaginal-operativen

Entbindungsraten liegen für Forzeps bei 1,7%, Saugglocke 5,5%, Beckenendlagenentwicklung 1%, „home delivery“ 1,5%. Die normale vaginale Geburt, die nicht von mir im letzten Trimester als Risikogeburt gekennzeichnet wurde, wird von der Hebamme oder diensthabenden Nachtschwester betreut, und der diensthabende Allgemeinarzt wird zur Geburt gerufen. Im Falle irgendeiner Pathologie oder auch des geringsten Risikos wird der Geburtshelfer eingeschaltet.

Seitdem die Operationsverfahren standardisiert sind, die Hautdesinfektion konsequenter mit jodhaltigen Desinfektionsmitteln durchgeführt und Saugdrainagen verwendet werden, ist die Sekundärheilungsrate von über 20% auf unter 5% gesunken. In den vergangenen 2 Jahren verloren wir 2 Mütter. Bei dem einen mütterlichen Todesfall handelte es sich um eine verschleppte Querlage mit totem Kind und Uterusruptur auf einer Außeninsel, die erst nach mehreren Stunden nach meinem Einfliegen in Spinalanästhesie operiert und hysterektomiert wurde. Da keinerlei thromboseverhütenden Maßnahmen zu dieser Zeit möglich waren, kam es am 6. postoperativen Tag zu einer Lungenembolie und zum Tod der Frau. Der 2. Todesfall betraf eine 26jährige Primipara auf einer der abgelegensten Inseln im Norden (Penrhyn), deren Geburt von einer Schwester betreut wurde. Sie verstarb infolge Verblutens an einem Zervixriß. Es gab keinerlei technische Möglichkeiten wie Spekula, Beinhalter und Lichtquelle, um bei Nacht einen stark blutenden Zervixriß zu versorgen. – Das durchschnittliche Kindsgewicht ist 3,52 kg und schließt alle Geburtsgewichte jenseits der 28. Woche oder 1000 g ein. Die Beckenanatomie ist im Vergleich zu Afrika ausgesprochen europäisch normal. Die relativ häufigen Mißverhältnisse erklären sich jedoch durch die relativ großen Kinder. Eine weitere Hysterektomie post partum mußte wegen einer Schulterdystokie eines 5,3 kg schweren Kindes mit Uterusruptur durchgeführt werden.

Die unbereinigte perinatale Mortalität lag in den vergangenen 5 Jahren bei 16‰. Die Analyse der perinatalen Mortalität zeigt, daß sich die toten Kinder in erster Linie aus der Frühgeburtsproblematik und aus der intranatalen Asphyxie rekrutieren. Zum Teil liegt das Problem auf der Patientenseite, da die Frauen oft erst in der Austreibungsphase zur Geburt kommen und die Kinder letztendlich an einer schweren Mekoniumaspiration, Asphyxie und zerebraler Blutung verstarben.

Typische Probleme auf der Seite der Schwangerenvorsorge stellen die oft zu späte Erkennung eines frühgeburtlichen Risikos durch mangelnde vaginale Untersuchungen und unzureichende intranatale Überwachung der Herztöne dar. Durchgeführte Öffentlichkeitskampagnen, Faltblätter für jede Mutter und die jetzt seit 2 Jahren eingeführt CTG-Überwachung der Geburt, zumindes im Krankenhaus Rarotonga, haben diese Probleme signifikant verbessert.

Gynäkologische Daten

Unsere Datenanalyse der gynäkologischen Morbidität zeigt uns 3 große Problembereiche, nämlich: sexuell übertragbare Krankheiten, Zervixkarzinom und funktionelle Veränderung des Genitaltraktes.

Um einen Überblick über die epidemiologische Situation bei Geschlechtskrankheiten zu bekommen, habe ich ein Screeningprogramm aller gynäkologischen und geburtshilflichen Patienten angefangen. Nebenbei werden alle Blutspender und Patienten der „Ambulanz für sexuell übertragbare Krankheiten" komplett untersucht.

44% aller Frauen in der Altersgruppe 15–60 Jahre zeigen Anzeichen von Infektionen des Genitale! Die Krankheiten verteilen sich wie folgt: 14% „minor reproductive tract infections" (Trichomonas 1,6%, HPV-Virus 2%, Herpes-simplex-Virus 0,3%, Gardnerella vaginalis 4,8%, Candida 4,4%, Pediculosis pubis 0,6%), Gonorrhö 1%, Syphilis 1%, Hepatitis B Frauen 15%, Männer 20%, Chlamydia 16%. Nachdem wir über die letzten 8 Jahre eine epidemische Ausbreitung der Hepatitis B auf den Inseln nachweisen konnten, ist jetzt eine landesweite Impfaktion geplant, und für ein reguläres Chlamydienscreeningprogramm wurde ebenfalls Geld zur Verfügung gestellt.

Die hohe Anzahl von sexuell übertragbaren Krankheiten erklärt nicht nur eine hohe Zahl von Eileiterschwangerschaften und abszedierenden Unterleibsentzündungen, sondern auch eine hohe Anzahl an zervikalen Dysplasien und Krebsen. 62% aller Frauen zwischen 20 und 60 Jahren wurden von mir auf zervikale Veränderungen hin untersucht. Von 100 Frauen haben 3% einen abnormen Papanicolaou-Wert (2,6% Dysplasien und Carcinoma in situ, 0,4% Zervixkarzinome). Die Inzidenz pro 100 000 Frauen und Jahr hochgerechnet ist somit mit 44 fast doppelt so hoch wie in Deutschland bzw. dort wo seit langem Krebsvorsorge betrieben wird. Die Zahl der Dysplasien ist entsprechend hoch und liegt in der Altersverteilung ca. 5–10 Jahr vor dem Auftreten der ersten Karzinome. Mammakarzinome, Eierstockkarzinome und Endometriumkarzinome treten in ähnlicher Inzidenz wie in Europa auf. Unsere Kosten-Nutzen-Analyse des Zervixscreenings hat dem hiesigen Ministerium klar gezeigt, daß pro Jahr 6–10 Frauen durch frühzeitige Behandlung der Dysplasien gerettet werden und dramatisch Kosten eingespart werden können.

Ca. 50% der Frauen betreiben kontrazeptive Maßnahmen in folgender Häufigkeitsreihenfolge: Pille, Depotgestagene, Intrauterinpessar, Norplant. Im Hinblick auf die Ausbreitung von Aids im Pazifik (Cook-Inseln noch 0%) haben wir größte Mühe, die Bevölkerung zur Benutzung der Kondome zu erziehen. Dauerhafte Maßnahmen zur Antikonzeption wie Vasektomie und Eileiterunterbindung bewegen sich im niedrigen Prozentbereich. Bei der allgemeinen gynäkologischen Morbidität fallen über 30% funktionelle Veränderungen des Beckenbodens (Zystozele, Rektozele, Streßinkontinenz, Prolaps) als Folge der hohen Parität auf. Andere gynäkologische Krankheitsbilder finden sich in ähnlicher Inzidenz wie in Europa wieder.

Zukunft des Projektes

Zusammenfassend läßt unser Cook-Islands Women's Health Survey die klare Analyse zu, daß sexuell übertragbare Krankheiten, Dysplasien und Zervixkarzinome, funktionelle Beschwerden des Genitaltraktes und die mangelnde medizinische

Versorgung der Frau auf den Außeninseln herausragende Probleme unseres Fachbereiches sind. Nachdem der gynäkologisch-geburtshilfliche Standard auf der Hauptinsel Rarotonga gehoben wurde, müßten diese Errungenschaften jetzt weitere Verbreitung auf den Außeninseln finden. Zu diesem Zweck verfassen wir zur Zeit einen Projektvorschlag für ein Frauengesundheitsprojekt, das vor allem diesen genannten Problemen und der vermehrten Ausbildung der Schwestern und Ärzte der Außeninseln gerecht werden soll. Mein Projekt wird noch 3 Jahre von einem Deutschen Oberarztkollegen weitergeführt, der auch meinen Counterpart und einen weiteren Kollegen weiterbilden wird, so daß diese dann in Eigenregie das Fach vertreten können. Die Art von Entwicklungshilfe, die unser Land hier geleistet hat, kann als sehr effektiv angesehen werden. Für das Entsendeland sind die Kosten aufgrund der niedrigen Gehälter sehr günstig (für den Entwicklungshelfer leider nicht). Die starke Integration und Unterordnung in das bestehende System des Gastlandes zwingen den Experten, im Rahmen der bestehenden Möglichkeiten nach praktikablen Lösungen zu suchen. Die aus einem derartigen Projekt entstehenden Partnerschaften, Freundschaften und Verantwortlichkeiten haben darüber hinaus noch einen nachbetreuenden Effekt für die zurückbleibenden Counterparts. Dem ausscheidenden Entwicklungshelfer bleibt das gute Gefühl, medizinisch-kreativ tätig gewesen zu sein.

Literatur

1. Lawson JB, Stewart DB (1988) Obstetrics and gynecology in the tropics and developing countries. Edward Arnold, London
2. World Health Organisation (1991) Maternal Mortality, a global Factbook. WHO Publication, Geneva
3. Runge H-M, Tikaka H (1993) Cook Islands Women's Health Survey 1991–1992. Rarotonga Ministry of Health
4. Runge H-M (1993) Proposal for a Women's Health Project in the Cook Islands. Improvement of the Obstetrical and Gynecological in Rarotonga and the Outer Islands by staff-training and physical upgrading of the medical facilities. Ministry of Health, Cook Islands
5. Runge H-M (1994) Frauengesundheit – eine globale Herausforderung, die Gründung von materra – Stiftung Frau und Gesundheit eV, Mitglied der Deutschen Gesellschaft für Gynäkologie und Geburtshilfe. Der Frauenarzt 358
6. Losacker W, Tere T, Runge H-M (1992) Clinical Aspects of Dengue Haemorrhagic Fever Epidemic in the Cook Islands 1991. Fidji Med J 18/1

10.12 Obstetrical Risks in the 1990s in Developed Countries

C. Mendez-Bauer, J. Almagro, A. del Rio, C. de la Calle and J. Zamarriego-Crespo

„The trouble with the future is that it usually arrives before we are ready for it.“

The concept of obstetrical risk as a clinical and social fact emerged in the 1960s when it was scientifically confirmed that maternal age, social condition, marital status, parity, previous obstetrical problems, diabetes mellitus, arterial hypertension, smoking and several other social and medico-obstetrical factors were actually playing a paramount role in determining perinatal mortality, morbidity and long-term infant development. The identification of the so-called risk factors resulted from the laborious studies performed mainly by two groups of researchers, one from Great Britain (British Perinatal Mortality Survey, edited by Neville Butler) and the other one from the United States (The Collaborative Perinatal Study of NINDS, edited by Niswander and Gordon).

A practical consequence of these studies was that from then onwards, the most specialized obstetrical care was preferentially channeled to the „high risk“ patients, thus substantially saving human resources and equipment. The most important contribution of these studies, however, has been the improvement in perinatal mortality that we have witnessed throughout the last two decades in those countries where this approach could actually be applied. Furthermore, pari pasu with our increasing knowledge on how to counteract the effects of arterial hypertension, diabetes mellitus, etc. the overall perinatal mortality diminished to very reasonable levels. As a corollary and in perspective, we might say, by the end of the 1960s and in the early 1970s the obstetrical scenario was reasonably under control in developed countries.

Thirty years have elapsed since then. A mere glance at recent newspapers, scientific journals and health statistics will show us that, successful as we have been in abating perinatal mortality and morbidity, we will have to admit that the obstetrical field is not as placid and manageable as it used to be just a few years ago. In many areas, perinatal mortality and morbidity have stagnated or, even worse, they are rising again in some areas.

Assuming that the level of medical care did not deteriorate, our interpretation is that two different and somehow contradictory trends are simultaneously present. Throughout these years the importance of some of the traditional risk factors vanished: marital status does not seem to significantly affect our society as it once did, smoking is going out of fashion, multiparity is fairly well handled by birth control techniques and so on. But throughout these years, some new risk factors have appeared and are now active although somehow „underground", without having been properly identified, calibrated and neutralized.

If this is the case, we should critically reconsider our obstetrical performance, adjusting it to the circumstances prevailing in this decade, updating the importance of traditional factors of risk and finding out whether new risks have appeared and learn how to cope with them before their impact adversely affects our society. This is presently an urgent, important challenge of obstetrics.

This paper deals with the second aspect of this challenge: the development of new perinatal risk factors in the last 20 years. The list of potentially new risk factors is too extensive to be exhaustively analyzed within our time frame, and so we will have to restrict our discussion to just a few of them, acknowledging that our selection will be unavoidably influenced by the fact that we are simultaneously perinatologists, obstetricians and plain, ordinary citizens. Obviously, if different coordinates were to apply, our selection might have been different.

To start somewhere, let us review the list of „new" chemicals in our environment which permeate the placenta and are harmful to the embryo. Lead and cadmium inhibit chromoxidase and succinyl-dehydrogenase; nickel and mercury slow down cellular reproduction. All four are basic ingredients of such common objects as the disposable batteries used in the toys that children (and their parents) use.

Carbon monoxide, produced by the incomplete combustion of fossil fuels in cars and heating, competes with O_2 and impedes the saturation of lead. It is continuously introduced in the organism by breathing.

Organic pesticides inhibit cholinesterases and have an avid appetite for genital organs; if chlorinated, they produce constant estrus in rats. We eat them with our food and we may breath them even when burning those nicely smelling leaves in autumn. Tobacco, in addition to being carcinogenic, a potent vasoconstrictor and producer of carboxyhemoglobin is also capable of inducing placental enzymes.

The list may continue almost endlessly. In 1945, the WHO listed over 15 000 chemicals potentially toxic to workers and by 1972 the list was expanded to more than 40 000 substances. Really of concern is that while recommendations on dangerous levels, duration of exposure, etc. of some of these substances are available to the general population, keywords such as reproduction, women, pregnancy and related concepts do not even exist in the Proctor-Hughes (Industrial Hygiene Compendium) index. And by many governments and industrial managers, the fact is ignored or neglected that many of those workers – most, in some industries – are women of child-bearing age. Whom should we remind that some years ago we were told that eventually we will have „a better life thanks to chemistry?".

Our ability to diagnose ectopic pregnancy has definitely improved in recent years thanks to ultrasound scanning and β HCG subunit measurements. It did happen at just the right time. From 1975 to 1991 ectopic pregnancy incidence increased in France from 7.3% to 13%, according to the French College of Gynecologists. Several risk factors are responsible for this: on top of traditional salpingitis, endometriosis and so on, we gynecologists now are contributing to generate ectopic pregnancies by performing more tubal surgery, using IUD's and low-dose contraceptives and progestagens, performing in vitro fertilization, ovulation inductions and embryo transfers.

Fetal malformations may have different etiologies. Traditionally, we associate them to rubella and other viruses, insulin-dependent diabetes, radiations, thalidomide, ethylalcohol and other drugs. This is another field where the diagnostic capability is expanding with the development of chorion biopsy, α-fetoprotein measurements, fetoscopy, early amniocentesis, and ultrasound. Unfortunately, these diagnostic procedures are not innocuous; indeed they may become risk factors by themselves. Chorion biopsy has close to a 5% abortion risk in different areas of Europe, a figure similar to fetoscopy, although this one has a much lower diagnostic success. Spontaneous abortion following early amniocentesis ranges from 1% (NICHD, Simpson) to 4.2% (Librach), which is a moderate, probably justified risk.

Old maternal age is another increasingly frequent circumstance that may evolve into an important risk factor. In our present society, pregnancy over 35 years of age is becoming rather common. This profound change is due to the fact that women are no longer restricted to an unpretentious life at home, but they are instead achieving a well-deserved, relevant place in society. For each woman's life this process takes its time; pregnancy is meanwhile postponed until the right moment for it arrives. It certainly may be the „right moment" from the standpoint of social and professional achievements, but not necessarily from the perspective of the efficiency of reproduction. This competitive, „in the fast lane" style of life, also involves exposure to tension and stress which may be as dangerous to women as it is to their male counterparts.

The consequences on reproductive performance of this transcendent sociocultural change will have to be carefully evaluated in the near future. As a first impression we would like to remark that the cesarean section (C-Section), prematurity, perinatal mortality and morbidity rates seem to be elevated in these pregnancies. The prevalence of chromosome abnormalities, particularly trisomies 21 and 18 are maternal-age related (Fig. 10.27) and the triple X and Klinefelter syndromes risk increases exponentially with maternal age as can be seen in Fig. 10.28. The paternal responsibility in these abnormalities has not as clearly been established yet.

The cesarean section rate increased under the influence of a miscellany of factors such as: previous cesarean section, maternal age, twins, breech presentation, prolonged rupture of membranes and misinterpretation of FHR tracings. The C-Section rate is quite elevated in some areas of the developed world (and in some not so well developed areas as well). In the USA, 5.5% all deliveries were C-Sections in 1970, whereas in 1986 this figure was 22% (43% among patients having a previous abdominal delivery).

In our opinion, a judicious under-12% C-Section rate is perfectly compatible with adequate perinatal mortality and morbidity figures, as is the case in our Hospital Santa Cristina. Indeed, comparing C-Section rates and perinatal outcome in different countries, it is striking to realize that the best perinatal result does not necessarily associate with high C-Section rates. As an example, Brazil has an average of 32% C-Section rate, whereas the Netherlands and Sweden with an average of

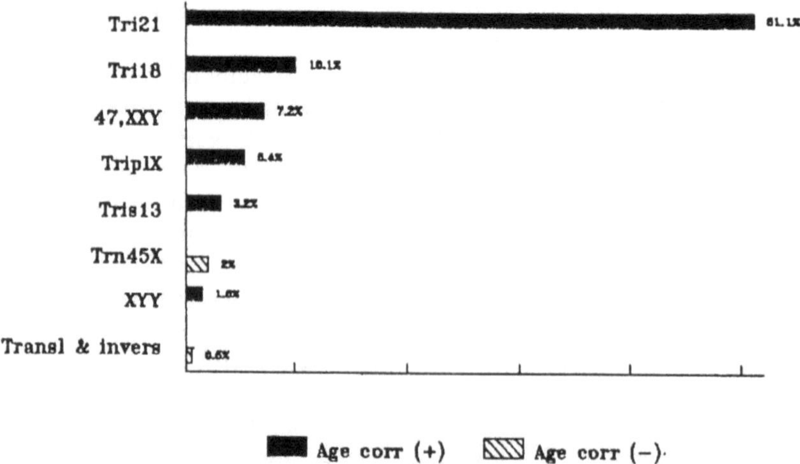

Fig. 10.27. Obstetrical risks: chromosome abnormalities and maternal age (2nd trimester)

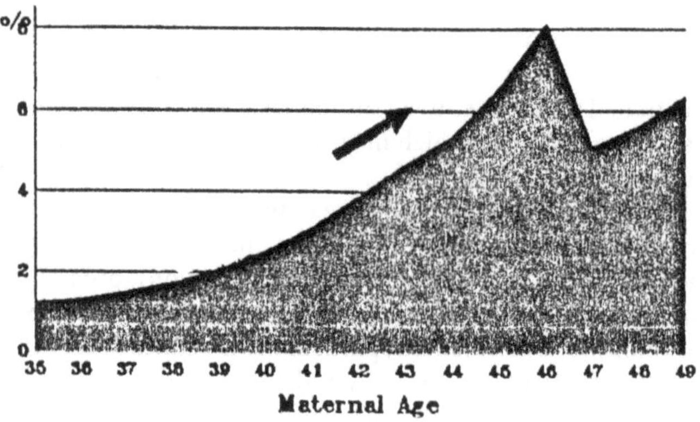

Fig. 10.28. Obstetrical risks: Chromosome abnormalities and maternal age. Klinefelter and triple X risk (amniocentesis)

10% and 12% C-Section rate, respectively, show about the best perinatal mortality figures in the world.

C-Section is not then a sure way leading to perinatal success, nor is it an innocuous procedure either, at least from the mother's point of view. The proportion of endometritis, pyelonephritis, parietal infections and other complications can be 10–20 times greater than that in normal vaginal delivery. Furthermore, it is an expensive procedure; on top of the costs inherent to the operative procedure itself, the average post-partum hospitalization period increases from 2.6 days for vaginal deliveries to 5 days for C-Section patients. The conclusion is that the indication for a C-Section must be preceded by a careful balance of the advantages and disadvantages involved in the decision.

Sexually transmitted disease (STD) is another important chapter related to obstetrical and perinatal risk. Gonorrhea, syphilis, chlamydiae, herpes and AIDS are among the most dangerous STDs. They are epidemically spreading and adequate treatment is not always available for them.

In the USA in 1989, 1 000 000 cases of gonorrhea were diagnosed. One to two percent in the private practice and 1% -5% of gynecological patients in public hospitals have positive *Neisseria gonorrhea* vaginal specimens, 80% of them asymptomatic. The reinfection index is over 40%. Gonorrhea used to be a male disease; at present, the male/female ratio has decreased to 1.5/1, which means that it is increasingly affecting female patients. The peak age is 16–24 years and it thrives in promiscuous social groups. From the perinatal standpoint, gonorrhea is a frequent cause of amnionitis, premature labor, neonatal ophthalmia and blindness.

Syphilis was supposed to be a negligible, almost forgettable medical problem. In the USA, it is returning as a major medical concern as a result of sexual behavioral changes and to insufficient treatment of venereal disease. Not infrequently simple gonorrhea treatment may conceal a concomitant underlying syphilis infection. In the USA from 1979 to 1990, syphilis prevalence increased in the male population by about 4%, whereas in the female population its incidence increased by 10%.

Treponema pallidum is responsible for fetal intrauterine demise, abortion, premature labor, intrauterine growth retardation, neonatal death and congenital syphilis. If not properly treated, the long-term prognosis of congenital syphilis is extremely poor, and this is not unlikely to occur since it may remain asymptomatic for up to 2 years.

In the USA, positive cervical cultures of *Chlamydia trachomatis* are present in almost 13% of pregnant women, which yields 150 000 exposed neonates each year. The infected population is about 3 000 000 people. In addition to *Lymphogranuloma venereum*, cervicitis, puerperal endometritis and infertility, *Chlamydia* is responsible for ectopic pregnancies, abortion, fetal demise, prematurity in 25%–50% and pneumonia in 11%–15% of cases. Partial or total blindness is not a rare occurrence.

Herpes simplex (HSV2) may cause abortion, prematurity, fetoneonatal meningitis and CNS infection. It is considered endemic in the USA. Transmitted mostly by venereal contact, its prevalence is second only to gonorrhea. It is spreading at a rate of 5 000 000 new cases per year and it is becoming more frequent in the socioeconomic groups II and III of the urban affluent areas.

AIDS is a flagellum going appallingly „in crescendo". From having initially been a typical illness of homosexuals and drug abusers, it is spreading now to the heterosexual population. Its vertical perinatal transmission is responsible for 8.5% of the new infections reflected by serum-positive neonates, whose long-term evolution is still quite uncertain. The European leaders in AIDS propagation are France, Switzerland, Italy, ex-West Germany and Spain (Fig. 10.29). Severe handicaps in physical and neurological development have been reported in fetuses and new-

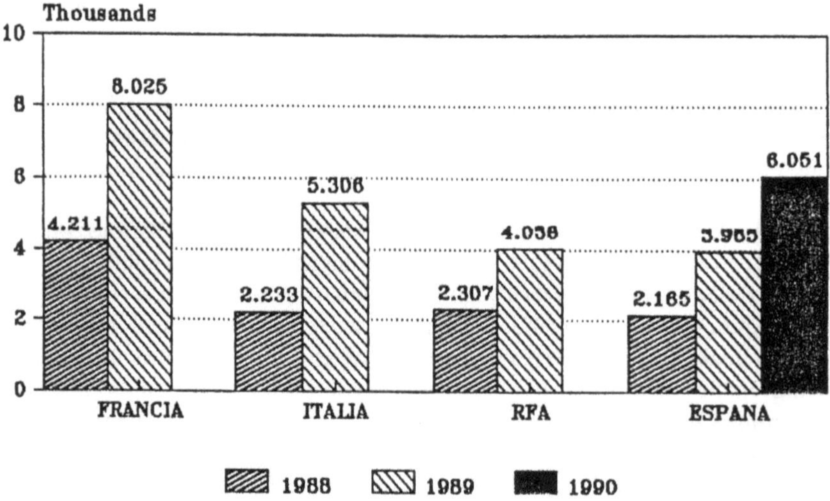

Fig. 10.29. Obstetrical risks: AIDS

borns of mothers infected with AIDS. It remains to be ascertained whether these handicaps are totally due to the AIDS infection itself or to other concurrent factors.

The use of street drugs – one of the trade marks of this last decade of the twentieth century – by pregnant women is an almost totally new and unexpected perinatal risk. The direct effects of cocaine hydrochloride, free base (crack) and similar drugs on gestation are primarily attributed to their potent vasoconstrictor and uterostimulant potential. These pharmacological effects may result in abruptio placentae and prematurity. (Indeed, at popular street level, crack is reputedly a surefire way to have a no-fuss abortion.)

As they are fat soluble, these drugs readily cross the placenta and reach the fetus where they have effects much more powerful than in the adult, since the fetal liver's detoxifying ability still is not yet fully developed. Vasospasms provoked in the embryo by these drugs, if in critical periods, may cause imperfect organogenesis, infarcts and necrosis of different structures. As a result, fetal strokes, malformations, perinatal seizures and death are frequent complications of these infants. The number of cocaine-exposed newborns is growing explosively, doubling each year in most major cities; realistic estimates put the number for the USA in the 200 000 range.

Perhaps the most important consequence of drug abuse – not always adequately perceived by the obstetrician – is the mother's indifference to her child. Motherhood in the sense of generating loving care to the baby and fetoneonatal-maternal bonding is often missing in these women, who concentrate only on the ways and means to get the drug so much needed. The baby does not always contribute to eliciting a good relationship with the mother, either for frequently its behavior is disturbed, usually lasting for 8–10 weeks after birth and going on sometimes for as long as 4 months. In this period they are either in deep sleep or hypersensitive, unleashing tremors and crying for minor reasons. An attempt to have eye-contact with these babies will elicit an interesting response called gaze aversion, i.e., the baby will close its eyes to prevent being overpowered. Furthermore, the attitude of the mothers is often not conducive to overcoming the child's problem, since they usually are irritable or depressed themselves, depending on whether they are going to or coming from a cocaine dose.

Drug abuse is not a problem limited to the low socioeconomic group but it is relatively common also in the well-to-do, affluent social stratum. There, the medical complications are often serious and frequent, because this group of people can afford to buy drugs in a more liberal way. In short, if cocaine and similar drug use during pregnancy was called a disease, its impact on infants would be considered a very serious health-care crisis.

10.13 Der Wandel in der Geburtshilfe der letzten 30 Jahre

D. Berg

Als unsere Generation vor 30–40 Jahren ihre Weiterbildung zum Arzt für Frauenheilkunde und Geburtshilfe begann, betreuten den Kreißsaal mit über 2000 Geburten 2 Assistenten, die sich im Nachtdienst abwechselten. Das war leicht möglich, denn die Geburtshilfe wurde im Normalfall von unseren Hebammen betrieben. Der Assistent hatte – abgesehen von den jedoch dann meist dramatischen Notfällen, die von den Hebammen konstatiert wurden – vorwiegend die Aufgabe, die Vollständigkeit der Plazenta zu prüfen.

Die Klinikgeburtshilfe war nicht die Regel. Noch jahrelang mußte auf dem Krankenhaus-Einweisungsschein begründet werden, daß und warum eine Klinikgeburt notwendig war.

Für das ganze Team war es eine große Erleichterung, wenn das Kind auf die Welt kam, lebte und schrie. Vorauszusehen war das keinesfalls, denn subpartale Todesfälle waren nicht selten. Die Methoden der Reanimation, wenn man davon überhaupt sprechen konnte, beschränkten sich auf Hochhalten und Abklatschen des Kindes. Intubation und Beatmung waren damals, auch in der Kinderklinik, unbekannt.

Wichtiger war, daß die Mutter überlebte. Ein heutigen Anforderungen entsprechendes Infusions- und Transfusionswesen gab es nicht. Mütterliche Todesfälle waren, insbesondere wegen der unzureichenden Behandelbarkeit von hypertonen Erkrankungen (Eklampsie), Blutungen, Embolien und Sepsis, nicht selten. So ist verständlich, daß das Kind in der Geburtshilfe beinahe ein Nebenprodukt war.

In den folgenden Jahren entwickelten sich die Begriffe „Neonatologie“ und „Neonatologe“. Der Geburtshelfer und zunehmend mehr Kinderärzte beschäftigten sich mit dem gefährdeten, dem kranken Neugeborenen. Voraussetzung war der zunehmende Wissensstand über die physiologischen und pathophysiologischen Besonderheiten des Neugeborenen. Das geborene Kind wurde damit ein behandlungsfähiger Patient.

Es war Saling, der eine historisch bedeutungsvolle Entwicklung einleitete, indem er diagnostische Verfahren am Kind in den Zeitraum vor dessen Geburt vorverlegte. Er begann mit der Entwicklung des Amnioskops, mit dessen Hilfe man antepartal die Fruchtwasserfarbe erkennen und Rückschlüsse auf den Zustand des Kindes ziehen konnte. Er entwickelte ein Verfahren, aus der Kopfschwarte des Kindes minimale Blutproben zu entnehmen zur Bestimmung des pH-Wertes und damit zur Erkennung eines Sauerstoffmangels vor der Geburt.

Zur gleichen Zeit arbeiteten an der Ableitung, Deskription und Interpretation der kindlichen Herzfrequenz in den USA Hon, in Südamerika Caldeiro-Barcia, in Würzburg Mosler und vor allen Dingen in Düsseldorf Hammacher. Letzterer führte auch die Bedeutung kindlicher Körperbewegungen in die diagnostische Bewertungsskala ein.

Auf dem Gebiet des Ultraschalls waren es vorwiegend Campbell in Großbritannien und Kratochwil in Wien, die diesen äußerst bedeutungsvollen und heute unentbehrlichen Zugangsweg zum ungeborenen Kind eröffneten.

Liley entwickelte Techniken der antepartalen Diagnostik und Therapie des Morbus haemolyticus fetalis. Andere beschäftigten sich mit der Bestimmung hormoneller und anderer Parameter zur Überwachung der fetoplazentaren Einheit. Darüber hinaus gab es unzählige weitere Ärzte, die Mosaiksteine zu einem Bild des Kindes vor der Geburt zusammensetzten. Unsere Kongresse, Tagungen und Publikationen waren voll von den Themen der Perinatologie. Es war dies auch die Zeit unserer Zusammenarbeit mit dem früh verstorbenen Fred Kubli, der neue Entdeckungen und Beobachtungen ständig hinterfragte und wesentlich zu einer kritischen Würdigung des Erreichten beitrug.

Die Entwicklung geht weiter; so vor allem die Einführung der Dopplersonographie in die präpartale Funktionsdiagnostik, die Laserspektroskopie sub partu und das Kineto-CTG sowie bedeutsame biochemische Untersuchungsmethoden.

Der Bereich der Pränataldiagnostik des Feten hat sich außerordentlich entwickelt, vor allem auf dem Gebiet der humangenetischen Diagnostik mit Zunahme der Kenntnis über genetische Ursachen von Krankheitsbildern. Auf geburtshilflicher Seite hat besonders die Ultrasonographie in Weiterentwicklung der Techniken dazu beigetragen, pränatale Krankheitsbilder eher und besser als früher zu erkennen. Das Kind im Mutterleib ist heute fast genau so gut zu untersuchen wie das geborene Kind (Staudach). So wurde in den letzten 30 Jahren ein ungeheurer Fortschritt erzielt, von Salings erster Diagnostik am Ungeborenen mittels Blutentnahme bis hin zur Diagnostik von angeborenen Fehlbildungen in der 11. SSW heute.

Auch in der Beratung der Schwangeren haben sich beträchtliche Wandlungen vollzogen. 1967 wurden in der BRD die ersten Richtlinien zur Schwangerenvorsorge von der Kassenärztlichen Bundesvereinigung herausgegeben und 1969 der erste Mutterpaß entwickelt! Der heutige Mutterpaß wurde als notwendige Anpassung des Dokumentationssystems an die stark veränderten Vorsorgerichtlinien 1987 nach mehrjähriger Entwicklungsarbeit eingeführt.

Rückblickend brachten die letzten 3 Jahrzehnte eine fundamentale Änderung der Geburtshilfe. Die Hilfe bei der Geburt wurde auf eine wissenschaftliche Basis gestellt - ein Novum in der uralten Geschichte der Geburtshilfe. Das Kind wurde um so mehr zum Mittelpunkt, je mehr es diagnostisch und therapeutisch zugänglich wurde.

Ab 1969 haben sich regionale perinatologische Arbeitsgemeinschaften gebildet, die für die Morbidität und Mortalität relevante Daten zusammentrugen und auswerteten. Heute werden über 90% aller bundesdeutschen Geburten in den verschiedenen perinatalen Arbeitsgemeinschaften erfaßt und ausgewertet. Es ist dies das erste und größte Instrument der Qualitätssicherung in der Medizin überhaupt, was ganz wesentlich über eine Intensivierung der Problemerkennung und eine Verbesserung des Informationsflusses zu einer Senkung von Morbidität und Mortalität beigetragen hat.

Begleitet wurde diese Entwicklung durch strukturelle Veränderungen in den Kliniken einerseits und durch Veränderungen in der Krankenhauslandschaft andererseits.

In einzelnen Universitätsfrauenkliniken wurden Schwerpunkte oder sogar selbständige Abteilungen für Geburtshilfe geschaffen, so z.B. in Freiburg, Essen, Frankfurt/Main, Tübingen, Basel und Zürich. Diese Aufgliederungen stützten sich auf die nicht immer geglückten Hochschulreformen und auf frühere Empfehlungen des Wissenschaftsrates, die mittlerweile revidiert wurden. Trotz der unbestrittenen Notwendigkeit der Etablierung von Subspezialitäten hält der Wissenschaftsrat heute eine Verselbständigung der Untereinheiten eines Fachgebietes nicht immer für sinnvoll.

Im Rahmen einer regionalen Krankenhausbedarfsplanung wurden und werden viele der zu kleinen geburtshilflichen Abteilungen geschlossen, weil Wirtschaftlichkeit, personeller und apparativer Aufwandsbedarf einerseits in ein erhebliches Mißverhältnis gerieten, andererseits eine qualitativ hochwertige Geburtshilfe, die den Möglichkeiten der Medizin und den Ansprüchen der Bevölkerung in gleichem Maße Rechnung trägt, unterhalb einer bestimmten Mindestgeburtenzahl nicht zu realisieren ist; die mittlere Geburtenzahl pro Jahr und Klinik steigt daher von etwa 250 auf etwa 700.

Frauenkliniken und Kinderkliniken rücken zunehmend mehr zusammen. Die Deutsche Gesellschaft für Perinatale Medizin fordert eine Unterbringung von Frauenklinik und Neonatologie unter einem Dach, und viele öffentliche Krankenhausträger versuchen, diese Forderungen zu erfüllen. Zunehmend wird verlangt, Risikoschwangere schon vor der Geburt in eine Frauenklinik mit entsprechender neonatologischer Anbindung zu verlegen, weil die antepartale Verlegung der Schwangeren nachweisbar bessere Resultate bei der Vermeidung neonataler Morbidität und Mortalität bringt als die postpartale Verlegung des gefährdeten Neugeborenen in eine entfernte Kinderklinik. Die Einführung eines Neugeborenen-Abholdienstes erscheint heute zweifellos als Fehler, der aber aus der Not entstanden ist, diesen Notstand eher zementiert als ihn kausal beseitigt. Zudem gehören Mutter und Kind zusammen.

Was war das Resultat dieser Entwicklung der letzten 40 Jahre?

Wesentlich ist die positive Entwicklung der perinatalen Mortalität (Abb. 10.30, Tabelle 10.13). Man erkennt, von welch hohem, d.h. schlechtem Stand die deutsche perinatale Mortalität ausging (1960 betrug sie 3%), ebenso auch, daß wir im Laufe von mehreren Jahrzehnten viele andere europäische Länder unterbieten konnten. Nach den letzten Zahlen sind wir in der Spitzengruppe, die aus Schweden und Finnland besteht. Ja, seit 1991 haben wir die niedrigste perinatale Mortalität in der ganzen Welt. Sie ist insbesondere wesentlich niedriger als in den Niederlanden, die uns mit ihrer hohen Rate von etwa 25% Hausgeburten immer wieder als Beispiel vorgeführt werden.

Tabelle 10.13. Perinatale Mortalität vergleichbarer Länder. (Quellen: EUROSTAT 1992, Health Statistics of the Nordisc Countries)(‰)

	D	A	GB	DDR	S	SF	CH	NL	B	DK	L
1975	19,3	21,2	18,8		11,3	14,4	14,4	13,9	20,0	13,3	16,0
1977	14,9	17,5	17,3	17,4	10,2	11,0	11,2	13,9			
1979	12,6	14,2	14,7	15,1	9,1	9,4	10,7	12,9			
1981	10,5	12,0	11,3	14,2	7,7	7,9	9,1	11,9			
1983	9,3	11,3	10,5	13,6	7,3	7,4	9,1	10,7			
1985	7,9	10,1	9,9	10,9	7,3	7,3	8,2	10,1	10,8	8,1	7,8
1986	7,6	9,2	9,6	9,1	7,5	6,4	8,6	9,8			
1987	7,3	7,6	8,9	9,3	7,1		7,9	9,4	10,0	8,8	10,6
1988	6,5	7,4	8,7				7,2	9,1		8,7	7,1
1989	6,4	7,7	8,3		6,5	6,4	7,8	9,6		9,1	9,0
1990	6,0		8,1		6,5	7,7	7,2	9,6		8,3	6,9
1991	5,8						6,8				
1992	5,8										
1993	5,4										

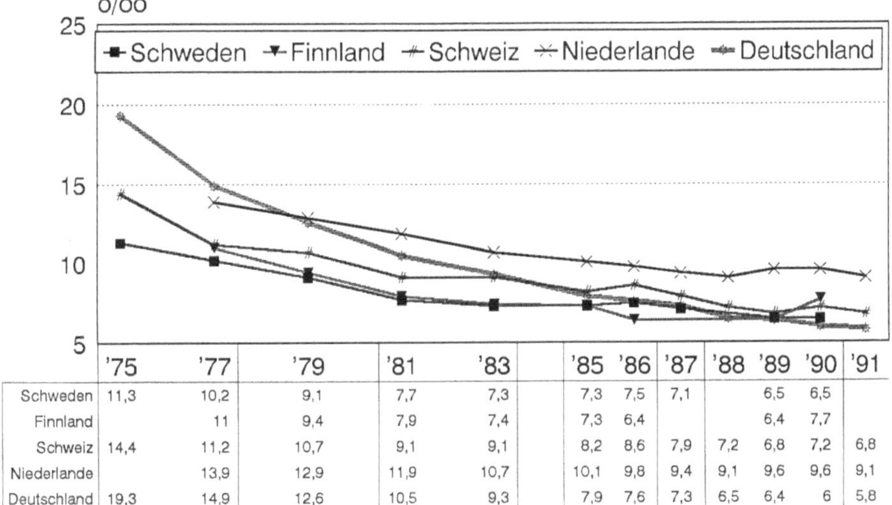

Abb. 10.30. Perinatale Mortalıtat ın vergleıchbaren europäischen Ländern. BRD (alte u. neue Bundeslander) 1992: 5,8; 1993: 5,4; Baden-Württemberg 1993: 5,1!

Diese positive, als säkular, als revolutionär zu bezeichnende Entwicklung wird aber überschattet. Die Fortschritte der Medizin haben vor allem im Bereich der Geburtshilfe und Neonatologie die Erwartungen der Öffentlichkeit gesteigert - so weit gesteigert, daß man von einem Anspruch auf eine nahezu 100%ig perfekte Medizin sprechen kann. Während zu Beginn unserer Ausbildungszeit ein perinataler Todesfall als schicksalsgegeben akzeptiert werden mußte, wird heute ein solcher Todesfall wegen oder trotz seiner Seltenheit von 0,6% als Fehler empfunden, als ein Fehler, den irgend jemand zu verantworten hat. In einer Zeit unermeßlich gestiegener Ansprüche wird nicht mehr akzeptiert, daß es Schickssalschläge gibt, die nicht oder noch nicht abzuwenden oder zu beheben sind. In gleichem Maße wie die Sicherheit unserer Kinder gestiegen ist, steigt die Anzahl der Prozesse gegen Geburtshelfer wegen des Verdachtes der falschen Behandlung.

Eine Folge der anschwellenden Prozeßflut ist die Entwicklung der Defensivmedizin. Kein Arzt wagt mehr ein Risiko einzugehen, wenn er befürchten muß, sich dem Vorwurf der Unterlassung einer lebensrettenden Maßnahme auszusetzen. Das gilt insbesondere für den Kaiserschnitt. Es gibt extrem wenige Prozesse wegen einer Sectio, die aus unzureichender Indikation durchgeführt wurde. Wesentlich mehr Prozesse werden angestrengt, weil angeblich eine Sectio gar nicht oder zu spät durchgeführt wurde. Die Folge ist eine Steigerung der Sectiofrequenz, die beispielsweise in den USA bei etwa 30% liegt, mancherorts bei bis zu 50%.

Ganz offenkundig sind wir verwirrt über diese Situation. Wir sind gekränkt, weil wir doch alles getan haben, die Geburtshilfe für Mutter und Kind so sicher wie möglich zu machen. Unsere Erfolge sind vorzeigbar, sie sind größer als in anderen hochtechnisierten Ländern; und trotzdem werden wir nicht nur vor Gericht, sondern auch in der Öffentlichkeit, in den Massenmedien mehr denn je attackiert.

Die Unzufriedenheit mit unseren Leistungen führt zu einer Gegenbewegung bei unseren Patientinnen. Es wird wegen der angeblichen „Pfuscherei" in den Kliniken die „alternative" Geburtshilfe angeboten. Man versteht darunter auf der einen Seite die Abkehr von der technischen Überladung klinischer Kreißsäle und die Zuwendung zur Geburtshilfe vergangener Jahrzehnte, nämlich zur Hausgeburtshilfe. Andererseits führt die vermeintliche Übertechnisierung zur Anwendung alternativer Geburtspraktiken im klinischen Kreißsaal. Ich denke hier nur an die sog. „Sanfte Geburt", die „Unterwassergeburt", das „Zusammenliegen von Kreißender, Ehemann und Hebamme im Kreißbett" und an andere Praktiken, bei denen mehr die Ideologie der Eltern oder mancher Geburtshelfer im Vordergrund steht als die sachliche Notwendigkeit.

Vielleicht trifft es zu, daß wir Ärzte angesichts unserer medizinischen und statistisch nachweisbaren Erfolge vergessen haben, daß Geburtshilfe nicht nur gesundheitliche Aspekte hat, sondern tief in einen intimen und fast mythischen Bereich des Lebens einer Frau, einer Familie hineinreicht. Gerade sensible Frauen mit einem Hang zum Kritizismus, der durch unsere Massenmedien gerne gesteigert wird, gelangen in eine Abwehrhaltung, die sie aus der Klinik in die Hausgeburtshilfe führt.

Wir müssen noch einen Augenblick bei diesem Kritizismus verweilen.

Der Gießener Philosoph Marquard hat sich in einer interessanten Arbeit mit dem Problem der „Prinzessin auf der Erbse" auseinandergesetzt, dem Märchen, bei dem Prinzessinnen, Anwärterinnen auf den Thron, auf ihre Sensitivität geprüft wurden. Diejenige, die durch Matratzen und Daunenauflagen hindurch noch eine Erbse fühlen und darunter leiden konnte, war die wirkliche Prinzessin. Es gab offensichtlich nichts mehr, wodurch diese Prinzessin noch zum Leiden zu bringen war, als diese eine Erbse. Und wer – so Marquard – in der Lage ist, bei zunehmender Verminderung von Leidensquellen immer mehr zu leiden, ist ein wirklich moderner Mensch.

Warum verfällt die Medizin um so mehr der Kritik, je mehr Erfolge sie aufzuweisen hat? Wie kommen die Menschen dazu, die Verbesserung ihrer Lebensverhältnisse, ihre zunehmende medizinische Sicherheit schließlich als Verschlechterung der Lebensumstände zu empfinden? Was bewegt sie dazu, bei ständiger Verminderung der Leidensquellen immer mehr zu leiden?

Die Fortschrittszuversicht vergangener Jahrhunderte kippt allmählich, so meint Marquard, in eine Fortschrittsangst um. Fortschritt wird zunehmend als Zerstörung der Natur, der Kultur oder der Moral empfunden. Das Vertrauen in die Fortschritte der Medizin wird abgelöst durch die Angst vor diesen Fortschritten, die dankbare Anerkennung des Medizinerfolgs durch die mißtrauisch radikale Medizinkritik. All das, was an modernem Fortschritt vorher zustimmungsfähig und positiv schien, wird jetzt zum Auslöser von Ablehnungen. Die dramatisch zunehmende Fähigkeit der Medizin, Krankheiten zu besiegen, wird als wachsende Entmenschlichung der Medizin und Verdinglichung der Patienten verdammt.

Dabei wird vollkommen vergessen, daß die frühere Gefahr für Frauen und Kinder in der Geburtshilfe durch den modernen Fortschritt der letzten Jahrzehnte gemildert und getilgt wurde. Es wird vergessen, daß die Verbesserung der Sicherheit Errungenschaften sind, die mühsam über Jahrzehnte entstanden sind. Wenn heute z.B. Fruchtbarkeit und perinatale Mortalität bei Frauen mit Diabetes mellitus fast normal sind, so bedeutet das keineswegs, daß der Diabetes harmlos sei! Medizinischer Erfolg und Sicherheit sind heute so selbstverständlich geworden, daß für Urängste und Lebenssorgen kaum noch Raum bleibt. Da aber niemand ohne Angste, Probleme und Sorgen leben kann, wird die Erbse gesucht, die noch Beschwerden verursachen kann. Fortschritt wird zur Gefahr, die Erbse zur Lebensbedrohung. Der Fortschritt der Medizin wird, statt daß er dankbar gelobt wird, zunächst einmal selbstverständlich – und dann zum Feind. Je besser es den Menschen geht, desto schlechter finden sie das, wodurch es ihnen besser geht, und sie beginnen das aufs Spiel zu setzen, wodurch es ihnen besser geht. Je mehr Übel der Fortschritt tilgt, desto unwiderstehlicher wird es, den Fortschritt selber als Übel zu sehen. Je mehr Krankheiten die Medizin besiegt, desto stärker wird die Neigung, die Medizin selber zur Krankheit zu erklären. Je erfüllter die Ansprüche sind, desto größer werden Überansprüche und desto leichter kommt es zu Enttäuschungen. Das ist das Prinzessin-auf-der-Erbse-Syndrom von Marquard.

Was wir wieder brauchen, ist das Begreifen von „Endlichkeit“. Trotz allen Fortschritts wird Leben endlich sein und auch der Fortschritt wird sich asymptotisch einer Endlichkeit nähern. Rasche Fortschritte zu Beginn der Perinatologie wurden mit Begeisterung aufgenommen. Der sich verlangsamende Fortschritt auf einer Asymptote kann keine Begeisterung mehr hervorrufen, er wird in seiner Perfektion zur Gefahr und schließlich zum Feind.

Es ist notwendig, die Endlichkeit all unseres Bemühens und unserer Erwartungen herauszustellen. Es ist notwendig, auf absolute Ansprüche zu verzichten. Es ist nötig, die Medizin von pseudokritischem Absolutheitsdruck zu entlasten, und es ist notwendig, die Erbse als Erbse zu beschreiben.

Im Konvolut aus medizinischen Fortschritten und Rechthabereien, aus Überansprüchen unserer Patientinnen, aus angeblichen Problemen zwischen Hebammen und Ärzten und zwischen Patientinnen und Ärzten und Hebammen bleibt ein Problem relativ unberücksichtigt: Das ist das Urproblem des Kindes, das auf die Welt kommt und einen Anspruch darauf hat, gesund und lebendig auf diese Welt zu kommen. Es hat noch keinen Bedarf für eine Erbse als Ersatz für Urprobleme. Es hat ein elementares Interesse daran, erst einmal zu atmen und zu essen, es hat einen Anspruch auf Sicherheit.

Wir Ärzte können diesen Sicherheitsanspruch aber nur erfüllen, wenn wir uns auch dem Konvolut aus Medizinkritik und Überanspruch seitens der Eltern und der sog. Gesellschaft stellen, wenn wir dieses Konvolut analysieren und aus der Analyse lernen. Denn allein das Vertrauen unserer Patientinnen gibt uns die Möglichkeit, den Kindern zu helfen, wie wir es wollen und können.

11 Bilanz – Gegenwart – Zukunft

H.G. Hillemanns

A Bilanz

Perinatale Mortalitat in Europa		⁘
17 -18 Jahrhundert	Die Halfte der Kinder erreichte den 5 Geburtstag	50 %
	Jeder dritte Saugling starb vor dem 1 Lebensjahr	30 %
Bis ~1870	starben ~200/1000 im 1 Lebensjahr	20 %
Von 1900 - 1977	steiler Abfall der p M von ~160 auf 8-15/1000	0,8-1-5 %
WHO-Ziel	5 / 1000 Lebendgeborene	0,5 %
1993	Perinatale Mortalitat Bundesrepublik Deutschland	**4,5 ‰**

Abb. 11.31. Der dramatische Durchbruch erfolgte im 20. Jahrhundert – eine völlig neue und einzigartige Entwicklung in der Geschichte der Menschheitr [3]

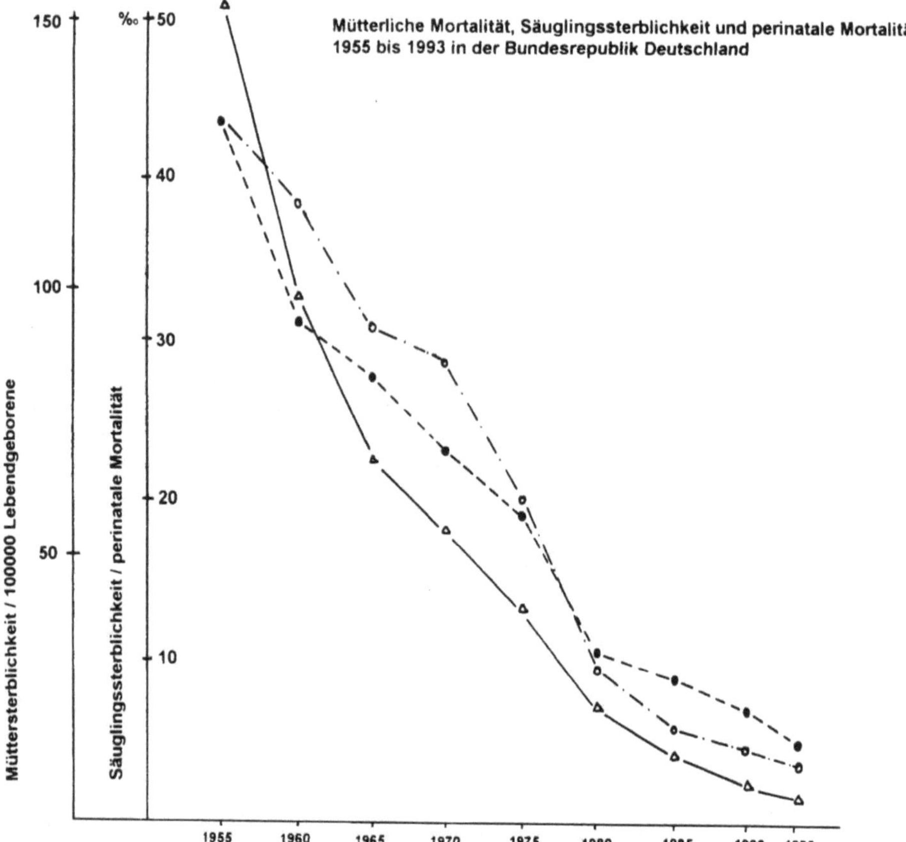

Abb. 11.32. Der säkulare Erfolg [5]

Abb. 11.33. Daten und Fakten des Erfolges: Die Säuglingssterblichkeit (a, c) und die perinatale Sterblichkeit der Neugeborenen [(**b**, 1) bis einschl. 1954 Bundesgebiet ohne Saarland] [4] ▶

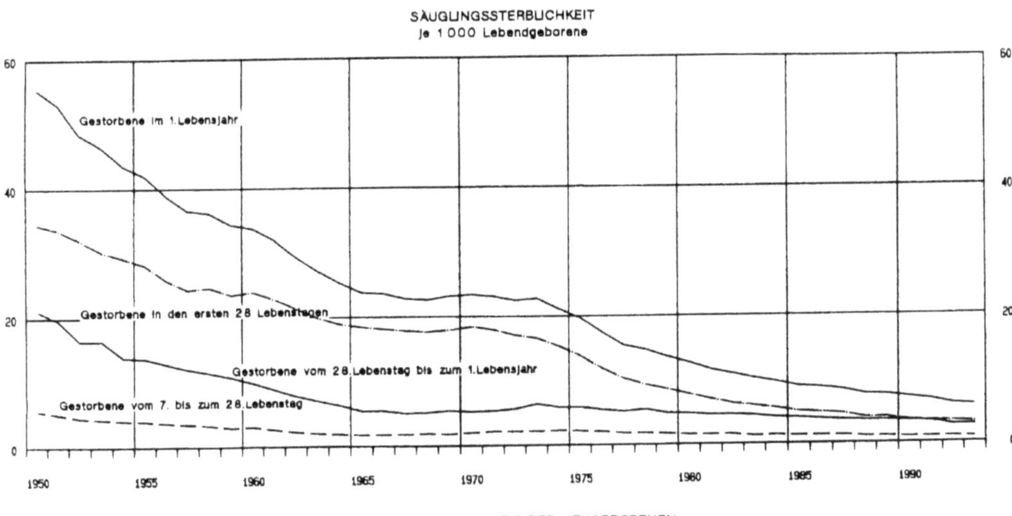
SÄUGLINGSSTERBLICHKEIT
je 1 000 Lebendgeborene
Gestorbene im 1. Lebensjahr
Gestorbene in den ersten 28 Lebenstagen
Gestorbene vom 28. Lebenstag bis zum 1. Lebensjahr
Gestorbene vom 7. bis zum 28. Lebenstag
0
20
40
60
1950
1955
1960
1965
1970
1975
1980
1985
1990

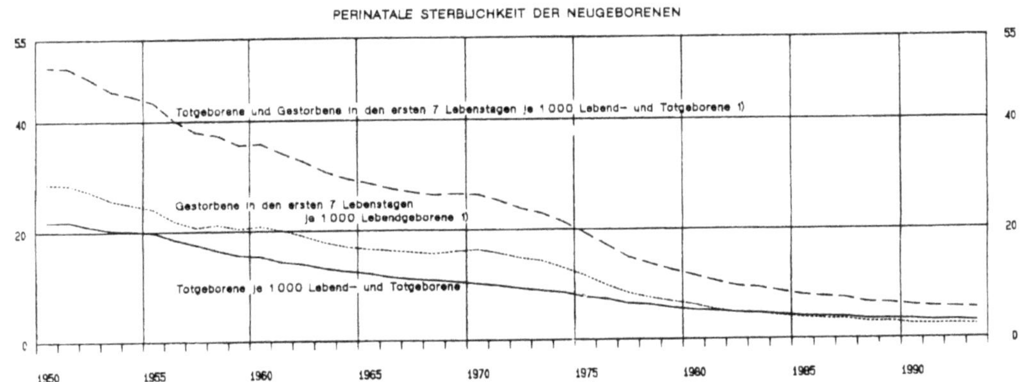
PERINATALE STERBLICHKEIT DER NEUGEBORENEN
Totgeborene und Gestorbene in den ersten 7 Lebenstagen je 1 000 Lebend- und Totgeborene 1)
Gestorbene in den ersten 7 Lebenstagen
je 1 000 Lebendgeborene 1)
Totgeborene je 1 000 Lebend- und Totgeborene
0
20
40
55
1950
1955
1960
1965
1970
1975
1980
1985
1990

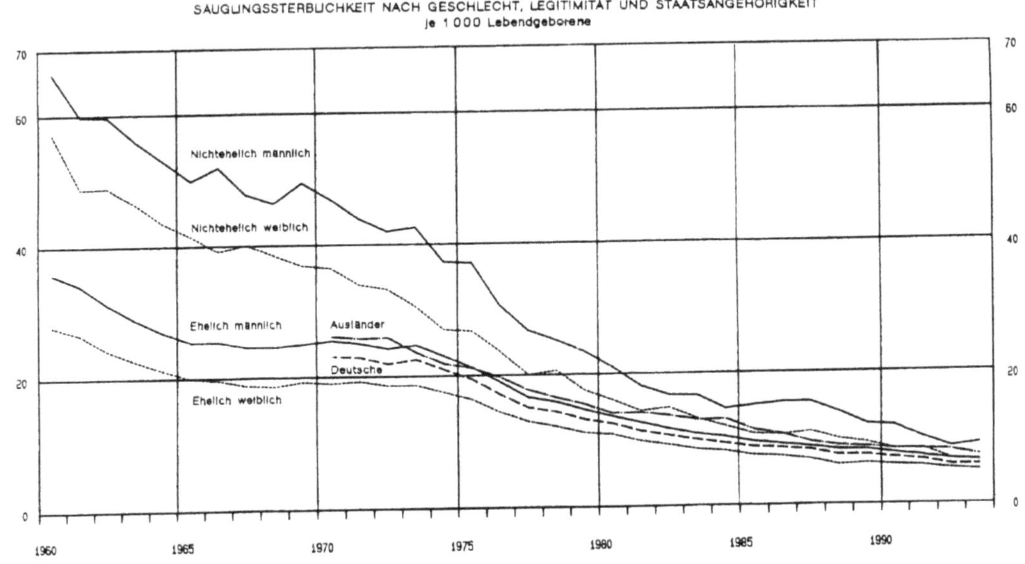
SÄUGLINGSSTERBLICHKEIT NACH GESCHLECHT, LEGITIMITÄT UND STAATSANGEHÖRIGKEIT
je 1 000 Lebendgeborene
Nichtehelich männlich
Nichtehelich weiblich
Ehelich männich
Ausländer
Deutsche
Ehelich weiblich
0
20
40
60
70
1960
1965
1970
1975
1980
1985
1990

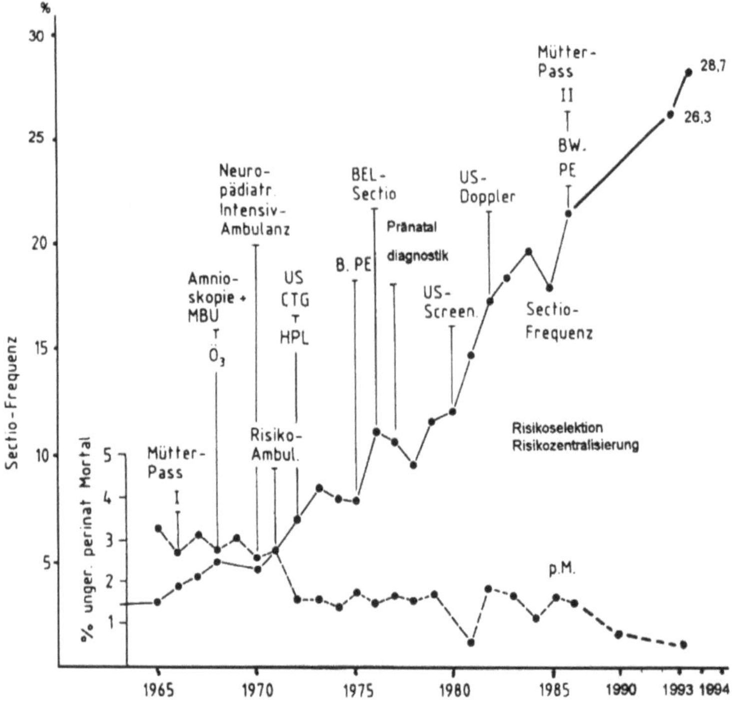

Abb. 11.34. Die Grundlagen des Erfolges am Beispiel der Universitäts-Frauenklinik Freiburg [3]. B. PE, Bayerische Perinatalerhebung; BW. PE, Baden-Württembergische Perinatalerhebung; p.M., perinatale Mortalität; BEL-Sectio, Beckenendlagen-Sectio

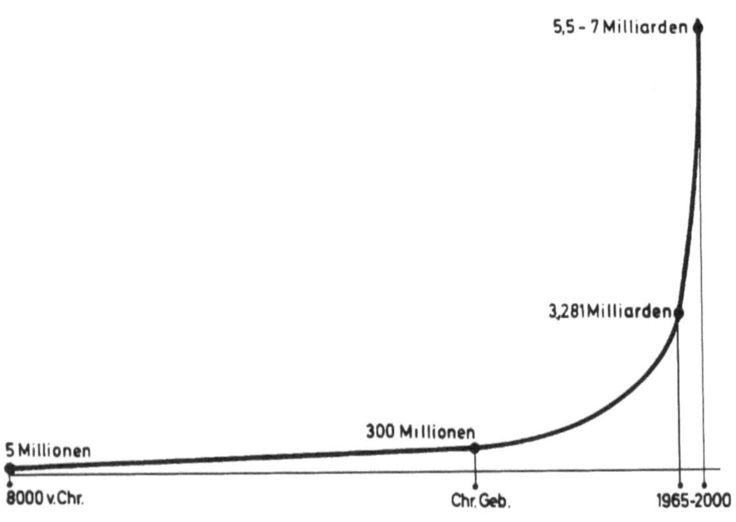

Abb. 11.35. Anwachsen der Weltbevölkerung von 8000 v. Chr.- 2000 n. Chr. [4]

B Gegenwart

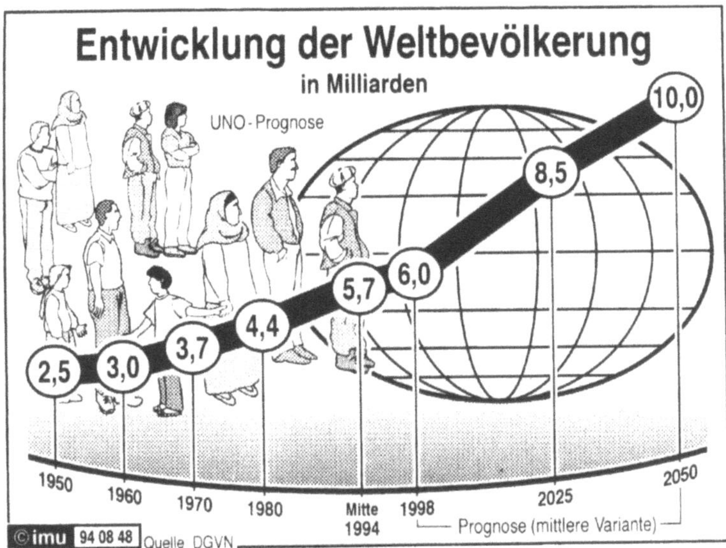

Auf der Erde leben zur Zeit 5,66 Milliarden Menschen, Schwerpunkte sind Asien (mehr als 3,5 Milliarden) und Afrika (knapp 750 Millionen). Schon jetzt gibt es vor allem in den Entwicklungsländern große Probleme mit der Ernährung der Bevölkerung, Millionen Menschen sind unterernährt oder verhungern.

Abb. 11.36. Die Bevölkerung der Erde [2]

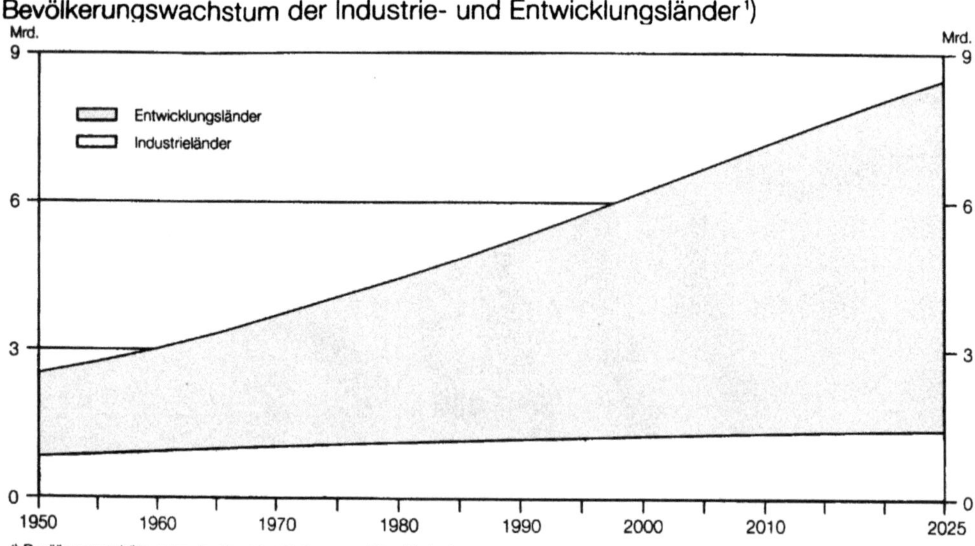

Abb. 11.37

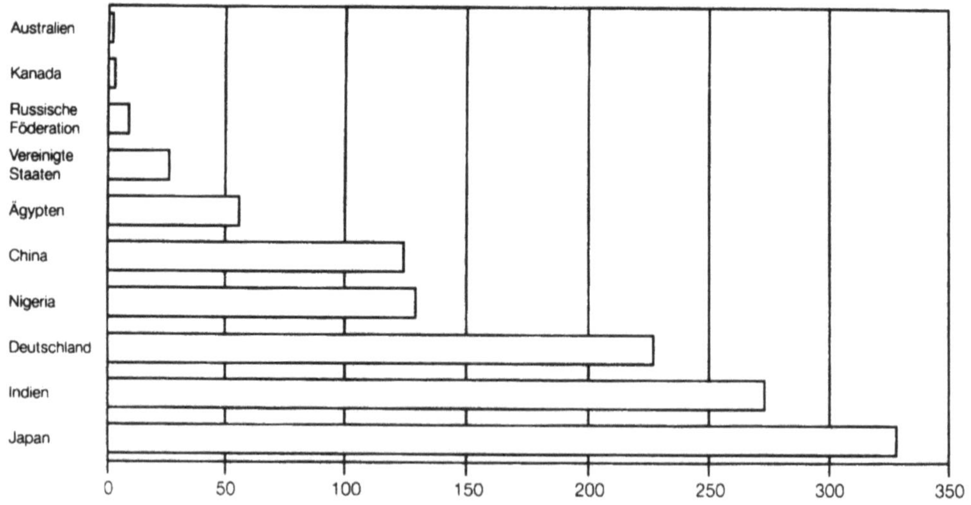

Abb. 11.37 u. 11.38. Bevölkerungswachstum der Welt und Bevölkerungsdichte [4]

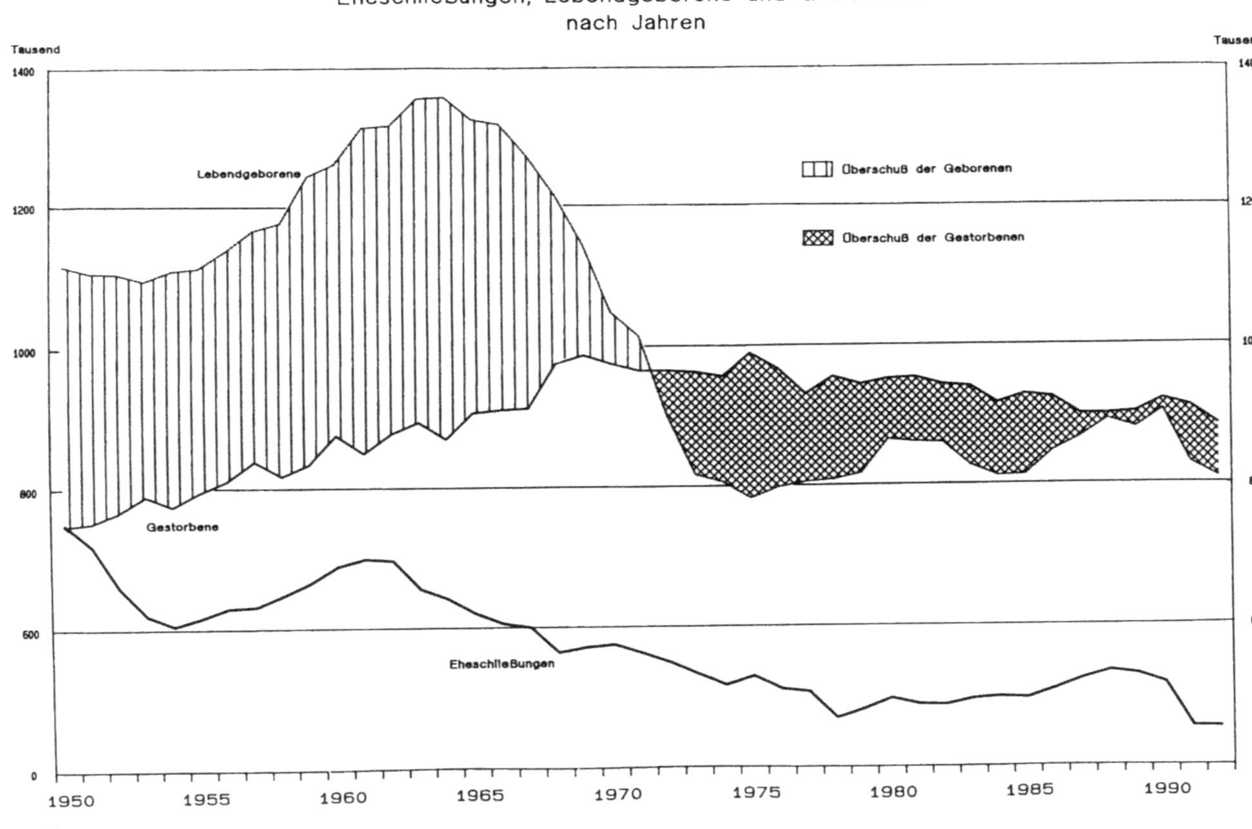

Abb. 11.39. Die aktuelle Situation

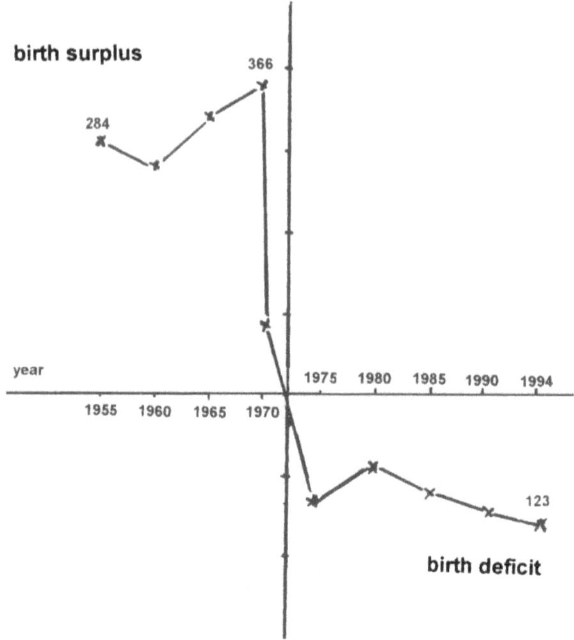

Abb. 11.40. Der Geburtenrückgang in Deutschland [4, 5]

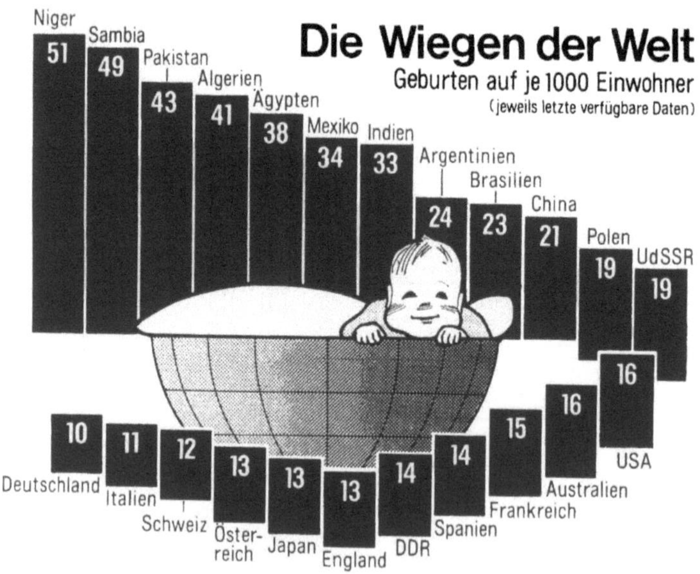
Die Wiegen der Welt
Geburten auf je 1000 Einwohner
(jeweils letzte verfügbare Daten)
Niger 51
Sambia 49
Pakistan 43
Algerien 41
Ägypten 38
Mexiko 34
Indien 33
Argentinien 24
Brasilien 23
China 21
Polen 19
UdSSR 19
USA 16
Australien 16
Frankreich 15
Spanien 14
DDR 14
England 13
Japan 13
Österreich 13
Schweiz 12
Italien 11
Deutschland 10

Abb. 11.41. Geburtenfrequenz (1989) [4]

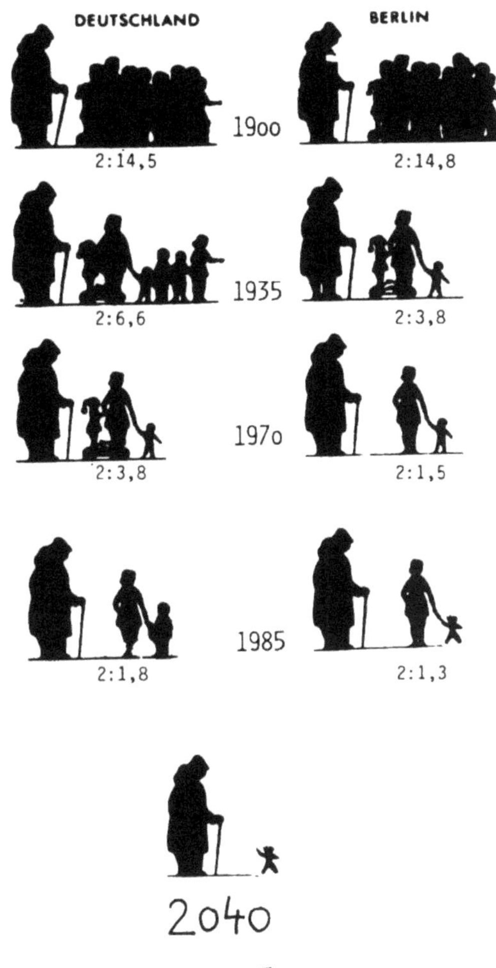
DEUTSCHLAND
BERLIN
1900
2:14,5
2:14,8
1935
2:6,6
2:3,8
1970
2:3,8
2:1,5
1985
2:1,8
2:1,3
2040
2:0,5

Abb. 11.42. Wandel der Bevölkerungsstruktur
Das Verhältnis der über 65jährigen zu den unter 15jährigen betrug 1993 etwa 2 : 2 (12.360.270 : 13.307.701) und wird für das Jahr 2000 ebenfalls auf etwa 2 : 2 berechnet (13.593.4 : 13.048.7). Diese geringe passagere Zunahme der jungen Jahrgänge ist bedingt durch die geburtenstarken Jahrgänge der 60er Jahre, die sich in diesem Dezennium fortpflanzen, und ist auch Folge der gestiegenen Zuwanderung. Ein Absinken der jungen Jahrgänge ist ab etwa 2010 zu erwarten. *Die Vorausschätzung des Statistischen Bundesamtes (1995) für das Jahr 2040 ist dramatisch*: 19.938.3 Mill. über 65jährige gegenüber 8.810.9 Mill. unter 15jährige, d.h. eine Relation von etwa 2 : 0,5. Diese Vorausschätzung bezieht eine konstante Zuwanderung von 200.000 pro Jahr ein. [Nach einem Schaubild von Schmidt u. Lang (1971) Medizin des Alternden 1] [4]

C Zukunft

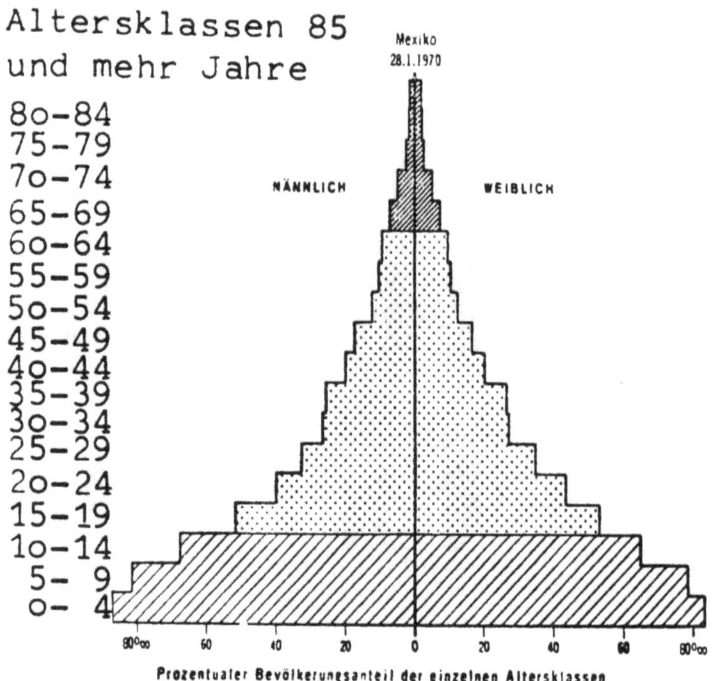

Abb. 11.43. Geburtenrückgang und Verschiebung im Altersaufbau der Bevölkerung [4]
Der Vergleich des *Altersaufbaus* von Mexiko (typisch für ein Entwicklungsland) und Deutschland (typisch für ein industrialisiertes Land) zeigt den entscheidenden Unterschied in der Besetzung der jungen Jahrgänge bis zum 14. Lebensjahr. Auch wenn Mexiko schlagartig zum 2-Kind-System übergehen würde, ergäbe sich weiterhin eine Bevölkerungszunahme, da die sehr starken Jahrgänge vom 1. bis zum 14. Lebensjahr noch sämtlich in die Fertilitätsperiode eintreten.
Es ist mit einer erheblichen Verschiebung im *Altersaufbau der Bevölkerung* zu rechnen. Die höheren Wanderungen der Varianten 2 und 3 bewirken zwar eine zunächst stärkere Zunahme und dann eine langsamere Abnahme der Gesamtbevölkerung, sie halten jedoch den Alterungsprozeß der Bevölkerung nur geringfügig auf. Insbesondere der Effekt der niedrigen Geburtenhäufigkeit - auch bei der ausländischen Bevölkerung liegt das Geburtenniveau unter der für die Bestanderhaltung erforderlichen Größenordnung - äußert sich in erheblichen Geburtendefiziten, stärker als der der Wanderungsüberschüsse. Zudem unterliegen auch die Zugewanderten dem Alterungsprozeß, der durch das jüngere Durchschnittsalter der Zuziehenden gegenüber den Fortziehenden zwar abgemildert, aber nicht aufgehalten wird

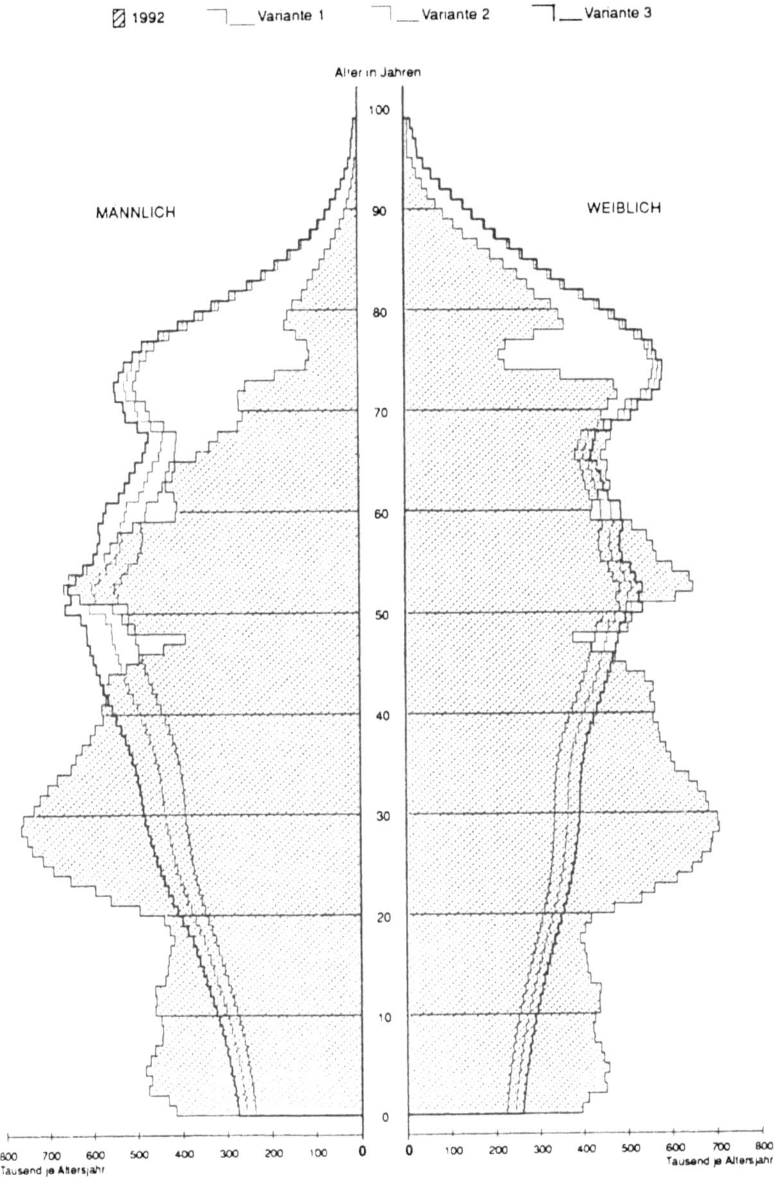
ALTERSAUFBAU DER BEVÖLKERUNG AM 31.12.1992 BZW. 2040
Achte koordinierte Bevölkerungsvorausberechnung
Deutschland
1992
Variante 1
Variante 2
Variante 3
Alter in Jahren
MÄNNLICH
WEIBLICH
100
90
80
70
60
50
40
30
20
10
0
800 700 600 500 400 300 200 100 0
Tausend je Altersjahr
0 100 200 300 400 500 600 700 800
Tausend je Altersjahr

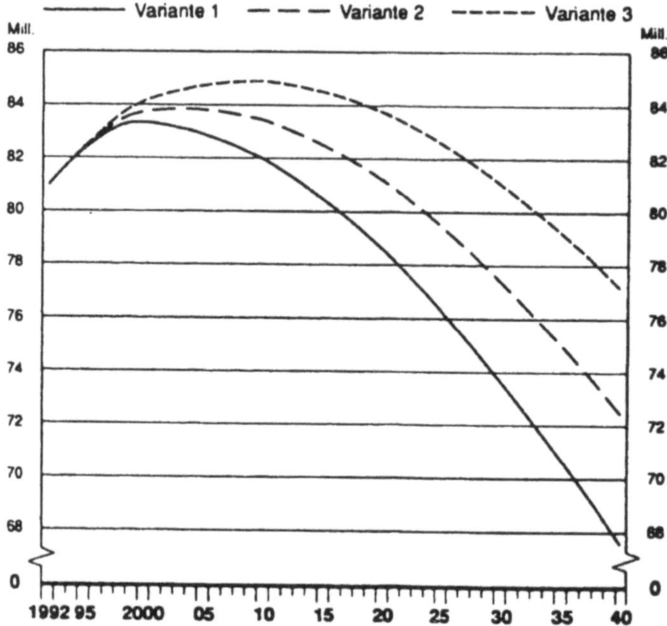

Abb. 11.44. Bevölkerungsentwicklung in Deutschland bis zum Jahre 2040 [4]
Die Sterbefälle überwiegen stets die Geburten. Die angenommenen Zuwanderungssalden übersteigen anfangs die Sterbefallüberschüsse. Aber bereits nach dem Jahr 2000 fallen bei den Varianten 1 und 2 die Geburtendefizite höher als die Wanderungssalden aus. In Variante 3 mit den höheren Zuwanderungen wird dieser Übergang erst nach dem Jahr 2010 erreicht. Nach Variante 1 wird die höchste Bevölkerungszahl Ende 2000 mit 83,3 Mill. erreicht und sinkt anschließend. Im Jahr 2014 wird die Ausgangsbevölkerung erstmals unterschritten (80,8 Mill.). Bis zum Jahre 2040 geht sie schließlich auf 67,6 Mill. Einwohner zurück. Im Jahre 2040 weist Variante 3 für Deutschland mit 77,1 Mill. die höchste Einwohnerzahl der drei Berechnungen aus, liegt aber ebenfalls unter dem Ausgangswert von 1992. Zusammenfassend läßt sich sagen, daß die Bevölkerungszahl im gesamten Zeitraum, je nach Modellvariante, um 16,5–4,8% sinkt

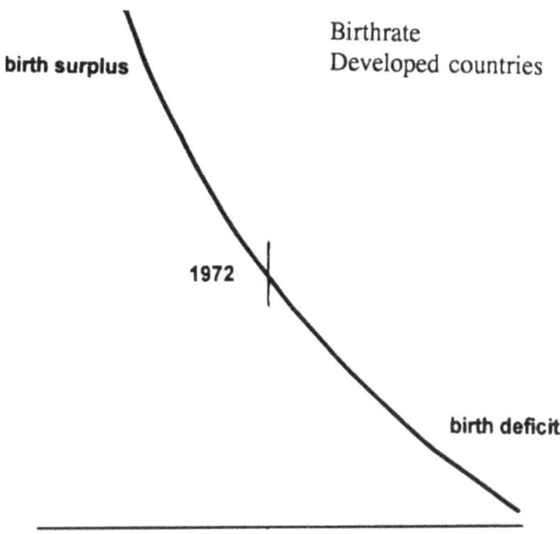

Fig. 11.45. In developed countries lowest birthrate - future problem for undeveloped countries [3, 5]

Im nun beginnenden 3. Jahrtausend führen niedrigste Geburtenraten in den Industrieländern zu einem anhaltenden Bevölkerungsrückgang - trotz nahezu Eliminierung der Sterblichkeit in der Schwangerschaft, bei Geburt und im Säuglingsalter.

Auch in den Entwicklungsländern wird im Ablauf des 1. Jahrhunderts im nun beginnenden 3. Jahrtausend ein Geburtsrückgang zum Absinken der Bevölkerungszahlen, zum weltweiten Bevölkerungsrückgang führen - durch Familienplanung, Fortentwicklung der Antikonzeption, Sterilisation, durch Fehlbildungselimination und SS-Abbruch, durch Aufklärung und Medien, durch die Emanzipation der Frau.

Die Planung der Geburtenraten und der Zuwanderungsquoten ist die dringlichste Aufgabe im kommenden Jahrundert zur Harmonisierung der Weltbevölkerung mit Ökonomie und Ökologie, auf der Basis von Humanität, Religion und Ethik.

Literatur

1. Entwicklung der Weltbevölkerung (1994) imu DGVN. Dtsch Arztebl 91 C-1654
2. Entwicklung der Bevölkerung bis 2040. Ergebnis der achten koordinierten Bevölkerungsvorausberechnung (1994). Wirtschaft und Statistik 7, S 439–503, Statistisches Bundesamt Wiesbaden
3. Hillemanns HG, Steiner M (1989) Die historischen Risiken für Kind und Mutter. In: Hillemanns HG, Schillinger H (Hrsg) Das Restrisiko gegenwärtiger Geburtshilfe. Springer, Berlin Heidelberg New York, S 2–8 (aktualisiert 1995)
4. Statistisches Bundesamt. Statistik-Zahlen für alle (1995) D-65180 Weisbaden, Tel.-Nr.: 0611-72-1
5. Steiner M (1989) Aktuelle Bilanz der mutterlichen Mortalitat. In: Hillemanns HG, Schillinger H (Hrsg) Das Restrisiko der gegenwärtigen Geburtshilfe. Springer, Berlin Heidelberg New York, S 17–23 (aktualisiert 1995)

BEKANNTGABEN

BUNDESÄRZTEKAMMER

Berufsordnung für die deutschen Ärzte

Aufgrund der Beschlüsse des 79. Deutschen Ärztetages 1976 und gemäß den Änderungen der Ärztetage 1977, 1979, 1983, 1985, 1988, 1990 und 1993 wird nachfolgend die Berufsordnung für die deutschen Ärzte in der zur Zeit gültigen Fassung veröffentlicht:

§ 1
Berufsausübung

(1) Der Arzt dient der Gesundheit des einzelnen Menschen und des gesamten Volkes. Der arztliche Beruf ist kein Gewerbe. Er ist seiner Natur nach ein freier Beruf. Der arztliche Beruf verlangt, daß der Arzt seine Aufgabe nach seinem Gewissen und nach den Geboten der arztlichen Sitte erfullt.

(2) Aufgabe des Arztes ist es, das Leben zu erhalten, die Gesundheit zu schutzen und wiederherzustellen sowie Leiden zu lindern Der Arzt ubt seinen Beruf nach den Geboten der Menschlichkeit aus. Er darf keine Grundsatze anerkennen und keine Vorschriften oder Anweisungen beachten, die mit seiner Aufgabe nicht vereinbar sind oder deren Befolgung er nicht verantworten kann.

(3) Der Arzt ist verpflichtet, seinen Beruf gewissenhaft auszuuben und dem ihm im Zusammenhang mit dem Beruf entgegengebrachten Vertrauen zu entsprechen.

(4) Der Arzt muß sich vor der Durchfuhrung klinischer Versuche am Menschen oder der epidemiologischen Forschung mit personenbezogenen Daten durch eine bei der Arztekammer oder bei einer medizinischen Fakultat gebildete Ethik-Kommission uber die mit seinem Vorhaben verbundenen berufsethischen und berufsrechtlichen Fragen beraten lassen.

(5) Die Erzeugung von menschlichen Embryonen zu Forschungszwecken sowie der Gentransfer in Embryonen und die Forschung an menschlichen Embryonen und totipotenten Zellen sind verboten. Verboten sind diagnostische Maßnahmen an Embryonen vor dem Transfer in die weiblichen Organe; es sei denn, es handelt sich um Maßnahmen zum Ausschluß schwerwiegender geschlechtsgebundener Erkrankungen im Sinne des § 3 Embryonenschutzgesetz. Der Arzt muß sich vor der Durchfuhrung der Forschung mit vitalen menschlichen Gameten und lebendem embryonalen Gewebe durch eine bei der Arztekammer oder bei einer medizinischen Fakultat gebildete Ethik-Kommission uber die mit seinem Vorhaben verbundenen berufsethischen und berufsrechtlichen Fragen beraten lassen.

(6) Bei durchzuführenden Beratungen nach dem Absatz (4) und (5) ist die Deklaration des Weltarztebundes von 1964 (Helsinki) in der revidierten Fassung von 1975 (Tokio), von 1983 (Venedig) und 1989 (Hongkong) zugrunde zu legen.

> **Gelöbnis**
>
> Für jeden Arzt gilt folgendes Gelöbnis:
>
> „Bei meiner Aufnahme in den ärztlichen Berufsstand gelobe ich feierlich, mein Leben in den Dienst der Menschlichkeit zu stellen.
>
> Ich werde meinen Beruf mit Gewissenhaftigkeit und Würde ausüben. Die Erhaltung und Wiederherstellung der Gesundheit meiner Patienten soll oberstes Gebot meines Handelns sein.
>
> Ich werde alle mir anvertrauten Geheimnisse auch über den Tod des Patienten hinaus wahren.
>
> Ich werde mit allen meinen Kräften die Ehre und die edle Überlieferung des ärztlichen Berufes aufrechterhalten und bei der Ausübung meiner ärztlichen Pflichten keinen Unterschied machen weder nach Religion, Nationalität, Rasse noch nach Parteizugehörigkeit oder sozialer Stellung.
>
> Ich werde jedem Menschenleben von der Empfängnis an Ehrfurcht entgegenbringen und selbst unter Bedrohung meine ärztliche Kunst nicht in Widerspruch zu den Geboten der Menschlichkeit anwenden.
>
> Ich werde meinen Lehrern und Kollegen die schuldige Achtung erweisen. Dies alles verspreche ich feierlich auf meine Ehre."

(7) Der Arzt ist verpflichtet, sich uber die fur die Berufsausubung geltenden Vorschriften zu unterrichten und sie zu beachten.

(8) Der Arzt darf seinen Beruf nicht im Umherziehen ausuben. Er darf individuelle ärztliche Beratung oder Behandlung weder brieflich noch in Zeitungen oder Zeitschriften noch im Fernsehen oder Tonrundfunk durchfuhren.

(9) Der Arzt ist in der Ausubung seines Berufes frei. Er kann die ärztliche Behandlung ablehnen, insbesondere dann, wenn er der Uberzeugung ist, daß das notwendige Vertrauensverhältnis zwischen ihm und dem Patienten nicht besteht. Seine Verpflichtung, in Notfallen zu helfen, bleibt hiervon unberuhrt.

(10) Arzte sollen sich in der Regel nur durch Arzte des gleichen Gebietes vertreten lassen.

§ 2
Aufklärungspflicht[1]

Der Arzt hat das Selbstbestimmungsrecht des Patienten zu achten. Zur Behandlung bedarf er der Einwilligung des Patienten. Der Einwilligung hat grundsatzlich eine Aufklarung im personlichen Gesprach vorauszugehen.

§ 3
Schweigepflicht

(1) Der Arzt hat uber das, was ihm in seiner Eigenschaft als Arzt anvertraut oder bekannt geworden ist, zu schweigen. Dazu gehoren auch schriftliche Mitteilungen des Patienten, Aufzeichnungen uber Patienten, Rontgenaufnahmen und sonstige Untersuchungsbefunde.

(2) Der Arzt hat die Pflicht zur Verschwiegenheit auch seinen Familienangehorigen gegenuber zu beachten.

(3) Der Arzt hat seine Mitarbeiter und die Personen, die zur Vorbereitung auf den Beruf an der arztlichen Tatigkeit teilnehmen, uber die gesetzliche Pflicht zur Verschwiegenheit zu belehren und dieses schriftlich festzuhalten.

(4) Der Arzt ist zur Offenbarung befugt, soweit er von der Schweigepflicht entbunden worden ist oder soweit die Offenbarung zum Schutze eines hoherwertigen Rechtsgutes erforderlich ist. Gesetzliche Aussage- und Anzeigepflichten bleiben unberuhrt.

(5) Der Arzt ist auch dann zur Verschwiegenheit verpflichtet, wenn er im

[1]) Die zu § 2 „Aufklarungspflicht" niedergelegten „Empfehlungen zur Patientenaufklarung" sind im DEUTSCHEN ARZTEBLATT vom 19. April 1990, Heft 16, erschienen

amtlichen oder privaten Auftrag eines Dritten tatig wird, es sei denn, daß dem Betroffenen vor der Untersuchung oder Behandlung bekannt ist oder eroffnet wurde, inwieweit die von dem Arzt getroffenen Feststellungen zur Mitteilung an Dritte bestimmt sind.

(6) Wenn mehrere Arzte gleichzeitig oder nacheinander denselben Patienten untersuchen oder behandeln, so sind sie untereinander von der Schweigepflicht insoweit befreit, als das Einverstandnis des Patienten anzunehmen ist.

(7) Zum Zwecke der wissenschaftlichen Forschung und Lehre durfen der Schweigepflicht unterliegende Tatsachen und Befunde grundsatzlich nur soweit mitgeteilt werden, als dabei die Anonymitat des Patienten gesichert ist oder dieser ausdrucklich zustimmt[2)]

§ 4
Zusammenarbeit der Ärzte

(1) Der Arzt ist zu kollegialer Zusammenarbeit mit denjenigen Arzten verpflichtet, die gleichzeitig oder nacheinander denselben Patienten behandeln.

(2) Der Arzt ist verpflichtet, einen weiteren Arzt hinzuzuziehen oder den Patienten an einen anderen Arzt zu uberweisen, wenn dies nach seiner arztlichen Erkenntnis angezeigt erscheint und der Patient einverstanden oder sein Einverstandnis anzunehmen ist. Den Wunsch des Patienten oder seiner Angehorigen, einen weiteren Arzt zuzuziehen oder einem anderen Arzt uberwiesen zu werden, soll der behandelnde Arzt in der Regel nicht ablehnen.

(3) Der Arzt hat einem vor-, mit- oder nachbehandelnden Arzt auf Verlangen die erhobenen Befunde zu ubermitteln und ihn uber die bisherige Behandlung zu informieren, soweit das Einverstandnis des Patienten anzunehmen ist Bei Uberweisungen, Krankenhauseinweisungen und Krankenhausentlassungen gilt dies auch ohne ausdruckliches Verlangen. Originalunterlagen sind zuruckzugeben

§ 5
Verpflichtung zur Weiterbildung

Der zur Weiterbildung ermachtigte Arzt hat im Rahmen der gegebenen Moglichkeiten einen arztlichen Mitarbeiter unbeschadet dessen Pflicht, sich selbst um eine Weiterbildung zu bemuhen, in dem gewahlten Weiterbildungsgang nach Maßgabe der Weiterbildungsordnung weiterzubilden.

§ 6
Erhaltung des ungeborenen Lebens

Der Arzt ist grundsatzlich verpflichtet, das ungeborene Leben zu erhalten Der Schwangerschaftsabbruch unterliegt den gesetzlichen Bestimmungen. Der Arzt kann nicht gezwungen werden, einen Schwangerschaftsabbruch vorzunehmen.

§ 7
Schutz der toten Leibesfrucht

Der Arzt, der einen Schwangerschaftsabbruch durchfuhrt oder eine Fehlgeburt betreut, hat dafur Sorge zu tragen, daß die tote Leibesfrucht keiner mißbrauchlichen Verwendung zugefuhrt wird.

§ 8
Sterilisationen

Sterilisationen sind aus medizinischen, genetischen oder sozialen Grunden zulassig

§ 9
In-vitro-Fertilisation, Embryotransfer

(1) Die kunstliche Befruchtung einer Eizelle außerhalb des Mutterleibes und die anschließende Einfuhrung des Embryos in die Gebarmutter oder die Einbringung von Gameten oder Embryonen in den Eileiter der genetischen Mutter sind als Maßnahmen zur Behandlung der Sterilitat arztliche Tatigkeiten und nur im Rahmen der von der Arztekammer als Bestandteil der Berufsordnung beschlossenen Richtlinien zulassig Die Verwendung fremder Eizellen (Eizellenspende) ist bei Einsatz dieser Verfahren verboten

(2) Jeder Arzt, der diese Maßnahmen durchfuhren will und fur sie die Gesamtverantwortung tragt, hat sein Vorhaben der Arztekammer anzuzeigen und nachzuweisen, daß die berufsrechtlichen Anforderungen erfullt sind.

(3) Ein Arzt kann nicht verpflichtet werden, an einer In-vitro-Fertilisation oder einem Embryotransfer mitzuwirken

§ 10
Fortbildung

(1) Der Arzt, der seinen Beruf ausubt, ist verpflichtet, sich beruflich fortzubilden und sich dabei uber die fur seine Berufsausubung jeweils geltenden Bestimmungen zu unterrichten

(2) Geeignete Mittel der Fortbildung sind insbesondere

a) Teilnahme an allgemeinen oder besonderen Fortbildungsveranstaltungen (Kongresse, Seminare, Ubungsgruppen, Kurse, Kolloquien),

b) Klinische Fortbildung (Vorlesungen, Visiten, Demonstrationen und Übungen),

c) Studium der Fachliteratur,

d) Inanspruchnahme audiovisueller Lehr- und Lernmittel.

(3) Der Arzt hat in dem Umfange von den aufgezeigten Fortbildungsmoglichkeiten Gebrauch zu machen, wie es zur Erhaltung und Entwicklung der zur Ausubung seines Berufes erforderlichen Fachkenntnisse notwendig ist.

(4) Der Arzt muß eine den Absatzen (1) bis (3) entsprechende Fortbildung gegenuber der Arztekammer in geeigneter Form nachweisen konnen.

§ 11
Qualitätssicherung

Der Arzt ist verpflichtet, die von der Arztekammer eingefuhrten Maßnahmen zur Sicherung der Qualitat der arztlichen Tatigkeit durchzufuhren

§ 12
Haftpflichtversicherung

Der Arzt ist verpflichtet, sich hinreichend gegen Haftpflichtanspruche im Rahmen seiner beruflichen Tatigkeit zu versichern

§ 13
Ausübung der Praxis

(1) Die Ausubung ambulanter arztlicher Tatigkeit außerhalb des Krankenhauses einschließlich konzessionierter Privat-Krankenanstalten ist an die Niederlassung in eigener Praxis gebunden, soweit nicht gesetzliche Vorschriften etwas anderes zulassen

(2) Die Niederlassung ist durch ein Praxisschild entsprechend § 34 kenntlich zu machen Hierbei ist der Arzt verpflichtet, seine Sprechstunde nach den ortlichen und fachlichen Gegebenheiten seiner Praxis festzusetzen und die Sprechstunden auf dem Praxisschild bekanntzugeben

(3) Dem Arzt ist es nicht gestattet, an mehreren Stellen Sprechstunden abzuhalten Die Arztekammer kann, soweit es die Sicherstellung der arztlichen Versorgung der Bevolkerung erfordert, die Genehmigung fur eine Zweigpraxis (Sprechstunde) erteilen

(4) Ort und Zeitpunkt der Niederlassung sowie jede Veranderung hat der Arzt der Arztekammer unverzuglich mitzuteilen

---

[2)] Die zum § 3 Absatz 7 verfaßten Richtlinien sind vom Vorstand der Bundesarztekammer in seiner Sitzung vom 8 Marz 1991 beschlossen worden

§ 14
Verträge

(1) Anstellungsverträge dürfen von Ärzten nur abgeschlossen werden, wenn die Grundsätze dieser Berufsordnung gewahrt sind. Sie müssen insbesondere sicherstellen, daß der Arzt in seiner ärztlichen Tätigkeit keinen Weisungen von Nichtärzten unterworfen wird. Sofern Weisungsbefugnis von Ärzten gegenüber Ärzten besteht, sind die Empfänger dieser Weisung dadurch nicht von ihrer ärztlichen Verantwortung entbunden.

(2) Der Arzt soll alle Verträge über seine ärztliche Tätigkeit vor ihrem Abschluß der Ärztekammer vorlegen, damit geprüft werden kann, ob die beruflichen Belange gewahrt sind.

§ 15
Ärztliche Aufzeichnungen

(1) Der Arzt hat über die in Ausübung seines Berufes gemachten Feststellungen und getroffenen Maßnahmen die erforderlichen Aufzeichnungen zu machen. Ärztliche Aufzeichnungen sind nicht nur Gedächtnisstützen für den Arzt, sie dienen auch dem Interesse des Patienten an einer ordnungsgemäßen Dokumentation.

(2) Ärztliche Aufzeichnungen sind 10 Jahre nach Abschluß der Behandlung aufzubewahren, soweit nicht nach anderen gesetzlichen Vorschriften eine längere Aufbewahrungspflicht besteht. Eine längere Aufbewahrung ist auch dann erforderlich, wenn sie nach ärztlicher Erfahrung geboten ist.

(3) Eine nach den Grundsätzen des § 3 zulässige Herausgabe von ärztlichen Aufzeichnungen, Krankenblättern, Sektionsbefunden, Röntgenaufnahmen und anderen Untersuchungsbefunden soll an nichtärztliche Stellen oder an Ärzte, die nicht an der Behandlung beteiligt sind, in Verbindung mit der Erstattung eines Berichts oder Gutachtens erfolgen, wenn es für das Verständnis dieser Unterlagen erforderlich ist.

(4) Der Arzt soll dafür Sorge tragen, daß seine ärztlichen Aufzeichnungen und Untersuchungsbefunde nach Aufgabe der Praxis in gehörige Obhut gegeben werden. Der Arzt, dem bei einer Praxisaufgabe oder Praxisübergabe ärztliche Aufzeichnungen über Patienten in Obhut gegeben werden, muß diese Aufzeichnungen unter Verschluß halten und darf sie nur mit Einwilligung des Patienten einsehen oder weitergeben.

(5) Aufzeichnungen im Sinne des Absatzes (1) auf elektronischen Datenträgern oder anderen Speichermedien bedürfen besonderer Sicherungs- und Schutzmaßnahmen, um deren Veränderung, Vernichtung oder unrechtmäßige Verwendung zu verhindern.

§ 16
Ausstellung von Gutachten und Zeugnissen

Bei der Ausstellung ärztlicher Gutachten und Zeugnisse hat der Arzt mit der notwendigen Sorgfalt zu verfahren und nach bestem Wissen seine ärztliche Überzeugung auszusprechen. Der Zweck des Schriftstückes und sein Empfänger sind anzugeben. Gutachten und Zeugnisse, zu deren Ausstellung der Arzt verpflichtet ist oder die auszustellen er übernommen hat, sind innerhalb einer angemessenen Frist abzugeben.

Bei Zeugnissen über Mitarbeiter und Ärzte in Weiterbildung sollte eine Frist von drei Monaten nach Antragstellung oder Ausscheiden nicht überschritten werden.

§ 17
Ausbildung von Mitarbeitern

Der Arzt hat bei der Ausbildung seiner Mitarbeiter die für die Berufsausbildung bestehenden gesetzlichen Vorschriften zu beachten.

§ 18
Ärztliches Honorar

(1) Die Honorarforderung des Arztes muß angemessen sein. Für die Berechnung ist die Gebührenordnung die Grundlage. Der Arzt hat dabei die besonderen Umstände des einzelnen Falles, insbesondere die Schwierigkeit der Leistung, den Zeitaufwand nach billigem Ermessen zu berücksichtigen. Hierbei darf er die üblichen Sätze nicht in unlauterer Weise unterschreiten. Bei Abschluß einer Honorarvereinbarung hat der Arzt auf Einkommens- und Vermögensverhältnisse des Zahlungspflichtigen Rücksicht zu nehmen.

(2) Der Arzt kann Verwandten, Kollegen, deren Angehörigen und unbemittelten Patienten das Honorar ganz oder teilweise erlassen.

(3) Der Arzt soll seine Honorarforderungen im allgemeinen mindestens vierteljährlich stellen und aufgrund seiner Aufzeichnungen aufgliedern, so daß eine Nachprüfung möglich ist.

(4) Der Arzt darf ein Gutachten über die Angemessenheit der Honorarforderungen eines anderen Arztes nur im amtlichen Auftrag oder mit Genehmigung der Ärztekammer abgeben. Auf Antrag eines Beteiligten gibt die Ärztekammer eine gutachterliche Äußerung über die Angemessenheit der Honorarforderung ab.

§ 19
Kollegiales Verhalten

(1) Ärzte haben sich untereinander kollegial und rücksichtsvoll zu verhalten. Die Verpflichtung des Arztes nach § 16 Satz 1, in einem Gutachten, auch soweit es die Behandlungsweise eines anderen Arztes betrifft, nach bestem Wissen seine ärztliche Überzeugung auszusprechen, bleibt unberührt. Unsachliche Kritik an der Behandlungsweise oder dem beruflichen Wissen eines Arztes sowie herabsetzende Äußerungen über seine Person sind berufsunwürdig.

Es ist berufsunwürdig, einen Kollegen aus seiner Behandlungstätigkeit oder als Mitbewerber durch unlautere Handlungsweise zu verdrängen.

Es ist insbesondere berufsunwürdig, wenn ein „Arzt im Praktikum", ein Assistent oder Vertreter zur Ableistung der Vorbereitungszeit auf die kassenärztliche Tätigkeit oder ein Weiterbildungsassistent sich innerhalb eines Zeitraumes von zwei Jahren ohne Zustimmung des Praxisinhabers im Einzugsbereich derjenigen Praxis niederläßt, in welcher er die bezeichneten Tätigkeiten mindestens drei Monate ausgeübt hat.

Der Arzt darf nicht die Notlage stellensuchender Kolleginnen und Kollegen (insbesondere in Weiterbildung) dadurch ausnutzen, daß unter seiner Mitwirkung unter Umgehung oder Bruch geltender Tarifverträge und anderer Rechtsnormen Arbeitsplätze angeboten werden (zum Beispiel Mißbrauch von Gastarztverträgen). Dasselbe gilt für das Anbieten oder Fordern von Arbeitsverhältnissen, durch die mehrere Ärzte in einen Verdrängungswettbewerb hineingezogen werden.[3)]

(2) Ärzte, die andere Ärzte zu ärztlichen Verrichtungen bei Patienten heranziehen, denen gegenüber nur sie einen Liquidationsanspruch haben, sind verpflichtet, diesen Ärzten eine angemessene Vergütung zu gewähren.

(3) In Gegenwart von Patienten oder Nichtärzten sind Beanstandungen der ärztlichen Tätigkeit und zurechtweisende Belehrungen zu unterlassen. Das gilt auch für Ärzte als Vorgesetzte und Untergebene und für den Dienst in den Krankenanstalten.

(4) Nachuntersuchungen arbeitsunfähiger Patienten eines Arztes dürfen von einem anderen Arzt hinsichtlich der Arbeitsfähigkeit nur im Benehmen mit dem behandelnden Arzt durchgeführt werden. Die Bestimmungen über den Vertrauensärztlichen Dienst in der Sozialver-

sicherung oder amtsarztliche Aufgaben werden hiervon nicht beruhrt.

§ 20
Behandlung von Patienten anderer Ärzte

(1) In seiner Sprechstunde darf der Arzt jeden Patienten behandeln. Wird der Arzt von einem Patienten in Anspruch genommen, der bereits in Behandlung eines anderen Arztes steht, so hat er darauf hinzuwirken, daß der von ihm zugezogene Arzt durch den Patienten oder dessen Angehorige verstandigt wird

(2) Wird ein Arzt in einem Notfall zu einem Patienten gerufen, der bereits in Behandlung eines anderen, nicht erreichbaren Arztes steht, so hat er nach der Notfallbehandlung diesen baldmoglichst zu unterrichten und ihm die weitere Behandlung zu uberlassen.

(3) Nach Entlassung aus stationarer Behandlung soll der Patient dem Arzt zuruckuberwiesen werden, in dessen Behandlung er vor der Krankenhauseinweisung stand Wiederbestellung zur ambulanten Behandlung oder Uberwachung ist nur mit Zustimmung des behandelnden Arztes gestattet

(4) Der Arzt darf den von einem anderen Arzt erbetenen Beistand ohne zwingenden Grund nicht ablehnen.

(5) Der Arzt soll Patienten, die ihm von einem anderen Arzt uberwiesen worden sind, nach Beendigung seiner Behandlungstatigkeit wieder zuruckuberweisen, wenn noch eine weitere Behandlung erforderlich ist.

(6) Bei Konsilien sollen die beteiligten Arzte ihre Beratung nicht in Anwesenheit des Patienten oder seiner Angehorigen abhalten. Sie sollen sich daruber einigen, wer das Ergebnis des Konsiliums mitteilt.

§ 21
Vertreter und ärztliche Mitarbeiter

(1) Der Arzt muß seine Praxis personlich ausuben.

(2) Die Arzte sollen grundsatzlich zur gegenseitigen Vertretung bereit sein; ubernommene Patienten sind nach Beendigung der Vertretung zuruckzuuberweisen.

(3) Die Beschaftigung eines Vertreters in der Praxis ist der Arztekammer anzuzeigen, wenn die Behinderung, die die Vertretung auslost, insgesamt langer als drei Monate innerhalb von 12 Monaten dauert.

(4) Der Arzt, der sich vertreten lassen will, hat sich daruber zu vergewissern, daß die Voraussetzungen fur eine ordnungsgemaße Vertretung in der Person des Vertreters erfullt sind.

(5) Die Praxis eines verstorbenen Arztes kann zugunsten seiner Witwe oder eines unterhaltsberechtigten Angehorigen in der Regel bis zur Dauer von drei Monaten nach dem Ende des Kalendervierteljahres durch einen anderen Arzt fortgesetzt werden

(6) Die Beschaftigung eines arztlichen Mitarbeiters setzt die Leitung der Praxis durch den niedergelassenen Arzt voraus. Sie ist der Arztekammer anzuzeigen

§ 22
Verbot der Zuweisung gegen Entgelt

Dem Arzt ist es nicht gestattet, fur die Zuweisung von Patienten oder Untersuchungsmaterial ein Entgelt oder andere Vorteile sich versprechen oder gewahren zu lassen oder selbst zu versprechen oder zu gewahren.

§ 23
Gemeinsame Ausübung ärztlicher Tätigkeit

Der Zusammenschluß von Arzten zur gemeinsamen Ausubung des Berufes, zur gemeinschaftlichen Nutzung von Praxisraumen, diagnostischen und therapeutischen Einrichtungen ist der Arztekammer anzuzeigen

Bei allen Formen gemeinsamer Berufsausubung muß die freie Arztwahl gewahrleistet bleiben

§ 24
Ärztlicher Notfalldienst

(1) Der niedergelassene Arzt ist verpflichtet, am Notfalldienst teilzunehmen Auf Antrag eines Arztes kann aus schwerwiegenden Grunden eine Befreiung vom Notfalldienst ganz, teilweise oder vorubergehend erteilt werden. Dies gilt insbesondere:

- wenn er wegen korperlicher Behinderung hierzu nicht in der Lage ist,
- wenn ihm aufgrund besonders belastender familiarer Pflichten die Teilnahme nicht zuzumuten ist,
- wenn er an einem klinischen Bereitschaftsdienst mit Notfallversorgung teilnimmt;
- fur Arztinnen mindestens drei Monate vor und mindestens sechs Monate nach der Niederkunft

(2) Fur die Einrichtung und Durchfuhrung eines Notfalldienstes im einzelnen sind die von der Arztekammer erlassenen Richtlinien[4] maßgebend. Die Verpflichtung zur Teilnahme am Notfalldienst gilt fur den festgelegten Notfalldienstbereich.

(3) Die Einrichtung eines Notfalldienstes entbindet den behandelnden Arzt nicht von seiner Verpflichtung, fur die Betreuung seiner Patienten in dem Umfange Sorge zu tragen, wie es deren Krankheitszustand erfordert.

(4) Der Arzt hat sich auch fur den Notfalldienst fortzubilden, wenn er gemaß Absatz (1) nicht auf Dauer von der Teilnahme am Notfalldienst befreit ist § 10 gilt sinngemaß

§ 25
Werbung und Anpreisung[5]

(1) Dem Arzt ist jegliche Werbung fur sich oder andere Arzte untersagt. Er darf eine ihm verbotene Werbung durch andere weder veranlassen noch dulden. Dies gilt auch fur Arzte, deren Person

---

[3]) Anmerkung des Vorstandes der Bundesarztekammer zu § 19 Abs 1 Satze 6 und 7
Der Vorstand der Bundesarztekammer anerkennt inhaltlich die in der Beschlußfassung des Deutschen Arztetages zum Ausdruck gekommene Willensbildung und Tendenz Der Vorstand der Bundesarztekammer schließt sich jedoch hinsichtlich der Aufnahme des vom Deutschen Arztetag verabschiedeten Textes als Rechtsnorm in die Berufsordnung den von den Mitgliedern des Berufsordnungsausschusses und den Justitiaren geaußerten Bedenken dahingehend an, daß die vorgelegte Wortfassung den Anspruchen an eine gesetzliche Regelung nicht genugt Der vom Deutschen Arztetag angenommene Text tragt den Charakter einer Resolution und ist auch in Teilen einer solchen entnommen Die Ermachtigung aus den Heilberufsgesetzen (Arztekammergesetzen) an die Arztekammern, in einer Berufsordnung die Pflichten der Arzte festzulegen, ist jedoch der Auftrag zur Rechtsetzung Das bedeutet, daß die Normen der Berufsordnung in solche Tatbestande zu fassen sind, welche Grundlage einer berufsgerichtlichen Verurteilung sein konnen Diesen Anforderungen genugt der verabschiedete Text fur § 19 Abs 1 Musterberufsordnung nicht
Die Rechtsberaterkonferenz hat den nachstehenden Formulierungsvorschlag zu § 19 Abs 1 der Musterberufsordnung erarbeitet, der den Arztekammern zur Ubernahme in die Berufsordnungen empfohlen wird
In § 19 Abs 1 der Musterberufsordnung wird nach Satz 4 folgender Satz eingefugt
„Ebenso ist es berufsunwurdig, einen Kollegen in unlauterer Weise unterhalb der ublichen Vergutung oder unentgeltlich zu beschaftigen oder eine solche Beschaftigung zu bewirken “

[4]) Die Empfehlungen zu „Richtlinien fur den arztlichen Notfalldienst“ wurden in Heft 29/78 des DEUTSCHEN ARZTEBLATTES vom 20 Juli 1978 veroffentlicht

[5]) Die „Richtlinien fur die publizistische Tatigkeit von Arzten“ wurden in Heft 2/79 des DEUTSCHEN ARZTEBLATTES vom 11 Januar 1979 veroffentlicht

oder Tätigkeit in Ankündigungen von Sanatorien, Kliniken, Institutionen oder anderen Unternehmen anpreisend herausgestellt wird.

(2) Der Arzt darf nicht dulden, daß Berichte oder Bildberichte mit werbendem Charakter über seine ärztliche Tätigkeit unter Verwendung seines Namens, Bildes oder seiner Anschrift veröffentlicht werden.

§ 26
Information unter Ärzten

Ärzte dürfen andere Ärzte über ihr Leistungsangebot informieren. Die Information muß räumlich auf ein angemessenes Einzugsgebiet um den Ort der Niederlassung begrenzt und auf eine Ankündigung der eigenen Leistungsbereitschaft sowie des Leistungsangebotes beschränkt sein. Die Information darf sich auch auf die Mitteilung von solchen Qualifikationen erstrecken, die nach dem maßgeblichen Weiterbildungsrecht erworben worden sind, jedoch als Bezeichnungen nicht geführt werden dürfen (fakultative Weiterbildung, Fachkunde). Bei der Information ist jede werbende Herausstellung der eigenen Tätigkeit untersagt.

§ 27
Berufliches Wirken in der Öffentlichkeit

Veröffentlichungen medizinischen Inhalts oder die Mitwirkung des Arztes an aufklärenden Veröffentlichungen in Presse, Funk und Fernsehen sind zulässig, wenn und soweit die Veröffentlichung und die Mitwirkung des Arztes auf sachliche Information begrenzt und die Person sowie das Handeln des Arztes nicht werbend herausgestellt wird. Dabei ist der Arzt zu verantwortungsbewußter Objektivität verpflichtet. Dasselbe gilt für öffentliche Vorträge medizinischen Inhalts.

§ 28
Patienteninformation

Sachliche Informationen medizinischen Inhalts und organisatorische Hinweise zur Patientenbehandlung sind in den Praxisräumen des Arztes zur Unterrichtung der Patienten zulässig, wenn eine werbende Herausstellung des Arztes und seiner Leistungen unterbleibt.

§ 29
Arzt und Nichtarzt

(1) Dem Arzt ist nicht gestattet, zusammen mit Personen, die weder Ärzte sind noch zu seinen berufsmäßig tätigen Mitarbeitern gehören, zu untersuchen oder zu behandeln. Er darf diese auch nicht als Zuschauer bei ärztlichen Verrichtungen zulassen. Personen, welche sich in der Ausbildung zum ärztlichen Beruf oder einem medizinischen Assistenzberuf befinden, werden hiervon nicht betroffen. Angehörige von Patienten und andere Personen dürfen anwesend sein, wenn hierfür eine ärztliche Begründung besteht und der Patient zustimmt.

(2) Ein unzulässiges Zusammenwirken im Sinne von Absatz 1 liegt nicht vor, wenn der Arzt zur Erzielung des Heilerfolges am Patienten nach den Regeln der ärztlichen Kunst die Mitwirkung des Nichtarztes für notwendig hält und die Verantwortungsbereiche von Arzt und Nichtarzt klar erkennbar voneinander getrennt bleiben.

(3) Der Arzt darf sich durch einen Nichtarzt weder vertreten lassen noch eine Krankenbehandlung oder Untersuchung durch einen Nichtarzt mit seinem Namen decken.

§ 30
Verordnungen und Empfehlungen von Arznei-, Heil- und Hilfsmitteln

(1) Dem Arzt ist es nicht gestattet, für die Verordnung von Arznei-, Heil- und Hilfsmitteln von dem Hersteller oder Händler eine Vergütung oder sonstige wirtschaftliche Vergünstigungen zu fordern oder anzunehmen.

(2) Der Arzt darf Ärztemuster nicht gegen Entgelt weitergeben.

(3) Der Arzt darf einer mißbräuchlichen Anwendung seiner Verschreibungen keinen Vorschub leisten.

(4) Dem Arzt ist nicht gestattet, Patienten ohne hinreichenden Grund an bestimmte Apotheken oder Geschäfte zu verweisen oder mit Apotheken oder Geschäften zu vereinbaren, daß Arznei-, Heil- oder Hilfsmittel unter Decknamen oder unklaren Bezeichnungen verordnet werden. Der Arzt soll bei der Verordnung von Heil- oder Hilfsmitteln ohne sachlich gebotenen Grund keine Erzeugnisse bestimmter Hersteller nennen.

(5) Der Arzt soll an der Bekämpfung des Heilmittelschwindels mitwirken.

(6) Die Tätigkeit ärztlich-wissenschaftlicher Mitarbeiter der Industrie soll sich auf eine fachliche Information von Ärzten über Wirkung und Anwendungsweise von Arznei-, Heil- und Hilfsmitteln beschränken. Es ist diesen Ärzten nicht gestattet, bei Apothekern, Händlern oder anderen Nichtärzten um Bestellungen zu werben.

(7) Der Arzt ist verpflichtet, ihm aus seiner Verordnungstätigkeit bekanntwerdende unerwünschte Arzneimittelwirkungen der Arzneimittelkommission der deutschen Ärzteschaft mitzuteilen.

§ 31
Begutachtung von Arznei-, Heil- und Hilfsmitteln

(1) Dem Arzt ist es nicht gestattet, über Arznei-, Heil- und Hilfsmittel, Körperpflegemittel oder ähnliche Waren, Werbevorträge zu halten, Gutachten oder Zeugnisse auszustellen, die zur Werbung verwendet werden sollen. Der Arzt hat eine solche Verwendung seiner Gutachten und Zeugnisse dem Empfänger ausdrücklich zu untersagen.

(2) Dem Arzt ist es verboten, seinen Namen in Verbindung mit einer ärztlichen Berufsbezeichnung in unlauterer Weise für gewerbliche Zwecke, zum Beispiel für einen Firmentitel oder zur Bezeichnung eines Mittels herzugeben.

§ 32
Arzt und Industrie

(1) Soweit Ärzte Leistungen für die Hersteller von Arznei-, Heil-, Hilfsmitteln oder medizinisch-technischen Geräten erbringen (zum Beispiel bei der Entwicklung, Erprobung und Begutachtung), darf das hierfür bestimmte Honorar einen angemessenen Umfang nicht überschreiten und muß der erbrachten Leistung entsprechen.

(2) Dem Arzt ist es untersagt, Werbegaben aller Art von solchen Herstellern entgegenzunehmen. Dies gilt nicht für solche Gegenstände, welche lediglich einen geringen Wert darstellen

(3) Bei Informationsveranstaltungen solcher Hersteller hat der Arzt zu beachten, daß alleine der Informationszweck im Vordergrund bleibt und ihm keine unangemessene Aufwendung für Bewirtung und vergleichbare Vorteile (zum Beispiel Reiseaufwendungen) gewährt werden.

§ 33
Anzeigen und Verzeichnisse

(1) Anzeigen in Zeitungen über die Niederlassung oder Zulassung dürfen außer der Anschrift der Praxis nur die für die Schilder des Arztes gestatteten Angaben enthalten und nur dreimal in der gleichen Zeitung innerhalb der ersten drei Monate nach der Niederlassung oder nach der Aufnahme der Kassenpraxis veröffentlicht werden. Weitere Veröffentlichungen über die Niederlassung oder Zulassung sind untersagt.

(2) Im übrigen sind Anzeigen nur in den Zeitungen bei Praxisaufgabe, Praxisübergabe, längerer Abwesenheit von der Praxis oder Krankheit sowie bei der Ver-

legung der Praxis und bei der Anderung der Sprechstundenzeit oder der Fernsprechnummer gestattet Derartige Anzeigen durfen hochstens zweimal veroffentlicht werden

(3) Form und Inhalt dieser Zeitungsanzeigen mussen sich nach den ortlichen Gepflogenheiten richten

(4) Arzte durfen sich in fur die Offentlichkeit bestimmte Informationsmedien eintragen lassen, wenn diese folgenden Anforderungen gerecht werden

1 Sie mussen allen Arzten zu denselben Bedingungen gleichermaßen mit einem kostenfreien Grundeintrag offenstehen,

2 die Eintragungen mussen sich auf ankundigungsfahige Bezeichnungen beschranken (§ 34),

3. in dem Verzeichnis oder seinen fur die Eintragung der Arzte vorgesehenen Teilen mussen ausschließlich Ärzte aufgenommen werden.

Der Arzt darf an der Erstellung von Verzeichnissen, die nicht diesen Anforderungen entsprechen, nicht mitwirken

§ 34
Praxisschilder

(1) Der Arzt hat auf seinem Praxisschild seinen Namen und die Bezeichnung als Arzt oder eine fuhrbare Arztbezeichnung nach der Weiterbildungsordnung (Facharzt-, Schwerpunkt- oder Zusatzbezeichnung) anzugeben und Sprechstunden anzukundigen. Eine erworbene Facharzt-, Schwerpunkt- und Zusatzbezeichnung darf nur in der nach der Weiterbildungsordnung zulassigen Form und nur dann gefuhrt werden, wenn der Arzt im entsprechenden Fachgebiet, Schwerpunkt oder Bereich tatig ist.

(2) Arzte, welche nicht unmittelbar patientenbezogen tatig werden, konnen von der Ankundigung ihrer Niederlassung durch ein Praxisschild absehen, wenn sie dies der Arztekammer anzeigen.

(3) Das Praxisschild darf uber die Angaben nach Absatz 1 hinaus Zusatze uber medizinische akademische Grade, arztliche Titel, Privatwohnung und Telefonnummern enthalten Andere akademische Grade durfen nur in Verbindung mit der Fakultatsbezeichnung genannt werden

(4) Folgende weitere Angaben durfen, sofern die Voraussetzungen vorliegen, auf dem Praxisschild genannt werden

a) Zulassung zu Krankenkassen

b) Durchgangsarzt

(5) Die Bezeichnung „Professor" darf gefuhrt werden, wenn sie auf Vorschlag der medizinischen Fakultat (Fachbereich) durch das entsprechende Landesministerium verliehen worden ist Dasselbe gilt fur die von einer auslandischen medizinischen Fakultat einer wissenschaftlichen Hochschule verliehene Bezeichnung, wenn sie nach Beurteilung durch die Arztekammer der deutschen Bezeichnung „Professor" gleichwertig ist

(6) Die nach Abs 5 Satz 2 fuhrbare, im Ausland erworbene Bezeichnung ist in der Fassung der auslandischen Verleihungsurkunde zu fuhren

(7) Arzte, die ihren Beruf in einer Gemeinschaftspraxis ausuben, haben dies mit dem Zusatz „Gemeinschaftspraxis" anzuzeigen.

(8) Das Fuhren anderer Zusatze ist untersagt.

§ 35
Anbringung der Schilder

(1) Das Praxisschild soll der Bevolkerung die Praxis des Arztes anzeigen. Es darf nicht in aufdringlicher Form gestaltet und angebracht sein und das ubliche Maß (etwa 35 × 50 cm) nicht ubersteigen.

(2) Bei Vorliegen besonderer Umstande, zum Beispiel bei versteckt liegenden Praxiseingangen, darf der Arzt mit Zustimmung der Arztekammer weitere Arztschilder anbringen

(3) Bei Verlegung der Praxis kann der Arzt an dem Haus, aus dem er fortgezogen ist, bis zur Dauer eines halben Jahres ein Schild mit einem entsprechenden Vermerk anbringen.

(4) Mit Genehmigung der Arztekammer darf der Arzt erforderlichenfalls Praxisraume, die sich nicht am Ort der Niederlassung befinden und ausschließlich speziellen Untersuchungs- oder Behandlungszwecken dienen (z B Operationen), mit einem Hinweisschild kennzeichnen, welches seinen Namen, seine Arztbezeichnung und den Hinweis „Untersuchungsraume" oder „Behandlungsraume" ohne weitere Zusatze enthalt.

§ 36
Ankundigungen auf Briefbogen, Rezeptvordrucken, Stempeln und im sonstigen Schriftverkehr

Fur die Ankundigung auf Briefbogen, Rezeptvordrucken, Visitenkarten und Stempeln sowie im sonstigen Schriftverkehr gelten die Bestimmungen des § 34 entsprechend Arztliche Dienstbezeichnungen durfen im Schriftverkehr angegeben werden, das gleiche gilt auch fur Bezeichnungen, die nach der Weiterbildungsordnung nur am Ort der Tatigkeit gefuhrt werden durfen

§ 37
Freier Dienstleistungsverkehr im Rahmen der Europaischen Gemeinschaft

Diese Berufsordnung gilt auch fur Arzte, die im Geltungsbereich dieser Berufsordnung nur vorubergehend Dienstleistungen in ihrem Beruf erbringen und Staatsangehorige eines anderen Mitgliedstaates der Europaischen Gemeinschaft sind.

§ 38
Übergangsbestimmungen

Wer bei Inkrafttreten dieser Anderung die Bezeichnung „Professor" fuhrt, darf dies auch weiterhin, wenn die Bezeichnung von einer deutschen Behorde verliehen worden ist. Fur die im Ausland erworbene Bezeichnung „Professor" gilt die in § 34 (5) getroffene Regelung auch fur die vor Inkrafttreten dieser Vorschrift gefuhrten Bezeichnungen.

Die Richtlinien zur Durchführung des intratubaren Gametentransfers, der In-vitro-Fertilisation mit Embryotransfer und anderer verwandter Methoden erhalten folgende Fassung:

„Mit Inkrafttreten des Embryonenschutzgesetzes am 01 Januar 1991 ist es erforderlich, die im Jahre 1985 erarbeiteten, als Teil der Berufsordnung beschlossenen Richtlinien zur Durchfuhrung von In-vitro-Fertilisation (IVF) und Embryotransfer (ET) als Behandlungsmethode der menschlichen Sterilitat in der vom 91. Deutschen Arztetag verabschiedeten 1. novellierten Fassung der „Richtlinien zur Durchfuhrung der In-vitro-Fertilisation mit Embryotransfer und des intratubaren Gameten- und Embryotransfers als Behandlungsmethoden der menschlichen Sterilitat" zu andern.

1. Definitionen

Unter GIFT (= Gamete-Intrafallopian-Transfer = intratubarer Gametentransfer) versteht man den Transfer der mannlichen und weiblichen Gameten in den Eileiter. Mit EIFT (= Embryo-Intrafallopian-Transfer = intratubarer Embryotransfer) wird die Einfuhrung des Embryos in die Eileiter bezeichnet. Unter In-vitro-Fertilisation (IVF), auch als „extrakorporale Befruchtung" bezeichnet, versteht man die Vereinigung einer Eizelle mit einer Samenzelle außerhalb des Korpers. Die Einfuhrung des Embryos in die Gebarmutterhohle wird als Embryotransfer (ET) bezeichnet. ZIFT (= Zygote-Intrafallopian-Transfer = intratubarer Zygotentransfer) bezeichnet ebenfalls die Einfuhrung des Embryos in die Eileiter.

2. Medizinische und ethische Vertretbarkeit

Der intratubare Gametentransfer (GIFT) und die In-vitro-Fertilisation (IVF) mit anschließendem Embryotransfer (ET) und verwandte Methoden stellen Therapien bestimmter Formen von Sterilitat dar, bei denen andere Behandlungsmethoden versagt haben oder aussichtslos sind. Sie sind in geeigneten Fallen medizinisch und ethisch vertretbar, wenn bestimmte Zulassungs- und Durchfuhrungsbedingungen eingehalten werden (siehe hierzu 3. und 4.).

3. Zulassungsbedingungen

3.1 Berufsrechtliche Voraussetzungen

Die kunstliche Befruchtung einer Eizelle außerhalb des Mutterleibes und die anschließende Einfuhrung des Embryos in die Gebarmutter oder die Einbringung von Gameten oder Embryonen in den Eileiter seiner genetischen Mutter sind als Maßnahmen zur Behandlung der Sterilitat arztliche Tätigkeiten und nur im Rahmen der von der Arztekammer als Bestandteil der Berufsordnung beschlossenen Richtlinien zulässig. Die Verwendung fremder Eizellen (Eizellenspende) ist beim Einsatz der Verfahren verboten.

Jeder Arzt, der solche Maßnahmen durchfuhren will und für sie die Gesamtverantwortung trägt, hat sein Vorhaben der Arztekammer anzuzeigen und nachzuweisen, daß die berufsrechtlichen Anforderungen erfüllt sind.

Änderungen der fur die Zulasssung maßgeblich gewesenen Voraussetzungen sind der Arztekammer unverzuglich anzuzeigen

Kein Arzt kann gegen sein Gewissen verpflichtet werden, an einer In-vitro-Fertilisation, einem intratubaren Gametentransfer oder einem Embryotransfer (in die Gebarmutter oder Eileiter) mitzuwirken.

Werden diese Behandlungsmethoden im Rahmen der kassenarztlichen Versorgung angewandt, sind die Vorschriften des § 27 a Sozialgesetzbuch V (SGB V) und des § 121 aSGB V zu beachten.

3.2 Medizinische und soziale Voraussetzungen

3.2.1 Medizinische Indikationen:

3.2.1.1 In-vitro-Fertilisation mit intrauterinem Embryotransfer: (IVF und ET)

– Uneingeschrankte Indikationen:
(Mikrochirurgisch) nicht therapierbarer Tubenverschluß bzw. tubare Insuffizienz.

– Eingeschrankte Indikationen:
Einige Formen mannlicher Fertilitatsstorungen, immunologisch bedingte Sterilitat sowie tubare Funktionseinschrankungen bei Endometriose. Eine unerklarbare (idiopathische) Sterilitat kann nur als Indikation angesehen werden, wenn alle diagnostischen und sonstigen therapeutischen Moglichkeiten der Sterilitatsbehandlung erschopft sind.

3.2.1.2 Intratubarer Gametentransfer (GIFT) und In-vitro-Fertilisation mit intratubarem Embryotransfer (EIFT) sowie verwandte Methoden

– Indikationen:
Einige Formen mannlicher – mit anderen Therapien einschließlich der intrauterinen Insemination nicht behandelbarer – Fertilitatsstorungen sowie immunologisch bedingte Sterilitat.

Eine unerklärbare (idiopathische) Sterilitat kann nur als Indikation angesehen werden, wenn alle diagnostischen Maßnahmen durchgefuhrt und alle sonstigen therapeutischen Moglichkeiten ausgeschopft sind.

3.2.2 Medizinische Kontraindikationen

– Absolute Kontraindikationen:
Alle Kontraindikationen gegen eine Schwangerschaft.

– Eingeschränkte Kontraindikationen:
Durch Anwendung der Methode entstehende, im Einzelfall besonders hohe medizinische Risiken fur die Gesundheit der Frau oder die Entwicklung des Kindes. Psychogene Sterilitat.

3.2.3 Elterliche Voraussetzungen

Der Arzt soll im Rahmen einer Sterilitatsbehandlung darauf hinwirken, daß dem Paar zusatzlich eine fachkompetente Beratung uber dessen mogliche psychische Belastung und die fur das Wohl des Kindes bedeutsamen Voraussetzungen zuteil wird.

Beim Einsatz der genannten Methoden durfen nur die Eizellen der Frau befruchtet werden, von der die Eizelle stammt und bei der die Schwangerschaft herbeigefuhrt werden soll.

Grundsatzlich darf nur Samen des Ehepartners Verwendung finden (homologes System). Ausnahmen sind nur zulassig nach vorheriger Anrufung der bei den Arztekammern eingerichteten Kommissionen.

Die Anwendung der Methoden ist verboten, wenn die Frau, bei der die Schwangerschaft herbeigefuhrt werden soll, ihr Kind nach der Geburt auf Dauer Dritten uberlassen will (Ersatzmutterschaft)

3.3 Diagnostische Voraussetzungen

Jeder Anwendung dieser Methode hat eine sorgfaltige Diagnostik bei den Ehepartnern vorauszugehen, die alle Faktoren berucksichtigt, die sowohl fur den unmittelbaren Therapieerfolg als auch fur die Gesundheit des Kindes von Bedeutung sind.

3.4 Aufklärung und Einwilligung

Die betroffenen Ehepaare mussen vor Beginn der Behandlung uber die vorgesehenen Eingriffe, die Einzelschritte des Verfahrens, seine Erfolgsaussichten, Komplikationsmoglichkeiten und Kosten informiert werden Sie sind auch daruber aufzuklaren, welche Maßnahmen fur den Fall moglich sind, daß Embryonen aus unvorhersehbarem Grunde nicht transferiert werden konnen. Die erfolgte Aufklarung und die Einwilligung der Ehepartner zur Behandlung mussen schriftlich fixiert und von beiden Ehepartnern und dem aufklarenden Arzt unterzeichnet werden.

3.5 Fachliche, personelle und technische Voraussetzungen als Zulassungsbedingungen

Die Zulassung zur Durchfuhrung dieser Methode als Therapieverfahren setzt die Erfüllung der nachstehend festgelegten fachlichen, personellen und technischen Mindestanforderungen voraus.

Die Anzeigepflicht umfaßt den Nachweis, daß die sachgerechte Durchfuhrung der erforderlichen Leistungen sowohl fachlich (Ausbildungs- und Qualifikationsnachweis) als auch personell und sachlich (räumliche und apparative Ausstattung) auf den nachstehend genannten Teilgebieten gewährleistet ist.

3.5.1 Fachlich personelle Qualifikation

a) Endokrinologie der Reproduktion
b) Gynäkologische Sonographie
c) Operative Gynäkologie
d) Experimentelle oder angewandte Reproduktionsbiologie mit dem Schwerpunkt der In-vitro-Kultur
e) Andrologie
f) Psychosomatische/psychotherapeutische Versorgung

Von diesen sechs Teilbereichen können jeweils nur zwei Bereiche gleichzeitig von einem Arzt oder Wissenschaftler der Arbeitsgruppe verantwortlich geführt werden.

3.5.2 Sachliche Qualifikation

Folgende Einrichtungen müssen ständig und ohne Zeitverzug verfügbar bzw. einsatzbereit sein:
a) Hormonlabor
b) Ultraschalldiagnostik
c) Operationsbereitschaft mit Anästhesie-Team
d) Labor für Spermiendiagnostik
e) Labor für In-vitro-Fertilisation und In-vitro-Kultur

3.5.3 Qualifikation des Arbeitsgruppenleiters

Der Leiter der Arbeitsgruppe muß Arzt für Frauenheilkunde sein und über die fakultative Weiterbildung „gynäkologische Endokrinologie und Reproduktionsmedizin" verfügen. Über abweichende Qualifikationen und deren Gleichwertigkeit entscheidet die Ärztekammer. Dem Leiter der Arbeitsgruppe obliegt die verantwortliche Überwachung der in diesen Richtlinien festgeschriebenen Maßnahmen. Diese schließen sowohl die technischen Leistungen als auch die psychische Betreuung der eine Sterilitätsbehandlung suchenden Ehepaare ein.

4. Durchführungsbedingungen

4.1 Gewinnung von Gameten und Transfer von Gameten und Embryonen

Für die Sterilitätsbehandlung mit den genannten Methoden dürfen nur drei Embryonen erzeugt und einzeitig auf die Mutter übertragen werden (§ 1, Abs. 1 Nr. 3 ESchG). An den zum Transfer vorgesehenen Embryonen dürfen keine Maßnahmen vorgenommen werden, die nicht unmittelbar dem Wohle des Kindes dienen.

Auch bei übrigen verwandten Methoden dürfen ebenfalls nur drei Pronukleus-Stadien oder Embryonen intratubar übertragen werden (§ 1, Abs. 1 Nr. 3, 4 ESchG).

4.2 Kryokonservierung

Kryokonservierung ist nur im Stadium der Vorkerne zulässig. Kryokonservierung von Embryonen ist nur in Ausnahmefällen zulässig, wenn die im Behandlungszyklus vorgesehene Übertragung aus medizinischen Gründen nicht möglich ist.

Die weitere Kultivierung darf nur zum Zwecke des Transfers und nur mit der Einwilligung beider Eltern vorgenommen werden.

4.3 Verfahrens- und Qualitätssicherung

Zum Zwecke der Verfahrens- und Qualitätssicherung hat der Leiter der Arbeitsgruppe einen Jahresbericht bis zum Ende des I. Quartals des folgenden Jahres an die ständige Kommission seiner Ärztekammer abzugeben, in dem die Zahl der behandelten Patientinnen, die Behandlungsindikationen und -methoden, die Zahl der gewonnenen Eizellen, die Fertilisierungs-, Schwangerschafts- und Geburtsraten sowie die Schwangerschaftsrate pro Indikation enthalten sind.

4.4 Kommerzielle Nutzung

Es ist unzulässig, einen extrakorporal erzeugten oder einer Frau vor Abschluß einer Einnistung in die Gebärmutter entnommenen Embryo zu veräußern, oder zu einem nicht seiner Enthaltung dienenden Zweck abzugeben, zu erwerben oder zu verwenden. Ebenso ist es unzulässig, die Entwicklung eines Embryos zu einem anderen Zwecke als zu der Herbeiführung einer Schwangerschaft zu bewirken. □

Kommentar

Zu 1:

Die Befruchtung der instrumentell entnommenen Eizelle durch die Samenzelle erfolgt bei der In-vitro-Fertilisation in der Regel in einem Kulturgefäß (in-vitro). Nach der Beobachtung von Zellteilungen erfolgt der Transfer der sich entwickelnden Embryonen in die Gebärmutter (ET) oder in den Eileiter (EIFT). Da nicht in jedem Falle die Einnistung gelingt, können drei Embryonen transferiert werden, um die Chancen für den Eintritt einer Schwangerschaft zu verbessern. Bei intratubarem Gametentransfer (GIFT) werden die Eizellen und die Samenzellen unmittelbar in den Eileiter transferiert.

Zu 2:

Der intratubare Gametentransfer, die In-vitro-Fertilisation mit Embryotransfer und die übrigen verwandten Methoden gründen sich auf eine umfangreiche naturwissenschaftliche Forschung sowie erfolgreiche klinische Anwendung beim Menschen. Sie sind so weit ausgereift, daß ihre Anwendung zur Behandlung bestimmter Formen der menschlichen Sterilität gerechtfertigt ist. Nach den heute vorliegenden Erfahrungen ist bei Frauen über 40 Jahren ein Ausschluß aus der Therapie nicht gerechtfertigt, sofern noch keine klimakterische Umstellung erfolgt ist (Erhöhung der Gonadotropinwerte). Die Zahl der Fehlgeburten bei Frauen über 40 Jahren nach zunächst erfolgreicher Behandlung ist eindeutig erhöht. Allerdings sinkt die Schwangerschaftsrate nach 4 vergebens durchgeführten Embryo- und Gametentransfers deutlich ab. Dies ist insbesonders für die oben aufgeführten eingeschränkten Indikationen von Bedeutung, während bei der klassischen uneingeschränkt geltenden tubaren Sterilitätsursache auch bis zu 6 Versuche noch tolerierbare Schwangerschaftsraten ergeben können.

Zu 3.1:

Die Anwendung dieser Methoden darf nicht dazu führen, daß es zu einem Auseinanderfallen der sozialen und genetischen Elternschaft kommt. Dieses ist nach dem Embryonenschutzgesetz mit Strafe bedroht. Nach § 1 Abs. 1 Nr. 1 des Embryonenschutzgesetzes (ESchG) ist die Eizellenspende, nach § 1 Abs. 1 Nr. 4 Embryonenschutzgesetz (ESchG) die Ersatzmutterschaft verboten.

Zu 3.2:

Durch die Einführung neuer Techniken in die Reproduktionsmedizin (GIFT, EIFT und ZIFT) seit der ersten Abfassung dieser Richtlinien ist es notwendig, eine nach dem heutigen Wissensstand differenzierte Indikationsstellung vorzunehmen.

Zu 3.2.1:

Bei einigen männlichen Fertilitätsstörungen kann durch intratubaren Gametentransfer (GIFT), durch intratubaren Embryotransfer (EIFT) sowie durch Invitro-Fertilisation (IVF) und Embryotransfer (ET) die Chancen eines Schwangerschaftseintrittes erhöht werden. Da bei männlichen Fertilitätsstörungen auch mit der homologen Insemination Erfolge erzielt werden können, sollte diese in der Regel als das weniger eingreifende Verfahren zuvor angewandt werden.

Zu 3.2.2:

Wie Beobachtungen zeigen, können bei unerklärbarer (idiopathischer) Sterilität nach erfolgreicher Sterilitätsbehandlung weitere Schwangerschaften spontan eintreten. Dies berechtigt aber nicht zu der Annahme, daß tiefgreifende psychische Störungen auf diese Weise beseitigt werden können. Der behandelnde Arzt muß dies in seine weiteren therapeutischen Maßnahmen einbeziehen.

Zu 3.2.3:

Seine aktive Rolle bei der Entstehung der Schwangerschaft legt dem Arzt gegenüber dem Kinde eine besondere Verantwortung auf. Für die Entscheidung des Arztes über die Behandlung einer Fertilitätsstörung durch GIFT, EIFT, IVF/ET und ZIFT ist daher nicht nur der – auf anderem Wege nicht erfüllbare – Kinderwunsch seiner Patientin maßgebend, sondern mit zumindest ebenso starker Gewichtung das künftige Wohlergehen des erhofften Kindes.

Die im Abschnitt 3.2.3 aufgestellten Anforderungen hinsichtlich der elterlichen Voraussetzungen sollen deswegen insbesondere dann eine IVF/ET sowie EIFT und GIFT ausschließen, wenn Nachteile für ein dadurch gezeugtes Kind zu befürchten sind. Die für das Kind entstehenden Nachteile können sozialer und rechtlicher Art sein.

Zu 4.2:

Eizellen im Vorkernstadium – nach Eindringen der Samenzelle, aber vor der Kernverschmelzung – überstehen die Kryokonservierung und das Auftauen besser als nicht imprägnierte Eizellen. Erst während der nach dem Auftauen erfolgenden Kultivierung in vitro kommt es durch Kernverschmelzung zum Abschluß der Befruchtung. Durch Kryokonservierung von Eizellen im Vorkernstadium entfallen die mit der Kryokonservierung von Embryonen verbundenen ethischen Probleme, weil vor dem Abschluß des Befruchtungsvorganges noch kein neues menschliches Leben entstanden ist.

Es sind Vereinbarungen zu treffen, nach denen man imprägnierte Eizellen dann absterben läßt, wenn dies von einem Elternteil verlangt wird oder wenn ein Elternteil verstorben ist

Anhang

I. Vermeidung sozialer und rechtlicher Nachteile für ein durch IVF erzeugtes Kind

1. Im Rahmen der Anwendung der genannten Methode ist sicherzustellen, daß den betroffenen Ehepaaren neben der ärztlichen somatischen Behandlung die Möglichkeit einer psychosomatischen und psychotherapeutischen Behandlung eröffnet wird. Dieses ist nicht zuletzt notwendig, um auch soziale und rechtliche Nachteile für ein künftiges Kind zu vermeiden.

Gelangt der Arzt aufgrund seiner Gespräche mit den Ehepartnern und konsiliarischer Beratung mit psychotherapeutisch tätigen Fachkollegen oder Psychologen, insbesondere in Fällen, in denen ein Kinderwunsch geäußert wird, um bestehende Probleme in einer Partnerschaft zu überwinden, zu der Überzeugung, daß sich durch die Geburt eines Kindes diese Probleme der Partnerschaft nicht bewältigen lassen, so soll er keine der aufgeführten Behandlungsmethoden der Fortpflanzungsmedizin anwenden.

2. Die grundsätzlich – das heißt von begründeten Ausnahmen abgesehen – bestehende Bindung in der Anwendung der Methoden der GIFT, EIFT, IVF/ET und ZIFT an eine bestehende Ehe findet ihre Rechtfertigung in dem verfassungsrechtlich verankerten besonderen Schutz von Ehe und Familie und den sozialen Nachteilen, denen trotz weitgehend rechtlicher Gleichstellung das nichteheliche Kind nach wie vor ausgesetzt sein kann.

Die Verfassung stellt Ehe und Familie unter den besonderen Schutz des Staates (Art. 6 Abs. 1 GG). Sie geht dabei davon aus, daß eine Familie auf der Basis einer Ehe gegründet wird und dadurch ihren rechtlichen und sittlichen Zusammenhalt findet. An diese Wertentscheidung der Verfassung ist auch der Arzt gebunden, der durch GIFT, EIFT, IVF/ET oder ZIFT zur Bildung einer über die Partnerschaft zweier Menschen hinausgehenden Familie beitragen soll.

Demgegenüber kann nicht auf das Selbstbestimmungsrecht einer alleinstehenden Frau oder zweier nicht in Ehe zusammenlebender Partner und einen darauf gegründeten Kinderwunsch verwiesen werden, da, losgelöst von dieser Willensbildung, vom Arzt die Aussichten für eine gedeihliche Entwicklung des Kindes zu berücksichtigen sind. Diese Form der „Familienbildung" ist auch bürgerlichrechtlich nicht anerkannt, vielmehr begründet nur die Ehe eine rechtlich gesicherte Lebensgemeinschaft, bei der zumindest die Vermutung besteht, daß sie auf Dauer angelegt ist.

Durch das Gesetz über die rechtliche Stellung des nichtehelichen Kindes vom 01. 07. 1970 ist zwar in den Unterhalts- und Erbansprüchen eine weitgehende Gleichstellung von ehelichen und nichtehelichen Kindern erfolgt. Daraus kann jedoch unter keinen Umständen ein Anspruch gegenüber dem Arzt hergeleitet werden, durch GIFT, EIFT, IVF/ET oder ZIFT bei Fertilitätsstörungen in einer nichtehelichen Lebensgemeinschaft oder bei einer alleinstehenden Frau einen Kinderwunsch zu erfüllen, da die rechtlichen Vorschriften über die Gleichstellung des nichtehelichen Kindes an die Tatsache einer Geburt außerhalb einer bestehenden Ehe anknüpfen, daraus aber kein positives Recht auf nichteheliche Fortpflanzung abgeleitet werden kann.

Aus dieser rechtlichen Gleichstellung des nichtehelichen Kindes mit dem ehelichen Kind ergibt sich aber aus dem gleichen Grund auch keine Legitimation für den Arzt, losgelöst vom Bestehen einer ehelichen Lebensgemeinschaft, eine vorhandene Fertilitätsstörung durch eine der genannten Methoden zu behandeln.

Neben der Wertentscheidung des Grundgesetzes für die Ehe und die durch eheliche Lebensgemeinschaft gegründete Familie muß der Arzt vielmehr auch die möglichen sozialen Nachteile berücksichtigen, denen ein nichteheliches Kind auch heute noch ausgesetzt sein kann. Rein egoistische oder kommerzielle Motive dürfen nicht zur künstlichen Zeugung eines Kindes führen. Wer ernsthaft den Wunsch nach einem eigenen Kind hat, der wegen einer Fertilitätsstörung nur durch die Methoden der GIFT, EIFT, IVF/ET oder ZIFT erfüllbar ist, dem ist grundsätzlich zuzumuten, bei bestehender Partnerschaft eine eheliche Lebensgemeinschaft einzugehen und dadurch die Ernsthaftigkeit der beabsichtigten Familiengründung rechtlich gesichert zu dokumentieren.

Ausnahmen von diesem Grundsatz können nur in begründeten Einzelfällen nach Überprüfung durch die hierfür eingerichtete Kommission anerkannt werden. Dabei ist in jedem Fall sicherzustellen, daß durch Vaterschaftsanerkenntnis die Unterhalts- und Erbansprüche des Kindes gegenüber dem biologischen Vater gewährleistet sind. Bei alleinstehenden Frauen ist die Durchführung der

GIFT, EIFT, IVF/ET oder ZIFT nach dem vorstehend Gesagten grundsätzlich nicht vertretbar.

3. Bei einer durch GIFT, EIFT, IVF/ET oder ZIFT im homologen System bestehen hinsichtlich des Verwandtschaftsverhältnisses des Kindes zu seinen Eltern keine Unterschiede gegenüber einer natürlichen Zeugung. Bei bestehender Ehe ist der Rechtsstatus des durch GIFT, EIFT, IVF/ET oder ZIFT gezeugten Kindes daher eindeutig bestimmt. Daraus rechtfertigt sich die grundsätzliche Bindung der Methode der GIFT, EIFT, IVF/ET und ZIFT an eine bestehende Ehe und an die Anwendung im homologen System.

4. Die Durchführung von GIFT, EIFT, IVF/ET und ZIFT mit Spendersamen wirft dieselben Rechtsprobleme auf wie die artifizielle heterologe Insemination. Diese Rechtsprobleme bestehen darin, daß zwar bei bestehender Ehe auch in diesem Fall die Ehelichkeitsvermutung des § 1591 BGB zum Zuge kommt, sowohl der Ehemann als auch das Kind aber die Ehelichkeit der Abstammung im nachhinein anfechten können (§§ 1593–1599 BGB).

Dieses Recht auf Anfechtung der Ehelichkeit kann vertraglich, auch soweit es den Ehemann betrifft, nicht wirksam ausgeschlossen werden. Das Anfechtungsrecht des Kindes kann ohnehin durch vertragliche Vereinbarungen der Eltern nicht tangiert werden.

Wird die Ehelichkeit erfolgreich angefochten, so stehen dem Kind ein Recht auf Feststellung der Vaterschaft und darauf basierend Unterhalts- und erbrechtliche Ansprüche zu. Spätestens dann wird auch der Arzt den Namen des Samenspenders preisgeben müssen. Auch wenn die Ehelichkeit nicht angefochten wird, hat das durch heterologe Insemination gezeugte Kind jedoch einen Anspruch auf Bekanntgabe seines biologischen Vaters, da die biologische Vaterschaft, zum Beispiel beim Eingehen einer Ehe, im Hinblick auf seine Gesundheit und die seiner Nachkommenschaft von wesentlicher Bedeutung ist. Der Arzt kann dem Samenspender daher keine Anonymität zusichern, zumal nach der Rechtsprechung des Bundesverfassungsgerichts (BVerfG, Urt. v. 31. 1. 1989 – 1 BvL 17/87 –) das allgemeine Persönlichkeitsrecht auch das Recht auf Kenntnis der eigenen Abstammung umfaßt. Der Arzt muß den Spender vielmehr darauf hinweisen, daß er gegenüber dem Kind zur Nennung des Spendernamens verpflichtet ist und sich insoweit auch nicht auf die ärztliche Schweigepflicht berufen kann.

Auch insoweit ist eine Stellungnahme durch die zuständige Kommission einzuholen. Voraussetzung für das Vorliegen eines Ausnahmefalles ist dabei insbesondere, daß

– eine dieser Methoden im homologen System wegen Unfruchtbarkeit des Mannes nicht möglich ist,

– die Verwendung eines Mischspermas ausgeschlossen ist, da durch sie die spätere Identifikation des biologischen Vaters erschwert würde,

– der Samenspender sich mit der Bekanntgabe seines Namens an das Kind durch den Arzt für den Fall ausdrücklich einverstanden erklärt, daß ein entsprechendes Auskunftsersuchen an den Arzt gerichtet wird,

– die Ehegatten und der Samenspender über die Möglichkeit der Anfechtung der Ehelichkeit, die sich daraus ergebenden Rechtsfolgen und das unabhängig hiervon bestehende Recht des Kindes auf Namensnennung des Samenspenders aufgeklärt worden sind und diese Aufklärung ausreichend dokumentiert worden ist.

5. Durch das zum 01. 01. 1991 in Kraft getretene Embryonenschutzgesetz sind sowohl die Eizellenspende als auch die Ersatzmutterschaft gesetzlich verboten worden. Der Gesetzgeber wollte durch diese Verbotsvorschrift verhindern, daß es zu einer sog. gespaltenen Mutterschaft kommt und damit die austragende und die genetische Mutter nicht mehr identisch sind. Dem liegt die Erkenntnis zugrunde, daß das Kind in seiner gesamten körperlichen und seelischen Entwicklung sowohl durch die von der genetischen Mutter stammenden Erbanlagen wie auch durch die enge während der Schwangerschaft bestehende Beziehung zwischen ihm und der austragenden Mutter entscheidend geprägt wird. Eine gespaltene Mutterschaft läßt besondere Schwierigkeiten bei der Selbstfindung des Kindes und negative Auswirkungen auf seine seelische Entwicklung befürchten. Dieses Ziel soll durch ein Verbot der Verwendung fremder Eizellen bei der Herbeiführung einer Schwangerschaft sowie durch das Verbot einer Ersatzmutterschaft erreicht werden.

II. Ständige Kommission bei den Ärztekammern

Von den Landesärztekammern sind Ständige Kommissionen zu bilden, welche die Einhaltung der Zulassungs- und Durchführungsbedingungen prüfen. Ihnen sollen Ärzte und Juristen mit Sachkompetenz in medizinischen und rechtlichen Fragen der GIFT, EIFT, IVF/ET und ZIFT angehören.

Die Kommission kann sich in speziellen Fragen durch Vertreter anderer Gebiete ergänzen. Betroffene in eigener Sache sind ausgeschlossen.

Um eine möglichst einheitliche Anwendung dieser Richtlinien zu erreichen, sollten von mehreren Ärztekammern gemeinsam getragene Kommissionen gebildet und/oder bei der Bundesärztekammer eine Kommission zur Beurteilung grundsätzlicher Auslegungsfragen gebildet werden.

Sachverzeichnis

Springer-Verlag und Umwelt

Als internationaler wissenschaftlicher Verlag sind wir uns unserer besonderen Verpflichtung der Umwelt gegenüber bewußt und beziehen umweltorientierte Grundsätze in Unternehmensentscheidungen mit ein.

Von unseren Geschäftspartnern (Druckereien, Papierfabriken, Verpackungsherstellern usw.) verlangen wir, daß sie sowohl beim Herstellungsprozeß selbst als auch beim Einsatz der zur Verwendung kommenden Materialien ökologische Gesichtspunkte berücksichtigen.

Das für dieses Buch verwendete Papier ist aus chlorfrei bzw. chlorarm hergestelltem Zellstoff gefertigt und im pH-Wert neutral.

Springer-Verlag und Umwelt

Als internationaler wissenschaftlicher Verlag sind wir uns unserer besonderen Verpflichtung der Umwelt gegenüber bewußt und beziehen umweltorientierte Grundsätze in Unternehmensentscheidungen mit ein.

Von unseren Geschäftspartnern (Druckereien, Papierfabriken, Verpackungsherstellern usw.) verlangen wir, daß sie sowohl beim Herstellungsprozeß selbst als auch beim Einsatz der zur Verwendung kommenden Materialien ökologische Gesichtspunkte berücksichtigen.

Das für dieses Buch verwendete Papier ist aus chlorfrei bzw. chlorarm hergestelltem Zellstoff gefertigt und im pH-Wert neutral.

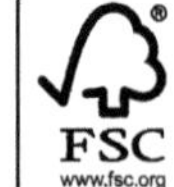

MIX
Papier aus verantwortungsvollen Quellen
Paper from responsible sources
FSC® C105338

If you have any concerns about our products,
you can contact us on
ProductSafety@springernature.com

In case Publisher is established outside the EU,
the EU authorized representative is:
Springer Nature Customer Service Center GmbH
Europaplatz 3, 69115 Heidelberg, Germany

Printed by Libri Plureos GmbH
in Hamburg, Germany